AF573239

Panzer et al.
Epilepsien bei Kindern und Jugendlichen

Verlag Hans Huber
Programmbereich Medizin

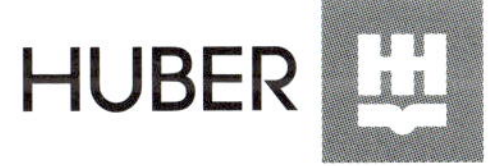

Axel Panzer
Tilman Polster
Hartmut Siemes

Epilepsien bei Kindern und Jugendlichen

3., vollständig überarbeitete Auflage

Verlag Hans Huber

Anschrift der Autoren:
Dr. Axel Panzer
Leiter Epilepsiezentrum / Neuropädiatrie
Hedwig-von-Rittberg-Zentrum für Kinder und Jugendliche
DRK Kliniken Berlin | Westend
Spandauer Damm 130
D-14050 Berlin

Dr. Tilman Polster
Leitender Arzt Kinderepileptologie
Kidron & Prächirurgische Diagnostik für Kinder & Jugendliche
Krankenhaus Mara, Epilepsie-Zentrum Bethel
Maraweg 21
D-33617 Bielefeld

Prof. Dr. Hartmut Siemes
Holbeinstraße 39
D-12203 Berlin

Lektorat: Dr. Klaus Reinhardt
Herstellung: Daniel Berger
Bearbeitung: Karin Lüders, Krefeld
Umschlaggestaltung: Claude Borer, Basel
Druckvorstufe: Claudia Wild, Konstanz
Druck und buchbinderische Verarbeitung: Werbedruck GmbH Horst Schreckhase, Spangenberg
Printed in Germany

Bibliografische Information der Deutschen Nationalbibliothek
Die Deutsche Nationalbibliothek verzeichnet diese Publikation in der Deutschen Nationalbibliografie; detaillierte bibliografische Daten sind im Internet über http://dnb.d-nb.de abrufbar.

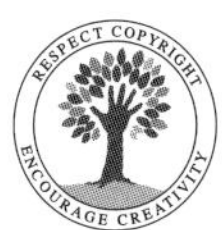

Anregungen und Zuschriften bitte an:
Verlag Hans Huber
Lektorat Medizin
Länggass-Strasse 76
CH-3000 Bern 9
Tel: 0041 (0)31 300 4500
verlag@hanshuber.com
www.verlag-hanshuber.com

3. Auflage 2015

(E-Book-ISBN [PDF] 978-3-456-95513-1)
ISBN 978-3-456-85513-4

Inhaltsübersicht

Erster Teil:
Allgemeines 15

1. Definitionen und Klassifikationen 17
2. Epidemiologie 33
3. Ätiologie und Pathogenese 41
4. Diagnostik 53
5. Differenzialdiagnose epileptischer Anfälle 75

Zweiter Teil:
Krankheitsbilder 101

6. Das klinische Spektrum der epileptischen Anfälle 103
7. Der Status epilepticus 125
8. Anfälle, die nicht die Diagnose Epilepsie erfordern (Gelegenheitsanfälle) 147
9. Auslösefaktoren, Reflexanfälle und Reflexepilepsien 163
10. Der erste unprovozierte generalisierte tonisch-klonische Anfall 177
11. Neugeborenenanfälle und neonatale epileptische Syndrome 185
12. Familiäre autosomal-dominante Epilepsien 201
13. Die idiopathischen fokalen Epilepsien des Kindesalters 207
14. Die idiopathischen generalisierten Epilepsien 231
15. Die epileptischen Enzephalopathien 257
16. Progressive Myoklonusepilepsien 295
17. Strukturelle Epilepsien mit fokalen Anfällen 303
18. Symptomatische Epilepsien bei neurologischen Krankheiten, Krankheitsbilder mit Anfällen als wesentlichem Symptom 325

Dritter Teil:

Therapie 383

19. Pharmakotherapie 385

20. Epilepsiechirurgie im Kindes- und Jugendalter 469

21. Weitere therapeutische Verfahren 487

Vierter Teil:

Lebensführung 507

22. Kognition, Sprache, Verhalten 509

23. Komorbidität bei Epilepsien 529

24. Lebensqualität und psychosoziale Aspekte 545

25. Prognose der Epilepsien 557

26. Aspekte der Betreuung 567

Inhaltsverzeichnis

Vorwort 13

Erster Teil:
Allgemeines 15

1. **Definitionen und Klassifikationen** 17

Definition Epilepsie 17
Aktueller Vorschlag der ILAE zur Definition von Epilepsie 17

1.1 Übersicht über die epileptologische Terminologie 18
1.2 Definitionen der epileptischen Anfälle und Epilepsien 21
1.3 Klassifikation der epileptischen Anfälle und Epilepsien 23
1.3.1 Klassifikation der epileptischen Anfälle 23
1.3.2 Klassifikation der Epilepsien 25
1.4 Alternative Klassifikation: semiologische Anfallsklassifikation nach Lüders 26

2. **Epidemiologie** 33

2.1 Häufigkeit von epileptischen Anfällen und Epilepsien 33
2.1.1 Häufigkeit von epileptischen Anfällen bis zum Alter von 20 Jahren . . 33
2.1.2 Inzidenz und Prävalenz der Epilepsien 34
2.2 Häufigkeitsverteilung der Ursachen 37
2.3 Prognose der epileptischen Anfälle und Epilepsien 39

3. **Ätiologie und Pathogenese** 41

3.1 Ätiologische Aspekte 42
3.1.1 Genetik 43
3.1.2 Erworbene Ätiologien 47
3.2 Pathogenese 48

4. **Diagnostik** 53

4.1 Klinische Diagnostik 53
4.2 Labordiagnostik 54
4.3 Elektroenzephalographie 57
4.4 Bildgebende Neurodiagnostik 65
4.4.1 Untersuchungstechniken der ZNS-Struktur 65
4.4.2 Funktionelle Bildgebung 67
4.4.3 Kombinationen struktureller und funktioneller Methoden 69
4.5 Genetische Diagnostik 69
4.6 Neuropsychologische Diagnostik . . . 71
4.7 Dokumentation der Diagnostik 72

5. Differenzialdiagnose epileptischer Anfälle ... 75

5.1 Synkopen ... 75
5.1.1 Reflexsynkopen ... 77
Zyanotische und blasse respiratorische Affektkrämpfe ... 77
Apnoe und Zyanose bei gastroösophagealem Reflux ... 78
Vasovagale Synkopen ... 79
Synkopen durch passagere Verminderung der Herzauswurfleistung ... 79
Situationssynkopen ... 79
konvulsive Synkopen ... 79
5.1.2 Primär kardiogene Synkopen ... 80
Syndrom der verlängerten QT-Zeit ... 80
5.1.3 Orthostatische Hypotension ... 81
Funktionelles Orthostasesyndrom ... 81

5.2 Migräne und verwandte Störungen ... 81
5.2.1 Komplexe Migränevarianten ... 81
Hemiplegische Migräne ... 82
Vertebrobasilare Migräne (Basilarismigräne) ... 82
Konfusionelle Migräne (Alice-im-Wunderland-Syndrom) ... 82
5.2.2 Episodische, migräneassoziierte Symptome ... 82
Benigner paroxysmaler Schwindel des Kleinkindalters ... 82
Zyklisches Erbrechen ... 83
Paroxysmaler Tortikollis ... 83

5.3 Paroxysmale motorische Phänomene im Wachzustand ... 83
5.3.1 Episodischer Verlust von Muskeltonus/-kraft im Wachen ... 83
Alternierende Hemiplegie ... 83
Kataplexie ... 85
5.3.2 Episodische hyperkinetische Bewegungsstörungen ... 85
Paroxsymale dyskinetische Bewegungsmuster ... 85
Episodische Ataxien ... 86
Paroxysmaler Myoklonus ... 86
Episodischer Tremor/rasche repetitive Bewegungsmuster ... 88
Tics, Gilles-de-la-Tourette-Syndrom ... 88
Komplexe Bewegungsmuster ... 88

5.4 Paroxysmale motorische Phänomene im Schlaf ... 89
5.4.1 Episodischer Verlust von Muskeltonus/-kraft im Schlaf ... 90
Benigne nächtliche alternierende Hemiplegie ... 90
Kongenitales zentrales Hypoventilationssyndrom ... 90
Narkolepsie ... 90
5.4.2 Episodische hyperkinetische Bewegungsstörungen im Schlaf ... 91
Singuläre Bewegungen ... 91
Komplexe Bewegungsmuster im Schlaf ... 91
5.4.3 Parasomnien ... 91
Pavor nocturnus ... 92
Schlafwandeln (Somnambulismus), Sprechen im Schlaf (Somniloquie) ... 92
Alpträume ... 92
REM-Schlaf-Verhaltensstörung ... 92

5.5 Episodische psychogene/psychiatrische Auffälligkeiten ... 94
5.5.1 Tagträumen, Abwesenheitszustände ... 94
5.5.2 Hyperventilationssyndrom ... 94
5.5.3 Angst- und Panikattacken ... 94
5.5.4 Episodische Wutanfälle ... 94
5.5.5 Verwirrtheitszustände ... 95
5.5.6 Akute dissoziative Reaktion, Fugue-Zustand ... 95

5.6 Psychogene nichtepileptische Anfälle ... 95

5.7 Artifizielle Störung by Proxy (Münchhausen-Syndrom-by-Proxy) ... 98

Zweiter Teil:
Krankheitsbilder 101

6. Das klinische Spektrum der epileptischen Anfälle 103

6.1 Generalisierte Anfälle (Anfälle mit bilateralem Beginn) . . . 104
6.1.1 Anfälle mit tonischen und/oder klonischen Manifestationen 106
6.1.2 Absencen 107
6.1.3 Myoklonische Anfallsformen 110
6.1.4 Atonische Anfälle 111

6.2 Fokale Anfälle (Anfälle mit fokalem Beginn) 112
6.2.1 Fokal-motorische Anfälle 115
6.2.2 Fokal-sensorische Anfälle mit elementaren sensorischen Symptomen 117
6.2.3 Fokal-sensorische Anfälle mit polymodalen und szenischen Symptomen 119
6.2.4 Autonome Anfälle 121
6.2.5 Gelastische Anfälle 122
6.2.6 Unilaterale tonische Anfälle 122

6.3 Epileptische Spasmen (infantile Spasmen, BNS-Anfälle) . . . 122

7. Der Status epilepticus 125

7.1 Konvulsiver Status epilepticus 127
7.1.1 Der generalisierte tonisch-klonische SE 127
7.1.2 Generalisierter tonischer SE 140
7.1.3 Myoklonischer SE 140
7.1.4 Febrile Infection-Related Epilepsy Syndrome (FIRES) 141
7.1.5 Epilepsia partialis continua (Kozhevnikov) 141
7.1.6 Halbseitiger tonisch-klonischer Status mit Hemiparese 142

7.2 Nonkonvulsiver Status epilepticus . . 143
7.2.1 Absencestatus 144
7.2.2 Einfach fokaler Status epilepticus (Aura continua) 145
7.2.3 Komplex fokaler Status epilepticus . . 145

8. Anfälle, die nicht die Diagnose Epilepsie erfordern (Gelegenheitsanfälle) 147

8.1 Einzelne symptomatische Anfälle durch akute Noxen 148

8.2 Fieberkrämpfe 150
8.2.1 Definition, Häufigkeit 150
8.2.2 Klinik 151
8.2.3 Ätiologie 152
8.2.4 Diagnostik 153
8.2.5 Differenzialdiagnose der Fieberkrämpfe 155
8.2.6 Prognose von Fieberkrämpfen 156
8.2.7 Therapie der Fieberkrämpfe 157
8.2.8 Fieberkrampf in der Vorgeschichte von Kindern und Jugendlichen mit Epilepsien 159

8.3 Gelegenheitsanfälle assoziiert mit gastrointestinalen Infektionen . . 160

8.4 Auftreten einzelner/vereinzelter Anfälle 161
8.4.1 «Benigne fokale Anfälle der Adoleszenz» 161
8.4.2 «Oligoepilepsie» 161

9. Auslösefaktoren, Reflexanfälle und Reflexepilepsien 163

9.1 Unspezifische Auslöser für epileptische Anfälle 163
9.1.1 Mangelnde Compliance 163
9.1.2 Anfallsauslösende Substanzen 164
9.1.3 Lebensbedingungen 165
9.1.4 Reifungsbedingte und hormonelle Auslöser 167
9.1.5 Stoffwechselbedingte Auslöser 169

9.2 Reflexanfälle und Reflexepilepsien . . 169
9.2.1. Spezifische einfache Auslöser 170

9.2.2 Photosensibilität, photosensible Epilepsien, visuell provozierte Reflexanfälle und Reflexepilepsien .. 171
9.2.3 Spezielle komplexe Auslöser 175

10. Der erste unprovozierte generalisierte tonisch-klonische Anfall 177

10.1 Häufigkeit und Ursachen 177
10.2 Klinik 178
10.3 Diagnostik und Differenzialdiagnose 178
10.4 Wiederholungsrisiko und Risikofaktoren nach dem ersten unprovozierten Anfall 181
10.5 Einfluss der antiepileptischen Pharmakotherapie auf das Wiederholungsrisiko 182
10.6 Mortalität des ersten unprovozierten epileptischen Anfalls 182
10.7 Therapie nach erstem unprovozierten epileptischen Anfall 183

11. Neugeborenenanfälle und neonatale epileptische Syndrome 185

11.1 Symptomatische Neugeborenenanfälle 185
11.1.1 Klinik 186
11.1.2 Diagnostik 188
11.1.3 Ätiologie 190
11.1.4 Pathophysiologie 191
11.1.5 Differenzialdiagnose 191
11.1.6 Therapie 191
11.1.7 Prognose der symptomatischen Neugeborenenanfälle 195
11.2 Neonatale Epilepsiesyndrome 197
11.2.1 Benigne neonatale Anfälle (5.-Tag-Anfälle) 197
11.2.2 Benigne familiäre Neugeborenenanfälle 198
11.2.3 Neonatale Enzephalopathien 199

12. Familiäre autosomal-dominante Epilepsien 201

12.1 Benigne familiäre Anfälle im Säuglingsalter 201
12.2 Autosomal-dominante nächtliche Frontallappenepilepsie 203
12.3 Familiäre Temporallappenepilepsie .. 204
12.4 Familiäre fokale Epilepsie mit variablen Foci 204
12.5 Autosomal-dominante Rolandische Epilepsie mit Sprachdyspraxie 205

13. Die idiopathischen fokalen Epilepsien des Kindesalters 207

13.1 Benigne nichtfamiliäre infantile fokale Epilepsie (Watanabe-Syndrom) 210
13.2 Benigne infantile fokale Epilepsie mit Mittellinien-Spike-Waves im Schlaf 212
13.3 Benigne kindliche Epilepsie mit zentrotemporalen Spikes (Rolando-Epilepsie) 213
13.4 Atypische benigne fokale Epilepsie des Kindesalters (Pseudo-Lennox-Syndrom) 218
13.5 Benigne okzipitale Epilepsien des Kindesalters 220
13.5.1 Früh beginnende benigne okzipitale Epilepsie des Kindesalters (Typ Panayiotopoulos) 220
13.5.2 Spät beginnende okzipitale Epilepsie des Kindesalters (Typ Gastaut) 223

13.6 Benigne fokale Epilepsie des Kindesalters mit komplex fokalen Anfällen . . . 225

13.7 Benigne fokale Epilepsie des Kindesalters mit komplex fokalen Anfällen nach Fieberkrämpfen . . . 226

13.8 Benigne fokale Epilepsie mit affektiven Symptomen (benigne psychomotorische Epilepsie) . . . 227

13.9 Benigne Frontallappenepilepsie des Kindesalters . . . 229

14. Die idiopathischen generalisierten Epilepsien . . . 231

14.1 Myoklonische Epilepsie des Kleinkindalters . . . 234

14.2 Myoklonisch-astatische Epilepsie (Doose-Syndrom) . . . 236

14.3 Generalisierte Epilepsie mit Fieberanfällen plus (GEFS+) . . . 239

14.4 Frühkindliche Absenceepilepsie . . . 240

14.5 Idiopathisches Grand-Mal-Syndrom des Kindesalters . . . 241

14.6 Absenceepilepsie des Kindesalters . . . 242

14.7 Syndrom der Augenlidmyoklonien mit Absencen (Jeavons-Syndrom) . . . 246

14.8 Epilepsie mit myoklonischen Absencen . . . 248

14.9 Syndrom der perioralen Myoklonien mit Absencen . . . 249

14.10 Juvenile Absenceepilepsie . . . 249

14.11 Idiopathisch generalisierte Epilepsie mit Phantom-Absencen . . . 251

14.12 Juvenile myoklonische Epilepsie . . . 251

14.13 Epilepsie mit ausschließlich generalisierten tonisch-klonischen Anfällen (Aufwach-Grand-Mal-Epilepsie) . . . 253

15. Die epileptischen Enzephalopathien . . . 257

15.1 Frühinfantile epileptische Enzephalopathie mit Suppression-Burst-Muster (Ohtahara-Syndrom) . . . 259

15.2 Neonatale myoklonische Enzephalopathie . . . 260

15.3 Epilepsie des Säuglingsalters mit wandernden fokalen Anfällen . . . 262

15.4 West-Syndrom (infantile Spasmen) . . . 262

15.5 Schwere frühkindliche myoklonische Epilepsie (Dravet-Syndrom) . . . 273

15.6 Myoklonische Enzephalopathie bei nichtprogredienten Erkrankungen . . . 278

15.7 Lennox-Gastaut-Syndrom . . . 279

15.8 Epileptische Enzephalopathie mit kontinuierlichen Spike-Waves im Schlaf einschließlich Landau-Kleffner-Syndrom . . . 286

15.8.1 Epileptische Enzephalopathie mit kontinuierlichen Spike-Wave-Entladungen im Slow-Wave-Schlaf . . . 286

15.8.2 Landau-Kleffner-Syndrom (Aphasie-Epilepsiesyndrom) . . . 290

16. Progressive Myoklonusepilepsien . . . 295

16.1 Unverricht-Lundborg-Syndrom . . . 296

16.2 Lafora-Körperchen-Krankheit . . . 298

16.3 Myoklonusepilepsie mit ragged red fibres . . . 298

16.4 Neuronale Zeroidlipofuszinosen (NCL) . . . 299

16.4.1 Spätinfantile NCL-Form . . . 299

16.4.2 Juvenile NCL-Form . . . 299

16.4.3 Adulte NCL-Form . . . 300

16.5 Sialidosen . . . 300

16.5.1 Sialidose Typ I . . . 300

16.5.2 Sialidose Typ II . . . 300

17. Strukturelle Epilepsien mit fokalen Anfällen ... 303

17.1 Temporallappenepilepsien ... 306
17.1.1 Mediale Temporallappenepilepsie bei Schulkindern, Jugendlichen und Erwachsenen ... 306
17.1.2 Besonderheiten der Temporallappenepilepsien bei Säuglingen und Kleinkindern ... 313
17.1.3 Laterale Temporallappenepilepsie ... 313

17.2 Frontallappenepilepsie ... 314
17.2.1 Anatomie, Funktion und Symptome ... 314
17.2.2 Allgemeine Charakteristika der Frontallappenanfälle ... 316
17.2.3 Semiologische Einteilung der Frontallappenanfälle ... 316
Fokale klonische motorische Anfälle ... 316
Asymmetrische tonische Anfälle und Varianten ... 317
Frontale fokale Anfälle mit Bewusstseinsstörung ... 317
17.2.4 Unterteilung der Frontallappenanfälle nach deren Ursprungsort ... 318
17.2.5 Besonderheiten der Anfallssemiologie der Frontallappenanfälle bei Kindern ... 319
17.2.6 Befunde, Diagnose und Therapie ... 319

17.3 Parietallappenepilepsie ... 322

17.4 Okzipitallappenepilepsie ... 323

18. Symptomatische Epilepsien bei neurologischen Krankheiten, Krankheitsbilder mit Anfällen als wesentlichem Symptom ... 325

18.1 Epilepsien bei genetisch zu diagnostizierenden Krankheiten ... 325
18.1.1 Chromosomale Defekte ... 325
1p36-Deletions-Syndrom ... 325
4p-(Wolf-Hirschhorn-)Syndrom ... 326
Ringchromosom-14-Syndrom ... 326
Inverse-Duplikation-Chromosom-15-Syndrom ... 326
Ringchromosom-20-Syndrom ... 327
Trisomie 21 (Down-Syndrom) ... 327
Fragiles X-Syndrom ... 327
18.1.2 Genmutationen ... 328
MEF2C-Mutation ... 328
ARX-Mutation ... 328
PLCB1-Mutation ... 328
STXBP1-Mutation ... 328
Atypisches Rett-Syndrom (CDKL5) ... 328
MAGI2-Mutation ... 329
Angelman-Syndrom ... 329
Prader-Willi-Syndrom ... 331
PCDH19-Mutation ... 332
Rett-Syndrom (MECP2) ... 332
Morbus Huntington, juveniler Typ ... 333
18.1.3 Kanalopathien ... 334

18.2 Metabolisch identifizierbare Erkrankungen, angeborene Stoffwechselkrankheiten ... 334
18.2.1 Amino- und Organoazidopathien ... 336
Nichtketotische Hyperglyzinämie ... 336
Defekte der Serinbiosynthese ... 336
Harnstoffzyklusdefekte ... 338
D-2-Hydroxyglutarazidurie ... 338
18.2.2 Kofaktorstörungen ... 338
Pyridoxin(Vitamin-B6)-abhängige Anfälle ... 338
Pyridoxalphosphat-abhängige Anfälle ... 341
Folinsäure-responsive Anfälle ... 341
Biotin-responsive Anfälle: Biotinidasemangel ... 342
Molybdänkofaktor-Mangel ... 343
Methylentetrahydrofolat Reduktase-Mangel (MTHFR-Mangel) ... 344
18.2.3 Störungen des Energiestoffwechsels ... 344
Mitochondriopathien ... 344
Alpers-Syndrom ... 345
Mitochondriale Enzephalomyopathie, Laktatazidose und Stroke-Like-Episodes (MELAS) ... 345
Pyruvatcarboxylasemangel ... 346
Kreatin-Synthese- und -Transporterdefekt ... 346

Glukosetransporter-Protein-Defizienz (Glut1-DS) . . . 347
18.2.4 Neurotransmitter-Defekte . . . 347
GABA-Transaminasemangel und Succinat-Semialdehyd-Dehydrogenase-Mangel . . . 348
18.2.5 Peroxisomale Störungen . . . 348
Zellweger-Syndrom-Spektrum . . . 348
18.2.6 Lysosomale Störungen . . . 348
GM2-Gangliosidose (Tay-Sachs) . . . 348
18.2.7 CDG-Syndrome (Congenital Disorders of Glycosylation) . . . 349
18.2.8 Menkes-Syndrom . . . 349
18.2.9 Progressive Enzephalopathie mit Ödemen, Hypsarrhythmie und Optikusatrophie (PEHO-Syndrom) . . . 350

18.3 Epilepsien bei augenscheinlichen morphologischen Störungen des ZNS (zerebralen Dysmorphien) . . . 350
18.3.1 Malformationen der kortikalen Entwicklung, kortikale Dysgenesien . . . 351
Hemimegalenzephalie . . . 352
Lissenzephalien . . . 352
Heterotopien . . . 353
Subkortikale Bandheterotopien . . . 354
Periventrikuläre noduläre Heterotopien . . . 354
Polymikrogyrie . . . 355
Schizenzephalie . . . 355
Holoprosenzephalie . . . 356
Fokale kortikale Dysplasien (FCD) . . . 357
Aicardi-Syndrom . . . 358
Aicardi-Goutieres-Syndrom . . . 358
18.3.2 Vaskuläre Malformationen . . . 359
18.3.3 Arachnoidalzysten . . . 359
18.3.4 Neurokutane Syndrome (Phakomatosen) . . . 360
Neurofibromatose (NF1 und NF2) . . . 360
Tuberöser Sklerose-Komplex (TSC) . . . 360
Sturge-Weber-Syndrom . . . 362
Incontinentia pigmenti (Bloch-Sulzberger-Syndrom) . . . 363
Hypomelanosis Ito . . . 363

18.4 Epilepsien bei erworbenen systemischen Erkrankungen . . . 364
18.4.1 Epilepsien bei entzündlichen Erkrankungen des ZNS . . . 364
Konnatale Infektionen . . . 364
Kongenitale Zytomegalie(CMV)-Infektion . . . 364
Perinatale Infektionen . . . 365
HIV-Infektion bei Kindern . . . 365
Infektionen des ZNS, postinfektiöse Epilepsien . . . 365
Subakut sklerosierende Panenzephalitis (SSPE) . . . 366
Autoimmun vermittelte Enzephalopathien . . . 367
Anti-NMDA-Rezeptor-Enzephalitis . . . 367
Limbische Enzephalitis . . . 368
Rasmussen-Syndrom . . . 368
Hemikonvulsion-Hemiplegie-Epilepsiesyndrom (HHE-Syndrom) . . . 370
Weitere immunvermittelte Enzephalopathien . . . 371
18.4.2 Schädel-Hirn-Trauma, posttraumatische Anfälle, posttraumatische Epilepsie . . . 371
Frühestanfälle . . . 371
Häufigkeit und Risikofaktoren früher und später posttraumatischer Anfälle . . . 371
Frühanfälle . . . 372
Späte posttraumatische Anfälle, posttraumatische Epilepsie . . . 372
18.4.3 Epileptische Anfälle und Epilepsien bei onkologischen Erkrankungen . . . 373
Primäre Neoplasien des ZNS . . . 373
Anfälle und Epilepsien bei hämatologischen Malignomen . . . 375
18.4.4 Hypoxisch-ischämische Enzephalopathie (HIE) . . . 375
Perinatale HIE . . . 375
Postnatale HIE . . . 376
18.4.5 Metabolisch-toxische Enzephalopathien unklarer Genese . . . 376
Reye-Syndrom . . . 376

Hämorrhagisches Schock- und Enzephalopathiesyndrom 377
18.4.6 Toxine, Medikamente, Alkohol 377
Alkohol 377
Fetales Alkoholsyndrom (FAS), fetales Alkoholsyndrom-Spektrum . . . 378
Unregelmäßige Einnahme von Antiepileptika, Einnahme anderer Medikamente 378
18.4.7 Störungen des Elektrolyt- und Wasserhaushaltes 379
18.4.8 Endokrine Störungen: Hypoglykämien und Hashimoto-Enzephalopathie 379
18.4.9 Renale Erkrankungen 380
Hypertensive Enzephalopathie 380
Hämolytisch-urämisches Syndrom . . . 380
Urämie 380
18.4.10 Zerebrovaskuläre Erkrankungen: Insult, Vaskulitiden und Malformationen 380
18.4.11 Erkrankungen des gastrointestinalen Systems: Zöliakie 381

Dritter Teil:
Therapie 383

19. Pharmakotherapie 385

19.1 Überblick über Wirksamkeit, Interaktionen und Nebenwirkungen der Antiepileptika 385
19.1.1 Definitionen pharmakologischer Begriffe 385
19.1.2 Ziele der antiepileptischen Therapie 387
19.1.3 Wirkmechanismen der AEDs 388
19.1.4 Pharmakokinetik der AEDs 390
19.1.5 Besonderheiten im Kindesalter 390
19.1.6 Pharmakodynamische und pharmakokinetische Interaktionen der AEDs 391
19.1.7 Kontrollierte Wirksamkeitsstudien . . 393
19.1.8 Unerwünschte Wirkungen der AEDs 397
19.1.9 AED-induzierte Aggravation von Epilepsien 408
19.1.10 Strategien zur Entwicklung neuer AEDs 410

19.2 Die pharmakologischen Profile der einzelnen Antiepileptika 411

19.3 Praxis der Pharmakotherapie mit AED bei Kindern und Jugendlichen 440
19.3.1 Akuttherapie epileptischer Anfälle . . 440
19.3.2 Prinzipien der Langzeittherapie bei Kindern und Jugendlichen: ein umfassendes Behandlungskonzept 443
19.3.3 Antiepileptische Pharmakotherapie zu Beginn und im Verlauf der Epilepsien 446
19.3.4 Risikoabwägung bei neu diagnostizierter Epilepsie 446
19.3.5 Therapiebeginn mit AED 448
19.3.6 Durchführung der Pharmakotherapie 449
19.3.7 Vermeiden der Überbehandlung 456
19.3.8 Kontrolluntersuchungen unter AED-Therapie 457
19.3.9 Absetzen der AEDs 459

19.4 Pharmakoresistenz 463
19.4.1 Definition der Pharmakoresistenz . . 464
19.4.2 Weshalb ist bei Pharmakoresistenz eine erneute Überprüfung von Diagnose und Therapiestrategien notwendig? 465
19.4.3 Typische Situationen, in denen das Therapieziel einer kompletten Anfallskontrolle modifiziert werden muss 466
19.4.4 Therapeutisches Vorgehen 466
19.4.5 Prädiktoren der Pharmakoresistenz 467
19.4.6 Mechanismen der Pharmakoresistenz 467

20. Epilepsiechirurgie im Kindes- und Jugendalter 469

20.1 Wann kommt ein epilepsiechirurgischer Eingriff in Frage? 471
20.1.1 Liegt eine operativ behandelbare, strukturelle Epilepsie vor? 472
20.1.2 Besondere Konstellationen 473
Bedeutung einer nachgewiesenen genetischen Ätiologie 473
Epilepsie ohne nachgewiesene Läsion 473

20.2 Prächirurgische Diagnostik 473
20.2.1 Festlegen, was reseziert werden muss 473
Das Modell kortikaler Zonen in der prächirurgischen Epilepsiediagnostik 474
20.2.2 Festlegen, was nicht reseziert werden sollte 476
20.2.3 Methoden der prächirurgischen Diagnostik 477

20.3 Methoden und Ergebnisse der Epilepsiechirurgie 480
20.3.1 Bewertung des Operationserfolges epilepsiechirurgischer Eingriffe 480
20.3.2 Operationsverfahren und deren Ergebnisse bei Kindern und Jugendlichen 480

20.4 Outcome der Epilepsiechirurgie bei Kindern 484

20.5 Epilepsiechirurgie bei Kindern unter drei Jahren 485

20.6 Wann können die Antiepileptika bei postoperativ anfallsfreien Kindern abgesetzt werden? 485

21. Weitere therapeutische Verfahren 487

21.1 Pharmakologische Therapien 487
21.1.1 Immunmodulatorische Therapie . . . 487
21.1.2 Vitamine 488
21.1.3 Weitere Substanzen 491

21.2 Ketogene Diäten 492
21.2.1 Klassische ketogene Diät 493
21.2.2 Weitere ketogene Diäten 498
Modifizierte Atkins-Diät (MAD) 498
MCT-ketogene Diät 498
Low Glycaemic Index Treatment (LGIT) 499

21.3 Vagusnervstimulation 499
21.3.1 Implantierter VNS-Generator 500
21.3.2 Transkutane VNS 502

21.4 Anfallsvermeidung, Bewältigungsstrategien 502

21.5 Komplementärmedizin 504

Vierter Teil: Lebensführung 507

22. Kognition, Sprache, Verhalten . . . 509

22.1 Kognition bei Kindern und Jugendlichen mit Epilepsien 510
22.1.1 Schulleistungsdefizite und Lernstörungen 510
22.1.2 Die Kognition beeinflussende Faktoren 514
22.1.3 Beeinflussung kognitiver Funktionen durch Antiepileptika 517
22.1.4 Auswirkungen der Epilepsiechirurgie auf die kognitiven Funktionen 519
22.1.5 Einfluss individueller und psychosozialer Faktoren 520

22.2 Transitorische kognitive Beeinträchtigung durch subklinische epileptiforme Potenziale 520

22.3 Progression kognitiver Defizite durch epileptische Anfälle? 522

22.4 Sprachstörungen 524

22.5 Verhaltensstörungen 526

23. Komorbidität bei Epilepsien 529

23.1 Psychiatrische Komorbidität 529
23.1.1 Externalisierende Störungen 529
Aufmerksamkeitsdefizit-Hyperaktivitätsstörung (ADHS) bei Kindern mit Epilepsien 529
Aggressives Verhalten 532
Selbstverletzungen 532
23.1.2 Internalisierende Störungen 532
Depression 533
Angststörungen bei Kindern mit Epilepsien 533
23.1.3 Weitere psychiatrische Störungen ... 534
Antiepileptika-induzierte psychiatrische Auffälligkeiten 534
Anfallsbezogene psychotische Episoden 535
Alternative Psychose mit forcierter Normalisierung im EEG 535

23.2 Assoziation von Epilepsien mit mentaler Retardierung, Autismus und Zerebralparesen 537
23.2.1 Mentale Retardierung 537
23.2.2 Autismus-Spektrum-Störungen 538
23.2.3 Zerebralparesen 539

23.3 Schlafstörungen bei Kindern mit Epilepsien 540
23.3.1 Epilepsie und gestörter Schlaf 541
23.3.2 Schlafstörungen und Epilepsie 542
23.3.3 Vorgehen bei Schlafstörungen 543

24. Lebensqualität und psychosoziale Aspekte 545

24.1 Gesundheitsbezogene Lebensqualität 545

24.2 Lebensqualität im sozialen Umfeld .. 548
24.2.1 Die Selbstwahrnehmung des Kindes und der Jugendlichen mit einer Epilepsie 548
24.2.2 Die Reaktionen der Familie auf die Epilepsie 548
24.2.3 Epilepsie und soziales Stigma 549
24.3.4 Behandlungsstrategien psychosozialer Komplikationen 550

24.3 Psychosoziale Langzeitauswirkungen von Epilepsien 550

24.4 Notwendige und unnötige Restriktionen zu Hause, im Kindergarten, in der Schule und in der Freizeit 552

24.5 Integration in Kindergarten, Schule und Beruf 553

25. Prognose der Epilepsien 557

25.1 Remission der Epilepsien im Kindes- und Jugendalter 557
25.1.1 Globale Remissionsraten 557
25.1.2 Prognostische Faktoren 558
25.1.3 Langzeitprognose pharmakoresistenter Epilepsien des Kindesalters ... 560
25.1.4 Die Einschätzung des Rezidivrisikos in der Beratung 561

25.2 Unfälle, Verletzungen 562

25.3 Mortalität 563
25.3.1 Mortalität bei Erwachsenen mit Epilepsien 563
25.3.2 Mortalität bei Kindern, Jugendlichen und jungen Erwachsenen mit Epilepsien 563
25.3.3 Der plötzliche unerwartete Tod bei Epilepsieerkrankung (SUDEP) .. 565

26. Aspekte der Betreuung 567

26.1 Epilepsiesprechstunde 567

26.2 Genetische Beratung 567
26.2.1 Übersicht über die epidemiologischen Beratungsgrundlagen 569
26.2.2 Empirisches Erkrankungsrisiko von Verwandten eines Probanden mit Epilepsie 572
26.2.3 Genetische Beratung bei verschiedenen Epilepsien und Fieberkrämpfen 572

26.3 Kontrazeption, Schwangerschaft und Geburt bei Jugendlichen mit Epilepsien 574
26.3.1 Kontrazeption 574
26.3.2 Schwangerschaft 575
26.3.3 Geburt und postpartale Phase 578

26.4 Epilepsie und Führerschein 579

26.5 Schutzimpfungen 583

26.6 Reisen und Malariaprophylaxe 583

Literaturverzeichnis 585

Abkürzungen 633

Sachregister 635

Vorwort

Die erste Auflage dieses Buches von Hartmut Siemes und Blaise Bourgeois betrat Neuland in diesem Fach: Erstmals wurde eine Epileptologie des Kindes- und Jugendalters in deutscher Sprache auf der Basis verfügbarer Studiendaten und der empirischen Systematik umfassend dargestellt. Die 2. Auflage, von Hartmut Siemes vollständig neu bearbeitet, erschien 2009.

Wissenschaftlicher Fortschritt in Diagnostik und Therapie, aber auch die sich ändernde Wahrnehmung von Erkrankungen erfordern die Weiterentwicklung des Konzeptes für dieses Buch. Für die nun vorliegende Auflage haben drei Autoren das Werk vollständig neu überarbeitet, deren Erfahrungen ein breites Spektrum der Kinderepileptologie umfassen.

Das Buch ist als Prozess zu verstehen, die verfügbaren Erkenntnisse und Daten auf Fragen herunterzubrechen, die im klinischen Alltag für das ärztliche Handeln relevant sind. Die gewählte Darstellung soll sowohl dem Interessierten einen Überblick geben als auch einen Einstieg in die komplexen krankheitsspezifischen Problemstellungen bieten.

Die lebhaften Kontroversen innerhalb der ILAE bezogen auf ein Klassifikationssystem der Epilepsien werden in groben Zügen dargestellt. Aus pädiatrischer Sicht ist der Versuch einer Klassifikation der Epilepsien nach dem Manifestationsalter ein wesentlicher Fortschritt, wie auch die Fokussierung auf Ätiologien für das Verständnis des Verlaufs der Erkrankung.

So folgt im vorliegenden Buch die Einteilung der Krankheitsbilder nach primär ätiologischen Aspekten und innerhalb der einzelnen Kapitel nach dem (Haupt-) Manifestationsalter der Erkrankungen. Die jeweilige Therapie wird entsprechend abgehandelt, grundlegende Fragen des therapeutischen Vorgehens und der Besonderheiten der einzelnen Verfahren werden hingegen ausführlich im dritten Teil «Therapie» behandelt.

Wer Kinder und Jugendliche und deren Familien während einer Epilepsieerkrankung begleitet, wird neben diagnostischen und therapeutischen Herausforderungen mit Fragen der Komorbidität, der Alltagsbewältigung, Förderung und Prognose konfrontiert, deren systematische Darstellung unter der Überschrift «Lebensführung» im vierten Teil des Buches erfolgt.

Die Erstellung der 3. Auflage war ein spannender Prozess, der mit Drucklegung sein Ende nicht gefunden hat. Er wird weitergehen, und ich hoffe, dass die Rezeption des Buches Freude bereitet und einen Erkenntnisgewinn zum Nutzen der betroffenen Kinder, Jugendlichen und ihrer Familien generiert.

Berlin, im Januar 2015
Axel Panzer

Unser Denken ist ein kühnes, riskantes Spiel, weil auch unser Denken,
genau wie unser Schicksal, nicht erhaben ist über den unberechenbaren Zufall.

Michel de Montaigne (1533–1592)

Erster Teil:

Allgemeines

1 Definitionen und Klassifikationen

Der Austausch von Wissen und Erfahrungen über epileptische Anfälle und Epilepsien erfordert eine allgemein anerkannte internationale Terminologie und Klassifikation. In Anbetracht der Fülle der klinischen Erscheinungsformen der Anfälle und Ätiologien bestehen allerdings erhebliche Schwierigkeiten, die erhobenen Befunde zu einheitlichen Krankheitsbildern zu ordnen. Die Kommission für Klassifikation und Terminologie der Internationalen Liga gegen Epilepsie (ILAE) hat es sich zur Aufgabe gemacht, Definitionen und Klassifikationen zu erarbeiten und entsprechend dem wissenschaftlichen Fortschritt dem aktuellen Wissen anzupassen. Dementsprechend werden alle bisher erarbeiteten Konzepte als vorläufig angesehen und fortwährend überarbeitet (Berg et al. 2010).

Definition Epilepsie

Im Jahr 2005 legte die ILAE-Kommission konzeptuelle Überlegungen zur Definition einer Epilepsie vor, die von folgenden Punkten geprägt waren:

Die Epilepsie ist nicht ein einheitliches Krankheitsbild, sondern eine Gruppe von Störungen, welche eine anhaltende abnorm erhöhte Disposition zu epileptischen Anfällen gemeinsam haben. Elemente der Definition einer Epilepsie sollten sein (Fisher et al. 2005):

- Auftreten von mindestens einem epileptischen Anfall
- andauernde Veränderung des Gehirns bzw. seiner Funktion, welche die Wahrscheinlichkeit zukünftiger epileptischer Anfälle erhöht
- Assoziation neurobiologischer, kognitiver, psychologischer und sozialer Störungen.

Aktueller Vorschlag der ILAE zur Definition von Epilepsie

Der aktuelle Definitionsvorschlag (Fisher et al. 2014) bezieht sich nun explizit auf die klinische Anwendbarkeit und hat daher einige Punkte modifiziert. Zum einen ist man übereingekommen, dass für den klinischen Alltag die Charakterisierung der Epilepsie als Krankheit angemessener ist als der Begriff der Störung. Zum anderen ist die anhaltend erhöhte Disposition operational gefasst worden:

Epilepsie ist eine Erkrankung des Gehirns, die diagnostiziert wird, wenn eine der folgenden Bedingungen erfüllt ist:

1. mindestens zwei unprovozierte Anfälle (oder Reflexanfälle) im Abstand von mehr als 24 h
2. ein unprovozierter Anfall (oder Reflexanfall) und ein Rezidivrisiko für weitere Anfälle ähnlich dem, das man nach zwei unprovozierten Anfällen annimmt, mindestens aber von 60 %
3. die eindeutig zu stellende Diagnose eines Epilepsiesyndroms.

Epilepsie gilt als überwunden, wenn jemand ein altersgebundenes Epilepsiesyndrom hatte und nun aus dem entsprechenden Alter herausgewachsen ist oder wenn jemand zehn Jahre anfallsfrei war, davon die letzten fünf Jahre ohne AED.

Dabei ist insbesondere das 3. Kriterium für die Kinderepileptologie relevant. So kann ein Kind nach nur einem Anfall mit eindeutigen EEG-Merkmalen die Diagnose einer Rolando-Epilepsie erhalten.

Historisch beruhten die Definitionen und Klassifikationen zunächst vor allem auf genauen

Beobachtungen und Expertenmeinungen (Berg et al. 2011). Einen großen Fortschritt bedeutete die Publikation einer Klassifikation der epileptischen Anfälle 1981 (Commission on Classification and Terminology of the International League Against Epilepsy 1981) und der Epilepsien und Epilepsiesyndrome 1989 (Commission on Classification and Terminology of the International League Against Epilepsy 1989). Diese beiden Klassifikationen sind in der klinischen Praxis allgemein akzeptiert und bilden auch die Basis aller nachfolgenden Revisionen. Weiterentwicklungen hinsichtlich der Terminologie und des Epilepsiekonzepts enthalten sowohl der 2001 publizierte «Vorschlag für die Klassifikation der Epilepsiesyndrome» als auch die 2010 von der Klassifizierungs- und Terminologiekommission veröffentlichte Publikation «Revidierte Terminologie und Konzepte zur Einteilung von epileptischen Anfällen und Epilepsien» (Berg et al. 2010).

Als Voraussetzung zum Verständnis der Klassifikationen werden im Folgenden zunächst die bis heute benutzten epileptologischen Termini beschrieben, anschließend die Klassifikationen der epileptischen Anfälle und Epilepsien.[1]

1.1 Übersicht über die epileptologische Terminologie

Von der Commission on Epidemiology and Prognosis der ILAE wurden 1993 in den Richtlinien für epidemiologische Studien erstmalig epileptologische Definitionen verbindlich festgelegt. Seitdem wurden verschiedene grundlegende Begriffe wiederholt neu definiert, um dem jeweils aktuellen Wissensstand gerecht zu werden, zuletzt 2011 (Engel 2001, Fisher et al. 2005, Berg et al. 2010, Kwan et al. 2010, Thurman et al. 2011). In **Tabelle 1-1** werden die älteren bzw. neuen Definitionen der wichtigsten epileptologischen Begriffe aufgeführt. Beim Lesen auch älterer Publikationen kann auf diese Tabelle zurückgegriffen werden. Bezüglich der deskriptiven Terminologie der iktalen Semiologie wurde von Blume et al. (2001) ein umfangreiches Glossar angefertigt.

Die Definition des **akut symptomatischen Anfalls** (reaktiver Anfall, situationsbezogener Anfall) bedarf noch besonderer Erläuterungen: Es handelt sich um einen epileptischen Anfall, der zur Zeit einer systemischen ZNS-Affektion oder in enger zeitlicher Bindung (in der Regel innerhalb der ersten Woche) bei einem dokumentierten Hirninsult auftritt, der metabolischer, toxischer, struktureller, infektiöser oder inflammatorischer Genese sein kann. Akute symptomatische Anfälle machen einen großen Anteil an allen afebrilen Anfällen aus, nach Hauser et al. (1996) rund ein Drittel. Diese unterscheiden sich von der Epilepsie in zwei Aspekten:

- Die nahe liegende Ursache ist eindeutig erkennbar.
- Anders als bei der Epilepsie sind sie nicht notwendigerweise mit einer anhaltenden Prädisposition zu epileptischen Anfällen verbunden.

Dieser Unterschied hat therapeutische Konsequenzen. Die meisten der betroffenen Individuen benötigen keine langzeitige medikamentöse Behandlung, sondern keine oder nur eine kurzzeitige Therapie während der akuten Phase des Insultes. Auch Menschen mit Epilepsien können akute symptomatische Anfälle haben (Beghi et al. 2010).

Wenn ein Patient[1] langjährig auch ohne Medikation anfallsfrei geblieben ist, wird in der medizinischen Literatur von **Remission** gesprochen. Es ist nicht korrekt, von Heilung zu sprechen, da die Disposition zu unprovozierten Anfällen weiter bestehen bleibt, so dass das Rezidivrisiko immer etwas höher bleibt als in der Normalbevölkerung. In einer Studie mit 347 Kindern mit einer 5-Jahres-Remission einschließlich fünf Jahren ohne Medikation ereignete sich nachfolgend bei 6% noch ein An-

1 In diesem Buch steht der Begriff «Patient» für Patientinnen und Patienten weiblichen und männlichen Geschlechtes gleichermaßen.

Tabelle 1-1: Definitionen epileptologischer Begriffe gemäß der ILAE-Kommissionen (1993 bis 2011, s. Text)

Epileptische Anfälle

- epileptischer Anfall
  Ein epileptischer Anfall ist charakterisiert durch ein vorübergehendes Auftreten von Symptomen und/oder Befunden aufgrund abnormer exzessiver oder synchroner neuronaler Aktivität im Gehirn. Diese Befunde und Symptome schließen plötzliche und vorübergehende abnorme Phänomene ein wie Veränderungen des Bewusstseins oder unwillkürliche motorische, sensorische, autonome oder psychische Ereignisse, die von dem Patienten oder einem Beobachter wahrgenommen werden (Fisher et al. 2005).
- fokaler Anfall
  Fokale Anfälle entstehen mehr oder weniger weit ausgebreitet in einem Netzwerk, das auf eine Hemisphäre beschränkt ist.
- generalisierter Anfall
  Generalisierte Anfälle beginnen an einem Punkt in einem bilateralen Netzwerk und breiten sich darin schnell aus.
- unprovozierter Anfall
  Hierbei handelt es sich um einen einzelnen Anfall ohne eine akute klinisch nachweisbare ZNS-Affektion.
- akut symptomatischer Anfall
  (reaktiver Anfall, situationsbezogener Anfall)
  Dieser ist definiert als ein epileptischer Anfall, der in enger zeitlicher Bindung (innerhalb der ersten Woche) bei einer akuten ZNS-Affektion auftritt, wobei diese metabolischer, toxischer, struktureller, infektiöser oder inflammatorischer Genese sein kann.
- symptomatischer Anfall
  Dessen Auftreten beruht auf einer strukturellen oder metabolischen Störung des Gehirns, in Abgrenzung zu – im weitesten Sinne – genetisch determinierter Ätiologie.
- zurückliegend symptomatischer Anfall
  Dem Anfall ist in der Vergangenheit eine ZNS-Affektion mit bleibender Läsion vorangegangen (z. B. perinatale hypoxische Enzephalopathie).
- Status epilepticus
  Dieser ist in epidemiologischen Studien häufig definiert als entweder einzelner epileptischer Anfall von mehr als 30 Minuten Dauer oder als eine Serie von zwei oder mehr aufeinander folgenden Anfällen von mehr als 30 Minuten Dauer, ohne dass zwischenzeitlich das Bewusstsein wiedererlangt wird. Die Episode eines Status epilepticus (SE) wird als ein einzelnes Ereignis bewertet. Von hoher praktischer Bedeutung – da daran die Therapie ausgerichtet wird – ist die Definition eines beginnenden SE als eines Anfalls, der länger als fünf Minuten dauert, bzw. eines Anfalls, der eindeutig länger dauert als die habituellen Anfälle einer Person.
- Neugeborenenanfall
  Ein epileptischer Anfall, der sich in den ersten vier Lebenswochen ereignet.
- Fieberkrampf
  Ein bei Fieber (ab 38,3 °C) auftretender epileptischer Anfall im Kindesalter jenseits des ersten Lebensmonats in Verbindung mit einer fieberhaften Erkrankung, der nicht durch eine ZNS-Infektion ausgelöst wurde. Neugeborenenanfälle oder afebrile Anfälle dürfen nicht vorangegangen sein. Die Kriterien anderer akuter symptomatischer Anfälle dürfen nicht zutreffen.

Epilepsien

- Epilepsie (klinische operationelle Definition, Fisher et al. 2014)
  Epilepsie ist eine Erkrankung des Gehirns, die diagnostiziert wird, wenn eine der folgenden Bedingungen erfüllt ist:
  1. mindestens zwei unprovozierte Anfälle (oder Reflexanfälle) im Abstand von mehr als 24 h
  2. ein unprovozierter Anfall (oder Reflexanfall) und ein Rezidivrisiko für weitere Anfälle ähnlich dem, das man nach zwei unprovozierten Anfällen annimmt, mindestens aber von 60 %
  3. die eindeutig zu stellende Diagnose eines Epilepsiesyndroms.

  Epilepsie gilt als überwunden («resolved»), wenn jemand ein altersgebundenes Epilepsiesyndrom hatte und nun aus dem entsprechenden Alter herausgewachsen ist oder wenn jemand zehn Jahre anfallsfrei war, davon die letzten fünf Jahre ohne AED.
- Epilepsie
  (konzeptuelle Definition, Fisher et al. 2005)
  Die Epilepsie ist eine Funktionsstörung, die durch eine anhaltende Prädisposition zur Generation epileptischer Anfälle charakterisiert ist sowie durch die neurobiologischen, kognitiven, psychologischen und sozialen Folgen dieser Störung. Konzeptuell erfordert die Definition das Auftreten mindestens eines Anfalls.

Fortsetzung: Definitionen epileptologischer Begriffe

- idiopathische Epilepsien
  Unter idiopathischen Epilepsien verstand man nach der alten Definition (vor 1997) Epilepsien ohne erkennbare Ursache, eine genetische Disposition konnte vorliegen. Nach dem Vorschlag der ILAE-Kommission von 1997 sollte der Begriff idiopathisch nur noch für bestimmte Epilepsiesyndrome mit besonderen klinischen Charakteristika bez. Manifestationsalter, Anfallstyp und Verlauf sowie spezifischen EEG-Befunden reserviert werden: idiopathische generalisierte und idiopathische fokale Epilepsien. Hier stellt die erbliche Disposition die ausschließliche oder die entscheidende Ursache dar. Interiktal sind die Betroffenen neurologisch unauffällig oder sie weisen nur geringe Abweichungen auf. Die Bezeichnung idiopathisch sollte nach der neuesten Klassifikation von 2010 (Berg et al.) jedoch nicht mehr verwendet werden. Unter ätiologischem Aspekt kann es in der Regel durch «genetisch» ersetzt werden. Um den Aspekt der häufig möglichen medikamentösen Anfallskontrolle auszudrücken, wird der Begriff «pharmakoresponsiv» vorgeschlagen.
- kryptogene Epilepsien
  Nach dem Vorschlag der ILAE-Kommission (1997) wurde der Begriff kryptogen benutzt zur Bezeichnung fokaler (partieller) und generalisierter unprovozierter Anfälle bzw. Epilepsien, wenn man von einer symptomatischen Epilepsie ausging, ohne die Ursache nachweisen zu können («presumed symptomatic»). Es hat sich gezeigt, dass diese Vermutungen nicht immer korrekt waren (und man z. B. anhand von Patienten mit dieser Diagnose das Syndrom der autosomal-dominanten nächtlichen Frontallappenanfälle gefunden hat). Der Begriff kryptogen sollte daher nach der neuesten Klassifikation durch die Bezeichnung «unbekannte Ätiologie» ersetzt werden (Berg et al. 2010).
- Epilepsiesyndrom/elektroklinisches Syndrom
  Ein elektroklinisches Syndrom ist ein Komplex klinischer Merkmale, Symptome und Befunde, die zusammengenommen eine abgrenzbare, eigenständige klinische Störung ausmachen. Elektroklinische Syndrome sind Ausgangspunkt für Therapiestudien, genetische, neuropsychologische und bildgebende Untersuchungen. Die darüber definierten Epilepsiesyndrome sind diagnostizierbar auf der Basis eines typischen Alters bei Beginn, spezifischer (oder zumindest typischer) EEG-Charakteristika und Anfallsformen und weiterer Merkmale, die zusammengenommen eine spezifische Diagnose erlauben. Eine solche Diagnose wiederum hat Konsequenzen für Behandlung, Patientenführung und Prognose.
- symptomatische Epilepsie
  Eine Epilepsieform, bei der epileptische Anfälle die Folge einer oder mehrerer eindeutig identifizierbarer Läsionen oder einer anderen Erkrankung des Gehirns sind. Dieses Konzept wird im aktuellen Organisationsvorschlag der ILAE nicht mehr verwendet.
- epileptische Enzephalopathie
  Dieses Konzept geht davon aus, dass es Situationen gibt, in denen die epileptische Aktivität als solche zu schweren Beeinträchtigungen von Kognition und Verhalten führt, die über das hinausgehen, was man allein aufgrund der zugrunde liegenden Ätiologie der Epilepsie (z. B. einer Malformation kortikaler Entwicklung) erwartet hätte, und dass dies ein progredienter Prozess sein kann. Bestimmte Syndrome werden oft primär darüber charakterisiert (z. B. West-Syndrom, CSWS), dieses Konzept schließt aber sowohl globale als auch selektive Störungen entlang eines großen Spektrums von Schweregraden ein. Enzephalopathische Effekte der Anfälle und der Epilepsie sind somit prinzipiell bei jeder Epilepsie denkbar.
- Reflexepilepsie
  Eine Epilepsieform, bei der die typischen epileptischen Anfälle durch sensorische Stimuli ausgelöst werden. Reflexanfälle, welche bei anderen Epilepsieformen in Assoziation mit spontanen Anfällen auftreten, werden als Anfallstyp berücksichtigt. Isolierte Reflexanfälle können auch in Situationen auftreten, die nicht notwendigerweise die Diagnose einer Epilepsie verlangen. Anfälle, die durch andere besondere Umstände wie z. B. Fieber oder Alkoholentzug ausgelöst werden, sind keine Reflexanfälle.
- medikamentenresistente Epilepsie (medikamentenrefraktäre Epilepsie, pharmakoresistente Epilepsie)
  Diese wird definiert durch fehlende anhaltende Anfallsfreiheit nach einer adäquaten Behandlung mit zwei verträglichen Antiepileptika der ersten Wahl in Mono- oder Kombinationstherapie.
- überwundene Epilepsie («resolved epilepsy»)
  Zustand von zehn Jahren Anfallsfreiheit, davon die letzten fünf Jahre ohne AED.
- nichtepileptische, psychogene Anfälle
  Es handelt sich um klinische Anfälle, die nicht auf eine abnorme und exzessive Entladung von Neu-

Fortsetzung: Definitionen epileptologischer Begriffe

ronengruppen zurückgeführt werden können und die einer somatoformen oder dissoziativen Störung zuzuordnen sind. Nichtepileptische, psychogene Anfälle treten sowohl isoliert als auch komorbide zu epileptischen Anfällen auf. Nichtepileptische, psychogene Anfälle sind abzugrenzen von anderen nichtepileptischen, anfalls-artigen Erkrankungen. Dazu gehören unter anderen: Hirnfunktionsstörungen in Form von Schwindel, Synkopen, Schlafstörungen, transiente globale Amnesie, Migräne, Enuresis, Tics, Stereotypien, paroxysmale Bewegungsstörungen.

fallsrezidiv (Berg et al. 2011). Kinder können allerdings aus ihrer altersabhängigen Epilepsie «herauswachsen», wie zum Beispiel aus der Rolando-Epilepsie, so dass hier für die große Mehrheit der Betroffenen die Verwendung «geheilt» angemessen ist. Der aktuelle Vorschlag der ILAE lautet, von «resolved» epilepsy zu sprechen, was man mit «überwunden» übertragen könnte, und grenzt diese Begrifflichkeit explizit von Remission oder Heilung ab.

1.2 Definitionen der epileptischen Anfälle und Epilepsien

Bei den Definitionen werden konzeptuelle von operationellen unterschieden (Thurman et al. 2011, Fisher et al. 2014). Die konzeptuellen Definitionen dienen primär dem Verständnis, die operationellen sind an der jeweiligen Anwendung, z. B. dem klinischen Alltag, orientiert. Die entsprechenden Definitionen für den epileptischen Anfall und die Epilepsie zeigt Tabelle 1-1.

Die konzeptuelle Definition der Epilepsie beschreibt diese als eine Krankheit, bei der es auf der Grundlage einer anhaltenden Prädisposition zum Auftreten von mindestens einem epileptischen Anfall kommt. Epilepsien ziehen neurobiologische, neuropsychologische und soziale Störungen nach sich.

Als operationelle Definition der Epilepsie gilt seit langem in der täglichen klinischen Praxis eine Krankheit mit wenigstens zwei unprovozierten epileptischen Anfällen, die in einem zeitlichen Abstand >24 h aufgetreten sind (wobei akut symptomatische Anfälle, sog. Gelegenheitsanfälle, und Neugeborenenanfälle ausgeschlossen werden).

Gemäß einer neuen operationellen Epilepsiedefinition nach Fisher et al. (2014) erfordert die Diagnose Epilepsie mindestens einen unprovozierten epileptischen Anfall plus ein Risiko für weitere Anfälle, das dem Risiko nach dem Auftreten von zwei unprovozierten Anfällen entspricht.

Die Bedeutung dieser Definition sei an einem Beispiel verdeutlicht. Nach dem Auftreten eines unprovozierten Anfalls beträgt das Risiko für einen weiteren Anfall etwa 40–52 % (Berg et al. 1991), d. h., es kann weiter abgewartet werden, bevor die Diagnose Epilepsie gestellt wird. Wenn zwei unprovozierte afebrile Anfälle aufgetreten sind, erhöht sich das Risiko auf etwa 60–90 % (Hauser et al. 1998), was die Diagnose Epilepsie rechtfertigt und entsprechende therapeutische Implikationen hat. Die Forderung von mindestens zwei unprovozierten Anfällen ist aber unter klinischen Bedingungen unzureichend:

- Hat ein Patient nach einer weit zurückliegenden Hirnschädigung wie z. B. nach einer ZNS-Infektion, einem Schädel-Hirn-Trauma oder einer Hirnblutung einen epileptischen Anfall, so steigt das Anfallsrisiko so, als ob er ≥ 2 Anfälle gehabt hätte (Fisher et al. 2014).
- Es kommt nicht selten vor, dass nach dem Auftreten eines ersten Anfalls mit sehr hoher Wahrscheinlichkeit weitere folgen werden, z. B. bei Absencen und bei komplex fokalen Anfällen.

Die Höhe des Wiederholungsrisikos nach einem ersten Anfall ist aber nicht immer genau abzuschätzen. Es ist beispielsweise wichtig zu beachten, dass ein einzelner Anfall im Falle einer länger zurückliegenden Hirnläsion oder ein einzelner Anfall plus Nachweis epileptiformer Aktivität im EEG nicht automatisch die Diagnose Epilepsie bedeutet. Zu diesem additiven Risiko gibt es keine eindeutigen Studienergebnisse. So hatten beispielsweise in der Dutch Epilepsy Study Kinder nach dem ersten epileptischen Anfall mit epileptiformen Mustern im EEG (somit dem Nachweis der anhaltenden Prädisposition zur Generation epileptischer Anfälle) nach zwei Jahren ein Wiederholungsrisiko von 71 %, während dieses Risiko in der Studie von Shinnar et al. (1990) bei Kindern mit dem ersten unprovozierten Anfall und einem abnormen EEG nach drei Jahren lediglich 56 % betrug.

Grundsätzlich bedeutet das Auftreten einzelner oder auch mehrerer epileptischer Anfälle nicht automatisch die Diagnose Epilepsie. Folgende Ereignisse sind zwar eindeutig epileptischer Natur, werden aber gewöhnlich nicht als Epilepsie angesehen (nach Berg et al. 2010):

1. einzelne unprovozierte epileptische Anfälle oder einzelne Cluster, die innerhalb von 24 h auftreten oder eine einzelne Episode eines Status epilepticus
2. febrile Anfälle, die bei jungen Kindern im Rahmen akuter fieberhafter Infekte bei Fieber ab 38 °C auftreten. Eine akute Infektion des ZNS oder vorangegangene unprovozierte Anfälle schließen die Diagnose aus.
3. neonatale Anfälle, die in den ersten vier Lebenswochen auftreten (Kap. 11)
4. Anfälle, die in enger zeitliche Bindung an einen akuten ZNS-Insult (Infektion, Schädel-Hirn-Trauma, intrazerebrale Blutung) oder einen systemischen, metabolischen oder toxischen Insult (z. B. Alkoholintoxikation oder Alkoholentzug) auftreten (akute symptomatische Anfälle, Kap. 8).

Bisher erfolgte die Einteilung der Epilepsien einerseits nach der Anfallsform in fokal versus generalisiert und andererseits nach der ätiologischen Zuordnung in symptomatisch versus idiopathisch. Nach dem Vorschlag von Berg et al. (2010) soll das bisherige Konzept der Zuordnung der Epilepsien zur Dichotomie fokal oder generalisiert fallen gelassen werden. Auf eine Reihe von genetischen Epilepsien ist diese Zuordnung nicht anwendbar, da sie durch fokale und generalisierte Anfälle gekennzeichnet sind. Für den Anfallstyp der epileptischen Spasmen besteht aktuell nicht einmal Konsens darüber, ob sie als fokale oder generalisierte Anfälle zu klassifizieren sind. Auch kann ein Fokus generalisierte EEG-Muster generieren wie bei der sekundären bilateralen Synchronie. Es ist allerdings in der Diskussion, ob die Begrifflichkeit einer generalisierten (oder auch einer fokalen) Epilepsie für einzelne Epilepsiesyndrome weiterhin angemessen ist. Die lokalisationsbezogene Einteilung von Epilepsien wurde ebenfalls aufgegeben, da sie einen (von vielen) Aspekten zu sehr in den Vordergrund stellt.

Eine wesentliche Neuerung bezüglich der fokalen Anfälle ohne oder mit Bewusstseinsalteration ist, dass die Begriffe einfach fokaler Anfall (ohne Bewusstseinstrübung) und komplex fokaler Anfall (mit Bewusstseinseinschränkung) nicht mehr empfohlen werden, da in der Vergangenheit die Begriffe komplex fokaler Anfall und Temporallappenanfall häufig synonym gebraucht wurden, was nach dem heutigen Kenntnisstand nicht zutrifft, denn auch neokortikale, nicht im Temporallappen generierte Anfälle können mit einer Einschränkung des Bewusstseins einhergehen. Ein weiterer Grund für die Vermeidung dieser Begriffe ist die häufige Schwierigkeit, die Bewusstseinslage während des epileptischen Anfalls genau zu bestimmen, was ganz besonders für das Kindesalter zutrifft. Daher sollte in Zukunft bei fokalen Anfällen direkt angegeben werden, ob Bewusstsein oder Aufmerksamkeit getrübt ist oder nicht, im Falle der Bewusstseinsveränderung (und nicht Bewusstlosigkeit) oder einer kognitiven Einschränkung jeglicher Art wird als neuer Begriff «dyskognitiv» vorgeschlagen.

Weiterhin wird bezüglich der Terminologie vorgeschlagen:

- Der Begriff «infantile Spasmen» soll durch die Bezeichnung «epileptische Spasmen» ersetzt werden, da Spasmen auch jenseits des Kleinkindalters auftreten können.

- Der Begriff des sekundär generalisierten Anfalls soll aufgegeben werden zugunsten der Terminologie Übergang in einen bilateralen, konvulsiven Anfall. Ob der ausdrücklich als gut verständlich und in viele Sprachen übersetzbare Begriff konvulsiv sinnvoll ins Deutsche übertragbar ist, muss sich noch zeigen. Eine erneute Verwendung des Begriffs Krampfanfall halten wir nicht für geeignet.
- Die Begriffe «katastrophale Epilepsie» und «benigne Epilepsie» sollen möglichst nicht verwendet werden, da sie als Diagnose für Patienten und Eltern ungeeignete Konnotationen haben und längst nicht allen Verläufen angemessen sind. Anstelle des Terminus «benigne» sollte von «selbstlimitierend» gesprochen werden, da diese Begrifflichkeit wesentlich genauer das Konzept beschreibt. Auch die ILAE-Kommission hat bisher allerdings darauf verzichtet, die üblichen Namen der sogenannten benignen (oder idiopathisch fokalen) Epilepsiesyndrome zu verändern.

1.3 Klassifikation der epileptischen Anfälle und Epilepsien

Zur Charakterisierung und zum Ordnen der vielfältigen epileptischen Anfälle und Epilepsien werden seit langem die international anerkannten, standardisierten Klassifikationen der ILAE benutzt. Sie dienen einer Reihe von Zwecken:

- der unmissverständlichen Kommunikation der ÄrztInnen und anderer Personen untereinander, welche Menschen mit Epilepsien behandeln oder betreuen
- der Charakterisierung von Ätiologie und Prognose
- der gezielten anfalls- und epilepsiebezogenen Therapie, insbesondere der Medikamentenauswahl
- der prächirurgischen Diagnostik
- der zuverlässigen wissenschaftlichen Auswertung von Patientendaten
- klinisch-pharmakologischen Studien, insbesondere dem rationalen Einsatz der Antiepileptika
- der Aufklärung der Pathophysiologie
- epidemiologischen Studien, insbesondere der Auswahl von Patienten für genetische Analysen
- der Fort- und Weiterbildung.

Es werden umfassende Klassifikationen angestrebt, die sowohl den Anforderungen der wissenschaftlichen Grundlagenforschung als auch denen des klinischen Alltags genügen. Diese Forderungen konnten bisher noch nicht erfüllt werden.

1.3.1 Klassifikation der epileptischen Anfälle

Erstmalig 1970, in revidierter Form 1981, wurde von der ILAE eine standardisierte Klassifikation der epileptischen Anfälle veröffentlicht, die sich in der Folgezeit international durchsetzte. Diese Anfallsklassifikation beruhte auf dem Erscheinungsbild der Anfälle und dem EEG-Befund (Commission on Classification and Terminology of the International League Against Epilepsy 1981). Das Hauptmerkmal dieser Anfallsklassifikation ist die Unterscheidung zwischen fokalen und generalisierten Anfällen. Klinik und EEG zeigen bei den fokalen Anfällen zu Beginn die epileptische Aktivität an einem umschriebenen Ort des Kortex an, während sie bei den generalisierten Anfällen von Anfang an auf eine Beteiligung beider Hemisphären hinweisen. Die primäre Unterteilung der Anfälle in fokale und generalisierte ist im Hinblick auf die Therapie von essenzieller Bedeutung, sowohl für die medikamentösen als auch die operativen Behandlungsoptionen.

Nach dem modernen Netzwerkkonzept der epileptischen Anfälle geht man bei den generalisierten davon aus, dass sie an einem Punkt in einem bilateralen Netzwerk beginnen und sich darin schnell ausbreiten, wobei nicht immer der gesamte Kortex beteiligt sein muss. Obwohl der

Beginn eines solchen Anfalls lokalisierte Zeichen aufweisen kann, sind Lokalisation und Ausbreitung nicht einheitlich, sie können von Anfall zu Anfall variieren. Generalisierte Anfälle können auch asymmetrisch ausgeprägt sein (Berg et al. 2010).

Entsprechend diesem Netzwerkkonzept entstehen fokale Anfälle mehr oder weniger weit ausgebreitet in einem Netzwerk, das auf eine Hemisphäre beschränkt ist. Fokale Anfälle können auch von subkortikalen Strukturen ausgehen. Das Erscheinungsbild der fokalen Anfälle ist von Anfall zu Anfall gleich, da sie stets von demselben Fokus in demselben Netzwerk ausgehen. Falls mehrere Foci in unterschiedlichen Netzwerken nebeneinander vorhanden sind, sind die resultierenden Anfallsformen in sich gleich. Besonders die Eigenschaften der fokalen Anfälle zu Beginn des Anfalls (aber auch zu Beginn der Epilepsie) werden dazu benutzt, den Ursprung der Anfälle zu erkennen.

Die Anfallsklassifikation von 1981 (Commission on Classification and Terminology of the International League Against Epilepsy 1981) ist seit ihrer Veröffentlichung die Basis aller späteren Versuche geblieben, die epileptischen Anfälle zu charakterisieren. Nach dem letzten Report of the ILAE Commission on Classification and Terminology (Berg et al. 2010) wurden jetzt folgende Änderungen vorgenommen:

1. Die Neugeborenenanfälle werden nicht mehr als gesonderte Einheit behandelt. Die Anfälle können entsprechend der Anfallsklassifikation eingeordnet werden.
2. Die bisherige Subklassifikation der Absencen wurde geändert und vereinfacht, myoklonische Absencen und Absencen mit Augenlidmyoklonien werden jetzt gesondert aufgeführt.
3. Die epileptischen Spasmen wurden hinzugefügt. Da unklar ist, ob es sich um fokale oder generalisierte Anfälle oder beides handelt, werden sie als eine Sondergruppe aufgeführt.
4. Bei den fokalen Anfällen wird die begriffliche Unterscheidung in einfach fokal und komplex fokal verlassen. Es ist jedoch weiterhin sehr wichtig, die Beeinträchtigung des Bewusstseins oder der Aufmerksamkeit festzuhalten.
5. Die Bezeichnung myoklonisch-astatisch wird zugunsten von myoklonisch-atonisch aufgegeben.

Tabelle 1-2 zeigt die aktuelle, von der ILAE vorgeschlagene Klassifizierung der epileptischen Anfälle (Report of the ILAE Commission on Classification and Terminology 2010), das Spektrum der fokalen Anfälle wird gesondert in **Tabelle 1-3** aufgeführt und nicht mehr zur Klassifikation verwendet.

Tabelle 1-2: Klassifikation der epileptischen Anfälle von 1981 (Commission on Classification and Terminology of the International League Against Epilepsy1981, modifiziert nach Berg et al. 2010)

Generalisierte Anfälle

- tonisch-klonisch (in jeder Kombination)
- Absencen
  - typisch
  - atypisch
  - mit speziellen Merkmalen
    - myoklonische Absence
    - Augenlidmyoklonien
- myoklonische Anfälle
  - myoklonisch
  - myoklonisch-atonisch
  - myoklonisch-tonisch
- klonisch
- tonisch
- atonisch

Fokale Anfälle

- s. Tab. 1-3

Unbekannt

- epileptische Spasmen

Anfälle, welche nicht eindeutig einer der aufgeführten Anfallsformen zugeordnet werden können, sollten als unklassifiziert angesehen werden, bis weitere Informationen die Klassifizierung erlauben. Sie sollten nicht als eine Klassifikationskategorie gewertet werden.

Tabelle 1-3: Das Spektrum der fokalen Anfälle (Commission on Classification and Terminology of the International League Against Epilepsy1981, modifiziert nach Berg et al. 2010 sowie Holmes et al. 2013)

- ohne Beeinträchtigung des Bewusstseins oder der Aufmerksamkeit (einfache fokale Anfälle)
  - mit beobachtbaren motorischen oder autonomen Komponenten
    - motorisch
    - versiv
    - postural
    - phonatorisch (Vokalisationen oder Spracharrest)
    - fokal motorisch mit Ausbreitung (Jackson-March)
    - autonome Symptome oder Befunde (einschließlich epigastrischer Sensationen, Blässe, Schwitzen, Erröten, Gänsehaut und Pupillenerweiterung)
- mit speziellen subjektiven sensorischen oder psychischen Symptomen (Aura)
  - sensorisch
  - somatosensorisch
  - visuell
  - auditiv
  - olfaktorisch
  - gustatorisch
  - vertiginös
  - psychische Symptome (Störungen der höheren kortikalen Funktionen)
  - dysphasisch
  - dysmnestisch
  - kognitiv
  - affektiv
  - Illusionen
  - strukturierte Halluzinationen
- mit Beeinträchtigung des Bewusstseins (komplexe fokale Anfälle)
- fokale Anfälle ohne Beeinträchtigung des Bewusstseins, gefolgt von Bewusstseinsstörung
- fokale Anfälle mit Bewusstseinsstörung von Anfang an
- fokale Anfälle mit Übergang in bilaterale konvulsive Anfälle (mit tonischen, klonischen oder tonisch-klonischen Phänomenen)

1.3.2 Klassifikation der Epilepsien

In der ILAE-Klassifikation von 1989 werden zwei kardinale Merkmale der Epilepsien zur Aufteilung benutzt, nämlich der Ort des Beginns der epileptischen Anfälle und die Ätiologie. Zum einen werden fokale und generalisierte Epilepsien unterschieden, zum anderen werden sie nach der Ätiologie in idiopathische Epilepsien (erbliche oder wahrscheinlich erbliche Genese), symptomatische Epilepsien (bekannte Hirnläsion als Ursache) und kryptogene Epilepsien («verborgene», also vermutete, aber nicht nachgewiesene Ursache) unterteilt.

Gemäß der letzten Revision von 2010 (Berg et al. 2010 und 2011) soll auf die rigide Struktur dieser Klassifikation verzichtet werden, stattdessen soll die revidierte Klassifikation offen sein für unterschiedliche Krankheitsdimensionen und Charakteristika, was bedeutet, dass sie verändert werden kann. Es werden einige definitorische Änderungen vorgeschlagen.

Bezüglich der Ätiologie sollten anstelle der bisherigen Bezeichnungen idiopathisch, symptomatisch und kryptogen die Kategorien genetisch, strukturell, metabolisch, immunologisch, infektiös und unbekannt gewählt werden.

Die Bezeichnung genetisch erfordert, dass die Epilepsie die Folge einer genetischen Disposition ist. Es sollten ein Gen und der zugrunde liegende Mechanismus bekannt sein (z. B. eine Kanalopathie oder Mitochondriopathie) oder die genetische Basis sollte durch Zwillings- oder Familienuntersuchungen belegt werden können, wie z. B. bei den genetischen generalisierten Epilepsien.

Es wird jetzt eine Aufteilung der Epilepsien in vier Gruppen empfohlen (Berg et al. 2010). Die Einordnung von individuellen Patienten in diese Gruppen basiert auf den Anfallsformen, genetischen Aspekten, dem Alter zu Beginn des ersten Anfalls, EEG-Befund, dem neurologischen Status, dem Ergebnis bildgebender Verfahren, kognitiven und entwicklungsbedingten Aspekten, provozierenden Faktoren und Triggerfaktoren und dem Auftreten der Anfälle in Bezug auf den Schlaf.

Elektroklinisches Syndrom (Epilepsiesyndrom)

Der Begriff Syndrom ist auf eine Gruppe klinischer Entitäten zu beschränken, die zuverlässig durch eine Reihe charakteristischer elektroklinischer Befunde bestimmt werden können, ein typisches Beispiel ist die Absenceepilepsie des Kindesalters. Die bisherige Liste der elektroklinischen Syndrome wird im Wesentlichen beibehalten. Patienten, welche nicht die Kriterien eines Syndroms erfüllen, sollten allein auf Grund relevanter klinischer Faktoren (z. B. Ätiologie oder Anfallsformen oder Alter bei Beginn) beschrieben werden.

Konstellationen

Dazu behören Epilepsien, die nicht alle Charakteristika eines elektroklinischen Syndroms aufweisen, deren Diagnose dennoch in Bezug auf die Therapie, insbesondere die Epilepsiechirurgie, eine besondere Bedeutung hat. Hierzu gehören die mesiale Temporallappenepilepsie (mit Hippokampussklerose), die hypothalamischen Hamartome mit gelastischen Anfällen, das «HHE-Syndrom» (Epilepsie mit Hemikonvulsionen und Hemiplegie) und das «Rasmussen-Syndrom» (Rasmussen-Enzephalitis).

Strukturelle und metabolische Epilepsien

Diese Epilepsien sind die Folge spezifischer struktureller Läsionen oder Veränderungen des Stoffwechsels. Sie erfüllen nicht die Kriterien des obigen elektroklinischen Syndroms. Beispiele sind die kortikalen Malformationen oder Stoffwechselstörungen wie die nonketotische Hyperglyzinämie. Die Epilepsie ist in der Regel Symptom einer schwerwiegenden neurologischen Grundkrankheit. Da strukturelle und metabolische Störungen oft genetische Ursachen haben, kommt es hier zu Überschneidungen.

Epilepsien unbekannter Ursache

Hierzu gehört die Gruppe der Epilepsien, die früher die Bezeichnung kryptogen trugen.

Tabelle 1-4 zeigt die neue Klassifizierung der elektroklinischen Syndrome und anderer Epilepsien nach dem neuesten Vorschlag der ILAE-Kommission für Klassifikation und Terminologie (Berg et al. 2010). Auch wenn die neue Organisation der Epilepsien in allen Punkten nachvollziehbar ist und zudem viele Ungereimtheiten der vorangegangenen beseitigt, so ist aus unserer Sicht fraglich, ob sie allein ausreicht, um ein konzeptionelles Verständnis der Epilepsien zu entwickeln. Diesbezüglich ist z. B. die Kategorisierung der Epilepsiesyndrome allein nach dem Manifestationsalter zwar korrekt und pragmatisch, bietet aber wenig gedankliches Gerüst.

Deshalb wird in dieser Auflage die ursprüngliche Einteilung der Epilepsien auf der Grundlage der vorangegangenen ILAE-Klassifikation von 2001 (Engel 2001) unter Berücksichtigung der revidierten von 2010 (Berg et al. 2010) beibehalten, wie **Tabelle 1-5** zeigt. Ziel ist eine verständliche und im klinischen Alltag relevante Strukturierung des Wissens. **Abbildung 1-1** am Ende dieses Kapitels (S. 31) zeigt die klassifikatorischen Dimensionen projiziert auf das vorliegende Buch.

1.4 Alternative Klassifikation: semiologische Anfallsklassifikation nach Lüders

Die Anfallsklassifikation von 1981 stellte sich im Laufe der Zeit als unvollständig heraus. Deren Verfasser hatten aus methodischen Gründen nur videodokumentierte Anfälle berücksichtigt, sie waren sich von vornherein bewusst, dass diese Klassifikation der Ergänzungen bedurfte. Eine Reihe von Anfallsformen sind dort nicht erfasst, z. B. Neugeborenenanfälle, infantile Spasmen, negativ myoklonische Anfälle und hypermotorische Anfälle. Von verschiedenen Epileptologen

Tabelle 1-4: Konzeptuelle Klassifizierung der elektroklinischen Syndrome (Epilepsiesyndrome) und anderer Epilepsien nach dem letzten Vorschlag der ILAE-Kommission für Klassifikation und Terminologie (modifiziert nach Berg et al. 2010)

Elektroklinische Syndrome (Epilepsiesyndrome), geordnet nach dem Lebensalter bei Beginn, ohne Berücksichtigung der Ätiologie

- Neonatalperiode (Kap. 11)
  - benigne familiäre neonatale Anfälle (Kap. 11.2.2)
  - frühe myoklonische Enzephalopathie (Kap. 15.2)
  - Ohtahara-Syndrom (Kap. 15.1)
- Säuglingsalter
  - West-Syndrom (Kap. 15.4)
  - myoklonische Epilepsie des Kleinkindalters (Kap. 14.1)
  - benigne infantile Epilepsie (Kap. 13.1)
  - benigne familiäre infantile Epilepsie (Kap. 12.1)
  - Dravet-Syndrom (Kap. 15.5)
  - myoklonische Epilepsie bei nicht progredienten Krankheiten (Kap. 15.6)
  - Epilepsie des Kleinkindalters mit wandernden fokalen Anfällen (Kap. 15.3)
- Kindesalter
  - febrile Anfälle plus (Kap. 14.3)
  - Panayiotopoulos-Syndrom (Kap. 13.5.1)
  - Epilepsie mit myoklonisch-atonischen (früher astatischen) Anfällen (Kap. 14.2)
  - benigne Epilepsie des Kindesalters mit zentrotemporalen Spikes (Kap. 13.3)
  - autosomal-dominante nächtliche Frontallappenepilepsie (Kap. 12.2)
  - spät beginnende okzipitale Epilepsie des Kindesalters (Typ Gastaut) (Kap. 13.5.2)
  - Epilepsie mit myoklonischen Absencen (Kap. 14.8)
  - Lennox-Gastaut-Syndrom (Kap. 15.7)
  - epileptische Enzephalopathie mit kontinuierlichen Spike-and-Waves im Schlaf (CSWS) (Kap. 15.8.1)
  - Landau-Kleffner-Syndrom (Aphasie-Epilepsie-Syndrom) (Kap. 15.8.2)
  - Absenceepilepsie des Kindesalters (Kap. 14.6)
- Jugend- und Erwachsenenalter
  - juvenile Absenceepilepsie (Kap. 14.10)
  - juvenile myoklonische Epilepsie (Impulsiv-Petit-Mal) (Kap. 14.12)
  - Epilepsie mit ausschließlich generalisierten tonisch-klonischen Anfällen (Kap. 14.13)
  - progressive Myoklonusepilepsien (Kap. 16)
  - autosomal-dominante Epilepsie mit auditorischen Symptomen (Kap. 12.5)
  - andere familiäre Temporallappenepilepsien (Kap. 12.3)

Epilepsien mit variablem Alter zu Beginn

- familiäre fokale Epilepsie mit variablen Foci (Kindes- bis Erwachsenenalter) (Kap. 12.4)
- progressive Myoklonusepilepsien (Kap. 16)
- Reflexepilepsien (Kap. 9)

Spezifische Symptom- und Befundkonstellationen

- mesiale Temporallappenepilepsie mit Hippocampussklerose (Kap. 17)
- Rasmussen-Syndrom (Kap. 18.4.1)
- gelastische Anfälle bei hypothalamischen Hamartomen (Kap. 18.4.3)
- Hemikonvulsion-Hemiplegie-Epilepsie (Kap. 18.4.1)

Epilepsien mit strukturellen/metabolischen Ursachen

(symptomatische Epilepsien bei neurologischen Krankheiten) (Kap. 18)

- Malformationen durch Störungen der kortikalen Entwicklung (z. B. Hemimegalenzephalie, Heterotopien u. s. w.) (Kapitel 18.3.1)
- neurokutane Syndrome (Tuberöse-Sklerose-Komplex, Sturge-Weber u. s. w.) (Kap. 18.3.4)
- Stoffwechselkrankheiten (Kap. 18.2)
- Tumor (Kap. 18.4.3)
- Infektion (Kap. 18.4.1)
- Trauma (Kap. 18.4.2)
- Angiome (Kap. 18.3.2)
- perinatale Läsionen (Kap. 18.4.4)
- Schlaganfall (Kap. 18.4.10)

Epilepsien mit unbekannter Ursache

Zustände mit Anfällen, die als solche nicht als eine Form von Epilepsie diagnostiziert werden

- benigne neonatale Anfälle (Kap. 11.2.1)
- Fieberkrämpfe (Kap. 8.2)

Tabelle 1-5: Operationale Klassifikation der Epilepsien im Kindes- und Jugendalter, unter Berücksichtigung der Ätiologie und des Lebensalters bei Beginn nach den Vorschlägen der ILAE-Kommission für Klassifikation und Terminologie von 2001 und 2010 (modifiziert nach Engel 2001 und Berg et al. 2010)

Zustände mit Anfällen, die als solche nicht als eine Form von Epilepsie diagnostiziert werden (Kapitel 8)

- benigne neonatale Anfälle
- Fieberkrämpfe

Reflexepilepsien (Kap. 9)

Neugeborenenanfälle (Kap. 11)

Familiäre autosomal-dominante fokale Epilepsien (Kap. 12)

- benigne familiäre Neugeborenenanfälle
- benigne familiäre infantile Epilepsie
- autosomal-dominante nächtliche Frontallappen-epilepsie
- familiäre Temporallappenepilepsie
- familiäre fokale Epilepsie mit variablen Herden (Kindes- bis Erwachsenenalter)

Idiopathische fokale Epilepsien (selbstlimitierend) (Kap. 13)

Kleinkindalter
- benigne nichtfamiliäre infantile fokale Epilepsie (Watanabe-Syndrom)

Kindes- und Schulalter
- benigne Epilepsie des Kindesalters mit zentro-temporalen Spikes
- früh beginnende okzipitale Epilepsie des Kindes-alters (Papayiotopoulos-Syndrom)
- spät beginnende okzipitale Epilepsie des Kindes-alters (Typ Gastaut)

Idiopathische generalisierte Epilepsien des Kindesalters (Kap. 14)

Kleinkindalter
- myoklonische Epilepsie des Kleinkindalters
- Epilepsie mit myoklonisch-atonischen Anfällen (myoklonisch-astatischen Anfällen, Doose-Syndrom)
- genetische Epilepsie mit Fieberanfällen plus
- Absenceepilepsie des Kindesalters
- Epilepsie mit myoklonischen Absencen
- Epilepsie mit Augenlid-Myoklonie
- Absenceepilepsie des Kindesalters

Jugend- und Erwachsenenalter
- juvenile Absenceepilepsie
- juvenile myoklonische Epilepsie (Impulsiv-Petit-Mal)
- Epilepsie mit ausschließlich generalisierten tonisch-klonischen Anfällen

Epileptische Enzephalopathien (Kap. 15)

Neonatal, frühes Säuglingsalter
- Ohtahara-Syndrom
- frühe myoklonische Enzephalopathie

Säuglingsalter
- Epilepsie des Säuglingsalters mit wandernden fokalen Anfällen
- West-Syndrom
- Dravet-Syndrom
- myoklonische Enzephalopathie bei nicht pro-gredienter Erkrankung

Kindesalter
- Lennox-Gastaut-Syndrom
- epileptische Enzephalopathie mit kontinuierlichen Spike-and-Waves im Schlaf, (CSWS)
- Landau-Kleffner-Syndrom (Aphasie-Epilepsie-Syndrom)

progressive Myoklonusepilepsien (Kap.16)

Spezifische Symptom- und Befund-konstellationen (Kap. 17/18)

- mesiale Temporallappenepilepsie mit Hippocampussklerose
- Rasmussensyndrom
- gelastische Anfälle bei hypothalamischen Hamartomen
- Hemikonvulsion-Hemiplegie-Epilepsie

Symptomatische Epilepsien bei neurologischen Krankheiten, Krankheitsbilder mit Anfällen als wesentlichem Symptom (Kap. 17/18)

- Epilepsien bei genetisch zu diagnostizierenden Krankheiten
- Epilepsien bei metabolisch identifizierbaren Erkrankungen, angeborene Stoffwechselkrankheiten
- Epilepsien bei hereditären Krankheiten mit augenscheinlichen morphologischen Störungen des ZNS
- Epilepsien bei systemischen Erkrankungen

Epilepsien mit unbekannter Ursache

wurde vor allem kritisiert, dass diese Klassifikation nicht ausschließlich beschreibend war, sondern dass zur endgültigen Einordnung der Anfälle EEG-Befunde und auch ätiologische Informationen erforderlich waren. Darüber hinaus gab es Zuordnungsschwierigkeiten. Absence-Anfälle bei fokalen Epilepsien (Temporallappenepilepsien, Frontallappenepilepsien), die auf Grund des Erscheinungsbildes nicht von Absencen bei primär generalisierten Epilepsien zu unterscheiden sind, wurden gemäß der ILAE-Klassifikation als komplex fokale Anfälle bezeichnet, da der Begriff Absence für die Absencen bei generalisierten Epilepsien reserviert war.

Wegen der Unzulänglichkeiten der Anfallsklassifikation der ILAE (1981) wird seit einigen Jahren von Lüders und einer Reihe weiterer Epileptologen propagiert, zur Klassifikation der epileptischen Anfälle ausschließlich deren iktale Semiologie zu benutzen (Lüders et al. 1998, Noachtar et al. 1998, Lüders et al. 2000). Dazu haben die Autoren auch neue Begriffe eingeführt. Der Vorteil dieser alternativen Klassifikation sei, dass alle beobachteten Anfallsphänomene erfasst werden könnten und dass im Vergleich zur bis dahin gültigen Klassifikation deren sehr viel genauere Erfassung möglich sei. Da diese Anfallsklassifikation mittlerweile in einer ganzen Reihe von Epilepsiezentren Verwendung findet, wird sie im Folgenden dargestellt (Tab. 1-6).

In dieser semiologischen Klassifikation werden folgende Definitionen benutzt:

- Auren sind ausschließlich subjektiv erlebte, iktale Manifestationen mit somatosensorischen (Kribbeln, Taubheitsgefühl), visuellen, auditorischen, olfaktorischen, gustatorischen, autonomen (vegetativen), epigastrischen oder psychischen Wahrnehmungen.
- Dialeptische Anfälle haben die Bewusstseinsstörung als hauptsächliche iktale Manifestation. Dieser Anfallstyp schließt auch das klinische Phänomen der «typischen Absencen» ein. Diese werden als «typische dialeptische Anfälle» bezeichnet. (Hier erscheint der Verzicht auf den Begriff der klassischen Nomenklatur zwar prinzipiell logisch, aber für den Alltag nicht mehr nachvollziehbar.)
- Autonome (vegetative) Anfälle gehen mit dokumentierbaren Veränderungen wie Herzrhythmus- und Atmungsveränderungen einher. Der Unterschied zu den autonomen Auren, die zwar vom Patienten empfunden werden, nicht aber objektiv nachweisbar sind (z.B. Herzklopfen ohne EKG-Veränderungen), sollte beachtet werden.
- Motorische Anfälle werden in einfache (mit einfachen Bewegungsabläufen) und komplexe motorische (mit komplexen Bewegungsabläufen) unterteilt.

Zu den einfach motorischen Anfällen gehören:

- der epileptische Spasmus mit einer Dauer von einer halben bis drei Sekunden, der beim West-Syndrom in Serien auftritt
- der myoklonische Anfall mit einer Dauer von 200 bis 400 Millisekunden
- der tonische Anfall mit einer länger als drei bis fünf Sekunden anhaltenden tonischen Muskelkontraktion, die zu tonischen Haltungen führt

- der klonische Anfall mit regelmäßigen Serien myoklonischer Anfälle
- der tonisch-klonische Anfall
- der versive Anfall mit horizontaler Blickwendung und gleichgerichteter, über eine natürliche Bewegung hinausgehender Kopf- und gelegentlich auch Körperdrehung.

Zu den komplex-motorischen Anfällen gehören drei Unterformen:

- der hypermotorische Anfall (z. B. in Form von Fahrradfahren)
- der automotorische Anfall mit Automatismen der distalen Extremitäten und der Mundregion
- der gelastische Anfall.

Die Gruppe spezieller Anfälle umfasst weitere Anfallsformen, die nicht einer der vier bisher genannten Gruppen zugeordnet werden können und primär durch negative motorische bzw. durch negative kognitive Phänomene gekennzeichnet sind. Zu der Untergruppe mit negativen motorischen Zeichen gehören:

- der atonische Anfall mit plötzlichem Muskeltonusverlust
- der negativ myoklonische Anfall mit einer abrupten Muskelatonie, der nur mittels einer Polygraphie sicher diagnostiziert werden kann
- der astatische Anfall einschließlich aller Sturzanfälle epileptischer Genese
- der akinetische Anfall mit der Unfähigkeit, willkürliche Bewegungen auszuführen
- der hypomotorische Anfall mit einem reduzierten Bewegungsausmaß.

Zu den Anfällen mit negativen kognitiven Zeichen gehört der aphasische Anfall.

Kann ein epileptischer Anfall wegen des Fehlens einer genauen Beschreibung keiner der angeführten Formen zugeordnet werden, so sprechen die Autoren lediglich von epileptischem Anfall ohne nähere Bezeichnung. Das EEG dient in einem solchen Fall nicht mehr dazu, einen Anfall zu klassifizieren, sondern lediglich dazu,

Tabelle 1-6: Semiologische Klassifikation der epileptischen Anfälle (modifiziert nach Noachtar et al. 1998 und Lüders 2000)

Anfallskategorien	**Anfallsformen**
Wahrnehmung	Aura
Bewusstsein	dialeptischer Anfall
Vegetativum	autonomer Anfall
Motorik	motorischer Anfall: einfach/komplex

Anfallsklassifikation

- epileptischer Anfall
- Aura
  - somatosensorisch
  - auditorisch
  - olfaktorisch
  - abdominell
  - visuell
  - gustatorisch
  - autonom
  - psychisch
- autonomer Anfall
- dialeptischer Anfall
  - typischer dialeptischer Anfall (= klinisches Phänomen einer Absence)
- motorischer Anfall
  - einfach motorisch
    - epileptische Spasmen
      - myoklonisch
      - tonisch
    - klonisch
    - tonisch-klonisch
    - versiv
- komplexe motorische Anfälle
    - hypermotorisch
    - automotorisch
    - gelastisch
- besondere Anfallsformen
  - atonisch
  - hypomotorisch
  - negativ myoklonisch
  - astatisch
  - akinetisch
  - aphasisch
- unklassifizierbarer Anfall

Somatotope Lokalisation

- links/rechts (Benennung der Körperregion)
- axial (bilateral/generalisiert)

die epileptische Genese eines paroxysmalen Ereignisses nachzuweisen.

Den aufgeführten Anfallscharakteristika werden als weitere Eigenschaften rechts, links, axial, bilateral asymmetrisch oder generalisiert zur Seite gestellt. Lateralisierende Zeichen wie postiktale Aphasie oder dystone Haltung helfen dabei, die Seite der symptomatogenen Zone zu bestimmen. Im Rahmen eines epileptischen Anfallsgeschehens können unterschiedliche Anfallsformen aufeinander folgen. Es wird vorgeschlagen, den Zeitpunkt des Bewusstseinsverlustes hinter der Anfallsform zu vermerken, während dessen er auftrat, falls der Bewusstseinsverlust nicht von vornherein den Anfall charakterisiert (z.B. dialeptischer Anfall, generalisierter tonisch-klonischer Anfall). Als Beispiele werden angeführt (Lüders 2000):

- abdominelle Aura → automotorischer Anfall (Bewusstseinsverlust) → generalisierter tonisch-klonischer Anfall
- linksseitige visuelle Aura → rechtshemisphärischer dialeptischer Anfall
- linksseitige visuelle Aura → bilateraler asymmetrischer tonischer Anfall.

Nachdem die Anfallsbeschreibung ohne Beachtung von Befunden vorgenommen worden ist, sollen alle weiteren Informationen aus Anamnese, neurologischem Befund, EEG, Bildgebung und Krankheitsverlauf zusammengeführt und zur Diagnose eines Epilepsiesyndroms benutzt werden.

Der Nachteil dieser neuen Klassifikation ist die Einführung anderer Bezeichnungen für Anfälle, die schon lange Zeit in bestimmter Weise definiert sind, z.B. dialeptischer Anfall an Stelle von Absence, oder Umbenennungen, die Verwirrung stiften können. Der Begriff «komplex» bezeichnet nicht mehr einen fokalen Anfall mit Bewusstseinseinschränkung, sondern er soll jetzt dazu dienen, komplexe motorische Abläufe zu beschreiben, die natürlichen Bewegungsabläufen ähnlich sind, aber nicht der Situation angemessen sind (hypermotorischer Anfall, automotorischer Anfall, gelastischer Anfall).

Semiologie (Kapitel 6)

Generalisiert:
- Reflexanfälle/Epilepsien (9)
- erster unprovozierter GTKA (10)
- IGE (14)
- Enzephalpopathien (15)
- Progressive Myoklonusepilepsien (16)

Fokal:
- Familiäre fokale Epilepsien (12)
- IFE (13)
- Enzephalopathien (15)
- Symptomatische fokale Epilepsien(17)

Ätiologie (Kapitel 4, 18)

Genetisch:
- Familiäre fokale Epilepsie (12)
- Progressive Myoklonusepilepsien (16)
- Epilepsien bei hereditären Erkrankungen (18.1,2,3)

Idiopathisch:
- IFE (13)
- IGE (14)
- Enzephalopathien (15)

Symptomatisch:
- symptomatische Epilepsien (17)
- Epilepsie bei Malformationen (18.3)
- Epilepsie bei systemischen Erkrankungen (18.4)
- Enzephalopathien (15)

Ungeklärt (17)

Manifestationsalter

Neugeborenenalter (11)
ansonsten aufsteigende Reihenfolge in jedem Kapitel

epileptische Anfälle

Status epilepticus (7)
akut symptomatische Anfälle (8, 18.4)
erster unprovozierter Anfall (10)
Reflexanfälle

Abbildung 1-1: Klassifikation und Alltag: Einteilung der epileptischen Anfälle/Syndrome und Struktur des vorliegenden Buches (in Klammern die Kapitelnummern)

Da im klinischen Alltag Aspekte der Symptomatik und der Ätiologie ganz im Vordergrund stehen, bestimmen sie die Einteilung des vorliegenden Buches, siehe Abbildung 1-1.

2 Epidemiologie

Die Epidemiologie gibt Aufschluss über die Häufigkeit des Auftretens, die Ursachen und die Prognose von epileptischen Anfällen und Epilepsien. Angaben zur Häufigkeit setzen die Kenntnis der Begriffe «Inzidenz» und «Prävalenz» voraus. Die Inzidenz gibt die Zahl der neu erkrankten Personen pro 100 000 Einwohner für die Zeit eines Jahres an. Unter kumulativer Inzidenz versteht man den Anteil der Bevölkerung, der im Laufe einer bestimmten Zeit (z. B. im Laufe der ersten 5 oder 20 Lebensjahre) epileptische Anfälle bekommt oder eine Epilepsie entwickelt. Unter Prävalenz versteht man die Zahl der Patienten pro 1000 Einwohner zu einem festgelegten Zeitpunkt (Punktprävalenz), der Wert für die sog. Lebenszeitprävalenz liegt um ein Vielfaches höher.

2.1 Häufigkeit von epileptischen Anfällen und Epilepsien

Epilepsie ist bei Kindern und Jugendlichen nach mentaler Retardierung und Zerebralparese die dritthäufigste der schweren neurologischen Störungen (Shinnar et al. 2002). Verlässliche Häufigkeitsangaben setzen Populationsstudien voraus. Durch die von der ILAE erarbeiteten Definitionen und Richtlinien zur Durchführung epidemiologischer Studien sind die Ergebnisse neuerer Populationsstudien miteinander vergleichbar. Bei den Angaben zur Häufigkeit ist aber zu beachten, dass ein Teil der Personen mit epileptischen Anfällen oder Epilepsien trotz Berücksichtigung aller erreichbaren Quellen (Krankenhäuser, EEG-Labore, Arztpraxen) unerkannt bleibt. Eine große Zahl der Epilepsien von Erwachsenen beginnt schon im Kindesalter.

2.1.1 Häufigkeit von epileptischen Anfällen bis zum Alter von 20 Jahren

Bis zum Alter von 20 Jahren tritt bei etwa 5 % der Bevölkerung mindestens ein epileptischer Anfall auf, eine Epilepsie betrifft etwa 1 % in diesem Lebensabschnitt (Hauser 1994). Der Median des Beginns liegt zwischen fünf und sechs Jahren (Shinnar et al. 2002). **Tabelle 2-1** stellt die kumulative Inzidenz der epileptischen Anfälle der ersten 20 Lebensjahre, aufgeschlüsselt nach den Ursachen, dar (nach Hauser 1994).

Tabelle 2-1: Kumulative Inzidenz von epileptischen Anfällen und Epilepsien in der Bevölkerung bis zum Alter von 20 Jahren (nach Hauser 1994)

Neugeborenenanfälle → 0,1 %
33 % entwickeln im Verlauf eine Epilepsie

akute symptomatische (afebrile) Anfälle → 0,5 %
15–20 % entwickeln im Verlauf eine Epilepsie

Fieberkrämpfe → 2–4 %
3–5 % entwickeln im Verlauf eine Epilepsie

singuläre unprovozierte Anfälle → 0,2–0,5 %

Auftreten einer Epilepsie → 1 %
davon hatten zuvor:

- 0,3 % Neugeborenenanfälle
- 5–10 % akute symptomatische (afebrile) Anfälle
- 10–15 % Fieberkrämpfe

Neugeborenenanfälle

Neugeborenenanfälle sind Anfälle, die in den ersten 28 Tagen des Lebens auftreten. Es gibt definitorische Schwierigkeiten, denn von einigen Untersuchern werden bei Frühgeborenen alle Anfälle in der Zeit zwischen Geburt und 44 Gestationswochen berücksichtigt. Für reif geborene Neugeborene werden Neugeborenenanfälle in einer Häufigkeit von 1 bis 8/1000 Lebendgeborene angegeben, bei Frühgeborenen steigt die Rate mit abnehmendem Geburtsgewicht an.

Die Hauptursache für Neugeborenenanfälle ist die hypoxisch-ischämische Enzephalopathie, darüber hinaus intrazerebrale Blutungen und akute Stoffwechselentgleisungen sowie Infektionen. Die Inzidenz der Neugeborenenanfälle nimmt in den meisten Industrieländern ab (Hauser 1995), verbesserte diagnostische Methoden wie das aEEG erlauben inzwischen die Detektion nonkonvulsiver Anfälle, auch solcher mit diskreter Klinik. Von den Überlebenden der Neugeborenenanfälle (etwa 75 %) zeigen etwa ein Drittel bis die Hälfte neurologische Störungen, etwa ein Drittel entwickelt später eine Epilepsie.

Fieberkrämpfe (Fieberanfälle)

Fieberkrämpfe stellen das häufigste Anfallsereignis im Kindesalter dar. In den USA und in Europa bekommen 2–4 % aller Kinder bis zum Alter von fünf Jahren in Verbindung mit einer akuten fieberhaften Erkrankung mindestens einen epileptischen Anfall. Der Häufigkeitsgipfel der Fieberkrämpfe liegt bei 12 bis 15 Lebensmonaten. Etwa ein Drittel der Kinder mit einem Fieberkrampf erleidet zwei oder mehr Fieberkrämpfe.

Akute symptomatische (akute provozierte) epileptische Anfälle

Akute symptomatische epileptische Anfälle treten bis zum Alter von 20 Jahren bei etwa 1 % im Zusammenhang mit einer akuten Erkrankung des ZNS auf. In einer populationsbasierten Studie hatten etwa 2,5 % der Kinder mit Schädel-Hirn-Trauma einen Frühanfall (Auftreten in der ersten Woche nach dem Trauma), der mit einem relativ hohen Epilepsierisiko verbunden ist (Annegers et al. 1980). Enzephalitiden gehen in der Akutphase in etwa 40 % der Fälle mit symptomatischen Anfällen einher, bakterielle Meningitiden in etwa 20 % (Annegers et al. 1988).

Singuläre unprovozierte epileptische Anfälle

Bis zum Alter von 20 Jahren erfahren 0,5–1 % der Kinder bzw. Jugendlichen einen singulären unprovozierten epileptischen Anfall, ohne ein erneutes Auftreten im weiteren Verlauf (Hauser 1994).

2.1.2
Inzidenz und Prävalenz der Epilepsien

Die Inzidenzkurve der Epilepsien für alle Lebensalter verläuft U-förmig mit höheren Werten für Kinder und ältere Menschen und niedrigeren Werten für die Erwachsenen. **Abbildung 2-1** zeigt die Inzidenz, die kumulative Inzidenz und die Prävalenz der Epilepsien in Rochester, Minnesota, USA (Hauser et al. 1993). Auf Grund einer ganzen Reihe von Studien ergibt sich in Europa und in den USA eine mittlere Epilepsieinzidenz von etwa 60/100 000 Kindern, die Spannbreite bewegt sich zwischen 35/100 000 und 97/100 000, wenn Neugeborenenanfälle, Fieberkrämpfe und singuläre unprovozierte Anfälle ausgeschlossen werden. Die Obergrenze der untersuchten Altersgruppen variiert je nach Studie zwischen 10 und 19 Jahren (Hauser et al. 2007).

Im ersten Lebensjahr ist die Inzidenz am höchsten, anschließend sinkt sie ab. Im Erwachsenenalter erreicht sie ein Plateau von etwa 30–50/100 000, um dann in höherem Alter wieder erheblich anzusteigen, sie beträgt dann 100–140/100 000 (Hauser et al. 1993, Sander et al. 1996). In zahlreichen Studien überwiegt das männliche gegenüber dem weiblichen Geschlecht, die geschlechtsspezifischen Unterschiede lassen sich aber statistisch nicht sichern.

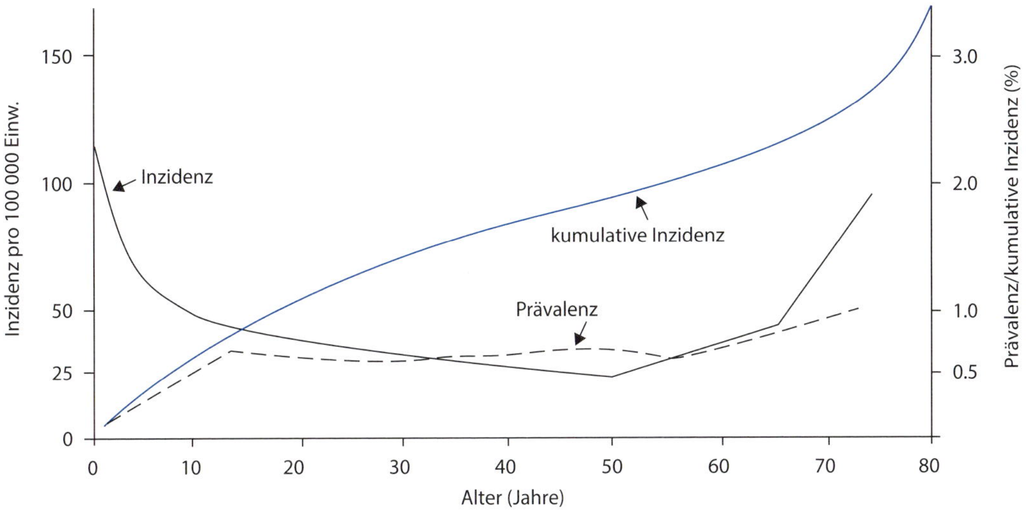

Abbildung 2-1: Inzidenz, kumulative Inzidenz und Prävalenz der Epilepsien in Rochester, Minnesota, USA, für den Zeitraum von 1935–1984 (nach Hauser et al. 1993)

Die kumulative Inzidenz aller unprovozierten epileptischen Anfälle (Einzelanfälle plus Epilepsien) bis zum Alter von 74 Jahren liegt bei 4,1 %, für die Epilepsien beträgt der entsprechende Wert 3,4 % (Hauser et al. 1993).

Prävalenz der Epilepsien

Die Einschlusskriterien für Prävalenzstudien sind nicht einheitlich. Berücksichtig man Anfälle in den letzten fünf Jahren (aktive Epilepsie) und/oder die Einnahme von Antiepileptika in dieser Zeit, so ergibt die Mehrzahl der zahlreichen Prävalenzstudien eine Rate zwischen 3 und 7/1000 Kinder (Übersicht bei Hauser et al. 2008). Im Laufe des Schulalters und der Adoleszenz steigt die Prävalenz an. Die Nachuntersuchung der British National Child Development-Studie nach 23 Jahren ergab folgende Prävalenzwerte: für 7 Jahre alte Kinder 3,9/1000, für 11 Jahre alte 4,3/1000, für 16 Jahre alte 4,9/1000 und für 23-Jährige 6,3/1000 (Kurtz et al. 1998). Ebenso wie bei der Inzidenz gibt es keine statistisch gesicherten Geschlechtsunterschiede.

Viele der im Kindesalter auftretenden Epilepsien sistieren in der Pubertät oder in der Adoleszenz. Prävalenzstudien tendieren deshalb dazu, die selbstlimitierenden, somit nur vorübergehend auftretenden Epilepsien zu unterrepräsentieren und chronische therapieresistente Epilepsien zu überrepräsentieren.

Häufigkeit der einzelnen Anfallsformen bei Kindern mit Epilepsien

Die Inzidenz der generalisierten Anfälle wird für die ersten Lebensjahre etwas höher angegeben als die für die fokalen Anfälle, später im Verlauf der Kindheit dominieren aber ebenso wie im Erwachsenenalter die fokalen Anfälle (Sidenvall et al. 1993, Hauser et al. 2008).

Berg et al. (1999a) erfassten die Häufigkeit der verschiedenen Anfallsformen zum Zeitpunkt der Diagnosestellung in einer umfangreichen prospekiven populationsbasierten Kohortenstudie (Connecticut, USA). Dieser Studie mit 613 Kindern im Alter von einem Monat bis zu 15 Jahren, bei denen die Epilepsie in der Mitte der 1990er Jahre neu aufgetreten war, wurden die 1997 geltenden epileptologischen Definitionen zugrunde gelegt (ILAE Commission 1997). Alle Kinder erhielten bis auf wenige Ausnahmen ein EEG, bei etwa 80 % der Kinder war einmal oder mehrmals eine bildgebende Untersuchung des

Tabelle 2-2: Verteilung der Anfallsformen bei 613 Kindern im Alter von 4 Wochen bis 15 Jahren mit neu aufgetretenen Epilepsien in Connecticut, USA (Berg et al. 1999a)

Anfallsform	n	Prozent
Generalisiert	278	45,4 %
• tonisch-klonisch	135	22,0 %
• tonisch	7	1,1 %
• typische Absence	95	15,5 %
• atypische Absence	16	2,6 %
• atonisch	10	1,6 %
• myoklonisch	52	8,5 %
Fokal	338	55,1 %
• einfach fokal*	55	9,0 %
• komplex fokal**	160	26,1 %
• fokal mit sekundärer Generalisierung	179	29,2 %
Unbestimmbar fokal oder generalisiert	18	2,9 %
Starren, unsicherer Beginn	9	1,5 %
Tonisch-klonisch, unsicherer Beginn	12	2,0 %

n = Anzahl der Kinder
* nach neuer Klassifikation fokal ohne Beeinträchtigung des Bewusstseins oder der Aufmerksamkeit bzw. ** fokal mit deren Beeinträchtigung

ZNS durchgeführt worden. Etwa 55 % der Kinder hatte fokale Anfälle, generalisierte Anfälle traten bei ca. 45 % auf. Tabelle 2-2 zeigt die genaue Verteilung der Anfallsformen entsprechend der ILAE-Klassifikation. Der größte Teil der Kinder (82 %) hatte nur eine Anfallsform, etwa 17,5 % hatten zwei unterschiedliche Anfallsformen und lediglich 0,5 % hatten drei verschiedene.

Häufigkeit der einzelnen Epilepsien und Epilepsiesyndrome im Kindesalter

Die Informationen über die Häufigkeit der verschiedenen Epilepsien und Epilepsiesyndrome im Kindesalter sind noch lückenhaft, die Ergebnisse divergieren aus methodischen Gründen. So werden verschiedene Klassifikationen und Definitionen zugrunde gelegt. Tabelle 2-3 gibt die Verteilung der Epilepsien zum Zeitpunkt der Diagnosestellung aus einer prospekiven populationsbasierten Kohortenstudie (Connecticut, USA) mit 613 Kindern im Alter von 4 Wochen bis 15 Jahren wieder (Berg et al. 1999a). Die Autoren waren in der Lage, bis auf vier Kinder die Epilepsien gemäß der ILAE-Klassifikation von 1989 zu klassifizieren. Fokale Epilepsien fanden sich bei 59 % der Kohorte, generalisierte bei 29 % und in 12 % der Fälle war die Kategorie unbestimmt. Die häufigsten Syndrome waren die Absenceepilepsie des Kindesalters (12 %) und die benigne Rolandische Epilepsie (etwa 10 %). Epilepsien wie die Temporallappenepilepsie und das Lennox-Gastaut-Syndrom, die in tertiären Epilepsiezentren einen relativ großen Anteil ausmachen, sind in dieser Studie relativ selten vertreten. Aus dieser und aus anderen Untersuchungen ist bekannt, dass im Laufe der Zeit bei einigen Kindern (bei ca. 10 %) die Diagnose korrigiert werden musste, da später neue Informationen hinzukamen, welche eine genauere andere Epilepsiediagnose erlaubten (Arts et al. 1997, Loiseau et al. 1998).

Häufigkeit der einzelnen Epilepsien und Epilepsiesyndrome im Jugendalter

In einem geographisch umschriebenen Bezirk von Melbourne, Australien, wurden alle Kinder, die älter als fünf Jahre alt waren, mit neu aufgetretenen Anfällen erfasst und weiter beobachtet (King et al. 1999). Entsprechend der ILAE-Klassifikation wurden alle Epilepsien, die bei 10 bis 20 Jahre alten Patienten neu aufgetreten waren, definiert. In Tabelle 2-4 ist deren Verteilung bei 92 Adoleszenten aufgeführt. Generalisierte Epilepsien überwogen die fokalen, bei den generalisierten handelte sich fast ausschließlich um idiopathische (genetische und wahrscheinlich genetische) Formen. Die Temporallappenepilepsie hatte den größten Anteil an den fokalen Epilepsien. Überraschend ist die hohe Zahl von Jugendlichen mit benignen fokalen Anfällen der Adoleszenz (8 von 92).

Tabelle 2-3: Verteilung der Epilepsien und Epilepsiesyndrome bei 613 Kindern im Alter von 4 Wochen bis 15 Jahren mit neu aufgetretenen Epilepsien in Connecticut, USA (Berg et al. 1999a)

	n	Prozent
Fokale Epilepsien	359	58,6 %
• idiopathisch lokalisationsbezogen	61	10,0 %
• benigne Rolando-Epilepsie	59	9,6 %
• Epilepsie des Kindesalters mit okzipitalen Paroxysmen	2	0,3 %
• symptomatisch lokalisationsbezogen	195	31,8 %
• mit spezifischen Anfallsauslösern	1	0,2 %
• symptomatisch lokalisationsbezogen	194	31,6 %
• kryptogen lokalisationsbezogen	103	16,8 %
Generalisierte Epilepsien	178	29,0 %
• primär generalisiert	126	20,6 %
• primär generalisiert, nicht weiter klassifiziert	1	0,1 %
• benigne myoklonische Epilepsie des Kindesalters	1	0,1 %
• Absenceepilepsie des Kindesalters	74	12,1 %
• juvenile Absenceepilepsie	15	2,4 %
• juvenile myoklonische Epilepsie	12	2,0 %
• Aufwach-Grand-Mal-Epilepsie	2	0,3 %
• andere primär generalisierte Epilepsien	18	2,9 %
• mit spezifischen Anfallsauslösern	3	0,5 %
• generalisiert kryptogen oder symptomatisch	43	7,0 %
• generalisiert kryptogen oder symptomatisch, nicht weiter klassifiziert	3	0,5 %
• West-Syndrom	24	3,9 %
• Lennox-Gastaut-Syndrom	4	0,7 %
• Epilepsie mit myoklonisch-astatischen Anfällen (Doose-Syndrom)	10	1,6 %
• Epilepsie mit myoklonischen Absencen	2	0,3 %
• generalisiert symptomatisch	9	1,5 %
• symptomatische generalisierte Epilepsie (unspezifische Ätiologie)	4	0,7 %
• symptomatische generalisierte Epilepsie (spezifische Syndrome)	5	0,8 %
Epilepsien und Syndrome, nicht als fokal oder generalisiert bestimmbar	76	12,4 %
• mit sowohl generalisierten als auch fokalen Anfällen	5	0,8 %
• schwere myoklonische Epilepsie des Kleinkindesalters	1	0,2 %
• Epilepsie mit kontinuierlichen Spike-Wave-Entladungen im synchronisierten Schlaf	1	0,2 %
• andere nicht oben definierte Epilepsien	3	0,2 %
• Epilepsien mit nicht als fokal oder generalisiert bestimmbaren Anfällen	71	11,6 %

2.2 Häufigkeitsverteilung der Ursachen

Hier soll nur ein orientierender Überblick gegeben werden, die Ätiologie der Epilepsien wird ausführlicher in Kapitel 3 dargelegt. Die Treffsicherheit der Aussagen zur Ursache der Epilepsien ist abhängig von der diagnostischen Genauigkeit der Untersuchungsmethoden. Vor allem mit Hilfe einer verfeinerten bildgebenden Diagnostik (z. B. höchstauflösender MRT-Technik) nimmt der Anteil der Epilepsien mit unbekannter Ursache zugunsten der symptomatischen immer weiter ab.

Tabelle 2-4: Klassifikation und Verteilung der neu aufgetretenen Epilepsien bei 92 Adoleszenten (Alter 10–20 Jahre) (nach King et al. 1999)

	n
Generalisierte Epilepsien	45
• idiopathisch	44
• juvenile Absenceepilepsie	12
• juvenile myoklonische Epilepsie	12
• nicht weiter klassifiziert	20
• symptomatisch	1
• mitochondriale Zytopathie (MELAS-Syndrom)	1
Fokale Epilepsien	37
• idiopathisch	5
• benigne Rolando-Epilepsie	4
• benigne okzipitale Epilepsie	1
• symptomatisch	5
• läsionell	5
• andere	27
• Temporallappenepilepsie	10
• Okzipitallappenepilepsie	7
• Frontallappenepilepsie	1
• Parietallappenepilepsie	1
• benigne fokale Anfälle der Adoleszenz	8
Unklassifiziert	10
Total	92

Altersabhängigkeit der Ursachen

Das ätiologische Spektrum neu auftretender Epilepsien variiert in den verschiedenen Lebensabschnitten erheblich. In der Neugeborenenperiode und in der frühen Kindheit dominieren Hirnentwicklungsstörungen auf genetischer Basis oder auf dem Boden intrauteriner Schädigungen, metabolischer und toxischer Ursachen, hypoxischer Hirnschädigungen, intrakranieller Blutungen, Infektionen und Schädel-Hirn-Traumen. Im Verlauf der Kindheit und in der Adoleszenz manifestieren sich vor allem die idiopathischen Epilepsien und die genetischen Syndrome mit Epilepsien, weitere wesentliche Ursachen von Epilepsien in diesem Lebensabschnitt sind Schädel-Hirn-Traumen, kortikale Dysplasien, degenerative Hirnerkrankungen, Tumoren und die Hippocampussklerose. Im Alter zwischen 20 und 50 Jahren sind Schädel-Hirn-Traumen, Tumoren, Alkohol-/Drogenmissbrauch, zerebrovaskuläre Ereignisse, Hippocampussklerose, Infektionen, Multiple Sklerose und neurodegenerative Krankheiten häufigere Ursachen, im höheren Alter zerebrovaskuläre Prozesse, Alkoholmissbrauch, Hirntumoren, Traumen und degenerative Prozesse des Gehirns wie z. B. die Alzheimer-Krankheit.

Verteilung der Ursachen im Kindesalter

In den älteren Populationsstudien haben etwa 60–80 % aller Epilepsien keine benennbare Ursache, als die modernen bildgebenden Verfahren (CT und MRT) in der Regel noch nicht oder noch nicht systematisch angewandt wurden. **Tabelle 2-5** gibt die Ursachen der Epilepsien bei Kindern unter 15 Jahren an, die in der Populationsstudie aus Rochester (USA) erfasst wurden (Hauser et al. 1995b). In der oben beschriebenen Studie von Berg et al. (1999a) hatten zum Zeitpunkt der Diagnosestellung 30 % der Kinder eine genetische oder wahrscheinlich genetische (idiopathische) Ätiologie, 52 % eine unbekannte und 18 % eine zurückliegend symptomatische Ätiologie. Fasst man die Gruppen der symptomatischen und idiopathischen Epilepsien zu-

Tabelle 2-5: Ursachen der Epilepsien bei Kindern unter 15 Jahren (nach Hauser 1995a)

Ursachen	Häufigkeit
idiopathisch/unbekannt	67,4 %
kongenital*	19,9 %
Trauma	4,7 %
Infektion	4,0 %
Neoplasien	1,8 %
vaskulär	1,4 %
degenerativ	0,7 %

* in Verbindung mit mentaler Retardierung, infantiler Zerebralparese oder beidem

sammen, so ergibt sich, dass bei etwa 50 % der Kinder eine Aussage zur Ätiologie gemacht werden konnte. Etwa 20–40 % der Epilepsien im Kindes- und Jugendalter sind mit zusätzlichen neurologischen Auffälligkeiten verbunden, insbesondere mit mentaler Retardierung, infantiler Zerebralparese, Sprachstörungen und Lernstörungen (Sillanpää 1992).

2.3 Prognose der epileptischen Anfälle und Epilepsien

Hier soll nur ein kurzer Gesamtüberblick über die Prognose von epileptischen Anfällen und Epilepsien gegeben werden, deren Prognose wird ausführlich bei den einzelnen Krankheitsbildern und in Kapitel 25 besprochen.

Risiko des erneuten Auftretens von Anfällen nach dem ersten unprovozierten epileptischen Anfall

In Studien, die Kinder im Rahmen prospektiver Populationsstudien nach dem ersten epileptischen Anfall weiter beobachten, zeigte sich eine Rezidivrate von 30 % nach einem Jahr, von 40 % nach zwei Jahren und von 50 % nach fünf Jahren (Hart et al. 1990, Hauser et al. 1990b). Bei idiopathischer (und unbekannter) Genese ist die Relapserate sehr viel niedriger als bei symptomatischer Ursache.

Epilepsierisiko nach Fieberkrämpfen

Das Epilepsierisiko nach Fieberkrämpfen ist um das Fünffache gegenüber der Normalpopulation erhöht. Etwa 2–5 % der Kinder mit Fieberkrämpfen entwickeln später eine Epilepsie. Nach der besonders langen Beobachtungszeit von 25 Jahren wurde eine Epilepsierate von 6 % gefunden. Das Epilepsierisiko betrifft aber nicht alle Kinder in gleicher Weise (Annegers et al. 1987). Nach einfachen Fieberkrämpfen beträgt es 2,5 %, nach komplexen Fieberkrämpfen variiert es in Abhängigkeit von der Anzahl der zutreffenden komplizierenden Faktoren (fokale Anfälle, prolongierte Anfälle und/oder mehrere Anfälle während einer Fieberepisode) zwischen 6 % und 50 %.

Prognose der Epilepsien

Die epidemiologischen Daten zeigen, dass mehr als zwei Drittel der Patienten, deren Epilepsie im Kindesalter beginnt, langfristig anfallsfrei werden. Als wichtige prognostische Faktoren haben sich Ätiologie der Epilepsie, Art des Epilepsiesyndroms, Alter bei Manifestation der Epilepsie und das frühe Ansprechen auf die medikamentöse Therapie herausgestellt. Die Art des Epilepsiesyndroms ist der wichtigste Faktor, in diesen gehen die anderen Variablen z. T. mit ein. Das Risiko der Pharmakoresistenz ist am höchsten bei Menschen mit erheblichen neurologischen Abnormalitäten, insbesondere mit mentaler Retardierung und Zerebralparesen. Rasches Ansprechen auf die Pharmakotherapie ist ein prognostisch günstiges Zeichen (Shinnar et al. 2002). Dazu steht im Widerspruch, dass die psychosozialen Langzeitauswirkungen der Epilepsien deutlich weniger günstig sind, als es die Anfallssituation eigentlich erwarten ließe (Jalava et al. 1997, Sillanpää et al. 1998), weitere Einzelheiten siehe Kapitel 24, 25.

Überlebensprognose der Menschen mit Epilepsien

Trotz der im Allgemeinen guten Prognose bezüglich der Anfallskontrolle zeigt sich in allen industrialisierten Ländern, dass Menschen mit chronischen Epilepsien ein erhöhtes Risiko tragen, vorzeitig zu versterben. Dieses Risiko betrifft vor allem Patienten mit aktiven chronischen Epilepsien (keine Anfallsfreiheit) und solche mit fokalen Epilepsien, insbesondere Kinder und Jugendliche mit assoziierten neurologischen Defiziten (Camfield et al. 2002). Die Todesursachen schließen den epileptischen Anfall, den Status epilepticus, den plötzlichen unerwarteten Tod aus unbekannter Ursache (SUDEP), die Lungenentzündung, das Trauma und den Selbstmord ein. Vom SUDEP sind vor allem Menschen mit therapieresistenten Epilepsien betroffen – insbesondere auf der Basis frühkindlicher zerebraler Schäden.Die Qualität der Behandlung scheint einen Einfluss zu haben, allerdings ist bei Kindern SUDEP ein sehr seltenes Ereignis (Pedley et al. 2002), weitere Einzelheiten siehe Kapitel 25.

3 Ätiologie und Pathogenese

Epileptische Anfälle sind Manifestationen außerordentlich unterschiedlicher Krankheitszustände des Gehirns. Nahezu jede Schädigung des Gehirns kann epileptische Anfälle verursachen. Strukturelle Veränderungen der grauen Substanz führen sehr viel eher zu epileptischen Anfällen als solche der weißen Substanz. Epileptische Anfälle werden auch in der subkortikalen grauen Substanz, wie z. B. in den Basalganglien oder im Thalamus, generiert.

Eine genetische Disposition zu epileptischen Anfällen und eine angeborene oder erworbene strukturelle bzw. metabolische Hirnschädigung sind die entscheidenden ätiologischen Faktoren, die einzeln oder gemeinsam wirksam sind. Es wird postuliert, dass diese Faktoren eine erhöhte Anfallsbereitschaft hervorrufen. Eine zur Epilepsie disponierende Krankheit kann, muss aber nicht zu epileptischen Anfällen führen, zusätzliche bekannte und bisher unbekannte intrinsische oder extrinsische Faktoren scheinen notwendig zu sein, damit die Epilepsie zu Tage tritt (s. **Abb. 3-1**). Epileptische Anfälle können durch Auslöser provoziert werden, welche in unspezifische (z B. Schlafentzug und Stress) und spezifische Auslöser (z. B. Lichtreize bei photosensiblen Epilepsien) unterteilt werden. Die einzelnen anfallsauslösenden Faktoren werden in Kapitel 9 ausführlicher beschrieben. **Tabelle 3-1** gibt eine Übersicht über die ätiologischen Faktoren der Epilepsien.

Hereditäre Faktoren und akute oder zurückliegende Schädigungen des Gehirns sind die wesentlichen ätiologischen Faktoren für das Auftreten einer Epilepsie. Der maßgebliche Realisationsfaktor im Kindes- und Jugendalter ist darüber hinaus der zerebrale Reifungsprozess.

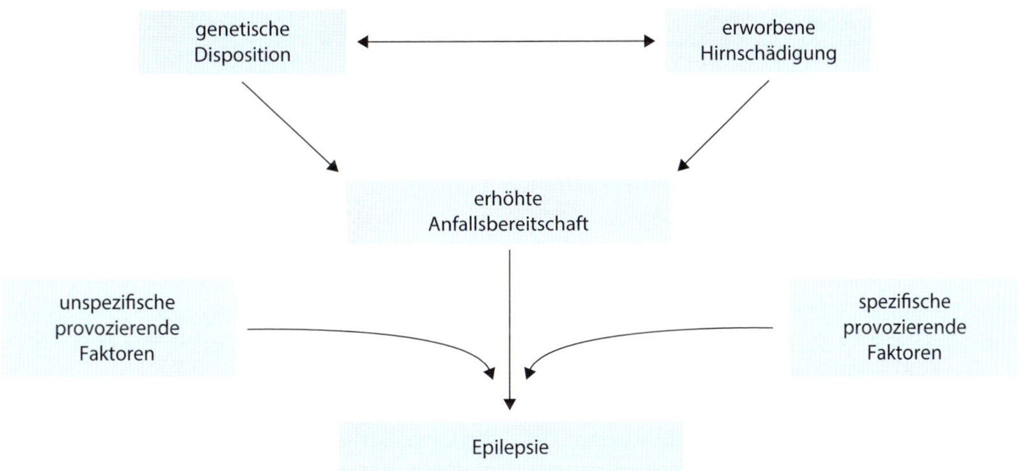

Abbildung 3-1: Ätiologische und anfallsauslösende Faktoren

Tabelle 3-1: Übersicht über angeborene und erworbene zu Epilepsie disponierende Krankheiten im Kindes- und Jugendalter

Hereditäre Genese

- genetische Epilepsien
- idiopathische Epilepsien
- Epilepsien als Symptom:
  - komplexer hereditärer Krankheitsbilder
  - Stoffwechselstörungen

Pränatale Ursachen

- Fehlbildungen des ZNS
- konnatale Infektionen
- Toxine, Medikamente

Perinatale Krankheiten

- Hypoxie-Ischämie
- intrakranielle Blutungen
- perinatale Infektionen

Postnatale Ursachen

- Infektionen oder Autoimmunprozesse des ZNS
- Schädel-Hirn-Trauma, Blutung
- Hirntumoren
- hypoxisch-ischämische Enzephalopathie
- metabolisch-toxische Enzephalopathien
- Intoxikationen
- Störungen des Elektrolyt- und Wasserhaushaltes
- endokrine Störungen
- renale Erkrankungen
- kardiale und zerebrovaskuläre Erkrankungen

Eine typische Anamnese, Anfallssemiologie und EEG-Befund können die Zuordnung zerebraler Anfälle zu einem bestimmten Epilepsiesyndrom möglich machen. Je eindeutiger dies ist, desto begrenzter ist der weitere diagnostische Aufwand. Je jünger allerdings das Kind, umso weniger eindeutig ist diese Korrelation – und umso umfangreicher ist die Differenzialdiagnostik –, auch auf Grund des großen Spektrums in Frage kommender Ätiologien. Diese erschließen sich durch genetische, metabolische und strukturelle Untersuchungen – möglicherweise allerdings erst im klinischen Verlauf.

Die Ätiologie ist – neben dem Epilepsiesyndrom – der wesentliche Faktor für die Frage der Therapiesteuerung und der Prognose. In diesem Kapitel wird eine Übersicht über die Entstehungsbedingungen von Anfällen und Epilepsien gegeben, im folgenden Kapitel 4 das diagnostische «Werkzeug» vorgestellt. In Kapitel 18 wird ein Großteil der bekannten Ätiologien systematisch dargestellt.

3.1 Ätiologische Aspekte

Die aktuellen Vorschläge zur Klassifikation der ILAE (Commission on Classification and Terminology of the International Leage Against Epilepsy 2010, Berg et al. 2010) haben die ätiologischen Hauptgruppen der Epilepsien neu geordnet und Begrifflichkeiten ersetzt:

1. Die **genetischen Epilepsien** (ersetzt den Begriff: idiopathisch): Epilepsiesyndrome bei Patienten mit einer nachgewiesenen oder wahrscheinlichen genetischen Disposition in Verbindung mit bestimmten klinischen Charakteristika und EEG-Befunden

2. Die Kategorie der **symptomatischen Epilepsien**, verstanden als Folge einer Hirnschädigung, wobei die Epilepsie ein Symptom bzw. eine Folge dieses Geschehens ist, wird aufgelöst in die Ätiologien:

- strukturell
- metabolisch
- immunologisch
- infektiös
- unbekannt (ersetzt weitestgehend den Begriff «kryptogen», der allerdings enger gefasst war, da er die Vermutung beinhaltete, dass die Epilepsie symptomatisch ist, aber die Ursache (noch) nicht zu finden ist («presumed symptomatic»))

3. Die zusätzliche Kategorie der **«provozierten Epilepsie»**, einerseits im Sinne regelmäßig auslösender Faktoren (wie Fieber, Menses, meta-

bolische Störungen), andererseits im Sinne von Reflexepilepsien, wird von anderen Autoren vorgeschlagen, um eine ätiologisch-klinische Klassifikation zu vervollständigen (Shorvon 2011).

Ältere Populationsstudien aus Großbritannien (National General Practice Study of Epilepsy, Sander et al. 1990) und aus den USA (Rochester-Studie, Hauser et al. 1993) haben gezeigt, dass die Ursache neu aufgetretener Epilepsien (alle Altersstufen zusammengefasst) nur bei etwa 30–40 % der Patienten erkannt werden konnte. Auch die Epilepsien aus der älteren Rochester-Studie fielen zu etwa 67 % in die Untergruppe idiopathische/unbekannte Ätiologie (vgl. Tab. 2-5, S. 38; Hauser 1995). In einer Populationsstudie mit 613 Kindern im Alter von vier Wochen bis 15 Jahren mit neu aufgetretenen Epilepsien in Connecticut, USA, hatten zum Zeitpunkt der Diagnosestellung etwa 30 % der Kinder eine idiopathische (genetische) Ätiologie und etwa 20 % eine symptomatische, so dass die Gruppe mit kryptogener (unbekannter) Ursache etwa 50 % ausmachte (Berg et al. 1999a). Die Einordnung dieser Epilepsien erfolgte ausschließlich auf der Basis von Anamnese, Klinik und EEG-Befund, nicht unter Zuhilfenahme des MRT. Nach Shorvon (2011) ist der Anteil unbekannter Ursachen zunehmend geringer, macht im Erwachsenenalter jedoch weiterhin etwa 40 % aus!

Einzelheiten zu Klinik, Diagnostik und Therapie der hereditären und erworbenen, zu Epilepsie disponierenden Krankheiten gibt Kapitel 18.

3.1.1 Genetik

Bei den Ursachen der Epilepsien spielen genetische Faktoren eine herausragende Rolle, bei bis zu 50 % aller Patienten mit Epilepsien wird eine genetische Disposition angenommen (Hauser et al. 1990).

Zur Erklärung der Frage, warum bei bestimmten Menschen Epilepsien überhaupt auftreten, wird eine genetisch determinierte, individuelle Schwelle der Anfallsbereitschaft (sog. Krampfschwelle) postuliert, die bei Überschreiten zu Anfällen führt und die entlang eines Gradienten von sehr hoch bis sehr niedrig verläuft. An dem einen Ende befinden sich die Menschen mit generalisierten idiopathischen Epilepsien, deren Schwelle so niedrig ist, dass Anfälle durch unspezifische Auslöser, die in der Normalpopulation unwirksam sind (z. B. Alkoholexzess, Schlafentzug, Stress), hervorgerufen werden können. Am anderen Ende befinden sich Personen mit einer so hohen Schwelle, dass nur sehr schwere zerebrale Schäden zu Anfällen führen. Dazwischen befinden sich die Personen mit einer unterschiedlich stark herabgesetzten Schwelle, wo dann weitere genetische Faktoren und/oder Umwelteinflüsse wirksam werden müssen, bevor sich epileptische Anfälle manifestieren. Der Manifestationszeitraum der Epilepsien unterliegt außerdem Wachstums- und Reifungsprozessen.

Werden auf dem Boden der hereditären Disposition lebenszeitabhängig bestimmte Gene aktiviert und/oder wird durch andere innere oder äußere Einflüsse eine genetisch determinierte, individuelle Schwelle der Anfallsbereitschaft abgesenkt, so kommt es zur Manifestation epileptischer Anfälle (Anderson et al. 1990, Prasad et al. 1999). Bisher noch ungeklärt ist die Beobachtung, dass bei den Kindern von epilepsiekranken Müttern Epilepsien häufiger auftreten als bei den Kindern von Vätern mit Epilepsien. Als Erklärungen bietet sich an, dass neben der nukleären DNA die mitochondriale Vererbung Einfluss auf die Manifestation von epileptischen Anfällen hat, dass eine genetische Prägung maternal vererbter Gene (genomisches Imprinting) vorliegt oder dass ein geschlechtsspezifischer Schwelleneffekt wirksam ist.

Vererbung der Epilepsien

Die Bedeutung der genetischen Ätiologie ist durch zahlreiche Populationsstudien belegt worden, einerseits durch Zwillingsstudien und andererseits durch das vermehrte Auftreten bestimmter Epilepsien in Familien. Monozygote

Zwillinge sind signifikant häufiger konkordant für Epilepsien als heterozygote. Patienten mit der sog. idiopathischen generalisierten Epilepsie mit variablem Phänotyp (mit der Trias juvenile Absenceepilepsie, juvenile myoklonische Epilepsie und Epilepsie mit isolierten generalisierten tonisch-klonischen Anfällen) haben besonders häufig einen familiären Hintergrund.

Wenn sich bei den Probanden in den betroffenen Familien die einfachen Mendel'schen Regeln (autosomal-dominant, autosomal-rezessiv, x-gebunden rezessiv bzw. x-gebunden dominant) anwenden lassen, so bedeutet dies, dass es sich um monogen vererbte Krankheiten handelt. Eine oligo- oder polygene (komplexe) Vererbung liegt vor, wenn mehrere Gene an unterschiedlichen Genorten für die individuelle Ausprägung eines genetischen Epilepsiesyndroms verantwortlich sind. Monogene Epilepsien sind selten, die komplexe Vererbung kommt bei Epilepsien sehr viel häufiger vor. Die besondere Vererbungsform mitochondrialer Krankheiten mit epileptischen Anfällen erfolgt ausschließlich über das mitochondriale Genom der Mutter.

Sowohl bei den monogen vererbten als auch bei den polygen vererbten Epilepsien sind modifizierende epigenetische Faktoren wirksam. Die unterschiedlich starke klinische Ausprägung der oligo- oder polygenen Epilepsien könnte darauf beruhen, dass sich kleine Effekte mehrerer verschiedener Gene (Suszeptibilitätsgene) addieren und die Interaktion mit epigenetischen Faktoren zu den unterschiedlichen Phänotypen führt (Durner et al. 2001).

Monogen vererbte Epilepsien zeigen z. B. Mutationen neuronaler Ionenkanäle. Nach dem gegenwärtigen Wissen beeinflussen diese Gene u. a.

- die spannungsregulierten Ionenkanäle in der neuronalen Membran (Natrium, Kalium, Kalzium, Chlorid) und deren ligandenregulierte Untereinheiten (z. B. nikotinischer Acetylcholinrezeptor, Gamma-Aminobuttersäure-Rezeptoren)
- die exzitatorischen und inhibitorischen Neurotransmitter in kortikalen und subkortikalen Bahnsystemen (z. B. die inhibitorisch wirkende Aminosäure Gamma-Aminobuttersäure (GABA), die exzitatorische Aminosäure Glutaminsäure). Mittlerweile sind umfangreiche Nicht-Ionenkanal-Gene beschrieben worden, die als pathogen für Erkrankungen gelten können, die wesentlich durch die Epilepsie bestimmt werden, s. Kapitel 18.1.

Einteilung der hereditären Epilepsien

Die Epilepsien auf dem Boden einer erblichen Disposition können in zwei Gruppen unterteilt werden:

- genetisch determinierte Epilepsien, bei denen die epileptischen Anfälle die ausschließliche oder die klinisch dominierende Krankheitsmanifestation darstellen. Interiktal sind die Betroffenen neurologisch unauffällig oder sie weisen nur geringe Abweichungen auf. Unterschieden werden: monogen vererbte (genetische Epilepsie im engeren Wortsinne: Kap. 12) oder multifaktorielle (idiopathisch: Kap. 13 und 14).
- Epilepsien als ein führendes Symptom komplexer hereditärer Krankheitsbilder (symptomatisch: Kap. 18).

Genetische Epilepsien mit monogenem Erbgang

Diese sind mit 1–2 % der genetisch deteminierten Epilepsien selten, den weitaus größten Teil machen die genetischen (idiopathischen) Epilepsiesyndrome aus, die einer oligo- oder polygenen Vererbung unterliegen.

Idiopathische Epilepsien

Genetisch heterogen determinierte (idiopathische) Epilepsien manifestieren sich im Kindes- und Jugendalter sehr viel häufiger als im Erwachsenenalter. Sie zeigen gerade im Kindes- und Jugendalter häufig neben der altersabhängigen Manifestation auch eine Remission, was darauf hinweist, dass auch zwischen den Reifungsprozessen und dem Auftreten der Epilepsien eine enge Beziehung besteht.

Genetische Befunde bei den genetischen/ idiopathischen Epilepsien

Die ersten Epilepsiegene wurden in großen Familien mit den sehr seltenen autosomal-dominant vererbten Epilepsien gefunden. Mittlerweile wurden auch zahlreiche Genmutationen (Suszeptibilitätsgene) bei den komplex vererbten genetischen Epilepsien nachgewiesen, ohne dass es eine ausreichend valide Assoziation gibt.

Auch hat sich bei einem bestimmten genetischen Defekt wie z.B. einer Mutation des SCN1A-Gens gezeigt, dass ganz unterschiedliche Anfallsformen auftreten können. Andererseits finden sich bei unterschiedlichen Genmutationen wiederum auch ähnliche Anfallstypen. Unterschiedliche Anfalls- bzw. Epilepsietypen können also eine gemeinsame genetische Grundlage haben. So kann der Phänotyp einer SCN1A-Mutation als generalisierte Epilepsie mit Fieberkrämpfen plus (GEFS+) manifest werden mit multiplen Fieberkrämpfen, die über das sechste Lebensjahr hinaus auftreten, und der Entwicklung einer fieberunabhängigen generalisierten Epilepsie mit GTKA, assoziiert mit Absencen, myoklonischen, atonischen oder auch fokalen Anfällen bei einem Teil der Patienten (Scheffer et al. 1997). Ein anderer Phänotyp ist die myoklonisch-atonische Epilepsie (myoklonisch-astatische Epilepsie). Bei der schweren myoklonischen Epilepsie des frühen Kindesalters und ihren Unterformen wird eine Mutation des SCN1A-Gens in über 80 % der Fälle nachgewiesen. Tabelle 3-2 zeigt bekannte Mutationen und assoziierte klinische Epilesiesyndrome (s. Kap. 18.1).

Genetische Befunde hereditärer neurologischer Krankheiten mit dem Symptom Epilepsie

Die genetischen und klinischen Befunde der hereditären neurologischen Krankheiten, bei denen epileptische Anfälle ein charakteristisches Symptom oder eine häufige Komplikation darstellen, sind in Kapitel 18.3 aufgeführt.

Epilepsien als ein Symptom komplexer hereditärer Krankheitsbilder

In dieser zweiten Gruppe ist die Epilepsie ein Symptom eines zugrunde liegenden, häufig schwerwiegenden neurologischen Krankheitsprozesses (s. Kap. 18.2 und 18.3). Sie können sich bereits im Säuglingsalter oder im weiteren Lebensverlauf manifestieren und gelten weithin als symptomatische Epilesien bei einer zugrunde liegenden (nicht primär durch die Epilepsie bestimmten) Erkrankung.

In solchen Fällen sind die Epilepsien besonders häufig mit mentaler Retardierung und Verhaltensstörungen assoziiert. Bei vielen dieser Krankheiten sind die Genmutationen bekannt. Neben dem ZNS können auch noch andere Organsysteme beteiligt sein, z. B. Leber, Milz, Herz, Muskulatur, Haut. Mittlerweile sind mehr als 400 ererbte Krankheiten, zu deren Phänotyp auch epileptische Anfälle gehören, bekannt. Die meisten dieser Krankheiten kommen aber selten vor, sie sind deshalb auch eher seltene Ursachen von Epilepsien.

Die weitere Bedeutung genetischer Faktoren

Nicht nur bei den genetischen Epilepsien, sondern auch bei den nicht hereditären symptomatischen Epilepsien und bei den Epilepsien unbekannter Ursache spielen genetische Faktoren eine Rolle. Epidemiologische Studien haben gezeigt, dass auch in diesen Gruppen Familienangehörige ein höheres Epilepsierisiko trugen als Kontrollpersonen (Ottman 1989, Ottman et al. 2011). Der genaue genetische Beitrag zur Manifestation dieser Epilepsien ist aber nur schwer einzuschätzen, auf jeden Fall ist er erheblich geringer als bei den genetischen Epilepsien. Wenn eine familiäre Disposition zu Epilepsien besteht, wird eine erworbene Läsion des ZNS (z. B. Schädel-Hirn-Trauma, Tumor, Schlaganfall) mögli-

Tabelle 3-2: Gendefekte bei Kanalopathien (nach Ottman et al. 2010)

Gen	Epilepsiesyndrom
Natriumkanäle	
SCN1A	GEF+, SMEI
SCN2A	BFNIS, GEFS+
SCN1B	GEF+
Kaliumkanäle	
KCNQ2	BFNS
KCNQ3	BFNS
Kalziumkanäle	
CACNA1H	CAE
CACNB4	IGE, JME
CACNA1A	IGE
Chloridkanäle	
KLCN2	IGE
GABA-Rezeptoren	
GABRG2	CAE, FS, GEFS+
GABRD	GEFS+
Acetylcholinrezeptoren	
CHRNA4	ADNFLE
CHRNB2	ADNFLE
Nicht-Ionenkanalgene	
LGI I (leuzinreiches Repeat-Protein)	ADPEAF
SLC2 I (Glukosetransporter Typ 1)	EOAE

Abkürzungen:
GEF+ = generalisierte Epilepsie mit Fieberkrämpfen plus
SMEI = schwere myoklonische Epilepsie des Kleinkindalters
BFNIS = benigne familiäre neonatal-infantile Anfälle
BFNS = benigne familiäre neonatale Anfälle
IGE = Spektrum der idiopathischen generalisierten Epilepsien mit variablem Phänotyp
CAE = Absenceepilepsie des Kindesalters
FS = Fieberkrämpfe
ADNFLE = autosomal-dominante nächtliche Frontallappenepilepsie
ADPEAF = autosomal dominante Partialepilepsie mit auditiver Symptomatik
EOAE = früh beginnende Absenceepilepsie

cherweise eher zur Epilepsie führen, als wenn dieses nicht der Fall ist.

Epileptische Enzephalopathien (Kap. 15), bei denen die Kinder zu Beginn noch weitgehend unauffällig sind, sich aber im Verlauf vermutlich durch die Epilepsie bzw. die epileptische Aktivität neurologisch und kognitiv immer mehr verschlechtern, sind eine ätiologisch heterogene Gruppe, wie auch die Reflexepilepsien (Kap. 9) und die progressiven Myoklonusepilepsien (Kap. 16), bei denen allerdings genetische Faktoren deutlich überwiegen.

Genetische Tests in der Epileptologie

Die bisher bekannten Epilepsiegene können in vereinfachender Weise einer der folgenden Kategorien zugeordnet werden:

- Mutationen mit abnormen Ionenkanalfunktionen
- Mutationen mit abweichender Hirnentwicklung
- Mutationen mit neuronaler Degeneration und
- Mutationen mit Störungen des zerebralen Energiestoffwechsels.

Alle diese Mutationen sind mit einer neuronalen Erregbarkeitssteigerung assoziiert, die episodisch oder anhaltend zu epileptischen Anfällen führt (Bate et al. 1999). Die Korrelation zu bestimmten Phänotypen ist meist mehr oder weniger eng – allerdings finden sich immer auch gesunde Individuen z. B. in betroffenen Familien, was die Bedeutung epigenetischer Faktoren unterstreicht. So bleibt es schwierig, allein auf Basis eines genetischen Befundes eine Diagnose zu verifizieren.

Es gibt verschiedene Indikationen zur genetischen Testung (s. Kap. 4):

- Diagnostik: genetische Analyse zur Bestätigung einer (Verdachts-)Diagnose
- Prädiktion: zur Bestimmung des individuellen Risikos, eine Erkrankung zu bekommen
- pränatale Diagnostik: zur Bestimmung des Risikos bei einem Embryo/Feten
- ÜberträgerInnenstatus

und Gründe, selbige zu hinterfragen:

- Diagnosen sind klinische Entitäten und als solche einer bestimmten Therapie und Prognose zugeordnet – zunächst unabhängig von genetischen Analysen
- Das Risiko, eine bestimmte Erkrankung zu erleiden, schützt nicht vor deren Auftreten und hat i. d. R. keine präventiven Konsequenzen (die Entscheidung zur Testung sollte durch das Individuum selbst getroffen werden).
- Die Vorhersage des Verlaufs einer Erkrankung bei positivem pränatalen Befund ist begrenzt.

3.1.2 Erworbene Ätiologien

Die Reaktion des Gehirns auf eine Noxe kann in dem Auftreten epileptischer Anfälle bestehen. So werden z. B. im Rahmen schwerer ZNS-Infektionen oder -Traumata frühzeitig Anfälle generiert, die als akut symptomatische Anfälle definiert werden. Eine entsprechende Akuttherapie wird oft initiiert, auch zum Schutz des zerebralen Stoffwechsels vor den extremen Veränderungen unter Anfallsbedingungen. Weitaus seltener muss auch in der Folge eine Therapie aufrechterhalten werden – in Abhängigkeit persistierender Anfälle oder mit einem entsprechend hohen Risiko. Treten weiterhin Anfälle auf oder nach einem Zeitintervall erstmals/erneut, die auf eine Schädigung durch die Noxe zurückzuführen sind, so handelt es sich um eine symptomatische Epilepsie. Oft lässt sich eine entsprechende Störung mittels bildgebender Verfahren oder aber des Stoffwechsels nachweisen. In anderen Fällen ist der Zusammenhang weniger deutlich und es bleibt bei einer Vermutung (vormals ein Teil der «kryptogenen» Epilepsien).

Aber nicht nur die erworbenen Schädigungsmuster können sekundär zu (symptomatischen) Epilespien führen, sondern auch Schädigungen im Rahmen hereditärer Erkrankungen.

Prä- und perinatale Ursachen

Prä- oder perinatal entstandene Hirnschädigungen spielen eine bedeutende Rolle als Dispositionen für Epilepsien des Kindes- und Jugendalters. Hirnfehlbildungen, z. B. vaskuläre Fehlbildungen, konnatale Infektionen sowie Toxine und Medikamente sind wichtige pränatal schädigende, zu epileptischen Anfällen führende Faktoren. Neben der hypoxisch-ischämischen Enzephalopathie und den intrakraniellen Blutungen stellen die bakterielle Meningitis im Rahmen einer Sepsis und virale Enzephalitiden (z. B. die Herpes-simplex-Enzephalitis) wichtige perinatale epileptogene Schädigungsursachen dar. Die resultierenden symptomatischen Epilepsien treten fast immer zusammen mit weiteren neurologischen Folgeschäden (z. B. mit globaler Retardierung, Zerebralparesen) auf.

Postnatale Ursachen

Epileptische Anfälle und Epilepsien können Folge außerordentlich unterschiedlicher postnatal erworbener hirnschädigender Ereignisse, Krankheiten und metabolischer Abweichungen sein: Folge von Infektionen des ZNS, Schädel-Hirn-Traumata, Hirntumoren, hypoxisch-ischämische Enzephalopathien, metabolisch-toxische Enzephalopathien, Intoxikationen, Störungen des Elektrolyt- und Wasserhaushaltes, hormonelle Störungen, renale Erkrankungen sowie kardiale und zerebrovaskuläre Erkrankungen. Treten im Akutstadium (in den ersten sieben Tagen) nur einzelne epileptische Anfälle auf, so trifft die Diagnose «akute symptomatische Anfälle» zu. Treten als bleibender Folgezustand der akuten Schädigung immer wieder unprovozierte epileptische Anfälle auf, so trifft die Diagnose einer symptomatischen Epilepsie zu, im englischen Sprachraum wird in diesen Fällen auch von «remote symptomatic epilepsy» (zurückliegend symptomatische Epilepsie) gesprochen.

3.2 Pathogenese

Epileptische Anfälle können als Korrelat abnormer rhythmischer repetitiver Depolarisation von Neuronen angesehen werden, die als synchronisierte Paroxysmen Neuronenverbände einbeziehen oder aber eine mehr oder weniger rasante Ausbreitung über den gesamten Kortex erfahren («generalisierter» Anfall).

Ihre Entstehungsbedingungen, ihre Auslösung und Ausbreitung im Gehirn, aber auch die zeitliche Begrenzung der Anfälle und Reorganisation neuronaler Strukturen sind Gegenstand der Grundlagenforschung. Im reifenden Gehirn ist darüber hinaus die Frage nach resultierenden (bleibenden) Veränderungen in der Signalverarbeitung und Weiterleitung zentral. Daran knüpft die Möglichkeit einer prognostischen Einschätzung (insbesondere bezogen auf die kognitive Leistungsfähigkeit) und Beurteilung der Bedeutung einer antiepileptischen Therapie an. In Abbildung 3-1 (S. 41) ist das Zusammenspiel der für das Auftreten von epileptischen Anfällen verantwortlichen Faktoren dargestellt.

Neuronale Informationsübertragung

Neuronale Interaktion stellt sich durch chemische und elektrische Impulse her, die im Umfeld einer komplexen Balance aus Exzitation und Inhibition stattfindet. Der neuronalen Glia kommt dabei eine lokal modulierende Funktion zu. Zumeist sind Neurone polarisierte Strukturen: Eingehende Impulse summieren sich und generieren einen neuen elektrischen Impuls, wenn eine bestimmte Schwelle erreicht wurde. Dieser wiederum hat die Ausschüttung eines bestimmten Neurotransmitters in den synaptischen Spalt zur Folge.

Ausschlaggebend für die elektronegative Spannung an der Membranoberfläche sind die dort ansässigen Ionenkanäle. Diese können in einen aktivierten Zustand treten, sei es durch eine Änderung der Membranspannung oder durch außen andockende Neurotransmitter. Deren Freisetzung in den synaptischen Spalt wiederum – als Effekt eines elektrischen fortgeleiteten Impulses des anderen Neurons – erfolgt vesikulär oder direkt und wird in der Dauer lokal reguliert durch die Wiederaufnahme oder den Abbau des Transmitters. In der Konsequenz ändert sich die elektrische Membranspannung, aber auch weitere Effekte konnten nachgewiesen werden wie z. B. bei Veränderung des Ca-Kanals: Das einströmende Ca kann weitere Enzyme als second messenger aktivieren. Unter deren Einfluss kann die Lokalisierung von Membranenzymen (zum Zytoplasma oder zu der Zelloberfläche, synaptisch oder extrasynap-

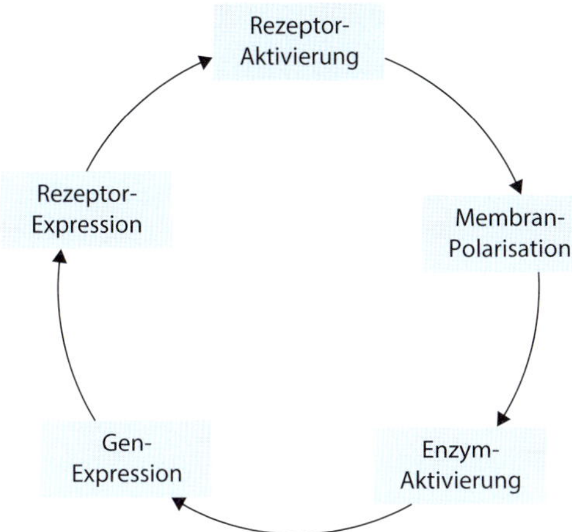

Abbildung 3-2: Durch einen epileptischen Anfall ausgelöste zelluläre Kaskade, die nachhaltige Veränderungen in der Funktionsfähigkeit von Neuronenverbänden induzieren kann

tisch) verändert werden oder aber die Proteinsynthese bzw. der Proteinabbau.

Abbildung 3-2 zeigt eine Kaskade der Veränderungen auf zellulärer Ebene, die einer Aktivierung folgen können. Durch einen entsprechenden Impuls werden so bleibende Veränderungen geschaffen. Diese Plastizität reflektiert einerseits den Prozess des Lernens und gibt andererseits eine Vorstellung von den möglichen nachhaltigen Konsequenzen epileptischer Aktivität.

Neurotransmitter und ihre Rezeptoren

Exzitatorische Funktionen im ZNS werden in großem Maße durch Glutamat aktivierte Ionenkanäle vermittelt. Entsprechend ihrer Agonisten werden sie in Kainat-, AMPA- und NMDA-Rezeptoren eingeteilt, wobei jeder Typ wiederum mehrere Subtypen umfasst.

Der NMDA vermittelte Ca-Einstrom hat Einfluss auf die Erregungsbildung, Neuritensprossung, Synaptogenese und den Zelltod. Die AMPA-Typen der Glutamatrezeptoren können darüber hinaus durch Aktivierung ihre eigene Substruktur verändern und damit ihre Funktion. Die Kainat-Rezeptoren scheinen darüber hinaus eine Rolle bei der Plastizität der Mossy Fibers (s. u.) zu haben.

Die wesentliche inhibitorische Neurotransmission erfolgt über GABA an den verschiedenen Subtypen der Rezeptoren. Postsynaptische GABA-(A)-Rezeptoren sind Anion selektiv für C_l, teilweise auch für H_2CO_3 und regulieren darüber die schnelle synaptische Inhibition, während GABA (B) (sowohl prä- als auch postsynaptisch lokalisiert) eine länger anhaltende Inhibition generiert.

Die Reifung des Gehirns bedingt eine regionale Umverteilung der Glutamatrezeptoren und ihrer Expression, was auch für GABA-Rezeptoren zutrifft. Diese weisen weiterhin einen Wandel in der Funktion auf: Am unreifen Gehirn erfolgt durch eine GABA-(A)-Aktivierung Depolarisation und damit Exzitation, was auf andere Cl-Gradienten in dieser Lebensphase zurückgeführt wird. Während der Reifung sinkt demnach die intrazelluläre Cl-Konzentration ab auf Grund eines aktiv werdenden K-Cl-Transportsystems. Wenn also im unreifen Gehirn die Chloridkanäle GABA-(A)-vermittelt geöffnet werden, erfolgt ein Ausstrom von Cl und Verlust negativer Ladung in der Zelle, was eine Depolarisation auslösen kann. Bei niedriger intrazellulärer Konzentration im reifen Gehirn kommt es bei Öffnung der Cl-Kanäle hingegen zum Einfluss von Cl und damit zur Hyperpolarisation.

Spannungsabhängige Ionenkanäle

Spannungsabhängige Kanäle für Na und Ca sind exzitatorisch (depolarisierend), während K-Kanäle inhibitorisch (hyperpolarisierend) sind – allerdings auf Grund ihrer Regulation und Lokalisation auch entgegengesetzte Funktionen haben können.

Neuronale Netzwerke

Neuronale Netzwerke sind kommunikativ verbundene Strukturen verschiedener Hirnregionen mit einer eigenen Balance der Exzitation und Inhibition. Sie werden als funktionelle Einheiten gesehen und als solchen wird ihnen in der Entstehung und Ausbreitung epiletischer Erregung eine wesentliche Bedeutung zugewiesen.

Gut untersucht sind die Netzwerke mit hippocampaler Beteiligung, die eine Vorstellung von den rückgekoppelten Regelkreisen in der Entstehung epileptischer Anfälle geben – speziell bei der TLE. Über thalamo-kortikale Verbindungen erfolgt eine basale rhythmische Beeinflussung kortikaler Aktivität, denen bei der Ausbreitung synchronisierter Paroxysmen eine wesentliche Rolle zuzukommen scheint.

Angewandte experimentelle Modelle

Experimentelle Methoden im Tierversuch gehen häufig von induzierten Anfällen durch zugefügte Trauma/Substanzen aus oder aber von genetisch veränderten Tieren. In-vitro-Modelle hingegen nutzen Zellkulturen oder Gewebsanteile, wobei jede der Methoden ihre eigene Problematik induziert. So ist eine Anfallsinduktion mittels Konvulsiva bei Tieren nicht dasselbe wie spontane Anfälle beim Menschen.

Pilocarpin ist ein muskarinerger Azetylcholin-Agonist, der anhaltende epileptische Anfälle auslöst, sowohl klinisch als auch elektroenzephalographisch. Die SE werden durch BZD oder Barbiturate gestoppt. Da in der Folge die Tiere eine TLE-ähnliche Epilepsie entwickeln können, wird dieses Modell bei Fragestellungen zur TLE bevorzugt.

Kainat als Glutamat-Analogon induziert SE mit in der Folge nachweisbarer Hippocampussklerose. Solche klinischen Konstellationen einer extrem erhöhten Glutamatausschüttung finden sich bei zerebralen Infektionen, Infarkt oder Hypoxie, wofür es ein Modell darstellen kann. Auch führen Kainat-induzierte SE bei unreifen Tieren zu einer Aktivierung des Hippocamus und ebenso zu einem TLE-artigen Erkrankungsbild.

Ein Antagonist der GABA ist Pentylentetrazol, das im Tiermodell kurze Anfälle induziert.

Unter elektrischem «kindling» wird die elektrische Stimulation von Hirnarealen zur Induktion von epileptischen Anfällen verstanden.

Weitere klinische Modelle sind induziertes Fieber/Hyperthermie, Toxine wie Tetanustoxin und chirurgisch zugefügtes ZNS-Trauma.

Status epilepticus

Es muss eine (oder mehrere) Konstellation geben, in deren Folge epileptische Anfälle zeitlich nicht mehr limitiert auftreten. Die Beobachtung einer im Anfallsverlauf geringer werdenden Wirksamkeit von BZD führte zu umfangreichen Untersuchungen der Bedeutung von GABA-Rezeptoren für die Entwicklung eines SE. Während des SE werden GABA-Rezeptoren offensichtlich weniger exprimiert und verlagern ihren Ort nach extrasynaptisch und auf die Zellinnenseite. In diesem Prozess scheint auch die NMDA-Rezeptor-vermittelte Neurotransmission beteiligt. NMDA-Rezeptoren werden zunehmend synaptisch exprimiert, ein massiver Glutamatüberhang scheint auch auf einer verminderten Transporterfunktion zu gründen. In der Folge stehen die im Verlauf immer geringere GABA-vermittelte Hemmung und die Eskalation der glutamatinduzierten Erregung der Neuronen.

Epileptogenese

Die genannten Tiermodelle sollen – zumeist über die Induktion von SE – den Prozess der Entstehung einer Epilepsie anregen. Eine Störung des Systems (durch SE, Toxin, Trauma etc.) soll also einen ersten spontanen Anfall als Zeichen eines zugrunde liegenden epileptischen Prozesses verursachen.

Auf zellulärer Ebene lassen sich in den TLE-Modellen Verluste von Mossy-Zellen im Gyrus Dentatus nachweisen, dem ein Aussprossen von Axonen im diesem Bereich gegenübersteht (Mossy Fiber). Diese verursachen einen exzitatorischen Feedback-Regelkreis, auch scheint die Tendenz zur pathologischen synchronen Erregung der eingebundenen Netzwerke erhöht. Ein weiterer Zelluntergang gerade in hippocampalen Strukturen scheint auf einer Glutamattoxizität zu beruhen und hat eine sekundäre lokale Gliose zur Folge. Das Entstehen einer Epilepsie unter diesen Bedingungen scheint regelhaft begleitet von Lern- und Gedächtnisstörungen.

Wurde unreifen Tieren Kainat oder Pilocarpin verabreicht, so trat nach Beendigung der SE keine Epilepsie auf, auch wenn sich Veränderungen in der inhibitorischen Neurotransmission finden ließen – die Ergebnisse bezüglich einer Sprossung von Mossy Fibers und Zellverlust sind nicht einheitlich. Histologische Befunde korrelierten mit dem Ausmaß von Lern- und Gedächtnisstörungen.

4 Diagnostik

Die diagnostischen Maßnahmen zu Beginn einer Epilepsie haben drei Ziele:

- die Bestätigung, dass es sich bei den Anfällen tatsächlich um epileptische Anfälle handelt, d. h., ein nichtepileptisches paroxysmales Anfallsgeschehen sollte möglichst sicher ausgeschlossen werden.
- die Bestimmung des Anfallstyps und des Epilepsiesyndroms (sofern dieses zu Beginn schon möglich ist)
- die Identifikation der zugrunde liegenden Ursache.

Am Anfang der Diagnose einer Epilepsie stehen die allgemeine medizinische Anamnese und die ausführliche Anfallsanamnese. Die körperliche Untersuchung und der neurologische Befund geben Hinweise auf die Ursache der Anfälle. Die Abgrenzung epileptischer Anfälle von anderen paroxysmalen Ereignissen gelingt häufig schon auf Grund des klinischen Bildes, kann aber gerade bei sehr jungen Kindern schwierig sein (Kap. 5). EEG-Ableitungen und bildgebende Diagnostik des Kopfes mittels MRT sind heute medizinischer Standard. Die richtige Klassifikation der Epilepsie unter Zuhilfenahme aller Informationen und Befunde ist die Voraussetzung für eine optimale Therapie, insbesondere für die Wahl der optimalen Antiepileptika. Die Diagnose Epilepsie sollte von einem in der Epileptologie erfahrenen Arzt gesichert werden. Die primären diagnostischen Maßnahmen bei Kindern und Jugendlichen mit ersten epileptischen Anfällen sind in Kapitel 10 aufgeführt.

Der Verlauf einer Epilepsieerkrankung hängt von dem jeweils vorliegendem Epilepsiesyndrom und der zugrunde liegenden Ätiologie ab. Weicht dieser von der erwarteten Dynamik ab oder ließ sich keine syndromale und/oder ätiologische Zuordnung vornehmen, so bedarf es bei fortbestehenden Anfällen und/oder Entwicklungsstörungen einer Reevaluation mit eskalierender Diagnostik im Bereich Neurometabolik, Genetik, Elektrophysiologie und Bildgebung (s. Kap. 18). Auf Grund der sich mit zunehmendem Alter entwickelnden Symptome und der sicherer werdenden Einschätzung der Frage progredienter versus statischer Verlauf der Erkrankung lassen sich ggf. neue Hypothesen zur Ätiologie entwickeln. Eine begleitende und übersichtliche Dokumentation erleichtert das Aufspüren von diagnostischen Lücken. Einen tabellarischen Überblick über relevante Untersuchungen gibt **Abbildung 4-1** am Ende dieses Kapitels (S. 72).

4.1 Klinische Diagnostik

Anfallsanamnese

Auf die besondere Bedeutung der Erhebung der Anfallsanamnese soll hier hingewiesen werden, sie ist die wichtigste diagnostische Maßnahme. Die Diagnose von epileptischen Anfällen oder Epilepsien ist auch heute noch in erster Linie eine klinische Diagnose, die auf einer möglichst genauen Anfallsbeschreibung und den Momenten davor und der Zeit danach basiert. Häufig ist es schwierig, bei einem ersten Ereignis von den Eltern oder anderen Personen, in deren Anwesenheit das Kind einen Anfall zeigte, genaue Informationen über den Anfallsablauf und die näheren

Umstände dieses Geschehens zu bekommen. Der Blick scheint dann durch eigene heftige emotionale Reaktionen verstellt. Anhand der Anamnese sollten andere paroxysmale Phänomene, die epileptischen Anfällen ähnlich sind (z. B. respiratorische Affektkrämpfe oder reflektorische hypoxische Synkopen), möglichst ausgeschlossen werden. Nach anfallsauslösenden Faktoren wie Schlafentzug oder starkem Stress sollte gefragt werden.

Wichtig für die Klassifizierung der Anfälle ist die Frage nach der Erscheinungsform zu Beginn des Anfalls. Die ersten Zeichen eines Anfalls geben am besten Aufschluss darüber, ob es sich um einen fokalen oder generalisierten Anfall gehandelt hat. Sensible oder sensorische Wahrnehmungen, motorische Phänomene und bestimmte Verhaltensauffälligkeiten zeigen einen fokalen Anfall an, der in umschriebenen Hirnregionen seinen Ursprung hat. Auren haben einen besonders hohen lokalisatorischen Wert. Das Fehlen einer Aura, der sofortige Bewusstseinsverlust und die rasch einsetzende bilaterale motorische Aktivität charakterisieren den primär generalisierten Anfall. Motorische Asymmetrien gegen Ende des Anfalls haben einen geringen Lokalisationswert, sie kommen auch bei primär generalisierten Anfällen vor. Postiktale umschriebene Lähmungen oder Sensibilitätsstörungen sowie Aphasien weisen auf den Anfallsursprung in einer Hemisphäre hin. Die Anfallsdauer wird häufig erheblich überschätzt, vor allem, wenn postiktale Bewusstseinsstörungen in die Anfallsdauer einbezogen werden. Die Anfallsanamnese muss mit Informationen zur bisherigen medizinischen Vorgeschichte und Entwicklung des Kindes sowie zur Familienanamnese ergänzt werden.

Vorgeschichte

In der Vorgeschichte muss anhand des identifizierten Ereignisses nach ähnlichen, vorangegangenen Episoden gesucht werden. Die Bestätigung der Diagnose ergibt sich im Verlauf durch das Auftreten eines Rezidivs (s. Kap. 10). Es ist also kein Ausnahmefall, wenn zunächst die Anfallsdiagnose unsicher bleiben muss.

Darüber hinaus ist der bisherige Entwicklungsgang des Kindes zu erfragen. Eine Familienanamnese bezüglich Epilepsien gehört sicher nicht in die Akut-Anamnese, sollte aber bei Sicherung der Diagnose erfolgen.

Klinische Untersuchung

Während des Anfalls ist eine entsprechende Dokumentation der Symptome wichtig – eine kardiorespiratorische Überwachung beim SE sollte erfolgen. Die Festlegung des Endes eines epileptischen Anfalls kann auch für den klinisch Erfahrenen problematisch sein, insbesondere bei Kleinkindern und Säuglingen. Das Bewusstsein wird teilweise nicht vollständig wiedererlangt und das Kind geht in einen postiktalen Schlaf über, mit einer Todd'schen Parese kann sich übergangslos ein neues neurologisches Symptom präsentieren, im Anschluss an einen Anfall kann ein weiterer erfolgen etc. Ein neuropädiatrischer Untersuchungsstatus ist also unmittelbar nach dem Anfall im Hinblick auf lokalisatorische Phänomene von Nutzen, ansonsten sollte interiktal ein entsprechender Status erhoben werden. Das trifft in ähnlicher Weise auf die komplette klinisch-pädiatrische Untersuchung zu.

4.2 Labordiagnostik

Die Labordiagnostik nach Manifestation der ersten Anfälle richtet sich nach den möglichen akuten Auslösern, siehe Kapitel 10. Weiterführende Labordiagnostik bezieht sich vor allem auf die Ätiologie: Hier sind die Stoffwechselstörungen (s. Tab. 4-1), entzündlich/autoimmun vermittelte und weitere systemische Erkrankungen zu berücksichtigen (s. Kap. 18). Während Blut- und Urinanalysen leicht verfügbar sind, sollte eine Lumbalpunktion nach Möglichkeit elektiv erfolgen.

Tabelle 4-1: Stoffwechselstörungen als Ursache der Epilepsie: Prioritäten der Labordiagnostik

im Plasma	AS, BGA, Ca, Cl, Coeruloplasmin, Cu, Guanidinoacetat, Glukose, Homocystein, Ketone, Laktat, Mg, Na, NH3, Pipecolinsäure, VLCFA
Trockenblut	TMS, TPP1, PPT1, Screening, Transferrinelektrophorese
im Urin	Guanidinoacetat, Kreatin/Kreatinin, Oligosaccharide, OS, Pyrimidine, Succinyladenosin, Sulfittest, Xanthin/Hypoxanthin
im Liquor	AS, GABA, Glukose, Laktat, MTHF, Pipecolinsäure, Pyruvat, Pterine, P-5-P

Lumbalpunktion

Im Rahmen der initialen Diagnostik nach afebrilen Anfällen ist eine Lumbalpunktion keine Standarduntersuchung. Sie ist aber vor allem bei jungen Kindern mit neu aufgetretenen Anfällen dann angezeigt, wenn das Kind akut mit Fieber erkrankt ist oder eine prolongierte Bewusstseinsalteration zu beobachten ist, um eine Entzündung des ZNS auszuschließen. Bei Kindern mit fokalen neurologischen Ausfällen und Zeichen einer intrakraniellen Drucksteigerung sollte vor einer Lumbalpunktion eine bildgebende Diagnostik des Kopfes vorgenommen werden. Wird eine Lumbalpunktion vor einem cMRT durchgeführt, so kann ein meningeales Enhancement sichtbar werden.

Parallel zur Lumbalpunktion sollte eine Blutentnahme erfolgen, um Konzentrationsgradienten für Glukose, Laktat und Aminosäuren sowie Antikörper zu bestimmen. Darüber hinaus werden Neurotransmitter (Asservation bei −70 °C), Eiweiß (inkl. intrathekale Antikörper), Virus-PCR, Zellzahl und Kultur, Zytologie im Liquor bestimmt.

Überwachung von Laborparametern vor und während der Pharmakotherapie

Vor Beginn einer medikamentösen Therapie sollten Blutwerte bestimmt werden, welche durch die Antiepileptika beeinflusst werden könnten: Blutbild einschließlich der Zahl der Thrombozyten, die Elektrolyte (Natrium, Kalium, Chlorid), die Parameter des Kalzium-Phosphat-Stoffwechsels (Kalzium, anorganisches Phosphat, alkalische Phosphatase), Transaminasen und ggf. Bilirubin, Gerinnungsstatus und Kreatinin. Eine erneute Untersuchung ist etwa drei Monate nach Behandlungsbeginn zu empfehlen, danach in halbjährlichen oder jährlichen Abständen. Häufigere Routineuntersuchungen des Blutbildes, der Elektrolyte, des Kreatinins und der Leberwerte sind in der Regel unnötig, falls keine Begleitkrankheiten (z. B. chronische Leber- oder Nierenkrankheiten) vorliegen oder akute Veränderungen auffällig sind, die ein individuelles Vorgehen erfordern. Bei den mit VPA oder FBM behandelten Patienten werden allerdings häufigere Laborkontrollen empfohlen (Kap. 19).

Bestimmung der Serumkonzentrationen der Antiepileptika

Die Bestimmung der Serumkonzentrationen der Antiepileptika stellt ein wichtiges Steuerungselement der Therapie dar, vor allem bei Polytherapien. So können z. B. Intoxikationen vermieden werden, Medikamenteninteraktionen aufgedeckt werden und geplante Zielparameter überprüft werden. Die heute zur Verfügung stehenden Bestimmungsmethoden erlauben eine rasche und zuverlässige Messung. Während für einige Antiepileptika auf Grund umfangreicher klinischer Erfahrungen sog. therapeutische, d. h. optimale Bereiche der Serumkonzentration festgelegt werden konnten, gibt es für andere keine entsprechenden zuverlässigen Werte. Da der optimale therapeutische Bereich von Patient zu Patient variiert, kann er beträchtlich nach unten oder oben von den statistisch ermittelten therapeutischen Grenzwerten abweichen. In Tabelle 19-19 (S. 452/453) sind die sog. therapeutischen Bereiche angegeben, außerdem bei der Beschreibung aller Einzelsubstanzen in Kapitel 19.2.

Der Zeitpunkt der Blutentnahme richtet sich nach der Fragestellung. In der Regel erfolgt sie vor der Einnahme der Morgendosis, um die sog. Talkonzentration zu messen, worauf alle Angaben zu den therapeutischen Bereichen beruhen. Bei einmaliger Abendgabe kann die Blutentnahme auch am späten Nachmittag vorgenommen werden. Treten Nebenwirkungen im Verlauf des Tages auf, so ist es ratsam, möglichst während des Zeitraumes der Nebenwirkungen eine Blutprobe zu gewinnen.

Bei der Bestimmung der Serumkonzentrationen der Antiepileptika wird die Gesamtkonzentration gemessen, die sich aus dem freien und gebundenen Anteil zusammensetzt. Nur der freie Anteil ist pharmakologisch aktiv, was vor allem bei Antiepileptika mit hoher Eiweißbindung (z. B. PHT, CBZ, VPA) eine Rolle spielt, wenn sie durch andere Substanzen aus der Eiweißbindung verdrängt werden und der freie Anteil ansteigt. Dieser steigt auch bei Krankheitszuständen mit Hypalbuminämie sowie bei Leber- und Nierenkrankheiten an. Unter den genannten besonderen Bedingungen kann es sinnvoll sein, den freien Anteil der Substanz zu bestimmen.

Gewöhnlich besteht eine annähernd direkte Beziehung zwischen der Dosis des Antiepileptikums und der gemessenen Serumkonzentration. Diese Korrelation unterliegt verschiedenen individuellen Einflüssen. Ein wesentlicher Faktor bei den hepatisch eliminierten Antiepileptika ist die Metabolisierungskapazität der mikrosomalen Leberenzyme, die genetisch determiniert ist. Einige Patienten haben einen eher langsamen Abbau (langsame Metabolisierer), andere zeigen eine raschere Metabolisierung (schnelle Metabolisierer) als der Durchschnitt.

Wenn niedrige Antiepileptikakonzentrationen gemessen werden, so kann dieses mehrere Ursachen haben:

- zu niedrige Dosis
- fehlende Compliance
- starke Tagesschwankungen (z. B. beim VPA)
- genetisch bedingte raschere Metabolisierung (schnelle Metabolisierer)
- Induktion des Leberstoffwechsels durch andere Medikamente (auch AED)
- eingeschränkte Resorption (z. B. bei gastrointestinalen Infektionen).

Die Kosteneffektivität von Serumspiegelkontrollen wurde z. B. von Salih et al. (2013) untersucht: Retrospektiv wurden Daten von Kindern mit strukturell-symptomatischer Epilepsie im ersten Behandlungsjahr in Malaysia analysiert. Die Kosten für die Laborkontrollen gingen mit einer höheren Inanspruchnahme der Ambulanz einher und machten erwartungsgemäß einen erheblichen Anteil der medizinischen Kosten aus. Dagegen stand allerdings eine bessere Anfallskontrolle in dieser Gruppe verbunden mit geringeren weiteren Erkrankungskosten. Nach dem angewandten Modell der Berechnung einer Kosteneffektivität von Serumspiegelkontrollen war diese damit günstiger als in der Vergleichsgruppe ohne Serumkontrollen.

Richtlinien zur Überprüfung der Serumkonzentrationen der Antiepileptika

Die Behandlung der Patienten mit Epilepsien orientiert sich primär an der klinischen Wirksamkeit der Antiepileptika, die Bestimmung der Serumkonzentrationen ist von untergeordneter Bedeutung. Zu Beginn und im Verlauf der Behandlung gibt es aber mehrere Indikationen zur Messung der Serumkonzentrationen, diese sind in Tabelle 4-2 aufgeführt.

Nach Beginn der Behandlung, wenn das Steady State der Zieldosis erreicht ist (nach mindestens fünf Halbwertszeiten der Elimination), sollte eine erste Messung der Serumkonzentration des Antiepileptikums erfolgen, um einen Ausgangswert für zukünftige Kontrollen zu haben. Bei Antiepileptika mit niedrigem toxischen Potenzial und unkompliziertem Verlauf reicht es aus, einmal pro Jahr die Antiepileptikakonzentrationen zu bestimmen, u. a. auch, um sich der Compliance zu vergewissern.

Tabelle 4-2: Indikationen zur Messung der Serumkonzentrationen der Antiepileptika

- zu Beginn der Therapie (nach Erreichen des Steady State, Ausgangswert für spätere Messungen)
- ggf. nach Dosisänderungen
- bei Auftreten von Nebenwirkungen
- zum Nachweis dosisabhängiger Nebenwirkungen bei Kindern und Jugendlichen, welche ihre Beschwerden nicht beschreiben können (insbesondere bei sehr jungen Kindern oder im Falle schwerer mentaler Retardierung)
- bei nicht erreichbarer Anfallsfreiheit (wie hoch kann man dosieren?)
- bei Verdacht auf fehlende Compliance (besonders bei Adoleszenten)
- bei Hinzufügen oder Absetzen einer Substanz im Rahmen der Polytherapie (Konzentrationsänderungen durch Medikamenteninteraktionen)
- bei interkurrenten Krankheiten wie gastrointestinalen Infektionen, Leberkrankheiten und renalen Krankheiten
- während der Schwangerschaft

Im Verlauf der Behandlung gibt es vor allem zwei Gründe, die Serumkonzentration der Antiepileptika zu überprüfen:

- wenn keine Anfallsfreiheit erzielt wird
- wenn Nebenwirkungen berichtet oder vermutet werden.

Wird der Patient nicht anfallsfrei, kann bei Antiepileptika mit kurzer Halbwertszeit die Anfertigung eines Tagesprofils dazu dienen, die Zeitpunkte der Medikamenteneinnahme und die Verteilung der Tagesdosis auf die Einzeldosen zu optimieren. Besteht der Verdacht auf dosisabhängige Nebenwirkungen, ist auch die Bestimmung der Spitzenkonzentrationen nach der oralen Einnahme sinnvoll, der Zeitpunkt der maximalen Serumkonzentration für die jeweiligen Antiepileptika findet sich bei der Beschreibung der einzelnen Substanzen (Kap. 20).

Wenn sich nach einer längeren Periode der Anfallsfreiheit wieder ein Anfall ereignet, sollte möglichst sofort nach dem Anfall eine Bestimmung der Serumkonzentration vorgenommen werden, um einen Einnahmefehler auszuschließen. Wenn ein Patient anhaltend anfallsfrei ist und die Serumkonzentration im sog. subtherapeutischen Bereich liegt, sollte die Dosis nicht automatisch erhöht werden, es sei denn, es wird eine maximale Sicherheit vor Anfällen verlangt. Befinden sich die Werte oberhalb des sog. therapeutischen Bereichs und verträgt der Patient die eingenommene Medikamentendosis gut, so sollte diese nicht unbedingt reduziert werden, wenn der Patient nur durch diese hohe Dosis anfallsfrei wurde.

Nutzen der Prolaktinbestimmung zur Diagnose eines epileptischen Anfalls

Unter bestimmten Voraussetzungen ist die Bestimmung der Prolaktinserumkonzentration geeignet, einen epileptischen Anfall zu diagnostizieren (Chen et al. 2005):

- Ein erhöhter Wert, der 10 bis 20 Minuten nach einem fraglichen Anfall gemessen wurde, ist geeignet, einen GTKA oder einen komplex fokalen Anfall von einem nichtepileptischen psychogenen Anfall bei älteren Kindern und Erwachsenen abzugrenzen.
- Die sechs Stunden nach einem Anfall gemessene Prolaktinserumkonzentration kann als Basiswert angesehen werden, auf Grund der zirkadianen Schwankungen der Prolaktinkonzentration im Serum ist es ratsam, einen Vergleichswert zur gleichen Tageszeit an einem anderen Tag zu erheben.
- Die Messung des Serumprolaktins ist nicht geeignet, einen epileptischen Anfall von einer Synkope zu unterscheiden.
- Der Nutzen der Prolaktinbestimmung ist nicht erwiesen zur Diagnose des Status epilepticus, von Anfallsserien oder Neugeborenenanfällen.

4.3 Elektroenzephalographie

Die Elektroenzephalographie (EEG) ist eine funktionelle Untersuchungsmethode, bei der durch entsprechende Verstärkung kortikal und subkortikal generierte elektrische Hirnaktivität gemessen wird. Beim Oberflächen-EEG handelt es sich um die Aufzeichnug von Summenpotenzialen über die Zeit, deren charakteristische Wellenform in Abhängigkeit von Alter und Vigilanzzustand anhand von großen Normkollektiven definiert ist. Das Oberflächen-EEG weist eine große interindividuelle Varianz auf, bleibt aber in seinen wesentlichen Ausprägungen intraindividuell konstant. Von der altersabhängigen Grundaktivität ausgehend lässt eine Veränderung derselben – zumeist eine Verlangsamung – auf eine lokale oder globale Hirnfunktionsstörung schließen.

Paroxysmale Veränderungen im Sinne epileptiformer Potenziale sind Ausdruck einer synchronisierten epileptischen Aktivität und regelhaft (aber nicht immer) während eines epileptischen Anfalls nachweisbar. Als interiktale Muster können sie Ausdruck einer genetischen Disposition sein oder aber einen morphologisch abgrenzbaren epileptogenen Fokus repräsentieren.

Grundaktivität im EEG

Die Bestimmung der Grundaktivität ist die Basis jeder weiteren Interpretation des EEG. Auch wenn Verlangsamungen und Entdifferenzierung der Grundaktivität nicht linear mit dem Grad einer psychomentalen Retardierung des Kindes korrelieren, so geben diese doch einen Anhaltspunkt für die funktionelle Integrität.

Pathologische Bewusstseinsstörungen gehen mit charakteristischen Änderungen der Grundaktivität einher – unabhängig von der Ursache. Dies zeigt sich auch bei postiktalen Ableitungen, die eine globale oder fokale Verlangsamung aufweisen können – klinisch mit dem Bild einer Bewusstseinsalteration, möglicherweise auch Todd'scher Parese. Die Verlangsamung der Grundaktivität bleibt zumeist deutlich länger bestehen, als es die klinischen Symptome vermuten ließen («das EEG hinkt der Genesung hinterher»).

Hingegen ist bei den nichtsymptomatischen Epilepsiesyndromen die Grundaktivität in der Regel normal und zeigt nur bei exzessiver Zunahme der epileptiformen Potenziale Verlangsamungen. Diese sind hingegen kennzeichnend für epileptische Enzephalopathien und chronische – meist fokale – Veränderungen in der Folge hochfrequenter epileptiformer Entladungsmuster. Auch kann eine Verlangsamung im Laufe einer Epilepsieerkrankung die Entwicklung einer Enzephalopathie anzeigen.

Einige wenige Epilepsiesyndrome zeigen spezifische Abfolgen von Veränderungen des EEG, die richtungsweisend in der Diagnosestellung sind. Einen Überblick gibt **Tabelle 4-3** (s. Kap. 14, 15, 16).

Herdbefunde im EEG

Lokalisierte Funktionsstörungen mit Verlangsamungen und seitendifferenten Veränderungen weisen auf eine entsprechende Hemisphäre oder auch näher einzugrenzende ortsbezogene Störungen hin. Dies kann insbesondere nach einem iktalen Ereignis vorübergehend sichtbar werden.

Nachweis der epileptiformen Aktivität im EEG

Jenseits eines epileptischen Anfalls deutet der Nachweis interiktaler epileptiformer Potenziale die Bereitschaft des Gehirns zu epileptischen Anfällen an. Das EEG kann folgende Abnormalitäten aufweisen:

- fokale oder generalisierte epileptiforme Potenziale (interiktal oder iktal): Spikes, Spike-Waves, Polyspike-Waves, Sharp-Slow-Waves
- fokale oder generalisierte Veränderungen der Grundaktivität: postiktal, metabolisch verursacht, durch Müdigkeit, durch Medikamente, durch lokale oder diffuse zerebrale Prozesse
- spezifische Muster: Hypsarrhythmie, Suppression-Burst-Muster, periodische lateralisierte epileptiforme Entladungen, Radermecker-Komplexe.

Neben der Kenntnis der altersabhängigen Besonderheiten des EEG und der entsprechenden Varianz der Norm sind Informationen zur Vigilanz, zu Bewegungen und Artefakten unerlässlich für eine Befunderstellung. Die elektroklini-

Tabelle 4-3: Charakteristische EEG-Muster bei Epilepsiesyndromen (modifiziert nach Duchowny et al. 1996)

Krankheitsbilder	EEG-Grundaktivität	Epileptiforme Muster
frühinfantile epileptische Enzephalopathie (Ohtahara-Syndrom)	Burst-Suppression-Muster	Sub- und hohe Delta-Wellen in den Bursts
West-Syndrom	initial normal, zunehmende, permanente Hypsarrhythmie	Hypsarrhythmie
Dravet-Syndrom	normal – verlangsamt	PSW, Photoparoxysmus
Lennox-Gastaut-Syndrom	zunehmende Verlangsamung	bifrontale oder generalisierte 2–2,5/s SW, schnelle Rhythmen
benigne fokale Epilepsie des Kindesalters mit zentrotemporalen ShW	normal	uni-/bilaterale ShW über Zentralregion
benigne okzipitale Epilepsie des Kindesalters	normal	uni- oder bilaterale okzipitale ShW, blockiert durch Augenöffnen
Absenceepilepsie des Kindesalters	normal	generalisierte 3/s SW
juvenile myoklonische Epilepsie	normal	generalisierte 4–5/s SW/PSW
progressive Myoklonusepilepsie	normal – zunehmende Verlangsamung	SW, PSW, Photoparoxysmus
Landau-Kleffner-Syndrom	normal	uni-/bilaterale SW temporal posterior, im Schlaf: ESES

sche Korrelation ist immer sorgfältig auf die vorhandenen Daten zu beziehen – das EEG ist ein Hilfsmittel in der syndromalen Zuordnung und Diagnosestellung. Es hat seine Bedeutung durch mehr oder weniger bestimmbare Korrelationen zu einer Klinik des Patienten. Selten machen interiktale Muster eine Diagnose möglich (z. B. SSPE). Eine iktale Ableitung ermöglicht weitaus präzisere Zuordnungen – lokalisatorisch und syndromal – und ist bei unklarer Diagnosestellung und Verläufen indiziert.

Für die große Mehrzahl der Kinder mit epileptischen Anfällen ist das EEG die aufschlussreichste apparative diagnostische Methode – in der Diagnosestellung und der Verlaufsbeurteilung.

Bilateral synchron auftretende epileptiforme Muster finden sich bei Anfällen mit abruptem Beginn, bilateralen Tonusänderungen und/oder Bewegungen sowie einer Bewusstseinsstörung in Abhängigkeit von der Dauer der Entladung (generalisiert). Die EEG-Muster zeigen altersabhängige spezifische Besonderheiten:

Suppression-Burst-Muster des Neugeborenen mit hochamplitudigen 1–3/s-Wellen, die von multifokalen S und PS überlagert werden, gefolgt von Phasen der relativer Kurvensuppression (s. Kap. 15).

Hypsarrhythmie ist gekennzeichnet durch ein Muster, das man als ein kontinuierliches Burst im Wachen beschreiben könnte: Die Amplituden der 1–3/s-Aktivität sind noch höher (500 V), es überlagern hochfrequent multifokale S und PS. Im Non-REM-Schlaf kann eine Synchronisation zu einzelnen Bursts erfolgen, unterbrochen von noch normaler Schlafaktivität, im Verlauf von supprimiertem Kurvenverlauf im Sinne des Suppression-Burst-Musters. In Abhängigkeit von der Ätiologie kann eine Lateralisierung der Hypsarrhythmie sichtbar sein oder ein Fokus deutlich hervortreten. Etwa zwei Drittel der Kinder mit Hypsarrhythmie haben infantile Spasmen, das iktale Muster ist meist durch eine bilateral ausgeprägte langsame Welle (1/s) gekennzeichnet, die von rhythmischen schnellen Wellen niedriger Amplitude überlagert wird.

Polyspike-Wave-Abläufe im Sinne eines Aufeinanderfolgens mehrerer oberflächennegativer Spikes, gefolgt von einer positiven hochamplitudigen Welle (über 250 μV) mit einer Frequenz von 3–5/s sind bei Patienten mit myoklonischen Anfällen ein häufiges interiktales Muster, das während Photostimulation und in den Einschlafphasen häufiger gefunden wird.

Diese Muster sind ebenso bilateral synchron wie die SW, denen aber nur ein singulärer S vorausgeht. Als regelmäßiger 3/s-**Spike-Wave**-Paroxysmus sind sie pathognomonisch für Absencen. Dabei sind – z. T. wechselnde – Seitenbetonungen häufig nachweisbar bei einem Maximum der Amplituden über vorderen Hirnregionen oder parietal. Die Frequenz nimmt während eines solchen paroxysmalen Musters ab: von 3–4/s bei Absencen bis auf 2/s bei nonkonvulsivem Absence-SE. Eine Provokation durch Hyperventilation und Photostimulation ist ebenso häufig zu beobachten wie auch «fixation off»-Phänomene und eine Zunahme der SW im Non-REM-Schlaf.

Bilaterale 1–2,5/s-SW sind charakteristisch für das Lennox-Gastaut-Syndrom (LGS) und werden als **Slow-Spike-Wave** (SSW) bezeichnet. Diese Muster beginnen meist im Kleinkindalter und können über Minuten anhalten. Sie gehen klinisch mit wechselnden Bewusstseinsstörungen einher (atypische Absencen). Darüber hinaus finden sich beim LGS regelhaft bilaterale rhythmische 10/s-Wellen oder überlagende 20/s-Spikes, die mit tonischen Anfällen, aber auch mit einer absenceartigen Klinik korrelieren. Während diese bilaterale epileptiforme Aktivität Ausdruck einer kortikothalamischen Exzitation ist, kann eine fokale Epileptogenese einzig durch kurze einleitende fokale S und SW gekennzeichnet sein (> 2 s), deren Morphologie sich von den nachfolgenden rhythmischen SW-Aktivitäten unterscheidet **(sekundäre bilaterale Synchronie)**.

Fokal generierte epileptiforme Aktivität ist im Oberflächen-EEG nicht sicher lokalisatorisch zuzuordnen: So findet sich bei kleinen Kindern häufig eine multifokale S- und SW-Aktivität, selbst wenn sich nur eine, z. B. läsionelle, epileptogene Zone abgrenzen lässt.

So fanden Blume et al. (1991) nur in etwa 60 % der Fälle einer untersuchten Kohorte (n = 48) die Übereinstimmung eines konstanten Fokus im EEG mit einer erfolgreichen epilepsiechirurgischen Intervention in dieser Hirnregion.

Frontale und temporo-anteriore Veränderungen des EEG im Sinne epileptiformer Muster sind häufig geringgradig und durch Hyperventilation und Schlafableitungen zu provozieren. Diskrete langsame fokale Rhythmen sind in dieser Lokalisation häufiger, die Überleitung zur Gegenseite kann die lokalisatorische Bedeutung relativieren. Hingegen heben sich zentrale und zentrotemporale Muster wie ShW deutlicher hervor – hier kann die Abgrenzung zu physiologischen Phänomenen wie der My-Aktivität, Vertexpotenzialen und Schlafspindeln eine Herausforderung sein. Okzipitale S werden meist nach Augenschluss generiert und können Ausdruck unterschiedlicher Genese sein: Sie treten bei den idiopathischen fokalen Epilepsien auf, bei metabolischen Enzephalopathien und progressiven Myoklonusepilepsien – aber auch bei blinden Kindern, Migräne sowie lokalisierten Veränderungen in dem darunter befindlichen Kortex (Blume et al. 1991, Foldvary et al. 2001).

Spezifische EEG-Muster

Das EEG weist in besonderen Fällen spezifische Abweichungen auf, die bestimmte Epilepsiesyndrome und einige andere neurologische Krankheitsbilder mit assoziierten Epilepsien charakterisieren, diese sind in Tabelle 4-4 aufgeführt.

Provokationsmethoden im EEG

Zu jeder Routine-EEG-Untersuchung gehören die Prüfung des On- und Off-Effektes (Augenöffnen und -schließen), die intermittierende fotische Stimulation und die Hyperventilation als Aktivierungsmethoden hypersynchroner Aktivität.

Tabelle 4-4: EEG-Charakteristika bei einigen Krankheitsbildern mit assoziierten Epilepsien

Krankheitsbild	EEG – GA	EEG – epileptiforme Muster
GLUT1-Defizienz	verlangsamt, wenn symptomatisch; normal, wenn symptomfrei	fokale SW, bilaterale 2–4/s SW
Alpers-Syndrom	verlangsamt, im Verlauf amplitudenhohe Delta-Aktivität	okzipital betonte, meist multifokale PS/PSW
Wolf-Hirschhorn-Syndrom	hochamplitudige 3–4/s (+ PSW nach Augenschluss)	posteriore ShW und S
Ringchromosom 20	normal	frontozentrale rhythmische ShW/Theta Bursts und 1-2/s Gruppen
fragiles X-Syndrom	normal	bilaterale oder lateralisierte zentrotemporale ShW, schlafaktiviert
neuronale Zeroidlipofuszinose	Verlangsamung	generalisierte PS. Posteriore Spikes bei langsamer Photostimulation. Gigant-VEP bei Blitzlichtstimulation
Angelman-Syndrom	normal, unterbrochen von langen Phasen der rhythmisierten hochamplitudigen Aktivität. Im Verlauf zunehmende rhythmische Verlangsamung im oberen Theta-Bereich	rhythmische frontale/okzipitale Theta-Delta-Rhythmen um 200 µV mit überlagernden Spikes. Weiterhin vor 4. LJ: 4–6/s generalisierte, > 200 µV Rhythmen. Bis 10. LJ: 2–3/s bifrontal betonte 2–3/s, 300–500 µV Rhythmen mit einlagernden S/SW, dann Abnahme der Rhythmen. Seriell bilaterale frontale rhythmische hochamplitudige 2–3/s, überlagernde Spikes
Rett-Syndrom	normal, dann Verlangsamung, Verlust der Schlafstruktur	Schlafaktivierte zentrotemporale ShW treten in demselben Alter wie die Handstereotypien auf. Später: schlafaktiviert bilateral synchrone zentrale Delta-Bursts und multifokale SW. Im weiteren Verlauf 4–6/s Rhythmen über der Zentralregion
Lissenzephalie	hochamplitudige monomorphe GA um 10/s	abhängig vom Epilepsiesyndrom (oft LGS)
Agenesis des Corpus callosum	interhemisphärische Asynchronie	
Enzephalitis (infektiös/autoimmun)	Verlangsamung, «extreme delta brush»	fokale S/SW
subakute sklerosierende Panenzephalitis	abgeflachte Mischaktivität mit regelmäßigen Bursts (alle 5 min, später bis 2 s und Übergang in kontinuierliches Burst-Muster)	bilaterale hochamplitudige (bis 1000 µV) rhythmische 1-3/s Bursts von 1-3 s Dauer (Radermecker-Komplexe)

Durch die intermittierende **Photostimulation** (Flickerfrequenz 5–25 Hz) können vier verschiedene Phänomene ausgelöst werden (Fisher et al. 2005). Das Photic Driving in den posterioren Ableitungen entspricht visuell evozierten Potenzialen. Der nur die vorderen Hirnregionen betreffende Photomyoklonus (andere Bezeichnung photomyogene Reaktion) beruht auf kurzen Myoklonien der orbitofrontalen Gesichtsmuskulatur, in direkter Abhängigkeit von den Lichtreizen, er kann durch Augenöffnen blockiert werden. Als weitere Antwort können okzipitale Spikes sichtbar sein, diese zeigen sich am häufigsten bei einer Flickerlichtfrequenz von 15–20 Hz, beide Augen müssen unbedeckt sein. Sie sind Ausdruck einer örtlichen Abnormalität des okzipitalen Kortex. Alle drei Reaktionen sind ohne klinische Relevanz.

Anders verhält es sich mit der bilateralen, über alle Hirnregionen ausgebreiteten photoparoxysmalen Reaktion (photokonvulsive Reaktion), die eine generalisierte erhöhte zerebrale Anfallsbereitschaft anzeigt. Sie lässt sich am besten bei geschlossenen Augen auslösen (Panayiotopoulos 2007f). Folgende sechs Subtypen der photoparoxysmalen Reaktion können nach Jeavons et al. (1975) unterschieden werden:

- Ausbrüche von Spike-Waves mit einer Frequenz von 3/s
- Spike-Waves mit einer Frequenz von 4–7/s
- Polyspikes oder Polyspike-Waves
- Spikes während der Lichtblitze, aber darüber hinaus anhaltend
- Spike-Waves mit einer Frequenz um 3/s, fünf Sekunden oder länger andauernd, assoziiert mit einer klinischen Absence
- bilaterale, diffuse hochamplitudige langsame Wellen.

Die mit Abstand häufigste Form ist der erste Subtyp (bei 88 % der Untersuchten). Die photoparoxysmale Reaktion ist ein charakteristisches EEG-Merkmal der Gruppe der sog. photosensiblen Epilepsien (s. Kap. 9).

Das Hauptziel der **Hyperventilation** ist die Provokation generalisierter Spike-Wave-Abläufe, gelegentlich können auch fokale Spitzenpotenziale oder Verlangsamungsherde sichtbar werden.

Schlaf ist eine besonders wichtige Provokationsmethode im Rahmen von Routine-EEG-Untersuchungen. Falls das Wach-EEG keine epileptiformen Potenziale zeigt, können diese bei einem Drittel bis der Hälfte der Patienten noch im Schlaf-EEG nachgewiesen werden. Schlafentzug vor Durchführung des EEG erhöht noch die Wahrscheinlichkeit des Nachweises hypersynchroner Aktivität sowohl im Wach-EEG als auch im Schlaf-EEG (Pratt et al. 1968, Scollo-Lavizzarri 1977).

Während des Schlafes wechselt die Schlaftiefe zyklisch. Es werden nacheinander die Non-Rapid-Eye-Movement-Schlafstadien (NREM-Schlafstadien) 1 bis 4, dann in umgekehrter Reihenfolge wieder die NREM-Schlafstadien 4 bis 1 und schließlich die Rapid-Eye-Movement-Schlafphase (REM-Phase) durchlaufen. Ein solcher Zyklus wiederholt sich beim gesunden jungen Menschen während einer Nacht 4- bis 6-mal, die Dauer eines Zyklus beträgt etwa 90 bis 100 Minuten. Während des NREM-Schlafes kommt es mit zunehmender Schlaftiefe zu einer kontinuierlichen Zunahme langsamer Wellen. Im REM-Schlaf zeigt das EEG eine amplitudenniedrige, schnelle und desynchronisierte EEG-Aktivität. Im Verlauf der Nacht nimmt der Anteil des NREM-Schlafes ab, die Dauer der REM-Phasen hingegen nimmt gegen Morgen zu.

Während der REM-Phase zeigt sich die niedrigste Rate epileptiformer Entladungen, Müdigkeit und NREM-Schlaf hingegen begünstigen deren Auftreten und Ausbreitung. Das macht verständlich, dass sich bei den offensichtlich oder vermutet symptomatischen Epilepsien im NREM-Schlaf eine Zunahme der Spikefrequenz und eine Ausbreitung der elektrischen Felder finden, im REM-Schlaf hingegen eine Spikeabnahme und Fokalisierung der elektrischen Felder. Deshalb hat das EEG im NREM-Schlaf sowohl bei der Temporallappenepilepsie als auch bei den Epilepsien mit extratemporalem Fokus eine vergleichsweise hohe fokuslokalisierende Aussagekraft. Ein EEG-Monitoring während der gesamten Nacht ist in den Fällen ausschließlich nachts auftretender Anfälle und bei Fehlen interiktaler epileptiformer Potenziale sinnvoll, bei denen das tagsüber durchgeführte Wach- und Schlaf-EEG keine hypersynchrone Aktivität erkennen lässt (z. B. bei der nächtlichen autosomal-dominanten Frontallappenepilepsie).

Häufigkeit epileptiformer Aktivität

Bei der Beurteilung des EEG sind einige Besonderheiten zu berücksichtigen. Etwa 1–5 % der normalen Kinder zeigen im EEG epileptiforme Veränderungen, ohne jemals einen epileptischen Anfall gehabt zu haben, wobei zentrotemporale ShW und generalisierte SW die häufigsten Abweichungen darstellen (Gibbs und Gibbs 1952, EEG-Olofsson 1971, Cavazutti et al. 1980, Okubo 1994). Ein großer Teil (etwa 35 %) der asymptomatischen Verwandten ersten Grades von Patienten mit primär generalisierten Epilepsien weisen SW-Potenziale im EEG auf (Metrakos et al. 1961).

Nach einem ersten epileptischen Anfall finden sich bei etwa 30 % der Kinder epileptiforme Potenziale, mit Diagnosestellung einer Epilepsie bei 50–75 %. Besonders hoch ist die Rate bei kleinen Kindern mit generalisierter Epilepsie, Schlafableitungen und Ableitungen unmittelbar nach Anfallsclustern (Fisch 2002). Nur bei der Minderzahl von Patienten mit Epilepsien findet sich auch bei wiederholten Untersuchungen ein normales EEG.

Bei 308 Kindern und Jugendlichen mit Epilepsien wurden wiederholte EEGs durchgeführt, um zu klären, wie häufig epileptiforme Entladungen im ersten EEG und in weiteren EEGs bei den verschiedenen Epilepsien des Kindes- und Jugendalters vorkommen (Yoshinaga et al. 2001). Im initialen EEG fanden sich bei 76 % der Kinder epileptiforme Entladungen, nach drei EEGs betrug die kumulative Häufigkeit 92 %. Der Prozentsatz bei den generalisierten Epilepsien lag mit 84 % signifikant über dem der fokalen Epilepsien mit 72 %. Die Häufigkeit epileptiformer Entladungen in Abhängigkeit von der Zahl der abgeleiteten EEGs und der Art der Epilepsie zeigt **Tabelle 4-5**. Die Zahl positiver EEGs war bei den 0 bis 3 Jahre alten Kindern und 15 bis 20 Jahre alten Jugendlichen niedriger als bei den 3 bis 12 Jahre alten Kindern.

Bezüglich der Anfallsformen zeigte sich, dass der Prozentsatz mit Nachweis epileptiformer Entladungen bei Absencen und IFE (100 %), einfachen fokalen Anfällen (94 %), tonischen Anfällen (88 %) und myoklonischen Anfällen (84 %) höher war als bei den primär generalisierten tonisch-klonischen Anfällen (71 %), den komplex fokalen Anfällen (71 %) sowie den sekundär generalisierten tonisch-klonischen Anfällen (67 %). Nur bei 57 % der 21 Patienten mit prolongierten atonischen Anfällen war der EEG-Befund bezüglich der epileptiformen Entladungen positiv (Yoshinaga et al. 2001).

Die Bewertung sekundenlanger epileptiformer Ausbrüche im EEG als iktal oder interiktal kann besondere Schwierigkeiten bereiten, wenn die Patienten keine klinischen Auffälligkeiten zeigen. In solchen Fällen konnte eine synchron durchgeführte neuropsychologische Testung z. B. durch Messung der Reaktionszeit auf einen Stimulus zeigen, dass die Wahrnehmung während der Ausbrüche epileptischer Aktivität beeinträchtigt sein kann. Das scheint selbst dann der Fall zu sein, wenn diese nur ein bis zwei Sekunden im EEG sichtbar sind. Auf die transitorischen kognitiven Störungen durch subklinische Entladungen wird ausführlich in Kapitel 22.2 eingegangen.

Erweiterte EEG-Ableitungen

Das Standard-EEG nach dem 10/20-System wird regelhaft durch ein EKG erweitert. Ebenso sind Elektrookulogramm zur Bestimmung der Augenmotilität insbesondere im Schlaf und ein Elektromyogramm sowohl zur Schlafstadiendetektion als auch zur Aufzeichnung subklinischer Anfälle zusätzlich eingesetzte Parameter.

Vor allem in der prächirurgischen Diagnostik werden erweiterte EEG-Ableitungen (z. B. 65-Kanal-Aufzeichnungen) eingesetzt wie auch die Implantation von Elektroden zur lokalisatorischen Eingrenzung der epileptogenen Zone.

Tabelle 4-5: Kumulative Häufigkeit (in Prozent) des Nachweises epileptiformer Entladungen in Abhängigkeit von der Zahl der abgeleiteten EEGs und der Art der Epilepsie bei 308 Kindern und Jugendlichen (modifiziert nach Yoshinaga et al. 2001)

Epilepsieform gemäß ILAE-Klassifikation von 1989	Patientenzahl (n = 308)	Nachweis epileptiformer Aktivität in %		
		1. EEG	2. EEG	3. EEG
Fokale Epilepsien	**183**	**72**	**90**	**94**
• «idiopathische»	18	100	100	100
• symptomatische	50	62	83	91
• Frontallappenepilepsie	18	67	94	94
• Temporallappenepilepsie	12	50	64	89
• Parietallappenepilepsie	5	60	60	80
• Okzipitallappenepilepsie	6	100	100	100
• andere, undefiniert	9	44	86	86
• «kryptogene»	115	71	91	94
Generalisierte Epilepsien	**115**	**84**	**90**	**92**
• «idiopathische»	79	80	88	89
• Absenceepilepsien	25	100	100	100
• juvenile myoklonische Epilepsie	6	83	83	83
• Aufwach-Grand-Mal-Epilepsie	3	100	100	100
• andere, nicht definiert	45	67	81	83
• «kryptogene» oder symptomatische	25	100	100	100
• West-Syndrom	25	100	100	100
• symptomatische	11	100	100	100
• unbestimmt, ob fokal oder generalisiert	6	83	100	100
Nicht näher klassifizierbar	**4**	**0**	**0**	**25**

Polygraphische Ableitungen, die kardiorespiratorische Parameter und vegetative Funktionen, aber auch ösophagealen pH und Lageveränderungen parallel aufzeichnen, sind vor allem in der Differenzialdiagnostik hilfreich.

Die übliche EEG-Ableitung dauert 20 bis 30 Minuten. Entsprechend der Fragestellung ist die Ableitezeit zu verlängern, in der Regel werden die aufwendigen Langzeitableitungen daher entsprechend geplant und in eigens dafür ausgestatteten Patientenzimmern mit angeschlossenem Überwachungssystem durchgeführt, entsprechend qualifiziertes Personal ist dabei vorzuhalten. Die Langzeit-EEG-Ableitungen mit mobilen Systemen sind auf Grund der fehlenden zuverlässigen Videodokumentation problematischer.

Verlaufsbeobachtung und Therapiekontrolle im EEG

Auch zur Verlaufsbeobachtung und Therapiekontrolle von Kindern und Jugendlichen mit Epilepsien ist das EEG die wichtigste diagnostische Methode. Periodische Routineuntersuchungen ohne eine besondere Fragestellung sind allerdings wenig hilfreich. Unter folgenden Umständen ist es aber sinnvoll, EEG-Kontrolluntersuchungen vorzunehmen:

- Änderung der Anfallsform und der Anfallsfrequenz mit der Frage nach der syndromalen Zuordnung und der Veränderung der Frequenz und Lokalsierung der epileptischen Aktivität
- bei Therapieresistenz
- bei psychischen Auffälligkeiten, insbesondere Veränderungen des Bewusstseinszustandes zur Differenzialdiagnose
- bei Verdacht auf eine Intoxikation, oft einhergehend mit einer globalen Funktionsstörung, die zuvor nicht vorhanden war
- zum Ausschluss subklinischer Anfälle, hier kann ein EEG-Monitoring erforderlich sein.
- zur Therapiekontrolle bei bestimmten Epilepsiesyndromen, z. B. dem West-Syndrom und dem CSWS-Syndrom (als Schlafableitungen)
- als diagnostische Hilfe bei der Entscheidung, die antiepileptische Therapie zu beenden, und zur Kontrolle eines Absetzversuchs, da der Nachweis von epileptischer Aktivität im EEG vor dem Absetzen mit einem erhöhten Risiko des Wiederauftretens von Anfällen verbunden ist. Die Persistenz oder die Zunahme epilepsiespezifischer Aktivität während des Absetzens erhöht die Rückfallrate (Galimberti et al. 1993).

4.4 Bildgebende Neurodiagnostik

Die Hauptaufgabe der bildgebenden Neurodiagnostik ist die Identifikation der einer Epilepsie zugrunde liegenden bzw. mit ihr assoziierten strukturellen oder funktionellen Abweichung. Damit dient sie auch der ätiologischen und syndromatologischen Klassifikation.

4.4.1 Untersuchungstechniken der ZNS-Struktur

Als gängige Strukturuntersuchungstechniken stehen die Ultraschalluntersuchung des Schädels (bei Kindern mit offener Fontanelle), die zerebrale Computertomographie (CT) und die Magnetresonanztomographie (MRT) zur Verfügung. Mittels des Ultraschalls können bei Neugeborenen und Säuglingen gröbere anatomische Abweichungen dokumentiert werden.

Computertomographie

Die CT ist rasch (die einzelnen Scans in Sekunden) durchführbar und relativ preiswert. Größere morphologische Abweichungen (Tumoren, arteriovenöse Malformationen, Fehlbildungen und ischämische Infarkte) sowie verkalkte Läsionen (z. B. bei Zustand nach konnatalen Infektionen) können mit dieser Methode dargestellt werden. Die MRT-Technik ist aber auf Grund der höheren räumlichen Auflösung, des größeren Kontrasts zwischen grauer und weißer Substanz und der besseren Elimination von Knochen und Gewebeartefakten zur Darstellung kleinerer Läsionen und struktureller Abweichungen (leichte Atrophien im Bereich des Temporallappens, kortikale Dysplasien, niedriggradige Tumoren) sehr viel besser geeignet als die CT. Etwa 10–30 % der Patienten mit negativem CT haben ein pathologisches MRT. Nicht zu vernachlässigen ist dabei die Strahlenbelastung, die bei einem Schädel-CT etwa das 100fache einer einzelnen Röntgenthoraxaufnahme beträgt. Die MRT ist bei Patienten mit Epilepsien die strukturelle bildgebende Untersuchungsmethode der Wahl.

Magnetresonanztomographie

Als eine allgemeine Regel gilt, dass bei allen Patienten mit einer neu diagnostizierten Epilepsie eine MRT-Untersuchung des Kopfes vorgenommen werden sollte. Ausnahmen von dieser Regel sind bei eindeutiger Diagnose einige idiopathische Epilepsiesyndrome: die Absenceepilepsie des Kindesalters, die juvenile myoklonische Epilepsie und die idiopathisch fokale Epilepsie des Kindesalters mit zentrotemporalen Sharp-Waves (bei typischen Anfällen). Kontrastmittel sollte nicht routinemäßig angewendet werden. In Notfallsituationen (z. B. nach einem schweren Schädel-Hirn-Trauma mit Verdacht auf eine intrakranielle Blutung, wenn eine MRT nicht verfügbar ist, bei Patienten mit Herzschrittmachern oder bei beatmeten Patienten) kann auf die CT-Untersuchung zurückgegriffen werden.

Die MRT-Untersuchung von 467 Kindern, deren Epilepsie im Rahmen einer prospektiven Populationsstudie neu diagnostiziert worden war, ergab bei 62 Kindern (bei etwa 13 %) einen ätiologisch relevanten Befund, wobei die meisten dieser 62 Kinder auch einen pathologischen neurologischen Status und auffälligen EEG-Befund hatten (Berg et al. 2000). Bei 14 der 62 Kinder hatten Anamnese und Befunde allerdings keine morphologischen Abweichungen vermuten lassen.

Allerdings fanden sich bei 6 % von 225 gesunden Kindern ebenso Auffälligkeiten im kraniellen MRT (Kim et al. 2003).

Indikation. Die Durchführung der MRT ist zwingend indiziert, wenn folgende Faktoren zutreffen (Gillard et al. 2009):

- fokaler Beginn eines Anfalls auf Grund der Anamnese oder des EEG, und zwar in jedem Lebensalter, wenn nicht das typische Bild einer Rolandischen Epilepsie vorliegt
- im Falle des Beginns unklassifizierter oder generalisierter Anfälle in den ersten zwei Lebensjahren oder im Erwachsenenalter
- zum Nachweis der Ursache eines fixierten fokalen neurologischen Defizits
- bei fehlender Anfallskontrolle unter AED der ersten Wahl
- bei Verlust der Anfallsfreiheit während der Einnahme von AED
- neu auftretende Anfälle mit Zeichen einer akuten neurologischen Beeinträchtigung.

Durchführung. Bei der Durchführung des MRT sollte eine möglichst geringe Schichtdicke gewählt werden, um durch die höhere Auflösung auch noch sehr kleine Läsionen, z. B. kortikale Dysplasien, erfassen zu können. Die hochauflösende MRT (z. B. mit 1–1,5 mm dünnen Schnitten) erlaubt eine Darstellung sehr kleiner Abnormalitäten (kortikale Dysplasien) und eine dreidimensionale Darstellung des Gehirns zur Suche nach Veränderungen in jeder gewünschten Schnittebene. Die Schnittführung sollte horizontal entlang der longitudinalen Achse des Hippocampus orientiert sein.

Die Gabe von Kontrastmittel (Gadolinium) ist der Fragestellung nach einem entzündlichen Prozess vorbehalten oder aber bei bekannter zerebraler Neoplasie indiziert (Petrou et al. 2007).

Die MRT-Techniken werden fortlaufend verfeinert und erweitert. Das diffusionsgewichtete MRT ermöglicht es, in vivo Faserverbindungen darzustellen. Die Magnetresonanzangiographie (MRA) dient zur Darstellung des Blutflusses in den intrakraniellen Gefäßen.

Bei läsionellen Epilepsien werden mittels MRT zu 80–100 % potenziell epileptogene strukturelle Abnormalitäten erfasst. Bei der Beurteilung muss bedacht werden, dass die Anfälle in der einen Region ihren Ursprung haben können, während sich die strukturelle Abnormalität in einer anderen Region befindet (Pseudolokalisation). Die wichtigsten operierbaren Strukturabweichungen sind: Malformationen der kortikalen Entwicklung (fokale kortikale Dysplasien), die mesiale temporale Sklerose, primäre Hirntumoren (Gangliogliome, Gliome, dysembryoplastische neuroepitheliale Tumoren) und vaskuläre Anomalien (arteriovenöse Malformationen, kavernöse Hämangiome), siehe Kapitel 18.3.

Die MRT ist besonders gut geeignet zum Nachweis der mesialen temporalen Sklerose auf Grund bilateraler Größenunterschiede, struktureller Abweichungen der Binnenstrukturen und abnormer Signale. Zur sicheren Identifikation der mesialen temporalen Sklerose sollten koronare, senkrecht zur langen Achse des Hippocampus gelegene Schnitte durch die Temporallappen gelegt werden. Die MRT-Befunde der Hippocampussklerose schließen eine Atrophie und eine Veränderung der inneren Struktur der hippocampalen Formation, eine Signalverstärkung auf den T_2-gewichteten Bildern und eine Signalminderung auf den T_1-gewichteten Bildern ein. Die visuelle Inspektion der MRT-Bilder erlaubt die Diagnosestellung in etwa 90 % der Fälle (Cascino 2001). Die quantitative Volumetrie der mesialen temporalen Strukturen und die T_2-Relaxometrie verfeinern die Diagnostik noch weiter. Die Hippocampus-Volumetrie setzt Asymmetrieindizes sowie absolute, für das intrakranielle Gesamtvolumen korrigierte Volumina voraus. Mittels T_2-Relaxometrie können hippocampale Abnormalitäten quantifiziert werden, sie ist besonders hilfreich bei der Beurteilung bilateraler hippocampaler Erkrankungen (Empfehlungen zur Bildgebung bei Patienten mit Epilepsie 2000).

Bei 15 % der Patienten mit mesialer temporaler Sklerose finden sich weitere strukturelle Abnormalitäten, am häufigsten kortikale Dysplasien (duale Pathologie). Der Befund einer mesialen temporalen Sklerose erfordert eine Bewertung im klinischen Kontext, denn falsch positive Befunde sind möglich. Von 214 neurologisch gesunden Personen ohne Epilepsien im Alter von 5 bis 50 Jahren wiesen 14 % strukturelle Auffälligkeiten auf, welche der Diagnose unilaterale mesiale temporale Sklerose entsprachen (Benbadis et al. 2002).

Mittels der FLAIR(fluid attenuated inversion recovery)-Technik wird das helle Signal des Liquor cerebrospinalis unterdrückt, sie dient der besseren Darstellung eines pathologisch erhöhten Wassergehaltes im Gewebe.

MRT und Reifung. Das MRT des Gehirns zeigt charakteristische Veränderungen mit der Reifung. Bei Säuglingen ist reifungsbedingt zum Ende des ersten Lebensjahres eine Abnahme des MRT-Kontrastes zwischen grauer Substanz und Mark im MRT-Signal zu beobachten. Erst mit dem dritten Lebensjahr ist diese Differenzierung wieder deutlich kontrastiert, so dass es ratsam sein kann, eine MRT-Untersuchung nach ein bis zwei Jahren zu wiederholen, falls die Epilepsie fortbesteht (Empfehlungen zur Bildgebung bei Patienten mit Epilepsie 2000).

Bedeutung der Feldstärke. Weit verbreitet ist das MRT mit einer Feldstärke von 1,5 Tesla, hingegen werden Geräte mit höheren Feldstärken nur vereinzelt vorgehalten, meist zu Forschungszwecken, wie auch weiterentwickelte Magnetspulen. 3-Tesla-MRT werden in der Epilepsiediagnostik eingesetzt. In räumlicher Auflösung und dem Signal-Rausch-Verhältnis scheint es dem 1,5-T-MRT überlegen (Craven et al. 2011). Bei Vorliegen einer MRT-negativen, vermutet symptomatischen therapieresistenten Epilepsie sollte im Rahmen der erweiterten Diagnostik ein 3-T-MRT in Erwägung gezogen werden.

4.4.2 Funktionelle Bildgebung

Methoden der funktionellen Bildgebung wie die funktionelle MRT, die Magnetresonanzspektroskopie, die Magnetenzephalographie, die SPECT (Single-Photon-Emissions-Computertomographie) und die PET (Positronenemissionstomographie) werden klinisch vor allem in der prächirurgischen Diagnostik therapieresistenter Epilepsien eingesetzt (Commission on Neuroimaging of the ILAE 1998). Einige dieser Verfahren sind sehr aufwendig, teuer und stehen nur an spezialisierten Epilepsiezentren zur Verfügung.

Funktionelle Magnetresonanztomographie

Die funktionelle Magnetresonanztomographie (fMRT) ist eine Methode zur Darstellung von Veränderungen der Hirnaktivität in umschriebenen Regionen mittels der BOLD (blood oxygenation level dependent)-Bildgebung. Die erhöhte neuronale Aktivität im Anfall ist mit einer Verstärkung des Blutflusses und einer erhöhten venösen Oxygenierung verbunden. Es resultiert ein Absinken des Desoxyhämoglobins, das als endogenes Kontrastmittel mit geeigneten Sequenzen im MRT gemessen wird. Diese Methode ist z. B. gut geeignet zur Untersuchung der Lateralisation von Sprache. Darüber hinaus vermag sie Lokalisationshinweise sensorischer und motorischer Funktionen zu geben (ILAE Commission Report, Commission on Diagnostic Strategies, Recommendations for functional neuroimaging of persons with epilepsy, 2000). Diese Methode hilft bei der Vorbereitung operativer Eingriffe neue, durch die Operation gesetzte Defizite gering zu halten, beispielsweise wenn die epileptogene Läsion nahe am motorischen Kortex liegt.

Magnetresonanzspektroskopie

Mit Hilfe der Magnetresonanzspektroskopie (MRS) können nicht-invasiv einige spezifische Hirnmetabolite gemessen werden. In der Epileptologie dient sie vor allem zum Nachweis von Laktat als Hinweis auf eine metabolische Erkrankung oder zur Charakterisierung von Hirntumoren. Als Methode zur Fokuslokalisation ist sie beschrieben worden, aber nicht etabliert.

Epileptogene Foci gehen mit örtlichen biochemischen Veränderungen einher, die zu ihrer Identifikation genutzt werden können. Diagnostisch besonders bedeutsam sind N-Acetylaspartat (NAA), eine intrazelluläre Substanz, die vor allem in den Neuronen gefunden wird, Cholin, eine membrangebundene Substanz, die in Gliazellen nachgewiesen werden kann, und Kreatin als ein Marker des Energiestoffwechsels, der konstant bleibt und als Bezugsgröße für die anderen Komponenten dient. Eine relative Verminderung der NAA-Konzentration und eine relative Vermehrung der Cholin-Konzentration sprechen für eine neuronale Degeneration mit Ersatz von neuronalem Gewebe durch Bindegewebe, was u. a. bei der Hippocampussklerose der Fall ist.

Störungen des Kreatin-Stoffwechsels (s. Kap. 18.2.3) lassen sich mittels der Protonen(^{1}H)-MRS nachweisen.

Magnetenzephalographie

Mittels der Magnetenzephalographie (MEG) werden durch die kortikalen Zellen generierte elektromagnetische Felder gemessen. Die schwachen magnetischen Felder des Gehirns erfordern eine aufwendige Aufnahmetechnik mit hochempfindlichen elektronischen Detektoren in magnetisch abgeschirmten Räumen. Diese Methode wird interiktal zur nicht invasiven prächirurgischen Fokuslokalisation eingesetzt und ist genauer als das EEG, da der knöcherne Schädel und die Kopfhaut das kortikale Magnetfeld nicht verzerren. Sie dient der präzisen Planung der invasiven Diagnostik (Ebersole 1997). Die Kombination der strukturellen Daten vom MRT und der funktionellen von der MEG in Form der MSI (magnetic source imaging) erhöht noch einmal die Treffsicherheit.

Single-Photon-Emissions-Computer-tomographie

Die Untersuchung mittels der Single-Photon-Emissions-Computertomographie (SPECT) erlaubt die halbquantitative Bestimmung des Blutflusses durch Messung der Photonen, die von einem mit ^{99m}Technetium markierten intravenös injizierten Radiotracer ausgesendet werden. Es wurden auch Radiotracer zur Darstellung der Benzodiazepin- und Acetylcholinrezeptoren sowie weiterer Rezeptoren entwickelt.

Die SPECT wird zur Darstellung temporaler und extratemporaler epileptischer Foci benutzt (Newton et al. 1995). Ein Vorteil der Methode ist, dass man den Radiotracer während eines Anfalls injizieren kann und die Veränderungen der Durchblutung während des Anfalls und noch mehrere Stunden später untersuchen kann. Interiktal ist die Perfusion in der Region der epileptogenen Herde vermindert, iktal ist sie erhöht. Die Hyperperfusion im Anfall hat dabei einen sehr viel höheren lokalisatorischen Wert (Spezifität bei Läsionen im Temporallappen bis 97 %) als die interiktale Hypoperfusion (Devous et al. 1998).

Positronenemissionstomographie

Mit Hilfe der Positronenemissionstomographie (PET) können quantitative Informationen bezüglich des regionalen Blutflusses, des Metabolismus und des spezifischen Rezeptor- und

Medikamentenbindungsvermögens gewonnen werden. Der zerebrale Durchfluss wird mittels ^{15}O-markierten Wassers, der Glukoseverbrauch mittels der ^{18}F-2-Deoxyglukose (FDG) gemessen. Der Hypometabolismus im FDG-PET ist ein sehr sensibler Parameter zur Aufdeckung temporaler epileptogener Herde, in Einzelfällen auch dann, wenn das MRT vorher negativ ausgefallen ist. Diese Methode ist sehr viel zuverlässiger und empfindlicher als die SPECT (Duncan 1997). Bei der Darstellung extratemporaler Herde muss allerdings eine deutlich geringere Empfindlichkeit in Kauf genommen werden (Robinson et al. 1999). Neuerdings wird auch die Flumazenil-PET zur Fokuslokalisation eingesetzt, denn mit dieser Methode werden die Benzodiazepinrezeptoren gemessen, deren Dichte im Bereich epileptogener Läsionen vermindert ist. Diese Methode stellt Foci umschriebener dar als die FDG-PET. In Zukunft wird auch die Messung der Verteilung und Bindung spezifischer antiepileptischer Medikamente mittels medikamentenmarkierter PET-Liganden möglich sein (Robinson et al. 1999).

Bei Kindern und Jugendlichen wird die FDG-PET im Rahmen der prächirurgischen Diagnostik zur Planung invasiver EEG-Untersuchungen eingesetzt, wenn die klinischen Befunde, das Oberflächen-EEG und die MRT-Daten widersprüchliche Resultate liefern. Bei Kindern mit West-Syndrom wurde die FDG-PET erfolgreich zur Aufdeckung epileptogener Läsionen benutzt, die mittels MRT nicht erkennbar waren und dann erfolgreich chirurgisch entfernt werden konnten (Chugani et al. 1996).

4.4.3 Kombinationen struktureller und funktioneller Methoden

Durch Kombination von Daten struktureller und funktioneller Methoden wird die diagnostische Aussagekraft noch deutlich erhöht, diese Methoden sind wertvolle Hilfsmittel in der prächirurgischen Diagnostik fokaler Epilepsien.

- Beim **MSI** (magnetic source imaging) werden die strukturellen Daten der MRT und die funktionellen Daten der MEG kombiniert. Die Treffsicherheit bei der Fokuslokalisation beträgt nahezu 90 % (Stefan et al. 2003).
- **SISCOM:** Die Koregistrierung von SPECT und MRT (SISCOM = computer-aided subtraction ictal SPECT co-registered to MRI) ergibt eine ausgezeichnete Auflösung und damit eine verbesserte Möglichkeit zur Fokuslokalisation bei fokalen Epilepsien. Interiktales und iktales SPECT werden subtrahiert, das resultierende Bild wird in das MRT projiziert (O'Brien et al. 1998). Bei Patienten mit einer extratemporalen Epilepsie und negativem MRT erbringt diese Methode lokalisierte Abweichungen in 75 % der Patienten, in Verbindung mit dem EEG-Monitoring kann mit diesem Verfahren in bis zu 80 % der Patienten die epileptogene Zone identifiziert werden (Cascino 2001).
- **fMRT und EEG:** Die Kombination des BOLD-Signals mit simultan gemessenen epileptiformen Potenzialen im EEG lässt lokalisatorische Aussagen zur Herkunft der epileptischen Aktivität zu (De Ciantis et al. 2013).

Es sollte eine sinnvolle Auswahl getroffen werden, die sich nach den Krankheiten richtet, welche auf Grund von Anamnese und neurologischem Befund in Frage kommen.

4.5 Genetische Diagnostik

Die Kenntnisse über die mit Epilepsien assoziierten genetischen Störungen erweitern sich rasant. Dennoch steht die Klärung des genetischen Hintergrundes der idiopathischen Epilepsien aus. Sie betreffen derzeit also die genetischen Epilepsien im engeren Sinne (Kap. 12), die epileptischen Enzephalopathien (Kap. 15) sowie die hereditären Erkrankungen mit Epilepsie als (wesentliches) Symptom (Kap. 18.3).

Treffen typische klinische und elektroenzephalographische Konstellationen im Sinne idiopathischer Epilepsien nicht zu und ergeben weitere – insbesondere metabolische Analysen und zerebrale Bildgebung – keine richtungsweisenden Befunde, dann ist eine genetische Analytik zu erwägen.

Sie wird darüber hinaus bei bekannten phänotypischen Konstellationen zur Bestätigung einer gestellten Diagnose (bei bekannter genetischer Verortung) eingesetzt (**Tab. 4-6**).

Je deutlicher die Assoziation zu einem beschriebenen Genotyp ist, desto gezielter sollte vorgegangen werden. Die genetische Anamnese mit Stammbaum und eine Dokumentation möglicher Anomalien und klinischer Auffälligkeiten stellen dabei die Basis für die Initiierung von Laboranalysen dar (Kap. 18.1).

Dabei gilt: Ein positives Testergebnis bei bekannter Phänotyp-Genotyp-Korrelation bestätigt die Diagnose und impliziert damit eine Therapieorientierung sowie eine Vorstellung von der zur erwartenden Prognose. Ein weiterer – oft nicht unwesentlicher Faktor – ist die Einstellung weiterer diagnostischer Bemühungen und damit verbundenen Belastungen für das Kind und die Familie. Unabhängig davon ist eine humangenetische Beratung der Familie – vor allem auch be-

Tabelle 4-6: Einsatz verfügbarer genetischer Tests in der Epilepsiediagnostik (modifiziert nach Poduri et al. 2014)

Test	Umfang	Indikation	Vorteil	Nachteil
Karyotypisierung	ungezielt	V. a. Mono-/Trisomie oder chromosomales Rearrangement, wdh. Fehlgeburten	schnelles Ergebnis (Tage)	geringere Auflösung als Array
chromosomale Mikroarray-Analyse	ungezielt und gezielt bezogen auf bekannte Loci	unklare Epilepsie, insbesondere + MR/+ Autismus	kombinierter Ansatz, der auch Informationen über homozygote Veränderungen gerade bei Konsanguinität ermöglicht (schnell)	möglicherweise werden geringgradige Rearrangements nicht detektiert
Single Gene Testing	gezielt	Syndrome, die bekanntermaßen mit einer bekannten Mutation assoziiert sind	rascher und günstiger als Panel	nicht alle kommerziellen Tests detektieren alle gesuchten Deletionen/ Duplikationen
Panel-Diagnostik	semigezielt	bei Fehlen einer klaren Assoziation	wenn mehrere Gene für das klinische Syndrom in Frage kommen: rascher als mehrere gestaffelte Einzelanalysen	nicht alle kommerziellen Panels detektieren alle gesuchten Deletionen/ Duplikationen; kostenintensiv
Whole-Exon-Sequenzierung	ungezielt (wobei in Frage kommende Gene einbezogen werden sollten)	Epilepsien ohne spezifische Gen-Assoziationen	abweichender Phänotyp, Eltern-Kind-Untersuchungen decken Neumutationen auf	Aufdecken anderer Abweichungen, limitierte Technik, kostenintensiv
Whole-Genom-Sequenzierung	ungezielt	Epilepsien ohne spezifische Gen-Assoziationen	Punktmutationen und Anzahl der Kopien werden über das gesamte Genom detektiert	Aufdecken anderer Abweichungen, kostenintensiv

zogen auf die weitere Familienplanung – eine Motivation der Eltern zur genetischen Diagnostik.

Ein negativer Befund ist immer verbunden mit der Frage der weiteren Eskalation der Diagnostik, welche aber im Wesentlichen von einer potenziellen therapeutischen Option abhängt (Tab. 4-7)! Die Grenze der Versicherungsdeckung für Kosten genetischer Analytik und die Frage der Persönlichkeitsrechte des getesteten Kindes sind weiterhin kontroverse offene Diskussionen und müssen in die Patientenaufklärung einbezogen werden.

4.6 Neuropsychologische Diagnostik

Mit Auftreten eines ersten epileptischen Anfalls gilt es, ein besonderes Augenmerk auf die Entwicklung des Kindes zu haben. Entsprechend altersadaptiertes Testmaterial sollte in regelmäßigen Abständen (einmal jährlich, bei Verdacht auf eine Verschlechterung kurzfristiger) eingesetzt werden. Spätestens im Vorschulalter sind komplexe neurospychologische Testbatterien verfügbar wie auch die gängigen Intelligenztests. Auf Basis der erhobenen Befunde ist eine Steuerung der funktionellen Therapien möglich, einzelne neuropsychologische Trainingsprogramme sind verfügbar. Ein anderer Aspekt ist die Planung einer adäquaten Betreuung in einer Kindertageseinrichtung und dann der Schule, was ausreichend früh organisiert werden sollte.

Zur Überprüfung der Beeinflussung des kognitiven Profils durch eingesetzte AEDs stehen Kurztests zur Verfügung, siehe auch Kapitel 22. Zur Darstellung der neuropsychologischen Testverfahren muss auf die entsprechende Literatur verwiesen werden.

Tabelle 4-7: Genetische Varianten und therapeutische Implikationen (modifiziert nach Poduri et al. 2014)

Genvariante	Syndrom	Implizierte Therapie	Weitere
SCN1A	Dravet	vermeide Na-Kanal-wirksame AEDs (bei einigen Patienten)	Ataxie SUDEP-Risiko
SLC2A1	GLUT1-Defizienz	KD	Bewegungsstörung
KCNQ2	epileptische Enzephalopathie (auch: benigne Neugeborenenanfälle)	Ezogabine (Einzelfalldarstellungen)	keine
PRRT2	Säuglingsanfälle (auch: episodische Ataxie, paroxysmale kinesiogene Dyskinesie, hemiplegische Migräne)	CBZ/OXC	weitere Manifestationen?
TSC1/2	Tuberöse-Sklerose-Komplex, oft infantile Spasmen	VGB Rapamycin (Studienmedikation)	regelmäßiges Screening (Gehirn, Herz, Nieren)
ALDH7A1 und PNPO	frühe Epilepsie, hypermotorisch	Pyridoxin/Pyridoxal-5-Phosphat	keine

4.7 Dokumentation der Diagnostik

(– : beauftragt, =: altersentsprechender Normalbefund, + : pathologisch, Befunde werden angefügt)

FA:...

EA:...

☐ Somatogramm ☐ dysmorphe Stigmata ☐ Haut/ Haare ☐ Organomegalie ☐ Hörminderung

☐ okuläre Auffälligkeiten ☐ muskuläre Hypo- / Hypertonie ☐ Bewegungsstörung

☐ **NCH** involviert seit:......./.............. wegen:...

Labor: Blut

☐ ALAT ☐ Aldolase ☐ aP ☐ Alpha-Fetoprotein ☐ AS ☐ Ammoniak

☐ Anionenlücke ☐ ASAT ☐ Bilirubin ges/dir ☐ BGA ☐ Blutbild ☐ Biotinidase ☐ BZ/d-profil

☐ Carnitin ☐ CDG Diagnostik ☐ Cholesterin ☐ 7/8Dehydrocholesterol ☐ Coeruloplasmin

☐ Creatinkinase ☐ Eiweiß (ges.) ☐ Eiw.elpho ☐ Na, K, Cl ☐ Ca, Mg, Ph ☐ FS (freie)

☐ FS (VLCFA) ☐ y-GT ☐ Gerinnung (PTT, TPZ) ☐ Gerinnung (weitere) ☐ Glu/Lactat (Belastung)

☐ Guanidinoacetat ☐ Harnsäure ☐ Harnstoff

☐ Homocystein ☐ Imunglobuline ☐ Ketonkörper ☐ Kreatinin ☐ Kupfer ☐ Lactat ☐ LDH ☐ Lipase

☐ Lipidelektrophorese ☐ Pipecolinsäure ☐ Phytansäure ☐ Pyruvat ☐ Speicherzellen

☐ Sterol ☐ Tandem MS ☐ Triglyceride ☐..

Endokrinologie:

☐ T3,T4, TSH, TBG ☐ Thyreoidale Peroxidase-AK ☐ Thyreoglobulin-AK ☐ TSH Rezeptor-AK

☐ Parathormon ☐ nü. Cortison ☐ Cortisol-Tagesprofil ☐ Prolactin-Tagesprofil

☐... ☐..

Enzymatik:

☐ Lysosomale Enzyme ☐ NCL – TPP, PPT ☐...

Genetik:

☐ Chromosomen ☐ CGH-Array ☐ POLG ☐ Humangenetisches Gutachten (anliegend)

Serologien:

☐ ASL / AS DNAse / AS Hyaluronidase ☐ Borellien ☐ Gliadin / Endomysium-AK ☐ HSV ☐ HIV

☐ Mycoplasmen ☐ Masern ☐ Neuronale Rezeptor-AK ☐ TORCH ☐................................

Vitamine und Spurenelemente:

☐ Folsäure ☐ Selen ☐ Vit A ☐ Vit B1, B6, B12 ☐ Vit E ☐ Zink

Urin:

☐ Stix ☐ AS ☐ CMV ☐ Katecholamine ☐ Kreatin ☐ Kreatinin ☐ Cu

☐ Lysosomale Diagnostik ☐ MPS-Suchtest ☐ Oligosaccharide ☐ OS ☐ Pb

☐ Porphyrindiagnostik ☐ Purin/Pyrimidin ☐ Sulfittest ☐ VMA ☐......................

Liquor:

☐ AS ☐ Glu: Liquor/BZ ☐ Eiweiß ☐ Elektrophorese

☐ Lactat, Liquor/Serum ☐ Neurotransmitter Primärdiagnostik (☐ weitere, siehe Befund)

☐ Neurotrope Viren ☐ Serologien ☐ Leukotriendiagnostik ☐ Zellzahl ☐ ....

Probatorische Behandlung:

☐ Pyridoxin ☐ Pyridoxalphosphat ☐ Folinat ☐ Biotin

Elektrophysiologie: Neurophysiologische Untersuchung:

☐ WEEG ☐ SEEG ☐ Monitoring ☐ langsame Photostim. ☐ PSG ☐ prächirurgisches Monitoring

☐ NLG ☐ f-Welle ☐ EMG ☐ VEP ☐ AEP ☐ SEP

Elektrokardiographisch:

☐ EKG ☐ Langzeit EKG ☐ Belastungs EKG ☐ Langzeit RR

Bildgebung: Sonographie:

☐ Schädel ☐ Abdomen ☐ Nieren ☐ Muskel ☐ Echo ☐ zerebrale Gefäße ☐ ....

radiologische Untersuchungen:

☐ cCT ☐ PET ☐SPECT ☐ Schädel ☐ linke Hand a. p. ☐ Wirbelsäule seitl.

☐ Thorax ☐ Hüfte ☐ ....

Kernspintomographie:

☐ cMRT ☐ cMRT T* ☐ cMRT (3Thesla) ☐ MR Angio ☐ MR-Spectroskopie ☐ ....

Sensorik: Augen:

☐ Fundus ☐ Sehtest ☐ ERG ☐ Druckmessung

Hörtest / Audiometrie:

☐ OAE ☐ BERA ☐ AEP ☐ Audiometrie ☐ Pädaudiologie

Haut: ☐ Woodlampe

Biopsien:

☐ Haut ☐ Muskel ☐ Nerven ☐ Knochenmark/ Speicherzellen/ manuelles BB ☐ ....

Test – und psychologische Diagnostik:

☐ standardisierter Entwicklungstest ☐ kognitive Testung ☐ psychotherapeutische Evaluation

☐ Fotodokumentation ☐ Videodokumentation

Abbildung 4-1: Dokumentation der Diagnostik bei Kindern mit rezidivierenden epileptischen Anfällen unklarer Ätiologie

5 Differenzialdiagnose epileptischer Anfälle

Es gibt eine Reihe sehr unterschiedlicher paroxysmaler nichtepileptischer Phänomene, die epileptischen Anfällen sehr ähnlich sind und deshalb mit diesen leicht verwechselt werden können. Die Fehldiagnose Epilepsie soll bis zu 40 % der Kinder mit pharmakoresistenten Anfällen betreffen, die in tertiären Epilepsiezentren untersucht werden (Uldall et al. 2006). Entsprechend ist eine sorgfältige Erstdiagnostik bis zur Diagnosestellung Epilepsie notwendig. Eine Reevaluation ist bei Abweichungen vom zu erwartenden Verlauf indiziert, aber auch bei anhaltender Therapieresistenz.

Auf der anderen Seite kommt es aber auch vor, dass epileptische Anfälle (z. B. nächtliche Frontallappenanfälle, epileptische Apnoen) als nichtepileptische Ereignisse verkannt werden.

Die wichtigste differenzialdiagnostische Maßnahme ist eine ausführliche und genaue Anamnese. In vielen Fällen nichtepileptischer Anfälle machen die Begleitumstände der Ereignisse, deren Erscheinungsform und der EEG-Befund eine Abgrenzung von epileptischen Anfällen möglich. Da heute Videotechnik allgegenwärtig verfügbar ist, gelingt es zunehmend, paroxysmale Ereignisse filmerisch festzuhalten. Diese Methode ist bei Kindern sehr hilfreich. Insbesondere bei Jugendlichen gilt es aber, Videoaufnahmen durch Dritte nur nach Absprache und Einverständnis zuzulassen. Spontane Filme eines paroxysmalen Ereignisses können sich sonst schon mal ungewollt im Internet wiederfinden. Einige epileptische Anfälle imitierende Ereignisse treten vorwiegend oder ausschließlich in bestimmten Altersabschnitten auf, was die differenzialdiagnostischen Überlegungen eingrenzt. Beispielsweise die respiratorischen Affektkrämpfe kommen praktisch nur im Säuglings- und Kleinkindalter vor, während andere Synkopen und psychogene nichtepileptische Anfälle vor allem das Adoleszenten- und Erwachsenenalter betreffen.

Treten die Ereignisse in einer ausreichenden Frequenz oder gebunden an bestimmte Trigger auf, so wird eine entsprechend zeitlich bestimmte Video-EEG-Doppelbildaufzeichnung erfolgreich sein und epileptische von nichtepileptischen Anfällen abzugrenzen helfen. Dabei können zusätzliche Messparameter hilfreich sein wie simultane kardiorespiratorische und EMG-Aufzeichnungen (Brown 2013). Eine Übersicht über die nichtepileptischen paroxysmalen Ereignisse des Kindes- und Jugendalters, die mit epileptischen Anfällen verwechselt werden können, gibt **Tabelle 5-4** (S. 93).

5.1 Synkopen

Leitsymptom der Synkopen ist der passagere Bewusstseinsverlust, meist mit dem Verlust des Haltetonus. Sie sind damit die häufigste Differenzialdiagnose epileptischer Anfälle bei Kindern und Jugendlichen und betreffen bis zum 18. Lebensjahr etwa 15 % der Kinder und Jugendlichen. In 75 % der Fälle handelt es sich dabei um Reflexsynkopen (s. u.). Synkopen werden im Folgenden entsprechend den Leitlinien der pädiatrischen Kardiologie dargestellt, in denen auch die Affektkrämpfe zu den Synkopen gezählt werden (Dittrich et al. 2014).

Klinisch findet sich bei den sog. Reflexsynkopen ein innerer oder äußerer Auslöser. Initial zeigen sich häufig ein Schwächegefühl, Schwindel, Übelkeit und Sehstörungen. Es schließen sich Bewusstseinsverlust und Tonusverlust der Muskulatur an. Eine tonische Versteifung kann auftreten («wie ein Brett zu Boden fallen»), nicht selten treten einzelne Myoklonien auf. Augenrollen, Einnässen und Vokalisationen können vorkommen. Sind die Myoklonien stärker ausgeprägt, so spricht man von konvulsiven Synkopen. Die Betroffenen erholen sich in der Regel rasch, Müdigkeit, eine leichte Konfusion oder eine leichte Dysarthrie können vorübergehend vorhanden sein. Synkopen sind selbstlimitierend.

Der Klinik von Synkopen liegt eine passagere zerebrale Minderdurchblutung zugrunde. Die Erscheinungsform ist in erster Linie abhängig von der Dauer dieser Minderdurchblutung. So führt z. B. bei einem Herzstillstand die zerebrale Ischämie in aufrechter Position nach 4 bis 8 Sekunden und in liegender Position nach 12 bis 15 Sekunden zur Bewusstlosigkeit. Hält die Asystolie 15 bis 20 Sekunden an, so kommt es zu tonischen Streckkrämpfen, wobei eine Kiefersperre die Minimalmanifestation darstellt. Persistiert die Ischämie eine Minute oder länger, so sind Harn- und Stuhlabgang die Folge. Nach 2 bis 4 Minuten sind die Pupillen fixiert, und sie reagieren nicht mehr auf Licht (Engel 1962). Dieser zeitabhängige Ablauf als Antwort auf eine zerebrale Minderversorgung macht es verständlich, dass es auch im Rahmen einer Synkope zu Streckbewegungen des Körpers und der Extremitäten sowie zu klonischen Bewegungen kommen kann, wenn die Synkope nur lange genug anhält. Diese Abläufe charakterisieren sogenannte konvulsive Synkopen, deren Klinik damit GTKA sehr nahekommt – auf der Basis quasi entgegengesetzter Pathogenese: Energiemangel und nachfolgende Reduktion neuronaler Aktivität bei der Synkope, maximale neuronale Aktivität in allerdings synchronisierter Form beim GTKA mit entsprechender postiktaler Beeinträchtigung.

In **Tabelle 5-1** sind die einzelnen klinischen Faktoren zur Unterscheidung einer Synkope von

Tabelle 5-1: Differenzialdiagnose von Synkope und epileptischem Anfall

Parameter	Synkope	Epileptischer Anfall
Familienanamnese	positiv für Synkopen	positiv für epileptische Anfälle
auslösende Situationen	fast immer	gelegentlich
Beginn	Schwindelgefühl, Flimmern, schwarz vor den Augen	plötzlich, Aura kann vorhanden sein
Hautfarbe	Blässe, kalter Schweiß	variabel, Zyanose
Myoklonien	wenige	häufig stark ausgeprägt, rhythmisch
Einnässen	selten	häufiger
Sturz	oft zu Boden gleiten	teilweise schwere Stürze
Verletzungen	selten	häufiger
Herzfrequenz	Bradykardie (meist)	Tachykardie
postiktale Beeinträchtigung	keine oder kurz dauernd	häufig länger anhaltend
interiktales EEG	normal	häufig epileptiforme Aktivität

einem epileptischen Anfall aufgeführt. In seltenen Fällen kann sich an eine Synkope mit prolongierter Anoxie ein epileptischer Anfall anschließen, ein sog. anoxisch-epileptischer Anfall (Horrocks et al. 2005).

Jenseits der Reflexsynkopen werden kardiogene und orthostatische abgegrenzt. Im Kindes- und Jugendalter stehen passagere Funktionsstörungen des kardiovaskulären Systems im Vordergrund, nicht ganz selten kommen aber auch Synkopen durch kardiale Dysrhythmien, anatomische Herzfehler und myokardiale Erkrankungen vor. Im Erwachsenenalter hingegen spielen organische und degenerative kardiogene und zerebrovaskuläre Ursachen die Hauptrolle (Syska et al. 1998).

5.1.1 Reflexsynkopen

Zyanotische und blasse respiratorische Affektkrämpfe

Respiratorische Affektkrämpfe werden häufig mit epileptischen Anfällen verwechselt. Sie treten bei 4–5 % aller Kinder auf, bei etwa 25 % der betroffenen Kinder liegt eine familiäre Belastung vor. Sie können schon neonatal beobachtet werden, meist jedoch nach dem sechsten Lebensmonat bis zum Ende des Vorschulalters mit einem Maximum zwischen 6 und 18 Monaten. Bezüglich der Häufigkeit des Auftretens beim einzelnen Kind ist eine große Spannbreite möglich: Es kann sich um seltene einzelne Ereignisse bis zu mehreren täglich handeln. Sie prädisponieren nicht zur Epilepsie, es gibt keine Hinweise auf Folgeschäden. AED können das Auftreten nicht verhindern. Etwa 20 % der betroffenen Kinder haben später als Jugendliche oder Erwachsene Synkopen (Lombroso et al. 1967, Pedley 1983, DiMario 2006).

Klinik. Bei den respiratorischen Affektkrämpfen (breath-holding spells) handelt es sich um prolongierte respiratorische Apnoen. Es lassen sich klinisch zwei Formen unterscheiden: die häufigeren blauen (zyanotischen) von den selteneren blassen.

Etwa zwei Drittel der Kinder haben respiratorische zyanotische Affektkrämpfe, etwa 20 % blasse und der Rest beide Formen nebeneinander (Lombroso et al. 1967).

Die zyanotischen Affektkrämpfe werden vor allem durch Frustration, Ärger oder Wut ausgelöst. Das Kind schreit und hört darunter plötzlich auf zu atmen. Typisch ist die Schilderung: Das Kind vergisst, wieder einzuatmen. Der Ablauf gleicht physiologisch einem Valsalva-Manöver. In der Folge wird es schlaff, verliert das Bewusstsein und entwickelt in Verbindung mit einer Tachykardie eine Zyanose. Falls die Apnoe länger anhält, kann es zur Versteifung des Rumpfes und der Extremitäten kommen sowie zu einigen Kloni.

Bei den blassen Affektkrämpfen folgt der Bewusstseinsverlust dem akuten Stimulus sehr rasch, die Periode des Weinens ist sehr kurz oder fehlt ganz. Die Kinder werden blass und kaltschweißig, zunächst sind sie schlaff. Häufig schließen sich eine tonische Versteifung und einige Kloni an (reflektorische anoxische Anfälle). Von Beginn des Anfalls an kann mit dem EKG eine Bradykardie oder Asystolie registriert werden im Sinne einer kardioinhibitorischen Genese. Ein solcher Anfall kann mittels des Bulbusdruckes provoziert werden (Stephenson 1980).

EEG. Das interiktale EEG ist bei beiden Verlaufsformen normal. Während des Ereignisses sind keine epileptiformen Potenziale nachweisbar, aber es kommt je nach Dauer der Episode zur Verlangsamung der Grundaktivität. Zunächst tritt eine diffuse Theta-Aktivität auf mit Übergang in eine hochamplitudige Delta-Aktivität bei Fortdauer der Bewusstlosigkeit. Diese EEG-Veränderungen reflektieren die hypoxämiebedingten Stoffwechselveränderungen des Gehirns.

Diagnose und Differenzialdiagnose. Bei typischem klinischen Bild eines zyanotischen respiratorischen Affektkrampfes sind keine weiteren diagnostischen Maßnahmen notwendig. Bei den blassen Affektkrämpfen mit tonischer Versteifung oder Opisthotonus und klonischen Zuckungen wird man jedoch Herzrhythmusstörungen ausschließen müssen und ggf. auch eine EEG-Diagnostik anschließen.

Die Differenzialdiagnose zu generalisierten tonisch-klonischen Anfällen ist in Tabelle 5-2 aufgeführt. Kommt es im Verlauf des respiratorischen Affektkrampfes zu einer tonischen Versteifung oder Opisthotonushaltung und Myoklonien, so ist eine Verwechslung mit generalisierten tonischen oder tonisch-klonischen epileptischen Anfällen leicht möglich. Es sei noch darauf hingewiesen, dass in Einzelfällen durch sehr lange anhaltende respiratorische Affektkrämpfe ein generalisierter tonisch-klonischer Anfall, ein sog. anoxisch-epileptischer Anfall, getriggert werden kann (Kuhle et al. 2000, Horrocks et al. 2005).

Therapie und Prognose. Die prophylaktische Gabe von Antiepileptika und Sedativa ist nicht wirksam. Verhaltensmodifizierende Maßnahmen mit maßvoller Zuwendung und Setzen fester Grenzen werden empfohlen. Bei häufigem Auftreten ist eine Behandlung mit dem Atropinderivat Ipratropiumbromid möglich, welches nicht die Bluthirnschranke passiert und deshalb keine ZNS-Nebenwirkungen aufweist. Die Wirksamkeit einer Eisentherapie bei respiratorischen Affektkrämpfen wird berichtet, offensichtlich betrifft dies insbesondere Kinder mit einer Eisenmangelanämie (Daoud et al. 1997). Die Prognose der respiratorischen Affektkrämpfe ist gut, denn sie sistieren spontan spätestens im frühen Schulalter.

Nur in Ausnahmen bedarf es medikamentöser Intervention vor allem dann, wenn die hypoxämischen Episoden lange andauern und häufig ausgelöst werden.

Apnoe und Zyanose bei gastroösophagealem Reflux

Kinder im ersten Lebensjahr mit gastroösophagealem Reflux können als Begleitsymptom eine Apnoe mit Zyanose aufweisen. Dabei kann es zusätzlich zu motorischen Phänomenen kommen wie zur Versteifung der Extremitäten oder opisthotonen Haltung. Prädisponierend ist die

Tabelle 5-2: Differenzialdiagnose der respiratorischen Affektkrämpfe (AK) und ihre Abgrenzung von GTKA

Faktor	Zyanotische Affektkrämpfe	Blasse Affektkrämpfe	GTKA
Familienanamnese	häufig positiv für AK	häufig positiv für AK	positiv für Epilepsie
Alter	6 Monate bis 6 Jahre	meist 12–18 Monate	jedes Alter
Häufigkeit	++	+	+
Auftreten im Schlaf	nie	nie	häufiger
Auslöser	Wut, Ärger, Schmerz	plötzlicher unerwarteter Reiz (Angst, Schlag auf den Kopf, bes. Hinterkopf), Fieber, z.T. ohne erkennbaren Anlass	Schlafmangel, häufig keine
Ablauf	Schreien, lange Apnoe, dann Bewusstlosigkeit, Muskelerschlaffung, bei Fortdauer Opisthotonus, einige Myoklonien	fehlendes oder nur kurzes Weinen, kurze Apnoe, rasche Bewusstlosigkeit, bei Fortdauer Opisthotonus, einige Myoklonien	Bewusstseinsverlust, Erhöhung des Muskeltonus, Muskelzuckungen (tonisch-klonischer Ablauf)
Pathophysiologie	initial Tachykardie, dann Bradykardie	primär Bradykardie oder Asystolie	variabel, meist Tachykardie
interiktales EEG	normal	normal	häufig abnorm, hypersynchrone Aktivität

flache Lagerung und die Beziehung des Ereignisses zum Füttern sowie typische Zeichen eines Refluxes wie schon länger bestehende Neigung zum Erbrechen und eine Gedeihstörung mit Gewichtsstillstand oder gar Gewichtsverlust.

Begleitend lassen sich Durchschlafstörungen und Atemauffälligkeiten bis zur Aspiration finden. Kinder mit frühen Regulationsstörungen des Muskeltonus sowie anatomischen Besonderheiten wie Gleithernien oder Skelettstörungen sind häufiger betroffen. Die Therapie erfolgt bezogen auf den Reflux (Machado et al. 2013).

Vasovagale Synkopen

Die vasovagale Synkope betrifft vor allem ältere Kinder und Jugendliche und wird durch längeres Stehen oder aber unerwarteten unerfreulichen Anblick, Geruch oder Schmerzreiz ausgelöst. Sie ist die häufigste Form synkopaler Ereignisse. Dabei handelt es sich um eine vagusvermittelte Reaktion mit starkem Blutdruckabfall durch einen Gefäßkollaps mit konsekutiver zerebraler Minderperfusion. Diese Synkopen gehen häufig mit Prodromi einher und dauern üblicherweise nur kurz.

Synkopen durch passagere Verminderung der Herzauswurfleistung

Der Valsalva-Versuch kann – bei ausreichend langer Anwendung – durch Reduktion des zirkulierenden Blutvolumens im kleinen Kreislauf Synkopen induzieren. Diese wurden bei 56 von 59 freiwilligen Jugendlichen und jungen Erwachsenen dadurch ausgelöst, dass sie zunächst in der Hocke hyperventilierten, dann aufstanden und den Valsalva-Versuch durchführten (Lempert et al. 1994). Nur eine Minderzahl blieb nach dem Hinfallen ruhig liegen, 90 % zeigten asymmetrische myoklonische Zuckungen der Extremitäten. Bei einigen waren diese so stark ausgeprägt, dass sie mit einem generalisierten tonisch-klonischen Anfall verwechselt werden konnten. Einige der Freiwilligen zeigten eine tonische Körper- und Extremitätenhaltung, eine Kopfwendung oder Bulbusabweichungen zur Seite, Lidflattern oder noch andere komplexe Bewegungsabläufe. Vokalisationen kamen häufig vor. Das Auslösen von Synkopen durch das Valsalva-Phänomen wird gelegentlich von Jugendlichen selbst induziert.

Situationssynkopen

Sie sind gekennzeichnet durch einen kurzen zeitlichen Abstand zwischen dem Trigger und der synkopalen Symptomatik. Beschrieben sind: Miktion, Defäkation, Husten, Niesen, Lachen, Haareziepen beim Kämmen, Stehen nach sportlicher Betätigung, große Blasinstrumente anspielen.

Strecksynkopen bei Jugendlichen können ausgelöst werden durch Reklination des Kopfes. Auslösend sind dabei offensichtlich verschiedene pathophysiologische Mechanismen, die zum Abfall des Blutvolumens oder dessen Sauerstoffgehaltes in den Hirnarterien führen.

Eskalation der Symptomatik: konvulsive Synkopen

Im Rahmen von Reflexsynkopen kommt es am häufigsten zu motorischen Phänomenen wie tonischer Versteifung und Kloni im Sinne konvulsiver Synkopen (Inzidenz: 8 : 1000 Vorschulkinder). Diese lassen sich nicht von den blassen Affektkrämpfen abgrenzen, die einen ähnlichen Verlauf im frühen Kindesalter beschreiben, während konvulsive Synkopen vor allem im Vorschulalter/Grundschulalter gesehen werden. Ob die Ausprägung der Symptomatik ähnlich der Prädisposition für selbige eine genetisch determinierte Grundlage hat, ist unklar.

Klinisch folgt einem äußeren und/oder inneren Auslöser (s. **Tab. 5-3**) ein kurzer Schrei, zumindest wird häufig ein Öffnen des Mundes wie zum Schrei beschrieben. Es folgen nach wenigen Sekunden der Bewusstseinsverlust, Muskelerschlaffung und Blässe. Nachfolgend opisthotone Streckung, Zyanose und für einige Sekunden meist symmetrische Myoklonien oder Kloni. In dieser Phase wird eine Blickdeviation häufiger beschrieben, sehr selten nur Einnässen oder

Tabelle 5-3: Auslöser konvulsiver Synkopen (nach Iyer et al. 2014)

- kurzes Anpralltrauma des Kopfes, meist okzipital
- Einklemmen z. B. eines Fingers in eine Tür
- Venenpunktion/Impfung
- Überraschung
- Angst
- Aufregung
- Frustration
- Ärger
- Fieber (eine Kohorte)

Zungenbiss. Nach dem Wiedererlangen des Bewusstseins benötigt das Kind noch einige Minuten, bis sich die Hautfarbe normalisiert hat, nach 15 bis 20 Minuten sollte die normale Aktivität wieder erkennbar sein. Der Übergang lang andauernder konvulsiver Synkopen in anoxische Anfälle ist ein seltenes Ereignis.

Pathophysiologisch handelt es sich um eine vagusreizvermittelte Asystolie, deren Dauer zwischen 15 und 58 Sekunden gemessen wurde. Währenddessen kommt es im EEG zu einer Frequenzverlangsamung bei zunehmender Amplitude, die nach etwa 15 s Asystolie in eine abgeflachte diffuse Aktivität übergeht. Wiedereinsetzen der Herzaktion erfolgt als langsame Frequenz ektoper Schrittmacher, bis der Sinusrhythmus wieder übernimmt. Davon abhängig ist die Dauer der Rückbildung der EEG-Veränderungen. Es gibt keine Berichte über resultierende terminale Asystolien oder zerebrale Langzeitfolgen.

Diagnostisch ist die Anamnese entscheidend. Bulbusdruckversuche stimulieren die Vagusnerven und können in mehr als 50 % Asystolien bei betroffenen Kindern induzieren. Auf Grund ausreichender differenzialdiagnostischer Anhaltspunkte dürfte diese Untersuchungstechnik mehr anekdotischer Natur sein. Wichtig bleibt die Abgrenzung kardialer Synkopen.

Therapeutisch stehen die Sicherung der Diagnose und die damit verbundene Aufklärung im Vordergrund. Bei hochfrequentem Auftreten können Anticholinergika wie Atropinderivate wirksam sein. Im Erwachsenenalter kommen darüber hinaus Beta-Rezeptoren-Blocker und SSRIs zum Einsatz. Rezidivierende konvulsive Synkopen mit nicht ausreichendem Ansprechen auf die genannte medikamentöse Therapie können einen selektiven Herzschrittmacher erforderlich machen.

Bei invasiven Eingriffen und in der Narkoseführung ist auf Grund des erhöhten parasympathischen Tonus eine Atropingabe zu erwägen (Iyer et al. 2014).

5.1.2 Primär kardiogene Synkopen

Störungen der Reizleitung sowie der Auswurfleistung des Herzens können Ursache kardiogener Synkopen sein. Die klassischen Adams-Stokes-Anfälle durch einen kompletten Reizleitungsblock und das Sick-Sinus-Syndrom (Dysfunktion der sinuatrialen Überleitung) kommen im Kindes- und Jugendalter selten vor. Eine Verlegung der kardialen Strombahn kann auf der Ebene des rechten Ventrikels (z. B. Morbus Fallot), durch Beeinträchtigung der linksventrikulären Füllung (z. B. intermittierende Obstruktion der Mitralklappenöffnung) oder durch eine akute Entleerungsstörung der linken Herzkammer (z. B. valvuläre Aortenstenose) auftreten und dadurch Ursache von Synkopen sein oder aber die gesamte Leistungsfähigkeit des Herzens kann reduziert sein wie bei einer Myopathie/Myositis.

Vor allem bei Synkopen mit einer ungewöhnlich lange anhaltenden Bewusstlosigkeit, bei Auftreten infolge körperlicher Anstrengung oder Stress und Übergang in einen epileptischen Anfall muss an eine kardiale Ursache gedacht werden. Eine entsprechende Diagnostik, welche Steh-, Belastungs- und Langzeit-EKG sowie die Echokardiographie einschließt, ist durchzuführen. Den kardialen Synkopen können lebensbedrohliche Herzerkrankungen (z. B. Syndrom der verlängerten QT-Zeit) zugrunde liegen.

Syndrom der verlängerten QT-Zeit

Besondere Beachtung muss dem Syndrom der verlängerten QT-Zeit geschenkt werden, das in zwei angeborenen Varianten vorkommt, denen verschiedene Dysfunktionen von Ionenkanälen zugrunde liegen. Es kann auch durch Herzerkrankungen (Kardiomyopathien, Myokarditis), Elektrolytverschiebungen oder durch Medikamente (Antiarrhythmika, trizyklische Antidepressiva, Phenothiazin) verursacht sein.

Jervell und Lange-Nielsen (1957) haben die seltenere autosomal-rezessiv vererbte Variante mit synkopalen Anfällen in Verbindung mit angeborener Schwerhörigkeit beschrieben. Sehr viel häufiger ist die von Romano (1963) und Ward (1964) beschriebene autosomal-dominant vererbte Form ohne Schwerhörigkeit. Auslöser der typischerweise konvulsiv verlaufenden Synkopen, denen plötzliches Kammerflattern oder Kammerflimmern zugrunde liegt, können körperliche Belastungen (z. B. Schwimmen, Laufen, Radfahren), Emotionen (Freude, Schreck) sein, auch im Schlaf können sie auftreten. Neben den konvulsiven Synkopen ereignen sich auch GTKA, diese können auch Erstsymptom sein. Es ist wichtig, nach plötzlichen familiären Todesfällen zu fragen. Durch die rechtzeitige Behandlung der Betroffenen mit Beta-Rezeptoren-Blockern oder einem Schrittmacher kann die hohe Rate der Sterblichkeit (70 % im Laufe von 15 Jahren) erheblich gesenkt werden (Pacia et al. 1994).

5.1.3 Orthostatische Hypotension

Funktionelles Orthostasesyndrom

Das funktionelle Orthostasesyndrom ist eine häufige Ursache von Synkopen im Schulalter, vor allem bei Mädchen in der Adoleszenz. Es kommt aber auch bei jüngeren Kindern vor, besonders in der Rekonvaleszenz nach längeren fieberhaften Erkrankungen und infolge psychischer Konflikte. Die Symptomatik ist in der Regel so typisch, dass die Diagnose allein mittels Anamnese gestellt werden kann. Der plötzliche Bewusstseinsverlust tritt bei raschem Aufstehen aus dem Liegen oder nach anhaltender Belastung in aufrechter Körperhaltung wie z. B. nach langem Stehen auf. Die Kinder werden unmittelbar zuvor auffällig blass, sie geben Schwindel, Übelkeit, Flimmern und Schwarzwerden vor den Augen an. Beim Stehversuch nach Schellong kann man häufig entweder einen abnormen Anstieg der Pulsfrequenz und Abfall des Blutdruckes (sympathikotone Reaktion) oder einen starken Blutdruckabfall ohne Erhöhung der Pulsfrequenz (asympathikotone Reaktion) feststellen. Der Kreislaufregulationstest auf dem Kipptisch hat sich als besonders gut zum Nachweis einer orthostatischen Kreislaufdysregulation erwiesen (Samoil et al. 1993).

5.2 Migräne und verwandte Störungen

5.2.1 Komplexe Migränevarianten

Sowohl Migräne als auch Epilepsien kommen im Kindesalter häufig vor. Ihre klinischen Manifestationen können sich überlappen, wodurch es zu differenzialdiagnostischen Schwierigkeiten kommen kann. Diese werden zusätzlich dadurch erschwert, dass die Migräne epileptische Anfälle auslösen kann. Weiterhin sind Kopfschmerzen nicht selten ein Symptom des epileptischen Anfalls. Fokale okzipitale epileptische Anfälle können mit Migräne verwechselt werden, wenn sie sich mit elementaren visuellen Halluzinationen, iktaler Blindheit in Verbindung mit Kopfschmerzen manifestieren. Einfache Formen und farbige Muster, die plötzlich auftreten und nach wenigen Minuten wieder verschwinden, sprechen für eine epileptogene Ursache. Okzipitale Anfälle tendieren dazu, sehr viel häufiger aufzutreten und kürzer anzudauern.

Bei einer Reihe komplexer Migränevarianten bestimmen die neurologischen und psychischen Abweichungen (z. B. Parästhesien, Paresen, Bewusstseinsstörungen) das Krankheitsbild und die typischen Migränesymptome wie Kopfschmerzen, Schwindel und Erbrechen treten eher in den Hintergrund. Die neurologischen Ausfälle können über die Kopfschmerzperiode hinaus andauern. Während oder im Anschluss komplizierter Migräneattacken finden sich häufig erheblich ausgeprägte fokale Verlangsamungen im EEG, die sich aber im Verlauf einiger Tage zurückbilden. Interiktal sind ebenfalls häufiger eine Reihe leichterer, aber unspezifischer Abweichungen nachweisbar. Das Auftreten neurologischer Ausfälle in Verbindung mit Kopfschmerzen und evtl. Erbrechen weist auf eine mögliche strukturelle Läsion hin und erfordert eine umfassende Ausschlussdiagnostik. Im Hinblick auf die Differenzialdiagnose zu generalisierten oder fokalen Anfällen kommen drei Migräneformen in Betracht.

Hemiplegische Migräne

Der hemiplegische Migräneanfall beginnt mit einer motorischen Aura der Schwäche, er bietet Verwechslungsmöglichkeiten mit einem epileptischen Halbseitenanfall bzw. mit einer postiktalen Halbseitenlähmung. Die migränetypischen Kopfschmerzen zeigen keine feste zeitliche Bindung an die Lähmung, meist folgen sie dieser aber. Die Lähmung verschwindet in der Regel innerhalb von 24 Stunden. Die Anamneseerhebung ergibt in den meisten Fällen von hemiplegischer Migräne, dass bei dem Betroffenen selbst oder bei weiteren Familienmitgliedern auch noch andere Formen von Migräne vorkommen. Darüber hinaus gibt es eine familiäre Form der hemiplegischen Migräne auf dem Boden verschiedener Kanalopathien (Prantazelli et al. 1991).

Vertebrobasilare Migräne (Basilarismigräne)

Die vertebrobasilare Migräne bietet am ehesten Verwechslungsmöglichkeiten mit einem epileptischen Anfall. Diese Migränevariante beginnt in der Adoleszenz, besonders Mädchen sind betroffen. Die möglichen Symptome Schwindel, Übelkeit, Doppeltsehen oder bilateraler Sehverlust, Dysarthrie, Schwächegefühl oder bilaterale Lähmungen, Sturz in Verbindung mit einer Bewusstseinstrübung weisen auf eine Dysfunktion des Hirnstamms hin. Manche Anfälle beginnen mit dem Hinstürzen des Patienten. Nicht in allen Fällen treten in Verbindung mit dem Migräneanfall Kopfschmerzen auf (Prantazelli et al. 1991).

Konfusionelle Migräne (Alice-im-Wunderland-Syndrom)

Die Diagnose einer Migräne wird sehr schwierig, falls mentale Störungen das Krankheitsbild bestimmen und Kopfschmerzen kaum angegeben werden. Konfusion, Desorientierung, Hyperaktivität, Gedächtnisstörungen, Lethargie, verlangsamte Reaktionen und Erbrechen charakterisieren die Migränevariante der sog. konfusionellen Migräne (Prantazelli et al. 1991). Die Episode der Konfusion kann über mehrere Stunden andauern, sie verschwindet typischerweise nach dem Schlaf.

Das Alice-im-Wunderland-Syndrom bezieht sich auf komplexe mentale Störungen wie verändertes Zeitempfinden, veränderte Größen- oder Formwahrnehmung des eigenen Körpers oder Teilen davon sowie Wahrnehmungsstörungen wie Mikropsie oder Makropsie. In diesen Fällen ist häufig die Anamnese besonders hilfreich, welche ergibt, dass die Betroffenen neben diesen komplizierten auch klassische Migräneanfälle haben und/oder dass eine familiäre Belastung mit Migräne vorliegt.

5.2.2 Episodische, migräneassoziierte Symptome

Benigner paroxysmaler Schwindel des Kleinkindalters

Das Syndrom des benignen paroxysmalen Schwindels, das als ein Migräneequivalent angesehen wird, manifestiert sich im Säuglingsalter und ist meist mit dem fünften Lebensjahr verschwunden (dritter Lebensmonat bis achtes Lebensjahr). Die an sich seltenen Attacken treten ohne Vorwarnung auf und dauern selten länger als wenige Minuten an, treten jedoch auch als Cluster auf. Das Kind schreit plötzlich auf und klammert sich an Personen oder Gegenstände an, da es nicht mehr alleine stehen kann. Ohne einen Halt fällt das Kind hin, es kann zum Erbrechen kommen. Blässe, angstvoller Gesichtsausdruck, gelegentlich Nystagmus sind weitere Symptome. Im Gegensatz zum fokalen epileptischen Anfall mit komplexer Symptomatik, mit dem die Attacke verwechselt werden könnte, bleibt das Bewusstsein erhalten, es fehlt auch die postiktale Benommenheit. Sistieren mit dem Schlaf. Die Kinder sind neurologisch unauffällig, das Standard-EEG fällt normal aus. Inkonstant sind Abweichungen bei der kalorischen Testung des Innenohres. Eine Behandlung ist nicht erforderlich. Die Prognose ist gut, denn die Attacken treten nach einiger Zeit (meist nach sechs bis zwölf Monaten, spätestens im Alter von fünf bis sieben Jahren) nicht mehr auf. Die Kinder können im Verlauf eine Migräne entwickeln, für die eine Familienanamnese oft positiv ist (Winner 2013).

Symptomatische Formen durch Raumforderungen der hinteren Schädelgrube oder andere Vestibularis-Affektionen sind auszuschließen.

Zyklisches Erbrechen

Auch wenn diese Symptome bis ins Erwachsenenalter möglich sind, treten sie doch meist zwischen dem fünften und zehnten Lebensjahr auf: Blässe, Lethargie und dann Erbrechen mit einer Frequenz von 4–10/h für die Dauer von 1 h bis 10 d (meist 1–2 d) in Zyklen von meist alle zwei bis vier Wochen auftretend. Sistieren nach zwei bis drei Jahren, selten länger als das zehnte Lebensjahr. Triggerfaktoren wie physische oder psychische Belastungen werden berichtet. Eine positive Familienanamnese für Migräne findet sich in > 80 %, auch entwickelt sich eine Migräne nicht selten im Verlauf. Das EEG während des zyklischen Erbrechens kann massiv verlangsamt sein und normalisiert sich nach Beendigung einer solchen Episode (Winner 2013).

Paroxysmaler Tortikollis

Es handelt sich dabei um eine paroxysmale Dyskinesie des frühen Säuglingsalters (dritter bis achter Lebensmonat) mit Kopfstreckung und Drehung zu einer Seite, Dauer Minuten bis Tage, die begleitet sein kann von Blässe, Erbrechen, Irritabilität, Ataxie. Dauer bis zu mehreren Stunden, Auftreten etwa alle zwei bis vier Wochen. Die Patienten können im Verlauf andere migräneassoziierte Symptome entwickeln.

Symptomatische Formen wie gastroösophagealer Reflux, Läsionen des Kraniozervikalgelenkes oder Raumforderungen der hinteren Schädelgrube sind auszuschließen. Anders als bei fokalen Anfällen mit solch komplexer Symptomatik oder bei tonischen Anfällen ist das Bewusstsein nicht beeinträchtigt.

5.3 Paroxysmale motorische Phänomene im Wachzustand

Die Auswahl der Erkrankungen und paroxysmalen Phänomene richtet sich nach ihrer Relevanz in der Differenzialdiagnostik zu epileptischen Anfällen und fokussiert auf in ihrer Genese teilweise ungeklärte oder aber hereditäre episodische Bewegungsstörungen. In Abhängigkeit von einer vorbestehenden Grundkrankheit, weiterer Symptome, der Anamnese und des neurologisch/pädiatrischen Befundes ist eine weitere diagnostische Abklärung indiziert. So finden sich z. B. gerade bei Kindern mit schwerwiegenden Hirnläsionen extrapyramidalmotorische Bewegungsstörungen, die auch paroxysmal imponieren können. Das gilt ebenso für die Manifestation metabolischer Störungen/Erkrankungen (s. Tab. 5-4, S. 93).

5.3.1 Episodischer Verlust von Muskeltonus/-kraft im Wachen

Alternierende Hemiplegie

Klinik. Erste Symptome der seltenen alternierenden Hemiplegie sind dystone Bewegungsmuster, Nystagmus und/oder tonische, atonische oder tonisch-klonische Anfälle in den ersten Lebensmonaten. Eine fluktuierende Hemiplegie kann sich erst später entwickeln, dann bereiten die autonomen Symptome wie paroxysmale abdominelle Beschwerden oder bulbäre Symptome differenzialdiagnostisch Schwierigkeiten. Die Diagnose wird auf Grund folgender Kriterien gestellt (Aicardi et al. 1995):

- Beginn vor dem Alter von 18 Monaten (meist im ersten Halbjahr)
- rezidivierende Hemiplegien, eine der beiden Körperseiten betreffend, Intensität fluktuierend
- Episoden von bilateralen Hemiplegien, entweder aus einer Hemiplegie hervorgehend oder von Anfang an
- andere paroxysmale Phänomene: tonische/dystone Attacken, monokulärer oder biokulärer, uni- oder bilateraler Nystagmus, Strabismus
- autonome Phänomene wie Dyspnoe, Hautblässe, Schwitzen, Mydriasis während der Hemiplegien oder isoliert
- Verschwinden aller Symptome im Schlaf, Wiederauftreten 10 bis 20 Minuten nach dem Erwachen bei lang anhaltenden Attacken
- Manifestation einer Entwicklungsverzögerung, einer mentalen Retardierung und neurologischer Defizite einschließlich Choreoathetose, Dystonie oder Ataxie, Epilepsie.

Triggerfaktoren für die Paroxysmen können emotionale Erregung, Anstrengung, Hypo-/Hyperthermie oder Baden sein. Der Verlauf ist in hohem Maße variabel, sowohl was die einzelnen Symptome betrifft als auch die Häufigkeit des Auftretens über die Zeit. Im Verlauf der Erkrankung scheinen die paroxysmalen Ereignisse – insbesondere die Hemiplegie – jedoch weniger häufig aufzutreten. Bleibende Beeinträchtigungen sind in ihrer Ausprägung ebenso weit gefächert und zeigen darin eher einen progredienten Verlauf.

Ätiologie. Bei einer Kohorte von Patienten mit alternierender Hemiplegie wurden De-novo-Mutationen im ATP1A3-Gen gefunden, das eine Untereinheit der transmembranösen Na/K-ATPase kodiert. Diese wiederum beeinflusst wesentlich die chemische und elektrische Spannung an der neuronalen Zellmembran und damit deren Erregbarkeit. Während Mutationen des ATP1A2-Gens, das eine andere Untereinheit diese Enzyms kodiert, bei Patienten mit einer hemiplegischen Migräne gefunden werden, wurden heterozygote Missense-Mutationen im ATP1A3-Gen zuvor schon bei Patienten mit alternierender Hemiplegie als pathogenetisches Korrelat identifiziert. Hier scheint eine andere funktionelle Domäne des Enzymkomplexes betroffen zu sein. Vergleicht man Patientengruppen dieser seltenen Erkrankungen, so zeigen sich überlappende Symptome in Bezug auf die Trigger, paroxysmale Dystonie und Dysarthrie. Der Dystonie-Parkinsonismus mit rapidem Beginn wird jedoch wesentlich später symptomatisch (ab viertem Lebensjahr), es fehlt die Hemiplegie und im Wesentlichen auch die globale Beeinträchtigung. Rosewich et al. (2012) gehen von einem phänotypischem Kontinuum zwischen alternierender Hemiplegie und Dystonie-Parkinsonismus mit rapidem Beginn aus – damit wird eine autosomal-dominante Vererbung postuliert.

Die Differenzialdiagnose schließt verschiedene Krankheiten mit rezidivierenden Halbseitenlähmungen ein, u. a. die hemiplegische Migräne, mitochondriale Zytopathien (Leigh-Syndrom) und das Moya-Moya-Syndrom. Im Säuglingsalter ist es vor allem das «alternierende Hemi-Grand-Mal», eine frühe Symptomatik des Dravet-Syndroms (s. Kap. 15). Eine nächtliche (benigne) alternierende Hemiplegie des Kindesalters wurde in Einzelfällen beschrieben (Chaves-Vischer et al. 2001, Wagener-Schimmel et al. 2012).

Mit einer medikamentösen Behandlung wird in der Mehrzahl der Fälle nur eine Besserung erreicht. Als Akuttherapie sind Chloralhydrat rektal oder oral, DZP rektal und Niaprazin oral (Antihistaminikum) geeignet. Zur Durchführung der Langzeitprophylaxe ist Flunarizin (Kalziumantagonist) das Mittel der Wahl, hierdurch wird oft eine Abschwächung und Verkürzung der Dauer der Attacken erreicht, weniger eine Abnahme der Häufigkeit. Langzeitbeobachtungen haben ergeben, dass die motorische und intellektuelle Entwicklung durch Flunarizin verbessert werden kann (Mikati et al. 2000, Sasaki et al. 2001). Daneben werden mit unterschiedlichem Teilerfolg Clonazepam, Haloperidol, LTG und Acetazolamid eingesetzt.

Kataplexie

Die Kataplexie tritt als Kardinalsymptom der Narkolepsie auf (in etwa 60–75 % der Fälle im Kindes- und Jugendalter) und ist gekennzeichnet durch den plötzlichen Verlust des Haltetonus, in etwa 20 % allerdings unilateral. Beteiligt sind vor allem mimische, Nacken- und Kniemuskulatur, nie die glatte Muskulatur. Das Bewusstsein ist immer erhalten. Abgeschwächte Formen können sich nur durch eine verwaschene Sprache oder Gesichtshypotonie zeigen, bei Kindern wird dabei auch das Herausstrecken der Zunge als aktives motorisches Symptom während der Kataplexie berichtet (Mayer 2014). Frequenz, Intensität und Dauer hängen stark vom auslösenden Trigger ab, Letztere beträgt meist unter 30 Sekunden. Im EEG wie auch im EKG zeigt sich eine Verlangsamung während des Verlustes des Muskeltonus. Trigger sind in etwa 50 % der Attacken eruierbar und bestehen in ausgeprägten positiven Emotionen wie plötzlicher Freude, herzhaftem Lachen. Bei Patienten mit Kataplexie wird im Liquor eine ausgeprägtere Verminderung von Hypocretin gefunden als bei Patienten nur mit Narkolepsie. Der Verlust hypocretinpositiver Neuronen während der Narkolepsieerkrankung, die in die Verarbeitung starker emotionaler Stimuli involviert sind, führt offensichtlich bei emotionaler Erregung zu einer Verminderung der motorischen Kontrolle auf Hirnstammniveau (Dauvilliers et al. 2014). In Tiermodellen erwiesen sich anticholinerge Substanzen wie auch Dopaminergika als wirksam (Monoaminoxidase-Hemmer, SSRI, -Hydroxybutyrat, Stimulanzien).

Differenzialdiagnostisch kommt der Typ C der Niemann-Pick-Erkrankung in Betracht, der durch weitere extrapyramidalmotorische Störungen und progrediente Retardierung gekennzeichnet ist (Anheim et al. 2014) sowie das Prader-Willi-Syndrom.

5.3.2 Episodische hyperkinetische Bewegungsstörungen

Paroxsymale dyskinetische Bewegungsmuster

Dabei handelt es sich um dystone, choreatische, ballistische oder athetotische Bewegungen als Ausdruck seltener hereditärer Krankheiten oder passager ohne bekannte Ätiologie mit episodisch auftretenden unwillkürlichen Bewegungsabläufen, die gewöhnlich im Kindesalter beginnen und nicht progredient verlaufen. Sie können immer auch akutes Symptom systemischer und/oder neurologischer Erkrankungen sein, die auszuschließen sind.

Der **paroxysmale Tortikollis** wird unter den migräneassoziierten Symptomen behandelt.

Paroxysmale kinesiogene Choreoathetose. Die paroxysmale kinesiogene Choreoathetose ist durch kurz dauernde (< 1 min), unilaterale, gelegentlich auch bilaterale Choreoathetose oder dystone Haltung eines Armes oder Beines gekennzeichnet, die durch eine plötzliche Bewegung, z. B. beim Aufstehen nach längerem Sitzen und durch Aufregung oder Stress, induziert werden. Ein Grimassieren und eine Dysarthrie können die Episode begleiten, aber auch unabhängig davon auftreten. Das Bewusstsein ist dabei nicht verändert, das EEG ist während der Attacke normal. Diese Störung beginnt meist im Alter zwischen 1 und 20 Jahren (meist 5 bis 8), die Häufigkeit des Auftretens variiert erheblich, zwischen mehreren Attacken täglich und einbis zweimal monatlich. Die paroxysmale kinesiogene Choreoathetose spricht gut auf Antiepileptika (CBZ/PB/PHT/VPA) an. Mutationen des PRRT2(Prolon rich transmembrane 2)-Gens werden in den meisten familiären Fällen gefunden, in sporadischen zu etwa 25 % (Liu et al. 2013). Eine autosomal-dominante Vererbung mit inkompletter Penetranz ist anzunehmen. PRRT2-Mutationen finden sich auch bei Kindern mit Epilepsien, insbesondere bei benignen familiären Säuglingsanfällen (s. Kap. 12.1), aber auch vereinzelt bei der hemiplegischen Migräne.

Familiäre paroxysmale nonkinesiogene Dyskinesie (Mount-Reback). Trigger sind bei dieser Form nicht Bewegungen, sondern können Hunger, Ermüdung, Stress, Kaffee, Alkohol sein. Es folgt eine langsame anhaltende Muskelkontraktion, aber auch choreatische oder athetotische Muster. Dauer (meist 1–4 h) und Intensität variieren erheblich auch innerhalb einer Familie und können mit dem Alter abnehmen. Weitere Beeinträchtigungen gibt es nicht. Eine Mutation des entsprechend PNKD-genannten Gens wird in den betroffenen Familien gefunden, ohne dass dessen Funktion geklärt ist.

Transiente paroxysmale Dystonie des frühen Kindesalters. Eine paroxysmale Dystonie im frühen Kindesalter ohne eine strukturell-metabolische Ätiologie wurde von Angelini et al. (1988) erstmals beschrieben. Sie beginnt im Säuglingsalter und remittiert im Laufe von sechs Monaten bis zwei Jahren spontan. Die dystonen Episoden mit Opisthotonus, symmetrisch oder asymmetrischer Muskelhypertonie der Arme, die gestreckt oder gebeugt gehalten werden, und hyperpronierten Händen halten einige Minuten bis zu zwei Stunden an. Die Häufigkeit wechselt zwischen mehrmals täglich und einmal monatlich. Sie treten nur im Wachen auf, das Bewusstsein ist nie getrübt. Die Episoden verschwinden spontan im zweiten Lebensjahr.

Sandifer-Syndrom. Das Sandifer-Syndrom ist durch eine intermittierend auftretende Dystonie im Kopf- und Rumpfbereich gekennzeichnet, übergehend in eine opisthotone asymmetrische Haltung. Bei älteren Kindern wird auch ein Hin- und Herbewegen des Kopfes beschrieben, als Begleitsymptome gurgelnde Geräusche und Muskelhypotonie. Ein Auftreten der Symptome in Abhängigkeit von den Mahlzeiten und Verschwinden im Schlaf sind charakteristisch. Als Ursache wird ein gastroösophagealer Refux angenommen, die Symptomatik sistiert mit der entsprechenden Behandlung. Durch die Haltungsänderungen scheint sich das Kind Erleichterung zu verschaffen, allerdings mutet das Bewegungsmuster wie ein komplexer Reflex an.

Benigner paroxysmaler tonischer Aufwärtsblick des Kindesalters. Der benigne paroxysmale tonische Aufwärtsblick des Kindesalters bezeichnet ein seltenes neuroophthalmologisches Syndrom. Die Symptome der idiopathischen Form beginnen meist im ersten Lebensjahr und verschwinden spontan bis zum Alter von fünf Jahren. Das Hauptcharakteristikum sind Ausbrüche tonischer Aufwärtsbewegungen der Augen bei Kopfbeugung verbunden mit Ataxie. Bewegungen des Kopfes nach unten und sakkadische Bewegungen der Augen nach unten können als Kompensationsreaktionen angesehen werden. Eine Veränderung des Bewusstseins kommt nicht vor, die horizontalen Augenbewegungen sind nicht beeinträchtigt. Die Episoden halten zwischen 30 Sekunden und einigen Minuten an und können mehrmals täglich auftreten. Differenzialdiagnostisch sind strukturelle Ursachen auszuschließen. Eine Therapie mit L-Dopa ist in Einzelfällen erfolgreich (Ozbay 2012).

Episodische Ataxien

Eine ataktische Bewegungsstörung mit episodischem Auftreten kann als Symptom neurometabolischer Erkrankungen im Vordergrund stehen. Bei den autosomal-dominant vererbten Ataxien (E1–E7) werden die Minuten bis Stunden andauernden Episoden ab dem zweiten Lebensjahr beschrieben.

Auch der **benigne paroxysmale Schwindel des Kleinkindalters** kann als ataktische Bewegungsstörung imponieren.

Paroxysmaler Myoklonus

Myoklonische Bewegungsmuster sind durch kurze unwillkürliche Kontraktionen oder Relaxationen von Muskelgruppen gekennzeichnet, die sich nicht rhythmisch wiederholen können. Startle-Reaktionen entsprechen im motorischen Ablauf Myoklonien, haben aber eine deutliche tonische Komponente.

Benigner frühinfantiler Myoklonus. Der benigne frühinfantile Myoklonus tritt im ersten Lebensjahr bei psychomotorisch dem Alter entsprechend entwickelten und neurologisch unauffälligen Kindern im Wachzustand oder während des Schlafes auf. Erregung und Frustration können vorangehen. Dieses paroxysmale Phänomen wurde erstmals von Lombroso und Fejerman (1977) bei 16 Kindern im Alter von 3 bis 8½ Monaten beschrieben und in den darauf folgenden Jahren auch von anderen Untersuchern bestätigt (Pachatz et al. 1999). Der benigne frühinfantile Myoklonus zeigt sich als Kontraktion der Rumpf- und Halsmuskulatur mit unterschiedlich ausgeprägter Beteiligung der Extremitäten. Dieses Phänomen tritt als Einzelereignis oder in Serien (3 bis 10 Myoklonien) auf, was einer Imitation infantiler Spasmen gleichkommt («nicht epileptische infantile Spasmen», Maydell et al. 2001). Die Zeitintervalle zwischen den Myoklonien betragen 1 bis 15 Minuten, die Serien erstrecken sich meist über 10 bis 60 Minuten. Die Serien können sich mehrmals täglich ereignen. Das EEG und polygraphische Untersuchungen fallen immer unauffällig aus. Remission bis zum Alter von zwei Jahren.

Opsoklonus-Myoklonus-Syndrom. Betroffen sind Kinder im späten Säuglingsalter oder aber älter als drei Jahre. Zunächst kommt es zu Myoklonien an verschiedenen Körperpartien, z.T. massiv, getriggert von intendierten Bewegungen oder emotionaler Aufregung. Es kann jedoch auch zunächst eine Ataxie im Vordergrund stehen. Dann erst tritt der Opsoklonus auf, der rasche multidirektionale konjugierte Augenbewegungen beschreibt. Die Symptome sind zunächst episodisch und nehmen an Dauer und Intensität rasch zu. Meist handelt es sich um ein paraneoplastisches Geschehen, im Kindesalter zumeist durch ein Neuroblastom hervorgerufen (Hero et al. 2013). Differenzialdiagnostisch kommen autoimmun vermittelte Erkrankungen in Frage.

Hyperekplexie. Die Hyperekplexie ist eine sehr seltene neurologische Störung, deren Hauptsymptom als abnorm verstärkte Schreckreaktion beschrieben werden kann. Im Neugeborenenalter fallen paroxysmale generalisierte maximale Tonuserhöhungen auf, die z.B. durch taktilen Reiz am Rücken bei Hinlegen des Kindes ausgelöst werden können. Das EEG – sofern auswertbar – ist dabei normal. Diese eindrucksvollen Episoden, die durchaus auch mit Zyanose einhergehen können und auf Grund der Dauer Interventionen erfordern, nehmen im Säuglingsalter ab, stattdessen treten die als Startle-Reaktion bezeichneten Bewegungsschablonen auf mit Augenschluss, dann Heben der Arme über den Kopf bei Vorbeugen desselben sowie in der Folge Flexion von Rumpf und aller Extremitäten gefolgt von einer raschen Entspannung (Dauer bis 3 s). Keine Bewusstseinsalteration! Durch den Startle-Reflex besteht eine erhöhte Unfallgefährdung! Apnoen, Sprachentwicklungsprobleme oder gar neurokognitive Einschränkungen können im Verlauf auftreten. Die Symptomatik wird zwar mit dem Alter weniger deutlich in ihrer Ausprägung, bleibt jedoch lebenslang bestehen.

Ätiologisch wird von einer Störung durch Veränderung der glycinabhängigen Chloridkanäle ausgegangen – also einer beeinträchtigten Hemmung. Mutationen des Glycin-Rezeptor-Gens (GLRA1), aber auch des Glycin-Transporter-Gens (SLC6A5) oder weiterer synaptischer Glycin-Rezeptor-Proteine, die bei einem Teil der Patienten nachgewiesen wurden. Offensichtlich scheinen jedoch weitere unbekannte Mechanismen eine Rolle zu spielen.

CLB zeigt eine gute Wirksamkeit, was auf der GABA-vermittelten Modulation der Chloridkanäle beruhen dürfte.

Das Krankheitsbild wird auch als «Stiff-Baby-Syndrom» bezeichnet, was als Analogie zum Stiff-Man-Syndrom etwas irreführend ist, da dieses eine Erkrankung bezeichnet, bei der es zu einer anhaltenden und zunehmenden Tonuserhöhung meist der unteren Extremitäten kommt. Ursache können neben Prozessen im Spinalraum und hereditären Dystonien oder Paraplegien bei einer Manifestation im Kindes- und Jugendalter vor allem Autoimmunerkrankungen sein (Clardy et al. 2013).

Stimulus-getriggerte Startle-artige epileptische Anfälle sind bei Kleinkindern mit strukturellen Läsionen des Gehirns z.B. durch Blutung/Hypoxie neben anderen Anfallstypen häufig. Dabei ist das Bewusstsein eingeschränkt, die EEG-Veränderungen bestehen in Kurvensuppression oder hochamplitidigen Wellen/Spikes.

Episodischer Tremor/rasche repetitive Bewegungsmuster

Bibbern. Dieser hochfrequente und niedrigamplitudige Tremor betrifft vor allem das Gesicht (Unterkiefer) und die Extremitäten. Er wird bei über 40 % der gesunden Neugeborenen beobachtet und kann bis zum 9. Lebensmonat immer wieder auftreten. Symptomatische Formen (Hypoglykämie, Elektrolytstörung, Drogenentzug usw.) sind auszuschließen. In Abgrenzung zum epileptischen Anfall besteht keine Blickdeviation, keine vegetativen Phänomene, die Episoden sind durch passives Bewegen der Gelenke der betroffenen Körperregionen zu unterbrechen (Uddin et al. 2003).

Schauderattacken. Schauderattacken fallen im Säuglingsalter erstmals auf. Der Bewegungsablauf wird bezeichnend von den Eltern beschrieben als: «wie wenn kaltes Wasser über den Rücken gegossen wird». Neben dem «Erschauern am ganzen Körper» im Sinne eines hochfrequenten niedrigamplitudigen Tremors kommt es zu einer Änderung der Körperhaltung mit Beugung des Kopfes, des Rumpfes, der Ellenbogen und der Knie, Letztere werden adduziert. Das Bewusstsein ist nicht beeinträchtigt, das EEG ist unauffällig (Holmes et al. 1986). Sie dauern nur wenige Sekunden lang an und können bis zu mehrere hundertmal pro Tag auftreten, aber auch wochenlang ausbleiben. Die Häufigkeit nimmt im Laufe der Zeit ab, die Symptomatik kann noch während des Kleinkindalters weiter bestehen. Ob Schauderattacken Vorläufer des essenziellen Tremors sind, ist nicht geklärt, ebenso wie beim essenziellen Tremor soll Propanolol wirksam sein (Barron et al. 1992).

Spasmus nutans. Hierbei handelt es sich um eine Erkrankung des Säuglings- und Kleinkindesalters, die gewöhnlich zwischen dem 4. und 12. Lebensmonat erstmalig auftritt. Die drei Kardinalsymptome Kopfwackeln, Nystagmus und Tortikollis treten im Wachen sporadisch, aber auch anhaltend auf. Kopfwackeln im Sinne eines niedrigfrequenten Tremors und feinschlägiger Nystagmus, der auch nur einseitig vorhanden sein kann, laufen nicht synchron miteinander ab. Mit der Kopfzwangshaltung scheint das Kind die Fixation stabilisieren zu können. Das EEG fällt normal aus, eine Behandlung ist nicht notwendig. Die Ursache ist unbekannt, symptomatische Formen – insbesondere Raumforderungen im Bereich des Mittelhirns – sind auszuschließen.

Tics, Gilles-de-la-Tourette-Syndrom

Etwa 10 % der 6- bis 8-jährigen Kinder weisen Tics in unterschiedlicher Ausprägung auf, Jungen etwa 3-mal häufiger als Mädchen. Mit einem Maximum um das 10. Lebensjahr nimmt die Häufigkeit in der Pubertät deutlich ab. Klinisch zeigen sich zumeist im Bereich der Augen (Zwinkern, weites Öffnen des Lidspaltes …) beginnende und zentrifugal sich ausbreitende abrupt auftretende, repetitive und stereotyp ablaufende Bewegungsmuster im Sinne von erratischen Muskelkontraktionen. Sie können sich – auch asymmetrisch – über mehrere Körperregionen ausbreiten und mehrere Sekunden andauern. Triggerfaktoren sind vor allem das allgemeine emotionale Erregungsniveau – zusätzlich können situative Faktoren wie emotionaler Stress die Symptome massiv verstärken. Weitere Manifestationen sind Räuspern, Schluckauf und Vokalisationen, wie sie für das Gilles-de-la-Tourette-Syndrom typisch sind, das klinisch als maximale Eskalation von Tics angesehen werden kann und meist bis ins Erwachsenenalter fortbesteht.

Tics können mit weiteren Auffälligkeiten wie Lernstörungen einhergehen, aber auch mit einer zunehmenden Zwangssymptomatik, auf deren Entwicklung frühzeitig zu achten ist.

Differenzialdiagnostisch sind vor allem bei atypischen Verläufen systemische Ursachen für hyperkinetische Dyskinesien auszuschließen, die Abgrenzung zu epileptischen Anfällen ist auf Grund der fehlenden Bewusstseinseinschränkung und und den wechselnden Bewegungsabfolgen und deren Dauer klinisch vorzunehmen.

Komplexe Bewegungsmuster

Selbststimulation bei Säuglingen und Kleinkindern (Masturbation). Eine Selbststimulation ähnlich der Masturbation kann bei Säuglingen und Kleinkindern beiden Geschlechts im Alter von zwei Monaten bis zu fünf Jahren beobachtet werden. Sie Kinder zeigen minuten- bis stundenlang anhaltende Verhaltensmuster, bei denen sie in sitzender oder liegender Position stereotyp Schaukelbewegungen, tonische Versteifung des Körpers oder rhythmische Hüftbeugung und Zusammenpressen der Oberschenkel vollziehen. Eine direkte genitale Manipulation findet nicht statt. Typisch ist das Strecken und Zusammenpressen der Beine mit Unterhaken eines Fußes unter den benachbarten Unterschenkel im Liegen oder Sitzen. Die Kinder können dabei massive autonome Begleitphänomene aufweisen wie Rötung des Gesichts, Schwitzen, Stöhnen, Tachykardie und unregelmäßige Atmung, das Bewusstsein bleibt erhalten. Der Versuch, die abwesend wirkenden Kinder aus der Situation herauszuholen, wird meist mit Abwehr und Ärger beantwortet. Langeweile oder Stress begünstigen das Auftreten.

Eine damit assoziierte Verhaltensstörung im Verlauf ist ebenso nicht beschrieben wie auslösende Missbrauchserfahrung – offensichtlich ist bei dieser Art der Autostimulation das Kind ausschließlich auf sich selbst bezogen. Sexualisiertes Verhalten muss davon abgegrenzt werden!

Okulomotrische Apraxie. Der von Kopfschleuderbewegungen zur okulären Fixation gekennzeichneten Symptomatik liegt ein Fehlen der schnellen Augenbewegungen zugrunde (Cogan-Syndrom). Auch diese Symptomatik ist in Auftreten und Intensität von der visuellen Exploration des Kindes abhängig und damit gut von epileptischen Anfällen zu differenzieren.

Stereotypien. Stereotypien sind einfache, oft symmetrisch ausgeprägte Bewegungsschablonen, zumeist bestehend aus Hin- und Herschaukeln oder komplexere Handlungen beinhaltend, seltener die unteren Extremitäten mit einbeziehend. Dabei wird das einmal aufgenommene Muster stereotyp rhythmisch reproduziert. Die betroffenen Kleinkinder verfallen in Stereotypien, wenn sie aufgeregt oder gestresst sind, und erfahren so eine unspezifische Spannungsabfuhr. Die Stereotypien sind unterbrechbar, das Bewusstsein ist nie beeinträchtigt.

Kopfschlagen gegen Wände, Bettunterlagen oder auf den Boden tritt vor allem bei wachen Säuglingen und Kleinkindern auf. Bei älteren Kindern kommt es auch in Verbindung mit Wutausbrüchen vor. Die betroffenen Kinder sind häufig leicht irritabel und motorisch sehr aktiv. Gehäuft finden sich diese Muster bei mental retardierten Kindern. Wenn die Kinder abgelenkt oder berührt werden, hören diese Bewegungen auf. Eine medikamentöse Behandlung ist in der Regel unnötig. In Einzelfällen mit besonders starker Ausprägung kann mittels Verhaltenstherapie eine Abschwächung erreicht werden.

5.4 Paroxysmale motorische Phänomene im Schlaf

Während des Einschlafens oder des Schlafens treten bei Kindern häufiger episodische motorische Phänomene auf, die mit nächtlichen epileptischen Anfällen verwechselt werden können (Laberge et al. 2000, Tinuper et al. 2007). Diese Episoden ereignen sich meist bei anderweitig gesunden Kindern und verlieren sich oft im Laufe der Kindheit. Gemäß der Internationalen Klassifikation von Schlafstörungen schließen die nichtepileptischen paroxysmalen motorischen Ereignisse folgende drei Kategorien ein (ASDA 2005):

- Parasomnien mit den Untergruppen Non-Rapid-Eye-Movement(NREM)-Parasomnien (z. B. Pavor nocturnus, Schlafwandeln) und REM-Parasomnien (z. B. Alpträume)
- schlafbezogene Bewegungsstörungen (z. B. Zähneknirschen)
- einzelne Symptome als Varianten des Normalen (z. B. Schlafmyoklonien) oder als ungeklärte Phänomene (z. B. benigner frühinfantiler Myoklonus).

Hier sollen nur die Ereignisse beschrieben werden, die im Kindesalter eine besondere Rolle spielen. In Einzelfällen kann die Differenzialdiagnose die Durchführung einer videokontrollierten Polysomnographie erforderlich machen.

5.4.1 Episodischer Verlust von Muskeltonus/-kraft im Schlaf

Benigne nächtliche alternierende Hemiplegie

Auftretend bei Jungen zwischen drei Monaten und drei Jahren finden sich passagere Hemiparesen etwa ein bis zwei Stunden nach dem Einschlafen. Das Kind wacht aus dem Nachtschlaf auf und schreit, die Eltern finden es meist mit einer halbseitigen, aber auch bilateralen Muskelschwäche vor. Zusätzlich können Aphasie, Kopfschmerz, Erbrechen, Blickdeviation oder Atemstörungen auffällig sein. Dauer 5–20 min (bis 7 h). Das EEG zeigt währenddessen eine kontralaterale Verlangsamung, die auch nach der Symptomatik noch anhält.

Diese Erkrankung ist nur bei Jungen beschrieben, was auf eine X-chromosomale Lokalisation hinweist. Weiterhin ist die Familienanamnese für Migräne oft positiv, was mit den EEG-Veränderungen korreliert (Wagener-Schimmel et al. 2012).

Kongenitales zentrales Hypoventilationssyndrom

Wesentliches Symptom dieser seltenen Erkrankung (1 : 200 000) sind schon neonatal nachweisbare Episoden einer zunehmenden Hypoventilation im Schlaf. Auf Grund einer fehlenden Reizantwort auf Hyperkapnie und Hypoxämie können die Hypoventilationen bis zur vollständigen Apnoe eskalieren. Die begleitenden EEG-Veränderungen entsprechen denen einer zunehmenden Hypoxie mit Normalisierung nach dem Erwachen.

Die meisten Fälle sind sporadisch und mit einer Mutation im Paired-like-Homebox-2B(PHOX2B)-Gen assoziiert, für die ein autosomal-dominanter Erbgang angenommen wird.

Die Erkrankung ist mit einer hohen Mortalität im ersten Lebensjahr assoziiert (40 %) (Ramanantsoa et al. 2013).

Narkolepsie

Die Narkolepsie ist durch Episoden eines unwiderstehlichen Schlafdranges, Kataplexie (im Wachen, s. o.), hypnagoge Halluzinationen und Schlaflähmungen charakterisiert (Scammell 2002). Die Narkolepsie kommt in der Bevölkerung mit einer Häufigkeit von etwa 1 : 4000 vor. Bei etwa der Hälfte aller von Narkolepsie Betroffenen beginnt die Erkrankung schon in der Adoleszenz, in 5 % präpubertär.

Das Hauptsymptom ist eine exzessive Tagesschläfrigkeit in Verbindung mit einer ausgeprägten Desorganisation des Schlaf-wach-Rhythmus. So wie die Patienten tagsüber einen imperativen Schlafdrang verspüren und durch kurze Naps (1–10 min) sich wieder wacher fühlen, ist der Nachtschlaf immer wieder unterbrochen. Während der Übergänge in den Schlaf kommt es zur Schlafstadiendissoziation mit hypnagogen Fehlwahrnehmungen, zu Schlaflähmungen und hypnopompem halluzinaorischen Phänomenen mit dem nächsten Erwachen. In der Summe schlafen die Patienten nicht mehr als die Normalpopulation, nur ist die Verteilung des Schlafes über den Tag erheblich gestört.

Bei Kindern kann die Tagesmüdigkeit zunächst als hyperaktives Verhalten imponieren, das mit Phasen exzessiven Schlafs abwechselt. Zwei Drittel der Patienten erfahren schon früh eine deutliche Gewichtszunahme, die durch eine veränderte Regulation des Appetits erklärt wird. Weiterhin werden Verhaltensstörungen im Schlaf, obstruktive Apnoen und periodische Beinbewegungen bei einem Teil der Patienten angegeben, die Rate der assoziierten depressiven Symptome ist hoch.

Die meisten Fälle treten sporadisch auf, eine positive Familienanamnese kommt gelegentlich vor. Bei über 90 % der Patienten findet sich eine Assoziation mit dem Allel HLA-DQB1*0602, welches eine Prävalenz von 20 % in der Normalpopulation aufweist. Immunologische Prozesse sind zumindest als auslösendes Moment wahrscheinlich.

Die Diagnose basiert entscheidend auf der Anamnese. Die Polysomnographie und der multiple Schlaflatenztest bestätigen die Diagnose. Therapeutisch sind verhaltensregulierende Maßnahmen wesentlich. Medikamentös Stimulanzien, Modafinil, β-Hydroxybuttersäure und Natriumoxybat (Kataplexien s. Kap. 5.3.1) (Mayer et al. 2014).

Je früher die Erkrankung beginnt, desto schwerer scheint der zu erwartende Verlauf.

5.4.2 Episodische hyperkinetische Bewegungsstörungen im Schlaf

Singuläre Bewegungen

Benigner neonataler Schlafmyoklonus. Der benigne neonatale Schlafmyoklonus wird leicht mit epileptischen Neugeborenenanfällen verwechselt, insbesondere dann, wenn er mit unilateralen Myoklonien einhergeht. Er beginnt meist innerhalb weniger Tage nach der Geburt, betroffen sind neurologisch unauffällige Neugeborene. Die Myoklonien treten ausschließlich im Schlaf auf, sie können durch Wecken unterbrochen werden. Die Myoklonien können fokal, unilateral und generalisiert auftreten. Sie können durch Schaukelbewegungen in der Längsachse der Matratze mit dem darauf liegenden schlafenden Kind ausgelöst werden (Alfonso et al. 1995). Das EEG fällt immer normal aus. Der benigne neonatale Schlafmyoklonus verschwindet meist spontan im Laufe der ersten drei Lebensmonate.

Einschlafmyoklonien. Bei den Einschlafzuckungen handelt es sich um ein physiologisches universelles Einschlafphänomen, sie können mit dem Gefühl des Fallens verbunden sein. Häufigkeit und Stärke können sehr variieren. Ein normales EEG erlaubt die eindeutige Abgrenzung von epileptischen Myoklonien, die mit Spike-Wave- bzw. Polyspike-Wave-Komplexen einhergehen (Tinuper et al. 2007).

Zähneknirschen. Dies zeigen vor allem Kinder im Alter von drei bis zwölf Jahren, sie selbst bekommen es nicht mit. Es tritt vor allem während des Non-REM-Schlafs in den Schlafstadien 1 und 2 auf. Mittels Polysomnographie wurden rhythmische oder lang anhaltende Kontraktionen der Kaumuskulatur gefunden, abnorme EEG-Veränderungen fehlten (Tinuper et al. 2007).

Komplexe Bewegungsmuster im Schlaf

Restless-legs-Syndrom (RLS). Auch im Kindes- und Jugendalter kommt das Restless-legs-Syndrom vor. Es ist gekennzeichnet durch den Drang, die Beine zur Linderung unangenehmer Sensationen bewegen zu müssen und bei Nichterfolgen der Bewegung eine Zunahme der Sensationen zu erleiden, die als kribbelnd o. Ä. empfunden werden. Die Symptomatik nimmt zum Abend zu. Weitere Kriterien sichern die Diagnose: Schlafstörung, ein Elternteil mit der Diagnose RLS oder hoher Index für periodische Beinbewegungen in der Polysomnographie. Oft finden sich weitere Störungen wie Parasomnien, ADHS, Angststörung oder Depression.

Stereotypien: Kopfrollen und Schaukeln mit dem Körper. Das Hin- und Herrollen des Kopfes (Jactatio capitis) und rhythmische Schaukelbewegungen mit dem Körper werden beim liegenden Kind vor allem beim Einschlafen beobachtet, dieses wird von den Kindern offensichtlich als angenehm empfunden und erleichtert möglicherweise das Einschlafen. In einer Studie von Kindern im Alter von drei Monaten bis sechs Jahren wiesen etwa 20 % diese Phänomene auf, sie verschwinden meist bis zum Alter von zehn Jahren (Sallustro et al. 1978).

5.4.3 Parasomnien

Parasomnien sind unerwünschte physische und mentale Ereignisse, die vorwiegend oder ausschließlich aus dem Schlaf heraus auftreten. Sie können an den NREM- (nächtliche Konfusion, Pavor nocturnus, Somnambulismus) oder den REM-Schlaf (Alpträume, REM-Schlaf-Verhaltensstörung) gekoppelt sein.

Pavor nocturnus

Pavor nocturnus (Nachtterror) ist eine häufige Störung, vor allem Jungen im Alter von fünf bis sieben Jahren sind betroffen. In einer Studie mit 1353 drei bis dreizehn Jahre alten Kindern wurde eine Häufigkeit von 17 % angegeben (Laberge et al. 2000). Die Episoden treten aus den Schlafstadien 3 bis 4 des NREM-Schlafs in den ersten zwei Stunden nach dem Einschlafen auf. Das Kind erscheint verängstigt und weint, meist sitzt es dabei im Bett. Als Ausdruck starker Angst und des vegetativen Arousals zeigen sich erweiterte Pupillen, Hautrötung, Tachykardie und Hyperventilation. Das Kind nimmt die Umgebung nicht wahr. Es spricht nicht und erkennt die Eltern nicht, weist diese heftig zurück, falls sie es beruhigen und trösten wollen. Nach einigen Minuten schläft das Kind wieder ein. Die gesamte Episode dauert meist nicht länger als 10 bis 15 Minuten. Wiederholte Episoden in der gleichen Nacht kommen vor. Am nächsten Morgen kann sich das Kind nicht an den Vorfall erinnern. Etwa ein Drittel der Kinder mit Pavor nocturnus zeigt außerdem oder im Verlauf Schlafwandeln. Bei sehr häufigem und über längere Zeit anhaltendem Auftreten des Pavor nocturnus ist eine psychologische Beratung der Familie ratsam. Eine kurzzeitige Behandlung mit ganz niedrig dosiertem BZD kann in diesen Fällen erwogen werden.

Schlafwandeln (Somnambulismus), Sprechen im Schlaf (Somniloquie)

Auch Schlafwandeln (Somnambulismus) kommt häufig bei Schulkindern vor. In einem Kollektiv von 212 schwedischen Kindern im Alter von 6 bis 16 Jahren fand sich die größte Häufigkeit von Schlafwandlern bei den 12-Jährigen mit etwa 17 % (Klackenberg 1982). Die Betroffenen setzen sich typischerweise mit einem ausdruckslosen Gesichtsausdruck im Bett auf und laufen dann einige Minuten umher, meist nicht länger als zehn Minuten lang. Der Ablauf wirkt nicht zielstrebig und nur quasisinnvoll und kann rasch beendet werden. Teilweise sprechen die Kinder dabei unverständlich. Anschließend nehmen sie wieder den normalen Schlaf auf. Das Schlafwandeln tritt im Tiefschlaf auf, die Kinder können sich am nächsten Tag nicht daran erinnern.

Sprechen im Schlaf

Somniloquie ist die häufigste Parasomnie bei Kindern, es tritt häufiger auch in Assoziation mit Schlafwandeln oder Pavor nocturnus auf. In einer Studie mit 2022 Schulkindern im Alter von drei bis zehn Jahren hatte etwa die Hälfte mindestens einmal pro Jahr im Schlaf gesprochen, bei etwa 10 % war das jede Nacht der Fall (Reimão 1980). Die Häufigkeitsangabe wurde durch die Ergebnisse einer weiteren Studie mit 1353 Kindern bestätigt (Laberge et al. 2000). Das Sprechen im Schlaf setzt sich bei einem Teil der Kinder bis ins Erwachsenenalter fort.

Alpträume

Alpträume sind erschreckende nächtliche Ereignisse, die sich im REM-Schlaf ereignen und zum Aufwachen führen. Körperbewegungen und Sprechen sind nicht typisch für den Alptraum, nur gelegentlich kommt es am Ende eines Alptraumes zum Sprechen oder Schreien. Das hellwache Kind ruft typischerweise nach den Eltern und gibt an, dass es einen bösen Traum und sich bedroht gefühlt gehabt habe. Etwa 10–50 % der Kinder zwischen drei und fünf Jahren haben Alpträume, bis zu 50 % der Jugendlichen und Erwachsenen klagen gelegentlich über Alpträume. Die Schlafstörung mit Alpträumen betrifft vor allem Kinder und Jugendliche mit erheblichen psychosozialen Belastungsfaktoren (Laberge et al. 2000).

REM-Schlaf-Verhaltensstörung

Dabei handelt es sich um motorische Abläufe und komplexe Verhaltensweisen, mit denen die Träume ausagiert werden. Zugrunde liegt eine (meist partielle) fehlende motorische Blockierung im REM-Schlaf.

Tabelle 5-4: Differenzialdiagnose zu epileptischen Anfällen: klinisch neurologische Symptome im Wachen und Schlaf

Klinisches Symptom	Wach	Schlaf
Bewusstseinsalteration	• Synkopen • zyklisches Erbrechen • konfusionelle Migräne	
Verlust von Tonus/Kraft	• hemiplegische Migräne • alternierende Hemiplegie	• benigne nächtliche alternierende Hemiplegie • Schlafparalyse (± Narkolepsie)
	• Synkope • Kataplexie	
	• periodische hypokaliämische Lähmung	• periodische hypokaliämische Lähmung • Apnoen • Apnoe und Zyanose bei gastroösophagealem Reflux • kongenitales zentrales Hypoventilationssyndrom
dyskinetische Bewegungsstörung	• paroxysmaler Torticollis • paroxysmale kinesiogene/nonkinesiogene Choreoathetose • transiente paroxysmale Dystonie des frühen Kindesalters • Sandifer-Syndrom • benigner paroxysmaler tonischer Aufwärtsblick des Kindesalters	
Ataxien	• benigner paroxysmaler Schwindel des Kleinkindalters • hereditäre episodische Ataxien	
Myoklonus und Tic	• benigner frühinfantiler Myoklonus • Opsoklonus-Myoklonus-Syndrom • Hyperekplexie • Tics, Gilles-de-la-Tourette-Syndrom	• benigner neonataler Schlafmyoklonus • Einschlafmyoklonien
rasche repetitive Bewegungsmuster	• Bibbern • Schauderattacken • Spasmus nutans	
komplexe Bewegungsmuster	• Selbststimulation bei Säuglingen und Kleinkindern (Masturbation) • okulomotrische Apraxie	• Restless-legs-Syndrom (RLS) • Parasomnien
	• Stereotypien	• Stereotypien (z. B. Kopfrollen und Schaukeln mit dem Körper)
psychopathologische Auffälligkeiten	• Tagträumen • Abwesenheitszustände • Hyperventilationssyndrom • Angst- und Panikattacken • episodische Wutanfälle • Verwirrtheitszustände • akute dissoziative Reaktion, Fugue-Zustand	

5.5 Episodische psychogene/ psychiatrische Auffälligkeiten

5.5.1 Tagträumen, Abwesenheitszustände

Tagträumen und kurze Abwesenheitszustände kommen bei allen Kindern vor. Wenn diese aber gehäuft auftreten, stellen Absencen eine Differenzialdiagnose dar. Tagträumen tritt vor allem bei Langeweile, aber auch in Überforderungssituationen auf. Währenddessen sind Vigilanz und Aufmerksamkeit vermindert. Bei Kindern mit Aufmerksamkeitsdefizit-Hyperaktivitätssyndrom kann es vorkommen, dass die Kinder mehrere Ansprachen benötigen, bevor sie wieder reagieren. Auch Kinder mit Asperger-Syndrom können völlig in ihrer eigenen Welt versinken. Die Kinder können aber nach Rückkehr der Aufmerksamkeit häufig beschreiben, womit sie sich beschäftigt haben.

Mittels EEG ist in der Regel eine eindeutige Abgrenzung dieser Phänomene von Absencen möglich.

5.5.2 Hyperventilationssyndrom

Bei Jugendlichen kommt nicht selten das Hyperventilationssyndrom vor, womit gemeint ist, dass aus psychogener Ursache (z. B. Stress) eine beschleunigte und/oder vertiefte Atmung forciert wird, die aus der Sicht der metabolischen Erfordernisse des Körpers unnötig ist. Folge sind Schwindel, ein Gefühl der Schwäche sowie Kribbeln oder Taubheitsgefühle in den Händen, die wiederum die Hyperventilation zu verstärken scheinen. Im typischen Fall finden sich die klinischen Zeichen der Tetanie. Synkopen können folgen mit Verlust des Haltetonus oder nur kurze Bewusstseinsstörungen in Form von «Pseudoabsencen».

Rückatmung ist das probate Mittel zur Unterbrechung der Hyperventilation. Eine Exploration der meist bewusstseinsnahen zugrunde liegenden psychischen Konflikte ist der Beginn der Prävention.

5.5.3 Angst- und Panikattacken

Angst- und Panikreaktionen bei Kindern und Jugendlichen können situativ bedingt oder aber Ausdruck einer tiefen Verunsicherung sein. Gefühle der Angst oder Bedrohung gehen mit autonomen Reaktionen wie Druckgefühl im Epigastrium, starkem Schwitzen, Atemstörungen, Tachykardie und Palpitationen einher. Das Bewusstsein bleibt in der Regel trotz langer Dauer der Attacken erhalten. Eher ungewöhnliche Reaktionen sind Inkontinenz, assoziierte Automatismen, Beeinträchtigung des Bewusstseins und eine auffällige Irritabilität im Anschluss an eine Attacke. Für Angst- und Panikattacken ist charakteristisch, dass sie länger andauern (mindestens eine Minute) und meist rezidivieren.

5.5.4 Episodische Wutanfälle

Episodische Wutanfälle können mit epileptischen Anfällen verwechselt werden, sowohl Kinder als auch Erwachsene können davon betroffen sein (Gordon 1999). Sie treten bei Jungen häufiger als bei Mädchen auf. Diese Kinder und Jugendlichen entwickeln nach minimaler Provokation plötzlich ein aggressives und gewalttätiges Verhalten mit Kratzen, Beißen, Treten, Schlagen und unflätigem Reden, sie scheinen die Kontrolle über sich verloren zu haben und ihre Umwelt nicht mehr wahrzunehmen (episodischer Kontrollverlust). Diese mangelnde Affektkontrolle ist – wie auch andere psychiatrische Symptome – bei Patienten mit vorbestehenden hirnorganischen Erkrankungen häufiger und auch schwerer beeinflussbar. Auch können sie eine nicht ganz seltene Manifestation von Temporallappenepilepsien darstellen.

5.5.5 Verwirrtheitszustände

Verwirrtheit wird definiert als inadäquates Verhalten mit Desorientiertheit, möglicher Bewusstseinseinschränkung – sowohl quantitativ als auch qualitativ – sowie Wahrnehmungs- und Reizverarbeitungsstörung. Neben dem nichtkonvulsiven Status epilepticus (SE) kann Verwirrtheit vielfältige andere Ursachen haben, vor allem akute Stoffwechselstörungen (z. B. Hypoglykämien und Ketoazidosen beim Diabetes mellitus) oder andere systemische Krankheiten (z. B. Sepsis, Schädel-Hirn-Trauma, Medikamentenintoxikationen, Leber- und Nierenversagen oder eine hypertensive Enzephalopathie).

5.5.6 Akute dissoziative Reaktion, Fugue-Zustand

Das Erscheinungsbild akuter dissoziativer Reaktionen mit Gefühlen der Derealisation, Denkstörungen oder Halluzinationen kann an fokale Anfälle mit Bewusstseinseinschränkung erinnern. Meist dauern diese Episoden jedoch deutlich länger an. Differenzialdiagnostisch sind Drogeningestion oder andere Intoxikationen relevant.

Beim Fugue-Zustand handelt es sich um eine reversible Amnesie für die eigene Identität und für vorangegangenes Geschehen, z. B. kommt es zu ungeplantem Reisen. Ursachen sind u. a. überwältigender Stress oder schwere Traumata (Brown 2013).

5.6 Psychogene nichtepileptische Anfälle

Bei den psychogenen nichtepileptischen Anfällen handelt es sich um episodisch auftretende plötzliche Verhaltensänderungen mit motorischen, sensorischen und mentalen Manifestationen, die epileptischen Anfällen ähnlich sind, nicht aber deren charakteristische elektrophysiologische Veränderungen des Gehirns aufweisen (Reuber 2008). Verschiedene Bezeichnungen werden verwendet: psychogene Anfälle (ohne weiteren Zusatz), pseudoepileptische Anfälle und Pseudoanfälle. Der Begriff psychogene Anfälle sollte für die Anfälle reserviert bleiben, bei denen bestimmte psychische Zustände einen echten epileptischen Anfall auslösen (Fenwick 1991) – also psychogen ausgelöste epileptische Anfälle. Den psychogenen nichtepileptischen Anfällen liegen hingegen zumeist innerpsychische Konflikte zugrunde, die eine akute Zuspitzung erfahren. Psychiatrische Erkrankungen wie Depression oder Angststörungen können dabei bestehen. Traumatisierende Ereignisse in der Vorgeschichte, u. a. körperlicher oder sexueller Missbrauch, wurden wesentlich häufiger bei Patienten mit psychogenen Anfällen gefunden als in der Normalpopulation (Reuber 2008).

Klinik

Psychogene nichtepileptische Anfälle beginnen meist in der zweiten oder dritten Lebensdekade. Wie bei aller Konversionssymptomatik sind Kinder unter zehn Jahren sehr selten betroffen. Diese Episoden haben häufig, aber längst nicht immer, einen demonstrativen Charakter, das Anfallsgeschehen wird teilweise dramatisch ausgestaltet. Meist ähneln die Anfälle GTKA oder tonischen Anfällen, seltener (bis zu etwa einem Drittel der Patienten) fokalen oder Halbseitenanfällen. Manchmal zeigen sie sich aber auch lediglich als Episoden von Starren und Reaktionslosigkeit, verbunden mit einem Tonusverlust (Gulick et al. 1982). Sie treten nur selten auf, wenn der Patient alleine ist. Häufig lassen sie sich durch Beobachten oder Suggestivmaßnahmen provozieren und so lässt sich auch der Anfallsverlauf beeinflussen.

Diagnose

Die Diagnose eines psychogenen nichtepileptischen Anfalls wird am besten mittels der simultanen Video-EEG-Aufzeichnung gestellt: Schließen der Augen, Fuchteln, Strampeln, Aufbäumen der Körpers sind zu beobachten, selten Einnässen, ein Zungenbiss, der nicht wie typisch lateral, sondern an der Zungenspitze erfolgt, und ein Abbremsen des Sturzes. Objektivierbare klinische Zeichen wie Mydriasis, Zyanose oder Hypersalivation fehlen. Gelingt ein simultanes EEG, so findet sich in der Regel keine epileptiforme Aktivität, sondern der Grundrhythmus (da auch die Augen oft geschlossen werden). Hat der Patient aber sowohl epileptische Anfälle als auch psychogene nichtepileptische, so ist eine Differenzierung nur anhand des EEG während des Ereignisses möglich. Sollte die Anfertigung eines EEG während eines fraglich psychogenen nichtepileptischen Anfalls nicht gelingen, so empfiehlt es sich, so rasch wie möglich nach dem Anfall eine EEG-Ableitung durchzuführen. Findet sich in diesem EEG statt der zu erwartenden postiktalen Verlangsamung ein normaler Grundrhythmus, so spricht dieser Befund für einen psychogenen nichtepileptischen Anfall.

Psychogene nichtepileptische Anfälle können bei der Mehrzahl der Patienten durch Suggestion, Hyperventilation, Photostimulation oder intravenöse Injektion eines Plazebos (physiologische Kochsalzlösung) induziert werden (Benbadis et al. 2000a). Die Anwendung der Plazebo-Provokation ist bezüglich ihrer Auswirkung auf die therapeutische Beziehung zum Patienten umstritten.

Differenzialdiagnose

Die Differenzierung zwischen psychogenen nichtepileptischen Anfällen und epileptischen Anfällen ist wegen der Vielgestaltigkeit beider Anfallsformen oft schwierig, was auch verständlich macht, dass 10–25 % der Patienten mit therapieresistenten Epilepsien, die Epilepsiezentren zugewiesen werden, an psychogenen nichtepileptischen Anfällen leiden (Francis 1999). Die Abgrenzungsschwierigkeiten werden dadurch noch erhöht, dass psychogene nichtepileptische Anfälle und epileptische Anfälle bei demselben Patienten vorkommen können, etwa 4–10 % der Patienten mit Epilepsien haben auch psychogene nichtepileptische Anfälle. Bestimmte Charakteristika der psychogenen nichtepileptischen Anfälle können zur Abgrenzung von den epileptischen Anfällen benutzt werden, diese sind in **Tabelle 5-5** aufgelistet. Es handelt sich aber keinesfalls um absolut zuverlässige Unterscheidungskriterien. Bemerkenswert ist, dass die Anwendung von Antiepileptika zu einer Anfallszunahme führen kann. Die Gefahr liegt in einer Eskalation der Situation einmal durch die wechselnde Einnahme auch von Akutmedikamenten wie LZP, DZP, zum anderen in der dann zunehmend aggressiven SE-Therapie in den angesteuerten Rettungsstellen (weil der Patient schon therapieresistent ist).

Besondere Schwierigkeiten bereitet die Unterscheidung der psychogenen nichtepileptischen Anfälle von den Frontallappenanfällen, denn bei diesen finden sich ebenfalls häufiger keine EEG-Veränderungen. Wie bei den psychogenen nichtepileptischen Anfällen kann es zu Vokalisationen, Anheben des Beckens, Tretbewegungen, bizarr wirkenden uni- oder bilateralen Extremitätenbewegungen, Hin- und Herbewegungen des Kopfes und rascher postiktaler Erholung kommen. Allerdings bestehen bezüglich Dauer der Anfälle und Tageszeit des Auftretens entscheidende Unterschiede: Die Frontallappenanfälle halten selten länger als 60 Sekunden an, die psychogenen nichtepileptischen Anfälle mindestens drei Minuten. Mehr als die Hälfte der Frontallappenanfälle tritt während des Schlafes auf, während sich die psychogenen nichtepileptischen Anfälle nie im Schlaf ereignen. Auch Patienten mit einer epileptogenen Zone im Parietallappen zeigen manchmal ungewöhnliche Symptome – wie z. B. heautoskopische Phänomene (sich selbst aus der Perspektive eines Doppelgängers wahrnehmen), die zur Fehldiagnose psychogener nichtepileptischer Anfälle führen können.

Laborchemisch gehen epileptische Anfälle häufig mit einem Anstieg des Blutzuckers einher, die BGA kann eine metabolische oder gemischte Azidose aufweisen und beim GTKA die CK ansteigen. Von einigen Autoren wird auf die Nützlichkeit der postiktalen Prolaktinbestimmung im Serum zur Unterscheidung psychoge-

Tabelle 5-5: Merkmale zur Unterscheidung psychogener nicht epileptischer von epileptischen Anfällen (modifiziert nach Gilliatt et al. 1986, Francis et al. 1999, Reuber 2008)

Faktor	Für epileptischen Anfall sprechend	Für psychogenen, nichtepileptischen Anfall sprechend
Familienanamnese	häufig positiv für Epilepsien	häufig negativ für Epilepsien
Alter	altersunabhängig	Alter > 10 Jahre
symptomatische Genese	häufig	selten
Erscheinungsbild	• Attacken entsprechen typischen epileptischen Anfällen • stereotyper Ablauf • Augen auf, starrer Blick • Zyanose, Inkontinenz • Kopfwendung unilateral • lateraler Zungenbiss • Sturz ohne Schutzbewegungen • Verletzungen • postiktale Verwirrung • Auftreten auch im Schlaf • Suggestion ohne Einfluss	• epileptischen Anfällen unähnlich • vielgestaltig • Augen geschlossen • allmählicher Beginn, lange Dauer • Hin- und Herwerfen des Kopfes • medialer Zungenbiss • Stürze mit Auffang- oder Abrollbewegungen • Weinen • Aufwachen wie aus dem Schlaf • Auftreten nur aus dem Wachzustand • durch Suggestion auslösbar und beendbar
EEG während des Anfalls	epileptische Entladungen	Alpha-Rhythmus mit visueller Blockierung
EEG nach dem Anfall	Verlangsamung	keine Änderung
Ansprechen auf Antiepileptika	Abnahme der Anfallsfrequenz	fehlend, z.T. Anfallszunahme
Serumprolaktin, BZ, CK	deutlicher Anstieg möglich	kein starker Anstieg nach «großem Anfall»

ner nichtepileptischer und epileptischer Anfälle hingewiesen (s. Kap. 4.2). In fast allen Fällen der GTKA und in einem hohen Prozentsatz fokaler Anfälle kommt es zu einer signifikanten Hyperprolaktinämie, diese zeigt ihr Maximum innerhalb von 30 Minuten nach dem Anfall und sollte anhand eines intraindividuellen Vergleichswertes zur gleichen Tageszeit an einem anderen Tag beurteilt werden. Leider bleibt der Prolaktinanstieg nach fokalen Anfällen frontalen Ursprungs aus. Absencen, myoklonische und tonische Anfälle werden ebenfalls nicht von einer Hyperprolaktinämie begleitet. Ein fehlender Nachweis des Hormonanstiegs lässt somit keine sichere Differenzierung zwischen psychogenen nichtepileptischen und epileptischen Anfällen zu.

Der Nachweis einer mesialen temporalen Sklerose mittels MRT gilt als charakteristischer Befund einer mesialen Temporallappenepilepsie. Dennoch lassen sich solche Befunde auch bei Patienten mit ausschließlich psychogenen nichtepileptischen Anfällen finden (Benbadis et al. 2000b). Demnach beweist auch eine mesiale temporale Sklerose nicht von vornherein das Vorliegen epileptischer Anfälle.

Therapie

Der Zweifel an einem epileptischen Geschehen stellt sich meist im multiprofessionellen Team rasch ein – dem muss nachgegangen werden. Wie schnell man diese Verdachtsdiagnose mit dem Betroffenen und der Familie erörtert, hängt vom Einzelfall ab – jedoch sollte versucht werden, möglichst rasch Klarheit zu schaffen, um potenziell gefährdende Situationen durch die Episoden selbst oder aber iatrogene Risiken zu vermeiden. Folgende Ziele hat eine psychotherapeutische Intervention:

- dem Patienten dabei zu helfen, mögliche Stress- und Konfliktsituationen zu erkennen und diese zu meiden
- dem Betroffenen die Möglichkeit zu eröffnen, seine unterdrückten Gefühle, welche sich möglicherweise in den nichtepileptischen Anfällen somatisch ausdrücken, zu äußern und zu bearbeiten und Bewältigungsstrategien zu entwickeln
- psychiatrische Begleitstörungen wie Depression, Angst, Dissoziation oder posttraumatische Belastungsstörung zu diagnostizieren und evtl. medikamentös zu behandeln.

Neben einer psychotherapeutischen Intervention ist für die Betroffenen wichtig, dass die Schule regelmäßig weiter besucht wird (Gudmundsson et al. 2001).

Prognose

Die Prognose der psychogenen nichtepileptischen Anfälle ohne begleitende epileptische Anfälle ist bei Kindern und Adoleszenten deutlich besser als bei Erwachsenen. Die Ergebnisse der stationären Behandlung scheinen nicht besser als die der ambulanten Therapie zu sein. In einer Studie mit 17 Patientnen im Alter von etwa 8 bis 16 Jahren waren nach sechs Monaten ca. 60 % frei von Ereignissen geworden. Die zeitliche Rückbildung der Symptome folgte einer exponentiellen Funktion, die mittlere Symptomdauer betrug 1½ Jahre (Gudmundsson et al. 2001).

5.7 Artifizielle Störung by Proxy (Münchhausen-Syndrom-by-Proxy)

Die artifizielle Störung by Proxy (Münchhausen-Syndrom-by-Proxy oder Münchhausen-Stellvertretersyndrom) als eine Sonderform der Kindesmisshandlung ist eine von den Eltern, besonders von Müttern, aber auch von Vätern, vorgetäuschte oder absichtlich verursachte Krankheit, die jedes Organsystem betreffen kann. Dabei ist immer nur eine Bezugsperson die agierende und auch alles kontrollierende, der/die PartnerIn hat eine Kofunktion oder wird aus dem System gedrängt.

Die vermeintliche Erkrankung führt häufig zu nutzlosen diagnostischen und therapeutischen Maßnahmen (Meadow 1985).

Folgende Merkmale weisen auf eine artifizielle Störung by Proxy hin:

- anhaltende oder immer wiederkehrende Symptomatik ohne eine plausible Erklärung mit Diskrepanz zwischen Anamnese und klinischen Befunden
- Symptome und klinisches Bild bessern sich bei Trennung von der verursachenden Bezugsperson
- von der klinischen Erfahrung abweichender, ungewöhnlicher Verlauf und ungewöhnliche Symptome
- wiederholte Klinikaufenthalte und eingreifende Diagnostik ohne klare Resultate
- Therapieresistenz ohne klinische Begründbarkeit
- im Vergleich zu den Ärzten und dem medizinischen Personal wenig beunruhigte Bezugsperson, welche die Professionellen auch noch tröstet
- ein Elternteil ist ständig am Bett des Kindes, lobt die Mitarbeiter und sorgt sich um andere Patienten
- neue medizinische Untersuchungen werden begrüßt.

An vorgetäuschte epileptische Anfälle, die von der Bezugsperson teilweise sehr genau beschrieben werden, muss man denken, wenn angeblich die Anfälle häufig auftreten, aber niemand außer der betreffenden Bezugsperson diese je gesehen hat und das Kind in einer anderen Umgebung sofort anfallsfrei ist (Meadow 1984). Es wird auch beschrieben, dass die betreffende Bezugsperson dem Kind anfallsauslösende Substanzen (am häufigsten Kochsalz, daneben trizyklische Antidepressiva, Phenothiazine, exzessive Mengen von Wasser, Insulin) verabreicht. Der Nachweis vorgetäuschter Anfälle ist schwer zu führen und immer, wenn es gelingen könnte, wird die medizinische Institution gewechselt.

Werden die Bezugspersonen mit der Diagnose konfrontiert, so reagieren diese häufig mit Leugnen, Widerstand oder Gewalt. Die betroffenen Familien bedürfen unbedingt einer Überwachung und Therapie, andernfalls führt der fortdauernde Missbrauch zu schweren emotionalen Schäden und Verhaltensstörungen des Kindes. In einer Metaanalyse mit 117 Beobachtungen wurde eine Mortalitätsrate von 9 % angegeben (Rosenberg 1987). Wichtig ist, wie in allen Fällen von vermuteter Kindeswohlgefährdung, dass Einschätzung und Betreuung durch ein multidisziplinäres Team erfolgen und eine gute Kooperation mit den zuständigen Institutionen, insbesondere dem Jugendamt, etabliert ist.

Grundsätzlich muss beachtet werden, dass es auch bei artifiziellen Störungen by Proxy ein Spektrum von Schweregraden gibt. Nicht jede Situation, in der elterliche Einschätzung und medizinisch-professionelle Einschätzung nicht übereinstimmen, ist Ausdruck einer artifiziellen Störung by Proxy. Eine Aggravierung von Symptomen des Kindes kann auch Ausdruck eines Unterstützungsbedarfs in der Familie sein, ohne das Vorliegen einer psychischen Störung der Bezugsperson.

Zweiter Teil:

Krankheitsbilder

6 Das klinische Spektrum der epileptischen Anfälle

Seit der ersten Klassifikation epileptischer Anfälle aus dem Jahr 1989 gab es zwei Erweiterungen durch die ILAE. Zunächst das «Diagnostische Schema für Menschen mit epileptischen Anfällen und Epilepsien» (Engel 2001), das neue Anfallsformen als Entitäten aufgenommen hat, nämlich infantile Spasmen, hypermotorische und inhibitorische motorische Anfälle. Die Diagnose der epileptischen Anfälle nach der weiterentwickelten Klassifikation erfolgte nunmehr in zwei Schritten. In einem ersten Schritt (Ebene bzw. Achse 1) sollten sie allein auf Grund des klinischen Erscheinungsbildes, der iktalen Semiologie, anhand eines standardisierten Glossars ohne Bezug zu Ätiologie, Anatomie oder zugrunde liegenden Mechanismen erfasst werden. Dieses Vorgehen erlaubt auch die Wiedergabe einer Sequenz unterschiedlicher Anfallsphänomene, die sich aus der Ausbreitung der epileptischen Aktivität ergibt. In einem zweiten Schritt (Ebene bzw. Achse 2) sollte der epileptische Anfallstyp patientenbezogen bestimmt werden. Dieses erfolgt anhand einer vorläufigen Klassifikation aller von der ILAE akzeptierten Anfallsformen. Jeder Anfallstyp bildet damit ein diagnostisches Kriterium, das zusammen mit ätiologischen, therapeutischen oder prognostischen Implikationen eine Entität bilden soll. Die Lokalisation im Gehirn sollte nur angegeben werden, wenn dieses sicher möglich ist. In ihrem Report über eine revidierte Terminologie und Konzepte der Einteilung von epileptischen Anfällen und Epilepsien aus dem Jahr 2010 hat die Kommission für Klassifikation und Terminologie der ILAE eine intensive Diskussion über die Einteilung von Epilepsien angestoßen. Angesichts von genetischen Veränderungen, die sich sowohl bei Patienten mit fokalen als auch solchen mit generalisierten Anfällen finden, wurde die Dichotomie generalisiert versus fokal nur auf der Ebene der Anfälle beibehalten. Damit wird auch vermieden, dass bei Patienten mit rasch generalisierten Anfällen, eine direkte Einordnung als «generalisierte Epilepsie» die Suche nach einer umschriebenen, strukturellen Ätiologie verhindert. Ein anderes Ziel ist eine eindeutigere, exaktere Terminologie: So werden die fokalen Anfälle nicht mehr anhand übergeordneter Kategorien, wie z. B. anhand der Bewusstseinsstörung, als einfach-fokal und komplex-fokal klassifiziert. Stattdessen sollen alle fokalen Anfälle über eine Beschreibung der individuellen Anfallssemiologie erfasst werden. Der Begriff des sekundär generalisiert tonisch-klonischen Anfalls soll durch die genauere Terminologie «mit Übergang in einen bilateralen, konvulsiven Anfall» ersetzt werden. Dies kann tonische, klonische und tonisch-klonische Elemente umfassen und umfasst nicht nur einen einzigen (erst tonischen, dann klonischen) Anfallsablauf.

Phänomenologie der epileptischen Anfälle

Die genaue Beschreibung des klinischen Erscheinungsbildes der epileptischen Anfälle erfolgt anhand der Systematik nach Engel (2001, 2006) und Berg et al. (2010) in diesem Kapitel.

In der Anfallsbeschreibung sind Aspekte bezüglich des zeitlichen Auftretens, der Dauer, Ausgeprägtheit der Symptome, Prodromi und der postiktalen Phänomene zu ergänzen. Einige übergreifende Begriffe wie Aura, Automatismen, motorischer Anfall oder sensorischer Anfall sollten nur dann zur Beschreibung von epileptischen Anfällen benutzt werden, wenn detaillierte Angaben nicht zur Verfügung stehen. Besteht ein Anfall aus zwei oder mehr Einzelphänomenen, die gleichzeitig oder hintereinander auftreten, so sollten diese angegeben werden. Ein typisches Beispiel für zwei hintereinander auftretende Phänomene während eines Ereignisses ist der tonisch-klonische Anfall.

Die in den Kapiteln 6.1 und 6.2 folgende Beschreibung der einzelnen Anfallsformen (Ebene bzw. Achse 2) orientiert sich ebenfalls an dem von der ILAE vorgeschlagenen diagnostischen Schema für Menschen mit Epilepsien. Das Hauptmerkmal der Anfallsklassifikation ist unverändert die Unterscheidung zwischen generalisierten und fokalen Anfällen. Bei den fokalen Anfällen spiegelt die Klinik den Beginn des Anfalls an einem umschriebenen Ort der Hemisphären wider, während sie bei den generalisierten Anfällen von Anfang an eine Beteiligung beider Hemisphären anzeigt. Diese Unterteilung der Anfälle von Beginn an in fokale und generalisierte ist im Hinblick auf die Klassifikation, die nachfolgende diagnostische Herangehensweise und auch die Therapie von entscheidender Bedeutung.

In der Praxis kann es sehr schwierig sein, den fokalen Ursprung der Anfälle zu erkennen. Wenn beispielsweise Anfälle in klinisch stummen Zonen generiert werden und sich in die supplementär-motorische Region ausbreiten, können sie die Gestalt generalisierter Anfälle annehmen, da die Projektionsbahnen des supplementär-motorischen Areals sowohl kontralaterale als auch ipsilaterale Muskelgruppen innervieren, die dann gleichzeitig in das Anfallsgeschehen einbezogen werden. Es handelt sich in solchen Fällen vorwiegend um motorische Anfälle, die vor allem die Stammmuskulatur und die proximale Extremitätenmuskulatur betreffen. Hier sind die Grenzen eines Rückschlusses von der Semiologie auf die Ätiologie augenscheinlich.

Anfälle werden zunächst meist von Laien beobachtet und beschrieben. In der Anamnese müssen daher systematisch alle damit verbundenen Veränderungen erfragt werden. **Abbildung 6-1** zeigt einen Fragebogen, wie er z. B. von pädagogischem und medizinischem Personal zur Dokumentation genutzt werden kann.

Besonderheiten der Anfallsmanifestationen in den ersten Lebensjahren

Die genaue Einordnung von Anfällen ist bei Säuglingen und Kleinkindern häufig schwierig. Je jünger das Kind ist, desto größer ist die Wahrscheinlichkeit einer Fehlbeurteilung. Die Schwierigkeiten liegen darin begründet, dass die klinischen Anfallsmanifestationen von der Hirnreifung abhängig sind: Säuglinge und Kleinkinder zeigen häufig undifferenzierte oder blande Anfallsphänomene, ein symmetrisch ausgebildeter generalisierter tonisch-klonischer Anfall ist in diesem Alter eher selten. Andererseits werden asymmetrische Kloni und symmetrische tonische Haltungen im frühen Kindesalter häufiger beobachtet, im Laufe der Jahre werden diese seltener. Je älter das Kind wird, umso vielgestaltiger wird auch das Erscheinungsbild der Anfälle. Automatismen werden komplexer. Differenzierte Handautomatismen, dystone Haltungen von Arm und Hand und sekundäre Generalisation charakterisieren die fokalen Anfälle des älteren Kindes (Nordli et al. 2002). Zusätzliche Schwierigkeiten ergeben sich dadurch, dass Säuglinge und Kleinkinder ihre Anfälle verbal nicht oder nur indirekt beschreiben können und Auren nicht angegeben werden. Die Beurteilung von Bewusstseinsstörungen kann sehr schwierig sein.

6.1 Generalisierte Anfälle (Anfälle mit bilateralem Beginn)

Das Erscheinungsbild generalisierter Anfälle reicht von der Bewusstseinsstörung bis zur tiefen Bewusstlosigkeit, dann verbunden mit bilateralen tonisch-klonischen Kontraktionen der gesamten somatischen Muskulatur und ausgeprägten Mitreaktionen von Atmung und Kreis-

Anfallsbeschreibung

Datum:.. Uhrzeit:...

Vor dem Anfall:

☐ *prodromi*:........h vor Anfall: ☐ Müdigkeit ☐ Unruhe ☐.......................................

☐ schlafend ☐ müde ☐ wach ☐ Tätigkeit:...

Position: ☐ stehend ☐ sitzend ☐ liegend

☐ Auslöser: ☐ Fieber ☐ Freude ☐ Aufregung ☐ Lärm ☐ andere:.................................

Zu Beginn des Anfalls:

☐ Aura: ☐ epigastrisch ☐ somatosensibel ☐ visuell ☐ andere:..

☐ abrupt ☐ schleichend:..

☐ Schrei ☐ zuerst betroffener Körperteil:..

Während des Anfalls:

Motorik: ☐ steif ☐ Tonussteigerung ☐ unverändert ☐ Tonusminderung ☐ schlaff

☐ Sturz ☐ «wie ein Baum» ☐ Zusammensacken

☐ Bewegungsmuster: ☐ langsam ☐ rasch ☐ in 1 Richtung:..

☐ Automatismen:...

☐ Zuckungen: ☐ grob ☐ fein ☐ zunehmend ☐ abnehmend ☐ seitengleich ☐ einseitig

☐ rhythmisch

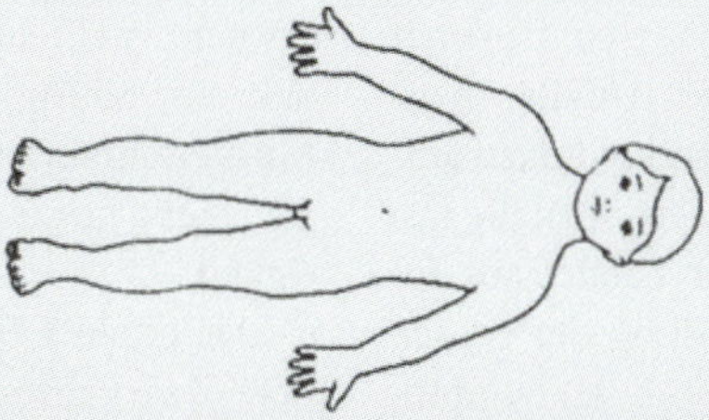

Bewusstsein: ☐ klar ☐ eingeschränkt ☐ bewusstlos ☐ Lautäußerungen:...........................

Atmung: ☐ normal ☐ flach ☐ schnaufend ☐ karchelnd

Gesichtsfarbe: ☐ normal ☐ blass ☐ rot ☐ blau

Augen: ☐ geschlossen ☐ geöffnet ☐ starr ☐ Blickdeviation: ☐ li ☐ re ☐ oben ☐ unten

☐ Nystagmus

Autonome Symptome: ☐ Speichel ☐ Tränen ☐ Würgen ☐ Erbrechen ☐ Einnässen ☐.............

Nach dem Anfall:

☐ Akutmedikation:

☐ abrupt ☐ ausklingend:..

Dauer: ....min. ☐ geschätzt ☐ auf die Uhr geschaut

Reorientierung: ☐ sofort ☐ binnen 5 min. ☐ länger:...

☐ Parese:.......................................Verletzung:......................................

☐ Postiktaler Schlaf: ....h

☐ Anfallsserie: Anzahl:..

Kommentar:...

....

....

....

Abbildung 6-1: Fragebogen für die Anfallsbeschreibung

lauf. Neben tonischen und klonischen zählen zu den generalisierten Anfällen atonische, myoklonische und Absencen.

6.1.1
Anfälle mit tonischen und/oder klonischen Manifestationen

Generalisierte tonisch-klonische Anfälle

Die häufigsten generalisierten Anfälle sind die tonisch-klonischen Anfälle (GTKA), früher als «Grand-Mal-Anfälle» (GM) bezeichnet. Sie sind einziges Symptom der IGE ausschließlich GTKA. Sie können mit Ausnahme der Neugeborenenperiode in jedem Lebensalter vorkommen. Sie können die einzige Anfallsform sein oder kombiniert mit anderen Anfallsformen auftreten. Mit Ausnahme von Myoklonien und Absencen, die unmittelbar vorangehen können, treten primär generalisierte tonisch-klonische Anfälle meist ohne Vorwarnung auf. Im Unterschied dazu entwickeln sich sekundär generalisierte Anfälle fast immer mit mehr oder weniger Latenz aus fokalen Anfällen. Die Unterscheidung der beiden Formen ist auf Grund von Anamnese, Symptomen, EEG-Befund und Ätiologie vorzunehmen. Die Charakteristika des GTKA sind:

- Bewusstlosigkeit von Beginn an
- generalisierte tonisch-klonische Konvulsionen
- ausgeprägte autonome Reaktionen.

Im Einzelnen spielen sich folgende Vorgänge ab: Manche Patienten erleben ein vages, schlecht beschreibbares Vorgefühl, die Mehrzahl verliert das Bewusstsein ohne Vorboten. Es kommt zu einer plötzlichen tonischen Kontraktion der somatischen Muskulatur, und wenn diese die Kehlkopf/Atemmuskeln einbezieht, wird ein Stridor, Schrei oder Stöhnen hörbar. Auch bei den primär generalisierten tonisch-klonischen Anfällen kann zu Beginn eine kurze Kopf- und Augenwendung zur Seite auftreten. Im diesem tonischen Stadium, welches 10 bis 30 Sekunden dauert, fällt der Patient zu Boden, wobei er sich verletzen kann. Er liegt starr, die tonische Kontraktion der Thoraxmuskulatur behindert die Atmung, was zur Zyanose führt. Dieses tonische Stadium geht dann über in klonische Bewegungen von verschieden langer Dauer in abnehmender Frequenz. Im klonischen Stadium können (grunzende) Respirationslaute zu hören sein, gewöhnlich bleibt der Patient zyanotisch, vermehrter Speichelfluss ist häufig («Schäumen»). Am Ende dieses Stadiums erfolgt eine tiefe Respiration und alle Muskeln erschlaffen, die Bewusstlosigkeit kann noch einige Sekunden andauern. Die Augen sind während des Anfalls immer geöffnet. Während des Anfalls kann es schon früh zu Zungenbiss und unwillkürlichem Urinabgang kommen (präpubertär selten). Nach einer kurzen Phase der Orientierung und Reagibilität auf Außenreize verfällt der Betroffene häufig in einen tiefen Schlaf. Wenn er erwacht, stellt sich ein Gefühl der Zerschlagenheit ein, häufig klagt er dann über Kopf- und Muskelschmerzen. Gelegentlich ereignen sich auch sehr kurze Anfälle ohne postiktale Schläfrigkeit.

Das iktale **EEG** zeigt initial eine Abflachung bzw. Desynchronisierung, gefolgt von rhythmischer schneller Spike-Aktivität mit einer Frequenz um etwa 10/s. Während der tonischen Phase nimmt deren Frequenz ab, die Amplitude nimmt zu, während der klonischen Phase folgen den Spikes langsame Wellen (SW). Postiktal findet sich eine wechselnd ausgeprägte generalisierte Suppression der EEG Aktivität.

Generalisierte klonische Anfälle

Der Begriff klonisch beschreibt einen epileptischen Myoklonus, der regelmäßig und repetitiv ist und meist eine Frequenz von ein bis zwei Kloni/s aufweist. Das Bewusstsein kann erhalten oder beeinträchtigt sein. Im Unterschied zur klonischen Phase des generalisierten tonisch-klonischen Anfalls, die hier eine Folge von anfallshemmenden Mechanismen ist, geht der Myoklonus beim klonischen Anfall auf primäre exzitatorische Entladungen zurück (Engel 2006).

Unabhängig von den generalisierten Anfällen gibt es natürlich auch unilateral oder fokal ausgeprägte (s. Kap. 6.2). Generalisierte klonische Anfälle treten vor allem bei Kindern auf und betreffen symmetrische Muskelgruppen, vor allem des Schultergürtels und Gesichtsbereichs. Die Anfälle dauern unterschiedlich lange an, die postiktale Phase ist meist kurz. Manche generalisierten tonisch-klonischen Anfälle beginnen mit einer klonischen Phase, die dann in die tonische Phase übergeht, welche schließlich in die klonische Phase einmündet (klonisch-tonisch-klonischer Anfall als Variante des generalisierten tonisch-klonischen Anfalls).

Im iktalen **EEG** findet sich meist eine rhythmische Theta/Delta-Aktivität mit eingelagerten S oder überlagerter rascher Aktivität.

Generalisierte tonische Anfälle

Dem tonischen Anfall liegen für 10–20 s (Spannweite 2–60 s) anhaltende, bilaterale symmetrische Muskelkontraktionen zugrunde, welche vor allem den Rumpf und die proximalen Extremitäten in einer erzwungenen Haltung fixieren. Während der maximalen Kontraktion kann der betroffene Körperteil vibrieren (s. Tab. 6-1).

Die Beugung von Hals und Rumpf ist typisch, diese können allerdings auch gestreckt sein. Das Ausmaß der tonischen Aktivität variiert von Anfall zu Anfall. Als milde Ausprägung kann sich nur eine leichte Anhebung von Schultern und Armen zeigen oder ein Anheben der Augenbrauen, Öffnen der Augen oder Zusammenbeißen der Zähne.

Während der maximalen Kontraktion kann es zu einer Vokalisation und respiratorischem Arrest kommen. Das Bewusstsein ist in unterschiedlichem Ausmaß getrübt. Änderungen der Puls- und Atemfrequenz als autonome Begleitreaktionen sind die Regel. Am Ende des Anfalls, wenn die tonische Kontraktion nachlässt, steht oft eine tiefe Inspiration. Die Patienten erholen sich rasch.

Das iktale **EEG** ist durch eine bilaterale niedrigamplitudige schnelle Aktivität oder 10–20/s-Spikes gekennzeichnet, deren Frequenz im Verlauf des Anfalls abnimmt, während die Amplitude zunimmt.

Generalisierte tonische Anfälle können als einzige Anfallsform oder in Kombination mit anderen Anfallsformen auftreten, im ersteren Fall ist die Prognose eher günstig (Kramer et al. 1998). Sie sind ein Kernsymptom bei Patienten mit epileptischen Enzephalopathien wie dem Ohtahara-Syndrom oder dem Lennox-Gastaut-Syndrom (Kap. 15)

6.1.2 Absencen

Typische Absencen

Voraussetzung der bewussten Wahrnehmung (awareness) der äußeren Welt, des eigenen Körpers und des Selbst ist die Wachheit (wakefulness). Bei den generalisierten typischen Absencen ist die Wachheit erhalten, die bewusste Wahrnehmung ist jedoch eingeschränkt oder erloschen. Sie sind durch eine kurz dauernde

Tabelle 6-1: Formen tonischer Anfälle (nach Gastaut et al. 1963)

axial tonische Anfälle	Beugung von Kopf und Hals, Anspannung der Gesichts- und Kaumuskulatur (Anheben der Augenbrauen, Weiten der Lidspalten, Verdrehen der Augen nach oben, Grimassieren), Kontraktion der Rumpfmuskulatur
axorhizomelisch tonische Anfälle	Betroffen sind auch die proximalen Extremitäten: Elevation der Schulter sowie Elevation und Abduktion der Arme
global tonische Anfälle	Zusätzlich sind die distalen Extremitäten beteiligt, die angehobenen Arme sind gebeugt, die Hände gefaustet, die Beine in Hüft- und Kniegelenk gebeugt und die Füße sind dorsalflektiert. CAVE: schwere Stürze

(gewöhnlich sekundenlange) verminderte Ansprechbarkeit charakterisiert, eine zuvor aufgenommene einfache motorische Aktivität kann dabei fortgeführt werden (z. B. Hinsetzen, An-einem-Strohhalm-Saugen). Nach Niedermeyer (1998) liegt den Absencen eine Unterbrechung des Arbeitsgedächtnisses zugrunde, welches normalerweise die Speicherung und den «online»-Abgleich neuer Informationen mit gespeicherten Gedächtnisinhalten ermöglicht. Dafür spreche, dass die Kinder an der Stelle ihre Tätigkeit wieder aufnehmen würden, an der sie unterbrochen wurde. Dies hängt jedoch von der Dauer der Absence ab: Mit Beginn des generalisierten elektroenzephalographischen Musters sind diffizile neuropsychologische Veränderungen nachweisbar, nach etwas drei Sekunden Dauer auch klinisch für Außenstehende sichtbar und nach spätestens zehn Sekunden Dauer gelingt es dem Kind nicht mehr, nach Beendigung der Absence «den Faden wieder aufzunehmen»: Eine Irritation und Reorientierung setzen ein.

Das Kernmerkmal der typischen Absencen ist die Bewusstseinsstörung (Absence bedeutet Abwesenheit). Diese geht mit verminderter motorischer Aktivität einher oder sie ist mit dem Verlust der motorischen Aktivität verbunden. Es werden auf Grund von klinischen Kriterien und EEG-Befunden typische und atypische Absencen unterschieden, wobei aber eine klare Trennung nicht immer möglich ist.

Bei den typischen Absencen werden von den Absencen mit ausschließlicher Bewusstseinsstörung (sog. einfache/blande Absencen) die sog. komplexen Absencen mit Begleiterscheinungen in Form milde ausgeprägter klonischer, atonischer, tonischer Komponenten oder leicht ausgeprägter Automatismen unterschieden:

- **blande Absence, einfache Absence (Absence nur mit Bewusstseinsstörung).** Während der Absence ist außer der Bewusstseinstrübung nichts weiter erkennbar. Das Kennzeichen der einfachen Absence ist plötzlicher Beginn, die Unterbrechung der augenblicklichen Aktivität, starrer Blick, evtl. eine kurze leichte Aufwärtsbewegung der Augen. Spricht der Patient gerade, wird die Sprache langsamer oder unterbrochen; geht er gerade, bleibt er stehen; isst er gerade, führt er das Essen nicht mehr bis zum Mund. Gewöhnlich antwortet der Patient nicht auf Ansprache, aber bei manchen Patienten werden die Anfälle durch Ansprache unterbrochen. Der Anfall dauert einige Sekunden bis eine halbe Minute an und endet meist so schnell, wie er begonnen hat.
- **Absence mit milden klonischen Komponenten.** Es treten klonische Bewegungen in den Augenlidern, den Mundwinkeln oder anderen Muskelgruppen auf, deren Ausprägung von fast nicht wahrnehmbaren Bewegungen bis zu generalisierten myoklonischen Zuckungen reichen kann. In der Hand gehaltene Gegenstände können herunterfallen.
- **Absence mit leichter atonischer Komponente.** Hier kommt es zu einer Tonusminderung sowohl der Haltungsmuskulatur als auch der Gliedmaßenmuskulatur mit Absinken des Kopfes, gelegentlichem Zusammensacken des Rumpfes, Herunterfallen der Arme und Erschlaffen des Handgriffs. Selten ist der Tonus so stark herabgesetzt, dass der Betroffene hinfällt.
- **Absence mit leichter tonischer Komponente.** Es kann im Anfall zu einer tonischen Muskelkontraktion kommen, wobei die Muskeltonuserhöhung die Extensoren oder Flexoren symmetrisch oder asymmetrisch betreffen kann. Wenn der Patient steht, kann der Kopf nach hinten gezogen werden und der Rumpf sich überstrecken (Retropulsion). Der Kopf kann sich auch tonisch zur einen oder anderen Seite neigen oder drehen.
- **Absence mit milde ausgeprägten Automatismen.** Sinnvolle oder scheinbar sinnvolle Bewegungen bei Bewusstseinstrübung während der Absence sind häufig und reichen von Lecken der Lippen und Schlucken bis zu Nesteln an der Kleidung und ziellosem Gehen. Auf Ansprache kann der Patient Laute von sich geben oder sich der Stimme zuwenden, bei Berührung kann er die betreffende Stelle reiben. Die Automatismen können vielgestaltig sein oder aus Kombinationen der oben beschriebe-

nen Einzelvorgänge bestehen oder auch so einfach sein, dass sie übersehen werden.

Das Auftreten mehrerer Subtypen komplexer Absencen bei ein und demselben Kind wird häufig beobachtet.

Während typischer Absencen (iktal) sind im **EEG** gewöhnlich reguläre und bilateral synchrone 3/s-SW-Komplexe (Spannweite 2–4/s-SWs), gelegentlich auch PSW-Abläufe sichtbar. Zu Beginn der Entladungen ist die Frequenz häufig höher (3,5–4/s), diese nimmt dann im Verlauf der Absence bis auf 2,5/s ab. Die Provokation von Absencen durch HV oder Müdigkeit, aber auch durch emotionalen Stress kann bei der Diagnostik hilfreich sein.

Die typischen Absencen sind die Hauptanfallsformen bei den idiopathischen Absenceepilepsien des Kindes- und Jugendalters. Klinisch kann die Abgrenzung von typischen Absencen und fokalen Anfällen mit Bewusstseinsalteration Schwierigkeiten bereiten. Tabelle 6-2 gibt einige differenzialdiagnostische Hinweise.

Myoklonische Absencen

Bei den myoklonischen Absencen handelt es sich um einen seltenen Anfallstyp, der sich typischerweise im Kindesalter manifestiert. Myoklonische Absencen beginnen und enden plötzlich und treten besonders häufig nach dem Aufwachen auf, sie können durch Hyperventilation provoziert werden. Die Anfallsdauer umfasst einige Sekunden bis Minuten, die Anfallsfrequenz ist in der Regel hoch.

Myoklonische Absencen tragen folgende klinische Charakteristika:

- Beeinträchtigung des Bewusstseins in unterschiedlichem Ausmaß; von leichter Ausprägung, während der das Kind seine Aktivitäten wie Spielen fortsetzt, bis zu einer schweren Ausprägung
- motorische Manifestationen in Form rhythmischer Zuckungen, primär der Schultern und der Arme, die leicht angehoben werden können; z. T. mit Beteiligung des Kopfes und der Beine; Augenlidmyoklonien sind selten, während periorale Zuckungen häufig vorkommen; die motorischen Phänomene sind in der Regel bilateral, können aber auch asymmetrisch oder unilateral auftreten.
- Autonome Reaktionen können die motorischen Erscheinungen begleiten, in Form eines veränderten Atemmusters bis zum Atemstillstand oder in Form von Einnässen.
- Die Anfälle sind häufig pharmakoresistent.

Tabelle 6-2: Unterschiede zwischen typischen und atypischen Absencen sowie komplex fokalen Anfällen (modifiziert nach Porter 1993, Weiergräber et al. 2010)

	Typische Absence	Atypische Absence	Komplex fokaler Anfall
Dauer	5–15 s	> 30 s	> 60 s
Beginn	abrupte Bewusstseinsstörung	fließende Übergänge	Aura
iktales EEG	3/s SW, bilateral, symmetrisch, Maximum meist frontal, monomorph	< 2,5/s SW, asymmetrisch, Maximum meist frontal, irregulär	fokale Anfallsmuster, rhythmisch, mit Evolution, häufig temporal
Automatismen	meist rudimentär	selten	komplex ausgestaltet
Ende	abrupte Rückkehr des Bewusstseins	fließende Übergänge	postiktale Konfusion
Patient fühlt sich	unbeeinträchtigt, nimmt «Pausen» wahr	keine Wahrnehmung der Anfälle	Unwohlsein

Das iktale **EEG** zeigt rhythmische, symmetrische generalisierte und bilateral synchrone 3/s-SWs wie bei den typischen Absencen, gelegentlich sind PSWs eingelagert. Etwa ein Drittel der Betroffenen ist photosensibel.

Myoklonische Absencen sind die charakteristische Anfallsform der Epilepsie mit myoklonischen Absencen (Kap. 14).

Absencen mit Lidmyoklonien

Die Lidmyoklonien bestehen aus repetitiven, rhythmischen und schnellen Myoklonien der Augenlider, oft verbunden mit einer raschen Aufwärtsdrehung der Bulbi, Zuckungen der Augenbrauen und Reklination des Kopfes. Die Augen sind dabei meist halb geöffnet. Die Stärke der Ausprägung, die Amplitude und Zahl der Lidmyoklonien können sehr variieren (meist drei Lidmyoklonien in Serie). Die Anfälle dauern nur drei bis sechs Sekunden an. Häufig besteht das «fixation off»-Phänomen mit Provokation der Anfälle durch willentlichen Augenschluss, verstärkt in heller Umgebung, Augenschluss in dunkler Umgebung hat nicht diesen Effekt. Die begleitende Bewusstseinstrübung ist nur mild ausgeprägt.

Iktal zeigen sich im EEG hauptsächlich generalisierte Polyspikes und PolySWs mit einer Frequenz von 3–6/s (im Mittel > 4/s). Die Augenlidmyoklonien sind während der ersten Sekunden eines Anfalls in Verbindung mit den PSW-Entladungen sichtbar. Interiktal finden sich kurz dauernde generalisierte PSWs. Die meisten Betroffenen sind ausgeprägt photosensibel, eine Eigenschaft, die im Laufe des Jugendalters abnimmt, was auch für das «fixation-off»-Phänomen zutrifft.

Augenlidmyoklonien mit und ohne Absencen sind die charakteristische Anfallsform der Epilepsie der Lidmyoklonien mit Absencen. Selten treten generalisierte tonisch-klonische Anfälle hinzu, meist provoziert durch Schlafentzug, Müdigkeit und Alkoholentzug.

Atypische Absencen

Die atypischen Absencen sind durch stärkere Tonusänderungen gekennzeichnet, die Übergänge zu typischen Absencen sind allerdings fließend. Beginn und Ende sind weniger abrupt und häufig sehr schwer zu erkennen. Das iktale **EEG** ist ebenso durch einen Aufbau der bilateralen irregulären SW-Komplexe, PSWs und 1,5–2,5/s-SWs gekennzeichnet und lässt den generalisierten abrupten Beginn vermissen. Die EEG-Abnormalitäten sind zwar wie bei den typischen Absencen beidseitig sichtbar, aber oft asymmetrisch ausgeprägt.

Atypische Absencen charakterisieren das Lennox-Gastaut-Syndrom, bei diesem besteht eine ausgeprägte Neigung zum Absence-Status. Neben den atypischen Absencen treten bei diesen Patienten noch andere Anfallsformen wie tonische, atonische, myoklonische und generalisierte tonisch-klonische Anfälle auf. Differenzialdiagnostisch ist zu beachten, dass atypische Absencen einen fokalen Ursprung haben können (s. u. fokalen Anfällen).

6.1.3 Myoklonische Anfallsformen

Myoklonische Anfälle

Myoklonische Anfälle sind durch plötzliche, kurze Muskelkontraktionen von weniger als 350 Millisekunden Dauer (damit deutlich kürzer als Kloni) charakterisiert, die generalisiert sein können oder auf Gesicht und Rumpf, auf eine oder mehrere Extremitäten oder auf einzelne Muskeln oder Muskelgruppen beschränkt sind. Das Ausmaß der Bewegungen ist sehr variabel. Myoklonische Zuckungen können isoliert oder in Folge auftreten. Sie ereignen sich vorzugsweise zur Zeit des Schlafengehens oder des Aufwachens. Sie können durch Willkürbewegungen verstärkt werden. Myoklonische Anfälle sind die dominierende Anfallsform bei einigen Epilepsiesyndromen des Kindesalters (z. B. bei der benignen myoklonischen Epilepsie des Kleinkindesalters, beim Doose-Syndrom und bei der juvenilen myoklonischen Epilepsie).

Das iktale EEG zeigt singuläre hochamplitudige PSW, die 1 : 1 mit einem Myoklonus einhergehen. In der Differenzierung zu Bewegungsartefakten muss im Zweifel eine simultane Videoaufzeichnung und/oder eine EMG-Aufzeichnung hinzugezogen werden: Darin wird sichtbar, dass bei einem myoklonischen Anfall die Polyspikes der Klinik vorausgehen, die dann mit dem Beginn der hochamplitudigen Welle sichtbar wird.

Myoklonien werden dann als epileptisch definiert, wenn sie in Verbindung mit kortikalen epileptischen Potenzialen auftreten (Commission on Pediatric Epilepsy of the International League Against Epilepsy 1997). Es werden drei Typen des epileptischen Myoklonus unterschieden: der kortikale Myoklonus, der auf einer Hyperexzitabilität des sensomotorischen Kortex beruht, der retikuläre Reflexmyoklonus als Resultat der Hyperexzitabilität der kaudalen retikulären Formation und der thalamokortikale Myoklonus, der bei primär generalisierten Anfällen auftritt. Dem sog. negativen Myoklonus (s. u.) liegt eine Hemmung der Muskelaktivität zugrunde, die als kurze Pause der Muskeltätigkeit sichtbar wird, z. B. wenn eine Haltung aufrechterhalten wird (Dulac et al. 1998).

Der epileptische Myoklonus muss von anderen nichtepileptischen Myoklonusformen unterschieden werden. Die myoklonischen Zuckungen bei Rückenmarkserkrankungen, bei der Dyssynergia cerebellaris myoclonica, dem postanoxischen Zustand, dem Paramyoclonus multiplex und dem Opsoklonus-Myoklonus-Syndrom sind nichtepileptischen Ursprungs.

Myoklonisch-atonische Anfälle

Bei den myoklonisch-atonischen Anfällen zeigt sich nach der initialen Myoklonie eine Atonie mit plötzlichem Verlust oder Herabsetzung des Muskeltonus, ein bis zwei Sekunden oder länger andauernd und die Kopf-, Rumpf- und Extremitätenmuskulatur einbeziehend. Das EEG zeigt hochamplitudige PSW (ähnlich denen myoklonischer Anfälle), im EMG Innervationspause. Diese Anfallsform ist charakteristisch für die myoklonisch-astatische Epilepsie des Kindesalters.

Negativ myoklonische Anfälle

Negativ myoklonische Anfälle sind durch abrupte kurze Unterbrechungen (unter 500 ms) einer tonischen Muskelaktivierung charakterisiert, im EMG sieht man dabei eine sog. stille Periode. Damit die Muskelatonie überhaupt sichtbar werden kann, muss die betroffene Muskulatur zuvor aktiviert sein, in einer entspannten Muskulatur ist sie nicht erkennbar. Am besten ist die Pause der Muskeltätigkeit sichtbar, wenn bestimmte Tätigkeiten durchgeführt werden, z. B. wenn die Arme nach vorne gestreckt werden und diese anlässlich des Anfalls kurz absinken, wenn festgehaltene Gegenstände aus der Hand fallen oder wenn es zum Sturz kommt. Der Eindruck einer Myoklonie entsteht dadurch, dass die Reinnervation der Muskulatur nach dem Tonusverlust leicht überschießend ist. Der negative Myoklonus kann unilateral und bilateral auftreten, er wird in Verbindung mit SW- oder ShW-Mustern im kontralateralen zentroparietalen Kortex beobachtet.

Negativ myoklonische Anfälle kommen bei einer Vielzahl idiopathischer, aber auch symptomatischer Epilepsien vor, insbesondere auch bei der myoklonisch-astatischen Epilepsie und beim Lennox-Gastaut-Syndrom (Tassinari et al. 1995, Dulac et al. 1998).

6.1.4 Atonische Anfälle

Beim atonischen Anfall kommt es zu einer plötzlichen Verminderung des Muskeltonus der posturalen Muskulatur mit Absinken des Kopfes und Herabsinken des Unterkiefers, Einknicken des Körpers und der Beine, Absinken von Gliedmaßen oder zum Tonusverlust aller Haltemuskeln mit der Folge des Hinstürzens (drop attack). Milde Formen stellen Kopfnicken und Einknicken in den Beinen dar. Der totale Verlust des Haltetonus kann zum Sturz und zu erheblichen Verletzungen führen, besonders im Gesicht. Ein möglicher Bewusstseinsverlust ist meist nur von kurzer Dauer, die Patienten stehen in der Regel sofort wieder auf. Andererseits kann es zu einem Fall auf den Boden und einem Andauern der Atonie kommen, während der Patient stumm und bewegungslos daliegt (akinetischer Anfall).

Der iktale **EEG**-Befund kann PSWs, PS-Serien gefolgt von generalisierten SWs, eine Abflachung oder eine niedrigamplitudige schnelle Aktivität aufweisen.

Diese Anfallsform kommt typischerweise beim Lennox-Gastaut-Syndrom vor.

6.2 Fokale Anfälle (Anfälle mit fokalem Beginn)

Das Erscheinungsbild fokaler Anfälle (auch partielle Anfälle, lokalisationsbezogene Anfälle genannt) ist außerordentlich variabel. Fokale Anfälle haben ihren Ursprung in umschriebenen Arealen einer Hemisphäre. Die Vielgestaltigkeit der fokalen Anfälle spiegelt die Vielfalt der im Kortex lokalisierten Hirnfunktionen wider. Die grundlegenden Kenntnisse über die Lokalisation kortikaler Funktionen und den lokalen Ursprung fokaler Anfälle gehen auf die Pionierarbeiten von Penfield und Jasper (1954) zurück, welche intrakranielle EEGs ableiteten und elektrische Stimulationsversuche durchführten. Mittels videometrischer polygraphischer EEG-Langzeitableitungen vom Skalp oder Kortex sowie bildgebender Verfahren in der prächirurgischen Diagnostik konnte dieses Wissen erheblich erweitert werden. Es bleibt jedoch ein zentrales Problem, den genauen Ursprungsort eines fokalen Anfalls zu bestimmen, denn die epileptische Aktivität kann, von einer epileptogenen Läsion (idealerweise in der Bildgebung nachweisbar) angeregt, in einem epileptogenen Areal generiert werden. Dieses muss nicht mit dem Areal übereinstimmen, das die epileptischen Anfälle hervorruft (symptomatogenes Areal), sondern kann auch dorthin weitergeleitet werden. Die Anfallsursprungszone befindet sich jedoch innerhalb der epileptogenen Zone und stellt den Schrittmacher einer möglichen Fortleitung (Propagation) dar. Dort, wo sich im Oberflächen-EEG entsprechende epilepsietypische Potenziale finden lassen (irritative Zone), muss nicht notwendigerweise auch die epileptogene oder aber symptomatogene Zone sein! Die symptomatogene Zone bestimmt die Semiologie ganz wesentlich, auch kann während des Anfalls die weitere Ausbreitung desselben anhand der klinischen Symptome beobachtet werden. Das postiktal beeinträchtigte Areal (Zone des funktionellen Defizits) ist deckungsgleich mit den Strukturen, von denen aus die Anfallssymptomatik generiert wurde, und ist regelhaft größer als selbige (**Tab. 6-3**, siehe Kap. 20.2.1).

So vielgestaltig die Ausprägung und der Verlauf fokaler Anfälle sein können, so außerordentlich vielfältig ist auch die Ätiologie. Kapitel 13 beschreibt die idiopathischen Formen, Kapitel 17 typische Entitäten und Kapitel 18 Ätiologien und ihre Epilepsiesyndrome.

Zum besseren Verständnis der im Folgenden beschriebenen Phänomene werden einige der tradierten Begriffe erläutert:

Bewusstsein

Das normale Bewusstsein setzt Wachheit und Aufmerksamkeit voraus, es ermöglicht die kontinuierliche Wahrnehmung der eigenen Person, der Innenwelt und von Vorgängen in der Außenwelt. Das Wahrgenommene wird im Gedächtnis gespeichert und kann erinnert werden. Das Bewusstsein ist intakt, wenn der Patient adäquat auf Außenreize reagiert und vollständig zu Ort, Zeit und eigener Person orientiert ist. Die Reaktions- und Konzentrationsfähigkeit des Patienten kann während eines Anfalls durch die Aufforderung, einfache Aufträge oder Bewegungen auszuführen, geprüft werden, z. B. durch Einsatz einer Bildertafel oder Zählen bei älteren Kindern und Jugendlichen oder mit einfachen Aufträgen wie: «Hebe bitte die Hand». Herrscht Unklarheit z. B. über die neurokognitiven Aus-

Tabelle 6-3: Kortikale Zonen der Genese fokaler Anfallssemiologie (modifiziert nach Siegenthaler 2013)

Terminus	Bezeichnetes Kortexareal ...
epileptogene Zone	von welchem epileptische Anfälle ausgehen können (vollständige Resektion = Anfallsfreiheit)
irritative Zone	das epilepsietypische Potenziale im EEG/MEG generiert
Schrittmacherzone = Anfallsursprungszone	von welchem die klinisch sichtbaren Anfälle ausgehen
symptomatogene Zone	welches die Anfallssymptomatik hervorruft
Zone des funktionellen Defizits	welches postiktal und/oder interiktal eine Funktionsstörung aufweist, die durch klinische, neuropsychologische Untersuchung, funktionelle Bildgebung oder EEG Pathologie (nicht aus epilepsietypischen Potenzialen bestehend) nachweisbar ist
epileptogene Läsion	strukturelle Läsion, die in einem kausalen Zusammenhang zu fokalen Anfällen steht

wirkungen von epileptiformen Mustern im EEG (wenn klinisch ein Anfall nicht sicher abzugrenzen ist), so kann es hilfreich sein, eine kontinuierliche Aufgabe während der EEG-Ableitung lösen zu lassen, sei es ein Diktat, Malen oder Testmaterial der visuellen Wahrnehmung, Lesen oder lautes Rechnen, PC-gestützte Reaktionstests.

Aura

Ein häufig benutzter Begriff bei der Beschreibung des Ablaufs fokaler Anfälle ist die Aura. Diese Bezeichnung stammt aus dem Griechischen und bedeutet die Wahrnehmung eines Lufthauchs. Bei der Aura handelt es sich um ein subjektiv wahrgenommenes Anfallsphänomen, das isoliert auftreten kann oder einem beobachtbaren Anfall vorangeht. Bei Kindern kann eine Aura z.T. durch die Reaktionen darauf sichtbar werden. Eine Aura kann auch für den Patienten eine Warnfunktion haben vor weiteren Anfallssymptomen. Neurophysiologisch handelt es sich um einen sensorischen Anfall, allerdings sind die betroffenen Hirnareale so umschrieben, dass keine EEG-Veränderungen sichtbar werden.

Illusionen, Halluzinationen

Man spricht von Illusionen, wenn reale Reize oder Objekte verändert wahrgenommen werden, und von Halluzinationen, wenn Wahrnehmungen ohne einen äußeren Reiz oder ein entsprechendes reales Objekt auftreten.

Zu den Illusionen gehören polyoptische Illusionen wie Doppeltsehen auf einem Auge. Veränderte Wahrnehmungen der Größe realer Objekte (Makropsie oder Mikropsie) oder der Entfernung kommen vor. Auch gestörte Hörwahrnehmungen, wie z.B. Mikroakusis und Makroakusis, können auftreten. Andere Möglichkeiten sind die illusionäre Empfindung der betroffenen Person, sie befinde sich außerhalb ihres Körpers oder die Größe oder die Schwere einer Extremität sei verändert.

Halluzinationen können die sensiblen, visuellen, auditiven, olfaktorischen oder gustatorischen Sinne betreffen. Entspringt der Anfall dem primären Wahrnehmungsfeld, pflegt die Halluzination eher primitiven Charakter zu haben, wie Lichtblitze bei visueller, Rauschen bei auditiver Wahrnehmung. Bei den reichhaltiger ausgestalteten Anfällen, die visuelle oder auditive Assoziationsfelder einbeziehen und Erinnerungsspuren aktivieren, kommt es zu geformten

Halluzinationen mit Szenen, Personen, Gesprächen oder Musik. Diese Wahrnehmungen können normalen Wahrnehmungen gleichen oder verzerrt sein.

Einfach und komplex fokale Anfälle

Die Klassifikation der epileptischen Anfälle der Commission on Classification and Terminology of the International League Against Epilepsy (1981) sah die Unterteilung der fokalen Anfälle in Abhängigkeit von der Veränderung des Bewusstseins in einfach fokale und komplex fokale Anfälle vor. Bei den einfach fokalen Anfällen bleibt das Bewusstsein erhalten, die komplex fokalen Anfälle gehen mit einer Bewusstseinsstörung einher. Von der Task Force der ILAE (2001, 2010) wird vorgeschlagen, zukünftig die Begriffe einfach fokal und komplex fokal zu vermeiden, da sie unpräzise und missverständlich sind. Auch kann es sehr schwierig sein, die Bewusstseinslage im epileptischen Anfall genau zu bestimmen, was ganz besonders für junge Kinder zutrifft. Im klinischen Alltag sind die Bezeichnungen einfach und komplex fokale Anfälle noch fest etabliert. Folgende Unterschiede bestehen:

- Bei dem einfach fokalen Anfall ist die zugrunde liegende epileptische Aktivität auf ein umschriebenes Gebiet in einer Hemisphäre beschränkt. Das Erscheinungsbild des Anfalls wird allein von den lokal repräsentierten Eigenschaften des einbezogenen Kortexareals bestimmt. Während des charakteristischerweise einseitig ausgeprägten einfachen fokalen Anfalls ist im EEG häufig kontralateral über dem korrespondierenden kortikalen Areal epileptiforme Aktivität sichtbar, diese kann auch im interiktalen EEG nachweisbar sein. Die Anfallsaktivität muss sich aber nicht immer im Oberflächen-EEG darstellen.
- Ein komplex fokaler Anfall ist durch Beeinträchtigung des Bewusstseins, fehlende Reaktionsfähigkeit und automatisiertes Verhalten gekennzeichnet, oft schließt sich eine postiktale Verwirrung an. Für Außenstehende ist die Bewusstseinsstörung in erster Linie erkennbar an der Unfähigkeit, angemessen auf Ansprache und andere äußere Reize zu reagieren. Dabei ist aber eine Besonderheit zu beachten: Eine bewusste, aber nicht reaktionsfähige Person wird über Vorgänge während des Anfalls und die Unfähigkeit, durch Bewegungen oder sprachlich zu reagieren, nach dem Anfall berichten können. Bezüglich der Differenzierung von typischen Absencen und komplex fokalen Anfällen (s. Tab. 6-2, S. 109). Die komplex fokalen Anfälle können mit einer einfachen fokalen Symptomatik (Aura) beginnen, der die Bewusstseinsstörung folgt, entweder ausschließlich oder verbunden mit Automatismen. Die Bewusstseinsstörung kann auch von Anfang an bestehen, wiederum isoliert oder in Kombination mit motorischen Phänomenen. Ebenso wie die einfach fokalen Anfälle können die komplex fokalen Anfälle sekundär in generalisierte tonisch-klonische, tonische und klonische Anfälle übergehen. Im **EEG** zeigen sich iktal einseitige oder beidseitige epileptiforme Entladungen, fokal, häufiger temporal oder frontotemporal lokalisiert oder auch diffus ausgeprägt. Interiktal ist häufig ein einseitiger oder beidseitiger asynchroner Fokus sichtbar, üblicherweise über den temporalen oder frontalen Regionen. Ein großer Teil der komplex fokalen Anfälle geht vom medialen Temporallappen aus, weitere Ursprungsorte sind in abnehmender Häufigkeit Frontallappen, Okzipitallappen, laterale Temporallappen und Parietallappen. Komplex fokale Anfälle sind demnach lokalisatorisch vieldeutig. Gemeinsam ist ihnen, dass die Entladungen Areale des limbischen Systems einbeziehen.

Postiktale Lähmung

Der Begriff postiktale Lähmung (Todd'sche Lähmung) bezieht sich auf eine vorübergehende Funktionseinbuße, die manchmal im Anschluss an fokal motorische oder somatosensorische Anfälle auftritt. Neben der motorischen Todd'schen Lähmung gibt es also auch eine sensorische Störung in Abhängigkeit vom betroffenen System. Die postiktale Lähmung wird mit einer neuronalen Erschöpfung auf Grund der erhöhten metabolischen Aktivität im entladenden Fokus oder mit einer erhöhten aktiven Hemmung in der Region des Fokus erklärt.

6.2.1 Fokal-motorische Anfälle

Elementare fokal-motorische Anfälle

Elementare fokal-motorische Anfälle treten in Form örtlich umschriebener klonischer, tonischer oder myoklonischer Anfälle auf, sie werden durch epileptogene Aktivität im motorischen Kortex ausgelöst (epileptogene Zone). Jeder im motorischen Kortex repräsentierte Körperteil kann betroffen sein, in Abhängigkeit vom Ursprungsort der iktalen Entladungen. Entsprechend der Größe des repräsentierenden Areals sind Gesicht und Daumen am häufigsten betroffen. Die Propagation des Anfalls lässt sich als «march of convulsion» im Sinne fortschreitender Einbeziehung benachbarter Körperregionen in die kontralateral zum Fokus zu beobachtenden rhythmischen Kloni verfolgen, wie es für einen Jackson-Anfall typisch ist. Die Einbeziehung der anderen Hemisphäre in das Anfallsgeschehen ist mit einem sehr schnellen Bewusstseinsverlust und bilateraler klinischer Symptomatik verbunden.

Sonderformen sind Halbseitenanfälle beim HHE-Syndrom (s. Kap. 18.4.1) im Sinne rezidivierender oder permanenter unilateraler fokalmotorischer SE. Sie kennzeichnen das Hemikonvulsions-Hemiplegie-Syndrom, das Rassmussen-Syndrom oder die Epilepsia partialis continua. Ein fokal motorischer SE wird als Epilepsia partialis continua bezeichnet (s. Kap. 7.1.5).

Asymmetrisch tonische Anfälle

Kernsymptom der Versivanfälle ist eine abrupte tonische Anspannung den ganzen Körpers, was mit einer Überstreckung von Rumpf und unteren Extremitäten einhergeht. Anders als beim dem sog. Posturing im Rahmen schwerster Hirnschädigungen besteht meist ein asymmetrisches Muster, was am deutlichsten an den oberen Extremitäten, am Schulter- und Nackenbereich sichtbar wird: Gleich einem ATNR wird der eine Arm gestreckt und abduziert, während der andere gebeugt und bis über den Kopf gehoben werden kann, der wiederum wird zum gestreckten Arm rotiert. Die forcierte Drehung des Kopfes und der Augen nach einer Seite ist z. T. verbunden mit einer leichten Aufwärtsbewegung von Kopf und Augen. Die Drehung des Kopfes erfolgt entweder gleichförmig oder in Sakkaden. Insgesamt ist die proximale Muskulatur von der Versteifung besonders betroffen, durch die starke Anspannung können Zitterbewegungen sichtbar sein. Spracharrest oder Vokalisationen können diese Anfallsform begleiten, Meist sind die Patienten nicht bewusstlos! Die Anfallsfrequenz bei betroffenen Kindern ist meist hoch, die Anfälle dauern kurz an und treten vor allem aus dem Schlaf heraus auf.

Asymmetrische tonische Anfälle können durch autochthone oder fortgeleitete epileptische Aktivität im Frontallappen ausgelöst werden, typischerweise im supplementär-sensorimotorischen Areal. Dementsprechend werden sie am häufigsten bei Patienten mit Frontallappenepilepsien (23–94 %) beobachtet, bei 20–43 % der Patienten mit Parietallappenepilepsien und bei 14–56 % der Patienten mit Okzipitallappenepilepsien. Bei Patienten mit Temporallappenepilepsien treten sie am seltensten auf (0–40 %). Sie sind in der Regel noch mit anderen Anfallsformen vergesellschaftet (Werhahn et al. 2000).

Versivanfälle

Versivanfälle bestehen aus einer unnatürlichen, forcierten Wendung von Augen und Kopf, oft auch des Oberkörpers zu einer Seite. Häufig beginnt die Bewegung mit ruckartigen Bewegungen der Bulbi, gefolgt von Kopf und Oberkörper. Auch hier können sich dem tonischen Bewegungsmuster Kloni, also ruckartige Bewegungen, überlagern. Die forcierte Drehung des

Kopfes und der Augen nach einer Seite ist z.T. verbunden mit einer leichten Aufwärtsbewegung von Kopf und Augen. Eine Version tritt häufig beim Übergang in einen generalisiert tonisch-klonischen Anfall auf, kann aber auch einen eigenständigen Anfallstyp darstellen. Versivanfälle entstehen im frontalen Augenfeld (posteriorer Gyrus frontalis medius/inferior vor dem Gyrus präcentralis) und haben einen hohe lateralisierende Bedeutung zur kontralateren Hemisphäre, wenn die Blick- und Kopfwendung eindeutig über das Maß einer natürlichen Bewegung hinausgehen, wie es insbesondere vor der Generalisierung oft der Fall ist (Noachtar et al. 2008).

Fokal-motorische Anfälle mit Automatismen (typische Temporallappenautomatismen)

Fokale motorische Anfälle mit Automatismen beruhen auf der Freisetzung automatischen Verhaltens unter dem Einfluss einer Bewusstseinstrübung. Es handelt sich hier um eine mehr oder weniger koordinierte und angepasste (eupraktische oder dyspraktische), unwillkürliche motorische Aktivität. Diese dauert in der Regel zwei bis fünf Minuten an. Gewöhnlich besteht eine Amnesie für dieses Ereignis. Der Automatismus kann einfach eine Fortführung der Aktivität sein, die beim Eintritt des epileptischen Anfalls ausgeübt wurde, oder eine neue Aktivität darstellen, die sich in Verbindung mit der epileptischen Bewusstseinsänderung entwickelt. Automatismen haben gewöhnlich ein einfaches Handlungsgefüge. Sie sind ein wesentliches Charakteristikum der mesialen Temporallappenepilepsie, in sehr schwacher Ausprägung können sie auch bei Absencen beobachtet werden. Als postiktale epileptische Automatismen können sie jedem epileptischen Anfall folgen, insbesondere den GTKA, die Automatismen sind dann gewöhnlich von Verwirrtheit begleitet (s. Tab. 6-4).

Fokal-motorische Anfälle mit hyperkinetischen Automatismen

Bei den fokal-motorischen Anfällen mit hyperkinetischen Automatismen (hypermotorische Anfälle) handelt es sich um komplexe organisierte Bewegungsabläufe, die natürlich vorkommenden willkürlichen Bewegungen sehr ähnlich sind und vor allem die proximale Muskulatur betreffen (Lüders et al. 2000). Es sind relativ aus-

Tabelle 6-4: Differenzierung der Automatismen (modifiziert nach Leutmezer et al. 1999)

Kauautomatismen oder Essautomatismen	Kauen, Schlucken, Schmatzen, Lecken der Lippen, mit verstärktem Speichelfluss
emotionaler Ausdruck/ mimische Automatismen	Angst, aber auch Lachen, Wut oder sexuelles Verhalten; (unprovozierte Gewaltausbrüche sind extrem selten)
gestische Automatismen	einfach: Hand-/Armbewegungen, z.B. Klopfen oder Reiben eines anderen Köperteils.
	komplex: Automatismen wie z.B. Winken oder Ganzkörperbewegungen, die auf den Beobachter oder die Umgebung bezogen sein können
ambulatorische Automatismen	Gehen, Laufen, Herumdrehen, aber auch: Herausspringen aus einem fahrenden PKW
vokale/verbale Automatismen	Summen, Brummen oder verständliche Worte/kurze Sätze, die in keinem Kontext zur gegenwärtigen Situation stehen
komplexe Automatismen	An- oder Ausziehen der Kleider, Zu- oder Aufdecken. Selten Manipulationen am Genitale oder Hochschieben des Beckens

greifende Bewegungen, die schnell ausgeführt werden und häufig gewaltsam wirken wie z. B. das Treten mit den Beinen. Sie dauern meist nur kurz an. Tonische Aktivität kann ihnen vorangehen oder folgen. Ihnen liegt eine symptomatogene Zone im Frontallappen oder im cingulären Kortex zugrunde, sie sind ein Charakteristikum der Frontallappenepilepsie.

Fokal-motorische Anfälle mit epileptischem negativem Myoklonus

Die Charakteristika negativ myoklonischer Anfälle wurden schon in 6.1.3 beschrieben. Sie kommen außer bei den generalisierten Epilepsien (myoklonisch-astatische Epilepsie, Lennox-Gastaut-Syndrom) auch bei idiopathischen und symptomatischen fokalen Epilepsien vor, insbesondere bei der atypischen IFE.

Inhibitorische motorische Anfälle

Fokal-motorische Anfälle bestehen gewöhnlich aus positiven, irritativen Symptomen, seltener aus negativen, inhibitorischen Symptomen oder einer Kombination von beiden. Durch die elektrische Stimulation von zwei negativ motorischen Arealen, und zwar des primären negativ motorischen Areals, welches in der lateralen Konvexität des Frontallappens liegt, und des negativ supplementär-sensorimotorischen Areals, welches anterior zum supplementär-sensorimotorischen Areal lokalisiert ist, können bei erhaltenem Bewusstsein willentliche Bewegungen gehemmt werden, was sich in einer Apraxie, einer Bewegungsverlangsamung oder einer Unfähigkeit zu Bewegungen von Körperteilen äußert. Ist diese anatomisch funktionelle Struktur Ausgangspunkt der Anfallssymptomatik, so zeigen sich entsprchend kurzzeitige Unterbrechungen von Bewegungen und/oder deren Intention (Lüders et al. 2000).

6.2.2 Fokal-sensorische Anfälle mit elementaren sensorischen Symptomen

Hier werden unimodale sensorische Anfallsformen beschrieben, deren Symptomatik vom Ort der epileptischen Aktivität bestimmt wird. Der Anfall ist häufig ein gut lokalisierendes Symptom eines umschriebenen epileptogenen Hirnareals, das idealerweise dem symptomatogenen entspricht. So können visuelle Anfälle Ausdruck einer Okzipitallappenläsion sein.

Somatosensorische Anfälle

Somatosensorische Anfälle entstehen in den Rindenarealen, welche die sensorischen Funktionen repräsentieren: im primär somatosensorischen Areal des Gyrus postcentralis in der Parietalregion (Brodmann-Areale 1, 2 und 3), im sekundär sensorischen Gebiet (Operculum parietale) und im supplementär-sensorimotorischen Gebiet (mesialer Gyrus frontalis superior). Einfache fokale somatosensorische Anfälle kommen am häufigsten bei Parietallappenepilepsien vor (25–73 %), etwas seltener bei Frontallappenepilepsien (16–40 %), am seltensten bei Temporallappenepilepsien (0,3–26 %).

Vor allem die somatosensorischen Anfälle aus dem primär somatosensorischen Areal werden üblicherweise als kurz dauernde Parästhesien (Kribbeln, Prickeln oder Taubheitsgefühl) wahrgenommen und betreffen vor allem Hände und Finger, Füße und Gesicht. Die Anfälle durch epileptische Aktivität im supplementär-sensomotorischen Gebiet haben eine weniger umschriebene, häufig bilaterale Symptomatik und beziehen häufiger den ganzen Körper mit ein (Tuxhorn et al. 2000).

Gelegentlich kommen somatosensorische Halluzinationen vor: ein Gefühl der Schwellung von Hand oder Zunge, ein Gefühl des Schrumpfens oder der Verlagerung einer Extremität. Ein eher seltenes iktales somatosensorisches Phänomen ist ein lokalisierter Schmerz, der auch isoliert auftreten kann, etwa 5 % der Patienten mit fokalen Epilepsien sind betroffen. Intrakranielle

EEG-Ableitungen zeigten bei acht betroffenen Patienten in allen Fällen den Ursprung im Parietallappen (Siegel et al. 1999).

Sensorische Anfälle können ebenso wie die motorischen Anfälle wandern, die epileptische Aktivität kann sich weiter ausbreiten. Am häufigsten tritt motorische Aktivität (klonisch, tonisch oder versiv) hinzu, die Anfälle können auch zu komplex fokalen oder generalisierten tonisch-klonischen Anfällen fortschreiten. Der fokalen sensiblen Anfallsaktivität kann ebenso wie der motorischen eine örtliche Lähmung (postiktale oder Todd'sche sensible Lähmung) in der vom Anfall betroffenen Körperregion folgen.

Visuelle Anfälle

Visuelle Anfälle zeigen eine unterschiedliche Ausprägung in Abhängigkeit davon, ob die primären Sehareale oder die Assoziationsareale einbezogen sind. Sie reichen von farblosen oder farbigen Lichtblitzen über einfache oder komplexe Formen bis zu strukturierten visuellen Halluzinationen mit Figuren, Zahlen, Tieren, Gesichtern, Personen oder Szenen. Sie können einen Teil des Gesichtsfeldes einnehmen oder das gesamte Gesichtsfeld. Selten tritt als iktales Phänomen eine akute transiente Blindheit bei erhaltenem Bewusstsein auf (Zung et al. 1993). Visuelle Anfälle dauern meist nur Sekunden an, können aber auch länger anhalten, auch ein visueller fokaler Status epilepticus ist vorgekommen. Einfache fokale visuelle Anfälle weisen mit ziemlich hoher lokalisatorischer Wahrscheinlichkeit auf einen epileptogenen Herd im Okzipitalhirn hin. Die Häufigkeit vorangehender visueller Auren bei Okzipitallappenepilepsien variiert zwischen 8 % und 73 %. Sie können auch bei Parietal- und Temporallappenepilepsien auftreten, wobei sie in diesen Fällen in komplex fokale Anfälle übergehen. Bei Temporallappenepilepsien treten gelegentlich Mikropsien oder Makropsien auf (das Objekt erscheint kleiner bzw. größer, als es tatsächlich ist). Bleibt ein Objekt nach seiner Entfernung aus dem Gesichtsfeld sichtbar oder tritt es danach erneut auf, so spricht man von Palinopsie (Anand 2000).

Auditorische und vertiginöse Anfälle

Wie bei den visuellen Anfällen gibt es auch bei den auditiven Anfällen eine ganze Skala von einfachen Wahrnehmungen (Summen, Zirpen, Klingeln) bis zu hoch komplizierten Hörwahrnehmungen wie beispielsweise von Stimmen, Liedern oder Musik. Auditorische Illusionen schließen Veränderungen der Wahrnehmung von Entfernungen ein, die Laute erscheinen näher oder entfernter, lauter oder leiser. Auditive iktale Manifestationen sind selten, sie treten bei 1,7–16 % der Patienten mit Temporallappenepilepsien auf, nur sehr selten bei extratemporalen Epilepsien. Stimulationsexperimente sprechen dafür, dass sie im primären auditorischen Kortex und in den auditorischen Assoziationsarealen im Temporallappen entstehen (Foldvary et al. 2000).

In Verbindung mit auditorischen Auren können auch vertiginöse Sinneseindrücke auftreten. Sie schließen Gefühle des Fallens im Raum und des Schwankens ebenso wie Schwindel in horizontaler oder vertikaler Richtung ein. Vertiginöse Wahrnehmungen entstehen beispielsweise bei Reizung des Gyrus temporalis superior (Foldvary et al. 2000).

Olfaktorische und gustatorische Anfälle

Olfaktorische und gustatorische Auren sind selten, fast alle betroffenen Patienten haben eine mesiale Temporallappenepilepsie. Olfaktorische Wahrnehmungen treten gewöhnlich als unangenehme Gerüche (z. B. wie verwesendes Fleisch oder wie Müll) auf. Gustatorische Wahrnehmungen können angenehme oder abstoßende Geschmackshalluzinationen sein. Ihre Ausprägung variiert vom Einfachen (salzig, sauer, süß, bitter) bis zum Raffinierten. Sie werden besonders häufig als «metallisch» beschrieben.

Diese iktalen olfaktorischen und gustatorischen Halluzinationen beruhen wahrscheinlich auf einer gemeinsamen epileptischen Aktivierung mesialer temporaler Strukturen, insbesondere der Amygdalae und des olfaktorischen und gustatorischen Neokortex (Ebner et al. 2000).

6.2.3 Fokal-sensorische Anfälle mit polymodalen und szenischen Symptomen

In der ILAE-Klassifikation von 1981 befinden sich unter der Überschrift «einfache fokale Anfälle mit psychischen Symptomen» sechs verschiedene Untergruppen: dysphasische, dysmnestische (z. B. Déjà-vu), kognitive (z. B. Dreamy States, Verzerrungen des Zeitgefühls) und affektive Anfälle (z. B. Angst, Ärger), Illusionen (z. B. Makropsie) sowie strukturierte Halluzinationen (z. B. Stimmen, Musik, Szenen). Nach der ILAE-Klassifikation von 2001 umfasst diese Gruppe über elementare Symptome hinausgehende Anfälle als Ausdruck von Störungen mehrerer sensorischer Modalitäten in benachbarten Hirnregionen (z. B. das temporo-parieto-okzipitale Übergangsgebiet) und höherer zerebraler psychischer Funktionen. Hierzu gehören auch die szenische Erfahrungen wiedergebenden Anfälle («experiential seizures») gemäß der Beschreibung von Gloor (1990). Diese höchst komplexen psychischen Anfälle, welche die persönliche Identität des Patienten berühren, schließen Elemente der Wahrnehmung, des Gedächtnisses und des Affektes ein.

Dysphasische, aphasische Anfälle

Aphasie bedeutet das Unvermögen zu sprechen, von einigen Autoren wird die Bezeichnung Dysphasie bevorzugt, wenn die Sprache nicht vollständig fehlt. Das Sprechen kann während des epileptischen Anfalls in Form einer Vokalisationsstörung, Sprachhemmung oder Dysarthrie betroffen sein. Während des Spracharrests kann sich der Patient sprachlich nicht ausdrücken, möglicherweise aber auf Aufforderung die Zunge und Lippen bewegen. Während der Dysarthrie bleibt die Sprache erhalten, der Betroffene hat aber Schwierigkeiten, die Worte zu artikulieren. Im Kontext der polymodalen Anfälle ist mit dieser Bezeichnung nicht die relativ häufig zu beobachtende postiktale Aphasie gemeint, die einen anderen Pathomechanismus hat. Bei den seltenen aphasischen Anfällen dominiert die Sprachstörung das Anfallsbild (Benbadis 2000).

Anfälle mit iktaler Aphasie können ihren Ursprung in jedem der vier Sprachzentren haben (Broca, Wernicke, supplementär-motorisches Areal und basales temporales Sprachareal). Aphasische Anfälle haben eine hohe seitenlokalisatorische Bedeutung, da fast immer die dominante Hemisphäre betroffen ist, jedoch keinen lokalisatorischen Wert in Bezug auf den Kortexbereich innerhalb einer Hemisphäre. Aphasische Anfälle sind nur sehr schwer von Sprachstörungen auf Grund von unspezifischen motorischen Phänomenen (positiv, negativ, apraxisch) abzugrenzen, die nicht ihren Ursprung in den Sprachzentren haben (Benbabis 2000).

Dysmnestische Anfälle

Dysmnestische Anfälle beziehen sich auf eine epileptogene Störung des Gedächtnisses, schließen aber auch häufig Elemente der Wahrnehmung und des Affektes mit ein. Sie können das einzige Anfallsphänomen darstellen, sehr viel häufiger bilden sie aber die Aura der Temporallappenanfälle.

Bei den rein dysmnestischen Anfällen ist ausschließlich die Fähigkeit des Erinnerns gestört, die Kognition und die Fähigkeit zur Interaktion bleiben erhalten (Palmini et al. 1992). Die häufigste dysmnestische Störung ist das Déjà-vu(«schon gesehen»)-Phänomen mit der Empfindung, ein neues Erlebnis sei schon früher einmal erlebt worden. Es wird von dem Gefühl der Vertrautheit begleitet. Eine entgegengesetzte Empfindung im Rahmen des Vertrautheits-Fremdheitserlebens stellt das Jamais-vu(«noch nie gesehen»)-Phänomen mit dem Gefühl dar, dass eine bekannte Wahrnehmung als unbekannt beurteilt wird. Weitere mögliche dysmnestische Symptome sind Verzerrungen des Gedächtniserlebens wie Störungen der zeitlichen Einordnung von Ereignissen und blitzartiges Auftauchen einer Erinnerung («flashback»). Wenn es sich um auditive dysmnestische Wahrnehmungen handelt, werden sie als Déjàentendu («schon gehört») oder Jamais-entendu («noch nie gehört») bezeichnet.

Kognitive Anfälle

Zu den epileptischen kognitiven Störungen gehören die sog. Dreamy States und Verzerrungen des Zeitgefühls. Der Begriff Dreamy States wurde von Hughling Jackson (1931) eingeführt, um einen besonderen mentalen Zustand zu beschreiben, der isoliert oder zu Beginn eines Anfalls auftritt. Die Patienten können das Erlebte nicht vollständig erinnern, sie geben Gefühle der Fremdheit oder der Unwirklichkeit an, was im Einzelfall die Abgrenzung von dysmnestischen Anfällen erschwert. Es kommen Verzerrungen des Zeitgefühls, Empfindungen der Abgehobenheit oder der Depersonalisation vor. Gedanken werden als zwanghaft wahrgenommen. Elektrophysiologische Untersuchungen legen nahe, dass die Dreamy States durch epileptische Aktivität in den medialen temporalen Strukturen und im lateralen temporalen Neokortex verursacht werden (Gloor 1990, Bancaud et al. 1994).

Affektive Anfälle

Während eines Anfalls kann es zu äußerst angenehmen oder unangenehmen Gefühlen kommen, zu Angst und zu schwerer Depression mit dem Gefühl der Wertlosigkeit und des Verworfenseins, gelegentlich wird Ärger oder Wut erlebt. Furcht bzw. Angst sind die häufigsten Symptome; sie setzen plötzlich und gewöhnlich unprovoziert ein und können zum Weglaufen führen. Zusammen mit der Angst finden sich häufig objektive Symptome wie Pupillenerweiterung, Blässe, Erröten, Piloarrektion, Herzklopfen und Blutdruckanstieg. Auch Weinen als iktales Phänomen kann auftreten (Dan et al. 1997). Die affektive Symptomatik hat ihren Ursprung im anterioren Frontallappen oder im medialen Temporallappen. Die iktale Angst und ihre autonomen Begleiterscheinungen können durch elektrische Stimulation der Corpora amygdaloideae ausgelöst werden.

Anfälle mit Illusionen

Offensichtliche Veränderungen der Körpergröße (Mikropsie/Makropsie), der Körperform oder der Entfernung sprechen für die Beteiligung des visuellen Assoziationskortex. Die Farben der Objekte können verändert sein, Objekte können mehrfach gesehen werden (Doppeltsehen auf einem Auge). Töne können lauter oder leiser erscheinen (Mikroakusis/Makroakusis). In Bezug auf den eigenen Körper können Teile passager nicht mehr wahrgenommen werden, Extremitäten können scheinbar anschwellen oder schrumpfen (Oxbury et al. 2000). Weitere Möglichkeiten sind autoskopische Phänomene, etwa mit dem Gefühl, die Person befinde sich außerhalb ihres Körpers. Dabei wird die symptomatogene Region im temporo-parieto-okzipitalen Übergang vermutet.

Anfälle mit strukturierten epileptogenen Halluzinationen

Epileptische Halluzinationen betreffen häufiger visuelle als auditorische Wahrnehmungen. Die visuellen Halluzinationen können sehr komplex szenisch ausgestaltet sein, mit Menschen an bestimmten Orten, ebenso die auditiven Halluzinationen, wo dann z. B. Stimmen, Gespräche oder Musik wahrgenommen werden. Sie beziehen sich oft auf erlebte Situationen. Strukturierte Halluzinationen gehen häufig mit dysmnestischen (insbesondere dem Déjà-vu) und affektiven Symptomen einher. Solche Halluzinationen werden manchmal intensiver als die wirklich aufgetretenen Situationen erlebt (Gloor 1990). Solche komplexen visuellen und auditorischen Halluzinationen scheinen nur bei Temporallappenepilepsien vorzukommen, sie gehen dann mit epileptischen Entladungen im medialen und lateralen Temporallappen einher (Gloor 1990, Bancaud et al. 1994).

Szenische Anfälle, erfahrungsbezogene Anfälle («experiential seizures»)

Die Bezeichnung «experiential» ist nicht leicht zu übersetzen, am ehesten mit erfahrungsbezogen. Typische «experiential seizures» rufen im Bewusstsein des Patienten Erfahrungen aus der Vergangenheit hervor (deshalb trifft auch der Begriff Erfahrungsanfälle zu), welche eine zwingende Unmittelbarkeit besitzen und die ebenso lebhaft wie das im wirklichen Leben Vorkommende oder sogar noch lebhafter empfunden werden. Manchmal werden auch nur Fragmente der Wahrnehmung, des Gedächtnisses und des Affektes von den Patienten angegeben. Als Beispiel sei die Reizung der rechten Amygdala bei einem 22 Jahre alten Mann angegeben, welche bei schrittweiser Steigerung der Intensität schließlich zu der Erinnerung führte, dass er sich als Kind bei einem Picknick in einem Park in Ottawa befunden hatte und von einem anderen Kind ins Wasser gestoßen wurde (Gloor 1990).

Die häufigsten Wahrnehmungsphänomene im Rahmen dieser Anfälle sind visueller und auditorischer Natur, seltener kommen olfaktorische und gustatorische vor. Die Gedächtnisphänomene schließen die aktuelle Erinnerung eines vergangenen Ereignisses und das Gefühl des Wiedererkennens und der Vertrautheit ein. Der Patient ist sich dabei des illusionären Charakters des Phänomens bewusst. Unter den affektiven Modalitäten ist Furcht die häufigste Reaktion, jedoch jede andere Emotion kann diese Anfälle begleiten. Das anatomische Substrat der Phänomene liegt weit ausgedehnt im Temporallappen und schließt die limbischen Strukturen (Amygdala, Hippocampus und den parahippocampalen Gyrus) ein. Die Phänomene werden auf spezifische Muster von Reizung und Hemmung in einem weit ausgebreiteten, parallel verteilten neuronalen Netzwerk zurückgeführt. Es wird angenommen, dass lokalisierte epileptische Entladungen in einem Teil einer solchen Matrix die darin fixierte Erfahrung in ihrer Gänze reaktivieren können (Gloor 1990).

6.2.4 Autonome Anfälle

Bei diesen Anfällen beherrscht eine objektiv abweichende und dokumentierbare Veränderung des autonomen Nervensystems einschließlich kardiovaskulärer, pupillomotorischer, gastrointestinaler, schweißregulatorischer, vasomotorischer und thermoregulatorischer Funktionen das Erscheinungsbild.
Autonome Anfälle können isolierte Phänomene sein oder komplex fokalen Anfällen vorangehen (Auren). Diese wurden von Penfield und Jasper (1954) auch als neurovegetative Auren bezeichnet. Dazu gehören Blässe, Erröten, Schweißausbruch, Piloarrektion, Pupillenerweiterung, verstärkte Darmperistaltik mit Darmgeräuschen, Erbrechen und Inkontinenz. Autonome Auren sind ein Charakteristikum vor allem der Temporallappenepilepsie. Strukturen innerhalb des mesialen Temporallappens haben einen großen Einfluss auf die autonomen Funktionen, von hier aus erstrecken sich zahlreiche Projektionsbahnen in den Hypothalamus und den Hirnstamm.

Die autonomen Auren können je nach beteiligter Körperregion bzw. betroffenem Organ noch weiter unterteilt werden (O'Donovan et al. 2000): in zephale (z. B. Druckgefühl im Kopf), kardiovaskuläre (Hautblässe, Hautrötung, Veränderungen der Herzfrequenz, Schmerzen im Thorax), abdominelle (die häufigsten autonomen Auren), pelvine mit genitourinalen und rektalen Halluzinationen (z. B. Drang zum Urinieren oder zur Defäkation) oder sexuellen Halluzinationen (Empfindung des Orgasmus).

Die abdominellen Auren sind die am häufigsten vorkommenden autonomen Auren, sie treten bei bis zu 60 % der Patienten mit Temporallappenepilepsien auf, etwa 10 % aller abdominellen Auren finden sich bei Frontallappenepilepsien (Kramer et al. 2000). Die betroffenen Patienten haben Schwierigkeiten, die wahrgenommenen Empfindungen zu beschreiben, da sie ihnen nicht vertraut sind. Wörter wie Übelkeit, Druckgefühl, rollendes Gefühl werden benutzt. Diese Sensationen beginnen häufig im Epigastrium, wo sie lokalisiert bleiben oder von wo sie nach oben in den Thorax oder in den Hals aufsteigen können. Iktales Erbrechen tritt vorwiegend bei Anfällen auf, die ihren Ursprung in der nichtdominanten Hemisphäre haben (Baumgartner et al. 1999).

6.2.5 Gelastische Anfälle

Das Lachen im epileptischen Anfall (gelastischer Anfall) stellt kein affektives Symptom dar, es geschieht unmotiviert und wirkt inadäquat und fremd. Gelastische Anfälle sind ein häufiger Befund bei hypothalamischen Hamartomen, kommen aber auch bei Epilepsien frontalen oder temporalen Ursprungs vor (Striano et al. 1999).

Falls sie Symptom eines hypothalamischen Hamartoms sind, manifestieren sie sich am häufigsten im frühen Kindesalter, von der Neugeborenenperiode an bis zum Alter von etwa fünf Jahren. Bei Frontallappen- oder Temporallappenepilepsien manifestieren sie sich erst später (über fünf Jahre), sie treten dann als unmotiviertes, unwiderstehliches, forciertes Lachen neben anderen Anfallsformen auf. Autonome Reaktionen wie Erröten und Mydriasis können die Anfälle begleiten, ebenso Automatismen wie Weinen und Umherlaufen. Das iktale EEG kann insbesondere bei hypothalamischem Harmatom normal sein! Manchmal bleibt unklar, ob es sich um Lachen oder Weinen handelt. Es kann zum gelastischen SE kommen mit stereotypem Lachen über Stunden.

6.2.6 Unilaterale tonische Anfälle

Unilaterale tonische Anfälle manifestieren sich als einseitige Streckung oder Beugung eines Armes und/oder Beines. Sie haben einen hohen seitenlokalisatorischen Wert, der mit dem elementarer motorischer oder sensorischer Anfälle vergleichbar ist. Sie decken den Anfallsursprung zuverlässig in der kontralateralen Hemisphäre auf. Sie kommen am häufigsten bei Frontallappenepilepsien vor, seltener bei Parietallappenepilepsien und nur selten bei Temporallappenepilepsien (Werhahn et al. 2000).

6.3 Epileptische Spasmen (infantile Spasmen, BNS-Anfälle)

Epileptische Spasmen werden in der ILAE-Klassifikation gesondert aufgeführt, da nicht ausreichend Daten vorliegen, die eine Zuordnung zu generalisierter oder fokaler Ätiologie zuließen.

Unter epileptischem Spasmus versteht man eine ausgeprägte und ausgedehnte Muskelkontraktion, die zu einer plötzlichen Beugung, Streckung oder einer Mischung aus Streckung und Beugung des Körpers führt, die vorwiegend die proximale Extremitäten- und Rumpfmuskulatur betrifft und welche gewöhnlich länger als ein myoklonischer Anfall anhält, aber nicht so lange wie ein tonischer Anfall, beispielsweise etwa eine Sekunde lang.

Im deutschen Sprachraum wurde für diese Anfallsform lange der Begriff BNS-Anfall verwendet, wobei die Abkürzung BNS für Blitz-, Nick- und Salaamanfall stand. Der Blitzanfall war durch eine kurz dauernde Muskelkontraktion charakterisiert, die wie ein Blitz durch den Körper zu fahren scheint. Im Vergleich zu einem massiv ausgeprägten myoklonischen Anfall wird das Maximum der Kontraktion langsamer erreicht, auch kommt es nicht zu einem sofortigen Nachlassen der Muskelkontraktion. Dabei vollzieht der Körper am häufigsten folgende Bewegungen: eine Beugung des Kopfes und des Rumpfes, ein Auseinanderbreiten und Beugen der Arme und ein Anziehen der Beine. Dieser Anfall zeigt sich am deutlichsten, wenn das Kind auf dem Rücken liegt. Wird das Erscheinungsbild des Anfalls lediglich von der Kopf- und Rumpfbeugung bestimmt und fehlen die Bewegungen von Armen und Beinen oder sind diese nur ganz gering ausgeprägt, so sprach man von Nickkrampf. Kommt es weiterhin zu einem Zusammenführen der Arme vor dem Körper, so sprach man von Salaamanfall. Als abgeschwächte

Formen können Bulbusdeviationen oder Kopfnicken sichtbar sein. Infantile Spasmen treten häufig in Clustern auf. Epileptische Spasmen haben häufig einen fokalen Ursprung, wobei aber noch unklar ist, welcher Mechanismus zur generalisierten symmetrischen Ausprägung dieser Anfallsform führt.

Außerhalb des deutschen Sprachraumes ist schon länger der Begriff infantile Spasmen gebräuchlich. Das Glossar der deskriptiven Terminologie für die iktale Semiologie (ILAE Commission Report 2001) sieht jetzt zur Benennung dieser Anfallsform den neutralen Begriff «epileptische Spasmen» vor. Der Wegfall des Adjektivs infantil bedeutet, dass diese Bezeichnung auch für Anfälle zutrifft, die jenseits der ersten beiden Lebensjahre auftreten. Damit wird außerdem ausgesagt, dass epileptische Spasmen nicht automatisch die Diagnose West-Syndrom (BNS-Epilepsie) nach sich ziehen, sondern dass sie auch bei anderen Epilepsien vorkommen können (**Tab. 6-5**) (s. Kap. 15.4).

Tabelle 6-5: Auftreten epileptischer Spasmen (modifiziert nach Ohtsuka et al. 2001)

Säuglingsalter	West-Syndrom («infantile Spasmen»)
	frühkindliche myoklonische Epilepsie, Ohtahara-Syndrom, Aicardi-Syndrom
Kleinkindalter	Enzephalopathien: späte Manifestation des West-Syndroms, Lennox-Gastaut-Syndrom
	früh beginnende fokale Epilepsien: Temporallappenepilepsie, Frontallappenepilepsie

7 Der Status epilepticus

Der Status epilepticus (SE) ist der häufigste neurologische Notfall im Kindesalter. Er ist mit einer erhöhten Mortalität und Morbidität im Vergleich zum spontan sistierenden Anfall verbunden. Eine rasche Diagnosestellung und konsequente Behandlung verbessern die Prognose.

Definitionen

Die Dauer eines epileptischen Anfalls wird als die Zeit vom Beginn der ersten Anfallssymptome bis zum berichteten oder sichtbaren Ende definiert. Ein SE liegt dann vor, wenn klinisch kein Sistieren des Anfalls zu verzeichnen ist, obwohl dies bei der großen Mehrzahl der Anfälle dieses Typs bei den meisten Patienten zu erwarten wäre. Oder es treten wiederholt Anfälle auf, ohne dass interiktal die volle Funktionsfähigkeit zentraler Steuerung wiederhergestellt ist. Eine zeitliche Grenze wird nicht festgelegt (ILAE Glossar 2013).

Die bestehende und von der ILAE festgelegte operationale Definition spricht von einem SE bei einer Dauer des Anfalls/der Anfallsserie von mehr als 30 Minuten (ILAE Commission 1997). Diese Zeitmarke basiert auf den Ergebnissen von Tierversuchen mit adulten Menschenaffen, bei denen sich eine Hirnschädigung nachweisen ließ, falls generalisierte epileptische Anfälle 45 bis 60 Minuten lang angehalten hatten.

Beim konvulsiven SE wird allerdings in der neueren Literatur eine differenziertere zeitliche Einteilung verwendet. Hintergrund sind Untersuchungsergebnisse, die einen Anstieg der Mortalität um das Zehnfache beschreiben, wenn die Anfallsdauer 30 Minuten überschreitet – im Vergleich zu einer Anfallsdauer von 10 bis 29 Minuten. Weiterhin muss im Kindesalter bei einer Anfallsdauer >7 min von einer Persistenz >30 min ausgegangen werden (Lorenzo et al. 1999, Shinnar et al. 2001). Auch ist die Chance der Anfallsunterbrechung umso höher, je früher mit der medikamentösen Intervention begonnen wird (Chin et al. 2008). Für BZD gilt darüber hinaus eine mit der Dauer des Anfalls einhergehende abnehmende Effizienz (Goodkin et al. 2007). Es scheint damit für die Frage der therapeutischen Intervention sinnvoll, ab einer Anfallsdauer von fünf Minuten von einem drohenden oder frühen SE zu sprechen (Tab. 7-1).

Der länger als 30 Minuten andauernde SE wird dementsprechend als etablierter SE bezeichnet, länger als 60 Minuten als refraktär. Eine behandlungsorientierte Definition des refraktären SE orientiert sich dagegen am fehlenden Behandlungserfolg: Fortbestehen des SE nach Gabe von AEDs mit zwei verschiedenen Wirkmechanismen oder einer kontinuierlichen i. v.-Therapie. Als superrefraktär werden die SE bezeichnet, die länger als 24 Stunden andauern bzw. bei Beendigung einer Narkose erneut sichtbar werden (Fernàndez et al. 2013).

Der Begriff subtiler SE beschreibt das Spätstadium eines unbehandelten SE oder eines re-

Tabelle 7-1: Anfallsdauer und Nomenklatur (Fernández et al. 2013)

Anfallsdauer	
≥5 min	drohender oder früher SE
≥30 min	etablierter SE
≥60 min	refraktärer SE

Tabelle 7-2: Klassifikation des Status epilepticus (SE) in konvulsive und nonkonvulsive Anfallsformen (nach Engel 2001, modifiziert)

	Generalisiert	Fokal
Konvulsiv	primär/sekundär generalisiert, tonisch-klonisch, myoklonisch, tonisch	hemikonvulsiver SE, Epilepsia partialis continua, fokaler SE
Nonkonvulsiv	Absencestatus, elektroenzephalographischer generalisierter SE	komplex fokaler SE, Aura continua, elektroenzephalographischer fokaler SE

fraktären SE, die motorischen Phänomene haben sich erschöpft, der Patient befindet sich im Koma. Neben einem elektroenzephalographisch nachweisbaren Anfallsmuster zeigen sich dann nur noch subtile motorische Phänomene, rhythmische Zuckungen der Gesichtsmuskulatur, der Augenmuskeln oder der distalen Extremitätenmuskulatur.

Klassifikation

Die ILAE sieht die Klassifikation der Status epileptici nach der Anfallsform vor (Engel 2001); entsprechend der Klassifikation der epileptischen Anfälle werden sie in generalisierte und fokale Status unterteilt. Diese ILAE-Klassifikation ist auch Grundlage der nachfolgenden Beschreibungen der einzelnen Statusformen. Die klinisch wichtigsten Anfallsformen sind der generalisierte, tonisch-klonische SE, der Absence-Status und der komplex fokale Status. Rein klonische, tonische oder myoklonische SE sind selten (Chin et al. 2006).

Eine pragmatische, klinische Klassifizierung benutzt die zwei Hauptkategorien konvulsiver SE und nichtkonvulsiver SE (s. Tab. 7-2). Konvulsiv bezeichnet dabei alle sichtbaren, größtenteils motorischen Anfallssymptome mit einer klaren elektroklinischen Korrelation. Nonkonvulsiv ist ein SE, wenn für die betreuenden Professionellen keine eindeutigen Anfallssymptome sichtbar sind, elektroenzephalographisch aber ein entsprechendes prolongiertes Entladungsmuster nachweisbar ist (diese Abgrenzung wird von anderen AutorInnen z. T. weniger klar gezogen, bei denen konvulsiv an tonische, klonische oder myoklonische Phänomene geknüpft wird). Klinisch sind vor allem Vigilanz und Kognition beeinträchtigt (Shorvon 2007, Maganti et al. 2008). Dies zu beurteilen ist gerade im intensivmedizinischen Kontext schwierig, woraus sich bei entsprechenden Konstellationen die Notwendigkeit eines elektroenzephalographischen Monitorings ergibt.

Epidemiologie

Die Inzidenz des SE in der Gesamtbevölkerung beläuft sich nach DeLorenzo et al. (1995) auf 41 pro 100 000 pro Jahr. Im Kindesalter schwanken die Angaben zwischen 10 und 58 pro 100 000 pro Jahr (Hesdorffer et al. 1998). Eine prospektive Populationsstudie bei Kindern (Chin et al. 2006) fand eine Inzidenz von 18–20/100 000 pro Jahr, wobei die Häufigkeit innerhalb dieser Gruppe eine erhebliche Altersabhängigkeit aufwies (Tab. 7-3).

Ein Drittel der SE bei Kindern sind febrile SE. Die afebrilen SE sind in über 60 % das erste epileptische Ereignis bei dem betroffenen Kind, treten also auf, bevor die Diagnose Epilepsie zu

Tabelle 7-3: Altersabhängige Inzidenz des SE (nach Chin et al. 2006)

Alter (Jahre)	Inzidenz: 100 000/Jahr
< 1	51
1–4	29
5–9	9
10–15	2
Durchschnitt	18–20

stellen ist (DeLorenzo et al. 1996, Chin et al. 2006, Singh et al. 2010). 10–20 % der Kinder, bei denen eine Epilepsie diagnostiziert wurde, erleiden im Verlauf einen SE, wobei das höchste Risiko in den ersten 2 Jahren nach Erkrankungsbeginn liegt. Weitere Risikofaktoren sind ein Erkrankungsbeginn im Alter von unter sieben Jahren und fokale Anfälle (Sillanpää et al. 2002, Berg et al. 2004). Beginnt die Epilepsie vor dem Alter von einem Jahr, so tritt im weiteren Verlauf bei bis zu 70 % der Kinder ein Status epilepticus auf (Hauser 1994).

7.1 Konvulsiver Status epilepticus

7.1.1 Der generalisierte tonisch-klonische SE

Klinik

Die Anfallsdauer des generalisiert tonisch-klonischen SE beträgt in etwa 25 % der Fälle länger als eine Stunde. Bei der Gruppe der Kinder mit einer akut symptomatischen Ätiologie war dies allerdings in 45 % der Fall. Bei vorbestehender Epilepsie waren es hingegen nur 17 % der SE, die länger als eine Stunde andauerten (Fernàndez et al. 2013).

Die Anfallssemiologie kann grundsätzlich alle Formen epileptischer Symptome umfassen. Mit 40 % ist die generalisiert tonisch-klonische jedoch die häufigste, gefolgt von komplex partieller mit 34 % und sekundär generalisierter mit 24 %. Dagegen sind einfach partielle Anfallssymptome oder rein myoklonische selten (Singh et al. 2010), rein klonische oder tonische werden ebenso berichtet (Chin et al. 2006).

Gerade motorische Anfallssymptome, die z. T. auch nur intermittierend während des SE auftreten, können im Verlauf immer diskreter werden, bis lediglich nur durch Anfassen des Kindes zu erspürende oder im EMG aufzuzeichnende distale Kloni oder ein Nystagmus feststellbar sind (subtiler SE). Schließlich können nur noch die iktalen Muster im EEG nachweisbar sein. Diese elektroklinische Dissoziation findet sich nicht selten nach Gabe hoher Dosen von AED. Auch wenn sich der Patient im Koma befindet, erfordert dieser Zustand die Fortführung der antiepileptischen Pharmakotherapie bis zum Sistieren der elektroenzephalographischen Anfallsaktivität (Leszczyszyn et al. 2008).

Fernàndez et al. (2013) fanden in einer retrospektiven Multicenterstudie bei 98 Kindern und Jugendlichen, die nach einem SE ein EEG-Monitoring erhielten, bei einem Drittel «elektroenzephalographische» Anfälle. Davon waren wiederum in einem Drittel der Fälle keinerlei klinische Symptome sichtbar. Risikofaktoren waren eine vorbestehende Epilepsie und vorbestehende interiktale EEG-Auffälligkeiten.

Ätiologie

Eine ätiologische Klassifizierung des konvulsiven SE im Kindesalter zeigt **Tabelle 7-4**, die Angaben stammen von 2093 Kindern mit SE aus 19 Studien (Riviello et al. 2006).

Die Häufigkeit der Ursachen eines SE variiert mit dem Lebensalter: Bei Kindern unter zwei Jahren fanden sich zumeist akut symptomatische Ätiologien, Fieberkrämpfe und progrediente Enzephalopathien. Bei Kindern über vier Jahren waren SE im Rahmen einer chronischen Epilepsie häufiger, sowohl bei genetischer, struktureller als auch ungeklärter Ätiologie (idiopathisch, kryptogen oder zurückliegend symptomatisch).

Darüber hinaus kann die Nichteinnahme, Änderung oder Beendigung der medikamentösen Therapie (Mit-)Ursache eines SE sein (Di Lorenzo et al. 1996: in 21 % der SE Fälle).

Ein Nachweis von Virusinfektionen, insbesondere der Herpesviren 6 und 7, ist bei febrilen und afebrilen SE beschrieben und wird als Risikofaktor für SE diskutiert (Juntunen et al. 2001). Insgesamt ist die Frage nach der fehlenden physiologischen zeitlichen Limitierung nicht geklärt. Genetische Faktoren sind wahrscheinlich disponierend, wie Zwillingsstudien nahe legen (Fernàndez et al. 2013).

Tabelle 7-4: Ätiologische Klassifikation des Status epilepticus (SE) im Kindesalter (nach Riviello et al. 2006, modifiziert)

Häufigkeit*	Ätiologie	Definition	Beispielhafte Krankheitsbilder
33 %	zurückliegend symptomatisch	auf der Basis einer chronischen (statischen) Enzephalopathie	ZNS-Malformation, zurückliegender Hirninsult/Trauma, Chromosomenaberration
26 %	akut symptomatisch	während eines akuten ZNS-Insultes	Meningitis, Enzephalitis, Sepsis, Elektrolytstörung, Hypoxie, Trauma, Intoxikation, Hypoglykämie
22 %	febril, nicht symptomatisch	Fieber stellt beim SE den einzigen provozierenden Faktor	Fieberkrampf
15 %	kryptogener/idiopathisch	ohne erkennbare Ursache, familiäre Epilepsiebelastung	Panayiotopoulos-Syndrom
3 %	bei progredienter Enzephalopathie	bei zugrunde liegender progredienter ZNS-Erkrankung	Stoffwechselstörungen
1 %	zurückliegend symptomatisch mit akutem Auslöser	auf der Basis einer chronischen Enzephalopathie, aber akut provoziert	Fieber + SCN1A-Mutation, Elektrolytstörung + ZNS-Malformation

* Die Angaben zur Häufigkeit beziehen sich auf 2093 Kinder aus 19 Studien.

Pathophysiologie

Offensichtlich besteht eine physiologische Begrenzung epileptischer Aktivität, die in der Regel zum Sistieren eines Anfalls nach zwei bis drei Minuten führt. Diese Hemmung scheint bei einem sich entwickelnden SE zu versagen, dieser Vorgang ist im Einzelnen jedoch nicht bekannt. Die Auswirkungen sowohl im ZNS als auch systemisch sind erheblich:

Tierexperimente sprechen dafür, dass die prolongierte epileptische Aktivität zur exzitotoxischen Hirnschädigung führt. Durch Depolarisation der Zellmembran wird der exzitatorische Neurotransmitter Glutamat freigesetzt, der sich an mehrere neuronale Rezeptoren, insbesondere auch an den N-Methyl-D-Aspartat(NMDA)-Rezeptor, bindet. Es resultiert ein verstärkter Kalziumeinstrom in die Zelle, welcher die Depolarisation und damit den epileptischen Anfall unterhält. Der verstärkte Einstrom von Kalzium in die Zellen führt außerdem über die Aktivierung von Proteasen und Lipasen, welche intrazelluläre Zellelemente abbauen, zur Dysfunktion des oxidativen Stoffwechsels und in der Folge zu Zellnekrosen. Die neuronale Schädigung ist besonders stark in den Hirnregionen geprägt, die reich an NMDA-Rezeptoren sind, wie dem Hippocampus. Offensichtlich nimmt die Chance der medikamentösen Kontrolle eines SE nach mehr als 60 Minuten deutlich ab. Ursächlich dafür wird u. a. die Internalisation von inhibitorisch wirksamen postsynaptischen GABA(A)-Rezeptoren in die neuronale Zelle im Verlaufe eines SE angesehen (Meiercord et al. 2010).

Der hohe zerebrale Energiebedarf dürfte ursächlich für die sympathische Aktivierung sein, in deren Folge der Blutdruck und die zerebrale Durchblutung steigen und eine vermehrte Glukoseutilisation erfolgt. Die Körpertemperatur steigt an. Tierexperimente an Primaten haben gezeigt, dass es dem Organismus nach 30 Minuten nicht mehr gelingt, die metabolische Homöostase aufrechtzuerhalten (Meldrum 1973a, b). Der Blutdruck beginnt wieder abzusinken, ebenso der Blutzucker. Die zerebrale

Tabelle 7-5: Veränderungen der systemischen, metabolischen und zentralnervösen Parameter im Verlauf des Status epilepticus beim Affen (nach Meldrum 1973a, b). ↑ erhöht, ↓ erniedrigt, = gleichbleibend.

Beginnender SE	Etablierter SE	Refraktärer SE	
Systemische Parameter:			
• Blutdruck	↑	↓	Hypotension
• arterieller O_2-Partialdruck	↓	↓	Hypoxämie
• arterieller CO_2-Partialdruck	↑	↓↑	Hyperkapnie
• Flüssigkeitsgehalt der Lunge	↑	↑	Lungenödem
• Aktivität des autonomen NS	↑	↑	Herzrhythmusstörungen
• Körpertemperatur	↑ um 1 °C	↑ um 2 °C	Hyperpyrexie
Metabolische Parameter:			
• Blut-pH-Wert	↓	↓↑	Azidose
• Serumlaktat	↑	↑	Laktatazidose
• Blutzucker	↑	= oder ↑	Hypoglykämie
• Serum-Kalium	= oder ↑	↑	Hyperkaliämie
• Serumkreatinphosphokinase	=	↑	Rhabdomyolyse, Nierenversagen
Zentralnervöse Parameter:			
• Blutfluss	↑	↑	Hirnödem
• Sauerstoffverbrauch	↑	↑	zerebrale Ischämie
• Energiestatus	kompensiert	dekompensiert	Versagen, Ischämie

Autoregulation kann nicht aufrechterhalten werden. Der lang andauernde refraktäre SE führt schließlich zur Rhabdomyolyse, zum Nierenversagen, Lungenödem und Zusammenbruch des Herz-Kreislauf-Systems. Das resultierende Schädigungsmuster des Gehirns in Form neuronaler Nekrosen im Neokortex, Hippocampus, in den Basalganglien und im Kleinhirn ist dem der Hypoxie sehr ähnlich, so dass man annimmt, dass hier dieselben toxischen Mechanismen wirksam sind (s. Tab. 7-5).

Diagnostik

Die diagnostischen Maßnahmen sind im Einzelnen in **Tabelle 7-6** aufgeführt. In einem ersten Schritt (Stufe I) werden die leicht und schnell durchführbaren Laborparameter erhoben, die eine relevante Aussage bezüglich einer kausalen Therapie zulassen.

Nach der Stabilisierung des Patienten muss je nach Anamnese und klinischem Befund entschieden werden, welche der in der Stufe II vorgesehenen diagnostischen Maßnahmen notwendig sind (Appleton 2000, Riviello et al. 2008).

Die evidenzbasierte Überprüfung der Ergebnisse diagnostischer Maßnahmen beim SE im Kindesalter ergab bei 2093 Kindern aus 19 Publikationen folgende Prozentsätze abnormer Befunde (angegeben sind jeweils die Mittelwerte, nach Riviello et al. 2006):

- Standardlabor (Na, Ca, Gluc, BB und weitere): 6 %
- Blutkulturen: 2,5 %
- Liquordiagnostik: 12,5 %
- AED-Konzentration im Serum niedriger als frühere Werte (Reduktionsversuch/Non-Compliance): 32 %
- Toxikologie-Screening: Ingestion toxischer Substanzen: 3,6 %
- angeborene Stoffwechselstörung; selektive metabolische und genetische Tests: 4,2 %.

EEG. Bei einem refraktären SE sollte ein kontinuierliches EEG (zumindest ein aEEG) abgeleitet werden. Gleiches gilt bei nicht erlangtem

Tabelle 7-6: Diagnostik beim Status epilepticus im Kindesalter

Stufe I: Initiale Untersuchungen:
- Anamnestische Daten: Trauma? Infektion? Vorbestehend: Epilepsie? AED-Behandlung? Neurologische Auffälligkeiten? Veränderungen des Kindes?
- Klinischer Befund: fokale Zeichen? Hirndrucksymptomatik? Infektzeichen?
- Labor:
  - vorab: Gluc Stix
  - BZ
  - Na, K, Cl, Ca, Mg
  - ASAT, ALAT, Krea, CRP
  - Gerinnung
  - BB
  - BGA
  - AED-Spiegel
  - bei Infektzeichen: Blutkulturen

Stufe II: Untersuchungen nach Erstversorgung und Stabilisierung, wenn Stufe 1 keine Ursache klären konnte:
- Liquordiagnostik (bei jeglichen Zeichen einer Infektion)
  - Zellzahl, Eiweiß (Elektrophorese), Gluc, Laktat
  - Kultur, HSV PCR
  - Material asservieren (Serologien, Neurotransmitter, AS)
- Toxikologiescreening (Serum, Urin)
- metabolische Tests auf angeborene Stoffwechselstörungen
  - akut: NH3, Laktat
  - TMS-Karte, Urin, Plasma asservieren für gezielte Untersuchungen
- cCT, wenn Ursache nicht geklärt (Screening bei Säugling: Schädelsonographie)
- EEG, bei persistierender Bewusstseinsstörung als Bedside-Monitoring

Stufe III: sofern ungeklärte Ätiologie/Absicherung der Verdachtsdiagnose
- cMRT
- SEEG
- weitere metabolische Analytik, Autoimmun-AK

ausreichendem Bewusstsein nach SE und suspekter Klinik, um rein elektrographische Anfälle detektieren und behandeln zu können.

Ebenso ist bei unklarer Klinik ein «Pseudostatus epilepticus» auszuschließen. Darüber hinaus ergibt sich die Indikation zum EEG nach SE aus der Frage der syndromalen Zuordnung – insbesondere fokal versus generalisiert. EEG-Befunde von Kindern nach SE zeigt **Tabelle 7-7** (Riviello et al. 2006).

cCT, cMRT. Die kranielle Bildgebung ist bei klinischer Indikation oder unklarer Ursache des SE indiziert, wenn das Kind ausreichend stabilisiert ist (Riviello et al. 2006). Ein initiales cCT erhielten nahezu alle Kinder (143/144) in der prospektiven SE-Studie von Singh et al. (2010), in 10 % fanden sich akute Veränderungen, in 10 % zurückliegende. Erwartungsgemäß wurde bei den Kindern, bei denen im Verlauf noch ein cMRT durchgeführt wurde, ein höherer Anteil läsioneller MRT-Auffälligkeiten gefunden.

Chan et al. (1996) fanden reversible lokalisierte Signalveränderungen in den T_2-gewichteten MRT-Bildern nach SE. Yoong et al. (2012), die 80 Kinder mit SE binnen 5 und 90 Tagen nach dem Ereignis mittels cMR untersuchten, fanden bei 31 % strukturelle Auffälligkeiten. Prädisponierend dafür waren ein klinisch neurologisch auffälliger Befund und dauerhaftes Anfallsgeschehen (keine Serie), nicht jedoch prolongierte Fieberkrämpfe. Kein Kind mit Auffälligkeiten im cMR vor dem SE erfuhr nach der erneuten Untersuchung (im Anschluss an den SE) eine Änderung des Behandlungsregimes.

Therapie des konvulsiven SE – Grundsätze

Der SE ist ein pädiatrischer Notfall. Die in den letzten Jahrzehnten verbesserte Prognose wird auf die frühzeitige Intervention mit einem BZD zurückgeführt als erster Schritt in einem konsequenten Therapieregime.

Die sofortige ärztliche Intervention in der Klinik erfordert:

- supportive Maßnahmen zur Sicherstellung der Sauerstoffversorgung und der kardiorespiratorischen Funktionen und deren Überwachung
- die spezifische antikonvulsive Therapie zur Beendigung der klinischen und bioelektrischen Anfallstätigkeit sowie
- diagnostische Schritte zur Klärung der Ursache.

Tabelle 7-7: Postiktales EEG nach Status epilepticus (Riviello et al. 2006, 413 EEGs von 358 Kindern)

EEG-Befund	Anteil
epileptiforme Aktivität	43 %
fokal + generalisiert	19 %
nur fokal	16 %
nur generalisiert	8 %
generalisierte Verlangsamung	41 %
normal	8 %
fokale Verlangsamung	6 %
Nulllinie	2 %

Erste Maßnahmen. Wie bei jedem Notfall hat die Sicherstellung vitaler Funktionen oberste Priorität (ABC-Regeln). Bei konvulsiven SE ist die Diagnose augenscheinlich, Pseudostatus und dystone Bewegungsstörungen sind wie weitere Differenzialdiagnosen abzugrenzen (s. Kap. 5). Sichere Lagerung heißt vor allem: Verhinderung von Verletzungen und der Verlegung der Atemwege durch äußere Gegenstände (Kissen o. Ä.). Eine Lagerung im eigentlichen Sinne ist bei konvulsiver Symptomatik nur eingeschränkt möglich!

Manipulationen im Mundbereich – insbesondere der Einsatz von «Mundkeilen» – kann als obsolet angesehen werden. Die seltenen Aspirationen treten mit Anfallsbeginn auf. Allenfalls durch Kopftieflagerung oder Absaugen von Nahrung/Erbrochenem aus dem Mundraum kann versucht werden, das Risiko zu verringern.

Anamnestische Daten zum Gesundheitszustand des Kindes vor Anfallsbeginn (neurologische Auffälligkeiten, Epilepsie, Diabetes …) sind zu erheben, insbesondere im Hinblick auf mögliche akute Ursachen (Trauma, Infektion).

Überwachung. Kardiorespiratorisches Monitoring, Kontrolle von Körpertemperatur und Blutdruck sind basale Überwachungsparameter. Die Überwachung der Sauerstoffsättigung liefert auch bei Sauerstoffgabe auf Grund der Zentralisierung des Kreislaufs während des SE keine zuverlässigen Werte bezüglich der Oxygenierung. Daher sind Blutgasanalysen im Verlauf zur Steuerung der Sauerstofftherapie und der Beurteilung einer sich entwickelnden Azidose ebenso notwendig wie parallel BZ und Elektrolyte.

Weitere Maßnahmen sind in Abhängigkeit von der Ätiologie zu ergreifen.

Mit Übergang in einen etablierten SE (> 30 min) ist eine intensivmedizinische Überwachung mit Herstellung von Beatmungsbereitschaf indiziert. Sistiert der konvulsive SE, bleibt aber das Kind bewusstseinseingeschränkt, so ist eine EEG-Monitoring/aEEG zu erwägen.

Antiepileptische Therapie. Die Therapie des epileptischen Anfalls, der nicht binnen fünf Minuten spontan sistiert, hat die Verhinderung sekundärer Komplikationen zum Ziel. Diese bestehen einerseits in zerebralen Schädigungen, andererseits in der systemischen Dynamik, die bis zur vollständigen metabolischen und kardiorespiratorischen Dekompensation eskalieren kann. Das Risiko korreliert dabei mit der Dauer des SE.

Potenziell hochwirksame AEDs müssen daher konsequent und sicher appliziert werden bei Kontrolle der Vitalparameter und Sicherstellung metabolischer Homöostase. Der zeitliche Ablauf des Therapieregimes kann in drei Stufen unterteilt werden: zunächst Gabe eines BZD vor Ort, die entsprechend leichte und sichere Handhabung ist dafür Voraussetzung. Dann ist eine professionelle Versorgung anzustreben. Auf diesem Hintergrund ist in einer zweiten Stufe die Eskalation der Therapie intravenös möglich. Sollte darunter kein Erfolg eintreten, wird schrittweise die Dauergabe der eingesetzten antikonvulsiv wirksamen Substanzen bis zur Narkose geführt, falls der SE nicht sistiert (Stufe 3). Tabelle 7-8 gibt eine Übersicht über die Dosierungen der gegenwärtig initial verwendeten AED.

Therapie des beginnenden SE, Stufe I

Die Benzodiazepine (BZD) sind zur Behandlung des SE die erste Präferenz. Sie sind hoch wirksam und wenig toxisch. Sie passieren auf Grund ihrer hohen Lipidlöslichkeit rasch die

Tabelle 7-8: AEDs zur Behandlung des konvulsiven Status epilepticus (siehe Text)

Stufe I, ohne i. v. Zugang, Wiederholung bei Nichtwirksamkeit nach 5 min

AED	Diazepam (Gel/ i. v. Lösung)	Midazolam (bukkal-Lösung, i. v. Lösung)			Lorazepam (i. v. Lösung)	Clonazepam (Tropfen)	Chloralhydrat (rektal-Lösung)
Zugangsweg	rektal	nasal	bukkal	i. m.	bukkal	bukkal	rektal
	2.–5. LJ: 0,5 mg/kgKG 6.–11. LJ: 0,3 mg/kgKG >11. LJ: 0,2 mg/kgKG	0,2 mg/kgKG	0,5 mg/kgKG	13–40 kg: 5 mg; >40 kg: 10 mg	1 mg, >25 kg: 2,5 mg	(0,05 mg/kgKG) ½ Tropfen/kgKG	(200 mg/ml) 50 mg/kgKG

Stufe I i. v.Bolus, Wiederholung bei Nichtwirksamkeit nach 5 min

AED (i. v.)	Diazepam i. v.	Midazolam i. v.	Lorazepam i. v.	Clonazepam i. v.
Dosis	0,15 mg/kgKG	0,2 mg/kgKG	0,1 mg/kgKG	0,05 mg/kgKG
max. ED	10 mg/ED	10 mg/ED	4 mg/ED	*
Gabe	5 mg/min	*	2 mg/min	0,5 mg/min
Wirkdauer in h	0,25–0,5 h	*	12–24 h	*
HWZ	10–17 h	1–3 h	10–14 h	30–40 h

Stufe II

AED	Phenytoin (i. v.)	Fosphenytoin (intraossär, i. v., i. m.)	Phenobarbital (i. v.)
Dosis	20 mg/kgKG	20 mg PE/kgKG	20 mg/kgKG
max. ED	250 mg	*	2 mg/kgKG/min
Gabe (max.)	1 mg/kgKG/min	100 mg PI/min	50 mg/min
zusätzlich nach 10 min	5–10 mg/kgKG	5 mg/kgKG	5–10 mg/kgKG
Wirkdauer	24 h	24 h	48 h
HWZ	24 h	24 h	100 h

Stufe III

AED-Dauerinfusion	Midazolam i. v.	Thiopental i. v.	Propofol i. v.
Initialdosis	0,2 mg/kgKG	2–7 mg/kgKG	1–5 mg/kgKG
Dauerinfusion	0,05–2 mg/kgKG/h	0,5–5 mg/kgKG/h	0,03–0,2 mg/kgKG/min
Titration	0,05–0,1 mg/kgKG/h	0,5–1 mg/kgKG/h	0,005–0,01 mg/kgKG/min
	steigern alle 3–4 h	steigern alle 12 h	steigern alle 5 min
HWZ	1–3 h	5–10 h	95 min

*: keine Angaben

Blut-Hirn-Schranke. Eine anhaltende Anfallskontrolle wird in etwa 80 % der Fälle durch die intravenöse Verabreichung der Benzodiazepine DZP, CZP oder LZP erreicht (Treiman 1990). Häufigere Komplikationen aller BZD sind Sedierung, Ataxie und Atemdepression – diese sind in der Dosierung zur Erstgabe (nicht i.v.) durch betreuende Personen sehr selten. Dagegen können bei rascher i.v.-Injektion Apnoen auftreten. CZP und LZP zeichnen sich im Vergleich zu DZP durch eine längere Wirksamkeit und eine geringere Atemdepression aus.

Die initiale Gabe von BZD als Erstversorgung vor Eintreffen in der Ersten Hilfe reduziert das Risiko eines refraktären SE signifikant (Chin et al. 2008).

Keines der verfügbaren BZD-Derivate weist eine klare Überlegenheit in der Anfallsunterbrechung des SE auf (Fernàndez et al. 2013, s.u.). Schwierigkeiten in der Vergleichbarkeit der vorliegenden Daten liegen in der unterschiedlichen Applikation, Dosierung, in dem Zeitpunkt der Gabe und der Kombination der Präparate.

Rektales **Diazepam** (DZP) kann sofort, falls ein Anfall länger als drei bis fünf Minuten anhält, von einer Betreuungsperson verabreicht werden. Bei der i.v. Anwendung tritt DZP innerhalb von Sekunden in das Gehirngewebe ein und stoppt bei der Mehrzahl der Erwachsenen und Kinder konvulsive und nichtkonvulsive Anfälle (bis 80 %). Bei Versagen der rektalen Dosis kann eine weitere i.v. Dosis in 10 % noch Erfolg bringen.

Als ganz wesentlich für die Wirksamkeit hat sich die Dauer des SE zum Zeitpunkt der Gabe erwiesen: Lag die Rate der Anfallsunterbrechung bei Gabe in den ersten 15 Minuten über 90 %, so ließen sich danach nur noch unter 60 % durch eine DZP-Gabe unterbrechen.

DZP hat die negative Eigenschaft einer schnellen Redistribution, so dass die Gehirnkonzentration rasch wieder absinkt und die Wirkung nachlässt. Nach 15 bis 20 Minuten kann daher der Anfall rekurrieren. Um eine anhaltende Wirkung zu erzielen, wird bei Kindern deshalb schon in der Frühphase des SE die kombinierte Anwendung von DZP mit einem lange wirkenden Antiepileptikum (PHT oder PB) empfohlen.

Als Nebenwirkungen von DZP können Sedierung, Ataxie und Atemdepression auftreten. Die zu rasche intravenöse Anwendung kann zum Atemstillstand führen.

Clonazepam (CZP) hat ähnliche Eigenschaften wie DZP ohne die rasche Redistribution. CZP zeichnet sich im Vergleich zu DZP durch eine längere Wirksamkeit und eine geringere Atemdepression aus. Die Halbwertszeit ist mit 30 bis 40 Stunden sehr lang, ein erhöhtes Risiko der Kumulation bei wiederholter Gabe besteht. Die Wirksamkeit ist gut belegt, es wird alternativ zu LZP eingesetzt (Hubert et al. 2009).

Lorazepam (LZP) ist ebenfalls ein sehr wirksames BZD mit raschem Wirkungseintritt und einer länger andauernden Wirkungsdauer als DZP. Mit einer Halbwertszeit von 10 bis 15 Stunden bei Erwachsenen und Kindern wird eine wirksame Gehirnkonzentration über 8 bis 24 Stunden erreicht. LZP kann i.v., nasal und bukkal verabreicht werden. Zur nasalen und bukkalen Anwendung kann die zum parenteralen Gebrauch hergestellte Lösung verwendet werden, wenn der i.v. Zugang problematisch ist. Nicht einheitlich wird in einzelnen Studien eine bessere Wirksamkeit von LZP gegenüber DZP gefunden, eine randomisierte Studie mit Kindern und SE > 5 min (n = 178) zeigte eine äquivalente Wirksamkeit von LZP zu DZP + PHT, eine weitere (n = 182) die deutlich höhere Rate der Anfallskontrolle von LZP i.v. gegenüber rektalem DZP. Wiederholte Gaben von LZP gehen mit einem Nachlassen der Wirkung einher. Wesentliche Nebenwirkungen sind Hypoventilation, Ataxie, Amnesie und Hypotension.

Midazolam (MDZ) hat bei Kindern im Alter von sechs Monaten bis zehn Jahren eine kurze Eliminationshalbwertszeit von einer bis vier Stunden (bei Erwachsenen zwei bis sechseinhalb Stunden) und es entstehen beim Abbau keine aktiven Metabolite. Es kann nasal, bukkal, rektal, i.m. und i.v. verabreicht werden. Damit ist der Einsatz gut steuerbar, eine wichtige Voraussetzung auch für die Therapie des refraktären SE.

Eine randomisierte kontrollierte Studie konnte zeigen, dass MDZ bukkal ebenso wirksam ist wie DZP rektal, das Risiko einer Atemdepression war mit 5 % in beiden Gruppen gleich (McIntyre et al. 2005). Eine Metaanalyse zeigt, dass MDZ – nicht i. v. verabreicht – mindestens so effektiv in der SE-Kontrolle ist wie DZP gleich welcher Darreichungsform (McMullan et al. 2010). Intramuskuläres MDZ zeigt in ersten Untersuchungen eine äquivalente Wirksamkeit zu LZP i. v. (Silbergeit et al. 2012).

Eskalation der Therapie – etablierter SE, Stufe II

AEDs der zweiten Präferenz sind BZD, PB und PHT (VPA, LEV).

Phenobarbital (PB) i. v. zeigt eine verzögert einsetzende Wirksamkeit im Vergleich zu BZD, deren Maximum erst nach 20 bis 60 Minuten erreicht wird. Wiederholte Gaben können notwendig sein. Wesentliche Nebenwirkungen sind Hypotension und Atemdepression.

In einer retrospektiven Studie wurde über die sehr gute Wirksamkeit von hoch dosiertem PB bei Kindern mit refraktärem SE berichtet, die mit PHT und einem BZD vorbehandelt waren (Crawford et al. 1988). Weder bezüglich der PB-Dosis noch der Serumkonzentration war eine obere Begrenzung vorgegeben worden, 80 % der Kinder waren vorher oder zu Beginn der Hochdosistherapie intubiert worden. Innerhalb der ersten 24 Stunden war eine maximale PB-Dosis von 30–120 mg/kg (Median 60 mg/kg) angewendet worden, die maximalen Serumkonzentrationen lagen zwischen 70 und 344 μg/ml (Median 114 μg/ml). Dieses Vorgehen führte in allen Fällen zum Sistieren des SE. Die hoch dosierte Gabe von PB (> 10 mg/kg/d) war meist für mehrere Tage (Median vier Tage) fortgeführt worden, die Dosisreduktion war bei den einzelnen Patienten sehr variabel vorgenommen worden. Eine Hypotension trat selten auf und, falls sie auftrat, konnte sie leicht beherrscht werden. Die Patienten atmeten trotz sehr hoher Serumkonzentration spontan weiter, benötigten bald keinen Respirator mehr und konnten rasch extubiert werden.

Phenytoin (PHT) i. v. gegeben erreicht eine maximale zentrale Konzentration nach 15 Minuten. Es ist nicht geeignet bei Verdacht oder bekannter Mutation des Na-Kanals oder bei Absence-Status oder bekannter allergischer Reaktion auf PHT. Ein eigener sicherer und sichtbarer venöser Zugang ist Voraussetzung auf Grund schwerer Gewebsnekrosen bei paravenöser Injektion sowie des Risikos von Kristallbildungen bei Kombination mit anderen Lösungen im Infusionssystem. Mit einer Atemdepression unter PHT ist nicht zu rechnen, ein Vorteil in der eskalierten SE-Therapie. Stattdessen ist auf Grund des Risikos von Bradyarrhythmien und Blutdruckabfall PHT langsam zu verabreichen und eine entsprechende EKG- und RR-Überwachung indiziert. Bekannte allergische Reaktionen auf PHT sind anamnestisch auszuschließen.

Eine Alternative zu PHT stellt **Fosphenytoin** dar. Es wird im Blut mit einer Halbwertszeit von etwa acht Minuten in PHT umgewandelt. Es besteht ein geringeres Risiko für Gewebsnekrosen bei paravenöser Fehlinjektion. Die erhoffte Verringerung der systemischen Nebenwirkungsrisiken im Vergleich zu PHT hat sich nicht bestätigt (Eriksson et al. 2009).

Valproat (VPA) i. v. ist eine weitere Option zur Behandlung des etablierten und refraktären SE. Es ist insbesondere zu erwägen, wenn VPA bereits gegeben und vertragen wurde und im Vorfeld Risikofaktoren für eine VPA-induzierte Hepatopathie ausgeschlossen wurden. Blutdruckabfall unter der i. v. Gabe wird beschrieben. In Kombination mit PHT sind auf Grund der Eiweißbindung beider AED kurzfristige Spiegelkontrollen nötig.

Auch wenn es bisher keine kontrollierten Studien gibt, zeigen zahlreiche Berichte die Wirksamkeit: Überall et al. (2000) dokumentierten bei 32 von 41 Kindern (78 %), bei denen der SE mittels der Standardbehandlung mit DZP, PHT und PB nicht unterbrochen werden konnte, die Beendigung des klinischen und bioelektrischen SE durch VPA i. v. Die Initialdosis von 20–40 mg/kg wurde in 1–5 min verabreicht, falls erforderlich, wurde sie nach 10–15 min erneut gegeben. Es wurde eine Infusion mit 5 mg/kg/h VPA angeschlossen. Nach 12 h Anfallsfreiheit wurde die Dosis um 1 mg/kg alle 2 h reduziert.

Auf VPA zu beziehende Nebenwirkungen wurden nicht festgestellt.

60 Kinder, deren SE auf DZP i.v. nicht sistierte, wurden bezüglich der Gabe von VPA oder PB randomisiert: VPA war mit 90 % Anfallskontrolle effektiver als PB mit 77 % (Malamiri et al. 2012). Allerdings steht der Gabe von VPA das Risiko schwerer Leberschäden besonders bei Kindern unter zwei Jahren entgegen.

Levetiracetam (LEV) gilt auch i.v. als sicheres AED, auch die fehlende Interaktion mit anderen Pharmaka ist von Vorteil.

Von 167 Erwachsenen mit SE, die nach initialer Gabe von BZD bei Nicht-Wirksamkeit VPA, PHT oder LEV erhielten, war VPA häufiger effektiv als LEV, PHT zeigte weder im Verhältnis zu VPA noch zu LEV einen signifikanten Unterschied in der Wirksamkeit (Alvarez et al. 2011).

Derzeit gibt es für LEV keine ausreichenden Daten, so dass der Einsatz nur als Behandlungsversuch bei Nicht-Wirksamkeit der AEDs der 3. Behandlungsstufe erfolgen sollte.

Maximaltherapie – refraktärer SE, Stufe III

Persistiert ein Anfall nach Einsatz der AEDs der 1. und 2. Behandlungsstufe, so ist eine kontinuierliche antikonvulsive Medikation indiziert. Dabei ist die potenzielle Beatmungsnotwendigkeit von Anfang an in das Behandlungsregime mit einzubeziehen.

Die Therapie ist an der Beendigung des elektrographischen Anfalls oder aber dem Auftreten eines Burst-Suppression-Musters im EEG zu orientieren, nicht an Serumkonzentrationen der eingesetzten AEDs. Dabei sind die Nebenwirkungsrisiken individuell einzuschätzen und zu minimieren. Systemische Erkrankungen und SE Ursachen stellen die weiteren Bedingungen dar, an die das Therapieregime angepasst werden muss.

BZD sind in der Anwendung als Dauerinfusion bei refraktärem SE sicher und wirksam (Fernàndez et al. 2013). 40 Kinder mit refraktärem SE, behandelt mit DZP i.v. Bolus und PHT, erhielten danach randomisiert MDZ- oder DZP-Dauerinfusionen. Die Anfallskontrolle erfolgte in beiden Gruppen in nahezu 90 % binnen 16 Minuten (Median), die Rückfallrate war bei MDZ deutlich höher als bei DZP (57 % versus 16 %) (Singhi et al. 2002).

Thiopental (TPT) überwindet rascher die Blut-Hirn-Schranke als PB, die Halbwertszeit ist mit 20 kürzer. Bei Kindern werden Erfolgsraten von 74–100 % angegeben. Als Initialdosis wird 5 mg/kg gewählt, dieser Bolus kann wiederholt werden, die Infusion mit 3–4 mg/kg/h wird angeschlossen. Eine Serumkonzentration von 20–40 µg/ml sollte angestrebt werden, um eine elektrographische Suppression oder ein Burst-Suppression-Muster zu erreichen. Gravierende Nebenwirkungen sind Atemdepression, Hypotension und myokardiale Depression. Eine Beatmung unter dieser Dosis ist notwendig. Es wird vorgeschlagen, die Pentobarbitalinfusion nach 24–48 h zu stoppen, um überprüfen zu können, ob der SE sistiert hat. Dabei kann die Spontanatmung auch erst verzögert eintreten (36–72 h) (Bleck et al. 1999).

Propofol ist ein Alkylphenol-Anästhetikum mit kurzer Halbwertszeit (30–60 min). Der guten Steuerbarkeit steht die geringe therapeutische Breite (Apnoen, Hypotonie) und das Risiko eines Propofol-Infusionssyndroms gegenüber: Laktatazidose, Rhabdomyolyse und ein kardiovaskulärer Schock. Das Risiko steigt mit der Dauer der Infusion (van Gestel et al. 2005), die 48 Stunden nicht überschreiten sollte. Darüber hinaus kann Propofol sowohl unwillkürliche Bewegungen provozieren als auch Anfälle.

Im Vergleich zu Thiopental scheint Propofol besser wirksam zu sein (Fernàndez et al. 2013). Eine Metaanalyse der Wirksamkeit und Mortalität der Therapie des refraktären SE bei Kindern mit MDZ oder Pentobarbital (erster Metabolit von Thiopental) zeigte, dass beide Substanzen gleich gut wirksam waren, dass Midazolam aber mit einer geringeren Mortalität belastet war (Gilbert et al. 1999). Eine systematische Untersuchung bei Erwachsenen zur Wirksamkeit von Pentobarbital, Propofol und Midazolam beim refraktären Status epilepticus ergab allerdings, dass keine Unterschiede bezüglich der Mortalität bestanden (Claassen et al. 2002).

Weiteres Prozedere

Ist ein Sistieren des elektrographischen Anfalls und/oder ein Burst-Suppression-Muster im EEG aufgetreten, so wird dieser Zustand bis zu 48 Stunden aufrechterhalten, bevor schrittweise das als Dauerinfusion gegebene AED ausgeschlichen wird. Die Dauer dieser i.v. Therapie korreliert nicht mit der Langzeitprognose (Brophy et al. 2012).

Weiterhin refraktärer SE – superrefraktär, Stufe IV

Wenn sich eine Dauerinfusion mit z.B. MDZ als nicht wirksam erweist, ist ein Wechsel der Wirkstoffgruppe (Barbiturat) zu erwägen. Weitere Therapieansätze bei refraktärem SE sind: VPA, LEV, LCM, TPM (Abend et al. 2008). Kinder, die mit Ketamin (40 ug/kgKG/min) behandelt wurden, zeigten eine gute Verträglichkeit und Wirksamkeit (6/9 Beendigung des SE) (Synowiec et al. 2013, Rosati et al. 2012). Milde Hypothermie (32–35 °C) konnte bei den wenigen behandelten Kindern positive Effekte, bezogen auf die Anfallsunterbrechung und Rückfallrate, erreichen (Guilliams et al. 2013). Die ketogene Diät ist auch in der Akutsituation des superrefraktären SE eine früh einzubeziehende Option.

Wird ein Kind mit bestehendem epileptischen Anfall in der Notaufnahme vorgestellt, handelt es sich immer um einen SE und damit einen pädiatrischen Notfall.

Behandlungsprotokoll des konvulsiven SE

Ziel ist der konsequente und sichere Einsatz verfügbarer AED zur Unterbrechung des SE. Ein entsprechendes Ablaufprotokoll mit Dokumentation der Zeiten zur Verbesserung der Behandlungsqualität zeigt **Abbildung 7-1** (nach Shearer et al. 2011, Brophy et al. 2012, Fernàndez et al. 2013).

Stufe I:

Vor Erreichen der Ersten Hilfe:

- DZP rektal (0,5 mg/kgKG) oder MDZ bukkal (0,5 mg/kgKG)/MDZ nasal (0,2 mg/kgKG).

Bei Aufnahme:

- erneute Gabe, wenn möglich i.v.: DZP (0,2 mg/kgKG, gegeben mit 5 mg/min) oder LZP (0,1 mg/kgKG gegeben mit 2 mg/min) oder MDZ (i.m. 0,2 mg/kgKG).

Stufe II:

- PHT i.v.: Auf Grund der zeitlichen Verzögerung bis zum möglichen Wirkeintritt des PHT sollte bei einer Anfallsdauer länger als 20 min PHT i.v. als Bolus einer Injektionslösung (250 mg/5 ml) gegeben werden: 20 mg/kgKG gegeben mit 1 mg/kg/min, maximal 250 mg/Gabe.
- Fosphenytoin i.v. (500 PE/10 ml), mit einem geringerem Risiko für Gewebsnekrosen, kann alternativ gegeben werden. Die Dosis wird in PHT-Äquivalent angegeben (PE): 20 mg/kgKG PE gegeben mit 100 mg PE/min. Ebenso kann Fosphenytoin i.m. verabreicht werden. Bei nicht ausreichendem Erfolg ist eine weitere Gabe von 10 mg/kgKG PHT i.v. oder PE Fosphenytoin i.v. nach 10 min möglich. Bei Erfolg der Therapie ist eine Fortsetzung als Dauergabe des Infusionskonzentrates in Abhängigkeit der gemessenen Serumspiegel möglich (1–1,5 mg/kgKG/h). Alternativ zur besseren Überwachbarkeit des venösen Zugangs sind fraktionierte Bolusgaben zu erwägen.
- PB i.v.: Bei Neugeborenen, Verdacht auf Na-Kanalmutation oder bekannter allergischer Reaktion auf PHT ist PB i.v. als AED der 2. Stufe zu erwägen: 20 mg/kgKG gegeben mit 100 mg/min. Bei nicht ausreichendem Erfolg ist eine weitere Gabe von 10 mg/kgKG PB nach 10 min möglich.

Stufe III. Kontinuierliche AED-Infusion mit:

- MDZ i.v. 0,2 mg/kgKG als Bolus, dann 0,05–2,0 mg/kgKG/h (Start mit Bolus, Dosissteigerung der Dauerinfusion bei nicht ausreichender Anfallskontrolle: 0,05–0,1 mg/kg/h alle 3–4 h)

- Propofol i.v. 1–5 mg/kgKG als Bolus, dann 1–15 mg/kgKG/h (Start mit Bolus, Dosissteigerung der Dauerinfusion bei nicht ausreichender Anfallskontrolle, CAVE: langsame Gabe mit <0,065 mg/kgKG/min; eine Dosis >4 mg/kgKG/h ist als Dauergabe mit einem erhöhten Risiko für schwere NW assoziiert)
- Thiopental i.v. 2–7 mg/kgKG als Bolus, dann 0,5–5 mg/kgKG/h (Start mit Bolus, Dosissteigerung der Dauerinfusion bei nicht ausreichender Anfallskontrolle: 0,5–1 mg/kg/h alle 12 h. CAVE: Anfallsaktivierng bei Absetzen der Infusion)

Prognose des konvulsiven generalisierten SE

Der konvulsive SE ist mit einer bedeutenden Mortalität und Morbidität verbunden. Unklar ist, inwieweit diese Folgen auf den SE selbst oder auf andere Faktoren wie Ursache des SE, Lebensalter oder Behandlungseffekte zurückzuführen sind. Im Kindesalter ist die Prognose erheblich besser als im Erwachsenenalter.

Rezidivrisiko. Das Wiederholungsrisiko, einen erneuten SE binnen eines Jahres zu erleiden, wird mit 16 % angegeben, binnen zwei Jahren mit 18 % (Chin et al. 2006, Singh et al. 2010).

Es beträgt 20 % nach vier Jahren, wobei sich etwa 70 % der Rezidive in den ersten vier Jahren ereignen (Raspal-Chaure et al. 2006). Das Wiederholungsrisiko wird vor allem von der Ursache bestimmt, es liegt unter 4 % beim febrilen und kryptogenen SE und steigt auf 11 % an beim akuten symptomatischen, 44 % beim zurückliegend symptomatischen und 67 % beim progressiven symptomatischen SE. Das Alter hat ebenfalls Einfluss. In einer Studie betrug das Wiederholungsrisiko insgesamt 13,3 %, bei Kindern unter vier Jahren 43 % (DeLorenzo et al. 1996).

Neu aufgetretene Epilepsien nach einem SE. Nach einem konvulsiven SE entwickeln 13–74 % eine Epilepsie (Raspal-Chaure et al. 2006). Die Häufigkeit des Auftretens ist abhängig von dessen Ätiologie, deshalb werden die einzelnen ätiologischen Kategorien getrennt besprochen.

- **Epilepsien nach einem ersten idiopathisch/kryptogenen SE.** Bei etwa 10 % der Kinder mit einem ersten unprovozierten Anfall manifestiert sich dieser als SE. Die Patientengruppe mit einem ersten unprovozierten SE hat ein Epilepsierisiko von 25 %, was der künftigen Epilepsierate von allen Kindern mit einem ersten unprovozierten epileptischen Anfall entspricht (Maytal et al. 1989, Hauser et al. 1990). Die Dauer des ersten SE unbekannter Ursache hat keinen Einfluss auf die nachfolgende Epilepsierate.
- **Epilepsien nach febrilem SE.** Der symptomatische febrile SE als Symptom einer akuten Entzündung des ZNS ist hier ausgeschlossen. Nelson und Ellenberg (1978) berichteten, dass 4,1 % der Kinder mit einem febrilen SE eine Epilepsie entwickelten. Ebenso niedrig ist die von Maytal et al. (1989) angegebene Epilepsierate von 4 % nach fieberhaftem SE. Die Assoziation von febrilem SE und Hippocampusschädigung, mesialer temporaler Sklerose und Temporallappenepilepsie wird im Kapitel 8 (Fieberkrämpfe) erörtert.
- **Epilepsien nach akutem symptomatischen SE.** Der Prozentsatz der Kinder mit einer Epilepsie nach einem akuten symptomatischen Status epilepticus liegt in der Größenordnung von 15–40 %, wobei die Ursache eine große Rolle spielt (Hauser et al. 1975, Gross-Tsur et al. 1993, Hesdorffer et al. 1998). Die Epilepsie tritt in einem mehrere Jahre umfassenden Zeitraum nach dem akuten Ereignis auf. Es ist ungeklärt, ob eine antiepileptische Therapie in unmittelbarem Anschluss an den symptomatischen Status epilepticus das spätere Auftreten einer Epilepsie verhindern kann.
- **Epilepsien nach erstem SE bei zurückliegend symptomatischer und progredienter Ätiologie.** In der Regel haben die Patienten dieser beiden ätiologischen Gruppen schon Anfälle in der Vergangenheit gehabt. Sollte der SE der erste Anfall gewesen sein, so ist das

Status epilepticus
Therapie-Erfassungsbogen

Zeit (min)

seit:

....

Anfallssymptome:

☐ bekannte Epilepsie:

☐ Notfallmedikation bisher:

☐ antiepileptische Dauermedikation (AED):

Eintreffen in der Ersten Hilfe - Alter des Kindes ....

I **Sofort:** Gabe von MDZ nasal (0,2 mg/kg, max. 15 mg, Konzentration 5 mg/ml)

Alter	Ngb.	3 LM	6 LM	1 J	2 J	3 J	5 J	7 J	10 J	14 J
Gewicht (kg)	3	5,5	7	10	12	15	20	25	35	50
Größe (cm)	50	60	70	75	90	95	110	125	140	160
MDZ i.n. (5 mg/ml)	0,12 ml	0,22 ml	0,28 ml	0,4 ml	0,48 ml	0,6 ml	0,8 ml	1,0 ml	1,4 ml	2,0 ml
LZP i.v. (1 mg/ml)	–	0,25 ml	0,35 ml	0,5 ml	0,6 ml	0,75 ml	1 ml	1,25 ml	1,75 ml	2,0 ml

0 min

MDZ

....

Sofortmaßnahmen/Basisdiagnostik – siehe Standard Status epilepticus

II a **5 min nach I und Gesamtanfallsdauer < 20 min:**
2. Gabe von MDZ nasal oder Gabe von LZP i.v. (0,05 mg/kg, Konzentration 2 mg/ml, nach Verdünnung 1:1 mit NaCl 0,9 % 1 mg/ml, langsam über 1 min i.v.)

II b 5 min nach I oder IIa und Gesamtanfallsdauer > 20 min:
Gabe von PHT i.v. als Bolus (15-20 mg/kg, Konzentration 50 mg/ml, max. 250 mg, unverdünnt über 10 min geben, Wirkung nach 20 min beurteilen, danach DTI erwägen)

MDZ/ LZP

....

Alter	Ngb.	3 LM	6 LM	1 J	2 J	3 J	5 J	7 J	10 J	14 J
PHT Bolus i.v. (50 mg/ml)	–	2,2 ml	2,8 ml	4,0 ml	4,8 ml	5,0 ml	5,0 ml	5,0 ml	5,0 ml	5,0 ml

PHT

....

Überwachung der Injektion, HF/AF/RR, Neo/ITS informieren

II c **Bei Gesamtanfallsdauer < 40 min, bei Neugeborenen oder Kontraindikationen für PHT:**
Gabe von PB i.v. (15-20 mg/kg, Konzentration 200 mg/ml, max. 200 mg, langsam i.v.)

Alter	Ngb.	3 LM	6 LM	1 J	2 J	3 J	5 J	7 J	10 J	14 J
PB i.v. (200 mg/ml)	0,3 ml	0,55 ml	0,7 ml	1,0 ml	1,0 ml	1,0 ml	1,0 ml	1,0 ml	1,0 ml	1,0 ml

PB

....

Intubationsbereitschaft herstellen, Anästhesie informieren

III **15-20 min nach IIb oder 5 min nach IIc:** Gabe von TP i.v. als Bolus (5 mg/kg, 2,5 % Lösung, Konzentration 25 mg/ml, 500 mg mit 20 ml Wasser für Injektionszwecke verdünnen, danach DTI)

Alter	Ngb.	3 LM	6 LM	1 J	2 J	3 J	5 J	7 J	10 J	14 J
TP Bolus i.v. (25 mg/ml)	0,6 ml	1,1 ml	1,4 ml	2,0 ml	2,4 ml	3,0 ml	4,0 ml	5,0 ml	7,0 ml	10,0 ml

TP

....

Verlegung Neo/ITS

....

Ziele:

1. Schnelle Erstgabe von MDZ bei Ankunft des Kindes im Status epilepticus.
2. PHT Einsatz nach 20 min Gesamtdauer des Anfalls bzw. 5-10 min nach Eintreffen des Kindes.
3. TP Einsatz nach 40 min Dauer des Anfalls bzw. 25-30 min nach Eintreffen des Kindes.

Standard Status epilepticus

Der Status epilepticus ist ein pädiatrischer Notfall, d. h. die Therapie beginnt sofort!

Immer eine ITS-Schwester und eventl. den ITS-Dienstarzt zur Unterstützung anfordern!

Vor Eintreffen des Kindes werden bereits die Blutentnahme und die benötigten Medikamente vorbereitet!

Labor: BZ, BGA, Na, K, Cl, Ca, Mg, BB, Diff.-BB, CrP, Krea, Harnstoff, bei Kindern < 2 Jahre Ammoniak
Bei antiepileptischer Dauermedikation (AED) zusätzlich: ASAT, ALAT, immer Serum für Medikamentenspiegel + weitere Laborwerte nach Standard Antikonvulsiva-Labor
Bei Fieber zusätzlich: Blutkultur, LP nach Standard
Außerdem: Reservematerial (Blut, ggf. Liquor und Urin) für weitere toxikologische und metabolische Untersuchungen.

Medikamente vorbereiten:

Midazolam (MDZ) für die bukkale/nasale Applikation:	bukkale Lösung, ggf. 1 Ampulle 5 mg/ml unverdünnt aufziehen
Lorazepam (LZP) für die i. v. Applikation:	1 Ampulle 2 mg/ml 1:1 mit NaCl 0,9 % auf eine Konzentration von 1 mg/ml verdünnen

Sofortmaßnahmen / Basisdiagnostik
- Schutz vor Verletzungen
- Freimachen bzw. Freihalten der Atemwege, evtl. Absaugen
- Monitorüberwachung (O_2-Sättigung, HF, AF, RR)
- ggf. Sauerstoffgabe über Maske bzw. Nasenbrille
- i. v.-Zugang mit Blutentnahme (siehe oben)
- Körpertemperatur messen und ggf. antipyretische Therapie
- Körpergewicht bestimmen

Anamnese: bestehende Epilepsie, letzte Einnahme der antiepileptischen Dauermedikation (AED) (Compliance?, Ausdosierung?), andere Grunderkrankungen, Infektion, Trauma, Intoxikation

Wenn möglich kausale Therapie:
Hypoglykämie – sofort 20 %-Glukose 3-5 ml/kg i. v.
Korrektur von Elektrolytentgleisungen
Hypokalziämie: 10 % Kalciumglukonat 1-2 ml/kg langsam i. v.
Hypomagnesiämie: 1 % Magnesiumsulfat 2-10 ml/kg langsam i. v.
V. a. Herpesenzephalitis: antivirale Therapie mit Aciclovir
V. a. Meningitis: antibiotische Therapie mit Cefotaxim

Nach Initialtherapie: Phenytoin (PHT) und Phenobarbital (PB) aufziehen

Nach Phenytoin oder Phenobarbital Gabe: Thiopental (TP) aufziehen

verwendete Abkürzungen:
antiepileptische Dauermedikation (AED), Midazolam (MDZ), Lorazepam (LZP), Phenytoin (PHT), Phenobarbital (PB), Thiopental (TP), Herzfrequenz (HF), Atemfrequenz (AF), Blutdruck (RR), Dauertropfinfusion (DTI)

Abbildung 7-1: Therapie-Erfassungsbogen bei Status epilepticus (M. Nestler, A. Panzer 07/2011)

Risiko weiterer Anfälle außerordentlich hoch (Hauser et al. 1990, Berg et al. 1991). Ebenso besteht hier ein hohes Risiko von etwa 50 % für weitere SE (Driscoll et al. 1990, Shinnar et al. 1992).

Neurologische und mentale Folgeschäden. Nach Raspal-Chaure et al. (2006) wird in 30 Studien über neurologische Folgeschäden des SE berichtet, abgesehen von Epilepsien handelt es sich um fokale neurologische Ausfälle, kognitive

Störungen und Verhaltensauffälligkeiten. In qualitativ hoch eingestuften Studien betrug der Anteil an neurologisch geschädigten Kindern 15 %. Fast alle dieser Kinder haben einen akuten oder zurückliegend symptomatischen SE durchgemacht. Die schlechteste Prognose war mit einem akut symptomatischen SE verbunden, 20 % der Kinder zeigten neue neurologische Ausfälle. Die beste Prognose hatten Kinder mit einem febrilen oder idiopathisch/kryptogenen SE, weniger als 10 % der Kinder zeigten neurologische Folgeschäden.

Ein refraktärer SE führt zu neurologischen Ausfällen bei mehr als 50 % der Kinder. Die Daten des National Collaborative Perinatal Project zeigen, dass der febrile SE wahrscheinlich mit keinen kognitiven Folgeschäden verbunden ist.

Die Frage, ob das SE-Protokoll Einfluss auf die Folgeschäden hat, kann im Grunde nicht beantwortet werden, es gibt keine populationsbasierten Studien mit einem klar definierten Algorithmus, zu unterschiedlich ist das Vorgehen (Raspal-Chaure et al. 2006).

Mortalität. Eine retrospektive Kohorte von über 12 000 Kindern/Jugendlichen im Krankenhaus mit konvulsivem SE wurde auf unabhängige Risikofaktoren bezüglich des Outcomes untersucht. Die Mortalitätsrate war 1 %, die in vorherigen Studien beschriebenen höheren Raten (bis 2 %) fanden sich vor allem bei Hochrisikogruppen (therapieresistente Epilepsie, refraktärer Status) oder in Gesamtpopulationen, in denen die im Erwachsenenalter höhere Mortalitätsrate eingeht.

Der symptomatische SE auf der Basis von strukturellen Hirnläsionen und möglicherweise auch die akut symptomatischen SE stellten unabhängige Risikofaktoren dar, darüber hinaus Komorbiditäten wie pulmonale Komplikationen (Aspiration), Sepsis, hämorrhagischer Schock, Hypoglykämie sowie Prozeduren wie Bluttransfusionen und mechanische Beatmung (Loddenkemper et al. 2012).

Das Lebensalter und die Dauer des SE beeinflussen die Mortalität: Bei Kindern unter zwei Jahren betrug sie 3–22,5 %, diese hohen Werte beruhen u. a. darauf, dass in diesem Alter die symptomatische Ursache einen hohen Anteil ausmacht. Die Langzeitmortalität nach einem ersten SE betrug nach zehn Jahren 3 % bei den Kindern und Jugendlichen im Alter von 1 bis 19 Jahren, die 30 Tage überlebt hatten, und 16 % für die Kinder unter einem Jahr. Die höhere Mortalität betraf auch hier die Patienten mit symptomatischem SE (Logroscino et al. 2002).

Das Outcome ist wesentlich von der Dauer des SE abhängig. Daher ist ein SE ohne Verzug und aggressiv zu behandeln. Bei Erwachsenen betrug die Mortalität weniger als 5 %, wenn er innerhalb einer Stunde unterbrochen werden konnte. War das nicht der Fall, so stieg sie auf über 30 % an. Die niedrigere Mortalitätsrate in neueren Studien wird auf eine effektive vorstationäre Behandlung, neue AED und die heute wesentlich aggressivere und effektivere Therapie des SE zurückgeführt.

7.1.2 Generalisierter tonischer SE

Der generalisierte tonische SE ist ein seltenes Ereignis, er kommt bei symptomatischen Epilepsien, insbesondere bei den epileptischen Enzephalopathien vor, z. B beim Lennox-Gastaut-Syndrom. Die Ausprägung der iktalen motorischen Aktivität ist unterschiedlich stark, sie kann fast nicht wahrnehmbar sein, so dass eine EEG-Ableitung erst die Diagnose ermöglicht. Bei der Behandlung muss berücksichtigt werden, dass z. B intravenös verabreichte Benzodiazepine einen tonischen SE auslösen können (Bittencout et al. 1981). Als alternative intravenös anwendbare Substanzen kommen VPA und LEV in Betracht.

7.1.3 Myoklonischer SE

Der myoklonische SE ist durch meist generalisierte epileptische Myoklonien charakterisiert, die kontinuierlich oder in Serien über lange Zeit auftreten (Ohtahara et al. 1997). Er kommt nur selten bei den idiopathischen generalisierten Epilepsien mit variablem Phänotyp vor (Absenceepilepsie des Jugendalters, juvenile myoklonische Epilepsie und Aufwach-Grand-Mal-Epilepsie, Kap. 14) als kurze, bilateral synchrone Muskelkontraktionen, die vor allem die proximale Muskulatur betreffen.

Häufiger treten myoklonische SE bei anderen Epilepsien mit myoklonischen Anfällen auf: Doose-Syndrom (Kap. 14.3), Dravet-Syndrom (Kap. 15.6), Lennox-Gastaut-Syndrom (myoklonische Variante) (Kap. 15.8), progressiven Myoklonusepilepsien (Kap. 16). Die Myoklonien sind dabei häufig asymmetrisch und asynchron ausgeprägt.

Eine klinisch sehr diskret ausgeprägte Form mit asymmetrischen erratischen Myoklonien und teilweise atypischen Absencen bei deutlich retardierten Kindern ist die myoklonische Enzephalopathie bei nichtprogredienten Erkrankungen (Kap. 15.7).

Das Bewusstsein ist bei dieser SE-Form eingeschränkt, häufig aber nicht vollständig und andauernd getrübt.

Die Behandlung des myoklonischen SE können neben der Anwendung von BZD (als AED der Stufe II) VPA oder LEV sowie Steroide erwogen werden.

7.1.4 Febrile Infection-Related Epilepsy Syndrome (FIRES)

Nach oder während (50 %) einer unspezifischen Infekion entwickelt sich ein superrefraktärer SE, in dessen Verlauf eine therapieresistente Epilepsie und massive neuropsychologische Störungen auftreten.

Die Anfallssemiologie beinhaltet fokale Symptome wie Kopfdrehung, Kaubewegungen und klonische Muster, die oft in generalisiert tonisch-klonische Muster übergehen. Interiktal zeigt das EEG eine globale Verlangsamung.

Laborchemisch konnte der Nachweis einer entzündlichen Genese nicht geführt werden. Früh sind T2-Hyperintensitäten mesiotemporal nachweisbar, nach sechs Monaten zeigten alle Patienten im PET einen orbitofrontalen und temporoparietalen Hypometabolismus.

Die Therapie des SE ist wenig erfolgreich, ob eine narkoseinduzierte Anfallsunterbrechung in dieser Erkrankungsentität das Outcome verbessert, ist fraglich. Nur die KD zeigte in 50 % der Fälle Erfolge. Sistiert der SE nicht, so ist die Mortalität hoch. Ansonsten neigen die Anfälle im weiteren Verlauf zu Clustern alle zwei bis vier Wochen (Nabbout 2013).

7.1.5 Epilepsia partialis continua (Kozhevnikov)

Kozhevnikov beschrieb 1895 eine besondere Epilepsieform, die durch fokal umschriebene kontinuierliche klonische Zuckungen mit zusätzlich auftretenden Jackson-Anfällen charakterisiert war. Er vermutete, dass die Myoklonien und die Jackson-Anfälle im Kortex ihren Ursprung hatten und durch eine lokale Enzephalitis hervorgerufen würden. Mittels Tiefenelektrodenableitungen wurde später nachgewiesen, dass diese Epilepsie neokortikalen Ursprungs ist (Wieser et al. 1978). Im Laufe der Zeit sind verschiedene Definitionen der Epilepsia partialis continua erstellt worden (Biraben et al. 1997). Die ILAE-Definition der Epilepsia partialis continua bezieht sich auf einen einfachen fokalen Status epilepticus mit repetitiven klonischen Zuckungen in einer Körperregion, die stunden-, tage-, wochen- oder jahrelang andauern. Das Bewusstsein ist gewöhnlich erhalten, häufig führt der Status zu einer iktogenen Schwäche oder Lähmung der betroffenen Extremität. Durch gelegentliche Ausbreitung der epileptischen Aktivität können sekundär andere Anfallsformen (komplexe fokale und sekundär generalisierte tonisch-klonische Anfälle) hinzutreten (Cockerell et al. 1996, Biraben et al. 1997).

Klinik und Befunde

Die Epilepsia partialis continua Kozhevnikov ist durch fast kontinuierliche rhythmische Muskelkontraktionen (Myoklonien) in einem umschriebenen Körperteil einer Körperseite charakterisiert, eine Läsion in der kontralateralen Rolando'schen Region widerspiegelnd. Die Muskelkontraktionen können einen einzelnen Muskel, eine Muskelgruppe oder ausgedehntere Regionen einer Körperseite betreffen. Sie können unregelmäßig in Folge auftreten oder rhythmisch mit variabler Frequenz, meist liegt diese bei ein bis zwei Myoklonien pro Sekunde. Es sind eher distale Muskelgruppen betroffen. Agonisten und Antagonisten werden gleichzeitig aktiviert. Bewegungen oder sensorische Reize können verstärkend wirken, im Schlaf kommt es zu einer Abschwächung. Jackson-Anfälle, komplexe fokale Anfälle und generalisierte tonisch-klonische können hinzukommen.

Die Ausprägung der EEG-Veränderungen ist von der Ursache abhängig. Auf dem Hintergrund einer normalen Grundaktivität sind fokale epileptiforme Potenziale typisch, sie können fehlen, wenn der Fokus in der Tiefe des zentralen Sulkus liegt. Die Ergebnisse von CT und MRT werden von der Ursache bestimmt und sind entsprechend vielfältig.

Die Patienten zeigen im betroffenen Gebiet eine Muskelschwäche unterschiedlichen Ausmaßes, sensorische Störungen und ein verändertes Reflexverhalten. Diese neurologischen Störungen haben infolge einer nichtprogredienten Läsion in der Rolando'schen Region meist ein gleich bleibendes neurologisches Defizit.

Ätiologie

Die Epilepsia partialis continua ist in Assoziation mit sehr unterschiedlichen strukturellen Läsionen beschrieben: entzündlichen Prozessen, Tumoren, vaskulären Läsionen, posttraumatischen Läsionen, kortikalen Dysplasien und verschiedenen Stoffwechselkrankheiten wie z. B. nichtketotischer Hyperglyzinämie und mitochondrialen Zytopathien (Biraben et al. 1997). In einer pathologisch-anatomischen Studie mit 36 Patienten fand sich folgende Verteilung der Ursachen (Zahl der Patienten in Klammern):

- vaskuläre Ursachen (9)
- Rasmussen-Syndrom (7)
- Multisystemerkrankungen (4)
- Neoplasien (4)
- perinatale Hirnschädigung (2)
- Zustand nach Trauma (1)
- Hyperglykämie (1)
- Creutzfeldt-Jakob-Erkrankung (1).

In sieben Fällen konnte keine Pathologie festgestellt werden (Cockerell et al. 1996).

Therapie und Prognose

Die Myoklonien bei der Epilepsia partialis continua sind in der Regel therapieresistent. Antiepileptika helfen am ehesten bei der Behandlung anderer assoziierter epileptischer Anfallsformen. In ausgewählten Fällen sind chirurgische Verfahren am erfolgreichsten: die Resektion der strukturellen Läsion oder die multiple subpiale Transsektion (Biraben et al. 1997). Die Prognose wird von der zugrunde liegenden Läsion bestimmt.

7.1.6 Halbseitiger tonisch-klonischer Status mit Hemiparese

Ein halbseitiger tonisch-klonischer SE mit akuter Hemiparese kann ohne und mit Fieber einhergehen. In einer Übersichtsarbeit über 100 akute Hemiplegien im Kindesalter (Okuno 1994) boten 46 Kinder weder Konvulsionen noch Fieber. Die anderen 54 Kinder konnten in eine Gruppe von 42 Kindern mit Hemistatus epilepticus mit Fieber und in eine zweite Gruppe von 12 Kindern mit Hemistatus epilepticus ohne Fieber unterteilt werden. Etwa ein Drittel der 42 Kinder der ersten Gruppe hatte akute ZNS-Infektionen, einschließlich der akuten disseminierten Enzephalomyelitis (ADEM), die übrigen zerebrale vaskuläre Krankheiten oder akute Enzephalopathien unbekannter Ursache. Von den zwölf Kindern der Gruppe Hemistatus epilepticus ohne Fieber hatte die Hälfte zerebrovaskuläre Erkrankungen oder eine Epilepsie unbekannter Ursache.

Die bildgebenden Verfahren des MRT mit Kontrastmittel (Gadolinium) und des ^{99m}Tc-HMPAO-SPECT liefern wichtige diagnostische Hinweise (Okuno 1994). Die Therapie des halbseitigen tonisch-klonischen SE mit akuter Hemiparese entspricht der des konvulsiven SE. Zum Hemikonvulsion-Hemiplegie-Syndrom siehe Kapitel 18.4.1.

7.2 Nonkonvulsiver Status epilepticus

Der Terminus nonkonvulsiv weist auf fehlende klinische Zeichen eines epileptischen Anfalls hin – dennoch finden sich Symptome v. a. im Bereich neuropsychologischer Auffälligkeiten (Tab. 7-9). Die Diagnose bereitet Schwierigkeiten auf Grund der unsicheren klinischen Einschätzung durch Dritte, die das Kind nicht kennen, und Medikamenteneffekten gerade bei kritisch Kranken.

Die einzelnen klinisch abgrenzbaren nonkonvulsiven SE werden im Weiteren beschrieben: der Absencestatus, die Aura continua und der komplex fokale Status. Im intensivmedizinischen Bereich können nur elektroenzephalographisch nachweisbare prolongierte Anfallsmuster Ursache für eine sekundäre systemische Dekompensation sein. Sie stellen einen Risikofaktor für das Outcome von intensivmedizinisch versorgten Patienten dar. Eine entsprechende und therapeutische Intervention ist daher notwendig (Hahn 2011).

EEG-Monitoring-Ableitungen sind aufwendig und nur begrenzt verfügbar, aEEGs können bedside recht zuverlässig elektroenzephalographische Anfallsmuster detektieren. McCoy et al. (2011) versuchten, Risikofaktoren für nonkonvulsive Anfälle bei kritisch kranken Neugeborenen und Kindern zu identifizieren: Von 121 Untersuchten hatten 32 % Anfälle, davon 90 % nonkonvulsiv, in fast drei Viertel der Fälle ausschließlich nonkonvulsiv. Ein erhöhtes Risiko für nonkonvulsive Anfälle hatten Kinder mit: akuter Epilepsie, akuter Hirnläsion, zuvor bekannten Anfällen und interiktalen Entladungen im EEG.

Tabelle 7-9: Klinische und EEG-Kriterien des nonkonvulsiven SE (nach Sutter et al. 2013)

Klinische Kriterien:

- Wechsel des Verhaltens (in Kognition, Merkfähigkeit, Ansprechbarkeit, Ataxie, motorischer Performance)
- kontinuierliche oder paroxysmale Anfallsmuster im EEG (s. u.)
- klinisch keine Konvulsionen
- bestätigend (wenn nachweisbar): klinische und EEG-Änderung durch BZD-Gabe

EEG Kriterien: Es finden sich häufig oder kontinuierlich:

- fokale elektroenzephalographische Anfälle, wechselnde Amplitude/Frequenz/Verteilung
- generalisierte SW-Muster (ohne bekannte epileptische Enzephalopathie oder Epilepsiesyndrom)
- generalisiertes SW-Muster mit wechselnder Intensität und Frequenz (bei bekannter epileptischer Enzephalopathie oder Epilepsiesyndrom)
- periodische lateralisierte (PLED) oder bilaterale (BIPED) Entladungsmuster (epileptic discharges) im Koma bei Z. n. konvulsivem SE
- EEG-Muster (SW, rhythmische langsame Aktivität, PLED, BIPED, generalisiert periodische Entladungsmuster (GPED) bei Patienten ohne derartige EEG-Veränderungen in der Vorgeschichte bei akuter symptomatischer Ätiologie
- generalisierte EEG-Auffälligkeiten bei Kindern mit epileptischen Enzephalopathien, die bekannt sind, akut aber mit einer Änderung der klinischen Performance einhergehen

Tabelle 7-10 listet Pharmaka, die nonkonvulsive SE induzieren können und im intensivmedizinischen Kontext häufiger eingesetzt werden.

Hasbani et al. (2013) berichten retrospektiv über 32 Kinder im Alter bis zwei Jahren, die durch Misshandlungen ein SHT erlitten. Die klinisch kritischen Kinder (21/32) erhielten ein EEG-Monitoring: Zwölf davon boten elektrographische Anfälle, acht SE. Der Einfluss einer Behandlung dieser klinisch nicht sichtbaren Anfälle auf das Outcome war nicht klar zu belegen.

Eine weitere Gruppe von Erkrankungen mit rezidivierenden lang anhaltenden elektroenze-

Tabelle 7-10: Pharmaka, die einen nonkonvulsiven SE auslösen können (Patil et al. 2013)

Pharmaka	Beispiele
Antiepileptika-Einnahme	CBZ, PHT, PB/PRM, TGB, VGB
Antiepileptika-Entzug	BZD, Ersatz von VPA durch LTG
Antibiotika	Cephalosporine
Antiasthmatika	Theophyllin
Chemotherapeutika	Ifosamid
psychiatrische Pharmaka	Lithium

phalographischen Entladungsmustern im EEG sind die syndromalen epileptischen Enzephalopathien: West-Syndrom, Ohtahara-Syndrom, Dravet-Syndrom im Säuglingsalter, hereditäre Erkrankungen wie Angelman-Syndrom, Rett-Syndrom oder Ringchromosom-20- sowie das Panayiotopoulos-Syndrom, CSWS-Syndrom, Landau-Kleffner-Syndrom und das Lennox-Gastaut-Syndrom im weiteren Kindesalter (s. die entsprechenden Krankheitsbilder).

7.2.1 Absencestatus

Ein Absencestatus ist durch eine anhaltende Beeinträchtigung des Bewusstseins, mentaler Funktionen und Verhaltens in Verbindung mit einer kontinuierlichen generalisierten Spike-Wave-Aktivität im EEG gekennzeichnet. Stärker ausgeprägte konvulsive Phänomene fehlen, diskrete können vorkommen. Richtungsweisend ist der Vergleich des EEG im SE mit früheren EEGs dieses Patienten ohne SE, wodurch die statusbedingte Zunahme der Veränderungen klar erkennbar wird.

Die klinischen Kriterien des Absencestatus umfassen:

- Wachheit, jedoch Bewusstseinstrübung mit Myoklonien der Lider oder Bulbi
- EEG: generalisierte epileptiforme Entladungen, minimale fokale Zeichen
- lange anhaltend (Tage oder länger)
- Auslöser: BZD-Entzug, einleitender generalisiert tonisch-klonischer Anfall, akute Infektion, Trauma, metabolische Abweichungen.

Der Absencestatus wird unterteilt in einen SE typischer und atypischer Absencen, wobei aber eine sichere Unterscheidung dieser beiden Formen nicht immer möglich ist. Auch die Abgrenzung des Absencestatus vom komplex fokalen SE kann schwierig sein.

Ein SE typischer Absencen tritt in etwa 3 % der Kinder und Jugendlichen mit Absenceepilepsien auf (Snead et al. 1997). Er kann bei diesen Patienten durch psychotrope Medikamente, BZD-Entzug und AED wie CBZ ausgelöst werden. Die Betroffenen fallen durch eine anhaltende Bewusstseinsstörung auf, sie wirken lethargisch, desorientiert, reagieren und sprechen verlangsamt. Sie können einfache Tätigkeiten wie Essen oder An- und Ausziehen ausführen und reagieren teilweise auf einfache verbale Aufforderungen. Die Dauer kann bis zu Wochen betragen. Das EEG zeigt generalisierte, bilateral synchrone Spike-Waves mit einer Frequenz um 3/s, die im Verlauf abnehmen und eine irreguläre und diskontinuierliche Ausprägung annehmen kann.

Der SE atypischer Absencen tritt vor allem bei mental retardierten Kindern mit vorbestehenden Epilepsien, insbesondere bei der myoklonisch-astatischen Epilepsie und beim Lennox-Gastaut-Syndrom auf (Stores et al. 1995). Die Bewusstseinsstörung ist bei dieser Statusform häufig stärker ausgeprägt als beim SE typischer Absencen, sie fluktuiert stärker. Die Patienten zeigen verzögerte Reaktionen, Desorientierung, Immobilität oder automatisiertes Verhalten, Lethargie, Spracharrest, Gangunsicherheit, Koordinationsstörungen, rhythmisches Lidzucken, Grimassieren, generalisierte Myoklonien sowie verstärkten Speichelfluss (Snead et al. 1997). Im EEG finden sich kontinuierliche, gelegentlich auch diskontinuierliche generalisierte Spike-Waves mit einer Frequenz vorwiegend um 2–2,5/s. Auch hier kann die Dauer Wochen betragen, Rezidive sind häufig.

Therapie

Mittel der Wahl zur Unterbrechung des Absencestatus stellen die BZD dar, die unter EEG-Kontrolle intravenös verabreicht werden sollten. Der Status atypischer Absencen spricht weniger gut auf diese Substanzen an, in diesen Fällen kann VPA i.v. erwogen werden, sedierende AED, CBZ und VGB können zu einer Verschlechterung führen (Thomas et al. 2006). BZD können in Einzelfällen tonische SE provozieren (Bittencout et al. 1981).

Prognose

Die Prognose ist abhängig von der Ätiologie und vom Typ des Absencestatus. Es gibt keinen Hinweis dafür, dass der Status epilepticus typischer Absencen zu neuronalen Schäden führt. Anders verhält es sich mit dem Status epilepticus atypischer Absencen. Der Vergleich der intellektuellen Funktionen bei den Kindern mit myoklonisch-astatischer Epilepsie und Lennox-Gastaut-Syndrom im Rahmen einer prospektiven Studie zeigte vor und nach einem atypischen Absencestatus, dass es in etwa der Hälfte der Kinder zu einer Verschlechterung mentaler Funktionen gekommen war (Stores et al. 1995).

7.2.2 Einfach fokaler Status epilepticus (Aura continua)

Beim einfach fokalen SE (Aura continua) handelt es sich auf dem Boden eines umschriebenen epileptogenen Herdes um ein subjektiv wahrgenommenes, lange anhaltendes Anfallsphänomen, das isoliert auftritt oder einem Anfall mit Bewusstseinsverlust vorangeht. Die Erinnerung an die Anfallserscheinungen bleibt erhalten. Wenn die Aura continua isoliert auftritt, stellt sie einen sensorischen Anfall dar. Der Begriff Aura continua schließt das Auftreten sichtbarer motorischer Phänomene aus (Wieser 2001). Es können vier Subtypen unterschieden werden:

- somatosensorische Aura continua (Dysästhesien, Schmerzen)
- Aura continua der verschiedenen Sinnesmodalitäten (visuell z. B. in Form des Status epilepticus amauroticus, auditorisch z. B. in Form der Aura continua musicalis, vertiginös, gustatorisch, olfaktorisch)
- Aura continua autonomer Symptome, wobei viele verschiedene autonome Funktionen betroffen sein können, z. B. kann die Pupillenweite anhaltend verändert sein
- Aura continua psychischer Symptome. Zu Letzteren gehören Gefühle des Unrealen oder Illusionen, Halluzinationen, eine leichte Konfusion bzw. Desorientierung oder ein Gefühl der Fremdheit ohne Verlust von Gedächtnis und Bewusstsein.

Die Diagnose Aura continua erfordert eigentlich den Nachweis der fokalen epileptiformen Aktivität im EEG, was aber nicht immer gelingt. In einem solchen Fall kann eine Polygraphie mit Registrierung von Herzaktion, Atmung und Hautwiderstand sehr hilfreich sein. Im Zweifelsfall kann auch das iktale SPECT die Diagnose sichern. Eine prompte Reaktion auf AED spricht ebenfalls für diese Diagnose.

7.2.3 Komplex fokaler Status epilepticus

Beim komplex fokalen SE (psychomotorischer Status, limbischer und neokortikaler fokaler SE) handelt sich um einen prolongierten Zustand der Bewusstseinseinschränkung mit variablen klinischen Symptomen in Verbindung mit fluktuierenden und häufig auftretenden fokalen epileptiformen Potenzialen im EEG (Shorvon 1994, Meierkord et al. 2007). Einerseits kann es sich um einen lange dauernden komplex fokalen Anfall handeln, andererseits um Serien einzelner komplex fokaler Anfälle, zwischen denen der Patient nicht wieder ganz aufklart (Williamson 1997).

Der komplex fokale SE im Kindesalter betrifft hauptsächlich neurologisch vorgeschädigte Kinder. Diese zeigen ein eingeschränktes Bewusstsein, fehlende Reaktionen auf ihnen bekannte Personen, Verhaltensstörungen, Lippenlecken, automatisiertes Greifen nach Objekten und fokale klonische Phänomene (McBridge et al. 1981). Typisch für den lange anhaltenden komplex fokalen SE ist auch die Fluktuation zwischen einer Bewusstseinstrübung mit fehlender Reaktivität, Spracharrest und stereotypen Automatismen und einer partiellen Reaktivität mit teilweise erhaltenen Sprachfunktionen und scheinbar zweckvollen Handlungen.

Die eindeutige Diagnose des komplex fokalen SE ist teilweise schwierig, denn er muss von anderen Formen des nichtkonvulsiven SE und postiktalen Zuständen unterschieden werden. Die Diagnose beruht vor allem auf klinischen Kriterien.

Nach Meinung einiger Autoren sollte die Behandlung des komplex fokalen SE der des generalisierten konvulsiven SE entsprechen. Dafür spricht, dass mittels MRT-Serien bei Patienten mit fokalem SE Zeichen des lokalen vasogenen und zytotoxischen Hirnödems gefunden wurden, woraus regionale Hirnatrophien resultierten (Lansberg et al. 1999). Von anderen Untersuchern wird aber ein weniger aggressives Vorgehen für richtiger gehalten, da der Einfluss der Therapie auf das Outcome ungewiss und die aggressive Therapie, z. B. die Barbituratanästhesie, ihrerseits mit erheblichen Nebenwirkungen verbunden sei. Deshalb sollte sich die Therapie auf die Verabreichung von BDZ, PHT und PB beschränken (Shorvon 1994).

8 Anfälle, die nicht die Diagnose Epilepsie erfordern (Gelegenheitsanfälle)

Für ereigniskorrelierte epileptische Anfälle, die nicht Symptom einer weitergehenden Epilepsieerkrankung sind, ist im deutschen Sprachraum der Begriff Gelegenheitsanfälle gebräuchlich. Er umfasst immer Anfallsereignisse, die nicht einer Epilepsiediagnose entsprechen – dazu gehören allerdings noch weitere: In **Tabelle 8-1** sind die verschiedenen Ereignisse aufgeführt, welche zu dieser Gruppe gehören (Engel 2001). Die Ätiologien der symptomatischen Epilepsien werden in Kapitel 18 ausführlich dargestellt. Ob es sich bei einem oder mehreren epileptischen Anfällen, die sich einer unmittelbaren Ursache zuordnen lassen, um Gelegenheitsanfälle oder den Beginn einer Epilepsie handelt – wie z. B. bei posttraumatischen Anfällen –, kann erst im Verlauf beurteilt werden.

Im Neugeborenenalter sind akute symptomatische Anfälle besonders häufig, auch passagere neonatale Krankheitsbilder mit Anfällen (z. B. benigne neonatale Anfälle), die ebenso nicht der Diagnose Epilepsie entsprechen. Die Neugeborenenanfälle werden als besondere Gruppe im Kapitel 11 umfassend besprochen.

Tabelle 8-1: Klassifikation der epileptischen Anfälle im Kindes- und Jugendalter, die keine Epilepsiediagnose erfordern (Engel 2001, modifiziert)

- einzelne symptomatische Anfälle durch akute entzündliche, traumatische, toxische oder metabolische Noxen
- posttraumatische Frühest- und Frühanfälle
- Fieberkrämpfe (Fieberanfälle)
- Anfälle im Akutstadium von gastrointestinalen Infektionen
- einzelne Reflexanfälle
- benigne neonatale Anfälle
- einzelne unprovozierte Anfälle
- benigne fokale Anfälle der Adoleszenz
- in großen Abständen auftretende Anfälle (Oligoepilepsie)

Eine eigene Gruppe stellen die Reflexanfälle dar, die entweder als typische Gelegenheitsanfälle, unmittelbar einem Auslöser folgend, einmalig oder vereinzelt auftreten oder aber als Reflexepilepsie regelhaft. Sie werden daher im Kapitel 9 gesondert behandelt.

Die andere Seite des differenzialdiagnostischen Spektrums machen die ersten unprovozierten epileptischen Anfälle aus, deren epidemiologischen, diagnostischen und therapeutischen Aspekte im Kapitel 10 dargestellt werden.

Alle Menschen mit einer Epilepsie haben epileptische Anfälle, nicht aber alle Menschen mit epileptischen Anfällen haben eine Epilepsie.

Allgemeine Eigenschaften

Gelegenheitsanfälle treten entweder als akute symptomatische Anfälle in enger zeitlicher Bindung mit akuten entzündlichen, traumatischen, toxischen oder metabolischen Hirnfunktionsstörungen auf (z. B. akute ZNS-Infektion, Schädel-Hirn-Trauma, intrakranielle Blutung, Alkoholentzug, Hypoglykämie). Sie können – wenn auch in Abhängigkeit von einer individuellen Disposition – bei entsprechend stark ausgeprägter Noxe bei jedem Menschen einen epileptischen Anfall auslösen. Andererseits können Gelegenheitsanfälle in bestimmten Konstellationen (Fieber, Schlafentzug) auftreten, was in weit höherem Maße eine Disposition voraussetzt. Solche Gelegenheitsanfälle können auch mehrmals auftreten, die Diagnose Gelegenheitsanfall erfordert dann aber, dass die enge zeitliche Bindung an den Auslöser erhalten bleibt.

In der Rochester-Populationsstudie, Minnesota, USA, betrug das Risiko in der Bevölkerung für einen epileptischen Anfall jedweder Ursache im Beobachtungszeitraum von 1935–1984 bis zum Alter von fünf Jahren 2,7 %, bis zum Alter von 20 Jahren 3,9 % und bis zum Alter von 80 Jahren 9,8 %. Die Inzidenz aller akut symptomatischen Anfälle in der Bevölkerung liegt zwischen etwa 20 und 40 pro 100 000 und die des einzelnen unprovozierten Anfalls bei etwa 10 und 25 pro 100 000 (Hauser et al. 2008). In den ersten 20 Lebensjahren waren bei insgesamt 2,9 % der Population Gelegenheitsanfälle aufgetreten: bei etwa 2 % Fieberkrämpfe, bei etwa 0,2 % ein isolierter unprovozierter Anfall und bei etwa 0,7 % ein symptomatischer Anfall wegen einer akuten Hirnschädigung. In dieser Altersgruppe trat bei 1 % der Population eine Epilepsie auf (Hauser et al. 1993, Annegers 1994). Im Kindesalter bilden die fast ausschließlich in den ersten fünf Lebensjahren auftretenden Fieberkrämpfe die mit Abstand größte Untergruppe der Gelegenheitsanfälle. Im Säuglingsalter kommen Gelegenheitsanfälle als Symptom von Meningitis, Schädel-Hirn-Trauma und Dehydratation relativ häufiger vor als in den darauf folgenden Lebensabschnitten (Hauser et al. 1975).

Die Gelegenheitsanfälle manifestieren sich am häufigsten als GTKA, auch treten fokale Anfälle auf (Hauser et al. 1993). Auch über gelegentliche atonische Anfälle wurde berichtet, nie jedoch über Absencen oder Sturzanfälle, diese ereignen sich demnach nur im Rahmen von Epilepsien.

Die diagnostischen Maßnahmen nach einem Gelegenheitsanfall richten sich nach den möglichen Ursachen, die auf Grund der Anamnese und des Untersuchungsbefundes des Kindes in Frage kommen. Bei unbekannter Ursache des Anfalls sollten auch bei neurologisch unauffälligen, altersentsprechend entwickelten Kindern die diagnostischen Untersuchungen erwogen werden, die in Tabelle 10-2 (S. 178) zusammengestellt sind.

Handelt es sich um einen Gelegenheitsanfall und ist dessen Auslöser in der Zukunft nicht mehr wirksam oder kann dieser ausgeschaltet werden, so ist keine Therapie mit AED indiziert. Der Vermeidung potenziell Anfälle auslösender Faktoren wie Schlafentzug, Stress und Alkoholkonsum kommt bei diesem Personenkreis eine ganz besondere Bedeutung zu (Wolf 1993). Bei Kindern wird man auch nach mehrfachem Auftreten von Gelegenheitsanfällen in der Regel keine antiepileptische Langzeittherapie beginnen, sondern weiter abwarten. Bei Jugendlichen und Erwachsenen kann das Auftreten weiterer epileptischer Anfälle ganz erhebliche soziale Konsequenzen haben, wenn beispielsweise Berufsfähigkeit und Fahrtüchtigkeit davon abhängen, so dass in diesen Fällen eine individuelle Entscheidung getroffen werden muss.

Differenzialdiagnostische Überlegungen spielen bei den symptomatischen Gelegenheitsanfällen, bei denen die Ursache offensichtlich ist, eine vergleichsweise geringe Rolle. Bei einzelnen unprovozierten Gelegenheitsanfällen sind vor allem konvulsive Synkopen zu berücksichtigen, diese kommen etwa zehnmal häufiger vor (Kap. 5).

Bei Gelegenheitsanfällen reagieren besonders disponierte Individuen zu besonderen Gelegenheiten mit einzelnen epileptischen Anfällen.

8.1 Einzelne symptomatische Anfälle durch akute Noxen

Symptomatische Gelegenheitsanfälle werden durch außerordentlich verschiedenartige akute zerebrale Funktionsstörungen oder Schädigungen ausgelöst, durch akute entzündliche, traumatische, toxische oder metabolische Noxen. Es handelt sich dabei um akute provozierte epileptische Reaktionen.

Häufigkeit, Ursachen

Sie treten bis zum Alter von 20 Jahren bei 0,5–1 % dieser Bevölkerungsgruppe auf (Van den Berg et al. 1969, Hauser et al. 1975, Hauser 1994). Bei den etwa 39 300 Kindern der National Collaborative Perinatal Project-Studie (USA) waren bis zum Alter von sieben Jahren in 0,6 % der Fälle akute symptomatische Anfälle aufgetreten, jeweils etwa 0,3 % der Patienten hatten febrile bzw. afebrile Anfälle (Ellenberg et al. 1984). Nach dieser Studie waren Trauma (34 %) und toxische Enzephalopathie (20 %, einschließlich der in den USA noch vorkommenden Blei-

Tabelle 8-2: Ursachen von akut symptomatischen Anfällen im Kindesalter (siehe auch Kapitel 18.4)

Akute Entzündungen des ZNS

- bakteriell
- viral
- Pilze und Parasiten (z. B. zerebrale Malaria)

Schädel-Hirn-Trauma mit und ohne intrakranielle Blutungen

- Unfälle (Sturz, Verkehrsunfälle)
- Misshandlungen (Schütteltrauma)

Metabolisch-toxische Enzephalopathien im Rahmen von akuten entzündlichen Erkrankungen und Impfungen

- systemische Infektionskrankheiten
- hämorrhagisches Schock- und Enzephalopathiesyndrom
- Impfungen
- Reye-Syndrom

Störungen des Elektrolyt- und Wasserhaushaltes

- Hypernatriämie (z. B. Diabetes insipidus)
- Hyponatriämie (z. B. inadäquate ADH-Sekretion, Wasserintoxikation)
- Hypokalzämie (z. B. Vitamin-D-Mangel, Hypoparathyreoidismus)
- Hypomagnesiämie
- Hypophosphatämie
- Metabolische Störungen
- Dekompensation von behandelbaren hereditären Stoffwechselerkrankungen (z. B. Diätfehler bei Phenylketonurie, Galaktosämie)
- hepatische Enzephalopathie

Hormonelle Störungen

- Diabetes mellitus
- Hypoglykämien
- Hyperthyreose

Vergiftungen und medikamenteninduzierte Anfälle

- Entzug nach akuter Alkoholintoxikation
- Medikamente (z. B. Theophyllin, Penicillin, Analgetika, Antidepressiva, Antihistaminika, Antidiabetika, Kontrastmittel, Lokalanästhetika, Narkosemittel, Zytostatika)

Renale Erkrankungen

- hypertensive Enzephalopathie (akute Glomerulonephritis, andere Nierenerkrankungen)
- hämolytisch-urämisches Syndrom
- urämische Enzephalopathie

Hypoxisch-ischämisch

- akute zerebrale Hypoxie (z. B. ALTE, Ertrinkungsunfälle, protrahierter Schock)

Kardiale und zerebrovaskuläre Krankheiten

- kardiale Krankheiten (angeborene und erworbene Herzfehler, Arrhythmien, Endokarditis)
- zerebrovaskuläre Krankheiten (Thrombosen, Embolien; Blutungen aus arterio-venösen Malformationen, Aneurysmen; Lupus erythematodes)

Verbrennungsenzephalopathie

Bestrahlungsenzephalopathie

An spezifische Auslöser gebunden

- Schlafentzug
- emotionaler Stress
- extreme körperliche Belastung

enzephalopathie) die häufigsten Ursachen symptomatischer nichtfebriler epileptischer Anfälle, während Meningitis oder Enzephalitis (62 %) und metabolische Störungen in Verbindung mit akuten Durchfallerkrankungen (15 %) am häufigsten febrile symptomatische Anfälle verursachten. Die Vielzahl der möglichen Ursachen symptomatischer Gelegenheitsanfälle ist in **Tabelle 8-2** aufgelistet. Bei einigen dieser Krankheitszustände besteht auch ein hohes Risiko der Entwicklung einer Epilepsie, weitere Einzelheiten dazu siehe Kapitel 18.4.1.

So werden epileptische Anfälle nach einem Schädel-Hirn-Trauma nach ihrem zeitlichen Bezug zum Unfallereignis in sofort auftretende (Frühestanfälle), Frühanfälle und Spätanfälle eingeteilt. Die Frühestanfälle treten sofort oder innerhalb von Minuten nach der Gewalteinwirkung auf, die Frühanfälle innerhalb der ersten Woche nach dem Trauma und die Spätanfälle mit einer Latenz von mehr als sieben Tagen. Die Frühest- und Frühanfälle werden den Gelegenheitsanfällen zugeordnet (und haben eine gute Prognose), während zwei oder mehr Spätanfälle das klinische Korrelat der posttraumatischen Epilepsie darstellen. Weitere Einzelheiten, insbesondere das Für und Wider bezüglich Anfallsprophylaxe nach schweren Schädel-Hirn-Traumen, finden sich im Kapitel 18.4.2.

Diagnostik

Die diagnostischen Maßnahmen werden von der zugrunde liegenden Ursache bestimmt. Eine EEG-Diagnostik sollte wegen der prognostischen Bedeutung des Nachweises epileptiformer Potenziale durchgeführt werden. In der Regel wird man nach symptomatischen epileptischen Anfällen auch eine Kernspintomographie des Kopfes veranlassen.

Therapie

Allgemeine Vorschläge zur Therapie der symptomatischen Gelegenheitsanfälle sind in **Tabelle 8-3** zusammengefasst. Die Therapie hängt entscheidend von der Ursache der epileptischen Anfälle und dem damit verbundenen Risiko zu weiteren Anfällen ab. Das Wiederholungsrisiko wird bei der Besprechung der einzelnen Krankheitsbilder, die mit Anfällen und Epilepsien einhergehen können, in Kapitel 18.4 ausführlich dargelegt. Dort wird auch das Für und Wider der Therapie von epileptischen Anfällen nach Schädel-Hirn-Traumen und akuten Entzündungen des ZNS besprochen.

Tabelle 8-3: Therapie der symptomatischen Gelegenheitsanfälle im Kindesalter

- Anfallsunterbrechung bei sich entwickelndem SE mittels Akutmedikation
- Behandlung der zugrunde liegenden akuten Erkrankung
- AED passager je nach Ursache der akuten Erkrankung
- während der akuten Phase (BZD, PB, PHT, LEV)
- in der Regel keine medikamentöse antiepileptische Langzeitprophylaxe
- Mögliche Ausnahmen
- Frühanfälle in Verbindung mit bestimmten Risikofaktoren nach einem Schädelhirntrauma
- einzelne prolongierte fokale Anfälle und über die Akutphase hinaus nachweisbare epileptogene Potenziale im EEG z. B. bei bakterieller Meningitis, Hirnabszess oder viraler Enzephalitis

8.2 Fieberkrämpfe

8.2.1 Definition, Häufigkeit

Ein Fieberkrampf ist ein epileptischer Anfall:

- der im Kindesalter jenseits des ersten Lebensmonats auftritt
- in Verbindung mit einer fieberhaften Erkrankung, die nicht durch eine ZNS-Infektion oder Elektrolytentgleisungen verursacht ist
- dem kein afebriler Anfall vorangegangen ist.

Fieberkrämpfe gehören zu den Gelegenheitsanfällen, sie können bei einem Kind auch mehrmals auftreten, ohne dass man von Epilepsie spricht (ILAE Commission Report 2001). Es wird vorgeschlagen, die Bezeichnung Fieberkrampf zu vermeiden und stattdessen vom Fieberanfall zu sprechen, da es sich um einen Laienbegriff handele. Dieser Vorschlag hat sich aber in der Praxis bisher nicht durchsetzen können, deshalb wird im Folgenden auch vom Fieberkrampf gesprochen.

Fieberkrämpfe sind die häufigste Form von epileptischen Anfällen im Kindesalter, sie betreffen in Europa und den USA etwa 2–4 % der Kinder vor dem Alter von fünf Jahren. Nelson und Ellenberg fanden in den USA nach sieben Jahren eine Prävalenz von 3,5 % bei weißen Kindern und von 4,2 % bei schwarzen Kindern (Nelson et al. 1978). Eine Prävalenz von 2,4 % nach fünf Jahren fanden Ross et al. (1980). Bei Verity et al. (1985a) waren Jungen etwas häufiger als Mädchen betroffen, die Rate schwankte zwischen 1,2 : 1 und 1,4 : 1.

8.2.2 Klinik

Die Risikofaktoren, einen Fieberkrampf zu bekommen, zeigt **Tabelle 8-4**. In der Regel treten Fieberkrämpfe im Alter zwischen sechs Monaten und fünf Jahren auf mit einem Häufigkeitsgipfel um den 18. Lebensmonat. Ein Auftreten jenseits des siebten Lebensjahres ist selten, aber durchaus möglich. Als Fieber wird eine Körpertemperatur ab 38,0 °C angesehen. Von den einfachen Fieberkrämpfen werden komplizierte (komplexe) Fieberkrämpfe abgegrenzt, die weitere diagnostische Implikationen haben, siehe **Tabelle 8-5**.

Tabelle 8-4: Risikofaktoren für Fieberkrämpfe (Bethune et al. 1993)

Abgesehen von hohem Fieber bestehen folgende Risikofaktoren:
- Verwandte 1./2. Grades mit Fieberkrampf
- stationäre neonatale Behandlung > 30 Tage
- Entwicklungsverzögerung
- Tagesbetreuung

Bei 2 dieser Faktoren beträgt das Risiko 24 %.

Tabelle 8-5: Einteilung der Fieberkrämpfe

Einfach (alle Kriterien)	Komplex (mind. 1 Kriterium)
selbstlimitierend, 15 min	Dauer ≥ 15 min
einzelner Anfall in 24 h	Anfallsrezidiv binnen 24 h
tonisch-klonisch	fokale Semiologie

Die Häufigkeit der einzelnen Kriterien komplizierter Fieberkrämpfe zeigt **Tabelle 8-6**. Bei Kindern unter einem Jahr tendieren die Anfälle dazu, kompliziert abzulaufen, insbesondere auch dazu, länger anzuhalten. Falls bei einem Kind ein komplizierter Fieberkrampf auftritt, besteht ein höheres Risiko, dass erneute Fieberkrämpfe wieder kompliziert verlaufen (bei 33 % der Kinder). Derselbe Zusammenhang zeigt sich bei prolongierten Fieberkrämpfen. Ob tatsächlich die unterschiedlichen Kriterien komplizierter Fieberkrämpfe die gleichen diagnostischen, therapeutischen und prognostischen Implikationen haben sollten, ist allerdings fraglich (Grill et al. 2013).

Der febrile Status epilepticus (in der Literatur wird die Dauer noch mit > 30 Minuten angegeben) stellt als prolongierter Fieberkrampf eine Sonderform komplizierter Fieberkrämpfe dar. Sie machen 25 % der epileptischen Status im Kindesalter aus. **Tabelle 8-7** zeigt die Besonderheiten dieser Gruppe, **Tabelle 8-8** die Risikofaktoren. Kein Kind verstarb durch den febrilen Status epilepticus, bei keinem Kind traten motorische oder kognitive Defizite auf (Shinnar et al. 2001b).

Die Anfallssemiologie ist durch kurze bilaterale tonisch-klonische Muster gekennzeichnet.

Tabelle 8-6: Häufigkeit der Symptome komplexer Fieberkrämpfe (prospektive Kohortenstudie, Berg et al. 1996)

Kinder mit FK: 428,
davon komplexe FK: 35 %
- Dauer > 15 min: 9 %, > 30 min: 5 %
- Anfallsrezidiv in gleicher Fieberperiode: 14 %
- fokale Semiologie: 16 %
- 2 Kriterien: 6 %, 3 Kriterien: 0,5 %

Tabelle 8-7: Charakteristika febriler epileptischer Status (prospektive Fallkontrollstudie, Shinnar et al. 2001b)

Febriler Status epilepticus: n = 180

- Anfallsdauer:
  - 30–59 Minuten: 58 %
  - 60–119 Minuten: 24 %
  - 120 Minuten: 18 %
- fokale Semiologie: 30 %

Im Vergleich zu 240 Kindern mit einfachem Fieberkrampf (Hessdorffer et al. 2013):

- waren sie jünger
- das Fieber niedriger und bestand länger
- Verwandte 1. Grades hatten Fieberkrampf
- fanden sich strukturelle Auffälligkeiten des Temporallappens

Tabelle 8-8: Risikofaktoren, einen febrilen epileptischen Status zu bekommen (prospektive Fallkontrollstudie, Hessdorffer et al. 2013)

- febriler Status epilepticus: n = 169
- andere komplizierte Fieberkrämpfe: n = 45
- einfache Fieberkrämpfe: n = 102
  - febriler Status epilepticus im Vergleich zur Gruppe mit einfachen Fieberkrämpfen:
    - jüngere Kinder
    - niedrigere Temperatur
    - länger anhaltendes Fieber vor Anfall
    - weibliches Geschlecht
    - Auffälligkeiten des Temporallappens im MR
    - Fieberkrampf bei Verwandtem 1. Grades
  - febriler Status epilepticus im Vergleich zur Gruppe mit komplizierten Fieberkrämpfen
    - niedrigere Temperatur
    - länger anhaltendes Fieber vor Anfall

Einen komplizierten Fieberkrampf zu erleiden zeigte ähnliche Risikofaktoren, die aber in dieser Untersuchung nicht signifikant waren.

Allerdings kommen auch atone Anfälle vor und solche, die durch einen Arrest gekennzeichnet sind. Es ist anzunehmen, dass Letztere der Wahrnehmung immer wieder entgehen. Gerade das Erkennen fokaler Symptome beschränkt sich oft auf motorische Phänomene. Auch ein febriler Myoklonus als Variante wird beschrieben (Sadleir et al. 2007).

8.2.3 Ätiologie

Das Auftreten von Fieberkrämpfen ist eng mit den Faktoren Fieber (fieberhafte Infektion), Kindesalter und genetische Prädisposition verknüpft. Gelegentlich ist eine Fieberursache nicht erkennbar, in der Regel treten Fieberkrämpfe aber in Verbindung mit einer klinisch manifesten, extrazerebralen, akuten Infektion auf, zumeist bei Infektionen der oberen Luftwege. Virusinfektionen liegen ihnen sehr viel häufiger zugrunde als bakterielle Infektionen, auch Impfungen (z. B. gegen Pertussis/Masern/Influenza) können Fieberkrämpfe auslösen (Prinzipi et al. 2013). Humane Herpesvirus-6-Infektionen lösen häufig Fieberkrämpfe aus, die oft kompliziert verlaufen und eher Säuglinge und Kleinkinder betreffen (Suga et al. 2000).

Die Latenz vom Auftreten des Fiebers bis zum Anfall zeigt eine prospektive Kohortenstudie von Berg al. (1996). Bei 428 Kindern fand sich folgende Verteilung: < 1 h bei 21 %, 1–24 h bei 57 % und > 24 h bei 22 % der Kinder. Auch kommt es zu Anfällen schon vor dem Fieberanstieg. Fieberkrämpfe treten eher bei hohem Fieber auf. Ein schneller Anstieg der Körpertemperatur spielt aber keine Rolle (Berg 1993). Stattdessen scheint das Rezidivrisiko von relativ niedrigem Fieber und frühem Auftreten des Fieberkrampfes in der Fieberperiode abzuhängen, siehe Tabelle 8-10 (S. 156). Offensichtlich besteht bei diesen Kindern eine geringere Schwelle für fieberinduzierte Anfälle.

Ein genetischer Faktor im Sinne einer positiven Familienanamnese für Fieberkrämpfe fand sich in 25 % der Fälle, 4 % hatten eine familiäre Belastung mit Epilepsien (Offringa et al. 1994). Bei 9 % bis 22 % der Geschwister traten Fieberkrämpfe auf sowie bei 8 % bis 17 % der Eltern (Frantzen et al. 1970, Tsuboi 1977, Fukuyama et al. 1979). Aus Zwillingsstudien kommen Hinweise, dass den verschiedenen Subtypen der Fieberkrämpfe (einfach, kompliziert, febriler Status) auch verschiedene Genotypen zugrunde liegen. Bei Auftreten einzelner Fieberkrämpfe scheint ein multifaktorieller Vererbungsmodus wahrscheinlich, bei rezidivierenden ein einzelner Genlokus (Eckhaus et al. 2013). Beispielhaft dafür kann die syndromale Abgrenzung der GEFS+ gelten (siehe dort).

Tiermodelle weisen auf eine geringere GABA-Rezeptor-vermittelte Inhibition bei Hyperthermie hin, die auch durch Interleukin-1ß reduziert werden kann. Dieser und weitere Entzündungsmediatoren sind darüber hinaus in der Lage, die neuronale Glutamatkonzentration zu erhöhen – und damit exzitatorisch zu wirken (Reid et al. 2009).

Auch steigert die Alkalose die neuronale Exzitation, unter Hyperthermie ist die Atemfrequenz erhöht. Diesen Zusammenhang untersuchten Schuchmann et al. 2011: Sie bestimmten die Blutgase bei 433 Kindern mit Fieberkrampf oder mit Fieber bei Gastroenteritis (GE) (gleiche Altersverteilung und Fieberhöhe, keine Kinder mit afebrilen Anfällen in der Anamnese oder Anzeichen einer ZNS-Infektion oder -Erkrankung, s. **Abb. 8-1**). Tatsächlich war die Gruppe der Kinder mit Fieberkrampf bei GE sehr klein (7 %), die Fieberursache bestand zumeist aus Infekten der oberen Atemwege. Alle Kinder mit Fieberkrampf boten eine unkompensierte respiratorische Alkalose, die binnen drei Stunden nach Vorstellung in der Ersten Hilfe normalisiert war. Ein Unterschied zwischen einfachen und komplexen Fieberkrämpfen zeigte sich nicht. Hingegen boten die Kinder mit febriler GE eine z. T. kompensierte metabolische Azidose, keines im Verlauf einen Fieberkrampf. Die Autoren folgern daraus, dass die respiratorische Alkalose wesentlicher Triggerfaktor für Fieberkrämpfe bei entsprechender Disposition ist und dass eine Azidose eher protektiv wirksam sein kann.

8.2.4 Diagnostik

Zur Sicherung der Diagnose sind nichtepileptische Ereignisse und symptomatische febrile Anfälle abzugrenzen. Ganz im Vordergrund steht der Ausschluss entzündlicher Affektionen des ZNS, **Tabelle 8-9**. Darüber hinaus bestimmt bei einfachen Fieberkrämpfen die Infektionserkrankung das Ausmaß der notwendigen Diagnostik. Eine regelhafte **Labordiagnostik** wird nicht empfohlen (Duffner et al. 2011).

Bei komplizierten Fieberkrämpfen wird das Risiko einer bakteriellen Meningitis als deutlich höher eingeschätzt. **Abbildung 8-2** zeigt die Ergebnisse einer retrospektiv untersuchten Kohorte von Kindern zwischen 6 und 60 Lebensmonaten ohne neurologische Vorerkrankung, Trauma

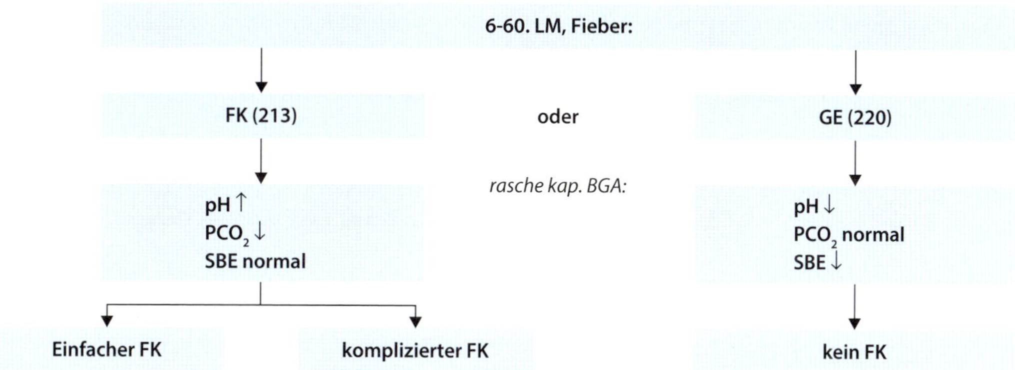

- FK ist assoziiert mit respiratorischer Alkalose
- unabhängig von der Fieberhöhe oder Schwere der Infektion
- Azidose hat auch bei Patienten mit FK-Risiko einen protektiven Effekt

Abbildung 8-1: pH-Wert und Fieberkrampf (FK) (nach Schuchmann S. et al.: Epilepsia 52,11, 2011)

Tabelle 8-9: Diagnostische Maßnahmen bei Fieberkrämpfen (American Academy of Pediatrics 2011)

Bei **einfachem** Fieberkrampf:
- keine regelhaften Laboruntersuchungen, EEG, cMRT
- LP bei:
  - meningitischen Zeichen oder suspekter Vorgeschichte
  - Säuglingen < 12 Monate, wenn Impfschutz für Haemophilus influenzae oder Streptococcus pneumoniae **nicht** belegt ist
  - unklarer Klinik und Vorbehandlung mit Antibiotika

Bei **kompliziertem** Fieberkrampf (siehe Text):
- BE: Na, K, Ca, Cl, Ph, Mg, Bz, BB
- LP – es sei denn, klinisch lässt sich eine bakterielle Meningitis ausschließen
- EEG/cMRT in Abhängigkeit von:
  - persistierender neurologischer Symptomatik (Todd'sche Parese, Bewusstseinsstörung)
  - vorbestehenden neurologischen Auffälligkeiten

oder afebrilen Anfällen in der Vorgeschichte. 3 von 526 hatten Streptokokkus pneumoniae im Liquor, eine virale Meningoenzephalitis wurde bei 9 Kindern angenommen. 8 Proben zeigten eine Kontamination. Von den 186 nicht punktierten wurde kein Kind wieder vorgestellt (Kimia et al. 2010).

Najaf-Zadeh et al. (2013) führten ein systematisches Review und eine Metaanalyse zu der Frage nach dem Risiko einer bakteriellen Meningitis bei einem ersten Anfall mit Fieber durch. In der Gruppe der Kinder (>6 Lebensmonate) mit erstem Anfall und Fieber fanden sie 2,6 % Prävalenz, 95 % der betroffenen boten klinische Zeichen einer Meningitis. Die Gruppe mit einem einfachen Fieberkrampf zeigte eine Prävalenz von 0,2 %, die mit komplizierten 0,6 %. Sie berechneten einen Meningitisfall auf 1109 Patienten mit einfachem Fieberkrampf und 1 auf 180 mit kompliziertem. Da sie darüber hinaus auch beschriebene Fälle fanden, bei denen die LP nach Fieberkrampf keine Anzeichen einer Infektion aufwies und erst eine Folge-LP entsprechende Infektionsbefunde (Pleozytose/positiver Keimnachweis) aufwies, plädieren sie für eine kritische klinische Überwachung in den ersten postiktalen Stunden. Besonderes Augenmerk ist dabei auch auf die Frage nach der Dauer bis zur vollständigen Reorientierung nach dem Anfall zu legen. McKenny-Fick et al. (2009) fanden, dass diese bei den Fieberkrämpfen an sich besonders kurz (Median 0,3 h), dagegen bei akut symptomatischen Fieberkrämpfen deutlich länger (Median 2 h) war.

Differenzialdiagnostisches Merkmal eines febrilen Anfalls bei Infektion des ZNS ist die prolongierte postiktale Bewusstseinsstörung.

EEG

Es gibt keine Indikation für ein EEG nach einfachen oder komplizierten Fieberkrämpfen, weder im Bezug auf weitere Diagnostik noch auf die Prognose (Sadleir et al. 2007).

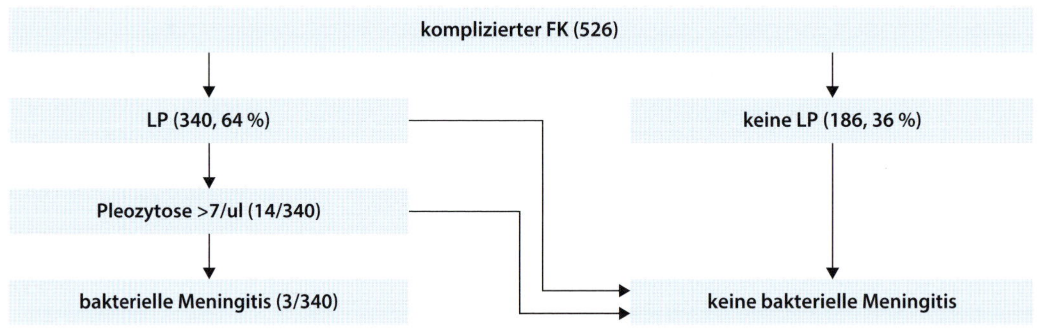

Abbildung 8-2: ZNS-Infektion und komplizierter Fieberkrampf, retrospektive Kohortenstudie (Kimia A. et al., 2010)

Nach febrilem SE zeigte sich in 1/3 der Fälle eine fokale Verlangsamung, auch entwickelte 1/3 der Patienten eine Epilepsie im Verlauf – die Relation dieser beiden Faktoren ist nicht ausreichend bekannt (Nordli et al. 2010).

Die Mehrzahl der Kinder zeigt innerhalb der ersten Woche nach dem Fieberkrampf einen unspezifischen pathologischen EEG-Befund, und zwar am Tag des Fieberkrampfes bis zu 88 % der Kinder, nach drei bis sieben Tagen bis zu 33 %. Die häufigsten Veränderungen sind Verlangsamungen, vorwiegend posterior lokalisiert, diese können auch asymmetrisch oder unilateral ausgeprägt sein (Lennox-Buchtal 1973). Ab der zweiten Woche sind genetisch determinierte Veränderungen in Form von biparietalen Theta-Rhythmen, Spike-Wave-Entladungen und Photosensibilität nachweisbar (Doose et al. 1983).

Da prospektive Studien keine klare Beziehung zwischen hypersynchroner Aktivität und dem späteren Auftreten einer Epilepsie gezeigt haben, wird der Wert des EEG auch für prognostische Aussagen als gering eingeschätzt (Stores 1991). Nach einem einfachen Fieberkrampf wird deshalb bei einem neurologisch unauffälligen Kind eine EEG-Ableitung als unnötig angesehen (Duffner et al. 2011).

Bei neurologischer Vorschädigung des Kindes, komplexem Fieberkrampf oder ungewöhnlich langer postiktaler Bewusstseinsalteration (>2 h) sollte allerdings in der Akutphase ein EEG angefertigt werden, dann ist außerdem die Durchführung eines zerebralen MRT ratsam.

MRT

Eine zerebrale Bildgebung ist weder bei einfachen (Duffner et al. 2011) noch bei komplizierten Fieberkrämpfen indiziert. Bei neurologischer Vorschädigung und/oder mehreren komplizierenden Faktoren (insbesondere prolongiert plus fokal) muss diese Frage im Gesamtkontext entschieden werden (Sadleir et al. 2007).

8.2.5 Differenzialdiagnose der Fieberkrämpfe

Neben dem Ausschluss eines akut symptomatischen febrilen Anfalls sind in die differenzialdiagnostischen Überlegungen auch genetische Epilepsiesyndrome mit einzubeziehen (Kap. 17). Gerade bei den nachweisbaren Mutationen des Natriumkanals sind febrile Anfälle häufig und dann auch prolongiert, bevor ein erster afebriler Anfall auftritt.

Weiterhin abzugrenzen sind febrile Anfälle als Erstmanifestation bei vorbestehender struktureller Läsion des Gehirns. In einem solchen Fall muss das Fieber als Triggerfaktor gesehen werden, im weiteren Verlauf entwickelt sich eine Epilepsie – das EEG zeigt in der Regel auch entsprechende interiktale Auffälligkeiten (Abb. 8-3).

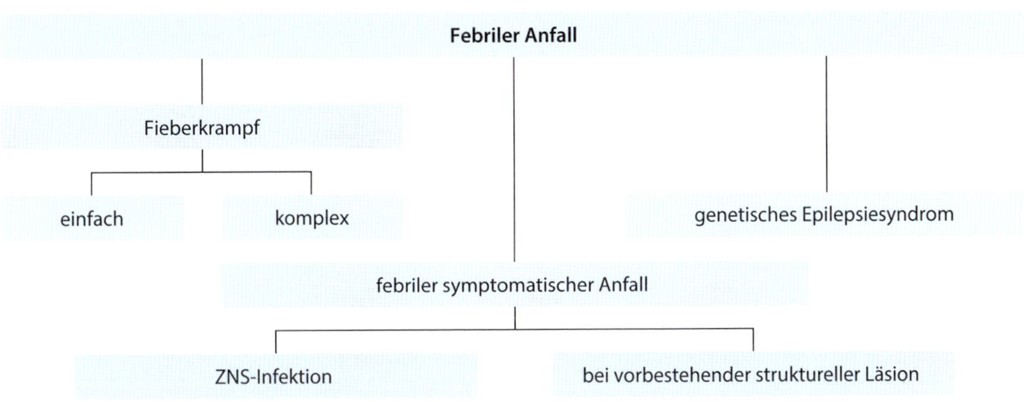

Abbildung 8-3: Differenzialdiagnose febriler Anfälle

8.2.6 Prognose von Fieberkrämpfen

Wiederholungsrisiko von Fieberkrämpfen

Bei etwa einem Drittel der Kinder mit einem ersten Fieberkrampf treten weitere Fieberkrämpfe auf, bei etwa der Hälfte dieser Kinder noch ein weiterer, bei etwa 9–10 % zwei weitere und bei etwa 6 % noch drei oder mehr Fieberkrämpfe (Frantzen et al. 1968, van den Berg et al. 1969, Berg et al. 1997). Je jünger das Kind ist, umso häufiger kommt es zu weiteren Fieberkrämpfen, tritt der Fieberkrampf vor dem Ende des ersten Lebensjahres auf, so beträgt das Wiederholungsrisiko 50 % (Hirtz 1989). Etwa die Hälfte der Rezidive finden innerhalb von sechs Monaten statt, zwei Drittel innerhalb eines Jahres und 90 % innerhalb von zwei Jahren (Nelson et al. 1978). **Tabelle 8-10** zeigt die Risikofaktoren für Rezidive. Komplizierte Fieberkrämpfe erhöhten das Wiederholungsrisiko nur gering von 30 % auf 37 %. Die familiäre Belastung mit afebrilen epileptischen Anfällen spielte als Risikofaktor nur eine untergeordnete Rolle (Berg et al. 1990).

Tabelle 8-10: Rezidive bei Fieberkrämpfen (nach Bethune et al. 1993)

Rezidivrate:
- ≥ 1 Rezidiv: 30 %
- ≥ 3 Rezidive: 10 %

Risikofaktoren für ein Rezidiv:
- positive Familienanamnese für Fieberkrämpfe
- Alter < 18 Monate bei erstem Fieberkrampf
- niedriges maximales Fieber bei erstem Fieberkrampf:
  - 38,3 Grad: 42 %
  - 39,4 Grad: 29 %,
  - 40,6 Grad: 12 %
- Dauer des Fiebers vor erstem Fieberkrampf
  - < 1 h: 46 %
  - 1–24 h: 25 %
  - > 24 h: 15 %
- Kumulatives Rezidivrisiko binnen 2 Jahren:
  - ≥ 2 Risikofaktoren: > 30 %,
  - ≥ 3 Risikofaktoren: > 60 %

Epilepsierisiko nach Fieberkrämpfen

Die große Mehrheit der Kinder mit Fieberkrämpfen bekommt keine Epilepsie, das Epilepsierisiko nach Fieberkrämpfen ist jedoch erhöht. Es liegt bei einer Beobachtungsdauer von 5 bis 15 Jahren zwischen 2 % und 4,4 %, während es in dem gleichen Beobachtungszeitraum in der Durchschnittsbevölkerung 0,5 % beträgt. Die etwas höhere Rate afebriler Anfälle im Vergleich zur Epilepsierate zeigt, dass es bei einigen Kindern nur bei einem einzigen afebrilen Anfall bleibt. Insgesamt ist das Epilepsierisiko um das 10fache erhöht, wobei es jenseits des Kindesalters deutlich abnimmt (Neligan et al. 2012). **Tabelle 8-11** zeigt die verschiedenen Risikofaktoren (Shinnar et al. 2002). Dabei wurde keine spezifische Epilepsieform häufiger gefunden. Auch gibt es keinerlei Evidenz für eine Therapie der Fieberkrämpfe, um die mögliche Entwicklung einer Epilepsie zu reduzieren.

Da mit einem ersten febrilen Anfall bei fehlenden Hinweisen auf eine akute symptomatische Ätiologie die Diagnose Fieberkrampf gestellt wird – auch in den verfügbaren Studien dies die Eingangsdiagnose ist –, werden auch genetische Syndrome mit febrilen Anfällen und andere zurückliegend symptomatische Epilepsieformen in den Kohorten subsumiert. Dies dürfte ein entscheidendes Problem in der Bewertung von Risikofaktoren sein. Die Frage lautet also: War der febrile Anfall erstes Symptom einer beginnenden Epilepsie?

Tabelle 8-11: Risikofaktoren für die Entstehung einer Epilepsie (nach Shinnar et al. 2002)

- Nach FK: nicht erhöht bei:
  - pos. Familienanamnese für FK
  - Alter bei erstem FK
  - max. Temperatur
  - Geschlecht und Ethnie
- Wiederholt bestätigte Daten:
  - positive Familienanamnese für Epilepsie
  - komplizierter FK
- Hinweise aus einzelnen Kohorten:
  - rezidivierende FK
  - kurze Dauer des Fiebers bei FK
  - febriler Status epilepticus

So werden z.B. in Populationen mit hoher Prävalenz für Fieberkrämpfe (Japan: 10 %) keine erhöhten Inzidenzen für Epilepsieerkrankungen beobachtet.

Entsprechend sind Ergebnisse früherer Studien zu interpretieren, die

- familiäre Belastung mit afebrilen Anfällen
- komplexen Fieberkrampf
- zuvor bestehende neurologische Abweichungen

als Risikofaktoren identifizierten, die kumulativ ein Epilepsierisiko von bis zu 50 % ergaben (Nelson et al. 1976, Annegers et al. 1987).

Die Kinder mit einem febrilen Status epilepticus als Sondergruppe der Kinder mit komplizierten Fieberkrämpfen weisen ebenfalls ein deutlich erhöhtes Epilepsierisiko auf (über 20 % nach Verity et al. 1993).

Neurologische und mentale Folgeschäden

Es lassen sich keine durch Fieberkrämpfe bedingten neurologischen Folgeschäden nachweisen. Auch rezidivierende oder prolongierte Fieberkrämpfe führten zu keinen intellektuellen Einbußen. Geschwisterpaare mit oder ohne Fieberkrämpfe (jeweils 431 Kinder) zeigten keine IQ-Unterschiede im Alter von sieben Jahren (Nelson et al. 1978). Diese Ergebnisse konnten weitere Studien bestätigen (Ross et al. 1980, Verity et al. 1998) und gelten für Kinder mit einfachen, komplizierten und rezidivierenden Fieberkrämpfen gleichermaßen.

Leaffer et al. (2013) untersuchten in einer prospektiven Fallkontrollstudie die Kinder mit erstem Fieberkrampf nach einem Monat und einem Jahr. Abweichende Entwickungsitems fanden sie weder ereignisnah noch im Verlauf.

Psychosoziale Auswirkungen

Für die Eltern stellt das Auftreten eines Fieberkrampfes eine ungeheure Bedrohung dar. Eine nachträgliche Befragung der Eltern nach dem ersten Fieberkrampf ergab, dass viele von ihnen glaubten, ihr Kind würde während des Anfalls versterben (Baumer et al. 1981). Die Möglichkeit des Auftretens noch weiterer Fieberkrämpfe kann die familiäre Situation erheblich beeinträchtigen. Möglicherweise infolgedessen lässt sich das Auftreten vermehrter Probleme der Kinder mit Ängstlichkeit, Impulsivität und Reizbarkeit (Verity et al. 1998) erklären.

Eine randomisierte prospektive Langzeitbeobachtung konnte zeigen, dass im Alter von 12 bis 18 Jahren keine Unterschiede zwischen Jugendlichen mit oder ohne Fieberkrämpfe bestanden – im Hinblick auf die schulische Leistungsfähigkeit, das Verhalten und die soziale Kompetenz/Teilhabe (Sillanpäa et al. 2010).

Mortalität

Es gibt keinen Hinweis auf eine erhöhte Mortalität bei Kindern mit einfachen Fieberkrämpfen (Nelson et al. 1978, Hauser et al. 1980, Verstergaard et al. 2008). Verstergaard et al. (2009) führten eine populationsbasierte Fallkontrollstudie mit eine Nachbeobachtungszeit von bis zu 28 Jahren in Dänemark durch. Sie fanden eine leicht erhöhte Mortalität in den ersten zwei Jahren nach kompliziertem Fieberkrampf. Die Autoren weisen allerdings auf den höheren Anteil von Kindern mit neurologischen Auffälligkeiten und erhöhtem Epilepsierisiko in dieser Gruppe hin.

8.2.7 Therapie der Fieberkrämpfe

Nach dem Auftreten eines ersten Fieberkrampfes ist eine umfassende Aufklärung der Eltern über die Eigenschaften und Behandlungsmöglichkeiten der Fieberkrämpfe, insbesondere über die Gutartigkeit der weit überwiegenden Zahl dieser Anfälle, unbedingt notwendig. In der Pharmakotherapie von Fieberkrämpfen ist zwischen der Notfalltherapie zur Anfallsunterbrechung und der Prophylaxe weiterer Fieberkrämpfe durch eine intermittierende oder langzeitige Verabreichung von Antiepileptika zu

Tabelle 8-12: Therapie der Fieberkrämpfe

Aufklärung und Schulung der betreuenden Personen
Akuttherapie des Anfalls (siehe Kap. 7, 10)
Allgemeine Maßnahmen (Flüssigkeitszufuhr)
Prophylaxe:
• intermittierend, solange Fieber besteht, maximal über 48 h
DZP: oral: 0,3 mg/kgKG alle 8 h
rektal: 0,5 mg/kgKG alle 12 h
• Dauermedikation (nur in Einzelfällen):
VPA
PB

unterscheiden. Die verschiedenen Maßnahmen sind in **Tabelle 8-12** aufgelistet.

Die Vorstellung, dass Fieberkrämpfe schädlich seien und Epilepsien verursachen könnten, beeinflusste lange Zeit erheblich das Verschreibungsverhalten der Ärzte. In Manchester beispielsweise erhielten 1975 1 % der Kinder, 1985 10 % der Kinder nach dem ersten. Fieberkrampf eine Dauerprophylaxe (Newton u. McKinley 1988). Durch die Daten zahlreicher epidemiologischer Studien ist klar geworden, dass Fieberkrämpfe gutartig sind. Entsprechend gilt Zurückhaltung in der Indikationsstellung zur Pharmakotherapie.

Soforttherapie der Fieberkrämpfe

Ein Fieberkrampf, der innerhalb weniger Minuten sistiert, bedarf keiner antikonvulsiven Pharmakotherapie. Hält der Anfall länger als drei Minuten an, so sollte die konsequente Eskalation der Pharmakotherapie zunächst durch die Betreuungspersonen, dann durch professionelle Hilfe erfolgen. Diazepam rektal und Midazolam intranasal/bukkal sind Mittel der ersten Wahl, bei i. v. Zugang alternativ Lorazepam i. v. (Graves et al. 2012) (siehe Kap. 7 und 10).

Die Akutbehandlung des fiebernden Kindes schließt Maßnahmen bezüglich des Infektes und zur Besserung des Allgemeinzustandes mit ein.

Fieberkrampfprophylaxe

Fiebersenkende Maßnahmen. Durch eine konsequente Antipyrese sollte es eigentlich möglich sein, die Fieberkrampfrezidivrate zu senken, da Fieberkrämpfe eher bei hohen Temperaturen auftreten. Obwohl es nach dem Auftreten eines Fieberkrampfes geläufige Praxis ist, bei weiteren fieberhaften Infektionen frühzeitig (ab einer Körpertemperatur von 38 °C – 38,5 °C) physikalische abkühlende Maßnahmen und fiebersenkende Medikamente (Paracetamol oder Ibuprofen) anzuwenden, gibt es keine kontrollierten Studien, welche die Wirksamkeit dieses Vorgehens belegen. Stattdessen zeigen alle Untersuchungen, dass Antipyrese keinen Effekt auf das Rezidivrisiko von Anfällen bei Fieber hat (Lux et al. 2010, Strengell et al. 2009).

Intermittierende Kurzzeitprophylaxe kann eine wirksame Maßnahme zur Vermeidung von Fieberkrampfrezidiven sein. Studienprotokolle (z. T. randomisiert, plazebokontrolliert, doppelblind) unterscheiden sich in der Fieberhöhe bei Intervention (> 38,0/> 38,5 °C), dem eingesetzten Antikonvulsivum (PB, DZP, VPA) und dessen Applikationsform sowie der Dosis und Einnahmedauer.

Eine intermittierende DZP-Prophylaxe kann die Rezidivwahrscheinlichkeit senken in dem Maße wie eine intermittierende VPA-Gabe oder eine Dauerprophylaxe mit PB. Eine intermittierende PB-Gabe zeigte keinen Effekt.

Während die akuten Nebenwirkungen bei kurzzeitiger VPA-Prophylaxe deutlich geringer ausfielen, zeigten unter DZP bis 30 % der Kinder Lethargie, Ataxie und Irritabilität. Andere Benzodiazepine zeigten höhere Nebenwirkungsraten. Darüber hinaus ist in Betracht zu ziehen, dass jede Medikation mit potenziellen psychotropen Nebenwirkungen Symptome einer Infektion des ZNS maskieren kann.

Bei Kindern mit einem stark erhöhten Risiko für Fieberkrampfrezidive und epileptischen Status kann nach Abwägen individueller Faktoren (z. B. Wohnort weiter weg von ärztlicher Versorgung) bis zu einem Jahr lang während der Fieberperioden für zwei Tage eine Kurzzeitprophylaxe mit DZP durchgeführt werden. Das gilt nicht für singuläre Fieberkrämpfe (Offringa et al. 2013)!

Dauermedikation mit AED. Kontrollierte Studien haben eine signifikante Reduktion des Fieberkrampfrezidivrisikos um bis zu 80 % bei Dauereinnahme von VPA oder PB gezeigt, die Ergebnisse sind jedoch nicht einheitlich. CPZ und PHT waren nicht wirksam. Auf das Risiko, im Verlauf an einer Epilepsie zu erkranken, hatte eine Medikation keinen Einfluss. Die Risikoabwägung in Anbetracht der Nebenwirkungsrisiken von PB oder VPA muss individuell erfolgen und bleibt eine Ausnahmeindikation (Lux et al. 2010).

Schlussfolgerungen bezüglich der Therapie von Fieberkrämpfen

Die wichtigste Maßnahme nach Auftreten von Fieberkrämpfen sind die Aufklärung und Beratung der Eltern. Dies bezieht sich auf die Prognose wie auch das Vorgehen bei einem Rezidiv. Das Epilepsierisiko nach dem Auftreten einfacher Fieberkrämpfe ist äußerst gering, von einer AED-Behandlung ist in der Regel abzuraten.

Bei stark erhöhtem Wiederholungsrisiko (u. a. häufig rezidivierende einfache oder komplizierte Fieberkrämpfe, komplizierte Fieberkrämpfe mit mehreren komplizierenden Faktoren, neurologische Vorschädigung plus komplizierte Fieberkrämpfe, insbesondere plus fokaler und prolongierter Fieberkrampf) kann eine intermittierende Kurzzeitprophylaxe mit DZP, in Einzelfällen auch eine Dauerprophylaxe mit Phenobarbital oder VPA erwogen werden. Auf Grund des beträchtlichen Nebenwirkungsrisikos sollte die Indikation sehr eng gefasst werden. Falls keine weiteren Anfälle mehr auftreten, werden die Medikamente üblicherweise nach ein bis zwei Jahren wieder abgesetzt.

Es gibt bisher keine prospektiven kontrollierten Langzeitstudien zu der Frage, ob sich nach Fieberkrämpfen durch eine mehrjährige vorbeugende Behandlung mit AED das Auftreten von Epilepsien vermeiden lässt.

8.2.8 Fieberkrampf in der Vorgeschichte von Kindern und Jugendlichen mit Epilepsien

Aus der Anamnese von Kindern und Jugendlichen mit Epilepsien geht hervor, dass bei insgesamt 10–15 % den Epilepsien Fieberkrämpfe vorausgegangen sind. Tabelle 8-13 gibt Auskunft über die Häufigkeit vorangegangener Fieberkrämpfe bei den einzelnen Epilepsiesyndromen zum Zeitpunkt der Diagnosestellung. In dieser populationsbasierten prospektiven Kohortenstudie wurden 524 Kinder erfasst, bei denen sich die Epilepsie nach dem ersten Geburtstag manifestiert hatte (Berg et al. 1999b). Insgesamt waren bei 13,9 % der Kinder Fieberkrämpfe vorangegangen. Es zeigte sich, dass den primär generalisierten Epilepsien weitaus seltener febrile Anfälle vorausgegangen waren, aber auch, dass keine besondere Assoziation zwischen vorangegangenen komplizierten (fokalen oder prolongierten) Fieberkrämpfen und den lokalisationsbezogenen Epilepsien, insbesondere auch nicht den Temporallappenepilepsien, bestand.

Febriler Status epilepticus und Temporallappenepilepsie

Anders als bei den komplizierten Fieberkrämpfen insgesamt ist beim febrilen Status epilepticus von einer potenziellen Schädigung neuronaler Strukturen in Abhängigkeit von der Dauer auszugehen. Während retrospektive Studien bei Patienten mit Temporallappenepilepsie febrile epileptische Status bei bis zu 60 % in der Vorgeschichte finden, lässt sich bislang prospekiv kein Kausalzusammenhang nachweisen. Dies ist auch insofern methodisch schwierig, da vorbestehende strukturelle oder genetische Dispositionen derzeit nur unvollständig zu erfassen sind. Gerade diese Faktoren scheinen aber bei der Epileptogenese in dem Reifungsstadium, in dem Fieberkrämpfe auftreten, eine wesentliche Rolle zu spielen. Entzündungsmediatoren und Veränderung der Expression verschiedener Gene in der Folge eines febrilen Status könnten den Prozess der Epileptogenese vorantreiben

Tabelle 8-13: Häufigkeit vorangegangener Fieberkrämpfe bei 524 Kindern mit verschiedenen Epilepsiesyndromen (nach Berg et al. 1999b, nur Diagnosen mit mindestens 7 Patienten wurden berücksichtigt)

Epilepsie-Syndrome (ILAE 1989)	Patientenzahl	Prozentsatz mit Fieberkrämpfen
Fokale (lokalisationsbezogene) Epilepsien	322	14,0 %
• idiopathisch	61	9,8 %
• benigne Rolando-Epilepsie	59	10,2 %
• symptomatisch	175	13,7 %
• anatomisch klassifizierte Epilepsien	174	13,8 %
– temporal	79	12,7 %
– extratemporal	66	13,6 %
• kryptogen	86	17,4 %
Generalisierte Epilepsien	140	9,3 %
• primär generalisiert	122	8,2 %
• Absenceepilepsie des Kindesalters	74	4,1 %
• juvenile Absenceepilepsie	14	7,1 %
• juvenile myoklonische Epilepsie	12	8,3 %
• symptomatisch/kryptogen	15	20,0 %
• Doose-Syndrom	7	28,6 %
Nicht als fokal oder generalisiert bestimmbar	62	24,2 %
• ohne eindeutige generalisierte oder fokale Zeichen	59	23,7 %

(McClelland et al. 2011). Ob also der febrile Status zusätzlich oder ursächlich im Rahmen einer vorbestehenden Disposition/Schädigung aufgetreten ist und einen fortschreitenden Prozess der Epileptogenese möglicherweise verstärkt hat – diese Frage lässt sich derzeit nicht beantworten.

8.3 Gelegenheitsanfälle assoziiert mit gastrointestinalen Infektionen

Akute gastrointestinale Infektionen sind eine nicht seltene Ursache von Gelegenheitsanfällen im Kindesalter. Sowohl bei bakteriellen Infektionen (z. B. bei der Shigellose, Typhus, Campylobacter-Infektionen) als auch bei viralen (z. B. durch Rotaviren, humanes Herpesvirus Typ 6 und 7, Enteroviren) können einzelne epileptische Anfälle auftreten, ohne dass eine Meningitis oder Enzephalitis nachweisbar wäre. Dabei können Fieberkrämpfe oder febrile oder afebrile symptomatische Anfälle auftreten.

Besondere Relevanz im klinischen Alltag haben jedoch die mit milder Gastroenteritis assoziierten Anfälle, bei denen allenfalls eine leichte Temperaturerhöhung und keine Dehydratation oder Elektrolytverschiebung im Serum vorliegt.

In einer retrospektiven Untersuchung (Chen et al. 2009) von 358 Kindern mit einer viralen Gastroenteritis wurden bei 101 Rotaviren und bei 64 Noroviren nachgewiesen. 5/101 und 19/64 Kinder boten epileptische Anfälle (mittleres Alter: etwa 20 Monate), ohne dass eine andere Ursache gefunden werden konnte, die Familienanamnese bezüglich zerebraler Anfälle war leer. 14/19 Kinder mit Norovirus-Infektion und Anfällen hatten mehr als einen Anfall (bis >5), 2/19 einen SE. Nahezu alle Anfälle waren GTKA, drei mit initial fokalen Symptomen. Bei zehn Patienten wurde in der akuten Phase ein EEG durchgeführt, das bei sechs pathologisch war (je zur Hälfte unregelmäßig oder fokale epileptiforme Muster). Diese Patienten erhielten eine AED-Prophylaxe mit PB über drei bis zwölf Monate, ohne dass weitere Auffälligkeiten beobachtet worden wären.

- *Häufigkeit* dieser typischen Gelegenheitsanfälle wird mit etwa 1–3 % aller viralen Gastroenteritiden im Kindesalter angegeben, in 40 % vor Auftreten des Durchfalls (Abe et al. 2000). Es gibt eine Abhängigkeit vom jeweiligen Erreger (Noroviren häufiger als Rotaviren).
- *Manifestationsalter*: zwischen 4. LM und 3. LJ
- *Anfallsfrequenz*: Einzelne Anfälle, aber auch Cluster werden beschrieben. Auch ist eine Wiederholung der Episode möglich.
- *Anfallsdauer*: typischer < 5 min, aber auch bis 20 min beschrieben
- *Anfallssemiologie*: Es wurden sowohl partielle Anfälle beschrieben als auch komplex fokale mit sekundärer Generalisierung, aber auch GTKA.
- *EEG*: interiktal normal, iktal mit recruiting rhythm ausgehend von okzipital/zentroparietal
- *ätiologische Aspekte*: negative Familienanamnese für Anfälle/Epilepsie. Symptomatische Ursachen wie Dehydratation, Hypoglykämie und Elektrolytstörungen sind auszuschließen. Es besteht kein Hinweis auf eine direkt infektiöse Ursache. Der Liquor cerebrospinalis ist unauffällig.
- *Therapie*: Eine Pharmakotherapie ist nicht erforderlich. Alle Kinder erholen sich vollständig (Uemura et al. 2002, Chahin et al. 2006).

8.4 Auftreten einzelner/vereinzelter Anfälle

Die Beobachtung, dass bei Patienten nur einzelne Anfälle auftreten können, erschwert eine Zuordnung zu epileptischen Syndromen. Neben dem unprovozierten Anfall (s. Kap. 10) sind die folgenden Abgrenzungen vorgenommen worden:

8.4.1 «Benigne fokale Anfälle der Adoleszenz»

Dieses Syndrom war zuerst 1978 von Loiseau und Orgogozo beschrieben worden. Sie berichteten über einzelne Anfälle oder Cluster von zwei bis fünf einfach fokalen oder komplex fokalen Anfällen, die innerhalb kurzer Zeit bei gesunden Teenagern auftraten. Es folgte ein weiterer Bericht über Symptome, Befunde und Verlauf von 102 Patienten (Loiseau et al. 1992). Diese Beobachtungen wurden durch weitere Studien bestätigt (King et al. 1999, Capovilla et al. 2001).

Unter den fokalen Anfällen, die in der Adoleszenz beginnen, soll diese Form etwa ein Viertel ausmachen (King et al. 1999). Das Manifestationsalter liegt zwischen 10 und 20 Jahren mit einem Häufigkeitsgipfel bei etwa 14 Jahren. Etwa 60 % der fokalen Anfälle gehen in einen GTKA über. In etwa 80 % der Fälle bleibt es bei einem Anfall, bei den übrigen Jugendlichen kommt es zu zwei bis fünf Anfällen innerhalb von 36 Stunden. Eine Nachuntersuchung von 103 Patienten nach 5 bis 20 Jahren hat gezeigt, dass in diesem Zeitraum keine Rezidive auftraten. Das interiktale EEG ist immer normal. Ebenso fallen die Ergebnisse der Bildgebung des ZNS normal aus. Eine antiepileptische Medikation ist nicht notwendig.

8.4.2 «Oligoepilepsie»

Der Begriff Oligoepilepsie bedeutet, dass bei einer Epilepsie nur in großen Zeitabständen nicht provozierte epileptische Anfälle (in der Regel generalisierte tonisch-klonische) auftreten, beispielsweise ein Anfall alle zwei oder mehr Jahre. Es handelt sich um Individuen, bei denen schon gemäß der Epilepsiedefinition zwei Anfälle aufgetreten sind und bei denen häufig im EEG epileptiforme Muster nachweisbar sind. Die Frage nach der Behandlung muss sehr individuell beantwortet werden. Im Kindesalter wird man eher darauf verzichten. Bei Jugendlichen müssen die sozialen Folgen möglicher weiterer Anfälle berücksichtigt werden, wenn z. B. aus beruflichen Gründen kein weiterer Anfall mehr auftreten sollte.

Auf Grund der gering ausgeprägten klinischen Symptomatik gelingt die syndromatologische Zuordnung nicht und bei fehlenden ätiologischen Parametern bleibt es bei einem nicht näher definierbaren Bild mit einzelnen Anfällen.

9 Auslösefaktoren, Reflexanfälle und Reflexepilepsien

Bei Faktoren, die potenziell Anfälle triggern können, handelt es sich um externe und interne Stimuli, die eine komplexe Aktivierung neuronaler Exzitabilität zur Folge haben können (Commission on Classification and Terminology of the International League Against Epilepsy 1989). Auslösende Faktoren können z. B. Stress, Schlafmangel, Entzug von AED sein. Eine andere Gruppe stellen die zumeist einfachen oder komplexen sensorischen Reize dar. Erstere erhöhen wahrscheinlich vorübergehend die Anfallsbereitschaft bei entsprechend disponierten Individuen, Letztere lösen als spezifische Reize für umschriebene kortikale Hirnareale reflektorisch epileptische Anfälle aus, es handelt sich dann um sog. stimulussensitive Anfälle oder Reflexanfälle.

Entsprechend finden sich in dem Klassifikationsvorschlag der ILAE 2001 (Engel 2001) sowohl einige Triggerfaktoren der Reflexanfälle als auch Reflexepilepsien. In dem Klassifikationsvorschlag von 2010 (Berg et al. 2010) werden die Reflexepilepsien in der Gruppe der Epilepsien mit geringer Bedeutung des Manifestationsalters geführt. Im Gegensatz zu einzelnen isoliert auftretenden Reflexanfällen bedeutet die Diagnose Reflexepilepsie, dass durch spezifische Stimuli (z. B. Lesen) immer wieder epileptische Anfälle ausgelöst werden.

Ätiologisch handelt es sich um eine heterogene Gruppe von Epilepsien, da sowohl primär eine Disposition anzunehmen ist («idiopathisch») als auch wahrscheinlich oder nachweislich symptomatische Ursachen nachweisbar sind. Auch die Anfälle können sowohl generalisierter als auch fokaler oder komplex ausgestaltet sein.

9.1 Unspezifische Auslöser für epileptische Anfälle

Eine Übersicht über Häufigkeit und Verteilung von unspezifischen, potenziell Anfälle auslösenden Faktoren bei 400 Kindern und Erwachsenen aus einem tertiären Epilepsiezentrum zeigt, dass 62 % der Patienten mindestens einen provozierenden Faktor angeben konnten (Frucht et al. 2000). In der Reihenfolge der Häufigkeit wurden genannt: Stress (30 %), Schlafmangel (18 %), Schlaf (14 %), Fieber oder akute Erkrankung (14 %) und Müdigkeit (13 %). Bei Patienten mit einer mesialen Temporallappenepilepsie spielte im Gegensatz zu anderen Epilepsieformen Schlaf eine untergeordnete Rolle. Frauen mit einer mesialen Temporallappenepilepsie gaben besonders häufig die Menstruation als Anfallstrigger an (28 %). Diese Ergebnisse werden durch eine weitere Studie mit 1677 Epilepsiepatienten unterstützt (Nakken et al. 2005). Hier wurden zusätzlich noch folgende provozierende Faktoren aufgeführt: Flickerlicht (4 %) und Non-Compliance (3,7 %).

9.1.1 Mangelnde Compliance

Gerade bei Jugendlichen ist die Frage der Compliance evident. Die eigene Auseinandersetzung mit der Epilepsieerkrankung kann krisenhaft verlaufen und eine wechselnde Compliance bedingen, sowohl bezogen auf die Medikamenteneinnahme als auch die Dokumentation von Anfällen und möglichen Nebenwirkungen. Monotherapie, Vermeidung von Nebenwirkungen, die den Alltag beeinträchtigen, sowie die Option der Einmalgabe/Tag sind wesentliche Faktoren, die Compliance zu verbessern – neben der Schulung in Verständnis und Umgang mit der Erkrankung. Durch mangelnde Compliance fällt der Serumspiegel des jeweiligen AED in den subtherapeutischen Bereich ab, zusätzlich besteht bei entsprechenden AEDs das Risiko von Entzugsanfällen (insbesondere BZD, Barbiturate, VGB).

9.1.2 Anfallsauslösende Substanzen

Es gibt eine Vielzahl therapeutisch eingesetzter Medikamente, Genussmittel und Drogen, die sich anfallsprovozierend auswirken können (s. Tab. 9-1 und 9-2).

Koffein und Theophyllin

Sowohl Koffein als auch Theophyllin haben prokonvulsive Eigenschaften. Unter hoch dosiertem Theophyllin (Serumspiegel im oberen therapeutischen Bereich oder darüber) sind – auch schon im Säuglingsalter – therapieresistente SE dokumentiert, auch mit Todesfolge. Ein entsprechendes Drug-Monitoring beim therapeutischen Einsatz von Theophyllin ist bei Kindern und Jugendlichen mit Epilepsie daher zu empfehlen.

Koffeinhaltige Nahrungsmittel – auch die weit verbreiteten Pulver und Getränkekonzentrate – sollten vermieden werden, da auch gut unter AED kontrollierte Epilepsien darunter exazerbieren können (Lee et al. 2010).

Alkohol

Alkohol (Äthanol) ist nach Ingestion rasch zentral verfügbar und bedingt eine Zunahme der Glutamatbindung an den NMDA-Rezeptor und potenziert die Effekte von GABA. Es kann von einer erhöhten Anfallsschwelle bei steigendem

Tabelle 9-1: Medikamente und Drogen, die Anfälle provozieren können (modifiziert nach Gilmore 1997)

Medikamente

- Antidepressiva (trizyklische, tetrazyklische, SSRI)
- AEDs (außer BZD/Barbiturate)
- AED, abruptes Absetzen (BZD/Barbiturate, CBZ, LEV, VGB)
- Antibiotika/Virustatika: Gyrase-Hemmer (v. a. Ciprofloxacin)
- Penicillin (aber nicht alle anderen substituierten Penicilline), Carbapeneme, Cefepim, Chloroquin, Isoniazid, Mefloquin, Ganciclovir, Foscavir (Clavulansäure)
- Antihistaminika (auch Dimenhydrinat)
- Baclofen, intrathekal (hoch dosiert)
- Cyclosporin
- Disulfiram
- Immunsuppressiva (Cyclosporin, Tacrolimus, Mycophenolat-Mofetil, Methotrexat)
- Insulin und hypoglykämieinduzierende Substanzen
- Lokalanästhetika (Lidocain)
- Metrizamid (intrathekal)
- Methylxanthine (Theophyllin)
- Neuroleptika (in absteigender Stärke): Clozapin, Chlorpromazin, Olanzepin, Clotiapin, Pipamperon, Levopromazin, Haloperidol, Thioridazin, Risperidon, Queitiapin, Aripiprazol, Flupentixol
- Penicillamin
- Phenylpropanolamin

Tabelle 9-2: Potenziell anfallauslösende stimulierende Substanzen und Drogen (nach Ruegg 2013)

- Amphetamin («Speed»)
- Gamma-Butyro-Lacton («Liquid Ecstasy», «Thunder»)
- Kokain («Crack»)
- Gamma-Hydroxy-Butyrat (GHB)
- Methamphetamin («Crystal»)
- 3,4-Methylen-Dioxy-Methamphetamin
  - (MDMA, «Ecstasy»)
- Heroin
- LSD (Lysergsäurediäthylamid)
- Paroxymethamphetamin («Death»)
- Phencyclidin («Angel Dust»)
- Entzug: Alkohol, BZD

Blutspiegel ausgegangen werden. Ein chronischer Missbrauch führt zur Toleranzentwicklung und Abhängigkeit: NMDA-Untereinheiten werden vermehrt exprimiert und inhibiert – ein Absetzen führt zu Entzugsanfällen durch eine Ribound-Aktivierung, zumal durch den Alkohol die Konzentration exzitatorischer Komponenten wie Glutamat ansteigt. Hinzu kommt eine mit dem Alkoholmissbrauch einhergehende Störung der Schlaf-Wach-Homöostase als weiteres anfallauslösendes Moment. Mit epileptischen Anfällen bis hin zum SE ist nach einer Latenz von 6 bis 48 Stunden zu rechnen. Auf Grund eines verlängerten QT-Intervalls im EKG unter Entzugsbedingungen gilt das SUDEP-Risiko bei Entzugsanfällen als erhöht. Darüber hinaus ist zu beachten, dass Alkohol ein Enzyminduktor ist und zu einer rascheren hepatischen Metabolisierung entsprechender AED führt.

Substanzmissbrauch

Während bei Cannabis-Derivaten sowohl antikonvulsive als auch prokonvulsive Wirkungen beschrieben wurden, treten bei Einnahme von Amphetamin-Derivaten epileptische Anfälle sehr selten auf – wahrscheinlich im Zusammenhang mit einer Hyponatriämie bei Intoxikation. Kokain hingegen scheint dosisunabhängig sowohl bei vorliegender Epilepsie als auch bei Gesunden in 1–8 % epileptische Anfälle auslösen zu können. Das gilt ebenso für Opiate – medizinisch eingesetzt oder im Sinne des Drogenmissbrauchs. Hier werden 8–12 % epileptische Anfälle bei dauerhafter Einnahme angegeben. Gamma-Hydroxybutyrat hat einen ausgeprägten GABAergen Effekt und birgt das Risiko für Entzugsanfälle durch Herunterregulation der GABAergen Inhibition und Hinaufregulation des gluataminergen Systems – ähnlich wie bei Benzodiazepinen.

Zur Steuerung der Therapie der epileptischen Anfälle durch Substanzmissbrauch ist ein frühes «Dran-Denken» essenziell. Die Anfälle können rezidivieren und SE sind häufig, Bewusstseinsstörungen können durch die Substanz bedingt sein. Ein entsprechendes Drogenscreening hilft zwar akut nicht weiter, klärt aber die Ätiologie und damit das Prozedere im Verlauf. Meist sind BZD ausreichend wirksam, bei SE im Entzug muss die Frage nach einer Gabe der entzogenen Substanz gestellt werden und eines geregelten Entzugs unter klinischen Bedingungen danach. Dies gilt insbesondere auch für Neugeborene drogenabhängiger Mütter (Leach et al. 2012).

9.1.3 Lebensbedingungen

Emotionaler Stress und belastende Lebensereignisse

Es ist nicht einfach, bei Patienten mit Epilepsien die Bedeutung des emotionalen Stresses für das Auftreten von Anfällen sicher einzuschätzen. Einerseits kann die Suche nach einer Erklärung dazu führen, bestimmte Lebensumstände dafür verantwortlich zu machen, was dann zu falschen Annahmen führt. Auf der anderen Seite besteht kein Zweifel, dass Stress bei einem Teil der Patienten epileptische Anfälle fördern kann (Temkin et al. 1984, Webster et al. 1989, Mattson 1991, Neugebauer et al. 1994, Frucht et al. 2000). Es wird vermutet, dass sehr belastende Lebensereignisse (z. B. Todesfälle in der Familie) über den Stressmechanismus zu Anfälle begünstigenden Veränderungen des autonomen Nervensystems und des Hormonsystems führen. Ein weiterer möglicher Mechanismus könnte die unbewusste Hyperventilation im Zusammenhang mit akutem Stress sein.

In Einzelfällen können extreme emotionale Belastungen auch bei Personen, die sonst keine epileptischen Anfälle haben, Gelegenheitsanfälle auslösen. Von 37 gesunden Personen, bei denen ein «Stressanfall» aufgetreten war, zeigten 15 % eine epileptiforme Aktivität im EEG, die nach einem Jahr jedoch verschwunden war. Bei 20 Personen mit stressinduzierten Anfällen und deren Kindern fand sich eine erhöhte Rate von Fieberkrämpfen, was auf die genetische Disposition zu epileptischen Anfällen hinweist (Friis 1974). Auch wenn es ein erhöhtes Rezidivrisiko gibt, entwickelt sich nur selten eine Epilepsie (Friis 1990). Eine antiepileptische Pharmakotherapie ist nicht notwendig, die Prophylaxe besteht in der Stressverarbeitung und Vermeidung.

Müdigkeit, Schlaf, Schlafmangel, plötzliches Aufwachen

Müdigkeit und Schlaf beeinflussen sowohl die im EEG sichtbaren epileptiformen Entladungen als auch die Manifestation von epileptischen Anfällen. Während der REM-Schlafphase zeigt sich die niedrigste Rate epileptiformer Entladungen, die NREM-Schlafphasen 1 und 2 hingegen begünstigen besonders deren Auftreten und Ausbreitung. Das Landau-Kleffner-Syndrom und die Epilepsie mit kontinuierlicher Spike-Wave-Aktivität während des Slow-Wave-Schlafes (CSWS-Syndrom) sind zwei Syndrome mit besonders stark ausgeprägter Schlafaktivierung hypersynchroner Aktivität (Degen et al. 1991).

Bei einigen fokalen Epilepsien treten die epileptischen Anfälle ausschließlich oder vor allem im Schlaf auf, z. B. bei den Frontallappenepilepsien (bei 40–60 % der Patienten), insbesondere bei der autosomal-dominanten nächtlichen Frontallappenepilepsie (bei 60–70 % der Patienten) oder bei den idiopathisch fokalen Epilepsien des Kindesalters mit zentrotemporalen Spike-Waves (bei 40–50 % der Kinder). Bei etwa 10–25 % der Patienten mit Temporallappenepilepsien ereignen sich ebenfalls nächtlich Anfälle. Bei idiopathischen generalisierten Epilepsien treten nächtliche Anfälle nur in einem geringen Prozentsatz (5–10 %) auf (Khatami 2001).

Tabelle 9-3: Schlafauffälligkeiten in der Polysomnographie bei Individuen mit Epilepsie (modifiziert nach Bazil et al. 1997)

- verkürzte Gesamtschlafzeit
- häufiges Aufwachen
- häufigerer Wechsel der Schlafstadien
- Verminderung des REM-Schlafes (um bis 50 %)
- erhöhter Anteil des Leichtschlafs (NREM-Schlafstadium 1, 2)
- verminderter Anteil des tieferen Schlafs (NREM-Schlafstadium 3, 4) an der Gesamtschlafzeit

Bei Individuen mit Epilepsien ist die Schlafarchitektur häufig gestört (s. Tab. 9-3 und Kap. 23).

Besonders Patienten mit mesialen Temporallappenepilepsien zeigen eine veränderte Schlafarchitektur, und zwar vor allem, wenn nachts Anfälle auftreten. Die Betroffenen befinden sich besonders lange Zeit im Anfälle fördernden Leichtschlaf. Antiepileptika und andere Substanzen (z. B. Melatonin) können die Schlafqualität verbessern und dadurch zu einer Abnahme der Anfallsfrequenz führen (Shouse et al. 1996).

Durch Schlafentzug können epileptische Anfälle provoziert werden, vor allem bei Kindern und Jugendlichen mit idiopathischen Epilepsien. Der Schlafentzug hat stark anfallsprovozierende Auswirkungen auf die Absenceepilepsien, die juvenile myoklonische Epilepsie und die Aufwach-Grand-Mal-Epilepsie (Degen et al. 1984). Auch durch ein plötzliches Aufwachen oder Aufwecken können Anfälle getriggert werden.

Bei Kindern können durch eine Tonsillenhyperplasie oder andere anatomische Hindernisse hervorgerufene obstruktive Schlafapnoen zu einer erheblichen Verschlechterung einer Epilepsie durch Schlaffragmentierung führen. Mit der Beseitigung dieser Schlafstörung (Tonsillektomie, Einsatz einer Schiene, Änderung der Schlafposition) kann eine erhebliche Abnahme der Anfallsfrequenz erreicht werden (Koh et al. 2000) (s. Kap. 23.3).

Körperliche Anstrengung, Sport

Viele ältere Kinder und Jugendliche mit einer aktiven Epilepsie setzen sich nicht gerne körperlichen Anstrengungen aus und nehmen vergleichsweise wenig an regelmäßigem sportlichen Training teil. Viele Gründe spielen eine Rolle, die Art der Epilepsie, die Medikation, Überbehütung durch die Eltern und das Vorurteil, dass durch körperliche Anstrengung Anfälle ausgelöst würden. Im Allgemeinen stellt die körperliche Anstrengung aber keinen wichtigen anfallauslösenden Faktor dar, im Gegenteil, bei einem beträchtlichen Teil der Patienten (etwa 40 %) hat sie einen eher anfallhemmenden Effekt (Nakken et al. 1990, Nakken 1999). Bei der Mehrzahl von 26 Kindern mit therapierefraktären fokalen und generalisierten Epilepsien nahm die hypersynchrone Aktivität im EEG durch körperliche Anstrengung ab (Nakken et al. 1997). In einer Gruppe von 16 bis 66 Jahre alten ambulanten Patienten ohne neurologische Ausfälle mit einer im Mittel 18 Jahre lang bestehenden aktiven Epilepsie gaben lediglich 10 % an, dass Anfälle gelegentlich im Zusammenhang mit körperlicher Anstrengung auftreten würden, hierbei handelte es sich vorwiegend um Patienten mit fokalen Anfällen. Nur bei 2 % der Gruppe kam es häufig bei körperlicher Anstrengung zu Anfällen.

Fieber und akute Infektionen

Fieber ist der entscheidende Auslöser von Fieberkrämpfen. Am Beginn einiger Epilepsien ereignen sich besonders häufig febrile Anfälle, insbesondere je jünger die Kinder sind. Bei Kindern mit aktiven Epilepsien beobachtet man nicht ganz selten, dass Fieber und akute Infektionen zu einer Zunahme der Anfallsfrequenz führen oder dass auch nach längeren Perioden der Anfallsfreiheit wieder Anfälle auftreten. Gelegentlich führen akute fieberhafte Infektionen aber auch passager zu einer Anfallsauslöschung, die Ursache ist unbekannt.

9.1.4 Reifungsbedingte und hormonelle Auslöser

Hormone

Hormone haben z. T. anfallshemmende und z. T. anfallsfördernde Eigenschaften, zahlreiche Tierexperimente und klinische Beobachtungen legen diesen Schluss nahe. Die Interaktionen zwischen Epilepsien, Antiepileptika und Hormonen sind vielfältig. Eine Übersicht über die pro- bzw. antikonvulsiven Eigenschaften der wichtigsten Hormone gibt **Tabelle 9-4**.

Pubertät

Die Auswirkungen der neuronalen Reifungsprozesse auf die Epilepsien sind höchst uneinheitlich. Es ist regelhaft zu beobachten, dass bestimmte Epilepsiesyndrome eine hohe Altersabhängigkeit aufweisen – sowohl in ihrer Manifestation als auch Remission. Sehr augenscheinlich ist hier das Pubertätsalter: Während die Absenceepilepsie des Kindesalters und die idiopathischen fokalen Epilepsien des Kindesalters spontan remittieren, manifestieren sich die juvenile myoklonische Epilepsie und die Aufwach-Grand-Mal-Epilepsie gerade in diesem Lebensabschnitt. Es gibt bisher nur wenige Studien, welche den Einfluss der Pubertät auf den Verlauf von Epilepsien mit fokalen Anfällen und mit generalisierten tonisch-klonischen Anfällen untersucht haben. In einer retrospektiven Studie wurde die Anfallsfrequenz von 39 Patienten (24 Mädchen,

Tabelle 9-4: Pro- und antikonvulsive Eigenschaften der wichtigsten Hormone

Antikonvulsiv	Prokonvulsiv
Progesteron*	Östrogene (Östradiol)
ACTH	Schilddrüsenhormone (Thyroxin, Trijodthyronin)
Testosteron	thyreotropes Hormon
Desoxycorticosteron	Glukokortikoide (Cortisol)

* Absenceepilepsien können sich durch Progesteron auch verschlechtern (Lambert 2001).

15 Jungen) in dem Zeitraum von drei Jahren vor bis vier Jahre nach Beginn der Pubertät erfasst (Diamantopoulos et al. 1986). Die Autoren kamen zu dem Schluss, dass die Pubertät im Allgemeinen keinen wesentlichen Einfluss auf den Verlauf der Epilepsien hat. Niijima et al. (1989) untersuchten ebenfalls die Auswirkungen der Pubertät auf die Anfallshäufigkeit. Bei 12 Jugendlichen mit generalisierten tonisch-klonischen Anfällen und 14 mit komplex fokalen Anfällen, die kontinuierlich Antiepileptika einnahmen, wurde die Anfallshäufigkeit vor, während und nach der Pubertät dokumentiert. Bei den Patienten mit generalisierten tonisch-klonischen Anfällen fand sich ein deutlicher Anstieg der Anfallsfrequenz während des Pubertätsschubs, mit einem nachfolgenden Abfall nach Beendigung des Wachstumsschubs. Bei den Patienten mit komplex fokalen Anfällen änderte sich die Anfallsfrequenz während der Pubertät nicht.

Menarche

Schon Lennox & Lennox (1960) beschrieben eine zeitliche Assoziation zwischen der Menarche und dem ersten epileptischen Anfall. Von Morrell et al. (1998) waren nahezu 200 Frauen mit Epilepsien auch bezüglich des Einflusses der Menarche auf den Verlauf ihrer Epilepsien befragt worden. Etwa ein Drittel der Frauen mit primär generalisierten Epilepsien berichtete, dass die ersten Anfälle innerhalb von sechs Monaten nach der Menarche aufgetreten seien. Bei etwa einem Drittel der Frauen kam es durch die Menarche zu einer Exazerbation der Epilepsie mit einer Zunahme der Anfallsfrequenz und zum Auftreten neuer Anfallsformen. Die Verschlechterung war bei den Frauen mit fokalen Epilepsien besonders ausgeprägt.

Rościszewska & Horwat-Kaczmarek (1987) berichteten sehr detailliert über den Einfluss der Menarche auf die Anfallsfrequenz bei 115 Mädchen, deren Epilepsie im Mittel im Alter von etwa fünf Jahren begonnen hatte. Nur bei einem Drittel der Mädchen blieb die Epilepsie unbeeinflusst, bei einem weiteren Drittel nahm die Anfallsfrequenz zu oder es traten neue Anfallsformen auf und bei einem Drittel nahm die Anfallshäufigkeit ab oder die Anfälle sistierten. Die generalisierten tonisch-klonischen Anfälle und die komplex fokalen Anfälle nahmen eher zu oder traten zu anderen Anfallsformen hinzu. Eine Zunahme der Anfallsfrequenz wurde vor allem bei den Mädchen bemerkt, deren Epilepsie besonders früh begonnen hatte, bei denen die Ätiologie der Epilepsie bekannt war, welche zahlreiche generalisierte tonisch-klonische Anfälle gehabt hatten, die neurologisch oder psychisch auffällig waren oder die ein abnormes EEG hatten.

Menstruationszyklus

Östrogene wirken prokonvulsiv, Progesteron antikonvulsiv, sie beeinflussen die Anfallsbereitschaft vor allem in den Temporal- und Frontallappen (Cramer et al. 2007). Im Verlauf des Menstruationszyklus gibt es Zeitabschnitte, während derer es auf Grund der zyklischen Konzentrationsänderungen von Östrogen und Progesteron zu einer Erhöhung der Anfallsfrequenz kommen kann: periovulatorisch (hohe Östrogen-, niedrige Progesteronkonzentration), perimenstruell (niedrige Östrogen- und Progesteronkonzentration) und in der zweiten Hälfte des Menstruationszyklus durch niedrige Progesteronkonzentration im Falle einer inadäquaten Lutealphase (Herzog et al. 1997). Nimmt die Anfallsfrequenz in Abhängigkeit vom Menstruationszyklus zu, so spricht man von katamenialer Epilepsie. Am häufigsten finden sich bei Frauen mit normaler Menstruation das perimenstruelle Muster (drei Tage vor bis drei Tage nach dem ersten Tag der Menstruation) und das periovulatorische Muster (Tag 13). Bis 70 % der Frauen geben eine Zunahme der Anfallsfrequenz während der Menses an. Fordert man allerdings eine mindestens zweifache Zunahme der Anfallsfrequenz, so trifft die Diagnose der katamenialen Epilepsie auf etwa ein Drittel aller von Epilepsie betroffenen Frauen zu (Cramer et al. 2007).

Die mensesabhängigen Veränderungen der Anfallsfrequenz scheinen nicht nur von den zyklischen Schwankungen der Hormonkonzentrationen abhängig zu sein, Veränderungen des Wasser- und Elektrolythaushaltes (Flüssigkeitsretention) und eine prämenstruelle Abnahme der Serumkonzentrationen der Antiepileptika spielen möglicherweise auch eine Rolle (Klein et al. 1999). Die katameniale Epilepsie kann mittels Progesteronpräparaten oder Ganaxolon, einem Allopregnanolon-Analogon, behandelt werden, antikonvulsiv mt intermittierenden perimenstruellen Gaben von CLB (10–30 mg/d) oder ACT behandelt werden (Crawford et al. 1999, Lambert 2001, Verrotti et al. 2012).

9.1.5 Stoffwechselbedingte Auslöser

Vielfältige Störungen der Homöostase des menschlichen Stoffwechsels bedingen epileptische Anfälle und werden in diesem Zusammenhang besprochen (Kap. 18).

Akut hypoxiebedingte Anfälle

Ein akuter Abfall des Sauerstoffpartialdrucks in den hirnversorgenden Arterien kann epileptische Anfälle induzieren. Zumeist handelt es sich um uni- oder bilaterale rhythmische klonische Anfälle, die von anderen (erratischen) motorischen Phänomenen durch Wegfall der zerebralen Steuerung abzugrenzen sind. Auslöser können Synkopen jeglicher Ursache sein (auch Affektkrämpfe), selten aber auch Hypoxien im Rahmen von prolongierten zentralen oder obstruktiven Apnoen, insbesondere bei syndromalen Erkrankungen. Die prognostische Relevanz ergibt sich aus der kritischen Versorgung des Gehirns während des Anfalls unter den Bedingungen einer vorbestehenden Hypoxie (Stephensen et al. 2013).

Hyperventilation

Bei der Hyperventilation handelt es sich um ein Verfahren zur Provokation hypersynchroner Aktivität, das neben der intermittierenden photischen Stimulation routinemäßig im Rahmen der EEG-Ableitung eingesetzt wird. Die Hyperventilation führt zu einer Herabsetzung der arteriellen CO_2-Konzentration, die mit einer zerebralen Vasokonstriktion und Verminderung der zerebralen Oxygenierung einhergeht. Durch die willkürliche Hyperventilation lassen sich bei Kindern mit Absenceepilepsien häufig Absencen provozieren mit den typischen generalisierten 3/s-SW-Komplexen im EEG. Auch bei anderen Formen der idiopathisch generalisierten Epilepsien – aber auch fokalen – können im EEG epileptiforme Muster provoziert werden – bis hin zu GTKA.

Die Hyperventilation im Zusammenhang mit Angst- oder Schmerzzuständen führt in der Regel zu einem synkopalen Bewusstseinsverlust, nicht zu epileptischen Anfällen. Die Sorge der Eltern, epileptische Anfälle könnten durch die vermehrte Atemarbeit bei körperlicher Anstrengung (zur Kompensation der metabolischen Azidose) provoziert werden, kann entsprechend aufgeklärt werden.

9.2 Reflexanfälle und Reflexepilepsien

Bei disponierten Individuen können durch unterschiedliche sensorische Reize sog. stimulussensitive epileptische Anfälle (Reflexanfälle) ausgelöst werden. Diese Anfälle können Einzelereignisse bleiben oder rezidivieren (Reflexepilepsie). Man sollte zwischen Reflexanfällen bzw. Reflexepilepsien mit einfachen, unstrukturierten sensorischen Stimuli (z. B. Lichtblitzen) und solchen mit komplexen kognitiven Stimuli (z. B. Lesen, Rechnen) unterscheiden.

Bei den einfachen Stimuli ist die Intensität des Reizes entscheidend, die Latenz ist kurz (Sekunden) und eine mentale Vorwegnahme des Reizes (Antizipitation) hat keinen Einfluss. Bei den komplexen Reizen ist nicht so sehr die Intensität, sondern deren Muster entscheidend, die Latenz dauert länger (Minuten) und eine mentale Antizipitation ist möglich (Zifkin et al. 1997). Abgesehen von den Epilepsien durch visuelle Trigger sind die Reflexepilepsien selten.

9.2.1 Spezifische einfache Auslöser

Außer den visuellen Reizen können zahlreiche andere spezifische Stimuli Anfälle auslösen (Tab. 9-5), diese sind insgesamt sehr selten. Ein plötzliches Erschrecken durch einen unerwarteten Stimulus kann einen epileptischen Anfall auslösen, einige Kinder mit symptomatischen Epilepsien reagieren auf somatosensorische und propriozeptive Reize (heißes Wasser, Berühren, Beklopfen, Bewegungen) reflektorisch mit Anfällen. Plötzliche Berührung, thermische Reize oder Geräusche lösen bei Kleinkindern mit einer benignen myoklonischen Epilepsie Reflexanfälle aus (s. Kap. 14). Auch durch das Essen können reflektorisch fokale Anfälle ohne oder mit Bewusstseinseinschränkung bei Patienten mit symptomatischen Epilepsien induziert werden.

Tabelle 9-5: Auslösende spezifische, einfache und komplexe Reize für Reflexanfälle und Reflexepilepsien (nach Engel 2001)

Einfache auslösende Reize für Reflexanfälle

- visuelle Reize
  - Flickerlicht, Farben
  - geometrische Muster
  - andere visuelle Stimuli
- somatosensorische Reize
- propriozeptive Reize
- erschrecken
- heißes Wasser
- Essen

Komplexe auslösende Reize für Reflexanfälle

- reden, lesen, schreiben
- Musik hören
- Spiele inkl. Videospiele
- kognitive Herausforderungen (Entscheidungsprozess, Matheaufgabe …)
- emotionale Auslöser

Schreckepilepsie (Startle-Epilepsie)

Eine verstärkte Schreckreaktion ist ein eher ungewöhnliches Symptom verschiedener neurologischer Krankheiten. Elektrophysiologische und kinematographische Analysen erlauben die Unterscheidung von zwei Subtypen. Der Prototyp des ersten Subtyps, eine primär gesteigerte Schreckreaktion, ist die Hyperekplexie (s. Kap. 5). Der Prototyp des zweiten Subtyps, eine primär normale Schreckreaktion mit sekundärer abnormer Reaktion, ist die Schreckepilepsie, wo ein überraschender Stimulus einen epileptischen Anfall mit symmetrischer oder asymmetrischer tonischer Haltung der Extremitäten provoziert (Meinck 2006). Bei den meisten Patienten handelt es sich um die sekundäre Manifestation einer symptomatischen Epilepsie mit verschiedenen anderen Anfallsformen, vor allem in Verbindung mit infantilen Zerebralparesen und mentaler Retardierung. Der Phänotyp des Schreckanfalls und Ergebnisse bildgebender Untersuchungen weisen auf das supplementär-motorische Areal des Kortex als Ursprungsort hin. Bedingt durch die Ursache ist die Prognose in der Regel ungünstig.

Infantile myoklonische Reflexepilepsie

Die myoklonische Reflexepilepsie des Kleinkindesalters wurde erstmalig von Ricci et al. (1995) als eigenständiges Krankheitsbild bei sechs normal entwickelten Kindern im Alter von 6 bis 21 Monaten beschrieben. 5/6 Kinder hatten eine positive Familienanamnese bezüglich Fieberkrämpfen oder Epilepsien. Die Myoklonien stellten eine Reaktion auf unerwartete akustische oder taktile Reize dar, einige Kinder hatten auch spontane Myoklonien. Diese Myoklonien traten isoliert oder in Clustern von bis zu acht symmetrischen Muskelzuckungen der Extremitäten auf, welche vor allem die Arme betrafen. Sie konnten im Wachen und im Schlaf ausgelöst werden. Das interiktale Wach-EEG fiel normal aus, während des Schlafens zeigten sich im iktalen EEG kurz dauernde generalisierte SW- oder PSW-Entladungen. Im Laufe von 4 bis 14 Monaten sistierten die Myoklonien, bei drei Kindern spontan, bei den übrigen durch die Gabe von VPA. Die Entwicklung der Kinder war nicht beeinträchtigt, die Prognose war gut. Das Krankheitsbild wurde in den darauf folgenden Jahren bei weiteren Kindern beschrieben (Cuvellier et al. 1997, Deonna 1998).

Mittlerweile wird von einigen Autoren bezweifelt, dass es sich um ein eigenes Krankheitsbild handelt (Auvin et al. 2006). Die Kinder mit der infantilen myoklonischen Reflexepilepsie werden von ihnen der benignen myoklonischen Epilepsie des Kleinkindalters zugerechnet, denn die Klinik der beiden Epilepsien sei nahezu identisch (s. Kap. 14).

Heißes-Wasser-Epilepsie (Bade-Epilepsie)

Beim Baden in heißem Wasser und durch Übergießen des Kopfes mit heißem Wasser (40–50 °C) können bei disponierten Kindern, Jugendlichen und jungen Erwachsenen reflektorisch epileptische Anfälle ausgelöst werden (Bebek et al. 2001, Panayiotopoulos 2007). Es handelt sich meist (80 %) um einfache oder komplexe fokale Anfälle, die sekundär generalisieren können (25 %). Bei zwei Drittel der Betroffenen treten auch unprovozierte Anfälle auf. Das interiktale EEG zeigt in der Hälfte der Fälle epileptiforme Potenziale, vor allem unilateral temporal. Es finden sich keine neurologischen Abweichungen, die bildgebende Untersuchung des Kopfes fällt normal aus. Einigen Patienten scheinen die Anfälle positive Sensationen zu bereiten, denn sie induzieren selbige.

9.2.2 Photosensibilität, photosensible Epilepsien, visuell provozierte Reflexanfälle und Reflexepilepsien

Visuelle Stimuli sind die häufigsten Auslöser von Reflexanfällen. Viele natürliche und künstliche Lichtquellen mit raschen Kontrastwechseln zwischen hell und dunkel können bei disponierten Individuen epileptische Anfälle auslösen: am häufigsten Fernseher und Videospielgeräte, außerdem PC-Monitore, Lichtstroboskope in Diskotheken, der rasche Wechsel von Licht und Schatten beim Autofahren entlang einer Baumallee, Sonnenlicht, das durch Schnee oder Wasser reflektiert wird, sowie bestimmte kontrastreiche geometrische Muster. Folgende Eigenschaften der Reize spielen eine Rolle: Helligkeit, Kontrast, Dauer, Flickerfrequenz, Farbe und Muster, bei Videospielen auch der Inhalt (Fisher et al. 2005a). Bei den photosensiblen Epilepsien und den visuell provozierten Reflexanfällen und Reflexepilepsien lässt sich in der Regel mittels EEG das Phänomen der Photosensibilität nachweisen.

Photosensibilität

Bei der Photosensibilität handelt es sich um ein EEG-Phänomen, bei dem sich unter einer definierten repetitiven photischen Stimulation eine photoparoxysmale Reaktion im EEG finden lässt. Diese ist durch zumeist bilateral synchron ausgeprägte Spikes, SW und/oder PS/PSW gekennzeichnet, ohne ein klinisches Korrelat (s. Tab. 9-6). Folgende Faktoren beeinflussen die Nachweisbarkeit einer photoparoxysmalen (= photokonvulsiven) Reaktion:

- Vigilanz (bei Müdigkeit verstärkt)
- Alter (im Durchschnitt sind 7–8 % aller Kinder betroffen, deutlich mehr im Pubertätsalter: bis 20 % der Mädchen, s. Abb. 9-1)
- Geschlecht (Mädchen 2,5-mal so häufig betroffen wie Jungen)
- Dauer und Frequenz der Stimulation (die standardisiert erfolgen sollte)
- Bestehen einer Epilepsie: Bei den idiopathisch generalisierten Epilepsien (IGE) ist der Anteil photosensibler Patienten bis zu 50 % je nach Syndrom, bei den progressiven Myoklonusepilepsien (PME) und dem Dravet-Syndrom (SMEI) besteht ebenso eine erhöhte Rate.

Zugrunde liegt eine erhöhte Empfindlichkeit des Gehirns gegenüber Flickerlicht und kontrastreichen Mustern. Familienuntersuchungen weisen auf eine starke genetische Komponente

Tabelle 9-6: Klassifikation der EEG-Merkmale auf intermittierende Photostimulation (nach Kasteleijn-Nolst Trenité et al. 2001)

photic following (photic driving)	EEG-Grundaktivität angekoppelt an den Lichtreiz oder an eine Harmonie desselben (in 5 % asymmetrisch)
orbitofrontaler Photomyoklonus (photomyogene Antwort, Photomyoklonus)	Muskelaktivität der Mm orbicularis oculi et frontalis angekoppelt an den Lichtreiz
photoparoxysmale Reaktion:	Von einem erhöhten Risiko für photoinduzierte Anfälle ist bei generalisierten epileptiformen Mustern und einer breiten Spanne der Flackerfrequenzen auszugehen.
• posteriore stimulusabhängige Reaktion	ShW irregulär oder hochamplitudig, posterior
• posteriore stimulusunabhängige Reaktion	betont posterior ausgeprägte Theta-/Delta-Aktivität, die nicht an die Flackerfrequenz ankoppelt, einzelne SHW/SW enthält und über die Zeit der Stimulation hinaus bestehen kann
• generalisierte stimulusabhängige Reaktion (photokonvulsive Reaktion)	generalisierte, posterior oder frontal betonte Spikes, Polyspikes, SW, PSW; ein Fortbestehen über den Stimulus hinaus ist mit einem hohen Risiko für epileptische Anfälle verbunden.
Aktivierung einer vorbestehenden epileptogenen Zone	zumeist posteriorer Fokus

hin. Monozygote Zwillinge zeigen eine 100 %ige Konkordanz, das Vererbungsmuster in betroffenen Familien scheint autosomal-dominant mit altersabhängiger Penetranz zu sein (Fisher et al. 2005, Stephani et al. 2004). Andererseits scheint die im Rahmen epileptischer Syndrome auftretende Photosensibilität Ausdruck der allgemein gesteigerten Exzitation bei diesen Patienten zu sein.

Kommt es zum Auftreten epileptischer Anfälle, so handelt es sich in über 80 % um GTKA, aber auch myoklonische Anfälle (oft begrenzt auf Kopf, Schultern und Arme), einfache und komplexe Absencen sowie selten tonische Anfälle in Form von Versionsbewegungen des Kopfes und der Augen (Covanis 2005). Okzipitallappenanfälle mit visuellen und vegetativen Symptomen, teilweise mit Kopfschmerzen, sind ebenso beschrieben.

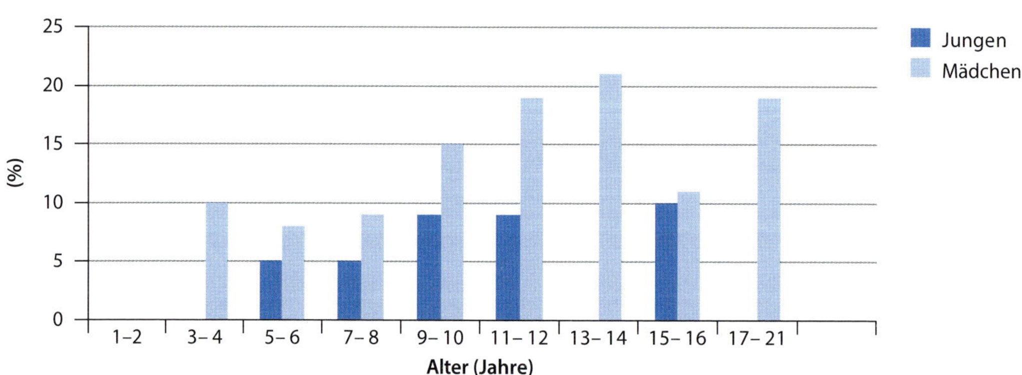

Abbildung 9-1: Prävalenz photoparoxysmaler Reaktion bei 685 «hirngesunden Kindern» (modifiziert nach Gerken et al. 1972)

Photosensible Epilepsien

Der Begriff photosensible Epilepsien umfasst eine Gruppe von Epilepsien, bei denen ein unterschiedlich hoher Prozentsatz der Patienten photosensibel ist. Binnie (1992) beschrieb die Häufigkeit der Photosensibilität in einer konsekutiven Serie von 6500 Patienten mit Epilepsien, sie betrug insgesamt 5,5 %. Sie machte bei den verschiedenen Epilepsien folgende Prozentsätze aus: 21,2 % bei den idiopathischen generalisierten Epilepsien, 5,1 % bei den symptomatischen oder kryptogenen generalisierten Epilepsien, 2,8 % bei den fokalen Epilepsien und 2,9 % bei den unklassifizierten Epilepsien (Tab. 9-7).

Die Photosensibilität wird außerdem häufig bei einigen symptomatischen Epilepsien nachgewiesen: den progressiven Myoklonusepilepsien, insbesondere bei der Lafora-Körperchen-Krankheit, bei der Unverricht-Lundborg-Krankheit und der neuronalen Ceroidlipofuszinose.

Tabelle 9-7: Häufigkeit der Photosensibilität bei einzelnen Epilepsiesyndromen des Kindes- und Jugendalters (modifiziert nach Wolf et al. 1986, Binnie 1992, Covanis 2005)

Epilepsiesyndrom (nach Alter)	Photoparoxysmale Reaktion
West-Syndrom	17 %
Dravet-Syndrom	30–40 %
myoklonisch-astatische Epilepsie	10–20 %
Lennox-Gastaut-Syndrom	17 %
Absenceepilepsie des Kindesalters	13–18 %
juvenile Absenceepilepsie	8 %
juvenile myoklonische Epilepsie	30–55 %
Aufwach-Grand-Mal-Epilepsie	15–30 %

Rein photosensible Reflexepilepsie

Epileptische Anfälle werden ausschließlich durch Flickerlicht oder kontrastreiche Muster ausgelöst. Sie machen zwischen 0,5 % und 1,5 % aller Epilepsien aus (Jallon et al. 2005). Die Häufigkeit der reinen photosensiblen Epilepsien in der Normalpopulation beträgt 1,1 pro 100 000 pro Jahr, die höchste Inzidenz mit 7 pro 100 000 Personen pro Jahr findet sich im Alter von 7 bis 19 Jahren (Fish et al. 1993, Covanis 2005), dementsprechend haben drei Viertel der Patienten ihren ersten epileptischen Anfall in diesem Alter. Bei den durch Flickerlicht ausgelösten Anfällen (Flickerrate 15–25 Hz) handelt es sich in 85 % der Fälle um GTKA, in etwa 6 % um Absencen und selten um andere Anfallsformen (Harding et al. 1994). Eine im Mittel 14 Jahre währende Langzeitbeobachtung von 100 Patienten zeigte, dass zwar 77 % anfallsfrei wurden, dass aber in zwei Drittel der Fälle die Photosensibilität persistierte (Harding et al. 1997).

Andere visuelle Reize wie kontrastreiche gestreifte Muster oder Schachbrettmuster, z. B. auf der Kleidung, auf Tapeten und auf dem Fernsehschirm, können reflektorisch Anfälle in Form von Absencen, Myoklonien oder etwas seltener von GTKA auslösen. Die Jugendlichen bzw. die Eltern sind sich der Auslöser oft nicht bewusst. Im EEG findet sich nur bei 30 % der Betroffenen eine Photosensibilität auf Flickerlicht, die intermittierende photische Stimulation mit Mustern ist jedoch in 70 % der Fälle positiv.

Fernsehen- und videospielinduzierte Reflexanfälle

Die häufigsten Stimuli visuell induzierter epileptischer Anfälle im Alltag sind das Fernsehen und Videospiele. Hierbei sind die Flickerfrequenz der Bildschirme (gewöhnlich 50 Hz) und die Bildmuster die entscheidenden anfälleinduzierenden Faktoren. Am 16.12.1997 wurden in Japan 685 Kinder ins Krankenhaus gebracht, da sie einen epileptischen Anfall erlitten hatten, als sie im Fernsehen ein Animationsprogramm (Pokemon) gesehen hatten, in dem blaue und rote Stimuli mit einer Frequenz von 12 Hz wechselten. Als Anfallsformen wurden angegeben: GTKA, fokale Anfälle, myoklonische Anfälle und Absencen. Eine Gruppe von 93 betroffenen Kindern wurde genauer untersucht (Takada et al. 1999). Drei Viertel der Kinder hatten vorher keinen epileptischen Anfall gehabt. Eine Photosensibilität wiesen 43 % auf. Die Häufigkeit dieser cartooninduzierten Anfälle unter den 6- bis 18-Jährigen wurde auf 1 : 5000 geschätzt.

Mit der weiten Verbreitung der Videospiele sind auch sog. videospielassoziierte epileptische Anfälle bekannt geworden. Die bei 35 Kindern, Jugendlichen und Erwachsenen bis zum Alter von 36 Jahren erhobenen Charakteristika der Anfälle wurden von Graf et al. (1994) publiziert. In zwei Drittel der Fälle hatte es sich um einzelne GTKA gehandelt, in den übrigen Fällen um einfach oder komplex fokale Anfälle. Etwa 30 % der 35 Patienten hatten schon vorher afebrile Anfälle gehabt. Das Ruhe-EEG zeigte in 50 % der Fälle fokale oder generalisierte epileptiforme Potenziale, 50 % der Patienten waren photosensibel. Die neurologische Untersuchung und die bildgebende zerebrale Diagnostik waren in allen Fällen unauffällig ausgefallen. Durch die Abstinenz von Videospielen traten bei 75 % der Individuen keine weiteren Anfälle auf. Einige der Patienten, die eine antiepileptische Medikation erhielten und weiter Videospiele spielten, hatten ebenfalls keine Anfälle mehr. Eine Umfrage bei allen EEG-Abteilungen in Großbritannien ergab eine Inzidenz eines ersten Anfalls durch Videospiele von 1,5 pro 100 000 in der Altersgruppe 7 bis 19 Jahre (Quirk et al. 1995).

Das Auftreten der durch Fernsehen induzierten Anfälle ist durch die weitgehende Umstellung auf TFT-Bildschirme nicht mehr von der Eigenfrequenz der Bildquelle abhängig. Zur Vermeidung der Auslösesituationen sind bestimmte Vorsichtsmaßnahmen möglich: keine Abdunklung des Raumes, kleine Lampe auf den Fernseher stellen, Distanz zum Fernseher (Röhrenbildschirm) mindestens das 3fache der Diagonalen (nahe am 50-Hz-Fernseher wird der Zeilenwechsel beim Bildaufbau sichtbar, was wie Flickerlicht wirkt), Verwendung von Bildschirmen mit einer Bildwiederholungsfrequenz von 100 Hz oder LCD-/TFT-Bildschirme mit geringer Fläche, Benutzen gefärbter Brillengläser (blaue Z1-Linse, polarisiert), Bedecken eines Auges mit der Hand in potenziell auslösenden Situationen.

Epilepsien mit visuell selbst induzierten Reflexanfällen

Bei Kindern mit und ohne mentaler Beeinträchtigung kann gelegentlich beobachtet werden, dass sie bei sich selbst Anfälle durch Selbststimulation auslösen, indem sie beim Blick auf eine helle Lichtquelle mit gespreizten Fingern eine Hand vor ihren Augen hin- und herbewegen, indem sie blinzeln oder auf ein gleichförmiges Muster starren. Der willkürliche langsame Blick nach oben mit Lidzucken kann gelegentlich ebenfalls Anfälle auslösen. Diese Kinder sind zu 75 % photosensibel, im interiktalen EEG zeigen sich in der Regel generalisierte SW. Als Anfallsformen werden Absencen und myoklonische Anfälle beobachtet (Zifkin et al. 1997). Die induzierten Anfälle scheinen von einem Teil der Betroffenen als angenehm wahrgenommen zu werden, sie weisen oft die medikamentöse Behandlung zurück.

Idiopathische photosensitive okzipitale Epilepsie

Als eine eigenständige Form der photosensiblen Epilepsie wurde von Tassinari et al. (1989) und Guerrini et al. (1995) die sich im Kindes- und Jugendalter manifestierende idiopathische photosensitive okzipitale Epilepsie beschrieben. Die Familienanamnese ist bezüglich epileptischer Anfälle bei 25–30 % der Patienten positiv.

Die Anfälle beginnen im Alter von 5 bis 18 Jahren. Die spezifischen Auslöser im Alltag sind Fernseher, Videospielgeräte oder PC-Monitoren. Im okzipitalen Kortex werden fokale Anfälle ausgelöst: Sie beginnen mit elementaren visuellen Symptomen (visuelle Halluzinationen, Blindheit), denen eine Blick- und Kopfwendung nach einer Seite folgen kann, verbunden mit Kopfschmerzen, Übelkeit und teilweise Erbrechen. Das Bewusstsein ist klar oder nur leicht getrübt. Die fokalen Anfälle generalisieren häufig sekundär zu tonisch-klonischen Anfällen.

Das interiktale EEG zeigt okzipitale SW (zentrotemporale ShW können gleichzeitig vorkommen) und während der intermittierenden Photostimulation eine photoparoxysmale Reaktion. Mittels der Photostimulation getriggerte SW finden sich ebenfalls bei einigen symptomatischen okzipitalen Epilepsien mit ungünstiger Prognose, diese müssen ausgeschlossen werden.

Prophylaxe der visuell induzierten Reflexepilepsien

Zur Verminderung des Risikos visuell ausgelöster Reflexanfälle steht die Reduktion des auslösenden Reizes ganz im Vordergrund. Eine Pharmakotherapie zeigt nur begrenzte Wirksamkeit (Kasteleijn-Nolst Trenité 2012). VPA kann als das Mittel der Wahl gelten neben ESM und BZD, LTG und LEV. Dies in Abhängigkeit der möglicherweise darüber hinus bestehenden Epilepsie (Covanis et al. 2004).

9.2.3 Spezielle komplexe Auslöser

Die Anfälle bei komplexen Reflexepilepsien sind an höhere kortikale Funktionen gebunden, sie sind seltene Ereignisse. Komplexe mentale Aktivitäten wie das Treffen komplizierter Entscheidungen, Rechnen, Kartenspielen und Spielen von Brettspielen sind mögliche Trigger. Musikogene Epilepsien sind durch Anfälle charakterisiert, die durch das Hören bestimmter Töne, typischerweise von Musik, ausgelöst werden. Der zugrunde liegende Mechanismus ist unklar. Es wird vermutet, dass im Falle einfacher sensorischer Stimuli in einem umschriebenen, abnorm erregbaren kortikalen Areal eine kritische Masse von Neuronen eine synchronisierte Entladung zeigen muss, damit es zum epileptischen Anfall kommen kann. Im Falle kognitiver Stimuli sei das Areal weniger eng umschrieben (Ferlazzo et al. 2005). Die hierher gehörenden Epilepsien sind in der Mehrzahl generalisiert, in einzelnen Fällen aber auch fokal (Zifkin et al. 1997, Binnie 1997, Ferlazzo et al. 2005).

Primäre Leseepilepsie

Dieses seltene Syndrom, bei dem epileptische Anfälle vor allem durch Lesen ausgelöst werden, wurde von Bickford et al. (1956) erstmalig beschrieben. Sie beginnt im zweiten Lebensjahrzehnt, am häufigsten zwischen 15 und 18 Jahren, das männliche Geschlecht überwiegt. Bei diesem Syndrom werden die Anfälle überwiegend durch Lesen (besonders lautes Lesen) ausgelöst, unabhängig vom Inhalt des Textes. Sprechen, Lesen und Schreiben können diese Anfälle auslösen (Wolf 1992, Ramani 1998). Die Anfälle sind einfach fokal motorisch und betreffen die Kaumuskulatur in Form von unwillkürlichen Zuckungen, Steifheit, Taubheitsgefühl und Stammeln, die Arme können einbezogen sein. Wenn der Reiz nicht unterbrochen wird, können sich aus den einfach fokalen Anfällen GTKA entwickeln. Das iktale EEG zeigt in etwa 80 % der Betroffenen kurze Ausbrüche überwiegend bilateral symmetrischer oder asymmetrischer ShW, Spikes oder SW. Das interiktale EEG ist häufig unauffällig (80 %) oder es zeigt Spikes oder SW in variabler Lokalisation, häufig parietotemporal mit eindeutiger Bevorzugung der linken Seite. Generalisierte SW können ebenfalls auftreten. Der neurologische Befund und die Ergebnisse bildgebender Untersuchungen sind unauffällig. Die primäre Leseepilepsie wird den idiopathischen Epilepsien zugerechnet. Die Symptome werden allerdings auch bei bis zu 50 % der Patienten mit juveniler Myoklonusepilepsie beobachtet (Mayer et al. 2006). Die Behandlung besteht in der Vermeidung der spezifischen Stimuli. VPA ist das Mittel der Wahl, falls eine medikamentöse Behandlung notwendig ist. Der Verlauf ist gutartig, spontanes Auftreten von Anfällen ist die Ausnahme (Wolf 1992, Ramani 1998).

10 Der erste unprovozierte generalisierte tonisch-klonische Anfall

Bei dem ersten als solchen wahrgenommenen Anfallsereignis stellen sich folgende Fragen:

- War es wirklich ein epileptischer Anfall?
- Was ist die Ursache?
- Welche diagnostischen und therapeutischen Konsequenzen ergeben sich daraus?

Entsprechend steht am Anfang die genaue Anamnese der Umstände des Ereignisses und des genauen Ablaufs. Auch der erste generalisierte tonisch-klonische Anfall muss im Hinblick auf fokale Symptome kritisch hinterfragt werden. Präsentieren sich klinisch weniger eindrucksvolle Anfälle wie Spasmen, Absencen, myoklonische Anfälle oder komplex fokale Anfälle, so ist von rezidivierenden Ereignissen auszugehen (Berg et al. 2010), siehe entsprechende Krankheitsbilder.

Handelt es sich um ein epileptisches Phänomen, so muss zwischen dem provozierten und unprovozierten Anfall unterschieden werden. Provozierte, akut symptomatische Anfälle sind unmittelbare Folge einer erkennbaren Ursache (akut entzündlich, traumatisch, toxisch oder metabolisch). Meist sind es Fieberkrämpfe und andere Gelegenheitsanfälle (Kapitel 8).

Unprovozierte Anfälle können in zurückliegend symptomatische (als Folge morphologischer Störungen des Gehirns), idiopathische (wahrscheinlich genetisch bedingt) und «kryptogene» (mit unbekannter Ursache, wahrscheinlich symptomatische) unterteilt werden.

10.1 Häufigkeit und Ursachen

Aus Populationsstudien geht hervor, dass etwa 25–30 % der ersten epileptischen Anfälle zur Gruppe der akuten symptomatischen Anfälle gehören (Hart et al. 1990, Annegers et al. 1995). Weiteren Aufschluss über Häufigkeit und Ursachen des ersten epileptischen Anfalls in den ersten sieben Lebensjahren gibt die Studie von Ellenberg und Mitarbeitern (1984), die Daten sind in **Tabelle 10-1** zusammengestellt. Im Rahmen der National Collaborative Perinatal Project-Studie (NCPP-Studie, USA) konnten von ursprünglich 52 360 Neugeborenen 39 270 Kinder bis zum Alter von sieben Jahren wissenschaftlich begleitet werden. Jenseits der Neuge-

Tabelle 10-1: Häufigkeit und Ursachen des ersten epileptischen Anfalls der Kinder aus dem National Collaborative Perinatal Project, USA (nach Ellenberg et al. 1984)

Von 39 270 Kindern hatten im Alter von sieben Jahren einmal oder mehrmals:

- 4,9 % **febrile** epileptische Anfälle
  - 4,6 % Fieberkrämpfe (davon 92 % im Alter bis zu vier Jahren)
  - 0,3 % symptomatische Anfälle (davon 95 % bis zum Alter von vier Jahren), Ursachen: Meningitis/Enzephalitis 62 %, metabolische Störungen bei akuter Gastroenteritis 15 %
- 1,3 % **afebrile** epileptische Anfälle
  - 1,0 % unprovozierte Anfälle (davon 70 % im Alter bis zu vier Jahren)
  - 0,3 % symptomatische Anfälle (davon 81 % im Alter bis zu vier Jahren) Ursachen: Trauma 34 %, toxische Enzephalopathie 20 %

borenenperiode traten epileptische Anfälle in Verbindung mit Fieber bei 4,9 % der Kinder auf, davon 4,3 % Fieberkrämpfe. Ohne Fieber hatten 1,3 % der Kinder epileptische Anfälle, davon waren 1 % unprovozierte Anfälle. Zu einem ähnlichen Ergebnis waren schon vorher van den Berg et al. (1969) gekommen, die eine Kohorte von 18 500 Kindern von der Geburt bis zum Alter von fünf Jahren beobachtet hatten. Von besonderer Bedeutung ist, dass 10–12 % der ersten unprovozierten Anfälle ≥ 30 min dauern.

10.2 Klinik

Der erste Anfall stellt eine Ausnahmesituation für die Menschen im Umfeld des Patienten dar. Entsprechend schwierig kann es sein, den exakten Ablauf zu rekonstruieren. Hamiwka et al. (2007) beschreiben eine Kohorte von 127 Kindern und Jugendlichen mit erstem Anfall. Bei 94/127 handelte es sich um epileptische Anfälle, etwa zu gleichen Teilen generalisiert tonisch-klonische, sekundär generalisierte oder komplex fokale Anfälle als Erstereignis. Bei genauer Anamnese fanden sie bei mehr als einem Drittel bereits ähnliche Ereignisse in der Vorgeschichte, z. T. wiederholt – damit kann eher vom «ersten bemerkten Anfall» gesprochen werden. In der Hälfte der Fälle konnten Auslöser wie weitere Erkrankungen und Schlafentzug identifiziert werden. 31/127 Erstereignisse wurden als nicht-epileptisch klassifiziert.

10.3 Diagnostik und Differenzialdiagnose

Die Diagnostik nach dem ersten Anfall unklarer Ursache ist in **Tabelle 10-2** zusammengefasst. Abhängig von den Umständen und Bedingungen, unter denen sich der Anfall ereignete, und von den Symptomen und Befunden sollte individuell entschieden werden, welche diagnostischen Maßnahmen durchgeführt werden. Bei Säuglingen/Kleinkindern oder Fortbestehen einer Bewusstseinsstörung ist entsprechend konsequent und zeitnah eine akute symptomatische Ursache auszuschließen. Zur Vorgehensweise siehe **Abbildung 10-1**.

Tabelle 10-2: Diagnostik nach dem ersten epileptischen Anfall (fett: Standarduntersuchungen)

Anamnese, Anfallsbeschreibung

Klinische Untersuchung

Laborchemie

- **Blutzucker**
- **Na, K, Cl, Ca, Mg**
- BB, ASAT, Krea
- Toxikologie/Drogenscreening (abhängig von den Umständen, z. B. bei Kleinkindern mit Zugang zu Medikamenten)
- Lumbalpunktion (Kinder unter einem Jahr, fokaler Anfall, prolongierter Anfall): Gluc, Laktat, Zellzahl, Eiweiß
- Stoffwechseldiagnostik (siehe Kap. 18.2)

EEG-Diagnostik

- **Wach-EEG**
- EEG im Spontanschlaf oder Schlaf-EEG nach Schlafentzug

Bildgebende Neurodiagnostik

- Screening mittels Schädelsonographie bei Säuglingen
- **kranielles MRT**

Labordiagnostik

Zur Abgrenzung des unprovozierten Anfalls sind Laborparameter in Abhängigkeit vom Alter des Kindes und vom Verlauf nach einem Anfall individuell zu erheben. Je jünger das Kind ist, umso umfangreicher sind die Laboruntersuchungen im Hinblick auf eine Stoffwechselstörung auszuweiten. Elektrolyte und toxikologische Untersuchungen sind bei alteriertem Bewusstsein indiziert, eine Liquordiagnostik bei fokalen Anfallssymptomen, prolongierten Anfällen und Säuglingen.

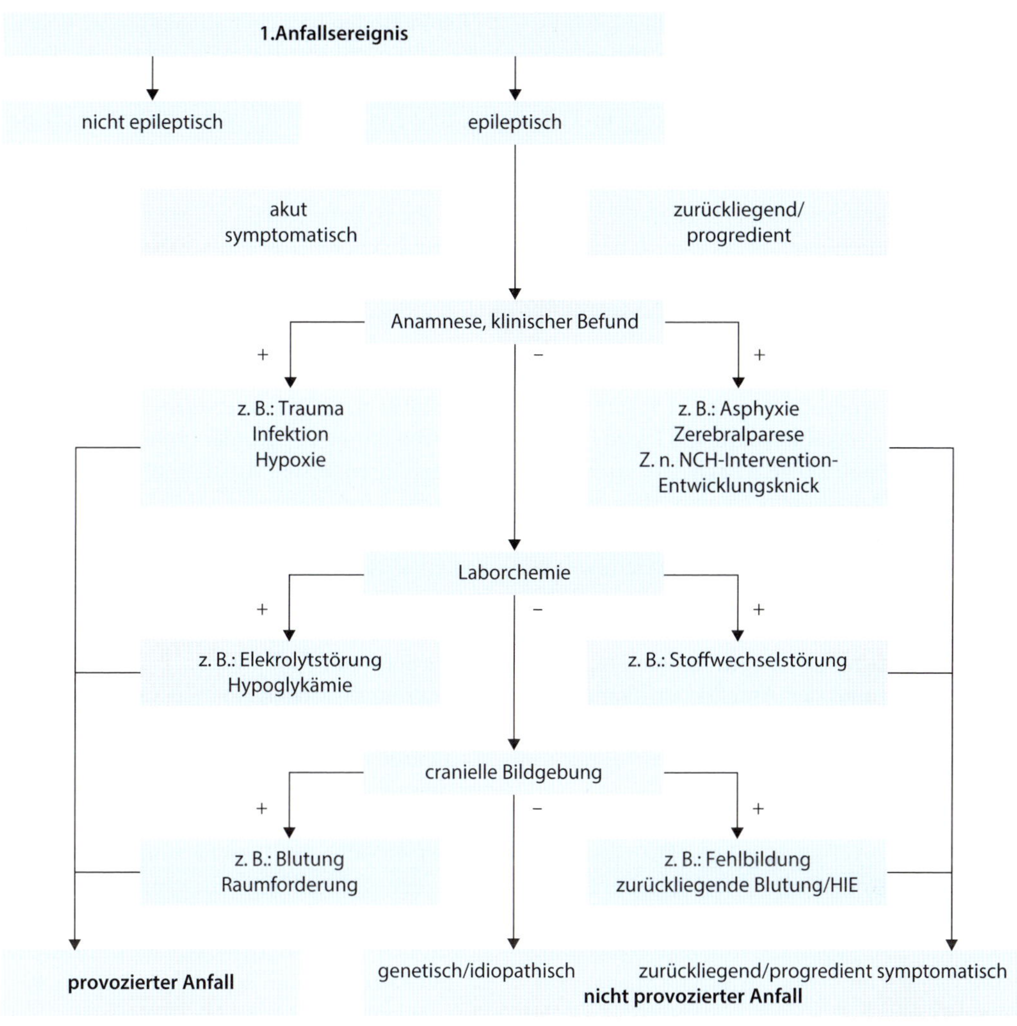

Abbildung 10-1: Vorgehen bei erstem Anfall: akut symptomatisch vs zurückliegend/progredient, genetisch/idiopathisch

Nach den Standards der American Academy of Neurology zur Untersuchung von Kindern mit einem ersten unprovozierten epileptischen Anfall sind Routineuntersuchungen von Blut, Urin und Liquor entbehrlich (Hirtz et al. 2003).

EEG-Diagnostik

In bis zu 70 % der Kinder mit erstem unprovoziertem Anfall wird ein abnormer Befund erhoben (Pohlmann-Eden et al. 2006), zumeist im Sinne hypersynchroner Aktivität. Falls das Standard-EEG unauffällig ist, sollte ein Schlaf-EEG angeschlossen werden, dadurch können noch bei 13–31 % der Kinder Auffälligkeiten nachgewiesen werden.

In einer prospektiven Kohortenstudie boten von 347 Kindern mit erstem Anfall 42 % EEG-Veränderungen, am häufigsten fokale Spikes, gefolgt von generalisierten Spike-Waves oder Verlangsamungen. Die neurologisch vorgeschädigten Kinder zeigten häufiger EEG-Abweichungen als die gesunden Kinder (60 % vs. 38 %) und Kinder mit fokalen Anfällen häufiger als die Kinder mit generalisierten Anfällen (56 % vs. 35 %). Pathologische EEG-Befunde haben eine prädikative Bedeutung bezüglich weiterer Anfälle: Das Risiko weiterer Anfälle betrug im Falle eines pathologischen EEG 54 %, bei normalem EEG 25 % (Shinnar et al. 1994). Das Risiko eines Rezidivs ist damit bei pathologischem EEG doppelt so hoch, allerdings kommt es auch bei bis zu 15 % der Kinder mit pathologischem EEG zu keinem Rezidiv! Die Sensitivität und Spezifität des EEG ist damit eher gering. Die Bedeutung liegt vor allem in der Zuordnung zu spezifischen epileptischen Syndromen (Khan et al. 2013).

Die zeitnahe Ableitung eines EEG wird in einzelnen Studien mit 24–48 h nach dem ersten unprovozierten Anfall als besonders aussagefähig eingestuft, was sich in anderen Untersuchungen allerdings nicht bestätigen ließ (Hamiwka et al. 2007). Zur Diagnosestellung kann ein EEG unmittelbar nach dem Ereignis hilfreich sein, wahrscheinlich ist es bezogen auf die Frage des Rezidivrisikos und der Anfallsklassifikation im Intervall ausreichend.

Bildgebende Diagnostik

Der Einsatz des CT ist der akuten Diagnostik im Rahmen der Notaufnahme vorbehalten. Liegen keine Hinweise auf eine akut bedrohliche ZNS-Erkrankung vor, kann die kranielle Bildgebung mittels cMRT im Verlauf erfolgen (Maytal et al. 2000).

Zeigt die Anfallsanamnese Hinweise auf eine fokale Genese, so ist in bis zu 50 % der Fälle mit Auffälligkeiten im cMR zu rechnen, in 15–20 % lässt dies direkte Schlüsse auf die Ätiologie zu, in 2–4 % ist eine sofortige Intervention indiziert. Das gilt insbesondere bei weiteren Auffälligkeiten der neurologischen Untersuchung und des EEG in Form fokaler hypersynchroner Aktivität (Gaillard et al. 2009). Allerdings zeigen sich auch bis zu 20 % der Kinder mit erstem unprovozierten Anfall und ansonsten unauffälligen Befunden MRT-Veränderungen (Berg et al. 2000). Weitere bildgebende Verfahren wie das hochauflösende MR sind Verfahren der fortgesetzten weiteren Diagnostik.

Bei Befunden typischer idiopathischer Epilepsiesyndrome bleibt das cMR unauffällig. Dann kann bei entsprechender Konstellation von Klinik und EEG-Befunden auf ein cMR verzichtet werden, nicht jedoch bei generalisiert tonisch-klonischen Anfällen. Damit wird in der klinischen Praxis bei erstmalig aufgetretenem unprovozierten generalisiert tonisch-klonischem Anfall ein cMR erfolgen.

Neuropsychologische Befunde

Fastenau et al. (2009) untersuchten in einer prospektiven Studie 282 Kinder binnen drei Monaten nach ihrem ersten Anfall und verglichen die Ergebnisse mit denen von 147 gesunden Geschwistern (Alter: 6–14 Jahre, IQ >70). Dabei zeigten 27,4 % vs. 18,2 % neuropsychologische Defizite, 13,7 % vs. 7,7 % hatten Störungen der Aufmerksamkeit, des verbalen Gedächtnisses, des Lernens und der Sprache.

In der multivariaten Analyse war die symptomatische/kryptogene Ätiologie ein Risikofaktor für neuropsychologische Störungen. In dieser Gruppe zeigte sich als weiterer Risikofaktor der Einsatz von AED (sei es aufgrund von Nebenwirkungen oder der Einschätzung der Ausprägung der Erkrankung, die zur Behandlung führte). Sind weiterhin zwei oder mehr Anfälle aufgetreten und war hypersynchrone Aktivität im EEG nachweisbar, so fanden sich bei 40 % Auffälligkeiten.

In der Gruppe der Kinder mit erstem idiopathischen Anfall waren ebenso ein Rezidiv und ein pathologisches EEG Risikofaktoren für neuropsychologische Störungen.

Zu ähnlichen Ergebnissen kommen Sogawa et al. (2010), die 10 Jahre nach dem ersten Anfall das neuropsychologische Outcome untersuchten (n = 328): Schulische Fördermaßnehmen und Wiederholen einer Klasse fanden sie bei 28 % der Kinder mit einem unprovozierten Anfall, bei 34 % mit zwei bis neun Anfällen und bei 64 % der Kinder mit mehr als zehn Anfällen.

Ein erhöhtes Risiko für neuropsychologische Störungen besteht schon bei Kindern und Jugendlichen mit einem ersten unprovozierten Anfall.

Differenzialdiagnose

Eine wichtige und häufige DD sind konvulsive Synkopen. Die sichere Abgrenzung nichtepileptischer paroxysmaler Symptome kann mitunter nur im Verlauf erfolgen (s. Kap. 5). Dann schafft eine kardiologische Diagnostik (EKG, ECHO) mehr Sicherheit.

10.4 Wiederholungsrisiko und Risikofaktoren nach dem ersten unprovozierten Anfall

Entscheidend für die therapeutischen Überlegungen nach dem ersten unprovozierten Anfall sind die Risiken, die von einem Rezidiv ausgehen können. Eine neurologische Schädigung durch einen zweiten Anfall ist unwahrscheinlich. Im Vordergrund steht präventives Verhalten zur Vermeidung von Unfallrisiken und sozialer Stigmatisierung (Hirtz et al. 2003).

Risiko eines zweiten Anfalls und dessen Risikofaktoren

Im Falle eines einzigen Anfalls und bei prospektivem Studiendesign betrug die Wiederholungsrate 40 %. Die stärksten prognostischen Faktoren waren Anfallsursache und EEG-Befund. Das Fehlen einer neurologischen Schädigung und ein normales EEG ergaben ein Wiederholungsrisiko von 24 %, die zurückliegende symptomatische Ätiologie und ein pathologisches EEG ein Risiko von 65 %. 50 % der Rezidive ereignen sich innerhalb der ersten sechs Monate nach dem ersten Anfall, 80 % in den ersten zwei Jahren. Shinnar et al. (2000) (n = 407 Kinder) fanden nach zehn Jahren ein Wiederholungsrisiko im Vergleich zu dem nach fünf Jahren kaum erhöht (von 43 % auf 46 %). Bei einer kleinen Gruppe (13 % der 407 Kinder) waren zehn oder mehr Anfälle aufgetreten. Der wichtigste prädiktive Faktor war die zurückliegend symptomatische Ätiologie. Zehn oder mehr Anfälle hatten 32 % der 65 Kinder mit zurückliegend symptomatischer Ätiologie und nur 9 % der 342 Kinder mit kryptogener/idiopathischer Ätiologie gehabt.

Die Rezidivrate nach einem ersten Anfall, der ≥ 30 min andauerte, ist bei Kindern nicht größer als bei kurzen Anfällen. Allerdings ist das Risiko höher, erneut einen prolongierten Anfall zu erleiden (5/24 versus 2/147, Shinnar et al. 1996).

In Tabelle 10-3 sind die verschiedenen Faktoren aufgeführt, die nach einem ersten unprovozierten epileptischen Anfall mit einem erhöhten Wiederholungsrisiko einhergehen (Berg et al. 2010). Die Bedeutung von zwei unprovozierten Anfällen innerhalb von 24 Stunden ist ungewiss. In einer prospektiven Studie ergab sich, dass die beiden Ereignisse als ein Anfall gewertet werden können, das Wiederholungsrisiko entsprach dem eines ersten einzelnen Anfalls (Shinnar et al. 2000). Anders lautete das Ergebnis in einer zweiten Studie, hier entsprach der weitere Verlauf nach zwei Anfällen dem von zwei an verschiedenen Tagen aufgetretenen Anfällen, so dass hier die Diagnose Epilepsie zutraf (Camfield et al. 2000).

Tabelle 10-3: Risikofaktoren für das erneute Auftreten von Anfällen nach dem ersten unprovozierten epileptischen Anfall (Berg et al. 2010)

- **zurückliegend symptomatische Ätiologie**
- **symptomatische Ätiologie (Tumor/progressive neurologische Erkrankung)**
- **neurologisches Defizit**
- **hypersynchrone Aktivität im EEG**
- fokale Anfallssemiologie
- erster Anfall im Schlaf
- vorangegangene Fieberkrämpfe (bei symptomatischem Anfall)
- Lebensalter unter 16 Jahre
- Status epilepticus oder mehrere Anfälle an einem Tag (Erwachsene)

10.5 Einfluss der antiepileptischen Pharmakotherapie auf das Wiederholungsrisiko

Nach zwei unprovozierten epileptischen Anfällen ist von der Diagnose Epilepsie auszugehen, oder aber bei einem Anfall und typischer elektroklinischer Konstellation. Die Frage, ob die antikonvulsive Therapie schon nach dem ersten unprovozierten Anfall begonnen werden soll, wird kontrovers beantwortet. Eine Leitlinie zur Therapie des ersten unprovozierten Anfalls bei Kindern kommt zu dem Schluss, dass Antiepileptika zwar das weitere Auftreten von Anfällen verhindern können, dass sie aber keinen Einfluss auf die Langzeitremission haben (Hirtz et al. 2003).

Das zeigen die Ergebnisse der offenen und randomisierten Multicenterstudie der First Seizure Trial Group (1993). 397 Patienten im Alter von 2 bis 70 Jahren mit einem ersten primär oder sekundär generalisierten tonisch-klonischen Anfall wurden randomisiert entweder mit CBZ, PHT, PB, VPA behandelt oder nicht behandelt. Patienten mit akuten symptomatischen Anfällen, progredienten neurologischen Erkrankungen oder psychiatrischen Krankheiten waren ausgeschlossen worden. Durch die antiepileptische Therapie konnte die Rezidivrate signifikant gesenkt werden, nach zwei Jahren betrug das Wiederholungsrisiko für die behandelten Patienten 25 %, für die nicht behandelten 51 % (**Tab. 10-4**). In einer weiteren Publikation dieser Arbeitsgruppe wird dann berichtet, dass sich die Wahrscheinlichkeit, ein Jahr bzw. zwei Jahre Anfallsfreiheit zu erreichen, für die nach dem ersten Anfall behandelten und für die erst nach einem weiteren Anfall behandelten Patienten dieselbe war. Demnach ist die Rate der Langzeitremission nicht davon abhängig, ob schon nach dem ersten oder erst nach dem zweiten Anfall behandelt wird (Musicco et al. 1997).

10.6 Mortalität des ersten unprovozierten epileptischen Anfalls

Viele Eltern, welche Zeugen des ersten Fieberkrampfes ihres Kindes waren, gaben an, dass sie glaubten, ihr Kind würde während des Anfalls versterben (Baumer et al. 1981). Vermutlich hat ein erster afebriler Anfall eine ähnliche Wirkung. Nur wenige Studien geben Hinweise auf die Mortalität nach dem ersten unprovozierten Anfall. In einer retrospektiven populationsbasierten Kohorte mit 224 Kindern und Erwachsenen mit singulären oder wiederholten Anfällen aus Island ergab sich für die Patienten mit einem singulären kryptogenen Anfall keine erhöhte Mortalität (Olafsson et al. 1998).

Tabelle 10-4: Zeitabhängige Rezidivrate bei unbehandelten und behandelten Patienten nach dem ersten unprovozierten tonisch-klonischen Anfall (First Seizure Trial Group 1993)

Patienten[1)]		Rezidivrate nach					
Vorgehen	**Zahl**	**1 Mo**	**3 Mo**	**6 Mo**	**12 Mo**	**18 Mo**	**24 Mo**
unbehandelt	193	8 %	18 %	28 %	41 %	45 %	51 %
behandelt[2)]	204	4 %	7 %	9 %	17 %	23 %	25 %

[1)] Kinder und Erwachsene
[2)] behandelt mit Carbamazepin, Phenytoin, Phenobarbital, Valproat

10.7 Therapie nach erstem unprovozierten epileptischen Anfall

Die allgemeinen therapeutischen Überlegungen bei Auftreten eines ersten epileptischen Anfalls hängen ab von:

- dem Lebensalter des Betroffenen
- der Höhe des Risikos für das Auftreten weiterer Anfälle und deren Gefährdungspotenzial (Sturz, prolongierter Anfall)
- den möglichen psychosozialen Auswirkungen weiterer Anfälle im Falle der Nichtbehandlung
- den potenziellen Nebenwirkungen des in Frage kommenden und wirksamen Antiepileptikums.

Bei Säuglingen und Kleinkindern mit einem geringen Wiederholungsrisiko (unbekannte Ursache und normaler EEG-Befund) sollte nach dem ersten Anfall keine antiepileptische Behandlung begonnen werden. Bleibt das Kind dann zwei Jahre anfallsfrei, so handelte es sich sehr wahrscheinlich um ein Einzelereignis.

Für das Management eines Rezidivs müssen die betreuenden Personen geschult sein. Vorsichtsmaßnahmen sind zumindest für die ersten drei bis sechs Monate einzuhalten (Beschleunigungssportarten nur mit Helm/Schutzkleidung, Schwimmen nur in 1 : 1-Begleitung und nicht im offenen Gewässer, Klettern nur unter Sicherung).

Die Entscheidung, ob bei den Kindern mit einem sehr hohen Wiederholungsrisiko schon nach dem ersten unprovozierten Anfall eine Pharmakotherapie eingeleitet werden soll oder nicht, muss individuell getroffen werden. Einerseits müssen die psychosozialen Auswirkungen möglicher weiterer Anfälle (z. B. in der Schule) und die altersgemäße Selbstständigkeitsentwicklung Berücksichtigung finden wie auch die Unfallrisiken abgeschätzt werden. Andererseits müssen im Falle eines Therapieversuchs die Nebenwirkungsrisiken und die der Nichtwirksamkeit des ersten Präparates in die Entscheidungsfindung einbezogen werden.

Wegen der möglichen negativen psychosozialen Auswirkungen weiterer Anfälle bei älteren Kindern, Jugendlichen und Erwachsenen, vor allem im Hinblick auf das Schul- und Berufsleben, fällt die Entscheidung bei Patienten dieser Altersgruppen auch ohne weitere Risikofaktoren eher für die antiepileptische Therapie als bei jungen Kindern, die besser überwacht sind.

11 Neugeborenenanfälle und neonatale epileptische Syndrome

Die Häufigkeit epileptischer Anfälle ist in den ersten vier Lebenswochen im Vergleich zu jedem weiteren Lebensabschnitt am höchsten. Die Häufigkeit des Vorkommens wird mit einer Schwankungsbreite von 1,5/1000–5,5/1000 Geburten angegeben (Mizrahi et al. 1998). Die Inzidenz ist abhängig vom Geburtsgewicht. In einer prospektiven populationsbasierten Studie aus Kentucky, USA, betrug die Inzidenz 3,5/1000 Lebendgeborene. Bei Reifgeborenen lag der Wert bei 2,8/1000, bei einem Geburtsgewicht von 1500–2499 g betrug er 4,4/1000 und bei den sehr kleinen Frühgeborenen mit einem Geburtsgewicht < 1500 g stieg er sprunghaft auf 57,5/1000 Lebendgeborene an (Lanska et al. 1995).

Auf Grund der Unreife des Gehirns zeigt das Erscheinungsbild der Neugeborenenanfälle eine Reihe von Besonderheiten, die nur in diesem Lebensabschnitt vorkommen, diese sind häufig fragmentiert, unorganisiert, multifokal und oft schwer zu erkennen (Mizrahi 2008). Neonatal beginnende epileptische Enzephalopathien sind in Kapitel 15 dargestellt.

11.1 Symptomatische Neugeborenenanfälle

Tabelle 11-1 gibt einen Überblick über die verschiedenen Ursachen von Neugeborenenanfällen und ihre Häufigkeit, **Tabelle 11-2** in Abhängigkeit vom Gestationsalter. Sie stellen ganz überwiegend akute Reaktionen auf sehr unterschiedliche ZNS-Schädigungen dar, wobei die hypoxisch-ischämische Enzephalopathie (HIE) und zerebrale Blutungen weitaus die häufigsten sind. Neugeborenenanfälle sind also meist symptomatischer Genese! Sie weisen auf eine ggf. akute zerebrale Pathologie hin, die spezifische kausale Therapien implizieren kann. Möglicherweise führen die Anfälle selbst zu neuronalen Schäden, wobei aber unklar ist, ob und in welchem Ausmaß dieses der Fall ist bzw. wie häufig die Anfälle auftreten müssen, bevor permanente Veränderungen zu erwarten sind. Darüber hinaus manifestieren sich einige epileptische Syndrome, einerseits epileptische Enzephalopathien wie die frühkindliche myoklonische Enzephalopathie und frühinfantile epileptische Enzephalopathie (Ohtahara-Syndrom), andererseits die mit einer gutartigen Prognose verbun-

Tabelle 11-1: Häufigkeit der Ursachen neonataler Anfälle (modifiziert nach Ronen et al. 1999; Lanska et al. 1995, Watkins et al. 1988)

Hypoxie	30–50 %
Blutungen	20–25 %
Infektion	15–20 %
metabolisch	5–7 %
Infarkte	5–7 %
Fehlbildungen	-5 %
Entzug	4 %
idiopathisch/genetisch	2 %
neonatales Epilepsiesyndrom	1 %

Tabelle 11-2: Gestationsalter und Ätiologie (modifiziert nach Holanda et al. 2006)

Ätiologie	FG (%)	RG (%)
HIE	26,6	64,8
Hypokalzämie	16,6	14,8
Hypoglykämie	20	10,8
Blutung	36,6	4,0
Malformation	6,6	4,0
Hypomagnesiämie	0	4,0
Meningitis	0	1,3

denen benignen neonatalen Anfälle. Bei einem kleineren Teil der Kinder kann trotz umfangreicher diagnostischer Maßnahmen keine spezifische Ätiologie gefunden werden (Mizrahi et al. 1998).

11.1.1 Klinik

Neugeborenenanfälle sind in ihrer Semiologie häufig wenig eindeutig. Wesentliche anamnestische Ausgangsdaten sind neben Gestationsalter und Geburtsgewicht der Schwangerschaftsverlauf (intrauterine Anfälle?, Komplikationen/Infektionen?, Drogenkonsum?), Geburtsanamnese und bisherige Performance.

Das Manifestationsalter der neonatalen Anfälle betrifft im Wesentlichen die ersten zehn Lebenstage, wobei Anfälle bei HIE zumeist binnen drei Tagen auftreten, metabolisch bedingte in der ersten Lebenswoche und infektionsbedingte über den gesamten Zeitraum von zehn Tagen. Gerade bei Stoffwechselstörungen sind auch intrauterine Anfälle berichtet.

Tabelle 11-3 beschreibt die Semiologie der neonatalen Anfälle (nach Mizrahi et al. 2000), **Tabelle 11-4** charakteristische Unterschiede zwischen Früh- und Reifgeborenen. Auf Grund der unvollkommen entwickelten kortikalen Organisation, Synaptogenese und Myelinierung beim Neugeborenen breitet sich die epileptische Aktivität nur unvollständig und ungleichmäßig im ZNS aus, dementsprechend bleiben die Anfälle eher fragmentär und irregulär.

Die am häufigsten vorkommenden, etwa die Hälfte aller Neugeborenenanfälle ausmachenden Anfälle sind subtile Anfälle und motorische Automatismen, die wegen ihrer diskreten Ausprägung bzw. der Ähnlichkeit mit natürlichen Bewegungen leicht übersehen werden können. Sie betreffen Reifgeborene und Frühgeborene gleichermaßen. Ihre Hauptmerkmale sind:

- horizontale oder vertikale Abweichungen der Augen mit oder ohne Nystagmus, anhaltendes Augenöffnen mit fixiertem Blick (häufigste Anfallsphänomene)
- repetitives Zucken oder Flattern der Lider; Speichelfluss, Saugen, Schmatzen oder andere oral-bukkal-linguale Bewegungen wie Vorstoßen der Zunge
- Ruder- oder Schwimmbewegungen der oberen Extremitäten; Fortbewegungsautomatismen (Strampel- oder Radfahrbewegungen) der unteren Extremitäten
- epileptogene Apnoen, in der Regel aber nicht als isoliertes Phänomen
- Abweichungen der Respiration (Hyperpnoen)
- vasomotorische Phänomene (Änderung der Hautfarbe, insbesondere Auftreten von Hautblässe, Änderungen der Herzfrequenz, Blutdruckerhöhung)
- exzessiver Speichelfluss.

Die zweithäufigste Anfallsform sind unifokale und multifokale klonische Anfälle, die durch repetitive, rhythmische Kontraktionen von Muskelgruppen der Extremitäten, des Gesichtes oder Rumpfes gekennzeichnet sind. Bei den klonischen Anfällen, die sich gleichbleibend in einem Körperteil, einer Körperhälfte oder einer Gesichtshälfte ereignen, bleibt das Kind gewöhnlich bei Bewusstsein. Konstant unifokale klonische Anfälle weisen auf eine fokale Läsion, z. B. einen zerebralen Infarkt, hin. Multifokale klonische Anfälle betreffen zunächst die eine oder andere Extremität und wandern dann irregulär in verschiedene Körperteile.

Tabelle 11-3: Anfallssemiologie: Charakteristika neonataler Anfälle

	Klinik	EEG	Ätiologie
subtil	Blickbewegungen, Lidflattern > orale Automatismen > Grimassieren > Massenbewegungen, isolierte Bewegungen	iktal: Rhythmisierung, zumeist Alpha interiktal: fokale Verlangsamung, ShW einstreuend	subkortikale Genese? häufig bei HIE
tonisch (fokal bis generalisiert)	abrupte Streckung einzelner Extremitäten, aus dem Schlaf heraus (Arousal), oft clusterartig, selten: opisthotone Streckung. Plötzliche Desaturation unter Beatmung	iktal: Rhythmisierung, zumeist Delta interiktal: Verlangsamung, Deltarhythmen + sehr langsame ShW	meist schwerwiegende Störung DD: Posturing
myoklonisch	einzelne Zuckungen (nicht rhythmisch): Extremitäten > Stamm > Zwerchfell > Gesicht, z.T. stimulusabhängig	iktal: nur bei generalisierter Ausprägung hohe ShW interiktal: ggf. globale Verlangsamung	DD: Stoffwechselstörung, myoklonische Enzephalopathie
klonisch	multifokal > fokal, langsamer Rhythmus (1–3/s), rasch wechselnde Frequenz/Intensität	iktal: ShW-Serien fokal/multifokal/generalisierend interiktal: Grundaktivität oft normal, einstreuende ShW	
tonisch-klonisch	unregelmäßiges Aufeinanderfolgen tonischer und klonischer Anfallsmuster	Delta-Rhythmen im Wechsel mit ShW-Serien	sehr selten, z.B.: benigne familiäre Neugeborenenkrämpfe
autonome Symptome	Brady-/Tachykardie, RR ↑, Apnoe, Schluckauf, meist mit weiteren Anfallssymptomen	uni-/bilaterale Theta-Rhythmen (z.T. steil konfiguriert)	CAVE: relaxierte/sedierte Kinder

Myoklonische Anfälle sind die dritthäufigste Anfallsform. Sie zeigen sich als Einzelzuckungen von Muskelgruppen der Extremitäten, des Gesichtes oder des Rumpfes, sie können fokal, multifokal oder generalisiert auftreten.

Generalisierte tonische Anfälle sind durch eine symmetrische tonische Haltung aller Extremitäten, des Rumpfes und des Halses in Form einer Streckung, Beugung oder Mischung aus Streckung und Beugung gekennzeichnet, so dass Haltungen ähnlich der Dezerebrations- bzw. Dekortikationshaltung bei älteren Kindern resultieren können. Begleitende Augensymptome oder Apnoen weisen diese Zustände als epileptische Anfälle aus. Generalisierte tonische Anfälle werden vor allem bei Frühgeborenen gesehen,

Tabelle 11-4: Gestationsalter und Anfallscharakteristika (modifiziert nach Okumura et al. 2008)

	FG	RG
Semiologie		
klonisch	50 %	16 %
tonisch	33 %	27 %
subtil	7 %	53 %
myoklonisch	10 %	4 %
Dauer (Ø)	60 s	90 s
SE	9–25 %	33 %
Beginn	Lebenstag ≥ 4	Lebenstag 1–3
EEG (iktal) Lokalisation	temporal >> okzipital > frontal	frontal < temporal > frontopolar > zentral > okzipital

besonders in Verbindung mit intraventrikulären Blutungen.

Die für ältere Kinder typischen generalisierten tonisch-klonischen Anfälle werden beim Neugeborenen nicht beobachtet (Ronen et al. 1999).

11.1.2 Diagnostik

EEG-Befunde

Die Eigenschaften des Neugeborenen-EEG variieren erheblich in Abhängigkeit vom Gestationsalter. Im Laufe des Hirnwachstums und der Hirnreifung ab der 27. Woche bis zur vollendeten 44. Woche ändert sich das EEG von einem diskontinuierlichen Muster mit Ausbrüchen einer bilateral wenig synchronisierten Aktivität im Wechsel mit Phasen einer elektrographischen Ruhe zu einem kontinuierlichen Muster einer polyfrequenten Aktivität. Schlafassoziierte Muster werden erkennbar. Es können eine große Anzahl verschiedener einzelner Potenziale oder Potenzialgruppen auftreten, die physiologische Abläufe repräsentieren (Mizrahi et al. 2003).

Abnorme, mit Neugeborenenanfällen assoziierte EEG-Befunde schließen eine abnorme Hintergrundaktivität, fokale Abweichungen sowie epileptiforme Potenziale ein. Isolierte ShW im interiktalen EEG haben in der Regel keine diagnostische Bedeutung. Iktale elektrische Anfallsaktivität zeigt sich in Serien fokaler Spikes, Sharp-Waves, Slow-Waves oder Kombinationen hieraus auf, die meist in der Zentral- oder Temporalregion einer Hemisphäre lokalisiert sind. Ein elektrographischer Anfall ist mit einer rhythmischen Aktivität von mindestens 10 s Dauer verbunden. Kürzere Paroxysmen werden als «brief rhythmic discharges» bezeichnet, sie sind mit einem schlechteren neurologischen Outcome assoziiert, auch ohne Auftreten längerer Anfälle (Wusthoff 2013). Spezielle epileptische Neugeborenenmuster sind die paroxysmale -Aktivität (8–12/s), die persistierende Niedervoltage und das Burst-Suppression-Muster.

Die Erfassung zerebraler Anfälle im Neugeborenenalter setzt lange Ableitezeiten voraus, polygraphische Dokumentation auch von Herz- und Atemfrequenz, Sauerstoffsättigung, EMG oder zumindest Aktimeter bei videokontrollierter Aufzeichnung, wobei die Anzahl der EEG-Elektroden zwar dem 10/20-System entsprechen kann, ggf. jedoch auch deutlich weniger Elektroden ausreichend sind. In der Ableitung mittels amplitudenintegriertem EEG (aEEG) sind in den Rohdaten entsprechende Anfallsmuster detektierbar; die Bedeutung liegt – bei einmal dokumentierter elektroklinischer Korreleation – in der Langzeitüberwachung insbesondere auch zur Detektion nonkonvulsiver SE.

Elektroklinische Korrelation bei Anfällen im Neugeborenenalter

Bei einem beträchtlichen Teil der Neugeborenen kann während der klinischen Anfallsphänomene (bei etwa 40 %) keine epileptiforme Aktivität im EEG nachgewiesen werden, andererseits werden im EEG sichtbare epileptische Entladungen teilweise nicht von klinischen Symptomen begleitet. Somit können auf der Basis von Klinik und EEG-Befund elektroklinische Anfälle, ausschließlich elektrographische Anfälle und ausschließlich klinische Episoden unterschieden werden. Von Mizrahi et al. (1998) wurde vorgeschlagen, nur die Anfälle als sichere epileptische Anfälle zu werten, bei denen Klinik und EEG übereinstimmen, und die klinischen Anfälle ohne EEG-Korrelat als nichtepileptische Anfälle anzusehen.

Elektroklinische Anfälle

Von Kellaway et al. (1998) sowie Velišek et al. (2000) werden folgende elektroklinischen Anfälle als epileptisch angesehen:

- fokale klonische Anfälle in Form repetitiver rhythmischer Kontraktionen von Muskelgruppen der Extremitäten, des Gesichtes oder Rumpfes, unifokal oder multifokal
- fokale tonische Anfälle mit andauernder Haltung einer Extremität, mit andauernder asym-

metrischer Haltung des Rumpfes und anhaltender Abweichung der Augen
- myoklonische Anfälle mit arrhythmischen Kontraktionen von Muskelgruppen der Extremitäten, des Gesichtes und des Rumpfes, die typischerweise nicht repetitiv oder mit einer langsamen Wiederholungsrate auftreten und die generalisiert, fokal oder fragmentär ausgeprägt sind.

Elektrographische Anfälle

Die klinische Bewertung der rein elektrographischen Anfälle ist nicht immer eindeutig. Von einigen Autoren wurde darauf hingewiesen, dass es sich in vielen Fällen von angeblich rein elektrographischen Anfällen tatsächlich doch um elektroklinische Anfälle handeln dürfte, was aber nur erkannt werden könne, wenn mittels Video-EEG eine genügend lange Zeit abgeleitet würde (Bolan et al. 1999). In diesen Fällen wirke sich besonders erschwerend aus, dass die Klinik häufig äußerst subtil ausgeprägt sei und dadurch leicht übersehen werde, außerdem könne im Falle der Behandlung mit PB zwar die Klinik der Anfälle, nicht aber die elektrographische Manifestation der Anfälle unterdrückt werden.

Klinische Anfälle

Die epileptogene Ursache der generalisierten tonischen und subtilen Anfallsphänomene ohne EEG-Korrelat wird von Mizrahi et al. (1998) in Frage gestellt. Ein Teil der untersuchten Anfälle konnte durch Stimulation des Kindes provoziert werden oder durch leichte Hemmung der Bewegungen unterdrückt werden. Diese Beobachtungen würden dafür sprechen, dass es sich um verstärkte Reflexantworten handelt. Von diesen Autoren werden deshalb bei den gewöhnlich lethargischen oder komatösen Neugeborenen folgende Ereignisse als wahrscheinlich nichtepileptischen Ursprungs angesehen:

- generalisierte tonische Anspannung mit andauernder symmetrischer, gebeugter, gestreckter oder gemischt gestreckt/gebeugter Positionierung der Extremitäten, des Kopfes und des Rumpfes
- motorische Automatismen mit okulären Bewegungen (richtungslose und rollende Augenbewegungen oder Nystagmus), mit oral-bukkal-lingualen Bewegungen (Saugen, Kauen, Vorstoßen der Zunge) und Bewegungen, die Fortbewegungsabläufen ähnlich sind (Ruder-/Schwimmbewegungen der Arme, Tret- oder Pedalbewegungen der Beine).

Diese Phänomene werden auf Hirnstamm-Release-Phänomene zurückgeführt, da sie die Charakteristika von Bewegungen tragen, die im Hirnstamm generiert werden, wie sie typischerweise bei Kindern mit einer Schädigung des Vorderhirns oder mit diffusen Hirnschäden beobachtet werden können. Diese Beurteilung wird aber nicht von allen Untersuchern geteilt (Danner et al. 1985, Mizrahi et al. 1987, Velišek et al. 2000).

Die rein klinische Beurteilung von neonatalen Anfällen ist unzureichend und im Einzelfall irreführend.

Malone et al. (2009) ließen Videoclips (20) neonataler Bewegungsmuster von Professionellen (137) beurteilen und fanden nur in etwa zur Hälfte korrekte Zuordnungen bei mangelhafter Übereinstimmung zwischen den Beurteilenden. Eine Korrelation EEG zu Klinik scheint daher notwendig, das Video-EEG-Monitoring ist der Goldstandard (Wusthoff 2013). Lässt sich ein Anfall mit den synchronen Rohdaten im aEEG abgleichen, so ist dies eine hervorragende Screening- und Langzeit-Überwachungsmethode.

Bildgebung

Bildgebend kann mittels der Schädelsono- und Dopplersonographie ein Screening erfolgen: Blutungen, Ödem, größere Malformationen werden so erfasst, problematisch sind der frühe Nachweis von Hirninfarkten und die Darstellung von subduralen und subarachnoidalen Blutungen. Falls die Neugeborenenanfälle persistieren und das Kind neurologisch auffällig ist, sollte kurzfristig ein cMRT angeschlossen werden, das allein bei bis zu 70 % der Neugeborenen mit Anfällen eine Ursache ausweist (Leth et al. 1997).

Labor

Die Laboranalytik der symptomatischen Anfälle ist umfangreich und aufwendig. Daher ist im akuten Fall ein gestaffeltes Vorgehen, orientiert an der Behandelbarkeit der Ursache, zu empfehlen, in das wesentliche 'Daten der Anamnese und klinischen Einschätzung Eingang finden. Initial sind Hypoglykämien, Hypokalzämien und Hypomagnesiämien auszuschließen, ebenso neonatale systemische Infektionen.

Stoffwechselstörungen sind vergleichsweise seltene Ursachen und sollten zunächst auch nur im Hinblick auf behandelbare Ursachen Berücksichtigung finden, eine erweiterte Diagnostik kann sich bei unklarer Genese dann nach Stabilisierung des Neugeborenen anschließen, s. **Tabelle 11-5**.

Tabelle 11-5: Diagnostisches Vorgehen bei neonatalen Anfällen

	Blutwerte	Weitere
I.	BZ, BGA + K, Na, Cl, Ca, Laktat (kapillär möglich) Mg, PO4, ASAT, ALAT, aP, Krea, CrP, IL8, BB + Diff, Blutkultur	Schädelsonographie, inkl. Dopplersonographie
II.	BZ, AS, Laktat, NH3, TMS-Karte (Screening), Pipecolinsäure	Liquor: Kultur, PCR (HSV), Zellzahl, Eiweiß, Glukose, Laktat, AS, (Material asservieren bei –70 °C: Neurotransmitter)
III.	Guanidinoacetat, Homozystein, Harnsäure	Urin: Kultur, Sulfittest, OS, CMV, Kreatin/Kreatinin- Ratio, cMRT, probatorische Gaben
IV.	Genetik	cMR-Spektroskopie

11.1.3 Ätiologie

Die hypoxisch-ischämische Enzephalopathie ist Ursache etwa 30–50 % aller Neugeborenenanfälle, diese treten gewöhnlich in den ersten 24 bis 72 Stunden nach der Asphyxie auf. Hypoglykämien, Hypokalzämien und subarachnoidale Blutungen sind mögliche assoziierte Veränderungen, welche die Anfälle triggern können (s. Tab. 11-1 und 11-2, S. 185/186).

Intrakranielle Blutungen bilden mit 20–25 % die zweitgrößte Ursachengruppe. Subdurale und subarachnoidale Blutungen können bei Reifgeborenen mit einem Geburtstrauma die Ursache von epileptischen Anfällen sein, auch wenn keine Zeichen einer Asphyxie vorangegangen sind. Intraventrikuläre und intraparenchymale Blutungen sind häufige Ursachen von Neugeborenenanfällen bei Frühgeborenen.

Infektionen sind als Ursache von Neugeborenenanfällen fast ebenso bedeutsam wie intrakranielle Blutungen, sie sind für 15–20 % der Fälle verantwortlich. Neugeborenenanfälle können das erste Zeichen einer bakteriellen oder akuten viralen Entzündung des ZNS sein. Häufige Erreger der bakteriellen Sepsis mit Meningitis sind Streptokokken der Gruppe B, Escherichia coli, Listerien, Staphylokokken und Pseudomonadenspezies. Virale Infektionen mit symptomatischen Neugeborenenanfällen werden vor allem durch Herpes-simplex- und Coxsackie-B-Viren verursacht, kongenitale Infektionen überwiegend durch die Zytomegalieviren und Toxoplasmen.

Die Häufigkeit akuter metabolischer Abweichungen als Ursache von Neugeborenenanfällen hat durch Verbesserungen der Neugeborenenüberwachung im Laufe der Jahrzehnte abgenommen. Hypokalzämien werden noch in etwa 3–4 %, Hypoglykämien in 2–3 % der Fälle nachgewiesen. Die Hypokalzämien treten in zwei Häufigkeitsgipfeln auf, entweder in den ersten drei Lebenstagen (z. B. bei Kindern diabetischer Mütter, bei Frühgeborenen) oder später in der Neugeborenenperiode, davon waren früher vor allem Frühgeborene betroffen, die über die Milch zu viel Phosphat zugeführt erhielten.

Zerebrale arterielle Infarkte spielen mit etwa 5–7% eine nicht unbedeutende ätiologische Rolle. Angeborene Strukturanomalien machen etwa 5% der Ursachen aus. Neonataler Entzug von Drogen und Medikamenten (Heroin, Methadon) führt zwar zu einer Reihe von Entzugssymptomen, aber nur eher selten zu epileptischen Anfällen. Kokain kann intrauterin arterielle Infarkte verursachen.

11.1.4 Pathophysiologie

Die erhöhte Anfallsbereitschaft beim Neugeborenen gründet in der zeitlich früheren Entwicklung des exzitatorischen Transmittersystems im Verhältnis zum inhibitorischen. So zeigt GABA postnatal eine exzitatorische Funktion, die erst im Laufe des ersten Lebensjahres zu einer inhibitorischen shiftet. Zusammen mit exzitatorischem Glutamat können in Netzwerken des unreifen Gehirns oszillierende Depolarisationen generiert werden. Es besteht daher eine physiologisch niedrigere Schwelle für zerebrale Anfälle (Silverstein et al. 2007, Nardou et al. 2013). Neugeborenenanfälle auf dem Boden hypoxisch-ischämischer Enzephalopathien führen zu zusätzlichen Hirnschäden, die möglichen zugrunde liegenden Mechanismen schließen eine erhöhte Hirntemperatur mit verstärktem metabolischen Energiebedarf, Bildung toxischer Sauerstoffradikale und Beeinträchtigung der endogenen Schutz- und Reparaturmechanismen ein. Hypothermie kann diese sekundären Mechanismen reduzieren und das Anfallsrisiko reduzieren. Die Frage, ob die reaktiven Neugeborenenanfälle selbst Ursache einer Epilepsie werden können, muss noch unbeantwortet bleiben. Werden bei neugeborenen Ratten wiederholt epileptische Anfälle ausgelöst, so zeigen sich neuroplastische Veränderungen, die das Auftreten weiterer Anfälle begünstigen. Diese Ergebnisse sind aber nicht ohne weiteres auf den Menschen übertragbar (Mizrahi et al. 2000).

11.1.5 Differenzialdiagnose

Zittrigkeit ist ein häufiges Phänomen bei Neugeborenen. Sie ist durch einen symmetrischen Tremor der Extremitäten charakterisiert, der das Gesicht ausspart. Die Bewegungsabläufe haben dabei eine gleichförmige Frequenz und Amplitude, sie können durch äußere Reize ausgelöst werden und sistieren bei passiver Beugung. Die Zittrigkeit bedeutet meist keine neurologische Schädigung, sie wird aber häufig auch bei hypoxisch-ischämischer Enzephalopathie, Hypoglykämie, Hypokalzämie und Drogenentzug beobachtet.

Eine wichtige Differenzialdiagnose zu Neugeborenenkrämpfen stellt der benigne neonatale Schlafmyoklonus dar. Die Myoklonien, die erratisch, asymmetrisch und von wechselnder Amplitude sind, treten nur im Schlaf auf, das EEG fällt immer normal aus. Sie lassen sich durch langsame Schaukelbewegungen während des Schlafes provozieren (s. Kap. 5).

Apnoen können Manifestation subtiler, aber auch tonischer Anfälle sein, diese sind dann jedoch selten Einzelsymptom, sie werden von anderen subtilen Zeichen wie Augenöffnen, Starren oder Augendeviationen begleitet. Nichtepileptische Apnoen gehen gewöhnlich mit einer zunehmenden Bradykardie einher, bei epileptischen Apnoen tritt diese erst sekundär auf.

Stoffwechselstörungen sind seltene Ursachen neonataler Anfälle. Die spezifische Diagnostik muss strukturiert und gut dokumentiert werden.

11.1.6 Therapie

Das initiale medizinische Vorgehen dient der Stabilisierung von Atmung, Kreislauf und Blutdruck. Die oben dargestellte Primärdiagnostik sollte dann angeschlossen werden, da es sich zumeist um symptomatische Anfälle handelt und die Ursache sofortiges Handeln implizieren kann. Die Anfälle stellen insbesondere dann eine eigene Gefährdung des Kindes dar, wenn sie als SE imponieren oder Ausdruck einer akuten zerebralen Pathologie sind (HIE, Blutung). Dann ist eine rasche antikonvulsive Medikation indiziert. Pragmatisch sollte ansonsten eine Medikation bei SE (Anfall >5 min) oder mehr als zwei Anfällen in 24 h erfolgen.

Die ätiologiespezifische Therapie ist in **Tabelle 11-6** aufgeführt. Wird ein den Anfällen zugrunde liegendes metabolisches Problem wie Hypoglykämie, Hypokalzämie oder Hypomagnesiämie erkannt und korrigiert, erübrigt sich in der Regel die Anwendung von AED. Bei Pyridoxinmangel oder Pyridoxinabhängigkeit können die Anfälle zwar schon nach Verabreichung von 100 mg Pyridoxin i. v. sistieren, dieser Effekt muss jedoch keinesfalls so eindrucksvoll imponieren. Daher – und zum Ausschluss einer Pyridoxal-5-Phosphat-Abhängigkeit – sollte selbiges über drei bis sieben Tage zugeführt werden. (CAVE: Pyridoxin- wie Pyridoxal-5-Phosphat-Gaben führen bei Wirksamkeit in etwa 30 % zur akuten Atemdepression, s. Kap. 18.2.) Für die Pyridoxin- und andere probatorische Kofaktorgaben ist ein entsprechendes Setting notwendig, das eine eindeutige Aussage zulässt.

Initiale antiepileptische Therapie

Die Diagnose epileptischer Anfälle kann im Zweifel nur elektroenzephalographisch geklärt werden, ist aber bei rezidivierendem Auftreten und begleitenden vegetativen Symptomen klinisch meist ausreichend sicherzustellen. Indikation zur medikamentösen antikonvulsiven Medikation sind SE und rezidivierende Anfälle, die nicht Ausdruck akuter Glukose-/Elektrolytstörungen sind. Dies kann mit einer ersten laborchemischen Untersuchung geklärt werden – die AED-Gaben erfolgen dann i. v. (**s. Tab. 11-7**).

Neonatale Anfälle sind meist symptomatische Anfälle. Ist eine schnelle Diagnostik nicht verfügbar, so werden Glukose und Kalzium «blind» substituiert.

Tabelle 11-6: Ätiologiebezogene Therapie bei Neugeborenenanfällen (modifiziert nach Mizrahi et al. 1998)

Diagnose	Kommentar	Substitution	initial	Erhaltungsdosis
Hypoglykämie BZ < 40 mg/dl	immer eine mögliche Ursache!	Glukose 10 %ige Lösung	5 ml/kgKG i. v. oder p. o.	5–10 ml/kgKG/h i. v.
Hypokalzämie ionisiertes Ca < 0,63 mmol/l	1.–2. LT oder 2.–4. LW	Kalziumglukonat, 10 %ige Lösung	2,2 ml/kg, i. v. über 10 min	8 ml/kg/Tag, i. v.
Hypomagnesiämie Mg < 0,6 mmol/l	ab 3. LW	Magnesiumaspartat, 10 %ige Lösung	1 ml/kgKG, i. v über 10 min	0,25 ml/kgKG/d
Pyridoxinabhängigkeit (Kap. 18.2.2)	intrauterine Anfälle? Ggf. assoziierte Asphyxie	Pyridoxin	100 mg, i. v.	30 mg/kgKG/d p. o. 3–7 d
Pyridoxal-5-Phoshatabhängigkeit (Kap. 18.2.2)	ggf. Hypoglykämie/ Laktatazidose	Pyridoxal-5-Phosphat		30 mg/kgKG/d p. o. 3–7 d
Folinsäure-responsive Anfälle (Kap. 18.2.2)	ab dem 3. LM	Folinat		3–5 mg/kgKG/d p. o. 3–7 d
Biotin-/Biotinidasemangel (Kap. 18.2.2)	ab dem 2. LM	Biotin		20 mg/kgKG/d p. o. 3–7 d

Tabelle 11-7: AED beim Neugeborenen (modifiziert nach Slaughter et al. 2013)

AKM	Erstdosis i. v. über 5–10 min	Erhaltungsdosis i. v. (p. o.)	Therapeutischer Bereich	Eliminations-halbwertszeit
PB	Bolus: 10 mg/kgKG, ggf. + 5 mg/kgKG bis 25–30 mg/kgKG	5 mg/kgKG/d in 2 ED	20–40 µg/ml	100 h (nach 5–7 d)
PHT	Bolus von 20 mg/kgKG	5 mg/kgKG/d in 3 ED	15–25 µg/ml	100 h (40–200 h)
Lidocain	2 mg/kgKG über 10 min, 6 mg/kgKG/h über 6 h, 4 mg/kgKG/h über 12 h, 2 mg/kgKG/h über 12 h	keine	< 9 mg/l	0,3 h
LEV	Bolus von 50 mg/kgKG	40 mg/kgKG/d in 2 ED	bis > 90 mg/l	9 h
MDZ	Bolus: 0,15 mg/kgKG	0,1–0,4 mg/kgKG/h		0,8 h bis 12 h
LZP	0,05–0,15 mg/kgKG	ggf. wiederholen		48–72 h
CZP	0,1 mg/kgKG	0,01 mg/kgKG, ggf. 3- bis 5-mal		20–40 h

Stufe I (Mittel der 1. Wahl)

Phenobarbital ist das verbreitetste und effektivste AED im Neugeborenenalter, auch belegt durch eine randomisierte kontrollierte Studie bei Neugeborenen. Bei HIE und unter Hypothermie-Bedingungen wird im Tierversuch eine neuroprotektive Wirkung angenommen (van Rooij et al. 2013). Die angewandten Dosierungen sind initial 10–20 mg/kgKG. Da eine lineare Pharmakokinetik zu erwarten ist, bietet sich eine Titration an. Besteht kein SE, so können initial 10 mg/kgKG versucht werden, bei Nichtansprechen der Anfälle kann in Schritten von 5 mg/kgKG die Dosis gesteigert werden bis zu einem Blutspiegel von 25–30 µg/ml (bis 40 µg/ml), was Gaben bis insgesamt 25–30 mg/kgKG PB entspricht. Dann Erhaltungsgaben von 5 mg/kgKG/d in zwei ED.

Die Nebenwirkungen vor allem bei rascher Gabe können in einer Muskelhypotonie und Atemdepression bestehen. Beeinträchtigungen des kognitiven Outcomes der behandelten Kinder im Verlauf sind nur schwer abschätzbar und dürften von maximalen Blutspiegeln und Dauer der Behandlung abhängig sein.

Stufe II (Mittel der 2. Wahl)

Phenytoin wird als ähnlich effizient wie PB eingestuft (Bolus PHT von 20 mg/kgKG gefolgt von 5 mg/kgKG/d in drei ED als Erhaltungsgaben). Probleme bereiten allerdings der Zugangsweg und der Metabolismus. Spiegelkontrollen sind engmaschig erforderlich, um notwendige Dosisanpassungen vornehmen zu können. Fosphenytoin ist bezogen auf die geringere Reizung der Venen bei Gabe eine Alternative, hat aber ansonsten das gleiche Nebenwirkungsspektrum (kardiale Arrhythmien). Eine präventive Möglichkeit ist der Verzicht auf immer noch empfohlene Dauerinfusionen von Phenytoin/Fosphenytoin zugunsten fragmentierter Bolusgaben.

Während etwa 45 % der Neugeborenen auf PB oder PHT als initialem AED anfallsfrei wurden (n = 59), konnte durch die Kombination PB + PHT noch bei weiteren etwa 15 % ein Erfolg erzielt werden (Painter et al. 1999).

Lidocain hat sich als effektiv erwiesen bei Neugeborenen, die weder durch PB noch durch BZD anfallsfrei wurden. Mehr als 50 % (n = 20) wurden anfallsfrei, die Wirkung tritt in den ersten Stunden nach Beginn der Therapie auf. Ein reduziertes Dosisschema mit 2 mg/kgKG über

10 min, gefolgt von 6 mg/kgKG/h über 6 h, gefolgt von 4 mg/kgKG/h über 12 h, gefolgt von 2 mg/kgKG/h über 12 h, war bei Früh- und Neugeborenen (27.–40. SSW) ebenso wirksam. Nebenwirkungen wurden darunter nicht beobachtet. Toxische Blutspiegel sind bei Neugeborenen nicht definiert und gelten bei Erwachsenen ab 9 mg/l. Dieses Dosierungsschema konnte bei den meisten Früh- und Neugeborenen den Spiegel < 9 mg/l halten (Malingréet al. 2006).

Kardiale Arrhythmien, Hypotonie mit Atemdepression und Induktion von zerebralen Anfällen begrenzen den Einsatz von Lidocain, insbesondere sollte kein Spiegel von PHT mit dem von Lidocain überlappen. Damit ist das therapeutische Fenster dieser Substanz begrenzt.

Levetirazetam wird in zwei retrospektiven Fallkohorten als wirksam beurteilt. Die Anfallskontrolle nach initialer Gabe wird in etwa 30 % erreicht, über > 48 h gegeben bei 80 %. Slaughter et al. (2013) schlagen einen initialen LEV-Bolus von 50 mg/kgKG vor, dann eine Erhaltungsdosis von 40 mg/kgKG/d in zwei ED. Die Verträglichkeit ist gut (Merhar et al. 2011), daher ein breiter Einsatz möglich.

Stufe III (Mittel der weiteren Wahl)

Benzodiazepine: Für MDZ, LZP und CZP liegen Studienergebnisse kleiner Kohorten als Mittel der 3. Wahl (nach PB und PHT) vor.

MDZ (Bolus: 0,15 mg/kgKG, dann Dauerinfusion 0,1–0,4 mg/kgKG/h) zeigt eine Anfallskontrolle bei bis zu 75 %. Vorteil ist die gute Steuerbarkeit der Therapie, insbesondere bei beatmeten Früh- und Neugeborenen. Bei diesen Kindern ist auch eine Gabe als Mittel der 2. Wahl in Erwägung zu ziehen, da die potenziell sedierende Wirkung weniger gefährdend einzuschätzen ist.

LZP (0,05–0,15 mg/kgKG) ist rasch wirksam, der Spiegel von PB kann darunter ansteigen.

CZP (0,1 mg/kgKG) benötigt wahrscheinlich ein längeres Zeitintervall bis zur Anfallskontrolle.

Topiramat ist nicht als i. v. Lösung verfügbar, oral gibt es Berichte einer geringen Effektivität im Säuglingsalter (bis 25 mg/kgKG/d). Allerdings sind auch Erfolge bei Neugeborenen erzielt worden, die auf PB nicht anfallsfrei geworden waren. Nebenwirkungen sind metabolische Azidose, Irritabilität, Fütterungsprobleme (van Rooij et al. 2013).

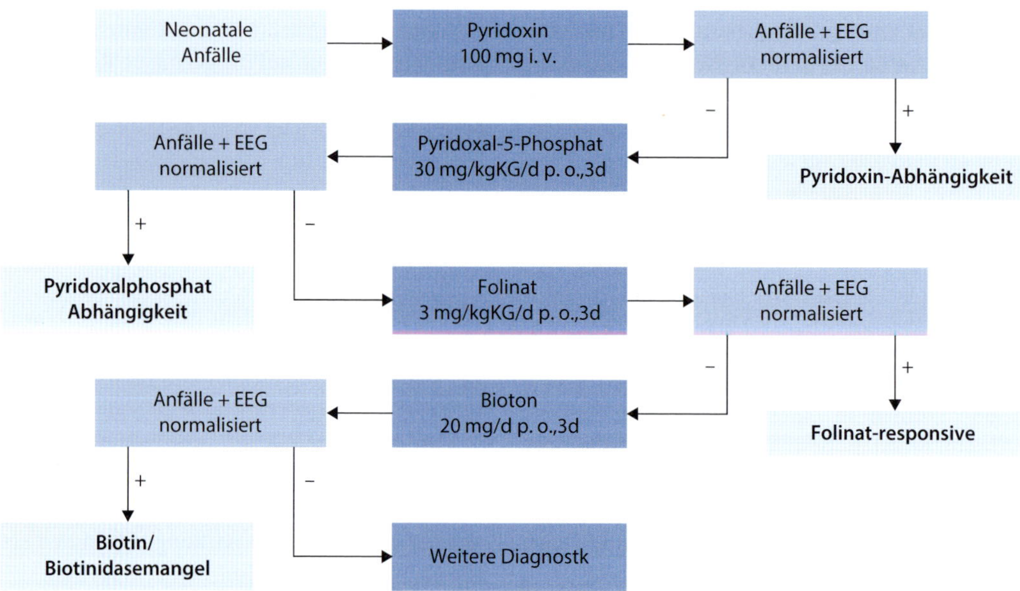

Abbildung 11-1: Die probatorische Schleife zur Diagnostik von Kofaktorstörungen (modifiziert nach Ficicioglu et al. 2011)

Probatorische Gaben von Kofaktoren

Bestehen weder anamnestisch noch in Labor oder Bildgebung Hinweise auf eine Ätiologie rezidivierender Anfälle, so sind probatorische Gaben zur Diagnostik kofaktorresponsiver Epilepsien indiziert, wie in **Abbildung 11-1** dargestellt.

Praktisches Vorgehen

Früh- und Neugeborene mit Verdacht auf einen zerebralen Anfall müssen konstant überwacht werden. Ein erster Verdacht muss immer die Kontrolle des BZ implizieren, ist dies nicht möglich, muss «blind» Glukose gegeben werden.

Nach Möglichkeit ist eine EEG-Aufzeichnung hilfreich, Rezidive treten häufig kurzfristig auf und erleichtern auch klinisch die Diagnose. Ein aEEG ergänzt im Verlauf die Überwachung. Eine erste laborchemische Diagnostik (s. Tab. 11-5, S. 190) dient dem Ausschluss akut behandelbarer Ursachen. Die Sonographie und Dopplersonographie des Schädels geben weitere diagnostische Hinweise. Bei Vorliegen einer HIE muss entschieden werden, ob eine Liquoranalyse differenzialdiagnostisch Relevanz hat und auch das Kind entsprechend stabil ist. Dann schließt sich die parallele Gewinnung von Plasma und Liquor an. In der Notfallsituation sind eine vollständige Blutentnahme und ausreichende Materialgewinnung auch beim Liquor nicht immer möglich und man sollte dann initial behandelbare Ursachen – insbesondere Infektionen – zum Ziel haben, weitere Diagnostik lässt sich im Verlauf organisieren.

Die medikamentöse Anfallsunterbrechung erfolgt mit PB, PHT, LEV und MDZ. Bei Therapieresistenz sollte mit dem 3. Behandlungsschritt der Beginn probatorischer Gaben zum Ausschluss von Kofaktorstörungen erfolgen.

Erhaltungstherapie

In vielen Fällen sind die Neugeborenenanfälle Reaktion auf eine akute ZNS-Pathologie. Entsprechend zeitlich begrenzt sollte die Therapie erfolgen. Dazu kommt die potenzielle Beeinflussung der neuronalen Reifung durch AED und das tierexperimetell nachgewiesene Risiko der Apoptose bei Therapie mit PB oder BZD (Bittigau et al. 2002). Nur ein kleiner Teil der Kinder bedarf im Anschluss an die Akuttherapie der oralen Erhaltungstherapie, die in der Regel mit PB durchgeführt wird. Risikofaktoren für eine neonatale Epilepsie sind: zahlreich aufgetretene Anfälle, neurologisch auffällige Kinder, Fortbestehen der elektrographischen epileptiformen Aktivität, Rezidiv bei Absetzen der AED. Volpe (2001) empfiehlt die Beendigung der Therapie mit PHT sofort nach Sistieren der Anfälle. Er schlägt vor, die PB-Therapie zwei Wochen nach dem letzten Anfall abzusetzen, wenn das Kind neurologisch unauffällig ist und im EEG keine epileptiforme Aktivität zu erkennen ist, andernfalls empfiehlt er die Fortsetzung für zunächst vier Wochen. Fällt nach den vier Wochen die neurologische Untersuchung normal aus, kann PB über zwei Wochen ausgeschlichen werden. Ist der neurologische Status auffällig und zeigt das EEG epileptiforme Potenziale, sollte PB für weitere drei Monate verabreicht werden. Eine länger dauernde Behandlung scheint nicht das Auftreten der Epilepsie verhindern zu können.

Bei Behandlung akut symptomatischer Anfälle (Hypoxie, Infektion) ist ebenso zu erwägen, PB nach wirksamer loading-dose nicht weiter zu verabreichen.

Probatorische Gaben von Pyridoxin, Pyridoxalphosphat, Folinat oder Biotin brauchen im Einzelfall einen gut dokumentierten Zeitraum, um einen Effekt diagnostizieren zu können.

11.1.7 Prognose der symptomatischen Neugeborenenanfälle

Von Mizrahi et al. (1998) wurde die Prognose der Neugeborenenanfälle aus 21 bis 1997 publizierten Studien erfasst. Die Mortalität lag im Mittel bei 25 % mit einer Spannweite von 10–50 %. Neurologisch abnorm waren später etwa 35 % der Kinder (Spannweite 17–45 %), normal entwickelten sich im Mittel 40 % der Kinder (Spannweite 22–59 %). Frühgeborene haben eine schlechtere Prognose bezüglich Mortalität und Morbidität als Reifgeborene.

Neurologische Prognose

Die neurologische Prognose wird von der Ätiologie der Anfälle bestimmt, einen Anhalt gibt **Tabelle 11-8**. Handelt es sich um spät auftretende hypokalzämische Anfälle, so ist die Prognose sehr gut. Kinder mit Neugeborenenanfällen bei Hypoglykämien, hypoxisch-ischämischer Enzephalopathie und bakterieller Meningitis entwickeln sich zu etwa 50 % normal. Kinder mit ZNS-Malformationen und Neugeborenenanfällen haben meist eine schlechte Prognose.

Auch die einzelnen Anfallsformen des Neugeborenen sind mit einer unterschiedlichen Prognose verbunden. Eine schlechte Prognose haben Kinder mit generalisierten tonischen Anfällen, während fokale klonische Anfälle eine eher günstige Prognose aufweisen, da sie häufiger Ausdruck akuter korrigierbarer metabolischer Abweichungen wie Hypokalzämien oder umschriebener Hirnläsionen sind. Subtile Anfälle signalisieren eine eher zweifelhafte Prognose, denn sie treten häufig in Verbindung mit hypoxisch-ischämischer Enzephalopathie, diffusen ZNS-Infektionen und bilateralen Infarzierungen oder Blutungen auf (Mizrahi et al. 1987).

Tabelle 11-8: Normale Entwicklung in Abhängigkeit von der Ätiologie (nach Volpe 1995)

Ätiologie	Normale Entwicklung
hypoxisch-ischämische Enzephalopathie	50 %
schwere intraventrikuläre Blutung	10 %
primäre Subarachnoidalblutung	90 %
Hypokalzämie	
• früher Beginn	50 %
• später Beginn	100 %
Hypoglykämie	50 %
bakterielle Meningitis	50 %
Malformation des Gehirns	0 %

Das interiktale EEG ist ein sensitives Instrument zur prognostischen Aussage bezogen auf die Entwicklung sowohl beim Frühgeborenen als auch beim Neugeborenen. Bei der HIE gibt die GA in den ersten 72 h einen sensitiven prognostischen Marker, was auf später durchgeführte EEGs nicht mehr zutrifft. Werden EEG-Befunde, klinische Befunde und die Ergebnisse bildgebender Verfahren kombiniert ausgewertet, so sind bezüglich der neurologischen Prognose in einem hohen Prozentsatz (85 %) prognostische Aussagen möglich. Eine normale Hintergrundaktivität ist mit einer günstigen Prognose verbunden, während der Nachweis eines Burst-Suppression-Musters oder einer persistierenden Niedervoltage eine schlechte Prognose bedeutet (Rowe et al. 1985). Neugeborenenanfälle, bei denen die epileptiforme Aktivität eine abnorme Grundaktivität überlagert, gehen ebenfalls mit einer schlechten Prognose einher (Bolan et al. 1999). Im Hinblick auf das Auftreten postneonataler epileptischer Anfälle hat das Neugeborenen-EEG nur einen eingeschränkten Wert (Ortibus et al. 1996). Auch die Kinder mit neonatalen Anfällen, die im Verlauf der Kindheit als normal angesehen wurden, wiesen im Adoleszentenalter trotz normaler allgemeiner Intelligenz vermehrt neuropsychologische Auffälligkeiten auf, z. B. in der Rechtschreibung und im Rechnen sowie Gedächtnisstörungen (Temple et al. 1995).

Epilepsien nach Neugeborenenanfällen

Die Angaben zur Häufigkeit nachfolgender Epilepsien nach Neugeborenenanfällen stützen sich auf vergleichsweise wenige Langzeitstudien, die Häufigkeit variiert zwischen etwa 20 % und 30 % (Scher et al. 1993, Ortibus et al. 1996, Bye et al. 1997). Garfinke et al. (2011) verfolgten 120 Reifgeborene mit neonatalen Anfällen über mehr als zwei Jahre: 53/120 wiesen keine Auffälligkeiten auf, 11/120 verstarben (davon 9 mit Epilepsie). Von den 56/120 beeinträchtigten Kindern hatten 38 (etwa 30 %) eine Epilepsie, die meisten in

Kombination mit Entwicklungsstörung und/oder Zerebralparesen. Das Rezidivrisiko war am niedrigsten, wenn nur ein AED zur neonatalen Anfallsunterbrechung nötig gewesen war. Faktoren wie das Ausmaß der initialen globalen EEG-Funktionsstörung, der frühe Beginn der Anfälle und niedrige APGAR-Werte korrelierten zur Entwicklung einer Zerebralparese und einer psychomotrischen Entwicklungsstörung, nicht aber zur Entwicklung einer Epilepsie.

Ronen et al. (2007), die prospektiv 82 Früh- und Reifgeborene mit neonatalen Anfällen über zehn Jahre (Median) nachuntersuchten, geben das Epilepsierisiko nach neonatalen Anfällen mit 40fach erhöht an, das für infantile Spasmen um 100fach erhöht.

Die Bedeutung zerebraler Anfälle für das Outcome von Frühgeborenen unter 1000 g Geburtsgewicht (401–1000 g) untersuchten Davis et al. (2010) in einer retrospektiven Analyse: 414/6499 Kinder hatten klinisch neonatale Anfälle (25 % EEG-gesichert). Die Kinder waren im Schnitt früher geboren, hatten einen niedrigeren 5-min-APGAR, häufiger eine bronchopulmonale Dysplasie, Meningitis, Ventrikelblutungen und -erweiterungen sowie periventrikuläre Leukomalazien, in der Folge vermehrt Zerebralparesen und psychomotorische Retardierung. Insgesamt korrelieren epileptische Anfälle beim Frühgeborenen mit einer erhöhten Morbidität und Mortalität, wozu auch nachfolgende symptomatische epileptische Enzephalopathien gehören.

11.2 Neonatale Epilepsiesyndrome

11.2.1 Benigne neonatale Anfälle (5.-Tag-Anfälle)

Hierbei handelt es sich um eine sporadisch auftretende, nichtfamiliäre Form von neonatalen Anfällen, die erstmalig von Dehan et al. (1977) beschrieben wurde. Plouin et al. (2002) haben die Ergebnisse von neun Publikationen mit insgesamt 299 Neugeborenen zusammengefasst.

Klinik

Die Anfälle manifestieren sich bevorzugt am fünften Lebenstag und werden deshalb auch «fifth day fits» genannt. Die Spannweite der Manifestation beträgt 3. bis 7. Tag, in diesem Zeitraum ereignen sich 97 % aller Anfälle. Die Angaben zur Häufigkeit schwanken zwischen 2 % und 7 % aller Neugeborenenanfälle.

Semiologisch handelt es sich immer um klonische Anfälle, meist fokal, zum Teil mit einer Apnoe (30 %) einhergehend, nie um tonische Anfälle. Die klonischen Anfälle sind oft lateralisiert, sie beginnen auf einer Seite und wechseln zur anderen Seite. Sie halten meist nicht länger als ein bis drei Minuten an. Sie wiederholen sich häufig innerhalb von 24 bis 48 Stunden und können auch in einen neonatalen SE übergehen (Yamamoto et al. 2011).

EEG

Das iktale **EEG** zeigt Folgen von fokalen, rhythmischen Spikes oder Sharp-Waves, das interiktale EEG in 25 % der Fälle fokale oder multifokale Veränderungen. Die Grundaktivität ist normal. Ein Teil der Kinder zeigt ein spezifisches interiktales EEG-Muster in Form einer nichtreaktiven, fokalen, rhythmischen Thetaaktivität mit eingelagerten ShW, die diskontinuierlich ist und zwischen den Hemisphären wechseln kann (theta pointu alternant).

Ätiologie

Die betroffenen Neugeborenen sind gesunde, neurologisch unauffällige Reifgeborene nach unkomplizierter Schwangerschaft und Geburt. Die Ätiologie ist unbekannt – da auch eine heterozygote Mutation im KCNQ2-Gen bei einem betroffenen Kind (und gesunder Familie) berichtet ist, scheint die Abgrenzung dieses Syndroms unsicher.

Diagnose

Folgende diagnostische Kriterien entsprechen den benignen Neugeborenenanfällen (Plouin et al. 2002):

- normale Schwangerschaft und Geburt
- in der Regel reifgeborenes Kind
- Apgar-Wert >7 nach einer Minute
- typisches Intervall zwischen Geburt und Auftreten der Anfälle
- normaler neurologischer Befund bei Beginn der Anfälle
- normale Laborbefunde
- keine familiäre Belastung mit neonatalen Anfällen oder Epilepsien.

Therapie

Die Behandlung der benignen neonatalen Anfälle wird kontrovers gehandhabt. Sie scheinen spontan zu sisteren (nach 24 bis 48 Stunden). Soweit prognostische Aussagen möglich sind, ist der Verlauf als gutartig einzuschätzen, die Anfälle sind selbstlimitierend.

11.2.2 Benigne familiäre Neugeborenenanfälle

Dieses 1964 erstmals von Rett und Teubel beschriebene, selten vorkommende Krankheitsbild wird mit einer Penetranz von etwa 85 % autosomal-dominant vererbt. Mittlerweile liegen Beschreibungen von über 350 Fällen vor (Plouin et al. 2002). Mittels Kopplungsstudien wurden zwei Loci identifiziert, auf dem Chromosom 20 (20q13.3 mit dem mutierten KCNQ2-Gen) und dem Chromosom 8 (8q24 mit dem mutierten KCNQ3-Gen). Die KCNQ2/3-Kanäle tragen zum sog. M-Strom bei (M steht für Muskarininhibition), der auf einer langsam aktivierenden und deaktivierenden Veränderung der Kaliumleitfähigkeit beruht, welche die elektrische Erregbarkeit vieler Neuronen bestimmt (Wang et al. 1998), diese Form wird autosomal-dominant vererbt, während eine weitere – autosomal-rezessive – Form eine Untereinheit des Natriumkanal-Gens SCN2A (Chromosom 2q) betrifft (s. Kap. 18.1).

Klinik

Die Inzidenz beträgt laut einer Populationsstudie in Neufundland etwa 14 : 100 000 Lebendgeborene (Ronen et al. 1993). Männliche und weibliche Neugeborene sind gleich häufig betroffen. Die Anfälle manifestieren sich innerhalb der ersten zwei Wochen, in 80 % der Fälle beginnen sie am 2. oder 3. Lebenstag. Die Betroffenen sind Reifgeborene. Der Phänotyp der Anfälle ist gemischt, es herrschen fokal klonische und fokal tonische Anfälle vor, weitere Elemente sind okulomotorische Symptome sowie Apnoeanfälle (Ronen et al. 1993). Die Anfälle dauern in der Regel 1 bis 3 Minuten an. In der ersten Woche können sie häufig (3–6/d) auftreten, in den darauf folgenden Wochen sind sie nur noch Einzelereignisse, nach spätestens sechs Monaten treten keine mehr auf.

EEG

Das interiktale EEG ist normal, iktal zeigt sich zunächst eine bilaterale Abflachung, die in asynchrone Spikes oder ShW übergeht. Die bildgebende Diagnostik des Gehirns ist unauffällig. Differenzialdiagnostisch müssen die benignen neonatalen Anfälle, die symptomatischen neonatalen Anfälle und der benigne Schlafmyoklonus abgegrenzt werden.

Therapie und Prognose

Die Therapie mit PB ist wirksam und wird bis zu vier Monate gegeben, einige Berichte zeigen VPA als wirksame Alternative. Die Anfälle sistieren im Laufe der ersten Lebensmonate, 70 % schon innerhalb von sechs Wochen.

Die Kinder zeigen in der Regel keine neurologischen Auffälligkeiten und entwickeln sich normal. Die Epilepsie gilt als selbstlimitierend. Bei etwa 10–15 % der betroffenen Kinder manifestieren sich allerdings später im Laufe des Lebens erneut afebrile epileptische Anfälle, die aber leicht durch AED zu kontrollieren sind (Ronen et al. 1993, Plouin et al. 2002). Das Spektrum der Phänotypen scheint jedoch groß zu sein (s. Kap. 11.2.1).

11.2.3 Neonatale Enzephalopathien

Nach den Klassifikationsvorschlägen der ILAE (Engel 2001 und Berg et al. 2010) werden die epileptischen Enzephalopathien gesondert geführt (Kap. 15). Ihnen gemeinsam ist das Auftreten therapierefraktärer Anfälle, eine progrediente Entwicklungsstörung bei verlangsamter Grundaktivität im EEG. Im Neonatalalter können folgende beginnen:

- neonatale myoklonische Enzephalopathie (Kap. 15.3)
- frühinfantile epileptische Enzephalopathie mit Suppression-Burst-Muster (Ohtahara-Syndrom) (Kap. 15.2)
- Epilepsie des Säuglingsalters mit wandernden fokalen Anfällen (Kap. 15.4).

Jenseits dieser Syndrome, deren Ätiologie heterogen ist, lassen sich Phänotypen einzelner Mutationen beschreiben, die nicht immer der klinisch-diagnostischen Klassifikation entsprechen müssen. Ein Beispiel ist die «KCNQ2-Enzephalopathie»: Patienten mit De-novo-Mutationen können eine schwere neonatale Enzephalopathie aufweisen mit tonischen Anfällen und Apnoen ab den ersten Lebenstagen, globaler Retardierung und ausgeprägter Verlangsamung/multifokaler epileptiformer Aktivität im EEG. Numis et al. (2014) berichteten über die Wirksamkeit von CBZ/OXC.

12 Familiäre autosomal-dominante Epilepsien

Die familiären autosomal-dominanten Epilepsien umfassen fokale Epilepsien, die monogen vererbt werden. Die Kenntnisse über diese Gruppe beruhen auf Untersuchungen großer Familien. Selbst bei diesen monogen vererbten Epilepsien variiert der Phänotyp bei den einzelnen Familienmitgliedern und zwischen verschiedenen Familien, was den Effekten von modifizierenden Genen, Umweltfaktoren und Entwicklungsfaktoren zugeschrieben wird (Zifkin et al. 2005). Es werden die im diagnostischen Schema für Menschen mit epileptischen Anfällen und Epilepsien (Engel 2001) aufgeführten familiären autosomal-dominanten fokalen Epilepsien beschrieben sowie die autosomal-dominante Rolandische Epilepsie mit Sprachdyspraxie (s. Tab. 12-1). Die benignen familiären Neugeborenenanfälle werden auf Grund der differenzialdiagnostischen Bedeutung im Alltag im Kapitel 11 behandelt.

Tabelle 12-1: Familiäre autosomal-dominante fokale Epilepsien nach dem diagnostischen Schema für Menschen mit epileptischen Anfällen und Epilepsien (Engel 2001, modifiziert)

In den ILAE-Klassifikationsvorschlag aufgenommen:
- benigne familiäre Neugeborenenanfälle
- benigne familiäre Anfälle des Kleinkindalters
- autosomal-dominante nächtliche Frontallappen-epilepsie
- familiäre Temporallappenepilepsie
- familiäre fokale Epilepsie mit variablen Herden

Nicht in den ILAE-Klassifikationsvorschlag aufgenommen:
- autosomal-dominante Rolandische Epilepsie mit Sprachdyspraxie

12.1 Benigne familiäre Anfälle im Säuglingsalter

Die benignen infantilen Anfälle treten sowohl familiär als auch sporadisch auf. Die nichtfamiliären sind im «Diagnostischen Schema für Menschen mit epileptischen Anfällen und Epilepsien» (Engel 2001) den idiopathischen fokalen Epilepsien des Kindesalters zugeordnet und werden dort beschrieben (Kap. 13). Die benignen familiären Anfälle im Säuglingsalter gehören zu den autosomal-dominanten fokalen Epilepsien, die im Folgenden besprochen werden.

Vigevano et al. (1992) beschrieben fünf Kinder mit familiärer infantiler Epilepsie und einer sehr guten Prognose. Bei den Eltern aller Kinder waren ebenfalls gutartige, infantile, epileptische Anfälle aufgetreten, der Vererbungsmodus war autosomal-dominant. In den darauf folgenden Jahren erschienen eine Reihe weiterer Berichte über autosomal-dominante familiäre Kleinkinderanfälle (Specchio et al. 2006, Chahin et al. 2006).

Die klinischen Charakteristika der familiären und nichtfamiliären Form der benignen Kleinkinderanfälle stimmen weitgehend überein, der entscheidende Unterschied ist die Vererbung.

Epidemiologie

Mädchen sind doppelt so häufig betroffen wie Jungen.

8/75 Kinder mit afebrilen Anfällen im Säuglingsalter hatten in einer Untersuchung von Chahine et al. (2006) die benigne familiäre Form.

Klinik

- Manifestation: 3,5–12. Lebensmonat (bis 20.)
- tageszeitliche Bindung: im Wachen oder Dösigkeit
- Anfallsfrequenz: Neigung zu Clustern von 5 bis 10 Anfällen täglich, über 1bis 3 Tage
- Anfallsdauer: in der Regel 1 bis 5 Minuten
- Anfallssemiologie: psychomotorischer Arrest, Blickdeviation, Kopfwendung zu einer Seite, diffuse Anspannung, Zyanose, manchmal Zuckungen einer oder mehrerer Extremitäten

Die fokalen Symptome können von Anfall zu Anfall wechseln!

EEG

- Interiktal: unauffällig oder okzipito-parietale Sharp-Waves
- Iktal: rasche und niedrigamplitudige (~10–13/s) Rhythmen (recruiting rhythm), fokal mit sekundärer Generalisierung. 6/8 parieto-okzipital, 2/8 temporal lokalisiert (zum Vergleich: bei der nichtfamiliären Form: 10/15 temporal, 5/15 parieto-okzipital) (Chahin et al. 2006)

Ätiologische Aspekte

Es liegt ein autosomal-dominanter Vererbungsmodus zugrunde, in mehr als 80 % der Fälle lassen sich Mutationen im Proline-rich-Transmembrane-2-Gen (PRT2) auf Chromosom 16p11.2 nachweisen (Heron et al. 2012).

Andere Phänotypen sind die infantilen Anfälle mit Choreoathetose (in 90 % PRT2-Mutation) und die paroxysmale kinesiogene Dyskinesie (Scheffer et al. 2012). Bei der paroxysmalen kinesiogenen Dyskinesie werden einschießende, dyskinetische Bewegungsmuster durch plötzliche Willkürbewegungen ausgelöst, sie dauern bis zu zwei Minuten. Patienten und/oder Familienmitglieger können benigne infantile Anfälle haben (Kato et al. 2006).

Diagnose und Differenzialdiagnose

Die diagnostischen Kriterien sind ähnlich denen der idiopathisch fokalen Epilepsien:

- (immer) positive Familienanamnese für benigne infantile Anfälle/Dyskinesien
- unauffällige Entwicklung vor und nach den Anfällen
- Auftreten im 3.–12. Lebensmonat in Clustern
- parieto-okzipitaler Anfallsursprung
- interiktal normales EEG
- gutes Ansprechen auf die Therapie
- keine Anfälle nach dem 1. Lebensjahr.

Die Abgrenzung zur nichtfamiliären Form ist im Wesentlichen von der Familienanamnese abhängig, ob der oben beschriebene parieto-okzipitale Beginn im iktalen EEG im Gegensatz zu einem zentral/temporalen bei der nichtfamiliären Form ein ausreichend reproduzierbarer Befund ist, kann derzeit nicht bestätigt werden (s. Kap. 13).

Therapie

Für CBZ, PB, VPA und ZNS liegen positive Berichte vor (Vigevano 2005).

Prognose

Da die Anfälle bald sistieren (selbstlimitierend), SE nicht dokumentiert sind und die Entwicklung ungehindert zu verlaufen scheint, ist eine medikamentöse Behandlung nicht notwendig. Sie ist in der Praxis oft den als dramatisch empfundenen Anfallsclustern geschuldet und bei ungesicherter Diagnose auch sinnvoll.

12.2 Autosomal-dominante nächtliche Frontallappenepilepsie

Von Scheffer et al. (1994, 1995a) ist die autosomal-dominant vererbte nächtliche Frontallappenepilepsie als eigenständige Krankheit bei 47 Personen aus fünf Familien beschrieben worden. In der Folgezeit erschienen weitere Berichte über zahlreiche Familien, diese Epilepsie scheint nicht ganz so selten zu sein (Oldani et al. 1998, Combi et al. 2004).

Klinik

Manifestationsalter ist zwischen 8 und 11 Jahren (1.–52. Lebensjahr), vor dem Alter von 20 Jahren haben 85 % der Patienten ihren ersten Anfall. Auftreten der Anfälle im Schlaf Stadium 2 (> 60 %), selten auch 3 oder 4, nach dem Einschlafen oder direkt vor dem Erwachen, gelegentlich auch tagsüber (< 10/Jahr). Die Anfallsdauer bleibt unter einer Minute. Die Anfälle neigen dazu, mit Pausen in wöchentlichem oder monatlichem Abstand in Clustern aufzutreten. In der aktiven Phase der Epilepsie kommen jede Nacht mehrere Anfälle vor, durchschnittlich 8 Anfälle (bis zu 70) im Verlauf einiger Stunden. Schlafentzug begünstigt das Auftreten der Anfälle.

Das Anfallsbild ist vielgestaltig, drei Anfallstypen werden videographisch abgegrenzt (Provini et al. 1999):

1. «paroxysmale Arousal»: Dauer 3–5 s, rezidivierend alle 20–30 s auftretend, dazwischen NREM-Stadium 2 im EEG. Der Patient wirkt wie plötzlich erwacht, stereotype Bewegungen des Rumpfes und Heben des Kopfes. Die Augen sind geöffnet, der Patient sitzt mit geöffneten Augen im Bett, ggf. mit Keuchen, Grunzen oder einer Vokalisation sowie angstvollem Ausdruck. Im iktalen EEG: Beginn nach K-Komplex, dann frontale langsame Aktivität
2. «nächtliche paroxysmale Dystonie»:
   - hypermotorische Anfälle: Der Patient wacht abrupt aus dem NREM-Schlaf auf, komplexe ausgedehnte Bewegungsmuster mit dyskinetischen Aspekten, Tritten, Pedalfahrt-ähnlichen Bewegungen und Vokalisationen. Dieses Muster ist intraindividuell konstant auftretend.
   - asymmetrisch-bilaterale tonische Anfälle: Der Patient überstreckt sich für einige Sekunden, kein Bewusstseinsverlust.
3. «epileptische nächtliche Wanderung»: aus einem tonischen Anfall heraus entwickeln sich komplexe Bewegungsmuster für ein bis zwei Minuten, die auch ein Umherwandern einschließen können, dabei kann der Patient springen, schreien und versuchen zu fliehen bei angstvollem Gesichtsausdruck.

Bei etwa zwei Drittel der Betroffenen treten im Laufe der Zeit auch einzelne GTKA auf.

EEG

Das interiktale WEEG weist nur in etwa 10–15 % der Fälle epileptiforme Veränderungen auf. Im SEEG sind in der Hälfte der Fälle epileptiforme Potenziale vorwiegend über der Frontalregion zu erkennen.

Zu Beginn des Anfalls können im iktalen EEG Thetha- oder Delta-Rhythmen vorausgehen, ShW-Rhythmen und rasche SW-Abläufe ohne fokale Zuordnung sind inkonstant. Fehlende iktale EEG-Veränderungen legen den Verdacht auf nichtepileptische Episoden nahe (Oldani et al. 1998, Ferini-Strambi et al. 2012).

Neurologischer Untersuchungsstatus und cMRT sind unauffällig. Im iktalen SPECT kann eine lateralisierte frontale Hyperperfusion nachweisbar sein.

Ätiologie

Die nächtliche Frontallappenepilepsie folgt einem autosomal-dominanten Erbgang mit inkompletter Penetranz (Angaben von 29–80 %) und ist die erste fokale Epilepsie, bei der eine Vererbung gemäß den Mendel'schen Regeln bekannt geworden ist. Ursache dieser Epilepsie sind mutierte Gene (CHRNA4, CHRNB2) des neuronalen, nikotinergen Azetylcholin-Rezeptors an unterschiedlichen Genorten (20q13, 1q21). Aber auch die Mutation eines Kaliumkanal-Gens (KCNT1) wurde bei einer schweren Verlaufsform nachgewiesen (Heron et al. 2012). Sporadische Fälle mit demselben klinischen Bild kommen ebenfalls vor (Oldani et al. 1998).

Differenzialdiagnose

Anamnestisch finden sich bei 25 % der Patienten Familienmitglieder mit nächtlichen Frontallappenanfällen, wohingegen bei 40 % nächtliche Episoden von Familienmitgliedern berichtet werden, die die Kriterien von NREM-Parasomnien erfüllen. Neben der autosomal-dominanten Form muss von weiteren idiopathischen Formen der Frontallappenepilepsie ausgegangen werden.

Darüber hinaus sind seltene symptomatische Formen bei Arachnoidalzysten oder fokalen kortikalen Dysplasien beschrieben (Ferini-Strambi et al. 2012).

Parasomnien sind schwierig abzugrenzen, oft bedarf es eines Video-EEG-Monitorings über mehrere Nächte, um anhand mehrerer abgeleiteter Ereignisse den hochgradig stereotypen Verlauf zu dokumentieren und trotz vieler Muskel- und Bewegungsartefakte ein iktales EEG-Muster zu identifizieren.

Therapie

CBZ gilt als Therapie der Wahl, nach einem Bericht von Raju et al. (2007) sei OXC bei Kindern noch wirksamer, denn Kinder, die zuvor unter CBZ, PHT, VPA nicht anfallsfrei geworden waren, erreichten dies unter OXC. Für TPM und ein Nikotinpflaster werden bei Erwachsenen Therapieerfolge dokumentiert. Etwa ein Drittel bleibt therapieresistent unter AED.

Prognose

Die Patienten haben lebenslang eine normale Intelligenz und sind neurologisch unauffällig. Während der Anfallsperioden zeigt ein Teil der Patienten Verhaltensauffälligkeiten in Form von Irritabilität, Aggressivität und impulsivem Verhalten. Die komplexe Semiologie der Anfälle führt dazu, dass sie leicht mit Parasomnien und psychogenen nichtepileptischen Anfällen verwechselt werden.

12.3 Familiäre Temporallappenepilepsie

Die ersten Familien mit hereditärer Temporallappenepilepsie wurden von Berkovic et al. (1994, 1996) beschrieben. Im Rahmen einer australischen Studie zur Untersuchung von Epilepsien bei Zwillingen fielen unter 19 monozygoten Zwillingen mit Epilepsien vier erkrankte Zwillingspaare aus Familien mit Temporallappenepilepsien auf, die sich erst in der Adoleszenz oder im Erwachsenenalter manifestierten (im Alter von 15 bis 63 Jahren) und einen gutartigen Verlauf zeigten.

Offensichtlich ist die genetische Basis dieser Erkrankung heterogen und kann in eine mesiale und eine laterale Temporallappenepilepsie differenziert werden. Die autosomal-dominante, laterale Form zeigt klinisch auditorische und sensomotorische Symptome; die Prognose scheint gut zu sein. Es wurden eine Kopplung an Chromosom 10q22-q24 und Mutationen im Leucine-rich-glioma-inactivated-1-Gen (LGI) gefunden – in etwa 50 %.

Die mesiale Form scheint eine weniger günstige Prognose zu haben. Es finden sich febrile Anfälle in der Vorgeschichte und eine Hippocampussklerose im cMRT. Bisher sind verschiedene Kandidatengene beschrieben, ohne dass eine pathogene Mutation identifiziert werden konnte (Chahine et al. 2013).

12.4 Familiäre fokale Epilepsie mit variablen Foci

Die familiäre fokale Epilepsie mit variablen Foci wurde zuerst bei zehn Personen einer australischen Familie beschrieben, in der fokale Anfälle über vier Generationen aufgetreten waren (Scheffer et al. 1998). **Klinik:** Manifestationsalter zwischen Säuglings- und Erwachsenenalter, im Durchschnitt mit 12,5 Jahren. Die Anfälle treten überwiegend nachts auf. Besonders auffällig ist, dass verschiedene Mitglieder einer Familie sowohl eine Frontallappen-, Temporallappen-, Parietallappen- oder Okzipitallappenepilepsie haben können (in 70 % Frontal- oder Temporallappenepilepsie).

Im interiktalen **EEG** finden sich entsprechend frontale, temporale, zentroparietale oder okzipitale Foci. Schlaf führt zur Aktivierung der epileptiformen Aktivität. Neurologischn und neuroradiologische Befunde sind normal. **Ätiologie:** Die Vererbung ist autosomal-dominant mit inkompletter Penetranz. Ein Genort wurde auf dem Chromosom 22 (22q11-12) beschrieben und eine Mutation des DEPDC5-Gens (Dishevelled, Egl-10 und Pleckstrin (DEP) domain-containing protein 5) nachgewiesen. Mutationen werden bei 12 % der Angehörigen gefunden (Dibbens et al. 2013).

Die Mehrzahl der Patienten (85–90 %) sprach gut auf antiepileptische Medikation an.

12.5 Autosomal-dominante Rolandische Epilepsie mit Sprachdyspraxie

Dieses seltene neue Syndrom ist bisher nicht in die Liste der von der ILAE akzeptierten Epilepsien aufgenommen (Engel 2001), es wurde erstmalig bei neun betroffenen Individuen in drei Generationen einer australischen Familie beschrieben (Scheffer et al. 1995b). **Klinik:** Das Manifestationsalter liegt anscheinend früher als bei der Rolando-Epilepsie. Die Betroffenen hatten meist nächtliche fokale, orofaziale Anfälle und sekundär generalisierte, tonisch-klonische Anfälle sowie eine Sprachstörung. Im **EEG** zeigten sich epileptiforme Potenziale, wie sie für die Rolando-Epilepsie typisch sind. Das MRT (bei nur einem untersuchten Patienten!) war unauffällig. **Ätiologisch** zeigte sich eine autosomal-dominante Vererbung mit variabler Penetranz sowohl der Anfälle als auch der Sprachdyspraxie. Genort unbekannt. **Prognose:** Die Patienten waren auf Grund eines neurologischen Defizits (orale Dyspraxie und Sprachstörung, z. T. schon vor dem Auftreten der ersten Anfälle) nicht in der Lage, flüssig und gut verständlich zu sprechen, ihre kognitiven Funktionen waren beeinträchtigt. Diese Störungen blieben bis in das Erwachsenenalter bestehen. Das Syndrom hat zwar Ähnlichkeiten mit der benignen Rolando-Epilepsie, aber anders als bei dieser sind Sprachdyspraxie und kognitive Störungen die vorherrschenden Symptome.

13 Die idiopathischen fokalen Epilepsien des Kindesalters

Die Kategorie der idiopathischen fokalen Epilepsien des Kindesalters (IFE) ist im Kern gekennzeichnet durch charakteristische, fokale epilepsietypische Muster im EEG mit Aktivierung im Schlaf, die nach der Pubertät in der Regel nicht mehr nachweisbar sind. Häufig finden sich ein typisches Alter bei Beginn, fokale Anfälle, eine normale zerebrale Bildgebung und ein gutartiger Verlauf (**Tab. 13-1**). Daher fand auch der Terminus «benigne fokale Epilepsien des Kindesalters» Einzug in die Nomenklatur, um die günstige Prognose und Behandelbarkeit zu betonen. Allerdings trägt er wenig zur Abgrenzung von anderen epileptischen Syndromen bei, dies sowohl bezogen auf eine anzunehmende genetische Prädisposition als auch auf problematische Verläufe mit Übergang in epileptische Enzephalopathien. Diese stellen jedoch klinisch eine erhebliche Herausforderung dar. Überlegungen, eine wenig aktive typische Rolandische Epilepsie am «benignen» Ende eines Kontinuums zu sehen mit dem CSWS-Syndrom auf der «malignen» anderen Seite, werden dieser Problematik eher gerecht. Ob allerdings pathophysiologisch diese Erkrankungsgruppe einer hereditären zerebralen Maturationsstörung unterschiedlicher Ausprägung zuzuordnen ist, bleibt Gegenstand weiterer Forschung (Aicardi 2000, Chahine et al. 2006, Specchio et al. 2006).

Tabelle 13-1: typische Eigenschaften der idiopathischen fokalen Epilepsien des Kindesalters (Commission on Classification and Terminology of the International League Against Epilepsy 1989, Report of the ILAE Task Force on Classification and Terminology 2001)

- altersgebundenes Auftreten (Kindesalter)
- negative pränatale, perinatale und postnatale Vorgeschichte
- charakteristische Klinik
- typischer EEG-Befund
- negative Bildgebung des ZNS
- gutes Ansprechen auf Antiepileptika
- vollständige Remission der Anfälle
- keine bleibenden neurologischen oder neuropsychologischen Defizite

Zunächst sollen allgemeine Aspekte der Klassifikation und allgemeine Eigenschaften dargestellt werden:

Klassifikation

Erstmals etablierte die ILAE 1989 die Kategorie der «idiopathischen lokalisationsbezogenen Epilepsie-Syndrome» für die in Tabelle 13-1 genannte Symptomkonstellation. Zu dieser Gruppe gehören wahrscheinlich außer den im diagnostischen Schema für Menschen mit Epilepsien (Engel 2001) aufgeführten Epilepsiesyndromen noch einige weitere dort nicht genannte. **Tabelle 13-2** zeigt die von der ILAE anerkannten und zusätzlich die bisher nicht erfassten Epilepsiesyndrome. Bei Letzteren ist nicht geklärt, ob es sich wirklich um selbstständige Krankheitseinheiten oder nur um Varianten der von der ILAE akzeptierten Epilepsien handelt. Auf jeden Fall ist es aber für die Praxis hilfreich, die außerordentliche Vielfalt der klinischen Manifestationen dieser Epilepsien zu kennen, deren wesentliches Merk-

Tabelle 13-2: Idiopathisch fokale Epilepsien nach Manifestationsalter, entsprechend dem diagnostischen Schema der ILAE für Menschen mit epileptischen Anfällen und Epilepsien (Engel 2001); ergänzt um bisher nicht von der ILAE anerkannte Syndrome (kursiv)

- benigne nichtfamiliäre infantile fokale Epilepsie (Watanabe-Syndrom)
- *benigne infantile fokale Epilepsie mit Mittellinien-Spikes and Waves im Schlaf*
- benigne Epilepsie des Kindesalters mit zentrotemporalen Spikes (Rolando-Epilepsie)
- *atypische benigne fokale Epilepsie des Kindesalters (Pseudo-Lennox-Syndrom)*
- früh beginnende okzipitale Epilepsie des Kindesalters (Typ Panayiotopoulos)
- spät beginnende okzipitale Epilepsie des Kindesalters (Typ Gastaut)
- *benigne fokale Epilepsie des Kindesalters mit komplex fokalen Anfällen*
- *benigne fokale Epilepsie des Kindesalters mit komplex fokalen Anfällen nach Fieberkrämpfen*
- *benigne fokale Epilepsie des Kindesalters mit affektiven Symptomen*
- *benigne Frontallappenepilepsie des Kindesalters*

mal der selbstlimitierende Verlauf ist. So ist es in Anbetracht des breiten Spektrums der Beeinträchtigung auch folgerichtig, von **«selbstlimitierend»** und nicht «benigne» zu sprechen (vgl. Berg et al. 2010).

Darüber hinaus erlaubt das «Diagnostische Schema für Menschen mit epileptischen Anfällen und Epilepsien» (Engel 2001) eine klare Abtrennung der IFE von den klinisch ähnlich erscheinenden familiären autosomal-dominanten fokalen Epilepsien und zwei Krankheitsbildern mit Anfällen, die zu den Gelegenheitsanfällen gerechnet werden. Die familiären, autosomal-dominant vererbten fokalen Epilepsien bilden darin eine eigene Krankheitsgruppe, diese wird in Kapitel 12 besprochen. Von einigen Epileptologen werden das Aphasie-Epilepsiesyndrom (Landau-Kleffner-Syndrom) und die Epilepsie mit kontinuierlichen Spike-Waves während des Slow-Wave-Schlafes (CSWS-Syndrom) den benignen fokalen Epilepsien des Kindesalters zugeordnet, da bei diesen Syndromen ähnliche EEG-Befunde im Hinblick auf Lokalisation, Morphologie und Zunahme der SW im Schlaf bestehen und die Anfälle ebenfalls in der Pubertät spontan sistieren. Schon in der ILAE-Klassifikation von 1989 wurden diese beiden Epilepsiesyndrome jedoch wegen der permanenten schwerwiegenden kognitiven Defizite gesondert aufgeführt. Nach dem Vorschlag der ILAE-Klassifikation von 2001 gehören sie deshalb jetzt zu den epileptischen Enzephalopathien, sie werden deshalb auch dort beschrieben (Kap. 15.9). Wie im Klassifikationsvorschlag der ILAE von 2010 (Berg et al. 2010) ausgeführt, sind Enzephalopathien grundsätzlich als Eskalation aller Formen der Epilepsie denkbar – ihre besondere Bedeutung für die Therapie rechtfertigt jedoch eine gesonderte Darstellung.

Bei zwei weiteren Krankheitsbildern (benigne infantile Konvulsionen assoziiert mit milder Gastroenteritis, benigne fokale Anfälle der Adoleszenz) treten nur einzelne oder wenige Anfälle auf, diese werden deshalb der Gruppe der Gelegenheitsanfälle zugerechnet und auch dort beschrieben (Kap. 8).

Epidemiologie

In einer prospektiven populationsbasierten Kohortenstudie (Connecticut, USA) mit 613 Kindern im Alter von 4 Wochen bis 15 Jahren machten Kinder mit einer IFE insgesamt etwa 10% der Kohorte aus (Berg et al. 1999a). Die Rolando-Epilepsie (9,6%) war dort nach der Absence-epilepsie des Kindesalters (12%) das häufigste Epilepsiesyndrom. Den Anteil einzelner Subtypen am Gesamtkollektiv der Kinder mit idiopathischen fokalen Epilepsien zeigen Ishiguro et al. (2001) anhand einer Kohorte von insgesamt 817 Kindern mit einer Epilepsie, die über 4 bis 20 Jahre beobachtet wurden.

Bei 145 Kindern (17,7%) wurde eine IFE diagnostiziert: Etwa 60% der 145 Kinder erhielten die Diagnose benigne kindliche Epilepsie mit zentrotemporalen Spikes (Rolando-Epilepsie), 12,5% die Diagnose benigne okzipitale Epilepsie des Kindesalters (früh und spät beginnende zusammengefasst) und 8% die Diagnose benigne fokale Epilepsie des Kleinkindalters (Watanabe-

Syndrom). Es blieben 20 % mit komplex fokalen Anfällen übrig, deren Epilepsie nicht entsprechend einem der von der ILAE-Klassifikation (1989) vorgegebenen Epilepsiesyndrome zugeordnet werden konnte. Da diese Kinder aber ebenfalls den oben beschriebenen Kriterien der benignen fokalen Epilepsie genügten, wurde bei ihnen die Diagnose «benigne fokale Epilepsie des Kindesalters mit komplex fokalen Anfällen» vergeben.

Idiopathische fokale Epilepsien bei Kindern sind häufig! Typische Anfallsanamnese und SEEG-Befund führen zur Diagnose.

Klinik

Der Manifestationszeitraum umfasst das gesamte Kindesalter und zeigt charakteristische Zeitfenster für die unterschiedlichen Subtypen. Deren jeweilig vorherrschendes Anfallsmuster ist in Bezug auf fokale Symptome begrenzt spezifisch, sekundäre Übergänge in GTKA und SE (konvulsiv wie nonkonvulsiv) können allerdings die syndromatologische Zuordnung erschweren.

EEG

Das interiktale EEG zeigt eine normale Grundaktivität. Fokale Sharp-Waves sind charakteristisch, oft multifokal, deren Häufigkeit im Non-REM-Schlaf zunimmt.

Neuropsychologische Besonderheiten

Sowohl neuropsychologische Störungen als auch psychiatrische Komorbiditäten sind häufige Begleiterkrankungen. Es erscheint naheliegend, dass eine Korrelation zur Dichte der epileptischen Aktivität im EEG – insbesondere auch SEEG – besteht. Es gibt allerdings bisher keine Daten, die einen behandlungsrelevanten Zusammenhang belegen. Ein multiprofessioneller Ansatz der Diagnostik und Therapie ist daher wichtiger Bestandteil in der Versorgung der betroffenen Kinder – auch für die Indikation und Überprüfung therapeutischer Maßnahmen, die nicht primär an der «Sanierung» des EEG-Befundes orientiert sein sollten.

Ätiologische Aspekte

Teilweise treten IFE sporadisch auf, teilweise findet sich eine positive Familienanamnese bezüglich Fieberkrämpfen, einzelnen epileptischen Anfällen oder Epilepsien, häufiger jedoch von idiopathischen fokalen Epilepsien. Mutationen im GRIN2A-Gen wurden bei 7,5 % der betroffenen Kinder nachgewiesen – allerdings auch bei nicht betroffenen Verwandten, so dass hierin auch nur ein möglicher monogenetischer Erbgang zu sehen ist (Lemke et al. 2013).

Diagnose und Differenzialdiagnose

Eine anatomische zerebrale Läsion ist regelhaft nicht nachweisbar. Anamnestische Hinweise auf eine vorangegangene neurologische Schädigung fehlen. Die Betroffenen haben in der Regel weder neurologische Ausfälle noch eine Intelligenzminderung. Hält man sich an die von der ILAE herausgegebene Definition dieser Krankheitsgruppe, so machen neurologisc he Störungen wie Paresen, erhebliche intellektuelle Ausfälle oder ein abnormer MRT-Befund vor dem Auftreten der ersten Anfälle diese Diagnose unwahrscheinlich.

Dennoch: Die Diagnosestellung und Verlaufsbeurteilung können auf Grund der vielfältigen Klinik, der neuropsychologischen Störungen und psychiatrischen Komorbidität Probleme bereiten. Chahin et al. (2006) schlagen vor, von einer wahrscheinlichen IFE zu sprechen, bis die Erkrankung in Remission ist und keine weiteren Beeinträchtigungen vorliegen. Treten neben den typischen elektroklinischen Kriterien atypische Befunde auf – wie die Entwicklung eines CSWS, erhebliche neuropsychologische Auffälligkeiten oder Pharmakoresistenz –, sollte von einer möglichen IFE gesprochen werden. Bei Auftreten entsprechender Symptome im Verlauf der Epilepsieerkrankung ist eine differenzialdiagnostische

Reevaluation notwendig – insbesondere zum Ausschluss einer läsionellen Epilepsie.

Erst die Remission einer idiopathischen fokalen Epilepsie belegt die Diagnose.

Therapie

Auf Grund der Spontanremission der IFE ist die Frage des geeigneten Zeitpunktes einer medikamentösen Therapie individuell festzulegen. Es gibt keine Hinweise, dass eine Therapie den Erkrankungsverlauf deutlich verbessern kann – wohl aber die neuropsychologische Performance – in den atypischen Fällen. Die Anfallskontrolle mit AED (STM, VPA, OXC, CLB, LEV) gelingt in der Regel rasch, unabhängig davon, ob das EEG-Merkmal persistiert.

Prognose

Assoziiert der Terminus der benignen fokalen Epilepsien «alles wird gut», so trifft das definitionsgemäß bezüglich der Remission zu (selbstlimitierend). Auch können passagere neuropsychologische Defizite teilweise im Verlauf gut kompensiert werden. Problematisch sind die atypischen Formen und deren enzephalopathischer Verlauf.

13.1 Benigne nichtfamiliäre infantile fokale Epilepsie (Watanabe-Syndrom)

Dieses Epilepsiesyndrom ist im diagnostischen Schema für Menschen mit epileptischen Anfällen und Epilepsien aufgeführt (Engel 2001). Erstmalig wurden von Fukuyama (1963) Kinder unter zwei Jahren mit der Diagnose «benigne infantile fokale Epilepsie» beschrieben, bei denen fokale Anfälle ohne erkennbare Ursache mit einer guten Prognose aufgetreten waren. Watanabe et al. (1987) berichteten über neun Patienten mit komplex fokalen Anfällen, die im Alter zwischen 3 und 20 Monaten begannen und in Clustern auftraten. Während der Anfälle zeigten die Kinder einen motorischen Arrest, eine verminderte Reagibilität, Starren oder einen leeren Blick, mild ausgeprägte Automatismen und leichte Konvulsionen. Das interiktale EEG fiel normal aus. Die Anfälle stoppten prompt mit relativ geringen Dosen von CBZ oder PB. Die Entwicklung der Kinder war normal, bei einer Nachuntersuchung nach fünf bis zehn Jahren waren alle anfallsfrei. Es folgten weitere Beschreibungen zahlreicher Patienten durch Watanabe (Watanabe et al. 1993, Watanabe et al. 2000) und andere Autoren (Vigevano et al. 1992, Okumura et al. 1996, Berger et al. 1997, Capovilla et al. 1998). Dieses Epilepsiesyndrom gehört in die Gruppe der idiopathischen fokalen Epilepsien des Kindesalters, denn die charakteristischen Kriterien werden erfüllt (s. Tab. 13-1, S. 207). Familiäre Fälle mit dominanter Vererbung gehören zur Gruppe der familiären autosomal-dominanten fokalen Epilepsien und werden dort beschrieben (Kap. 14).

Epidemiologie

Von 75 japanischen Kindern mit Beginn einer Epilepsie in den ersten zwei Lebensjahren hatten 22/75 eine nichtfamiliäre benigne Partialepilepsie des Säuglingsalters. 8/22 zeigten nur komplex fokale Anfälle, 10/22 zusätzlich eine sekundäre Generalisierung und 4/22 ausschließlich sekundär generalisierte Anfälle (Chahin et al. 2006).

Klinik

Manifestation: zwischen 4. und 20. Lebensmonat, durchschnittlich im 8., wobei die später erkrankenden Kinder anscheinend häufiger sekundär generalisierte Anfälle haben (Okumura et al. 2006). Dauer der anfallsaktiven Periode null bis acht Monate, im Durchschnitt drei Monate.

Tageszeitliche Bindung: häufiger im Wachen als im Schlaf.

Anfallsfrequenz: meist in Clustern von 2 bis 38 Anfällen über zwei bis vier Tage. Nach ein bis acht Wochen kann sich ein solcher Cluster erneut ereignen. Die mittlere Dauer der aktiven Epilepsie liegt bei drei Monaten, der letzte Anfall im Alter von 18 Monaten.

Anfallsdauer: in der Regel 40 Sekunden bis 5 Minuten. Keine Statusneigung, keine postiktalen Defizite.

Anfallssemiologie:

1. Variante: benigne infantile fokale Epilepsie mit sekundärer Generalisierung

Bewusstseinsalteration, Starren, psychomotorischer Arrest, Zyanose, Kopf- und Augenwendung zur Seite, milde Kloni von Gesicht und Extremitäten, Automatismen

2. Variante: benigne infantile fokale Epilepsie mit generalisierten Anfällen

Bei dieser Variante generalisieren die fokalen Anfälle rasch, die klinisch dann im Vordergrund stehen

Die Symptomatik kann von Mal zu Mal variieren.

EEG

Das interiktale WEEG und SEEG fallen immer normal aus.

Im iktalen EEG: fokale, niedrigamplitudige Alpha-Aktivität oder SWs im Thetabereich, die im Verlauf an Amplitude zunehmen und an Frequenz abnehmen. Die Anfallsmuster sind zumeist temporo-okzipital lokalisiert, können aber in jeder Lokalisation auftreten.

Bei benigner infantiler fokaler Epilepsie mit generalisierten Anfällen i. S. sekundärer Generalisierung erfolgt eine rasche Ausbreitung der zumeist zentral (oder parietal/okzipital) beginnenden Entladungsmuster auf die kontralaterale Seite. Spikes, Polyspikes, Sharp-Waves bestimmen dann das Bild, wobei die bilaterale Synchronie deutlich weniger ausgeprägt ist als bei den älteren Kindern.

Ätiologische Aspekte

Anamnestische Befunde: Unauffällige Anamnese bezüglich der Prä-, Peri- und Postnatalperiode sowie eine normale psychomotorische Entwicklung in der Zeit vor dem Auftreten der Anfälle.

Eine familiäre Belastung mit epileptischen Anfällen kommt in bis zu 50 % der Fälle vor, nicht jedoch bei der sekundär generalisierten Variante. Abzugrenzen ist die familiäre Form der benignen Säuglingsepilepsie, bei der Verwandte 1. und 2. Grades die gleichen Anfälle im Säuglingsalter hatten und später keine Epilepsie entwickelten.

Diagnose und Differenzialdiagnose

Die in **Tabelle 13-3** aufgeführten Kriterien machen die Diagnose wahrscheinlich.

Aus klinischer Sicht ist die Diagnose einer benignen infantilen fokalen Epilepsie sehr schwierig. Eine Abgrenzung der nichtfamiliären von der familiären Form ist auf Grund der Klinik nicht möglich, sondern nur anhand der Familienanamnese. Häufig sind sich die Eltern bei Auftreten der ersten Anfälle der familiären Vorgeschichte gar nicht bewusst.

Bei den benignen infantilen Anfällen assoziiert mit milder Gastroenteritis ist die gleichzeitig vorhandene Gastroenteritis das entscheidende diagnostische Kriterium, es handelt sich um singuläre Ereignisse (siehe Kapitel 8).

Tabelle 13-3: Diagnostische Kriterien der benignen nichtfamiliären fokalen Epilepsie des Säuglingsalters (Watanabe et al. 2000, Chahin et al. 2006)

- benigne Epilepsie in der Familie bei der komplex fokalen Variante
- normale psychomotorische Entwicklung vor dem Auftreten der Anfälle
- keine zugrunde liegende neurologische Störung
- Manifestation der Anfälle nicht in der Neugeborenenperiode, sondern im 3. bis 10. Lebensmonat ohne Generalisierung, bei der sekundär generalisierten Variante im 3. bis 20. Monat
- Auftreten komplex fokaler Anfälle in Clustern, rasche sekundäre Generalisierung bei der 2. Variante
- normales interiktales EEG
- gutes Ansprechen auf die Medikation
- keine unprovozierten Anfälle > 24. LM
- normale Entwicklungsprognose

Therapie

Da die Diagnose zunächst noch unklar ist und die Anfälle in Clustern auftreten, werden häufig Antiepileptika eingesetzt. In einer retrospektiven Untersuchung zur Behandlung der Cluster von Okumura et al. (2006) war der Einsatz von PB als first drug in 12/15 Fällen wirksam, DZP in 3/14 Fällen und PHT in 0/1. Die relativ geringe Effizienz von DZP mag mit dessen Pharmakokinetik zusammenhängen. PB war deutlich besser wirksam, die Autoren empfehlen eine Initialdosis über 10 mg/kgKG, um eine sicherere Anfallskontrolle zu erreichen.

CBZ zeigte sich in der Dauertherapie wirksamer als PB (Chahin et al. 2006), VPA und ZNS zeigten sich auch als gut wirksam. Eine niedrige Carbamazepindosis scheint in der Regel ausreichend zu sein (Berger et al. 1997). Die Wirksamkeit von STM kann vermutet werden, über Erfahrungen wurde aber bisher noch nicht berichtet.

Prognose

Die Epilepsie sistiert spontan. Einzelne Patienten mit niederfrequenten Anfällen im Verlauf werden berichtet, insbesondere assoziiert zu einer Gastroenteritis. Allerdings gibt es keinen Hinweis auf einen Übergang in eine andere idiopathische Epilepsie (Okumura et al. 2006).

13.2 Benigne infantile fokale Epilepsie mit Mittellinien-Spike-Waves im Schlaf

Dieses Syndrom wird bisher nicht in der ILAE-Liste aufgeführt (Engel 2001). Capovilla und Beccaria beschrieben 2000 eine Gruppe von zwölf Kleinkindern mit einer fokalen Epilepsie, einheitlichem EEG-Muster und günstiger Prognose. Die Existenz dieses Epilepsiesyndroms wird durch Berichte über weitere Patienten bestätigt, wobei darauf hinwiesen wurde, dass die Epilepsie schon im Säuglingsalter beginnen kann (Capovilla et al. 2001, Capovilla et al. 2006, Chahine et al. 2006).

Klinik

Manifestation: 4. bis 30. Lebensmonat

Tageszeitliche Bindung: im Wachen, in Einzelfällen zusätzlich auch im Schlaf

Anfallsfrequenz: In etwa der Hälfte der Fälle begann diese Epilepsie mit Clustern. Eine bis vier Anfallsepisoden pro Jahr sind beschrieben.

Anfallsdauer: 1–5 min, keine epileptischen Status beschrieben

Persistenz bis zum 6. Lebensjahr

Anfallssemiologie: Beginn mit Starren, dann motorischer Arrest, gefolgt von Zyanose (regelhaft, >90 %) und Versteifung der Arme, schließlich Bewusstseinsverlust möglich. In einigen Fällen waren Automatismen und seitenbetonte Zeichen sichtbar. Postiktaler Schlaf.

EEG

Interiktale SW im Vertexbereich/zentral, beginnend im Schlafstadium 1 und zunehmend in 2. Die SW treten isoliert oder in kurz dauernden Gruppen auf, sie können sich nach beiden Seiten in die Zentralregion ausbreiten. Morphologisch wird ein biphasischer Spike niedriger Amplitude mit einer nachfolgenden glockenförmigen Welle höherer Amplitude beschrieben im deutlichen Unterschied zu Vertexpotenzialen des Schlafes und den ShW der idiopathischen fokalen Epilepsien des Schulalters. Sie persistieren noch drei bis fünf Jahre nach dem letzten Anfall.

Ätiologische Aspekte

In der Familie idiopathisch fokale Epilepsien oder Fieberkrämpfe in 70 %.

Der einzelne Anfall mit Zyanose und motorischem Arrest im Wachen ist schwierig abzugrenzen, das interiktale SEEG richtungsweisend.

Tabelle 13-4: Diagnostische Kriterien der benignen infantilen fokalen Epilepsie mit Mittellinien-Spike-Waves im Schlaf

- positive Familienanamnese bezüglich Anfällen und Epilepsie (in 50 % der Fälle)
- normale psychomotorische Entwicklung
- Alter zwischen 4. und 30. LM
- sporadisches Auftreten der Anfälle
- Anfallssemiologie: Starren, Zyanose, seltener Automatismen, lateralisierende Zeichen
- SEEG: typische SW in der Mittellinienregion
- benigner Verlauf

Diagnose und Therapie

Die diagnostischen Kriterien sind in **Tabelle 13-4** dargestellt, eine medikamentöse Therapie mit AED wird als nicht notwendig angesehen.

13.3 Benigne kindliche Epilepsie mit zentrotemporalen Spikes (Rolando-Epilepsie)

Die für dieses Epilepsiesyndrom typischen hemifazialen Anfälle wurden erstmalig 1597 durch den Arzt Martinius Rulandus beschrieben (van-Huffelen, 1989). Der Name geht aber wahrscheinlich auf den italienischen Anatomen und Physiologen Luigi Rolando (1773–1831) zurück, da die nach ihm benannte Region die iktale symptomatogene Zone ist. Die erste umfassende Beschreibung des klinischen Bildes anhand von 21 Kindern erfolgte 1958 durch Nayrac und Beaussart.

Epidemiologie

Die Rolando-Epilepsie ist eines der häufigsten Epilepsiesyndrome des Kindesalters. In zwei Populationsstudien von Kindern im Alter bis zu 15 Jahren mit neu aufgetretenen Epilepsien hatten 5 % von 329 Kindern bzw. 9,6 % von 609 Kindern eine Rolando-Epilepsie (Eriksson et al. 1997, Berg et al. 1999a). Das männliche Geschlecht überwiegt (Verhältnis 3 : 2) (Lerman 1997).

Klinik

Manifestation: 2.–14. Lebensjahr, zu 80 % zwischen dem 5. und 10. (Bruni et al. 2012)

Tageszeitliche Bindung (meist kurz nach dem Einschlafen oder vor dem Erwachen):

- nur nächtlich: 60–70 %
- tagsüber: 20–30 %
- nachts und tagsüber: 15 %

Anfallsfrequenz: bei etwa zwei Dritteln der Kinder niedrig (Bouma et al. 1997)

- singulärer Anfall: 13–21 %
- weniger als 5 Anfälle: 50 %
- 6–15 Anfälle: 17 %
- häufige Anfälle und Neigung zu Clustern: 21 %
- mindestens 1 GTKA: 44 %
- postiktale Todd'sche Lähmung: 7–16 %

Anfallsdauer: in der Regel eine bis drei Minuten

- Statusneigung (fokal, hemi- oder generalisiert konvulsiv): 5 %

Risikofaktoren für eine hohe Anfallsfrequenz und Persistenz:

- kurze Intervalle zwischen den ersten drei Anfällen
- Beginn der Epilepsie < 4. Lebensjahr
- wiederholte GM
- Anfälle tagsüber

Anfallssemiologie: Es überwiegen fokale Anfälle, zu über 50 % bleibt das Bewusstsein voll erhalten (Panayiotopoulos et al. 2008):

- somatosensorische fokale Anfälle mit unilateralen Parästhesien der Zunge, Lippen, Mundschleimhaut und Wange (30 %)
- unilaterale tonische, klonische, tonisch-klonische Anfälle der Gesichtsmuskulatur, der Lippen, der Zunge sowie der Pharynxmuskulatur (50 %)
- mit einer Sprechstörung (Dysarthrie, Anarthrie) durch Beteiligung der Larynxmuskulatur und mit verstärktem Speichelfluss durch eine Dysphagie (30–40 %)

Nachts treten vor allem drei Anfallstypen auf:

- kurze hemifaziale Anfälle mit Sprechhemmung und Speichelfluss bei erhaltenem Bewusstsein (das Kind wird durch den Anfall geweckt)
- hemifaziale Anfälle mit Bewusstseinsverlust, die mit gurgelnden Atemgeräuschen einhergehen und oft mit Erbrechen enden als Ausdruck autonomer Beteiligung
- Hemifaziale Anfälle können sich auf den gleichseitigen Arm ausbreiten, seltener auch auf das Bein (Hemi-Grand-Mal-Anfall) oder zu einem tonisch-klonischen Anfall generalisieren. Bei jungen Kindern kommen häufiger auch Hemi-Grand-Mal- und Grand-Mal-Anfälle vor, bei älteren überwiegen die hemifazialen einfach fokalen Anfälle (Lerman 1997).

EEG

Die EEG-Kriterien dieses Epilepsiesyndroms schließen ein (Dalla Bernadina et al. 2002):

- normale Grundaktivität
- charakteristische Morphologie der fokalen Entladungen in Form amplitudenhoher Sharp-Waves bzw. Sharp-Slow-Waves in der Zentrotemporalregion oder seltener in den Nachbarregionen mit möglicher sekundärer Generalisation
- Vorkommen von gruppierten Sharp-Slow-Waves
- asynchrone Foci (60 % unilateral, 40 % bilateral)
- Aktivierung der fokalen Entladungen im Non-REM-Schlaf (in 30 % der Fälle überhaupt nur im Schlaf sichtbar), insbesondere in den Einschlafphasen
- Irreguläre, generalisierte Spike-Wave-Komplexe sind möglich.
- 3–5/s generalisierte Slow-Waves mit niedrigamplitudigen Spikes treten in 4 % auf, 3/s-Spike-Waves – wie bei Absencen – sind allerdings selten.
- Remission der fokalen ShW vor dem 15.–16. Lebensjahr (während die Anfälle bereits zum 10.–12. Lebensjahr sistieren) (Oguni 2011)

Häufigste Lokalisation der Rolandischen Sharp-Wave ist im Bereich der C3- bis C4-Elektroden, auch C5 bis C6, der suprasylvischen Hirnregion, nicht temporal (wie auch die Semiologie vermuten lässt) (Panayiotopoulos 1999). Entsprechende Untersuchungen mittels EEG, MEG, fMRT weisen auf ein negatives Maximum der Sharp-Wave in der Zentralregion hin bei Maximum der Positivität frontal (Panayiotopoulos et al. 2008).

Während in den Minuten vor einem Rolandischen Anfall die Häufigkeit der Sharp-Waves deutlich abnehmen kann, zeigen sich bei GTKA vorausgehend vermehrt fokale Sharp-Wave-Muster (Wirrell et al. 2006). Das iktale Muster im EEG scheint nicht spezifisch zu sein: Capovilla et al. (2011) beschreiben 34 Anfälle bei 30 Patienten, die sie in den EEGs von 701 Patienten mit benigner kindlicher Epilepsie mit zentrotemporalen Spikes aufgezeichnet hatten. In 14/30 Patienten zeigten sich niedrigamplitudige Spikes, die an Amplitude zunahmen und an Frequenz abnahmen. In 6/30 Patienten zeigte sich ein Mischbild aus SW und ShW, deren Amplitude und Frequenz während des Anfalls zunahmen. In 7/30 Patienten zeigte sich eine monomorphe Theta-Aktivität mit zunehmender Amplitude und abnehmender Frequenz. 5/30 zeigten initial eine fokale Kurvendepression und in der Folge eines der drei obigen iktalen EEG Muster.

Weder die Häufigkeit der Sharp-Waves noch ihre Lokalisation oder Persistenz korrelieren mit der Häufigkeit und Schwere der Anfälle noch mit der langfristigen Prognose, wohl mit dem neuropsychologischen Profil (s. u.) (Panayiotopoulos et al. 2008). Weniger als 10 % der Kinder mit Rolando-Foci bekommen tatsächlich Anfälle.

Das Auftreten generalisierter 3/s-SW-Muster (im Sinne von typischen Absencen) im EEG von Kindern mit benigner Epilepsie mit zentrotemporalen Spikes wurde von Gelisse et al. (1999) bei 64 prospektiv untersuchten Rolando-Patienten nicht gefunden – allerdings bei 17/64 fanden sich diffuse, z. T. asymmetrische SW mit ein bis fünf Sekunden Dauer zumeist in den Schlafstadien I und II ohne klinisches Korrelat. Einzelbeschreibungen zum Vorliegen von 3/s-SW-Mustern im EEG und klinischen Absencen vor, während oder nach Symptomen einer IFE wiesen auf deren Seltenheit hin und sprechen für eine unterschiedliche Ätiologie (Cerminara et al. 2012).

Ätiologische Aspekte

Anamnestische Befunde (Lerman 1997):

- auffällige Neonatalperiode: 6–10 %
- mildes Schädel-Hirn-Trauma in der Vorgeschichte: 4–5 %
- Fieberkrämpfe: 7–10 %
- Anfälle oder epileptiforme Muster im EEG bei Verwandten (Geschwister, Eltern, Neffen): 40 %
- Rolando-Epilepsie bei Geschwistern (auch andere Formen der idiopathischen fokalen Epilesien möglich!): 15 %
- Rolando-Fokus bei Geschwistern: 19 % (Heijbel et al. 1975)
- Fieberkrämpfe bei Verwandten 1. Grades: 10–20 %.

Genetische Befunde. Eine multifaktorielle Genese wird angenommen, genetische Faktoren spielen aber die entscheidende Rolle. Genetische Studien sprechen dafür, dass die typischen zentrotemporalen Sharp-Waves autosomal-dominant mit variabler und altersspezifischer Penetranz vererbt werden (Bray et al. 1964, Heijbel et al. 1975). In Familien mit einer Rolando-Epilepsie fand sich eine Assoziation der zentrotemporalen Sharp-Waves mit dem Chromosom 15q14 (Neubauer et al. 1998). Mutationen im GRIN2A-Gen betreffen einen geringen Teil der Kinder mit Rolandischer Epilepsie wie auch anderer Formen der IFE (Lemke et al. 2013).

Pathophysiologie

Die Rolandischen Anfälle werden im Bereich der Zentralregion generiert. Entsprechend ist der Sprechverlust als Ausdruck einer Lähmung und des Koordinationsdefizites der laryngealen Muskulatur anzusehen, während kognitive Funktionen wie das Sprachverständnis erhalten bleiben. Die Hypersalivation kann als Anfallssymptom des betroffenen oberen Bandes der Sylvischen Fissur interpretiert werden. Postuliert wird eine reifungsabhängige Instabilität der unteren Rolandischen Region des somatosensorischen Kortex (Koutroumanidis et al. 2007).

Das entspricht dem Konzept einer hereditären zerebralen Maturationsstörung: Das Spektrum der zugehörigen Abweichungen umfasst die asymptomatischen Sharp-Waves als die leichteste Ausprägung, als Epilepsien Rolando-Epilepsie, benigne fokale Epilepsie mit affektiven Symptomen, benigne okzipitale Epilepsie, atypische Partialepilepsie und Landau-Kleffner-Syndrom und Epilepsie mit kontinuierlichen Spike-Waves während des Slow-Wave-Schlafes (CSWS-Syndrom), Letztere als die schwersten Formen (Doose et al. 1989, 1996). Ungeklärt bleibt, ob die Entladungen im EEG ursächlich für neuropsychologische Störungen sind oder es sich um zwei unabhängige abnorme Befunde handelt (Buchhalter 2012).

Neuropsychologische Besonderheiten

Obwohl die normale Intelligenz ein diagnostisches Kriterium der Rolando-Epilepsie ist, werden neuropsychologische Beeinträchtigungen und Verhaltensauffälligkeiten bei 28–53 % beschrieben, vor allem in der aktiven Phase der Epilepsie. Es ist von einem negativen kognitiven Effekt der Rolando-Epilepsie selbst auszugehen, insbesondere als Auswirkung der begleitenden Entladungstätigkeit im EEG (Chahine et al. 2006, Wirrell 1998).

Befunde. Störungen der Aufmerksamkeit (Vigilanz-, Orientierungs- und exekutives System) und der Sprachentwicklung korrelieren mit der Dichte der epileptiformen Aktivität im SEEG, nicht mit der Anfallshäufigkeit.

Häufig ergeben die neuropsychologischen Tests nur bei einem Teil der Kinder mit Rolando-Epilepsie leichtere, häufig nur vorübergehende Störungen der Aufmerksamkeit, der visuellen

Wahrnehmung, der visuomotorischen Koordination, der Sprachentwicklung und des Verhaltens (Konzentrationsschwierigkeiten, Ablenkbarkeit, Impulsivität) (Croona et al. 1999). Diese treten zumeist kombiniert auf: So wurde ein Zusammenhang zwischen Störungen des Lesens (Sätze mehr als Worte) und Störungen der motorischen Entwicklung nachgewiesen (Geke et al. 2011).

Baglietto et al. (2001) konnten in einer prospektiven Studie zeigen, dass zum Zeitpunkt der Diagnosestellung bei den Kindern mit Rolando-Epilepsie der IQ niedriger lag als in der Kontrollgruppe, mit Störungen in der Aufmerksamkeit, der kognitiven Flexibilität, der Bilderbenennung, im visuospatialen Gedächtnis, in der visuoperzeptiven Wahrnehmung und der visuomotorischen Koordination. Nach der Remission der interiktalen Entladungen im EEG (über mehr als zwei Jahre) unterschied sich der IQ der beiden untersuchten Gruppen jedoch nicht mehr und die meisten der neuropsychologischen Störungen hatten sich wesentlich gebessert. Ähnliche Ergebnisse liegen für exekutive Funktionen vor, wobei sich bei frühem Beginn der Epilepsie deutlichere Abweichungen fanden als bei späterem (Neri et al. 2012).

Auch Verhaltensstörungen wie Depressivität, Aggressivität und Anpassungsstörungen sind assoziiert zur Entladungsdichte im W/SEEG (Sarco et al. 2011).

Als hochfrequente Entladungen im WEEG werden je nach Studie 7 bis 10 Sharp-Wave/min angegeben, im Schlaf mit 50–85 %.

Therapiemöglichkeiten. Bezogen auf eine Verbesserung des kognitiven Profils sind die Behandlungsergebnisse mit AEDs nicht einheitlich und müssen im Einzelfall abgewogen werden (Buchhalter 2012). Das heißt insbesondere: Klare Zielparameter der Behandlung sind zu evaluieren. Als Anhaltspunkte können gelten:

- sowohl Alter < acht Jahre als auch epileptiforme Muster in > 50 % der Zeit im SEEG, da diese mit Sprachentwicklungsstörungen korrelieren (Piccinelli et al. 2008)
- zunehmend verzögerte Sprachentwicklung oder auditive Wahrnehmungsstörung während der Epilepsieerkrankung (Geke et al. 2011, Kossoff et al. 2007).

Unabhängig davon ist die Indikation einer neuropsychologischen Therapie zu prüfen.

Diagnose und Differenzialdiagnose

Die diagnostischen Kriterien der Rolando-Epilepsie zeigt **Tabelle 13-5**. In einem typischen Fall genügen Anamnese, neurologische Untersuchung und (Schlaf-)EEG-Befund zur Diagnosestellung, eine normale bildgebende Diagnostik des ZNS gehört nicht zu den Kriterien, bei unklaren Symptomkonstellationen ist diese allerdings unverzichtbar. Dann können auch EEG-Ableitungen bei Geschwistern zur Diagnose beitragen, wenn sie einen entsprechenden Rolando-Fokus aufweisen.

Semiologisch ähnliche Epilepsien:

- autosomal-dominante Rolando'sche Epilepsie mit Sprachdyspraxie (Scheffer et al. 1995b). Sprachdyspraxie und kognitive Störungen sind die vorherrschenden Symptome (s. Kap. 14).
- symptomatische Rolando-Sylvi'sche Epilepsie bei Kindern mit sensomotorischen Anfällen (einfach fokale, sekundär generalisierte Anfälle, Anfälle in Clustern und nächtliche Anfälle), im EEG unilateralen oder bilateralen frontozentrotemporalen Spikes, kognitiven Problemen, Therapieresistenz. Die Elektro-

Tabelle 13-5: Diagnostische Kriterien der Rolando-Epilepsie (Beaussart 1972, Lerman 1997)

- genetische Prädisposition
- Beginn ab dem Lebensalter von drei Jahren bis vor Eintritt der Pubertät
- fokale Anfälle, gewöhnlich kurz dauernd und selten, z.T. mit Generalisation, Auftreten der Anfälle vorwiegend im Schlaf
- Fehlen ausgeprägter neurologischer und mentaler Defizite
- gutes Ansprechen auf AED
- Remission in der zweiten Lebensdekade

Tabelle 13-6: Differenzialdiagnostisch ist zu beachten: «Rolandische zentrotemporale ShW»

- sind nicht spezifisch für die Rolando-Epilepsie
- lassen sich bei 2–3 % der klinisch unauffälligen Schulkinder nachweisen, von denen < 10 % eine Rolandische Epilepsie entwickeln
- kommen gehäuft in den Familien der betroffenen Kinder mit Rolando-Epilepsie vor
- werden vermehrt bei Kindern mit Kopfschmerzen, Sprachentwicklungsverzögerung, Lernstörungen und Verhaltensauffälligkeiten gesehen
- können z. B. beim Rett-Syndrom und beim FragilenX-Syndrom nachgewiesen werden
- gibt es auch als EEG-Korrelat bei strukturellen Epilepsien (z. B. intrazerebrale Raumforderungen oder Fehlbildungen)

(Eeg-Olofsson et al. 1971, Cavazutti et al. 1980, Okubo et al. 1994)

kortikographie bei sieben Kindern ergab bei vier den Anfallsbeginn um die Rolando-Region und bei drei in der Rolando-Sylvi'schen Region. Alle Kinder wurden operativ mittels kortikaler Resektion und multipler subpialer Transsektion behandelt, wodurch drei Kinder anfallsfrei wurden und es bei vier Kindern zu einer erheblichen Anfallsreduktion kam. Im resezierten Gewebe fanden sich Migrationsstörungen oder Gliosen (Otsuko et al. 2001).

Zur Differenzialdiagnose Rolandischer ShW im EEG siehe **Tabelle 13-6**.

Therapie

Die Rolando-Epilepsie ist selbstlimitierend, die Prognose gut. Nach dem ersten und dem zweiten Anfall kann zunächst abgewartet werden. Wenn nur selten Anfälle auftreten, die als nicht beeinträchtigend wahrgenommen werden, kann auf eine medikamentöse Therapie verzichtet werden. Die Remission tritt mit und ohne Medikation ein (Oguni 2011).

Mittel der ersten Wahl ist STM in einer Dosierung von 4–6 mg/kg/d (Doose et al. 1988), dessen Wirksamkeit und Verträglichkeit durch eine plazebokontrollierte multizentrische Studie nachgewiesen wurde (Rating et al. 2000). Während in Europa ein Consensus bezüglich VPA als Mittel der Wahl besteht, wird in den USA und Japan CBZ bevorzugt mit einer Wirksamkeit in 50–65 % der Fälle. Durch CBZ kann in Einzelfällen eine Verschlechterung der Kognition, eine Zunahme der Anfallsfrequenz oder ein atypischer Verlauf induziert werden (Prats et al. 1998, Seidel et al. 1999, Genton 2000). Im Rahmen einer solchen Reaktion sind negativer Myoklonus, atypische Absencen, Sturzanfälle und ein bioelektrischer Status epilepticus im Schlaf neu aufgetreten. Auch VPA hat bei einigen Patienten eine solche Reaktion induziert (Prats et al. 1998), bei STM wurde dieses Phänomen bisher nicht beobachtet (Engler et al. 2003).

In einer Vergleichsstudie von STM mit CBZ konnte bezüglich Wirksamkeit und Verträglichkeit kein Unterschied festgestellt werden, STM führte allerdings häufiger zu einer Normalisierung des EEG (Kramer et al. 2002).

Als Mittel der zweiten Wahl sind CLB und GBP anzusehen. Darüber hinaus liegen positive Berichte über die Wirksamkeit von LTG, OXC, TPM und LEV vor (Oguni 2012).

Zur Dauer der Behandlung liegen wenige Daten vor. In einer prospektiven holländischen Studie zu Epilepsien bei Kindern wurden 29 Kinder mit typischer und atypischer Rolando-Epilepsie eingeschlossen. Dabei zeigte sich bei einer Nachbefragung 15 Jahre nach Einschluss in die Studie die hervorragende Prognose im Langzeitverlauf mit Remission über mehr als fünf Jahre bei über 95 % der Patienten (Callenbach et al. 2010). Im Gegensatz dazu war das Rezidivrisiko bei frühem Absetzen der Therapie innerhalb eines Jahres nicht geringer als bei anderen Epilepsien mit fokalen Anfällen: Fünf von sieben Kindern, die innerhalb von zwei Monaten nach Therapiebeginn anfallsfrei waren, erlitten ein Rezidiv, wenn man innerhalb von zwölf Monaten die Therapie beendete (Peters et al. 1998). Die durchschnittliche Therapiedauer der Kohorte betrug etwa zweieinhalb Jahre.

Eine übliche Empfehlung ist, nach ein bis zwei Jahren Anfallsfreiheit das Antiepileptikum wieder abzusetzen. Es sollte nicht das Verschwinden der Sharp-Waves abgewartet werden, da das Persistieren der fokalen Sharp-Waves nicht das Rezidivrisiko erhöht (Shinnar et al. 1994).

Prognose

Die Prognose der Rolando-Epilepsie ist gut. Sie heilt vor dem 15. bis 16. Lebensjahr aus, und zwar unabhängig davon, wie viele Anfälle aufgetreten sind.

In einer Metaanalyse (Bouma et al. 1997) der klinischen Studien zur Rolando-Epilepsie zeigte sich, dass sich 50 % der Epilepsien im Alter von sechs Jahren in Remission befanden, 92 % im Alter von zwölf Jahren und 99,8 % im Alter von 18 Jahren. Das Risiko für eine juvenile generalisierte Epilepsie liegt unter 2 % (Koutroumanidis et al. 2008).

Wenn auch Lern- und Verhaltensprobleme in der akuten Phase der Rolando-Epilepsie auftreten können, so ist die psychosoziale Langzeitprognose gut. In einer Langzeitbeobachtung fand sich gar eine im Vergleich zur Kontrollgruppe günstigere berufliche Situation der Patienten (Loiseau et al. 1988).

13.4 Atypische benigne fokale Epilepsie des Kindesalters (Pseudo-Lennox-Syndrom)

Dieses Epilepsiesyndrom wird im diagnostischen Schema für Menschen mit epileptischen Anfällen und Epilepsien nicht aufgeführt (Engel 2001). Die nosologische Zuordnung dieser atypischen Form der FE des Kindesalters ist noch unklar. Das Krankheitsbild wurde 1982 erstmalig von Aicardi und Chevrie beschrieben und später von anderen Untersuchern bestätigt (Deonna et al. 1986, Doose et al. 1992).

Epidemiologie

Nach den Angaben von Aicardi und Chevrie (1982) fielen unter den 32 Kindern mit dem klinischen Bild der benignen fokalen Epilepsie des Kindesalters sieben Kinder mit atypischen Merkmalen auf. Hahn (2000) beschreibt den Übergang in eine atypische Form bei 1 %.

Klinik

Manifestationalter: 2,5 bis 6 Jahre

Tageszeitliche Bindung: meist nächtlicher Beginn

Anfallsfrequenz: 3 bis 12 Wochen hochfrequent, gefolgt von anfallsfreien Perioden von 3 bis 18 Monaten, Auftreten atoner Anfälle bis 3,6 Jahre nach Epilepsiebeginn (16 ± 11 Monate)

Die Epilepsie remittierte, wenn die Kinder neun bis zwölf Jahre alt geworden waren.

Anfallssemiologie:

- initial meist nächtliche Rolandische Anfälle, sekundäre Generalisierung
- negativer epileptischer Myoklonus (lokalisiert) (hunderte/d)
- atone Anfälle als generalisierte Unterbrechung des Haltetonus
- atypische Absencen
- Myoklonien v. a. des Gesichtes und der oberen Extremitäten

(Aicardi 2000, Fuji et al. 2010, Yang et al. 2009).

EEG

WEEG interiktal: zentrotemporoparietale ShW (uni- oder bilateral)

SEEG: Zunahme der fokalen ShW und Überleitung auf die kontralaterale Hemisphäre. Zum Zeitpunkt des Auftretens des negativen epileptischen Myoklonus nimmt regelhaft die Entladungsdichte zu bis zu einem CSWS-Muster.

Der negative epileptische Myoklonus entspricht der Unterbrechung des Haltetonus für 50–400 ms. Eine EEG-Ableitung während des Armhalteversuchs erlaubt eine recht zuverlässige Diagnose, die durch entsprechende EMG-Ableitungen verifiziert werden kann. EEG-Korrelat ist eine hochamplitudige ShW in der kontralateralen Zentralregion. Ein bilaterales

Entladungsmuster zeigt sich klinisch als Tonusverlust beider Arme.

Eine EEG-Ableitung während des Armhalteversuchs erlaubt die Diagnose des negativen epileptischen Myoklonus.

Ätiologische Aspekte

Anamnestische Befunde (Fujii et al. 2010; 17 Patienten):

- Hyperaktivität/Sprachentwicklungsverzögerung: 22 %
- Fieberkrämpfe: 4/17
- Epilepsie/Fieberkrämpfe in der Familie: 6/17

Deonna et al. (1986) wiesen anhand von sechs Kindern darauf hin, dass sich bei der atypischen benignen fokalen Epilepsie die Merkmale der typischen benignen fokalen Epilepsie und die der myoklonisch-astatischen Epilepsie kombinieren. Alle Kinder waren initial dem Alter entsprechend entwickelt und wiesen eine familiäre Belastung mit Epilepsie und einen normalen neurologischen Befund auf. Doose et al. (1992) sprechen wegen der Ähnlichkeiten dieses Syndroms mit dem Lennox-Gastaut-Syndrom vom Pseudo-Lennox-Syndrom. Sie weisen darauf hin, dass bei den Kindern neben den zentralen bzw. zentrotemporalen Sharp-Waves auch häufiger frontal lokalisierte Sharp-Waves beobachtet werden. Bei langem Verlauf mit häufigeren bioelektrischen Status könne es auch zu permanenten mentalen und sprachlichen Defiziten kommen. Diese im Vergleich zu den Angaben von Aicardi (2000) schlechtere Prognose ist mit großer Wahrscheinlichkeit darauf zurückzuführen, dass in Untersuchungen von Doose et al. (1992) Kinder mit zerebralen Vorschädigungen nicht ausgeschlossen worden waren.

Neuropsychologische Besonderheiten

Während der Anfallsperioden werden eine Verlangsamung des Denkens, der Konzentration und Verhaltensauffälligkeiten beschrieben. Die Langzeitprognose war in der Kohorte von Aircardi (14 Kinder) gut, dagegen wiesen Deonna et al. (1986) auf eine Verschlechterung der mentalen Funktionen und des Verhaltens hin. Ein längerer Zeitraum des Auftretens atoner Anfälle/des negativen epileptischen Myoklonus scheint einen negativen Einfluss auf die kognitive Prognose zu haben (Fujii et al. 2010).

Diagnose und Differenzialdiagnose

Die Diagnose beruht auf dem Hinzutreten der charakteristischen Anfallsmuster zu dem klinischen Bild einer Rolando-Epilepsie.

Differenzialdiagnostische Abgrenzung zum Lennox-Gastaut-Syndrom:

- Erhalt der normalen neurologischen Funktion trotz der schwer verlaufenden Epilepsie
- Fehlen von tonischen Anfällen
- massive Aktivierung der Spike-Wave-Aktivität im Schlaf
- Verschwinden bis zur Pubertät.

Therapie

Von Gross-Selbeck (1995) wurde über den erfolgreichen Einsatz von STM bei 5/8 Kindern mit atypischer benigner fokaler Epilepsie berichtet, die anfallsfrei wurden. Die EEG-Veränderungen bildeten sich ebenfalls zurück und die kognitiven Funktionen verbesserten sich. Ähnlich der Rolandischen Epilepsie sind auch VPA, Benzodiazepine und CBZ (mit dem Risiko der paradoxen Reaktion) einzusetzen. In der Kohorte von Yang et al. 2009 zeigten auch TPM und LTG Einzelerfolge. ACTH und Kortikotropin sind als wirksam beschrieben, wie auch einzelne Erfolge mit KD.

Der negative epileptische Myoklonus kann medikamentös induziert werden durch CBZ, OXC, LTG, PB, auch durch Absetzen von VPA.

Die therapeutische Option für negative myoklonische Anfälle und atypische Absencen stellt ESM dar, auch für LEV liegen positive Berichte vor (Capovilla et al. 1999, Fuji et al. 2010, Oguni 2011, Yang et al. 2009).

Prognose

Anfälle sistieren spontan im Alter zwischen 6 und 12 Jahren, die Erkrankungsdauer wird mit 7 bis 83 Monaten angegeben! Die neuropsychologischen Daten sind uneinheitlich, zeigen aber ein Risikopotenzial für die kognitive Entwicklung in Abhängigkeit von der Dauer der Periode des negativen epileptischen Myoklonus und des CSWS.

13.5 Benigne okzipitale Epilepsien des Kindesalters

Das schon 1989 in die ILAE-Klassifikation der Epilepsiesyndrome aufgenommene Syndrom der benignen okzipitalen Epilepsie des Kindesalters wurde 1981 erstmals von Gastaut beschrieben. Nach seiner damaligen Darstellung ist es durch Anfälle charakterisiert, welche visuelle Symptome aufweisen, die oft von motorischen oder psychomotorischen Manifestationen gefolgt sind und teilweise postiktal mit Migräne-Kopfschmerz enden. Das EEG zeigte distinkte, repetitive okzipitale Paroxysmen, die nur nach Augenschluss sichtbar waren. Keine okzipitalen Läsionen konnten nachgewiesen werden. Die Kinder waren neurologisch normal. Die Anfälle sistierten im Erwachsenenalter.

Panayiotopoulos et al. (2008) und Michael et al. (2010) definieren zwei Varianten des Syndroms: eine früh und eine spät beginnende - allerdings sind auch bei 1/3 der Kinder Symptome beider Varianten beschrieben worden (Taylor et al. 2008). Diese Unterteilung wurde in der ILAE-Klassifikation der Epilepsien (Engel 2006) berücksichtigt.

Im Vergleich zur Rolando-Epilepsie kommen die benignen okzipitalen Epilepsien sehr viel seltener vor. In zwei Populationsstudien von Kindern im Alter von 0 bis 15 Jahren mit neu aufgetretenen Epilepsien variierte der relative Anteil der benignen okzipitalen Epilepsien an allen Epilepsien erheblich, er betrug in der einen Studie 3 % von 329 Kindern (Eriksson et al. 1997), in der anderen nur 0,3 % von 609 Kindern (Berg et al. 1999a). Einige Autoren gehen davon aus, dass die Häufigkeit dieser Epilepsie unterschätzt wird (Panayiotopoulos 1999, 2000).

13.5.1 Früh beginnende benigne okzipitale Epilepsie des Kindesalters (Typ Panayiotopoulos)

Die Prävalenz dieses Epilepsiesyndroms unter den Kindern mit einem ersten afebrilen Anfall wird in der Erstbeschreibung mit 13 % in der Altersgruppe 3.–6. LJ und 6 % im 1.–15. LJ angegeben.

Klinik

Manifestation: 1. bis 14. Lebensjahr, zu 76 % zwischen dem 3. und 6. LJ. Einzelne Studien beschreiben eine weibliche Prädominanz.
Anfälle nur aus dem Schlaf: 60–70 %

Anfallsfrequenz: schwer abschätzbar auf Grund der vielfältigen Symptomatik, die von Anfall zu Anfall variieren kann:

- nur 1 Anfall: 15–40 %
- 2 bis 5 Anfälle: 48 %
- >10 Anfälle: 5–17 %

Anfallsdauer: in der Regel 5 bis 10 Minuten
Statusneigung: >30 min: 50 % (häufigste Ursache eines nonkonvulsiven Status)
hemikonvulsiver oder generalisierter SE: 4 %
(Panayiotopoulos et al. 2008, Michael et al. 2010, Oguni et al. 2011).

Anfallssemiologie:

1. Beginn mit Unwohlsein oder Kopfschmerzen, Rückzug, aber auch Unruhe, Agitiertheit

2. autonome Anfallssymptome (80–90 %):

- Übelkeit, Würgen, Erbrechen (70–80 %)
- Blässe (28 %)
- Zyanose (12 %)
- Symptome ähnlich neurokardiogener Synkopen: muskuläre Hypotonie mit mangelnder Reagibilität (25 %)
- Urininkontinenz (19 %)

- Stuhlinkontinenz (3 %)
- Hypersalivation (10 %)
- Mydriasis (7 %)
- Miosis (2 %)
- Atem- und Herzrhythmusauffälligkeiten (7 %)
- kardiorespiratorischer Arrest mit gutartiger Prognose (0,5 %)
- Husten, Darmmotilitätsstörungen (3 %)

3. nachfolgende Anfallssymptome:
- konfus, bewusstseinsgestört (80–90 %)
- Blickdeviation (60–83 %)
- Spracharrest (8–13 %)
- hemifaziale Anfälle (6–13 %)
- visuelle Halluzinationen (6–10 %)
- herabhängender Mundwinkel (3 %)

4. Eskalation:
- Jackson-March/Hemikonvulsion (19–30 %)
- GTKA (21–36 %)

Das klinische Bild ist durch typische Prodromi mit nachfolgenden autonomen Symptomen gekennzeichnet. Diese können durch eine Hypertension und Tachykardie gekennzeichnet sein (Gonzalez-Duarte et al. 2011). Es folgen dann die augenscheinlichen weiteren Anfallssymptome. Im Vergleich zur Late-Onset-Variante werden iktale visuelle Symptome und auch postiktale Kopfschmerzen nur selten angegeben (Ferrie et al. 1997, Panayiotopoulos 1989b, Panayiotopoulos 1999, Covanis et al. 2005).

Die Anfallssemiologie kann intraindividuell eine große Varianz aufweisen.

Länger anhaltende Anfälle mit einer Kaskade von Unwohlsein über Erbrechen bis zur Bewusstseinsstörung und Kloni charakterisieren das Panayiotopoulos-Syndrom.

EEG

Die EEG-Kriterien dieses Epilepsiesyndroms schließen ein:

- normale Grundaktivität
- amplitudenhohe Sharp-Waves bzw. Sharp-Slow-Waves, multifokal
- Interiktale Entladungen kommen in allen Lokalisationen vor (Kokkinos et al. 2010).
- wandernde Lokalisation (intra und interhemisphärisch) mit dem Alter nach zentral, parietal und temporal (50 %)
- Prädominanz der Okzipitalregion (bei 30 % nicht nachweisbar)
- Blockierung der Entladungstätigkeit bei visueller Imagination/Reiz, Photostimulation, mentaler Beanspruchung (Rots et al. 2012)
- Aktivierung der fokalen Entladungen im Non-REM-Schlaf (in 90 % der Fälle im WEEG nachweisbar)
- synchrones Auftreten von Sharp-Waves okzipital und frontopolar
- Entladungsserien, auch multifokal, ausgehend von einem posterioren Fokus (19 %)
- 3–5/s generalisierte Slow-Waves treten in 15 % mit fokalem Maximum auf, in 4 % primär generalisiert.
- Remission der Anfälle bis zum 12. Lebensjahr (Oguni 2011).
- Sharp-Waves finden sich zumeist parieto-okzipital, aber auch zentral und frontal, teilweise in Form synchroner Spikes mit frontopolarem und okzipitalem Maximum. Dieses sogenannte Fp-O-Spike-Phänomen (Yoshinaga et al. 2010) basiert auf einer extrem raschen Fortleitung der primär parietookzipitalen Entladung nach frontal und gilt als charakteristisch für das Panayiotopoulos-Syndrom, kommt aber auch bei anderen Epilepsien im Kindesalter vor. Leal et al. (2013) postulierten anhand von Quellenanalysen bei einem Patienten ein epileptogenes Netzwerk mit Generator im inferioren Parietallappen als Erklärung von interiktalen und iktalen Befunden des Panayiotopoulos-Syndroms. Allerdings lässt sich nicht von den Maxima der interiktalen Spikes auf die iktalen Symptome schließen (Panayiotopoulos et al. 2008).

Ätiologische Aspekte

Anamnestische Daten (Cordelli et al. 2012):

- Fieber als Trigger eines typischen autonomen Anfalls: 36 %

- Fieberkrämpfe in der Anamnese: 16–30 %.
- Epilepsien in der Familie: 7 %

Eine SCN1A-Mutation konnte nicht als kausaler Faktor nachgewiesen werden.

Geschwister- und Zwillingsuntersuchungen fanden keine hohe Konkordanz der Erkrankung; monozygote Zwillinge zeigen keine höhere Konkordanz als heterozygote. Familienanamnestisch werden sowohl generalisierte als auch fokale idiopathische Epilepsien berichtet. Taylor et al. (2008) gehen von einer gemeinsamen genetischen Basis beider benigner okzipitaler Epilepsiesyndrome aus, wobei zusätzliche Faktoren, die nicht klassisch-genetisch sind (somatische Mutationen, epigenetische Phänomene, Umwelteinflüsse), von Bedeutung sind.

Pathophysiologie

Autonome Anfallssymptome resultieren aus der Einbeziehung von Anteilen des zentralen autonomen Netzwerkes, zu dem die Insel, der mediane präfrontale Kortex, die Amygdala und der Hypothalamus gehören. Bei Kindern kommt es dabei offensichtlich auch zu Übelkeit und Erbrechen ohne die dafür bei Erwachsenen typische, spezifische Aktivierung des nicht dominanten mesialen Temporallappens. Man nimmt an, dass die klinischen Symptome auf einem ausgedehnten Netzwerk epileptogener Foci beruhen, wodurch das zentrale autonome Netzwerk aktiviert wird. Dieses ist bei den betroffenen Kindern vorübergehend hyperexzitabel, insbesondere im Vergleich zum okzipitalen Kortex (Panayiotopoulos et al. 2008).

Neuropsychologische Befunde

Verbale und visuo-konstruktive Leistungen waren in der Gruppe der frühen okzipitalen Epilepsie häufiger beeinträchtigt als in der späten, jedoch insgesamt diskrepant zur Kontrollgruppe, was auch beim Gesamt-IQ nachweisbar ist. Eine Korrelation dieser Auffälligkeiten zur Anfallshäufigkeit besteht nicht (Polat et al. 2012).

Diagnose und Differenzialdiagnose

Die Diagnose kann gestellt werden, wenn folgende Kriterien zutreffen (Oguni et al. 2001):

- normale Entwicklung der Kinder vor Beginn der Epilepsie
- Manifestation der Epilepsie im Alter zwischen zwei und acht Jahren
- fokale Anfälle mit tonischer Augendeviation und iktalem Erbrechen
- im EEG normale Hintergrundaktivität mit EEG-Foci jedweder Lokalisation, jedoch vorwiegend mit okzipitalen Foci, Aktivierung im Schlaf
- normaler Befund der Bildgebung des ZNS.

Die Differenzialdiagnose zwischen früh beginnender und spät beginnender Variante ist nicht schwierig, da sich deren Charakteristika erheblich voneinander unterscheiden, siehe **Tabelle 13-7**.

Therapie

Da die Mehrzahl der Kinder nur wenige Anfälle bekommt, kann meist auf eine medikamentöse Langzeittherapie verzichtet werden. In einem Bericht über den Vergleich der Wirkung von PB, CBZ, VPA gegenüber keiner Therapie war kein Vorgehen dem anderen überlegen (Ferrie et al. 1997). Einzelne Patienten wurden erfolgreich mit STM behandelt (Engler et al. 2003).

5–10 % der Patienten sprechen nicht gut auf AED an. VPA, CLB oder CBZ sind Mittel der Wahl bei rezidivierenden prolongierten Anfällen (Oguni 2011). Bei Therapieversagen mit VPA wurde eine Anfallskontrolle unter LEV dokumentiert (Garcia et al. 2009).

Prognose

Die Prognose ist exzellent. Dieses gilt auch für die Kinder, bei denen sich wiederholt prolongierte Anfälle ereigneten, bei denen ein fokaler Status epilepticus aufgetreten war, und auch für die Kinder, die anfangs resistent gegenüber den Antiepileptika waren (Panayiotopoulos 2008,

Tabelle 13-7: Differenzialdiagnose von Early-Onset-Variante und Late-Onset-Variante der benignen okzipitalen Epilepsie des Kindesalters (nach Panayiotopoulos 2000, Oguni et al. 2001)

Klinische Parameter	Early-Onset-Variante	Late-Onset-Variante
• Anteil an den benignen fokalen Epilepsien des Kindesalters	?	2–10 %
• mittleres Alter zu Beginn (Spannweite)	5 Jahre (2–8 Jahre)	8 Jahre (3–16 Jahre)
• Anfallscharakteristika		
• Dauer: Sekunden bis 1 Minute	nie	die Regel
• Dauer: > 3 Minuten bis Stunden	die Regel	fast nie
• Zahl der Anfälle < 20	fast immer	fast nie
• hohe Anfallsfrequenz, manchmal tägliches Auftreten	nie	die Regel
• nächtliche Anfälle	in zwei Drittel der Fälle	weniger als ein Drittel der Fälle
• visuelle Halluzinationen	selten	die Regel
• Deviation der Augen	häufig	häufig
• autonome Reaktionen (Blässe, Schwitzen)	häufig	fast nie
• iktales Erbrechen	häufig	fast nie
• iktale Verhaltensauffälligkeiten	häufig	fast nie
• iktale Blindheit	fast nie	häufig
• Bewusstseinsstörung	häufig	selten
• iktale Kopfschmerzen	häufig	selten
• postiktale Kopfschmerzen	fast nie	häufig
• iktales EEG	generalisierte langsame Spike-Waves	schnelle okzipitale Spikes
• Prognose		
• Remission innerhalb von 2–3 Jahren	die Regel	fast nie
• Anfälle jenseits des Alters von 12 Jahren	fast nie	die Regel

Oguni et al. 2011). Die Dauer der aktiven Epilepsie beträgt in der Mehrzahl längstens zwei bis drei Jahre. Die Remission erfolgt in fast allen Fällen bis zum Alter von zwölf Jahren.

13.5.2 Spät beginnende okzipitale Epilepsie des Kindesalters (Typ Gastaut)

Die late-onset Form der idiopathischen okzipitalen Partialepilepsie (Gastaut) ist eine rein okzipitale Epilepsie (Bruni et al. 2012, Michael et al. 2010). Dieses gut definierte Epilepsiesyndrom wurde zuerst 1982 von Gastaut anhand einer Serie von 36 Patienten beschrieben. Die Klinik der Anfälle ließ einen Ursprung im Okzipitallappen vermuten, sie waren mit migräneartigen Symptomen und okzipitalen Spike-Waves verbunden. Mittlerweile liegen mehrere ausführliche Beschreibungen vor (Panayiotopoulos et al. 2008, Covanis et al. 2005, Caraballo et al. 2008).

Epidemiologie

2–7 % der idiopathischen Partialepilepsien.

Klinik

Manifestation: 3. bis 15. Lebensjahr, zumeist um das 8. LJ., gleichmäßige Geschlechterverteilung

Tageszeitliche Bindung: meist im Wachen, Anfallsfrequenz: hoch!

Anfallsdauer: in der Regel Sekunden bis Minuten (< 3 min), Statusneigung okzipitaler Anfälle: gering

Auslöser: Lichtreize, Fernsehen/Videospiele

Anfallssemiologie:
Prodromi möglich:
- beeinträchtigte visuelle Wahrnehmung.

Einfache fokale Anfälle:
- elementare visuelle Halluzinationen: bunte Kreise in der Peripherie des Gesichtsfeldes
- iktale Blindheit (3–5 min).

Hinzutreten können:
- tonische Blickdeviation (70 %), auch mit Kopfwendung in diese Richtung
- Bewusstseinseinschränkung damit einhergehend
- komplexe visuelle Halluzinationen/Illusionen (Mikropsie, Palinopsie) (10 %)
- Augenzukneifen und Lidflattern (10 %)
- Kloni der Bulbi, Nystagmus.

Mit möglichem Übergang in:
- Hemikonvulsionen: 42 %
- GM: 13 %.

Postiktal:
- Kopfschmerz (pulsierend, unilateral): 50 %
- Übelkeit und Erbrechen: 10 %.

Im Verlauf können sich entwickeln:
- CSWS
- Absencen.

Die Anfallsemiologie bleibt intraindividuell stabil.

Gastaut-Typ: Patienten berichten über hochfrequente kurze visuelle Anfälle (bunte Kreise, Amaurose) im Wachen mit nachfolgend heftigen Kopfschmerzen.

EEG

Die EEG-Kriterien dieses Epilepsiesyndroms:

- normale Grundaktivität
- charakteristische Morphologie der fokalen Entladungen in Form amplitudenhoher Sharp-Waves bzw. Sharp-Slow-Waves in der Okzipitalregion (auch bei 0,8–1 % der gesunden Vorschulkinder nachweisbar!)
- Blockierung durch visuelle Fixierung (19–100 %)
- zusätzlich zentrotemporale und frontale SHW (20 %)
- iktal: Abnahme interiktaler SHW, dann: rasche Rhythmen mit spikes nicdrigerer Amplitude.

Ätiologische Aspekte

Anamnestische Befunde:
- Epilepsie in der Familie: 21–37 %
- Migräne in der Familie: 9–16 %

Genetische Befunde. In den ersten Beschreibungen wurde über Fieberkrämpfe und Anfälle bei Familienmitgliedern von 30–50 % der Patienten berichtet (Gastaut 1982). Auch Assoziationen zu anderen Epilepsien einschließlich der Absencen-Epilepsien wurden beschrieben (Caraballlo et al. 2004). Man geht von einer genetischen Komponente in der Ätiologie aus, auch wenn eine familiäre Häufung des Syndroms selten zu sein scheint.

Pathophysiologie. Während elementare visuelle Halluzinationen dem visuellen Kortex zuzuordnen sind, breitet sich die iktale Aktivität – einhergehend mit der Komplexizität der iktalen Symptome – in parietale und temporale Hirnregionen aus. Die postiktalen Kopfschmerzen sind möglicherweise als durch die Anfälle getriggerte Migräne zu interpretieren (Panayiotopoulos 1999).

Neuropsychologische Besonderheiten

Im Hinblick auf grundlegende neuropsychologische Funktionen erbrachte eine Untersuchung von 21 Patienten im Alter von 6 bis 14 Jahren keine signifikanten Abweichungen zu einem altersentsprechenden Kontrollkollektiv; getestet wurden Intelligenz, Aufmerksamkeit, Gedächtnis, Lernfähigkeit, Sprache und visuell-motorische Funktion (Gülgönen et al. 2000). In einer weiteren Studie wurden allerdings reduzierte Fähigkeiten bezüglich Lesens, Schreibens und Rechnens festgestellt (Germano et al. 2005).

Diagnose und Differenzialdiagnose

Schon von Gastaut wurde darauf hingewiesen, dass nicht alle Patienten alle Symptome aufweisen, bei 25 % der Patienten fehlten entweder die visuellen Symptome oder die interiktalen okzipitalen EEG-Veränderungen (Gastaut 1982).

Okzipitale Spike-Wave-Komplexe, die durch Augenöffnen blockiert werden, können auch bei symptomatischen okzipitalen Epilepsien gesehen werden. Insbesondere aber ist die Abgrenzung der idiopathischen, photosensitiven Okzipitallappenepilepsie problematisch, bei der optische Auslöser typisch sind. Es kann davon ausgegangen werden, dass die hohe berichtete Inzidenz dieser Phänomene bei der Gastaut-Variante auf einer unzureichenden Abgrenzung (und vielleicht auch Abgrenzbarkeit) dieser Syndrome beruht. Ähnliches gilt für Berichte über okzipitale Entladungen bei Patienten mit Migräne (Aicardi et al. 1987); dabei dürfte es sich um Patienten gehandelt haben, deren Erkrankung die Kriterien einer Gastaut-Variante erfüllten (Panayiatopoulos et al. 2008).

Bezüglich der Differenzialdiagnose zwischen früh beginnender und spät beginnender Variante der benignen okzipitalen Epilepsie des Kindesalters siehe unter früh beginnender Variante (Tab. 13-7, S. 223).

Wegen des kombinierten Auftretens von visuellen Halluzinationen und Kopfschmerzen wird die Gastaut-Variante der Epilepsie des Kindesalters mit okzipitalen Paroxysmen häufig mit Migräne verwechselt. Bei Ersterer dauern die (farbigen) elementaren Halluzinationen im Gegensatz zur Migräne (ohne Farbgebung) nur kurz an, sie entwickeln sich in Sekunden, treten täglich auf und schreiten zu anderen Anfallsmanifestationen fort. Schmerzen im Orbitabereich können diese Phase begleiten. Der für die Gastaut-Variante typische EEG-Befund mit den nur nach Augenschluss sichtbaren okzipitalen epileptiformen Potenzialen ist ein weiteres Unterscheidungsmerkmal.

Differenzialdiagnostisch sind symptomatische okzipitale Epilepsien abzugrenzen. Eine entsprechende neuroophthalmologische Untersuchung und ein MRT sind regelhaft indiziert. Darüber hinaus sind Mitochondriopathien, insbesondere die POLG1-Mutation und die progressiven Myoklonus-Epilepsien, insbesondere die Lafora-Erkrankung, in die Überlegungen einzubeziehen.

Ein Syndrom mit fokalen Anfällen und bilateralen okzipitalen Verkalkungen wurde assoziiert zur Zöliakie beschrieben, welches die Epilepsie des Kindesalters mit okzipitalen Paroxysmen zunächst imitieren kann, sich dann aber kontinuierlich verschlechtert (Gobbi et al. 2005).

Therapie und Prognose

Auf Grund der Anfallshäufigkeit und des GTKA-Risikos ist eine Dauertherapie häufig indiziert. Mittel der Wahl ist CBZ (Michael et al. 2010). Einzelne Kinder wurden auch erfolgreich mit VPA (Caraballo et al. 2008) oder STM behandelt (Engler et al. 2003).

Die Prognose ist gut, bei 80 % der Patienten remittieren die Anfälle innerhalb von zwei bis sieben Jahren, auch in den Fällen, bei denen die EEG-Abnormalitäten fortbestehen (Caraballo et al. 2008).

13.6 Benigne fokale Epilepsie des Kindesalters mit komplex fokalen Anfällen

Dieses Epilepsiesyndrom kommt im diagnostischen Schema für Menschen mit epileptischen Anfällen und Epilepsien bisher nicht vor (Engel 2001). In einer Gruppe von 145 Kindern aus vier Kliniken in Japan befanden sich 29 Kinder (20 %) mit einer benignen fokalen Epilepsie, die nicht einem der vorgegebenen Syndrome der ILAE-Klassifikation von1989 zugeordnet werden konnten. Die Epilepsie dieser Kinder genügte aber ebenfalls den Kriterien einer IFE: fokale Anfälle und/oder sekundär generalisierte Anfälle, normale psychomotorische Entwicklung, keine neurologischen Ausfälle und gute Anfallsprognose. Diese Kinder waren 4 bis 20 Jahre lang nach Diagnosestellung beobachtet worden, sie erhielten die Diagnose benigne fokale Epilepsie des Kindesalters mit komplex fokalen Anfällen (Ishiguro et al. 2000). Es ist aber noch unklar, ob es sich hierbei nicht lediglich um eine Variante der Rolando-Epilepsie handelt.

Klinik

Die Patientengruppe umfasste 11 Jungen und 15 Mädchen (von 26 Kindern lagen alle Daten vor), das mittlere Manifestationsalter betrug sechs Jahre (Spannweite 1½ bis 14½ Jahre). Die Anfälle hielten meist nur kurz (wenige Minuten) an. Die Zahl der aufgetretenen Anfälle insgesamt lag zwischen 1 Anfall und 73 Anfällen (im Mittel neun Anfälle). Das mittlere Alter beim letzten Anfall lag bei etwa 8½ Jahren (Spannweite 3 bis 14 Jahre).

Anfallssemiologie: Bewusstseinsverlust (100 %), Starren oder Blickdeviation (65 %), Übelkeit oder Erbrechen (50 %), fokale motorische Symptome (30 %), motorischer Arrest (30 %), erhöhter Muskeltonus (20 %), herabgesetzter Muskeltonus und Zyanose jeweils 10 %. Automatismen wurden selten gesehen (8 %). Zusätzlich zu den komplex fokalen Anfällen hatten 8 % einfach fokale Anfälle und 54 % sekundär generalisierte tonisch-klonische Anfälle.

EEG

Fokale oder multifokale Spikes, Sharp-Waves oder Spike-Waves, alle Hirnregionen außer der anterioren Temporalregion konnten betroffen sein. Die fokalen Entladungsmuster «wandernten» in 54 % von einer Region zur anderen und bei 27 % von einer Hemisphäre zur anderen.

Ätiologische Aspekte

In einem Drittel der Fälle waren Fieberkrämpfe vorangegangen, bei drei Kindern hatten diese länger als 30 Minuten gedauert. Das Fehlen eines stabilen Fokus bei vielen Patienten sprach für eine funktionelle Störung.

Dieses gutartige Syndrom stellt eine wichtige Differenzialdiagnose zu den Temporallappenepilepsien unklarer Genese dar. Fast alle Kinder (eine Ausnahme) wurden mit einem AED behandelt, sie reagierten gut auf die erste angewendete Substanz. Die Prognose war gut.

13.7 Benigne fokale Epilepsie des Kindesalters mit komplex fokalen Anfällen nach Fieberkrämpfen

Auch dieses Syndrom wird bisher nicht in der Syndromliste des diagnostischen Schemas für Menschen mit epileptischen Anfällen und Epilepsien aufgeführt (Engel 2001). In einem Zeitraum von zehn Jahren beobachteten Watanabe et al. (1993b) 20 Patienten, bei denen die psychomotorische Entwicklung normal verlief, die keine neurologische Schädigung aufwiesen, die im Gefolge von Fieberkrämpfen komplex fokale Anfälle entwickelten, welche durch Antiepileptika leicht zu kontrollieren waren, und bei denen die Anfälle auch nach dem Absetzen der Antiepileptika nicht wieder auftraten. Ob diese Krankheitsgruppe allerdings ein eigenes Syndrom bildet, ist noch unklar. Eine Abgrenzung von der zuvor besprochenen Patientengruppe der IFE mit komplex fokalen Anfällen erscheint kaum möglich. Trotzdem ist die Beschreibung einer solchen Patientengruppe von praktischer Relevanz, da hier gezeigt wird, dass eine Epilepsie mit komplex fokalen Anfällen nach wiederholt aufgetretenen Fieberkrämpfen auch eine sehr gute Prognose haben kann.

Klinik

Anfallssemiologie: Unilaterale motorische Phänomene oder starrer Blick wurden bei jeweils sieben Kindern beobachtet, gestische oder ambulatorische Automatismen bzw. motorischer Arrest in jeweils vier Fällen, Übelkeit und Erbrechen zeigten drei Kinder, orale Automatismen ein Kind.

EEG

Mit Beginn der Epilepsie war das EEG bei 5/20 Kindern unauffällig, die übrigen wiesen fokale Spikes bzw. Spike-Waves auf (frontal, temporal, zentral, parietal oder okzipital, nicht jedoch über der anterioren temporalen Region), wobei deren Lokalisation im Verlauf der Erkrankung bei 9/20 Kindern wechselte.

Ätiologische Aspekte

Die Zahl der vorangegangenen Fieberkrämpfe bei den 20 Kindern bewegte sich zwischen einem und elf. Es handelte sich fast ausschließlich um einfache Fieberkrämpfe, lediglich bei einem Kind hatte ein Fieberkrampf 20 Minuten lang gedauert. 10/20 dieser Patienten hatten eine positive Familienanamnese bezüglich Fieberkrämpfen, in drei Familien waren benigne Epilepsien vorgekommen. Das mittlere Intervall zwischen dem ersten Fieberkrampf und dem ersten komplex fokalen Anfall betrug 3½ Jahre.

Diagnose und Differenzialdiagnose

Von Watanabe et al. (1993b) wurden folgende diagnostischen Kriterien aufgestellt:

- keine zugrunde liegende Hirnläsion, keine neurologischen Abnormitäten, keine mentale Retardierung
- Fieberkrämpfe oder benigne Epilepsien familiär
- keine vorangegangenen prolongierten Fieberkrämpfe
- fokale Spikes außer in der anterioren temporalen Region
- gutes Ansprechen der Anfälle auf Antiepileptika und völlige Remission.

Diese Krankheitsgruppe muss von Temporallappenepilepsien unklarer Genese abgegrenzt werden, bei der in einem hohen Prozentsatz prolongierte Fieberkrämpfe vorangehen und bei der später bei Pharmakoresistenz eine Hippocampussklerose nachgewiesen wird. Die Differenzialdiagnose umfasst außerdem symptomatische Epilepsien mit komplex fokalen Anfällen auf dem Boden einer organischen Hirnschädigung, auch hier kann die Epilepsie mit Fieberkrämpfen beginnen (s. Kap. 17.2). Auch kann es sich um eine Subgruppe des Spektrums der GEFS+-Epilepsie handeln.

Therapie und Prognose

Die Anfälle aller Kinder sprachen gut auf die Antiepileptikatherapie an, zum Einsatz waren PB, CBZ, VPA und CLB gekommen. Gegenwärtig würde man wie bei anderen benignen fokalen Epilepsien primär STM wählen.

Nach einem anfallsfreien Intervall von drei bis vier Jahren war in allen Fällen das Medikament abgesetzt worden. Alle Patienten blieben anfallsfrei, bei allen hatte sich das EEG normalisiert. Die Nachuntersuchungszeit hatte mindestens fünf Jahre nach Beginn der Epilepsie umfasst.

13.8 Benigne fokale Epilepsie mit affektiven Symptomen (benigne psychomotorische Epilepsie)

Es ist umstritten, ob auch die benigne fokale Epilepsie mit affektiven Symptomen (benigne psychomotorische Epilepsie) überhaupt eine eigene Krankheitseinheit darstellt (Panayiotopolos et al. 2008), deshalb findet sie sich auch nicht in der Syndromliste des Diagnostischen Schemas für Menschen mit epileptischen Anfällen und Epilepsien (Engel 2001). In einigen Studien machte dieses Epilepsiesyndrom etwa 10 % aller benignen fokalen Epilepsien aus, in anderen

Studien wurde es gar nicht aufgeführt (Gobbi et al. 1997). Von einigen Untersuchern wird es nur als eine Variante der Rolando-Epilepsie angesehen (Dalla Bernardina et al. 1992, 2007).

Klinik

Manifestation: 2.–9. LJ

Tageszeitliche Bindung: sowohl tagsüber als auch nächtlich

Anfallsfrequenz: mehrmals täglich zu Beginn der Epilepsie bei etwa 50 % der Kinder

Anfallsdauer: meist ein bis zwei Minuten, keine GTKA beschrieben

Anfallssemiologie: Das vorherrschende Charakteristikum der Anfälle war Angst und Schrecken. Die Kinder weinten laut, riefen nach der Mutter, vergruben den Kopf in den Händen und klammerten sich an. Kauen, Schlucken, gurgelnde Laute und verstärkter Speichelfluss konnten die Anfälle begleiten. Das Bewusstsein war beeinträchtigt.

EEG

Interiktal normale Grundaktivität, Sharp-Waves oder Spikes frontotemporal, zentrotemporal oder temporoparietal, uni- oder bilateral, gefolgt von einer langsamen Welle mit Merkmalen der epileptiformen Potenziale bei der Rolando-Epilepsie. In 60 % fanden sich außerdem irreguläre generalisierte Sharp-Waves bzw. Spike-Wave-Komplexe. Schlafaktivierung.

Iktal finden sich Entladungsmuster gleicher Lokalisation, die bei dem jeweiligen Patienten konstant bleiben.

Ätiologische Aspekte

In einer klinischen Studie mit 26 normal entwickelten Kindern ohne neurologische Ausfälle fand sich eine positive Familienanamnese bezüglich Epilepsien in 38 % der Fälle (Dalla Bernardina et al. 1992).

Diagnose und Differenzialdiagnose

Die Diagnose der benignen fokalen Epilepsie mit affektiven Symptomen kann schwierig sein, da eine Verwechslung mit Pavor nocturnus möglich ist. Dieser ereignet sich nur nachts, während die fokalen Anfälle bei der überwiegenden Zahl der Patienten sowohl tagsüber als auch nachts auftreten. Bei der – oben beschriebenen – benignen fokalen Epilepsie mit komplex fokalen Anfällen nach Fieberkrämpfen fehlt das typische angstbesetzte Verhalten der Kinder zu Beginn der Anfälle. Komplex fokale Anfälle mit affektiven Symptomen kommen auch bei symptomatischen fokalen Epilepsien vor, deshalb ist immer die Durchführung einer bildgebenden Diagnostik ratsam, um strukturelle Epilepsien auszuschließen. Die abzugrenzenden symptomatischen Epilepsien sind aber häufig mit mentaler Retardierung, interiktalen Verhaltensauffälligkeiten, neurologischen Funktionsstörungen und sekundär generalisierten tonisch-klonischen Anfällen assoziiert. Der EEG-Befund ist unterschiedlich, ebenso die Prognose.

Eine panikartige Fluchtreaktion und Suche nach Sicherheit kennzeichnet Terror-Fits.

Therapie und Prognose

Die Monotherapie mit PB oder CBZ wird als wirksam beschrieben, auch bei den Patienten, bei denen die Diagnose um 6 bis 18 Monate verzögert gestellt worden war. Eine Wirksamkeit der alternativen AED bei IFE ist anzunehmen. Die Prognose ist gut, in der großen Mehrzahl der Patienten remittieren die Anfälle vor oder während der Pubertät, spätestens bis zum Alter von 18 Jahren (Dalla Bernardina et al. 1992).

13.9 Benigne Frontallappenepilepsie des Kindesalters

Die benigne Frontallappenepilepsie des Kindesalters ist kein klar definiertes Syndrom. Von verschiedenen Untersuchern wurde über normale Kinder mit einer Frontallappenepilepsie mit guter Prognose berichtet (Beaumanoir et al. 1983, Loiseau et al. 1991, Vigevano u. Fusco 1993). Nach den Angaben von Loiseau et al. (1991) soll dieses Epilepsiesyndrom sogar etwa 10 % der idiopathischen fokalen Epilepsien ausmachen.

Aus einer Serie von 3000 Kindern mit Epilepsien hatten Vigevano und Fusco 1993 zehn Kinder mit nächtlichen tonischen Anfällen herausgefiltert:

Klinik: Die Anfälle hatten im Alter von sechs Monaten bis neun Jahren begonnen. Die Anfallsfrequenz war variabel, insgesamt jedoch hoch. Kein Patient hatte eine anfallsfreie Nacht. Bei den Anfällen handelte es sich um nächtliche, kurzdauernde, tonische Muskelkontraktionen, die zu einer dystonen Körperhaltung führten. Das Bewusstsein war nicht beeinträchtigt.

Das interiktale EEG war normal oder es wies unilaterale frontale Spike-Wave-Komplexe auf.

8/10 der beschriebenen Kinder hatten Verwandte mit idiopathischen Epilepsien.

Alle Patienten wurden durch eine CBZ-Monotherapie anfallsfrei.

Es gibt wegen der mangelhaften Definition des Syndroms auch keine eindeutigen diagnostischen Kriterien, es hat aber Ähnlichkeiten mit der autosomal-dominant vererbten nächtlichen Frontallappenepilepsie. Bei dieser manifestieren sich die Anfälle vielfach erst im zweiten Lebensjahrzehnt, aber auch ein früherer Beginn ist nicht ungewöhnlich (Scheffer et al. 1995, Oldani et al. 1996).

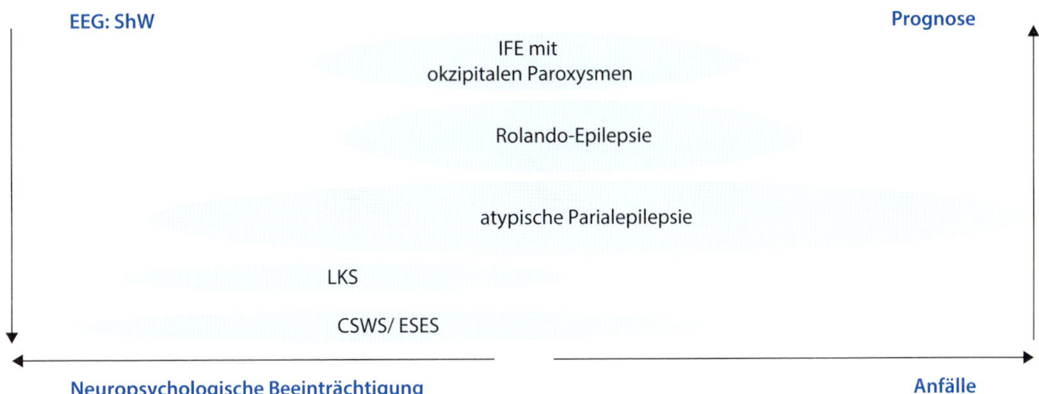

Abbildung 13-1: Orientierende Übersicht zu den idiopathisch fokalen Epilepsien

14 Die idiopathischen generalisierten Epilepsien

Als idiopathische generalisierte Epilepsien (IGE) hat man Epilepsiesyndrome zusammengefasst, bei denen generalisierte Anfälle das wesentliche Erkrankungsmerkmal darstellen. Dabei geht man inzwischen davon aus, dass der Begriff «generalisiert» nicht im Wortsinne zu verstehen ist, sondern einen Anfall beschreibt, dessen Semiologie und EEG-Muster eine relevante Beteiligung beider Hemisphären nahelegen. Sie beruhen auf einer genetischen Disposition, so dass aktuell vorgeschlagen wird, von genetischen Epilepsien mit generalisierten Anfällen zu sprechen. (Diagnostisches Schema für Menschen mit epileptischen Anfällen und Epilepsien, Engel 2001, Revised terminology, Berg, 2010.) Auch wenn in den neuen Überlegungen zur Klassifikation und Terminologie der Epilepsien die Syndrome in Abhängigkeit vom Manifestationsalter abgegrenzt werden, hat die Kategorisierung entlang der ätiologischen und semiologischen Zuordnung (idiopathisch und generalisiert) weiterhin erhebliche Bedeutung für das Verständnis der Erkrankungen und damit für Diagnostik und Therapie sowie die Beratung zur Prognose.

Klassifikation

Die einzelnen Epilepsiesyndrome werden in diesem Kapitel entsprechend ihrem typischen Manifestationsalter dargestellt. Gemeinsame Charakteristika sind:

- genetische Disposition
- Fehlen einer strukturellen Ätiologie
- Epileptische Anfälle sind das führende Symptom.
- typische Semiologie: Absencen, myoklonische Anfälle, GTKA
- mögliches Auftreten aller Anfallsformen im Verlauf der Erkrankung
- typischerweise Beginn im Kindesalter und der Adoleszenz.

Die klinische Abgrenzung der Epilepsiesyndrome erfolgt anhand der drei wesentlichen Anfallsarten:

- *Absence:* Absenceepilepsie des Kindesalters, Epilepsie mit myoklonischen Absencen, juvenile Absenceepilepsie;
- *myoklonischer Anfall:* myoklonische Epilepsie des Kleinkindalters, Epilepsie mit myoklonisch-astatischen Anfällen (Doose-Syndrom), juvenile myoklonische Epilepsie;
- *tonisch-klonischer Anfall:* genetische Epilepsie mit Fieberkrämpfen+, Epilepsie mit ausschließlich generalisierten tonisch-klonischen Anfällen.

Einige Autoren schlagen die Abgrenzung weiterer elektroklinischer Syndrome anhand von Semiologie und Verlauf vor, die bisher jedoch von der ILAE nicht anerkannt sind: die frühkindliche Absence-Epilepsie, das Syndrom der Augenlidmyoklonien mit Absencen (Jeavons-Syndrom), das Syndrom der perioralen Myoklonien mit Absencen und die idiopathische generalisierte Epilepsie mit Phantomabsencen.

Die drei Syndrome, die überwiegend im Jugendalter beginnen (juvenile Absence-Epilepsie, juvenile myoklonische Epilepsie und generalisierte Epilepsie mit ausschließlich generalisierten tonisch-klonischen Anfällen) zeigen überlappende klinische und elektro-enzephalographische Merkmale (Janz 1997). Sie werden daher von einigen Autoren als «idiopathische, generalisierte Epilepsien mit variablen Phänotypen» zusammengefasst unter der Vorstellung, dass es sich hierbei um ein übergeordnetes Syndrom handelt, dessen drei Subtypen durch die jeweilig vorherrschende Anfallsform und ein unterschiedliches typisches Manifestationsalter charakterisiert sind. Die juvenile Absenceepilepsie beginnt im Mittel mit 13 Jahren, die juvenile myoklonische Epilepsie mit 15 Jahren und die generalisierte Epilepsie mit ausschließlich generalisiert tonisch-klonischen Anfällen mit 17 Jahren.

Epidemiologie

Aus Populationsstudien geht hervor, dass etwa 20–25 % aller Kinder mit Epilepsien eine idiopathische, generalisierte Epilepsie haben (Jallon et al. 2005). Studienergebnisse differieren z. T. erheblich, da die diagnostischen Kriterien nicht einheitlich gefasst werden, die Altersstruktur der Studienpopulationen uneinheitlich ist und mal Inzidenzen, mal Prävalenzen angegeben werden.

Anhand einer Nachuntersuchung von 440 Patienten einer iranischen Epilepsie-Ambulanz bestätigten sich Anfallsbeginn und Anfallssemiologie als entscheidende Kriterien zur Einordnung des Epilepsiesyndroms innerhalb der idiopatischen generalisierten Epilepsien. **Abbildung 14-1** zeigt altersbezogen die Häufigkeit der einzelnen Syndrome und damit die Wahrscheinlichkeit der jeweiligen Diagnose. Zudem ändert sich abhängig vom Alter die Geschlechterverteilung dieser Epilepsiesyndrome: Bei Jugendlichen und Erwachsenen sind mehr als 2/3 der Betroffenen weiblich, wohingegen in der Altersgruppe unter fünf Jahren das Verhältnis von Jungen und Mädchen nahezu 1 : 1 ist.

Alter (LJ)	Anzahl (von 442)	nur GTKA	Absence	myoklonisch	unklassifizierbar
<5	67 (15 %)	54	27	14	5
5–11	112 (25 %)	19	58	21	2
12–17	197 (45 %)	13	18	68	1
>17	66 (15 %)	17	15	65	3

Häufigkeitsverteilung nach Alter bei IGE (n = 442):

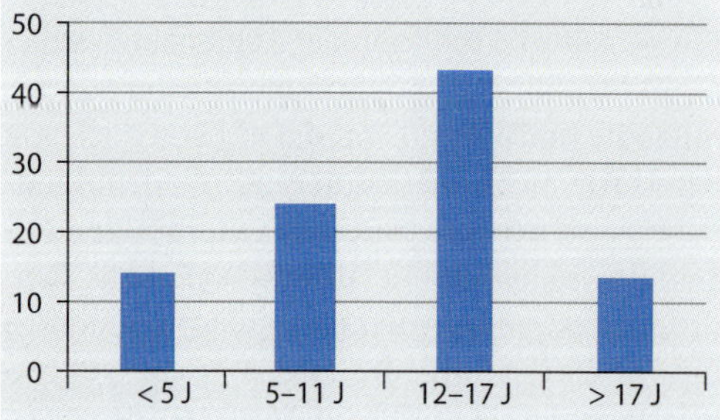

Abbildung 14-1: Anfallstypen IGE nach Manifestationsalter in % (n = 442) (nach Asadi-Pooya et al. 2012)

Ätiologie

Bei den idiopathischen generalisierten Epilepsien findet sich öfter eine familiäre Häufung von epileptischen Anfällen oder Epilepsien. In wenigen Fällen sind dominant vererbte monogene Ursachen beschrieben:

- Mutationen in folgenden Genen: *GABRA1, GABRB3, GABRG2* and *GABRD* (Funktionsverlust des GABAA-Rezeptors) bei verschiedenen Syndromen
- Mutationen im SLC2A1-Gen (Funktionsverlust des Glukosetransporter-Typ-1-Gens) bei der frühkindlichen Absence-Epilepsie.

In der Regel scheint die Vererbung allerdings komplex zu sein, d. h., zu einem bestimmten genetischen Merkmal (Defekt im Kalzium- oder Chloridkanal-Gen) kommen die Auswirkungen von Suszeptibilitätsgenen und Umweltfaktoren hinzu (Weber et al. 2013).

Ob den verschiedenen Subtypen der IGE der gleiche **pathophysiologische** Mechanismus zugrunde liegt, ist nicht geklärt. Sowohl der Kortex als auch der Thalamus sind an der Entstehung typischer SW-Komplexe beteiligt: Einerseits kann ein Fokus im somatosensorischen Kortex oder im mesiofrontalen Kortex über kortikothalamische Bahnen in kürzester Zeit generalisierte SW-Muster generieren, andererseits auch die direkte Stimulation des Thalamus. Basis dafür ist die Funktionsfähigkeit thalamokortikaler Regelkreise. Entsprechend konnte bei generalisierten SW eine Aktivierung des Thalamus, des dorsolateralen frontalen Kortex, des orbitalen Kortex oder des Kleinhirns gefunden werden (Seneviratne et al. 2012).

Klinik

Die charakteristischen Eigenschaften der verschiedenen Syndrome der idiopathischen generalisierten Epilepsien sind:

- generalisierte Anfälle folgender Semiologie: typische Absencen, myoklonische Anfälle oder generalisierte tonisch-klonische Anfälle, je nach Syndrom entweder allein oder in unterschiedlichen Kombinationen
- monomorphe, bilaterale SW-Komplexe um 3/s, Polyspikes oder PSW-Komplexe. Diese sind durch Hyperventilation oder Schlafentzug provozierbar. Photosensibilität ist häufig.
- In Familien mit mehreren Betroffenen können die unterschiedlichen Syndrome nebeneinander auftreten.

Während sich die Anfälle typischerweise bilateral und symmetrisch manifestieren, kommt es vor, dass Asymmetrien zu beobachten sind, u. a. Versivbewegungen und Drehungen des Körpers um die eigene Achse. Diese Phänomene allein sollten die Diagnose nicht in Frage stellen und keinesfalls dazu verleiten, die Diagnose fokale Epilepsie zu stellen (Benbadis 2005). Viele Anfälle treten bevorzugt bei Müdigkeit oder morgens nach dem Aufwachen auf, besonders bei Schlafmangel und nach Alkoholgenuss. Die Patienten sind bezüglich Kognition und Verhalten zwischen den Anfällen weitgehend oder völlig unauffällig, es finden sich keine abnormen neurologischen oder neuroradiologischen Befunde.

EEG

Der EEG-Befund bei IGE ist charakteristisch: Auf einer normalen Grundaktivität zeigen sich bilaterale, synchrone und symmetrische epileptiforme Entladungen in Form von S, PS, SW und PSW. SW-Komplexe sind das typische Korrelat von Absencen, Polyspikes das von myoklonischen Anfällen. Asymmetrien und fokale Elemente finden sich in 40 % der EEGs.

Im Non-REM-Schlaf ist die Entladungsdichte größer als im Wachen, im REM-Schlaf ist diese gering. Nach Schlafentzug nimmt die Häufigkeit von SW in allen Vigilanzstadien zu. Die SW treten singulär oder in Bursts auf mit einer geringeren Frequenz (< 3/s) als im Wachen.

Insgesamt wurden bei fast 70 % SW im ersten EEG bei IGE gefunden, in 75 % im SEEG, in der Summe bei gut 90 %. Der Befund ist allerdings abhängig von Alter, Geschlecht, Vigilanz und Provokationsmethoden:

Durch Hyperventilation induzierte Hypokapnie und Abnahme des zerebralen Blutflusses führen zu vermehrten SW-Entladungen bei IGE (bis 60 % absenceinduzierend). Die Häufigkeit positiver Befunde hängt allerdings stark von der Mitarbeit des Patienten ab!

Eine photoparoxysmale Reaktion in Form bilateraler SW konnte bei 30 % der juvenilen myoklonischen Epilepsie, 18 % der Absencen des Kindesalters und 8 % der juvenilen Absence-Epilepsie nachgewiesen werden (allerdings sind diese Befunde nicht einheitlich: Sie sind häufiger bei Mädchen, vor Therapiebeginn und um die Pubertät, s. Kap. 9.2.2).

Bilaterale SW, die durch Augenschluss (fixation-off-sensitivity) oder durch andere spezifische Trigger hervorgerufen werden, treten typischerweise bei IGE auf, sind aber auch bei anderen Epilepsiesyndromen nachweisbar.

Ein wichtiges abzugrendes EEG-Phänomen ist die sekundäre, bilaterale Synchronie (SBS), d. h. bilaterale, synchrone Entladungen, die auf einen fokalen Ursprung zurückzuführen sind. Blume und Pilay haben dafür folgende Kriterien definiert: 1. fokale Einleitung über mindestens zwei Sekunden, 2. Die Morphologie der einleitenden

Spikes ähnelt fokalen Spikes im übrigen EEG und nicht den bilateralen synchronen Mustern im Verlauf der SBS. Differenzialdiagnostisch muss im EEG die mögliche sekundäre Generalisierung fokaler Erregbarkeitssteigerung aus dem Bereich des mesiofrontalen oder sensomotorischen Kortex berücksichtigt werden. Ein gewisses Crescendo und Descrescendo der epileptischen Entladungen während des Anfalls, interiktale frontale fokale epileptiforme Aktivität, eine konstante umschriebene frontale Verlangsamung oder das Vorkommen weiterer Anfälle fokaler Genese spricht klinisch für den fokalen frontalen Ursprung auch absenceähnlicher Anfälle (Seneviratne et al. 2012).

MRT

Üblicherweise nutzt man das MRT in der initialen Diagnostik zum Ausschluss einer strukturellen Ätiologie der Epilepsie. Auf eine kranielle Bildgebung kann nur verzichtet werden, wenn es sich um eine kindliche oder juvenile Absence-Epilepsie oder eine juvenile myoklonische Epilepsie handelt, die therapeutisch kontrollierbar ist, keine weiteren Anfallsformen hinzutreten und das Kind ansonsten neurologisch unauffällig ist (Gaillard et al. 2009).

Neuropsychologie

Vergleichsstudien zu neuropsychologischen Befunden bei IGE erbrachten keine Gruppenunterschiede im Vergleich zu Kindern und Jugendlichen mit fokalen Epilepsien. Lernkompetenz, Merkfähigkeit, Aufmerksamkeit und Verhalten waren häufiger gestört als in den Vergleichsgruppen gesunder Kinder. Für das kognitive Outcome scheint wesentlich, ob zu Beginn der Epilepsie bereits eine nachweisbare neuropsychologische Komorbidität besteht. Dann besteht ein erhebliches Risiko einer weiteren Verschlechterung im Verlauf der Epilepsie (Seneviratne et al. 2012b).

Therapie

Die Mehrzahl der AED-Studien bei Patienten mit IGE wurde im Erwachsenenalter durchgeführt; es gibt nur wenige randomisierte, kontrollierte Studien bei Kindern, fast keine zu einzelnen Epilepsiesyndromen. Empfehlungen zur Therapie bei Kindern beruhen vor allem auf offenen Studien und Fallserien.

Bei Absencen, myoklonischen Anfällen und generalisierten tonisch-klonischen Anfällen ist VPA wirksam (Marson et al. 2007b, Wheless et al. 2007). Der Einsatz der übrigen AED erfolgt orientiert am Anfallstyp und umfasst ESM (1. Wahl bei Absencen), LTG, LEV, TPM und ZNS (Bergey 2005). CBZ ist eine Alternative bei ausschließlichen GTKA, wohingegen allgemein gilt, dass IGE unter PHT, CBZ, OXC, PB und TGB exazerbieren können (Chaves et al. 2005). Ketogene Diät und Vagusnervstimulation sind Optionen bei therapieresistenten Verläufen.

Prognose

Anfallsfreiheit wird in 57–82 % der Fälle erreicht. Die Differenz dürfte sich aus den Studienpopulationen ergeben (Alter, Syndromspektrum der IGE, krankenhausgebundene oder ambulante Versorger). Als Risikofaktoren für Rezidive haben sich Fieberkrämpfe in der Vorgeschichte, ein Anfallsbeginn vor dem 3. und nach dem 21. Lebensjahr sowie asymmetrische EEG-Auffälligkeiten gezeigt (Nicolson et al. 2004). In der klinischen Beratung sollte die Prognose auf der Basis des jeweiligen Epilepsiesyndroms diskutiert werden, wobei sie allgemein weniger günstig ist, wenn kein typisches Bild eines spezifischen Syndroms vorliegt.

Die Mortalitätsrate scheint bei ausreichend langer Nachuntersuchungszeit nicht erhöht (Jallon et al. 2005).

14.1 Myoklonische Epilepsie des Kleinkindalters

Die myoklonische Epilepsie des Kleinkindalters wurde erstmals 1981 von Dravet und Bureau bei sieben Kindern beschrieben.

In einer Populationsstudie mit Kindern im Alter bis zu 15 Jahren wurde bei 0,2 % diese Diagnose gestellt (Berg et al. 1999a). Epilepsien (27 %) und Fieberkrämpfe (17 %) in der Familie werden berichtet (Dravet et al. 2005).

Klinik

Vor dem Auftreten erster myoklonischer Anfälle sind febrile, aber auch afebrile generalisiert tonisch-klonische Anfälle berichtet (Ito et al. 2012). Im Alter zwischen vier Monaten und drei Jahren manifestieren sich bei normal entwickelten Kindern kurz dauernde myoklonische Anfälle. Polygraphische Studien haben gezeigt, dass es sich um Myoklonien des Kopfes, des oberen Rumpfes und der oberen Extremitäten handelt, deren Intensität variiert. Der Kopf kann kurz nach vorne sinken in Verbindung mit Lidflattern, die oberen Extremitäten können dabei angehoben werden. Einige der Kinder vokalisieren in Verbindung mit den Myoklonien. Eine kurze Atonie kann folgen, selten kommt es zum Sturz. Die minimale Ausprägung ist das Schließen der Augen. Die myoklonischen Anfälle treten mehrmals täglich auf, die einzelnen Myoklonien dauern ein bis drei Sekunden. Es handelt sich um Einzelereignisse oder um Cluster von zwei bis drei Myoklonien (Dravet et al. 2005, Auvin et al. 2006, Zuberi et al. 2006). Die myoklonischen Anfälle werden bei einem Teil der Kinder durch unerwartete auditorische oder taktile Reize ausgelöst («myoklonische Reflexepilepsie des Säuglingsalters», Verrotti et al. 2013).

EEG

Die GA ist normal. Das interiktale EEG zeigt vereinzelt SW und PSW >2,5/s, das iktale EEG generalisierte PS und PSW von 1,5–3/s. Die Myoklonien koppeln an die Spikes an (Ito et al. 2012). Das Auftreten der Myoklonien wird durch Müdigkeit und Schlaf begünstigt. Die myoklonischen Anfälle werden nicht von anderen Anfallsformen begleitet (Lin et al. 1998, Auvin et al. 2006, Zuberi et al. 2006).

Diagnose und Differenzialdiagnose

Die Diagnose myoklonische Epilepsie des Kleinkindalters kann entsprechend den Kriterien der **Tabelle 14-1** gestellt werden.

Differenzialdiagnostisch sind benigner frühinfantiler Myoklonus, «kryptogenes» West-Syndrom, nichtepileptische Spasmen, myoklonisch-astatische Epilepsie und Lennox-Gastaut-Syndrom zu berücksichtigen, einige differenzialdiagnostische Hinweise gibt Tabelle 14-4 (S. 238). Im klinischen Alltag erfolgt die Differenzierung anhand von Anamnese, Klinik, EEG und Video-EEG der Anfälle (Zuberi et al. 2006).

Therapie

Am häufigsten eingesetzt wird initial VPA in Monotherapie. Lin et al. (1998) weisen darauf hin, dass erst eine höhere Dosierung VPA (30–40 mg/kg/d) mit Serumkonzentrationen über 100 µg/ml bei einem Teil der Kinder zur Anfallsfreiheit führte. Nach Erreichen der Anfallsfreiheit konnte dann die Dosis so weit reduziert werden, dass die Serumkonzentrationen zwischen 50 und 100 µg/ml lagen. Bei fehlender Anfallskontrolle werden Benzodiazepine (CLB, CZP) als Zusatzmedikation empfohlen. Sollte dadurch keine Anfallsfreiheit erzielt werden, ist die Diagnose zu hinterfragen. Therapeutisch kommen dann ESM und nachgeordnet LEV oder TPM in Frage.

Für die Dauer der Therapie empfehlen Dravet et al. (2005) einen Zeitraum von drei bis vier Jahren, während derer eine **Remission** erwartet

Tabelle 14-1: Diagnostische Kriterien der myoklonischen Epilepsie des Kleinkindalters

- normal entwickelte Kinder
- Auftreten zwischen 4 Monaten und 3 Jahren
- ausschließlich kurze bilaterale Myoklonien
- spontan oder reflektorisch (auditorische und taktile Reize)
- im EEG PSW-Muster
- in der Vorgeschichte febrile und afebrile GTKA möglich

werden kann. Dabei ist das Wiederauftreten von hypersynchroner Aktivität im EEG nach Absetzen der AED möglich und dessen prognostische Bedeutung nicht geklärt (Lin et al. 1998). Ito et al. (2012) berichten retrospektiv über 13 Kinder, die Dauer der aktiven Epilepsie war 4 bis 19 Monate, die Behandlungszeit im Median über 70 Monate. Ein Patient entwickelte nach 14 Jahren Anfallsfreiheit erneut myoklonische Anfälle. Bei Avin et al. (2006) entwickelten 2 von 34 betroffenen Kindern in der Adoleszenz eine juvenile myoklonische Epilepsie, auch einzelne generalisierte tonisch-klonische Anfälle im Verlauf werden berichtet (Dravet et al. 2005).

Bei Kindern mit der Variante einer myoklonischen Reflexepilepsie ist eine Behandlung mit AED abzuwägen, da eine Spontanremission binnen 1 bis 36 Monaten zu erwarten ist und die Anfälle nur stimulusabhängig auftreten. Verrotti et al. (2013) schlagen bei hoher Anfallsfrequenz LEV zur Behandlung vor.

Prognose

Die Anfälle sistieren im Allgemeinen nach ein bis zwei Jahren. Die kognitive Prognose wird für die allermeisten Kinder mit frühzeitigem Behandlungsbeginn als gut beschrieben. In einer retrospektiven Untersuchung von elf Patienten, bei denen das Intervall zwischen Manifestation der Anfälle und Beginn der Therapie zehn Monate betrug, fiel das Ergebnis weniger günstig aus: fünf der elf Kinder zeigten Schulleistungsprobleme, Verhaltensstörungen oder eine mentale Retardierung (Giovanardi-Rossi et al. 1997). Damit ist ein Zusammenhang zwischen Behandlungsbeginn oder -erfolg und kognitivem Outcome jedoch nicht belegt.

14.2 Myoklonisch-astatische Epilepsie (Doose-Syndrom)

Die myoklonisch-astatische Epilepsie (MAE) wurde durch Kruse (1968) und Doose et al. (1970) als eigenständiges Syndrom beschrieben. In der ILAE-Klassifikation (Engel 2001) wurde die myoklonisch-astatische Epilepsie als idiopathisches Syndrom eingeordnet.

In drei Populationsstudien mit Kindern betrug der relative Anteil der myoklonisch-astatischen Epilepsie an allen im Alter bis zu 15 Jahren aufgetretenen Epilepsien 1,6 %, 4 % bzw. 11 % (Eriksson et al. 1997, Berg et al. 1999a, Freitag et al. 2001), sie ist somit möglicherweise etwas häufiger als das Lennox-Gastaut-Syndrom (0,7–2 % aller kindlichen Epilepsien).

Ätiologie

In 35–40 % der Fälle sind bei Verwandten epileptische Anfälle oder Epilepsien aufgetreten, bei 2 % auch myoklonisch-astatische Anfälle. In 60–80 % finden sich folgende genetische Merkmale im EEG: SW, 4- bis 7/s-Theta- Rhythmen und Photosensibilität. Von einem multifaktoriellen Vererbungsmodus ist auszugehen. In diesem Zusammenhang wird auch das weite Spektrum der auftretenden Anfälle gesehen. Nur sporadisch wurden Mutationen des SCN1A-Gens gefunden, die daher nicht als primäre Ursache gesehen werden (Kelly et al. 2010).

Klinik

Die myoklonisch-astatische Epilepsie beginnt in den ersten fünf Lebensjahren (94 %), häufig schon im 1. Lebensjahr (24 %). Jungen sind deutlich häufiger betroffen als Mädchen (3 : 1). In zwei Dritteln der Fälle beginnt die Epilepsie mit febrilen oder afebrilen GTKA, danach treten hochfrequent axiale myoklonische, myoklonisch-atonische und atonische Anfälle auf. Die myoklonischen Anfälle sind symmetrisch ausgeprägt und betreffen vor allem Schultern und Arme, z. T. auch den Kopf. Die Intensität der Myoklonien variiert zwischen heftigen Myoklonien mit Hinfallen und leichten Myoklonien des Gesichts. Die meisten atonischen Anfälle werden durch einen abrupten Verlust des Muskeltonus hervorgerufen, dem eine kurze Myoklonie vorangehen kann (myoklonisch-atonische Anfälle). Je nach Ausprägung findet

Tabelle 14-2: Häufigkeit der einzelnen Anfallstypen bei MAE (8 Studien, modifiziert nach Tang et al. 2012)

Anfälle bei MAE	Häufigkeit
myoklonisch-aton	59–100 %
myoklonisch	43–100 %
generalisiert tonisch-klonisch	70–95 %
Absence	44–89 %
aton	37–57 %
tonisch	27–55 %
SE (myoklonisch oder nonkonvulsiv)	1–47 %
partial	0–8 %

sich ein Kopfnicken, ein zusätzliches Einknicken der Beine oder ein Sturz zu Boden («astatisch»).

Weitere assoziierte Anfallsformen sind GTKA (75 % der Patienten), Absencen (50 % der Kinder), die von irregulären Myoklonien des Gesichts und Hinstürzen begleitet sein können, und negativ myoklonische Anfälle. Tonische Anfälle können später im Verlauf auftreten, sie zeigen eine ungünstige Prognose an. Einzelheiten zu den Eigenschaften der verschiedenen Anfallsformen siehe Kapitel 6. **Tabelle 14-2** zeigt die Häufigkeit der verschiedenen Anfallstypen.

Ein nichtkonvulsiver Status epilepticus mit Absencen oder mit myoklonisch-atonischen Anfällen wird in bis zu 40 % der Fälle berichtet.

EEG

Das EEG kann zu Beginn unauffällig sein, die Grundaktivität normal. Meist treten 4–7/s Theta-Rhythmen mit zentroparietaler Betonung sowie hochamplitudige biokzipitale 4/s Wellen auf, die durch Augenöffnen blockiert werden. Hinzu treten kurze 2–5/s SW- und PSW-Paroxysmen symmetrischer, aber auch asymmetrischer Ausprägung, die nicht immer mit einem nachweisbaren klinischen Symptom einhergehen.

Während eines nichtkonvulsiven Status epilepticus treten kontinuierlich oder lang anhaltende irreguläre 2- bis 3/s SW-Komplexe auf. Während nächtlicher tonischer Anfälle sind typische 10- bis 15/s Spike-Serien sichtbar, im Unterschied zum Lennox-Gastaut-Syndrom sind diese bereits initial generalisiert (Neubauer et al. 2005).

Sowohl generalisierte 3/s SW, Photosensibilität als auch inkonstante Foci treten auf. Im Säuglingsalter kann die hochamplitudige, irreguläre und z. T. rhythmische Aktivität mit unterschiedlich ausgeprägten S und SW an eine Hypsarrhythmie erinnern (Kelly et al. 2010).

Der **neurologische Befund** ist zu Beginn der Erkrankung unauffällig. Das **cMRT** zeigt keine Veränderungen.

Diagnose und Differenzialdiagnose

Die Diagnose fußt auf der typischen Anfallssemiologie in Verbindung mit dem EEG-Befund (s. Tab. 14-3).

Eine Reihe von Syndromen, bei denen ebenfalls myoklonische Anfälle vorkommen, müssen differenzialdiagnostisch ausgeschlossen werden. Die Abgrenzung vom beginnenden Lennox-Gastaut-Syndrom kann schwierig sein, das sich aber durch atypische Absencen und tonische Anfälle im Wachen auszeichnet. **Tabelle 14-4** fasst die differenzialdiagnostischen Kriterien der verschiedenen in Frage kommenden Syndrome zusammen.

Therapie

VPA ist das Mittel der ersten Wahl. Falls dieses nicht zur Anfallsfreiheit führt, kann ESM hinzugefügt werden, vor allem wenn Absencen

Tabelle 14-3: Diagnostische Kriterien der myoklonisch-astatischen Epilepsie

- häufig idiopathische Epilepsien in der Familie
- normale Entwicklung vor Beginn der Epilepsie
- Fehlen zerebraler struktureller Abnormalitäten
- Beginn zwischen 1 und 5 Jahren
- myoklonische, myoklonisch-astatische und astatische Anfälle, seltener tonische und GTKA
- EEG: irreguläre generalisierte SW und PSW
- variable Prognose von ausgezeichnet bis schlecht

Tabelle 14-4: Differenzialdiagnose der Epilepsiesyndrome mit obligaten oder fakultativen myoklonischen Anfällen bei jungen Kindern (modifiziert nach Stephani 2006, Genton 2008)

	Alter (LM)	Entwicklungsstand bei Beginn	Anfälle initial	Anfälle im Verlauf	EEG	Ätiologie	Outcome
myoklonische Epilepsie des Kleinkindalters	4–36	normal	myoklonisch, spontan und reflektorisch	myoklonisch, spontan und reflektorisch	generalisiete PSW	idiopathisch	normal
schwere myoklonische Epilepsie des Kleinkindalters	3–12 (18)	normal	febrile GTKA oder unilateral	GTKA > myoklonisch > klonisch > Absencen > aton	Theta-Wellen, SW, PSW	meist Na-Kanal-Mutation	leichte bis schwere Beeinträchtigung
myoklonisch astatische Epilepsie	18–50	normal	myoklonisch, myoklonisch-astatisch	GTKA > Absence > tonisch	Theta-Rhythmen, PSW		normal bis mäßige Beeinträchtigung
Lennox-Gastaut-Syndrom	36–60 (120)	retardiert	febrile GTKA, tonisch	Absence > aton > GTKA > myoklonisch	diffuse slow SW, 10/s PSW-Rhythmen	multiple	leichte bis schwere Beeinträchtigung
atypische Partialepilepsie	24–60	normal bis leicht beeinträchtigt	aton	Absence > GTKA > partielle motorische Anfälle	multifokale SHW, CSWS	idiopathisch	normal bis mäßige Beeinträchtigung

und myoklonische Anfälle das Krankheitsbild beherrschen. ESM ist ebenso eine Option bei negativ myoklonischen Anfällen. Als nächster Schritt wird LTG in Kombination mit VPA empfohlen, wobei LTG die myoklonischen Anfälle triggern kann (Guerrini et al. 2005). BZD in geringer Dosierung können sehr wirksam sein, als Zusatztherapie wird daher niedrig dosiertes CLB eingesetzt. Treten häufiger generalisierte tonisch-klonische Anfälle auf, ist auch eine Kombination mit PRM oder BR zu erwägen, Letzteres ist dem PRM überlegen (Doose 1992). Ebenso sind LEV, TPM und ZNS wirksam eingesetzt worden.

Weitere therapeutische Option sind KD/MAD, deren Effektivität gut belegt ist (Kelly et al. 2010) und ACTH insbesondere bei SE, tonischen Anfällen, einer Verlangsamung der Grundaktivität im EEG oder Entwicklungsregression (Caraballo et al. 2013). Ungeeignet zur Therapie der myoklonischen und myoklonisch-astatischen Anfälle sowie der Absencen sind PHT, CBZ und VGB, da sie die Anfallsfrequenz erhöhen und einen myoklonischen Status epilepticus triggern können (Oguni et al. 2001).

Prognose

Verlauf und Prognose sind sehr variabel und zu Beginn der Erkrankung nicht absehbar. In einer retrospektiven Langzeitstudie mit 81 Kindern zeigte sich eine **Remission** der myoklonischen Anfälle und Absencen im Laufe von ein bis drei Jahren bei 89 %, auch in zunächst therapieschwierigen Fällen. Die generalisierten tonisch-klonischen und klonischen Anfälle tendierten dazu zu persistieren. Nach einer mittleren Nachbeobachtung von etwa zehn Jahren waren etwa 70 % der Patienten anfallsfrei geworden. Die wirksamste Therapie war die ketogene Diät, gefolgt von ACTH, ESM und VPA (Oguni et al. 2005, Caraballo et al. 2006). Nächtliche konvulsive Anfälle waren in der Regel therapieresistent und tendierten dazu, über lange Zeit zu rezidivieren. Dieses traf auch für die spät im Verlauf beobachteten tonischen Anfälle zu (Oguni et al. 2005).

Von den 81 Kindern der genannten Langzeitstudie hatten 60 % eine normale Intelligenz, 20 % waren grenzwertig normal oder leicht retardiert und 20 % waren mäßig oder stärker retardiert (Oguni et al. 2005).

Risiken für eine ungünstige **mentale Prognose** ist ein Erkrankungsbeginn im ersten Lebensjahr, häufige febrile oder afebrile generalisierte tonisch-klonische Anfälle, nichtkonvulsiver Status oder eine verlangsamte Grundaktivität (Kelly et al. 2010). Inoue et al. (2013) fanden zusätzlich fokale Spikes im interiktalen EEG als Prädiktoren für eine schlechteres Outcome.

14.3 Generalisierte Epilepsie mit Fieberanfällen plus (GEFS+)

Diese Entität wurde ursprünglich unter dem Akronym GEFS+ als *generalisierte Epilepsie mit Fieberanfällen plus* anhand von 53 ausführlich untersuchten Mitgliedern eines Familienstammbaumes mit 2000 Individuen von Scheffer und Berkovic 1997 beschrieben. Ausgangspunkt war die Untersuchung generalisierter Epilepsien bei Kindern mit Fieberkrämpfen. Im Weiteren fanden sich in weiteren Familien auch Patienten mit fokalen Epilepsien, so dass Scheffer und Berkovic vorgeschlagen haben, von «genetischen Epilepsien mit Fieberanfällen plus» zu sprechen und dieses familiäre Syndrom als ein Argument dafür zu sehen, dass sich im Zuge zunehmenden genetischen Verständnisses von Epilepsien die Dichotomie in generalisierte vs. fokale Epilepsien auflöst. Die Einordnung von GEFS+ innerhalb der Epilepsiesyndrome wird dadurch unklar, dass es sich primär um eine familiäre Entität handelt. Dennoch wird GEFS+ zunehmend auch als Epilepsiesyndrom verstanden und von der ILAE so geführt.

Ätiologie

Diese Epilepsie wird autosomal-dominant mit inkompletter Penetranz oder komplex vererbt. Unter den mit GEFS+-assoziierten Genen wurde eine Mutation (Missense) des SCN1A-Gens am häufigsten gefunden (10 %). Darüber hinaus wurden weitere Mutationen in Natriumkanaluntereinheiten (SCN1B, SCN2A) und einer $GABA_A$-Rezeptoruntereinheit nachgewiesen (Lagae 2008, Ecayq et al. 2010).

Klinik

Es handelt sich um ein Syndrom mit äußerst variablem Phänotyp. In den betroffenen Familien treten die verschiedenen möglichen Anfallsformen entweder als alleiniger Anfallstyp oder in unterschiedlichen Kombinationen auf (Picard et al. 2005):

- Fieberanfälle
- Fieberanfälle +: Manifestationsalter < sechs Monate oder > sechs Jahre
- afebrile GTKA
- Absencen, myoklonische Anfälle, tonische Anfälle und myoklonisch-astatische Anfälle
- fokale Anfälle frontalen oder temporalen Ursprungs (ca. 15 % der Familienmitglieder), welche bei einigen Individuen das Krankheitsbild sogar dominieren können.

Die intra- und interfamiliäre Ausprägung kann extrem variabel bezüglich Häufigkeit und Schwere der Anfälle sein: auf der einen Seite Epilepsien mit einzelnen kurz dauernden generalisierten tonisch-klonischen Anfällen, die leicht behandelbar sind und im Verlauf der Kindheit remittieren, auf der anderen Seite die myoklonisch-astatische Epilepsie und das Dravet-Syndrom (**Tab. 14-5**).

Tabelle 14-5: Anfallsarten und Epilepsiesyndrome in 39 Familien mit GEFS+, n = 196 Betroffene (Xu et al. 2012)

Fieberanfälle (FS)	92 (46,9 %)
Fieberanfälle + (FS+)	62 (31,6 %)
FS oder FS+ und Partialanfälle	12 (6,1 %)
FS oder FS+ und afebrile GTKA	11 (5,6 %)
myoklonisch-astatische Epilepsie	8 (4,1 %)
Dravet-Syndrom	2 (1 %)
Absenceepilepsie des Kindesalters	1 (0,5 %)
FS+ und myoklonische Anfälle	1 (0,5 %)
FS+ und afebrile GTKA und myoklonische Anfälle	1 (0,5 %)
FS+ und partielle Anfälle	1 (0,5 %)
FS+ und unklassifizierte Anfälle	5 (2,6 %)

EEG

Das Ausmaß der EEG-Veränderungen ist abhängig vom jeweiligen klinischen Bild. In vielen Fällen, insbesondere bei überwiegend fiebergebundenen Anfällen, ist das interiktale **EEG** normal. In den anderen Fällen finden sich EEG-Veränderungen, die dem Anfallstyp entsprechen, z. B. bilaterale SW bei myoklonischen Anfällen oder Absencen und fokale Spikes bei fokalen Anfällen. Die EEG-Befunde der spezifischen Syndrome innerhalb des GEFS+-Spektrums (MAE, Dravet-Syndrom) werden im Zusammenhang mit dem Syndrom beschrieben.

Der **neurologische Untersuchungsbefund** fällt in aller Regel normal aus, ebenso das **MRT** des ZNS.

Diagnose

In 15–20 % ist die Eigenanamnese bezüglich febriler Anfälle bei Patienten mit Epilepsie positiv. Entsprechend häufig kommt differenzialdiagnostisch ein GEFS+ in Betracht. Neben den zumeist generalisiert ausgeprägten Anfällen ist die Familienanamnese richtungsweisend.

Therapie und Prognose

Die Therapie hängt von der Anfallssemiologie ab (s. Kap. 8-15).

Die Prognose wird in der Mehrzahl der Kinder als günstig angesehen, denn die Anfälle remittieren meist im mittleren Schulalter (Median: 11 Jahre). Die myoklonisch-astatische Epilepsie als möglicher Phänotyp der GEFS+ hat nicht immer eine günstige Prognose, die ungünstigste hat das Dravet-Syndrom.

14.4 Frühkindliche Absenceepilepsie

Von Doose et al. (1965) wurde die frühkindliche Absenceepilepsie beschrieben, die bisher nicht als eigenes Syndrom in die ILAE-Klassifikation Eingang fand.

Frühkindliche Absenceepilepsien machen < 1 % der Epilepsien vor dem 3. Lebensjahr aus und haben einen Anteil von 9–14 % an der Summe kindlicher Absenceepilepsien (Verrotti et al. 2011).

Die Familien weisen vereinzelt Verwandte mit idiopathisch generalisierten Epilepsien oder Fieberkrämpfen auf. Genetische Analysen konnten bisher keine Zuordnung ermöglichen. Eine Glukose-Transporter-Störung (GLUT1-Defizienz) sollte ausgeschlossen werden (Giordano et al. 2013).

Klinik

Das Manifestationsalter wird zwischen 8 und 36 Monaten angegeben, betroffen sind normal entwickelte Kinder.

Die typischen Absencen sind kurz (2–10 s, selten länger), sie gehen mit einem Innehalten, Kontaktabbruch und starrem Blick einher. Auch werden vereinzelt eine Blickdeviation, diskrete Kloni der Augenbrauen und Propulsionen des Kopfes und Schultergürtels berichtet. In bis zu 40 % treten generalisiert tonisch-klonische sowie atonische Anfälle im Krankheitsverlauf hinzu (Verrotti et al. 2011), aber auch myoklonische und myoklonisch-atonische Anfälle. Dieses Syndrom nimmt eine Zwischenstellung ein zwischen der frühkindlichen Epilepsie mit generalisiert tonisch-klonischen Anfällen und der myoklonisch-astatischen Epilepsie auf der einen und der Absenceepilepsie des Kindesalters auf der anderen Seite. Offensichtlich dauert die Erkrankung über Jahre an.

EEG

Interiktal lassen sich im EEG frontal betonte, bilaterale irreguläre 3–4/s SWK und Polyspike-Wave-Komplexe finden. Von Photosensibilität in einzelnen Fällen als auch von rhythmischen okzipitalen Deltagruppen wird berichtet. Das **iktale EEG** weist irreguläre generalisierte 2,5–4/s SWK und Polyspike-Wave-Komplexe auf. Die Amplitude steigt während des Paroxysmus an, kurz vor dessen Ende fällt sie abrupt ab. Vor und nach dem Paroxysmus kann eine Verlangsamung der Grundaktivität beobachtet werden (Verrotti et al. 2011).

Therapie

Die eingesetzten AED entsprechen denen bei der Absenceepilepsie des Kindesalters, allerdings wurde VPA primär bevorzugt, was dem Risiko für generalisierte tonisch-klonische Anfälle entspricht (Verrotti et al. 2011).

Prognose

Die Behandlungsdauer scheint in Einzelfällen bis in die Pubertät notwendig zu sein, bei Absetzversuchen kommt es zu Rezidiven.

Der lange Verlauf der Erkrankung birgt ein höheres Risiko der Störung kognitiver Entwicklung als bei der kindlichen Absenceepilepsie. Neuropsychologische Befunde liegen an der Grenze der Altersnorm und darunter. **Tabelle 14-6** zeigt die Verlaufsdaten der Erkrankung bei 16 Patienten.

Tabelle 14-6: Frühkindliche Absencen, eine Multicenter-Kohorte (n = 16) (Giordano et al. 2013)

Manifestationsalter	8–12 LM
Geschlecht	8 : 8
EEG, iktal	> 2,5/s SW
generalisiert tonisch-klonische Anfälle	2/16
anfallsfrei unter VPA	11/16
+ zusätzlich ESM (3)/LEV (1)/ ESM + CLB (1)	16/16
Behandlungsdauer	3,4 Jahre (6,4 ± 4,4)
SLC2A1-Mutationsscreening (12/16)	negativ

14.5 Idiopathisches Grand-Mal-Syndrom des Kindesalters

Wahrscheinlich handelt es sich beim idiopathischen Grand-Mal-Syndrom des Kindesalters um eine sich besonders früh manifestierende Variante der Aufwach-Grand-Mal-Epilepsie. Normal entwickelte Kinder, häufig mit positiver Familienanamnese bezüglich Epilepsien, bei denen in den ersten Lebensjahren zunächst febrile, später afebrile generalisierte tonisch-klonische Anfälle auftreten, deren Anfälle gut auf die AED (VPA) ansprechen und die nach Absetzen der Medikation nur eine geringe Relapserate aufweisen, bilden wahrscheinlich die Grundlage einer benigne verlaufenden idiopathischen Grand-Mal-Epilepsie des Kindesalters. In einer japanischen Studie mit 194 Kindern im Alter von 8 Monaten bis 15 Jahren (im Mittel acht Jahre) mit der Diagnose Aufwach-Grand-Mal-Epilepsie wurden durch die VPA-Monotherapie 92 % anfallsfrei. Frühestens nach fünf Jahren Anfallsfreiheit, wenn auch das EEG normal ausgefallen war, wurde VPA langsam wieder abgesetzt. Dieses gelang ohne Relapse in 80 % der Fälle, wobei sich aber zeigte, dass über neun Jahre alte Kinder eine deutlich höhere Rückfallrate hatten als die jüngeren Kinder (Takei et al. 1997). Eine von Doose und Mitarb. (1998) beschriebene gutartige Variante der idiopathischen frühkindlichen Grand-Mal-Epilepsie mit Beginn im Kleinkindalter entspricht wahrscheinlich diesem Syndrom.

14.6 Absenceepilepsie des Kindesalters

Die Absenceepilepsie des Kindesalters (Synonyme: Epilepsie mit pyknoleptischen Absencen, Pyknolepsie) ist durch typische Absencen charakterisiert, die vor Beginn der Pubertät bei sonst unauffälligen Kindern auftreten (Loiseau 1992). Die erste genauere Beschreibung der Pyknolepsie erfolgte durch Tissot (1770). Die früher häufig benutzte Bezeichnung Petit Mal, die weitere Syndrome einschließt, ist als syndromale Abgrenzung nicht ausreichend.

Epidemiologie

Der Anteil von Absenceepilepsien an den Epilepsien insgesamt wird mit bis zu 18 % bis zum 15. Lebensjahr und 3–7 % darüber hinaus angegeben, was dem weit häufigeren Auftreten der kindlichen Form entspricht. Die Inzidenz im Kindesalter beträgt 6,0–7,0/100 000 (Jallon et al. 2005). In einer populationsbasierten Studie aus Rochester, Minnesota, fanden sich keine frühkindlichen Risikofaktoren für Absenceepilepsien (Rocca et al. 1987), eine positive Familienanamnese bezüglich Epilepsie hingegen bei 15–44 %.

Klinik

Die Absenceepilepsie des Kindesalters manifestiert sich im Alter zwischen zwei und zwölf Jahren mit einem Häufigkeitsgipfel bei fünf bis sieben Jahren. Bei einem Beginn bis zum 4. Lebensjahr wird von vielen AutorInnen eine frühkindliche Form abgegrenzt (s. frühkindliche Absenceepilepsie). Unabhängig von einer antikonvulsiven Behandlung sistieren die Anfälle präpubertär in über 90 %.

Die **Anfallssemiologie** der typischen Absencen ist gekennzeichnet durch den plötzlich auftretenden kurz anhaltenden Bewusstseinsverlust, der innerhalb der ersten drei Sekunden nach Beginn der generalisierten SW-Aktivität im EEG auftritt und von einer Unterbrechung der vorangehenden Tätigkeit begleitet wird. Die geöffneten, glasig wirkenden Augen starren geradeaus, die Kinder sind blass, die einsetzende Relaxation der Gesichtsmuskulatur lässt das Kind auch abwesend wirken. Es reagiert nicht auf Ansprache, es besteht eine – kongrade – Amnesie während der Dauer der Bewusstseinsstörung.

Die Dauer beträgt 2 bis 20 Sekunden, das Ende ist ebenso übergangslos wie der Beginn.

Diese deutlichen Symptome können jedoch auch graduell unterschiedlich stark ausgeprägt bestehen. Als geringgradige Ausprägung kann gelten: eine Bewusstseinsstörung, die nur durch eine Testung kognitiver Funktionen auffällig wird (mental arrest), fortgesetzte Tätigkeiten, die nur deutlich verlangsamt ausgeführt werden, Reaktion auf Ansprache mit Unterbrechung der Absence und inkompletter kongrader Amnesie (Weiergräber et al. 2010).

Eine ausführliche Beschreibung der Eigenschaften von Absencen findet sich im Kapitel 6.

Mittels simultaner Video- und EEG-Aufzeichnung wurden 374 Absencen von 48 Kindern mit Absenceepilepsien analysiert (Penry et al. 1975). Die einfache (blande) Absence mit ausschließlicher Bewusstseinsstörung machte nur etwa 10 % aller Absencen aus. Meist waren diskrete weitere Symptome sichtbar (komplexe Absence):

- Automatismen: Entweder werden Tätigkeiten automatisiert weitergeführt oder es treten neue Automatismen auf, die vom Lecken der Lippen und Schluckbewegungen bis zum Nesteln an der Kleidung und Herumlaufen reichen können, das Auftreten von Automatismen ist abhängig von der Anfallsdauer und beginnt nach etwa 4–6 s (60 %)
- niedrigamplitudige Kloni der Augenlider und der Mundwinkel (50 %)

- atonische Komponenten mit Verminderung des Muskeltonus, was zum Absinken des Kopfes oder der Arme und zum Loslassen von Gegenständen führt, nur ausnahmsweise fällt das Kind zu Boden (20 %),
- tonische Komponenten mit Aufwärtsdrehen der Augen, Überstrecken des Kopfes und des Rumpfes
- autonome Komponenten wie Erblassen, Erröten, Schwitzen, Aufweitung der Pupillen, Tachykardie.

Verschieden ausgeprägte Anfallssymptome können bei demselben Kind vorkommen. Typischerweise treten mehrere Absencen pro Tag auf (10 bis mehrere 100). Wenn die Absencen sehr kurz andauern, werden sie häufig übersehen. Eine Video-EEG-Ableitung über längere Zeit ist zum Nachweis der Absencen am besten geeignet. Die Häufigkeit des Auftretens wird durch äußere Faktoren beeinflusst. Absencen ereignen sich vor allem morgens nach dem Aufwachen und abends. Weitere begünstigende Faktoren sind: Nachlassen der Aufmerksamkeit, emotionale Faktoren wie Ärger, Sorgen, Angst und Überraschungen. Durch Hyperventilation können Absencen provoziert werden, insbesondere auch Automatismen (Sadleir et al. 2009). Am einfachsten lassen sich Absencen nachweisen, wenn man die Kinder im Stehen mit nach vorne gestreckten Armen hyperventilieren und dabei zählen lässt.

Das Auftreten eines Absencestatus ist in jedem Alter bei aktiver Absenceepilepsie möglich, zumeist vor dem 20. Lebensjahr. 3 % der Kinder und Jugendlichen sind betroffen, persistiert die Epilepsie, sind im Erwachsenenalter 10 % der Patienten davon betroffen. Sie machen etwa 2 % aller SE aus (Seneviratne 2012).

Im Laufe der Zeit ereignen sich bei 25–40 % der Kinder einzelne oder mehrere generalisierte tonisch-klonische Anfälle, was noch viele Jahre nach Sistieren der Absencen möglich ist. Diese Anfälle betreffen am häufigsten Kinder im Alter von 10 bis 15 Jahren, können aber auch noch nach 20 bis 30 Jahren vorkommen. Je älter das Kind bei Manifestation der Absenceepilepsie ist, umso eher treten später bei ihm noch generalisierte tonisch-klonische Anfälle auf (Hirsch et al. 2005). Hier scheint es klinisch eine Überlappung zum Syndrom der juvenilen Absenceepilepsie zu geben.

EEG

Bei einer altersentsprechenden Grundaktivität zeigt das EEG in 90 % der Fälle **interiktal** kurze (< 2 s) Paroxysmen einer bilateral synchronen und symmetrischen 3/sSW-Aktivität, die sowohl in der Frequenz als auch in der Ausprägung variieren kann. Auch Polyspike-Wave-Komplexe finden sich in 25–40 % bei Vigilanzminderung sowie eine photoparoxysmale Reaktion bei 18–44 %. Eine okzipitale intermittierende rhythmische Delta-Aktivität (OIRDA), d. h. häufig bilaterale, sinusförmige 2–3/s Rhythmen über hinteren Hirnregionen, fand sich ich bei über 30 %. Charakteristisch ist die Blockierung oder Amplitudenminderung durch visuellen Reiz und Tiefschlaf und die Provokation durch Hyperventilation und Dösigkeit (Seneviradne et al. 2012). Gerade in Langzeitableitungen können auch fokale SW mit Schlafaktivierung wie bei idiopathischen Partialepilepsien gefunden werden. Ob es einen pathophysiologischen oder genetischen Zusammenhang gibt, ist unklar, möglicherweise treten diese EEG-Merkmale (aber auch die Anfälle) unabhängig voneinander auf (Sarkis et al. 2009).

Iktal gilt der generalisierte monomorphe 3/s SW-Rhythmus als pathognomonisch. Allerdings ist in 50 % der Beginn nicht generalisiert, sondern erst nach im Durchschnitt 0,5 s. Einzelne Spikes, Polyspikes oder irreguläre SW finden sich einleitend. Die folgenden SW zeigen Frequenzen von 2,5–5/s, wobei 3/s weitaus am häufigsten ist. Die Frequenz kann im Laufe der Absence bis auf 2–2,5/s abnehmen. Auch sind zum Ende der Absence in über 40 % irreguläre und nicht generalisierte Entladungsmuster gefunden worden. Provozieren lässt sich eine Absence durch Hyperventilation (80 %) oder Photostimulation (20 %) (Seneviradne et al. 2012).

Neuropsychologische Befunde

Treten die Absencen häufig auf, so resultieren Konzentrations- und Lernstörungen, was in der Schule zu einem Leistungsabfall führt. Die neuropsychologische Testung von unbehandelten Kindern mit Absenceepilepsien des Kindesalters ergab im Vergleich zu gleichaltrigen Kontrollen, dass etwa ein Viertel überwiegend leichte Defizite der globalen kognitiven und der visuell-räumlichen Fähigkeiten aufwies. Das Gedächtnis war ebenso betroffen mit selektiven Einbußen des visuellen Gedächtnisses. Zusätzlich fanden sich Beeinträchtigungen im Bereich der Sprachfunktionen. Bis zu einem Drittel hatten Verhaltensauffälligkeiten, psychiatrische Diagnosen wurden in über 60 % gestellt, insbesondere ADHS. Allerdings fanden sich Absencen als Ursache von ADHS selten (0,4 %).

Nach dem Sistieren der Absencen durch eine erfolgreiche Pharmakotherapie können sich verbessern: Aufmerksamkeit, visuelles Gedächtnis sowie Feinmotorik, die mit der Dauer der 3/s SW-Paroxysmen im EEG korrelieren (Hughes 2009). Neuere Daten sprechen allerdings dafür, dass ein erheblicher Teil auch bei Anfallsfreiheit bestehen bleibt. Zusätzliche Defizite als Nebenwirkung der Therapie sind zu vermeiden. Diesbezüglich scheint VPA ungünstiger zu sein als ESM oder LTG (Masur 2013).

Ätiologische Aspekte

Mädchen haben ein zwei- bis fünffaches Risiko für Absencen. Fieberkrämpfe in der Vorgeschichte werden in 20 % berichtet (Sadleir et al. 2009).

Bei monozygoten Zwillingen sind in 75 % der Fälle beide von einer Absenceepilepsie betroffen. Es wurden Mutationen der Kalzium- und Chloridkanalgene in Verbindung mit dem Phänotyp der Absenceepilepsie des Kindesalters identifiziert; die Genetik dieses Epilepsiesyndroms ist allerdings weitgehend ungeklärt (Hughes 2009).

Pathophysiologie

Die für die Absencen charakteristische, monomorphe 3/s SW-Aktivität wird in einem ausgedehnten Netzwerk reziproker Verbindungen zwischen Neokortex und Thalamus generiert. Ein ähnliches EEG-Muster konnte in Tierversuchen durch eine niedrigfrequente Stimulation bestimmter thalamischer Kerne ausgelöst werden. Auch die bilaterale Applikation von konvulsiven Substanzen auf den frontalen Kortex führte zu generalisierten 3/s Spike-Waves. Diese Versuche bestätigen die wichtige Rolle, welche der anteriore Thalamus und der frontale Kortex in der Generierung der 3/s SW-Entladungen spielen, wobei der eigentliche Auslöser der Absencen weiterhin nicht geklärt ist (Hughes 2009).

Die thalamischen Neuronen sind besonders reich an Kalziumkanälen vom T-Typ. Während einer Absence oszillieren Aktivierung und Deaktivierung bzw. Depolarisation und Hyperpolarisation der Kalziumionenkanäle vom T-Typ dreimal innerhalb einer Sekunde. Nur wenige der gängigen Antiepileptika haben einen hemmenden Einfluss auf diesen Typ der Kalziumionenkanäle, es sind ESM, MSM, VPA und ZNS.

Diagnose

Die diagnostischen Kriterien der Absenceepilepsie des Kindesalters sind in **Tabelle 14-7** dargestellt.

In Zweifelsfällen ist die Video-EEG-Doppelbildaufzeichnung mit Provokation durch Hy-

Tabelle 14-7: Diagnostische Kriterien der Absenceepilepsie des Kindesalters

- Beginn und Ende vor der Pubertät
- neurologisch unauffällige Kinder
- typische Absencen in unterschiedlicher Ausprägung
- keine anderen Anfallstypen
- Anfallsfrequenz: mehrmals täglich, getriggert durch Müdigkeit oder Erregung
- generalisierte monomorphe 3/s SW als iktales EEG-Muster

perventilation zur differenzialdiagnostischen Einordnung der Anfälle hilfreich.

Differenzialdiagnose

Tagträumen stellt eine Differenzialdiagnose zu Absencen dar, in diesem Zustand sind Vigilanz und Aufmerksamkeit vermindert, es tritt vor allem während Langeweile auf. Mittels EEG unter Einschluss der Hyperventilation ist in der Regel eine eindeutige Abgrenzung von Absencen möglich.

Außer bei den Absenceepilepsien treten auch bei 10–40 % der Patienten mit juveniler myoklonischer Epilepsie Absencen auf; die entscheidenden differenzialdiagnostischen Kriterien sind das unterschiedliche Manifestationsalter und der andersartige EEG-Befund (s. u.). Absencen bei dem seltenen Syndrom der Absencen mit perioralem Myoklonus (s. u.) erlauben durch die besondere Lokalisation der myoklonischen Komponente eine Differenzierung. Die Absencen bei dem ebenfalls seltenen Syndrom der Absencen mit Augenlidmyoklonien (s. u.) gehen mit keiner oder nur leichter Bewusstseinsstörung einher, die generalisierten 3- bis 4/s-Entladungen dauern nur wenige Sekunden an.

Die Abgrenzung der Epilepsie mit myoklonischen Absencen von der Absenceepilepsie des Kindesalters gründet auf länger anhaltenden, ausgeprägten rhythmischen Myoklonien der Schultern und der proximalen Armmuskulatur, auf einer begleitenden Entwicklungsverzögerung und der Therapieresistenz.

Absencen treten auch bei epileptischen Enzephalopathien auf (z. B. beim Lennox-Gastaut-Syndrom), dann aber in der Regel in atypischer Form und in Kombination mit anderen Anfallsformen. Die angegebenen Kriterien der Absenceepilepsie des Kindesalters erlauben in der Regel eine eindeutige Unterscheidung. Problematischer ist die Differenzierung von Absencen und komplexen fokalen Anfällen, die ähnliche Symptome aufweisen können; wichtige Unterscheidungsmerkmale sind in Tabelle 6-2 (S. 109) aufgeführt.

Auch können symptomatische Absencen als klinisches Korrelat einer sekundären bilateralen Synchronie auftreten. Eine entsprechende Reevaluation mit EEG- und MRT-Diagnostik ist bei therapieresistenten Absencen durchzuführen.

Therapie

Eine Therapieindikation ergibt sich aus der Gefährdung im Alltag, die mit zunehmendem Alter ansteigt, sowie der drohenden mentalen Beeinträchtigung. Diese hängt im Wesentlichen von der Häufigkeit und Dauer der 3/s SW-Paroxysmen ab. Soziale Einschränkungen vor allem in der Selbstständigkeitsentwicklung sind in der individuellen Abwägung ebenso zu berücksichtigen.

Die aktualisierten Treatment Guidelines der ILAE (Glauser et al. 2013) weisen eine Studie der Klasse I bei der Absenceepilepsie im Kindesalter aus, die von Klasse-III-Studien bestätigt wird. Demnach sind ESM, VPA gut wirksam, geringer ist die Rate der Anfallskontrolle unter LTG. Angesichts geringerer Nebenwirkungsraten sprechen die Ergebnisse der Studie dafür, dass ESM die optimale Initialbehandlung von Absencen im Kindesalter darstellt (Glauser 2103). LEV hatte im Vergleich zu Plazebo keine signifikante Wirksamkeit (Klasse III). Während GBP nachweislich keinen Effekt zeigte (Klasse III), sind Verschlechterungen der Anfallssituation unter CBZ, OXC, PB, PHT, TGB, VGB beschrieben (Klasse IV).

Unter ESM, VPA oder LTG kann bei 80 % der Kinder mit Anfallsfreiheit gerechnet werden. Falls Absencen durch eine der Substanzen nicht kontrolliert werden, kann eine Kombination noch die Chance auf eine Anfallskontrolle bieten (Covanis et al. 1982, Rowan et al. 1983, Bourgeois et al. 1987, Panayiotopoulos 2001, Coppola et al. 2004).

ESM gilt als ein AED mit ausschließlicher Wirksamkeit gegen Absencen und myoklonische Anfälle auf der Grundlage der Hemmung der T-Ca-Kanäle. Schmitt et al. (2007) fanden unter ESM allerdings auch eine Reduktion der Rate (11 %) generalisiert tonisch-klonischer Anfälle um 50 % in einer Kohorte mit Absenceepilepsien (n = 238). Dennoch wird eine Monotherapie mit ESM bisher nur präpubertär empfohlen.

Als Alternative kommt TPM wie auch CLB, auf Grund einer Wirkung an T-Typ-Kalziumkanälen auch ZNS in Frage (Bergey 2005, Matar 2009). Wurde Anfallsfreiheit nur dadurch erreicht, dass initial eine verhältnismäßig hohe Dosis des AED gegeben werden musste, so kann nach drei bis sechs Monaten versucht werden, die Dosis wieder etwas zu reduzieren. Nach zwei Jahren Anfallsfreiheit werden die Antiepileptika üblicherweise im Laufe von drei bis sechs Monaten abgesetzt. Einzelne Autoren empfehlen einen Absetzversuch schon nach einem Jahr, falls die Monotherapie erfolgreich war (Camfield et al. 2005).

Prognose

Kinder mit Absencen tragen ein relativ hohes Risiko, durch Absencen körperliche **Verletzungen** zu erleiden. Von 59 Kindern mit einer Absenceepilepsie hatten während eines Untersuchungszeitraums von 20 Jahren etwa 15 % eine Verletzung erlitten, die direkt auf Absencen zurückgeführt werden konnte (Wirrell et al. 1996). Solange die Kinder nicht anfallsfrei sind, sollte vom Radfahren, Rollerblading, Skateboarding, Klettern und Schwimmen unbedingt abgeraten werden (Camfield et al. 2005).

Eine vollständige **Remission** tritt bei etwa 60–85 % der Kinder mit einer Absenceepilepsie des Kindesalters ein. Dabei zeigte eine prospektive Studie die höchste Remissionsrate. Aber nicht nur das Studiendesign, sondern auch die Einschlusskriterien sind nicht immer vergleichbar, auch Kinder mit juveniler Absenceepilpesie werden teilweise mit einbezogen. Bezogen auf das Auftreten von generalisiert tonisch-klonischen Anfällen im Verlauf gehen die Ergebnisse einzelner Studien weit auseinander (8–69 %). Dabei konnten eine Anamnese mit generalisiert tonisch-klonischen Anfällen bei einem anderen Familienmitglied oder aber ein spätes Auftreten der Absencen (> 8 Jahre) als Risikofaktoren für das Auftreten generalisiert tonisch-klonischer Anfälle identifiziert werden. Klarer scheint das Risiko für das spätere Auftreten einer juvenilen myoklonischen Epilepsie abschätzbar: Es beträgt 5–15 % (Trinka et al. 2004, Wirrell et al. 1996).

Generalisiert tonisch-klonische oder myoklonische Anfälle im Verlauf wurden in zahlreichen Studien als wesentlicher Faktor für eine schlechte Prognose bezüglich einer Remission gefunden. Darüber hinaus ein später Beginn, positive Familienanamnese für generalisiert tonisch-klonische Anfälle, Verlangsamung der Hintergrundaktivität im EEG und weitere EEG-Auffälligkeiten. Diese Ergebnisse konnten in einer prospektiven Studie von Callenbach et al. (2009) nicht bestätigt werden.

Die **intellektuelle** Prognose ist gut, wenn die Kinder und Jugendlichen anhaltend anfallsfrei bleiben und das EEG sich normalisiert hat. Auch ein Angleichen der kognitiven Leistungsfähigkeit an ein durchschnittliches Altersniveau nach Beendigung der Epilepsie wird berichtet (Seidenberg et al. 1981, Rodin et al. 1986, Mandelbaum et al. 1997, Sirven et al. 2007). Dennoch haben bis zu einem Drittel der Patienten langfristig ein niedrigeres sozioökonomisches Profil oder soziale Probleme (Berkovic 1997). Das sind mehr als doppelt so viele wie Patienten mit juveniler myoklonischer Epilepsie (Bartolomei et al. 1997).

14.7 Syndrom der Augenlidmyoklonien mit Absencen (Jeavons-Syndrom)

Diese klinische Entität wurde vor 80 Jahren erstmals beschrieben (Radovici et al. 1932), die syndromatologische Abgrenzung erfolgte durch Jeavons 1977. In der ILAE-Klassifikation (Engel 2001) wird es unter weiteren visuell sensitiven Epilepsien subsumiert.

Folgende Faktoren definieren dieses Krankheitsbild:

- Beginn im Kindesalter
- Myoklonien der Augenlider mit oder ohne begleitende Absencen mit generalisierten Entladungsmustern im EEG, auslösbar durch Augenschluss

- photoparoxysmale Reaktion, häufig in Kombination mit visuell provozierten Anfällen in der Vorgeschichte.

Klinik

Beginnend im Alter von 6 bis 8 Jahren (Spannbreite 2 bis 14 Jahre) sind Mädchen etwa doppelt so häufig betroffen wie Jungen.

Zentrales Symptom sind Lidmyoklonien, die häufig mit einer Aufwärtsbewegung der Augenbulbi einhergehen, gelegentlich auch mit einer Retropulsion des Kopfes. In deren Folge können Absencen auftreten, die < 6 s andauern.

In etwa 20 % werden SE in Form von Augenlidmyoklonien beschrieben. Generalisiert tonisch-klonische Anfälle erleiden die meisten Patienten im Verlauf, auch wenn deren Frequenz gering zu sein scheint. Triggerfaktoren entsprechen denen der idiopathischen Epilepsie mit ausschließlich generalisiert tonisch-klonischen Anfällen. Myoklonische Anfallssymptome über die Lider hinaus – wie zum Beispiel Myoklonien im Schultergürtel – können vorkommen, gehören aber nicht zu den Charakteristika des Syndroms (Striano et al. 2009).

EEG

Das **EEG** zeigt iktal, und zwar direkt mit dem aktiven Augenschluss oder Blinzeln verbunden (nicht mit dem unwillkürlichen Lidschlag), generalisierte hochamplitudige PS- und PSW-Komplexe. Diesen können rhythmische 3/s SW- oder PSW-Komplexe für 3–6 s folgen.

Im Dunkeln wird dieser Trigger – zumindest teilweise – unwirksam, unter HV nehmen die Entladungsmuster zu. Die Photosensibilität nimmt mit dem Alter ab. Fixation-off-Sensitivität (Entladungsmuster oder Anfälle bei Beendigung der Fixation) wird beschrieben (Striano et al. 2009, Brigo et al. 2013). Ob sich diese Phänomene tatsächlich unterscheiden ist nicht geklärt.

Differenzialdiagnose

siehe **Tabelle 14-8**.

Tabelle 14-8: Epilepsie mit Lidmyoklonien und Absencen: Differenzialdiagnose der einzelnen Symptome (nach Striano et al. 2009)

- Entladungsmuster im EEG bei Beendigung der Fixation (Fixation-off-Phänomen)
  - Epilepsie mit Lidmyoklonien und Absencen
  - juvenile Absenceepilepsie
  - juvenile Myoklonusepilepsie
  - idiopathische Epilepsie mit tonisch-klonischen Anfällen
  - idiopathische Okzipitallappenepilepsie
- Lidmyoklonien mit oder ohne Absencen
  - Epilepsie mit Lidmyoklonien und Absencen
  - kindliche Absenceepilepsie
  - juvenile Absenceepilepsie
  - juvenile myoklonische Epilepsie
  - selbstinduzierte Anfälle (Sunflower-Syndrom)
  - idiopathische Epilepsie mit tonisch-klonischen Anfällen
  - myoklonischer Status nicht progressiver Enzephalopathien
- Photosensibilität im EEG
  - Epilepsie mit Lidmyoklonien und Absencen
  - visuelle Reflexanfälle
  - selbstinduzierte Anfälle (Sunflower-Syndrom)
  - myoklonische Epilepsie des Säuglingsalters
  - kindliche Absenceepilepsie
  - juvenile myoklonische Epilepsie
  - idiopathische Epilepsie mit tonisch-klonischen Anfällen
  - juvenile Absenceepilepsie
  - idiopathische Okzipitallappenepilepsie
  - schwere myoklonische Epilepsie des Säuglingsalters (Dravet-Syndrom)
  - progressive Myoklonusepilepsien
  - Alkohol- oder BZD-Entzug

Pathophysiologie

Es ist davon auszugehen, dass bei der Epilepsie mit Lidmyoklonien und Absencen der okzipitale Kortex eine wesentliche Rolle spielt – wie bei allen photosensitiven Epilepsien. Augenschluss wie auch intermittierende Photostimulation führen in Abhängigkeit von der Intensität des Lichtkontrastes und der Erregbarkeit des Systems zu einer Synchronisation desselben. Eine Ausweitung über transkortikale und retikulothalamische Netzwerke haben die im EEG nachweisbaren generalisierten rhythmischen

Entladungsmuster zur Folge. Eine parallele Aktivierung des Hirnstamms induziert die myoklonischen Muster (Striano et al. 2009).

Therapie und Prognose

Eine Behandlungsindikation muss individuell abgeschätzt werden. Es besteht ein geringes GTKA-Risiko, auch können die Myoklonien in Verbindung mit Absencen das Alltagsleben beeinträchtigen. Das Behandlungskonzept sollte sich mehr an den myoklonischen Anfallsphänomenen orientieren. Daher werden auch LEV und ZNS als wirkungsvoll beschrieben (Striano et al. 2009). Ansonsten wird VPA bevorzugt, häufig ist jedoch dessen Kombination mit ESM oder einem Benzodiazepin notwendig. LTG kann die Myoklonien verstärken. LEV oder TPM stellen wirksame Alternativen dar, systematische Behandlungsversuche fehlen allerdings bisher (Panayiotopoulos 2005).

Die **Prognose** ist wahrscheinlich ähnlich der Epilepsie mit myoklonischen Absencen. Die Augenlidmyoklonien sind in aller Regel pharmakoresistent. Eine Nachbeobachtung von zwei Patienten über 7 und 13 Jahre zeigte keine Änderung der Wirksamkeit der AED im Verlauf (Siren et al. 2002). Die mentale Entwicklung erscheint unbeeinträchtigt.

14.8 Epilepsie mit myoklonischen Absencen

Tassinari und Mitarb. (1969) berichteten erstmals von Absencen, die von stark ausgeprägten, rhythmischen, bilateralen Myoklonien begleitet werden. Die Anfälle gehen im EEG mit einer 3/s Aktivität einher (Tassinari et al. 1994).

Das Syndrom ist selten (relativer Anteil an allen Epilepsien mit Manifestation bis zum Alter von 15 Jahren je nach Studie 0,3–1 % (Eriksson et al. 1997, Berg et al. 1999a). Die Familienanamnese bezüglich epileptischer Anfälle ist in etwa 20 % der Fälle positiv. Jungen sind häufiger betroffen als Mädchen (7 : 3).

Klinik

Die myoklonischen Absencen beginnen im Alter von sieben Jahren (ein bis zwölf Jahre) bei Kindern mit unauffälligem neurologischen Untersuchungsbefund. Kennzeichnend sind abrupt beginnende und endende Myoklonien in Verbindung mit einer Bewusstseinsstörung unterschiedlichen Ausmaßes. Die motorischen Manifestationen beziehen vor allem die Muskulatur der Schultern und der Arme ein, weniger der Beine. Myoklonien im Gesicht spielen sich vor allem um den Mund herum und am Kinn ab, Lidzucken kommt eher selten vor. Im Verlauf des Anfalls tritt zunehmend eine Tonussteigerung der Muskulatur hinzu, die sich in einem langsamen Anheben der Arme zeigt. Ein stehender Patient fällt in der Regel nicht hin. Autonome Reaktionen können in einem kurzen Arrest der Atmung oder auch Einnässen bestehen.

Die Dauer der Anfälle kann bis 60 Sekunden betragen, meist mehrmals täglich, vor allem morgens nach dem Aufwachen. Sie können auch bei Müdigkeit und während des Einschlafens beobachtet werden. In etwa zwei Drittel der Fälle können andere Anfallsformen hinzukommen: typische Absencen, generalisierte tonisch-klonische Anfälle und atonische Anfälle (Bureau et al. 2005).

EEG

Im EEG finden sich bei einem Drittel der Patienten generalisierte SW, iktal ein Paroxysmus generalisierter rhythmischer monomorpher 3/s SW. Dabei treten die Myoklonien synchronisiert zu den SW auf. Da die myoklonischen Absencen meist hochfrequent auftreten, gelingt während einer längeren Video-EEG-Ableitung nicht selten die Aufzeichnung eines Anfalls. Hyperventilation und Photostimulation können anfallsauslösend sein, eine Photosensibilität besteht nicht (Seneviratne et al. 2012).

Therapie

Ein beträchtlicher Teil der Kinder ist therapieresistent. VPA scheint gut wirksam zu sein, in

Kombination mit ESM scheint es den besten Effekt zu geben. Auch LTG und BZD werden eingesetzt (Wallace 1998, Tassinari et al. 1994, Bureau et al. 2005).

Prognose

Etwa 40 % der Kinder werden anfallsfrei. Jedoch bestehen nach etwa zehn Jahren die myoklonischen Absencen in über 50 % trotz AED fort. Treten weitere Anfallsformen auf, so scheint die Prognose schlechter zu sein (Tassinari et al. 1994, Bureau et al. 2005).

In etwa 40–50 % der Kinder ist schon vor dem Auftreten der Anfälle eine mentale Retardierung vorhanden, im Verlauf wird der Anteil noch größer. Dagegen bleibt das Intelligenzniveau stabil, wenn sich ein Therapieerfolg einstellt.

14.9 Syndrom der perioralen Myoklonien mit Absencen

Dieses nicht in der ILAE-Klassifikation aufgeführte Epilepsiesyndrom beginnt im Schulalter, im Mittel mit 10 Jahren (2 bis 13 Jahre). In etwa der Hälfte der Patienten haben Verwandte ersten Grades Absencen oder generalisierte tonisch-klonische Anfälle.

Klinik

Die das Krankheitsbild bestimmenden Anfälle sind typische Absencen mit so milder Symptomatik, dass sie häufig weder vom Patienten noch von der Umwelt wahrgenommen werden (sog. Phantom-Absencen), verbunden mit rhythmischen Myoklonien der perioralen Gesichtsmuskulatur; die Kaumuskeln können mit einbezogen sein, teilweise auch in asymmetrischer Ausprägung. Die Absencen dauern meist nur kurz an (im Mittel vier Sekunden, Spannbreite zwei bis neun Sekunden). Die Frequenz schwankt zwischen sehr häufigem Auftreten pro Tag und ein- bis zweimal pro Woche. Häufig kommt es zu einem Absencestatus (50–75 %). Generalisierte tonisch-klonische Anfälle gehören regelmäßig zum Krankheitsbild, sie treten entweder schon vor oder bald nach Manifestation der Absencen auf (Panayiotopoulos 2005).

EEG

Interiktal zeigt das EEG kurze bilaterale, häufig asymmetrische 4–7/s SWK und PSWK, keine Photosensibilität. Iktal besteht ein 3–4/s SW-Muster, oft auch irreguläre PSW (Senevirate et al. 2012).

Therapie und Prognose

VPA in Monotherapie oder in Kombination mit ESM wird als wirksam beschrieben, weitere Optionen sind zusätzlich CLB oder LTG in geringen Dosen. LEV ist möglicherweise auch wirksam.

Diese Epilepsie erweist sich teilweise als pharmakoresistent, Absencestatus können auch im späteren Lebensalter auftreten, die Erkrankung besteht oft lebenslang (Panayiotopoulos 2005).

14.10 Juvenile Absenceepilepsie

Die juvenile Absenceepilepsie gehört zu den idiopathischen generalisierten Epilepsien mit variablen Phänotypen (s. Tab. 16-1, S. 297).

Epidemiologie

Da die juvenile Absenceepilepsie oft erst im Rahmen eines ersten generalisiert tonisch-klonischen Anfalls diagnostiziert wird, ist davon auszugehen, dass die Prävalenz unterschätzt wird. Übliche Zahlen sprechen von 0,2–2,4 % aller Epilepsien. Eine Studie fand die gleiche Prävalenz wie für die juvenile myoklonische Epilepsie (Jallon et al. 2005).

Eine familiäre Belastung mit Epilepsie wird in etwa 10–35 % der Fälle angegeben. Die Geschlechterverteilung ist ausgeglichen.

Klinik

Das Manifestationsalter liegt um den Beginn der Pubertät bei 10 bis 12 Jahren, mit einer Spannweite von 7 bis 17 Jahren. Es handelt sich um typische Absencen, die jedoch seltener auftreten und etwas länger anhalten. Retropulsive Bewegungen während des Anfalls werden seltener als bei der kindlichen Form beobachtet. 47–95 % der Betroffenen haben außerdem generalisierte tonisch-klonische Anfälle, wobei diese in der Regel an die Aufwachsituation gebunden sind. Die generalisierten tonisch-klonischen Anfälle gehen den Absencen voran oder manifestieren sich später im Verlauf. Die Assoziation mit eher selten auftretenden myoklonischen Anfällen kommt in etwa 15 % der Fälle vor. Einige Studien fanden auch bei der kindlichen Form der Absenceepilepsie in 38–69 % generalisiert tonisch-klonische Anfälle. Diese Angaben dürften stark von den Kriterien der syndromatologischen Zuordnung abhängen (Seneviratne et al. 2012b).

EEG

Die Grundaktivität im EEG ist normal. Interiktal auftretende SW-Aktivität ist weniger regelmäßig ausgeprägt und mit einer Frequenz von 3,5–4/s etwas schneller als bei der kindlichen Form der Absenceepilepsie. Wie bei dieser treten Polyspikes in der Einschlafphase auf. Eine photoparoxysmale Reaktion fand sich in einzelnen Studien deutlich seltener als bei der kindlichen Form, andere konnten dies nicht bestätigen. Der charakteristische iktale Befund ist identisch: 3/s monomorphe, generalisierte SW-Rhythmen (Seneviratne et al. 2012).

Therapie

Vermeidung anfallsprovozierender Umstände wie Schlafentzug oder übermäßiger Alkoholgenuss kann relevant zur Behandlung beitragen. Das AED der Wahl ist VPA in Monotherapie. Darunter können die Absencen in 15–40 % der Betroffenen, wenn auch gebessert, persistieren, wobei sich ein langer Zeitraum zwischen Manifestation der Absencen und Therapiebeginn negativ auszuwirken scheint (Obeid 1994). In diesen Fällen ist die Kombination von VPA mit ESM oder LTG vorteilhaft (Brodie 1995).

In einer gepoolten Analyse von zwei – im Design sehr änlichen – altersgemischten plazebokontrollierten Doppelblindstudien zur Effektivität von LEV bei IGE (Behandlungszeitraum 16 und 24 Wochen, 27 Patienten mit JAE, Verum 15, Plazebo 12) führte LEV bei JAE in etwa 50 % zur Anfallsreduktion und in 30 % zu Anfallsfreiheit (Rosenfeld et al. 2009).

Prognose

Die dokumentierte Remissionsrate, die in verschiedenen Studien 37–62 % beträgt, hängt ganz wesentlich von der Dauer der Nachbeobachtung ab: Die Studie mit dem längsten Follow-up (30 Jahre) konnte die höchste Remissionsrate dokumentieren. Insgesamt scheint die Ausprägung der Absencen mit dem Alter geringer zu werden.

In einer Studie, die Patienten mit kindlicher und juveniler Absenceepilepsie einschloss, ließen sich Risikofaktoren für eine Persistenz der Erkrankung abgrenzen: das Auftreten von myoklonischen und tonisch-klonischen Anfällen sowie das fehlende Ansprechen auf die initiale adäquate Therapie. Diese Daten ließen sich allerdings in einer weiteren Untersuchung nicht bestätigen (Seneviratne et al. 2012b).

In einer älteren Langzeitbeobachtung von Erwachsenen mit aktiver Absenceepilepsie verrichteten die Patienten häufiger unqualifizierte Arbeiten und waren sozial isoliert im Vergleich zur Kontrollgruppe. Ob dabei eine restriktive Lebensführung ursächlich war, ist unklar (Olsson et al. 1993). In einer Vergleichsuntersuchung zu Patienten mit rheumatoider Arthritis hatten sie eine geringere Bildung und mehr Verhaltensprobleme (Wirell et al. 1997).

14.11 Idiopathisch generalisierte Epilepsie mit Phantom-Absencen

Inwiefern Phantom-Absencen – im Sinne diskreter kurzer Absencen mit Beeinträchtigungen von Konzentration und Aufmerksamkeit – von Absencen bei der juvenilen Absenceepilepsie als eigenes Syndrom abzugrenzen sind, bleibt fraglich. Sie dürften schwierig zu diagnostizieren sein. Die Häufigkeit wird mit 10 % der Absenceepilepsien angegeben.

Zur **Klinik** gehört neben den hochfrequenten, zwei bis vier Sekunden andauernden, sehr kurzen Absencen eine hohe Neigung zu Absencestatus (50 %), wobei die Absencen auch in konvulsive SE übergehen können, und das Auftreten generalisiert tonisch-klonischer Anfälle während des Erwachsenenalters.

Das **EEG** zeigt interiktal generalisierte SW, nur selten Photosensibilität und iktal generalisierte 3–4/s SW- oder PSW-Paroxysmen. Einige AutorInnen beschreiben Polyspikes als charakteristisches Merkmal – sowohl interiktal im Schlaf als auch einleitend vor den Absencemustern.

Phantom-Absencen sind eine lebenslange Erkrankung, sie scheinen die Patienten kognitiv nicht zu beeinträchtigen (Rubboli et al. 2009).

14.12 Juvenile myoklonische Epilepsie

Die juvenile myoklonische Epilepsie (JME, Impulsiv-Petit-Mal-Epilepsie, Herpin-Janz-Syndrom) wurde erstmals 1867 durch Herpin beschrieben, später differenziert anhand einer größeren Patientengruppe von Janz und Christian (1957).

Epidemiologie

Auch bei der juvenilen myoklonischen Epilepsie wird die Diagnose oft erst spät im Krankheitsverlauf – oft mit Auftreten des ersten generalisiert tonisch-klonischen Anfalls – gestellt. Sie machen 2–5 % der Epilepsien aus, die Inzidenz wird mit 1/100 000 angegeben (Jallon et al. 2005).

Klinik

Die myoklonischen Anfälle beginnen in 70–80 % der Fälle im Alter zwischen 12 und 18 Jahren (8 bis 28 Jahre). Absencen und generalisierte tonisch-klonische Anfälle gehen in 20 % der Fälle den myoklonischen Anfällen voran (Panayiotopoulos et al. 1994).

Die myoklonischen Anfälle sind durch plötzliche, kurze, meist bilateral symmetrische Muskelzuckungen der Schultern und der Arme charakterisiert, die vom Patienten bewusst – aber häufig nicht als Krankheitssymptom – wahrgenommen werden. Die Beine können mitbeteiligt sein. Es handelt sich dabei um einzelne oder repetitive, arrhythmische Myoklonien, die in ihrer Intensität stark variieren können: von unsichtbaren, nur vom Patienten wahrgenommenen Zuckungen bis zu heftigen, ausfahrenden Bewegungen der Arme. Stürze sind dabei selten (5 %). Die myoklonischen Anfälle treten vor allem morgens nach dem Aufwachen auf. Die Zahnbürste, der Kamm oder eine Tasse beim Frühstück kann durch die Myoklonien aus der Hand fallen. Die myoklonischen Anfälle werden durch Schlafentzug (90 %), Müdigkeit (75 %), Flickerlicht (37 %), Menstruation (24 %), starke mentale Konzentration (23 %), Stress (12 %) und Alkoholkonsum provoziert (Panayiotopoulos et al. 1994).

Bei 80–95 % der Patienten treten außerdem generalisierte tonisch-klonische Anfälle auf, fast immer morgens nach dem Aufwachen. Diesen geht dann häufig eine Serie von Myoklonien unmittelbar voran. Einen weiteren assoziierten Anfallstyp stellen Absencen dar, die bei bis zu 35 % der Patienten auftreten (Panayiotopoulos et al. 1994).

EEG

Die Grundaktivität im EEG ist normal. Im interiktalen EEG zeigen sich einzelne oder gruppierte Polyspikes und Polyspike-Waves oder rasche SW (3,5–6/s), häufig irregulär.

Fokale Spikes, Sharp-Waves oder Sharp-Slow-Wave-Komplexe interiktal oder als fokaler Beginn der generalisierten Veränderungen finden sich in 30–40 % der Fälle (Aliberti et al. 1994, Panayiotopoulos et al. 1994).

Die EEG-Veränderungen treten zumeist 20–50 Minuten nach dem Aufwachen auf, entsprechend hat ein EEG zu dieser Zeit eine erheblich höhere Rate positiver Befunde. Im Schlaf sind Entladungsmuster häufiger nachweisbar. Diese werden auch durch Hyperventilation aktiviert (30–100 %), eine photoparoxysmale Reaktion ließ sich bei einem Drittel der Patienten nachweisen – wie auch generalisierte SWK nach Augenschluss.

Das iktale EEG zeigt hochamplitudige, generalisierte Polyspike-Wave-Komplexe von 10–16 Sekunden Dauer, die frontozentral betont sein können. Einleitend können irreguläre 2–5/s SW gefunden werden, gefolgt von 1–2/s SW für wenige Sekunden.

Treten myoklonisch-astatische Anfälle auf, so zeigen sich elektroenzephalographisch rasche (>2,5–3/s) Polyspike-Waves oder SWK während der simultanen Aktivierung von Extensoren und Flexoren.

Bei atonischen Anfällen besteht das typische EEG-Korrelat aus einem positiv-negativ-stark-positiven Spike gefolgt von einer großen negativen langsamen Welle, die mit dem Tonusverlust der Muskulatur korrespondiert (Seneviratne et al. 2012).

Ätiologie

Die Geschlechterverteilung ist gleichmäßig. Etwa 25–30 % der Patienten haben eine familiäre Belastung mit Epilepsien, meist mit generalisierten tonisch-klonischen Anfällen. Bei den Eltern und Geschwistern ohne Anfälle finden sich EEG-Abnormalitäten in Form von 4–6/s PSWK. Mutationen an mehreren Genorten sind beschrieben worden, sie betreffen Gene der Chloridkanäle, der Kalziumkanäle und des Neurotransmitters GABA (Lagae 2008).

Diagnose und Differenzialdiagnose

Die Diagnose der juvenilen myoklonischen Epilepsie wird manchmal erst im Verlauf deutlich. Wenn die Anfälle asymmetrisch ausgeprägt sind und fokale EEG-Veränderungen neben den generalisierten vorliegen, besteht das Risiko einer Einordnung als fokale Epilepsie, die sich gegenüber der Therapie als pharmakoresistent erweist (Grünewald et al. 1992). Die Patienten sollten ausdrücklich nach morgendlichen Myoklonien («Morgenzucker») befragt werden. Die myoklonischen Anfälle müssen von Schlafmyoklonien unterschieden werden. Das ist nicht anhand des Bewegungsmusters, sondern anhand des Auftretens im Wachzustand nach dem Aufwachen möglich. Differenzialdiagnostisch kommen progressive Myoklonusepilepsien in Betracht, die im Gegensatz zur juvenilen myoklonischen Epilepsie mit einem mentalen Abbau einhergehen. Sie zeigen keine morgendliche Häufung der Myoklonien und das EEG weist im Verlauf eine abnorme Grundaktivität auf.

Therapie

In Einzelfällen ist die Vermeidung der anfallprovozierenden Faktoren (Schlafmangel, Alkoholgenuss) ausreichend (Wolf 1992).

Die Guidelines der ILAE zur Pharmakotherapie (Glauser et al. 2013) weisen eine Studie der Klasse III bei der juvenilen myoklonischen Epilepsie aus, die bei sehr geringer Patientenzahl TPM und VPA vergleicht. Beide AED werden danach als möglicherweise wirksam eingestuft.

Verschlechterungen der Anfallssituation unter CBZ, OXC, PB, PHT, TGB und VGB werden beschrieben (Klasse IV), seltener auch unter LTG.

VPA in Monotherapie ist das Medikament der Wahl. Schmidt et al. (1999) dokumentierten 440 Patienten unter VPA aus zehn Studien: Eine Anfallskontrolle wurde im Mittel bei 76 % erreicht (33–100 %). Die Einmalgabe von 500 mg VPA in Retardform scheint ausreichend zu sein, wenn zusätzlich Schlafdeprivation und Alkoholkonsum vermieden werden (Karlovassitou-Koniari et al. 2002).

Die zusätzliche Gabe einer geringen Dosis von CLB bei unzureichendem Effekt von VPA kann zur Anfallskontrolle führen (Panayiotopoulos et al. 1994). Das gilt auch für die zusätzliche Gabe von LTG (Wallace 1998, Siemes 1999). LTG in Monotherapie stellt keine sichere Alternative zu VPA dar (Wallace 1998). Dies ist bei der Frage nach Alternativen in der Behandlung bei Frauen mit Kinderwunsch zu berücksichtigen (Craig et al. 2009). Es kommt vor, dass unter LTG sowohl in Monotherapie als auch in Kombinationstherapie mit VPA die myoklonischen Anfälle zunehmen (Biraben et al. 2000). Das gilt in 60–70 % auch für CBZ und PHT (Genton et al. 2000). Weitere Optionen der Primär- oder Zusatztherapie stellen TPM und LEV dar.

In einer gepoolten Analyse von zwei – im Design sehr änlichen – altersgemischten plazebokontrollierten Doppelblindstudien zur Effektivität von LEV bei IGE (Behandlungszeitraum 16 und 24 Wochen, 167 Patienten mit JME, Verum 78, Plazebo 89) führte LEV bei JME in etwa 60 % zur Anfallsreduktion und in ca. 20 % zu Anfallsfreiheit (Rosenfeld et al. 2009).

Insgesamt kann bis zu 80 % Anfallsfreiheit unter AED erreicht werden.

Die Chance einer Anfallskontrolle war bei Patienten mit einer Kombination aus myoklonischen, generalisiert tonisch-klonischen Anfällen und Absencen nicht geringer als bei Patienten mit ausschließlich myoklonischen Anfällen (45–65 %). Unterscheidet man klinische Subtypen der Erkrankung bezogen auf die Anfallskontrolle unter AED, so konnte bei 58 % der Patienten, die ausschließlich an einer JME erkrankt waren, Anfallsfreiheit erreicht werden. Entwickelte sich die juvenile myoklonische Epilepsie aus einer kindlichen Absenceepilepsie, so wurden nur 7 % anfallsfrei, wobei in 66 % die generalisiert tonisch-klonischen Anfälle kontrolliert werden konnten.

In bis zu 17 % wurden Complianceprobleme – sowohl hinsichtlich Lebensführung als auch Medikation – für einen mangelnden Behandlungserfolg verantwortlich gemacht (Seneviratne et al. 2012b).

Prognose

Allgemein wird davon ausgegangen, dass lebenslang behandelt werden muss, nachdem über Rezidivraten von 90 % bei Absetzen der AED berichtet wurde (Panayiotopoulos et al. 1994, Thomas et al. 2005). In einer prospektiven Studie mit einer Nachbeobachtungszeit von durchschnittlich 25 Jahren waren 17 % in vollständiger Remission, 13 % hatten nur noch myoklonische Anfälle (Camfield et al. 2009). Zu ähnlichen Ergebnissen kamen Baykan et al. (2009), die im Laufe der Erkrankung eine Abschwächung der Myoklonien im 4. Lebensjahrzehnt beobachteten. Insofern ist es berechtigt, nach längerer Anfallsfreiheit das Für und Wider eines Absetzversuchs individuell abzuwägen. Bei der Erstberatung sollte somit nicht von einer lebenslangen Behandlung ausgegangen werden.

Die **neuropsychologische** Untersuchung von Patienten mit juveniler myoklonischer Epilepsie zeigte vermehrt Defizite bezüglich abstrakten Denkens, mentaler Flexibilität, kognitiver Geschwindigkeit und Planungskompetenz (Devinsky et al. 1997). Komorbide Persönlichkeitsstörungen, affektive Störungen, vermehrte Ängstlichkeit treten gehäuft auf und können den Behandlungserfolg negativ beeinflussen. Eine frühzeitige diesbezügliche Diagnostik und adäquate Therapie ist ein wichtiger Faktor in der Behandlung.

Verhaltensstörungen in der Schule (50 %), häufigere Arbeitslosigkeit und Bindungsprobleme zeigten sich vermehrt, unabhängig von der Anfallskontrolle (Camfield et al. 2009).

14.13 Epilepsie mit ausschließlich generalisierten tonisch-klonischen Anfällen (Aufwach-Grand-Mal-Epilepsie)

Die Epilepsie mit ausschließlich generalisierten tonisch-klonischen Anfällen (Aufwach-Grand-Mal-Epilepsie) ist in der Reihe der idiopathischen generalisierten Epilepsien mit variablen Phänotypen dasjenige Syndrom, das sich am spätesten manifestiert. Gowers berichtete 1881 als Erster von Patienten, bei denen sich die Anfälle ausschließlich am frühen Morgen ereigneten. Janz (1953) prägte den Begriff Aufwachepilepsie und stellte fest, dass viele dieser Patienten auch am späten Nachmittag oder am Abend Anfälle hatten («Feierabend-Epilepsie»).

Epidemiologie

Der Anteil der Aufwach-Grand-Mal-Epilepsie an den Epilepsien ist schwierig zu bestimmen auf Grund der Differenzialdiagnosen generalisiert tonisch-klonischer Anfälle. Raten zwischen 22 % und 37 % und eine Inzidenz von 1,8/100 000 wurden angegeben (Jallon et al. 2005).

In 10–12 % der Fälle findet sich eine familiäre Belastung mit Epilepsie (Wolf 1992b). Das Vererbungsmuster ist unklar: autosomal-dominante, autosomal-rezessive und multifaktorielle Vererbung werden postuliert, zwei Genorte (6p, 15q) wurden identifiziert (Lagae 2008).

Klinik

Dieses Syndrom manifestiert sich ganz überwiegend im Alter zwischen 6 und 24 Jahren, der Häufigkeitsgipfel liegt bei 17 Jahren. Nach dem Alter von 24 Jahren erkranken nur noch etwa 10 % (Janz 1993). Es treten generalisierte tonisch-klonische Anfälle ohne Aura auf, die sich überwiegend (> 90 %) in den ersten Stunden nach dem Aufwachen, seltener am Feierabend ereignen. Den Anfällen können bilaterale Myoklonien und Absencen vorangehen. Die Anfälle werden sehr häufig (80 %) durch unspezifische Faktoren wie Schlafmangel (63 %), übermäßigen Alkoholkonsum (24 %) sowie Stress oder die Menstruation ausgelöst (Janz 1993).

EEG

Das interiktale EEG zeigt generalisierte SWK in bis zu fast 90 % im ersten EEG; andernfalls kann man durch Provokation mit Schlafentzug oder wiederholter HV in den meisten Fällen SWK nachweisen. Polyspikes wurden bei bis zu 33 % nachgewiesen, eine photoparoxysmale Reaktion in 28 %. In 3 % werden auch fokale SW beschrieben.

Iktal ist der elektroenzephalographische Beginn durch generalisierte Polyspike-Serien gekennzeichnet, klinisch zeigen sich einleitende Myoklonien. Es folgt eine Amplitudensuppression bei generalisierter 20–40/s-Aktivität. Klinisch ist dies der Übergang zur tonischen Phase. Es folgt eine rhythmische 10–12/s-Aktivität mit zunehmender Amplitude (recruiting rhythm) und im weiteren Verlauf abnehmender Frequenz. Bei etwa 4/s-Rhythmen kann es zu überlagernden, repetitiven Polyspikes kommen, die klinisch mit den Kloni korrespondieren. Hält der Anfall weiter an, so wechseln diese Phasen mit kurzen Amplitudensuppressionen ab. Zum Ende der Kloni und damit des Anfalls tritt zunächst eine generalisierte Amplitudensuppression auf, die in eine irreguläre generalisierte Delta-Aktivität übergeht. Innerhalb weniger Minuten tritt wieder die normale Grundaktivität auf (Seneviratne et al. 2012).

Therapie

Die Therapie gründet auf der Vermeidung von Auslösefaktoren und der Pharmakotherapie.

Die Guidelines der ILAE zur Pharmakotherapie (Glauser et al. 2013) weisen keine Studien der Klassen I oder II zur initialen Monotherapie der Epilepsie mit ausschließlich generalisiert tonisch-klonischen Anfällen aus. Klasse-III-Studien im Kindesalter zeigen die mögliche Wirksamkeit von CBZ, PB, PHT, TPM und VPA. OXC könnte ebenso wirksam sein. CBZ und PHT können aber auch generalisierte tonisch-klonische Anfälle auslösen (Klasse IV).

Im Erwachsenenalter zeigen Klasse-III-Studien eine mögliche Wirksamkeit von CBZ, LTG, OXC, PB, PHT, TPM und VPA. GBP, LEV und VGB können ebenso wirksam sein. CBZ und PHT können generalisierte tonisch-klonische Anfälle auslösen (Klasse IV).

VPA in Monotherapie kann in etwa 75–85 % der Fälle Anfallsfreiheit erreichen (Covanis et al. 1982, Bourgeois et al. 1987). Im Hinblick auf die unerwünschte Gewichtszunahme bei Jugendlichen und mögliche Schwangerschaften bei jungen Frauen ist – spätestens ab dem Jugendalter – die Anwendung von LTG, TPM oder LEV als erste Option zu erwägen.

In einer gepoolten Analyse von zwei – im Design sehr änlichen – altersgemischten plazebokontrollierten Doppelblindstudien zur Effektivität von LEV bei IGE (Behandlungszeitraum 16 und 24 Wochen, 49 Patienten mit Aufwach-GM, Verum 22, Plazebo 27) führte LEV bei Aufwach-GM in etwa 62 % zur Anfallsreduktion und in ca. 24 % zu Anfallsfreiheit (Rosenfeld et al. 2009).

Prognose

Während in über 90 % Anfallsfreiheit unter AED erreicht wurde, zeigte sich eine **Remission** der generalisierten tonisch-klonischen Anfälle bei einer Nachbeobachtungszeit von im Durchschnitt 22,2 Jahren (n = 40) bei 75 %. Damit ist die Remissionsrate deutlich höher als bei der juvenilen Absenceepilepsie oder der juvenilen myoklonischen Epilepsie.

Dennoch hatten über 75 % der Patienten sozioökonomische Probleme (Camfield et al. 2010).

15 Die epileptischen Enzephalopathien

Die Gruppe der epileptischen Enzephalopathien umfasst eine Reihe schwer verlaufender Epilepsien des Kindesalters mit besonders ungünstiger Langzeitprognose. Dem Konzept der epileptischen Enzephalopathien liegt die Annahme zugrunde, dass die über lange Zeit anhaltenden massiven iktalen und interiktalen epileptischen Entladungen kognitive, sensorische und motorische Funktionen erheblich beeinträchtigen, und zwar einerseits als direkter störender Effekt, andererseits als Langzeitfolge durch schädigende Veränderungen neuronaler Netzwerke in einem reifenden Gehirn. Entsprechend findet sich bei Fortbestehen der Symptomatik eine Verlangsamung der Grundaktivität des EEG.

Die epileptischen Enzephalopathien weisen einige gemeinsame Eigenschaften auf, die in **Tabelle 15-1** zusammengestellt sind. Sie manifestieren sich im Zeitraum vom Neugeborenenalter bis zum Schulalter (Engel 2001, Berg et al. 2010). Multiple Anfallsformen und eine hohe Anfallsfrequenz in Verbindung mit einer über lange Zeit anhaltenden, stark ausgeprägten interiktalen epileptiformen EEG-Aktivität sind Ausdruck einer schweren Hirnfunktionsstörung. Schon sehr bald nach Auftreten der Anfälle treten neurologische und kognitive Störungen auf oder schon vorhandene nehmen weiter zu. Es kann auch zu sensorischen Störungen kommen, z. B. zum vorübergehenden Verlust der visuellen oder akustischen Kontaktaufnahme. Die epileptischen Enzephalopathien werden als eine altersabhängige unspezifische Reaktion des Gehirns auf ganz unterschiedliche Schädigungen des ZNS angesehen. Für die Annahme einer altersabhängigen Reaktion spricht die Beobachtung, dass sich beispielsweise bei demselben Kind im Laufe der Kindheit nacheinander zwei oder drei epileptische Enzephalopathien manifestieren können: im Neugeborenenalter das Ohtahara-Syndrom, im Verlauf des Säuglingsalters das West-Syndrom und im Kindesalter das Lennox-Gastaut-Syndrom. Ein großer Anteil dieser Epilepsien erweist sich als therapieresistent. Der die Prognose bestimmende Faktor dieser Epilepsien ist der Grad der Unreife des Gehirns zum Zeitpunkt der Schädigung und die Persistenz der pathologischen funktionellen Störung.

Tabelle 15-1: Allgemeine Merkmale der epileptischen Enzephalopathien (Engel 2001, modifiziert)

- kausale Heterogenität
- Beginn im Neugeborenen- oder frühen Kindesalter
- multiple Anfallsformen
- hohe Anfallsfrequenz
- stark ausgeprägte, intermittierende oder kontinuierliche, interiktale epileptiforme Aktivität im EEG
- Verlangsamung der Grundaktivität
- mit dem Beginn der Epilepsie Auftreten oder Zunahme kognitiver Störungen
- sensorische und neurologische Ausfälle
- häufige Therapieresistenz
- schlechte mentale Prognose

Klassifikation

Einen Überblick über die Epilepsien, die nach dem «Vorschlag für ein diagnostisches Schema für Menschen mit Epilepsien» den epileptischen Enzephalopathien zugerechnet werden, gibt **Tabelle 15-2**. Wegen vieler Gemeinsamkeiten werden die frühe myoklonische Enzephalopathie und das Ohtahara-Syndrom häufig zur Gruppe

Tabelle 15-2: Klassifikation der epileptischen Enzephalopathien (Engel 2001, modifiziert)

Neonatal

- Ohtahara-Syndrom
- frühkindliche myoklonische Enzephalopathie

Säuglingsalter

- Epilepsie des Säuglingsalters mit wandernden fokalen Anfällen
- West-Syndrom
- Dravet-Syndrom (schwere frühkindliche myoklonische Epilepsie)

Kleinkindalter

- Lennox-Gastaut-Syndrom (LGS)
- Epilepsie mit kontinuierlichen Spike-Waves während des Slow-Wave-Schlafes (CSWS-Syndrom)
- Landau-Kleffner-Syndrom (LKS)

der epileptischen Enzephalopathien des frühen Säuglingsalters mit Suppression-Burst-Muster zusammengefasst (Ohtahara et al. 2003). Das Epilepsiesyndrom der frühkindlichen Grand-Mal-Epilepsie (Doose et al. 1998) ist mit dem Dravet-Syndrom identisch.

Darüber hinaus können andere Epilepsiesyndrome durch Eskalation der Anfälle und iteriktaler epileptiformer Aktivität im EEG in eine epileptische Enzephalopathie übergehen, deren klinisches Merkmal neben der Anfallsfrequenz zunehmende neuropsychologische Defizite sind.

Epidemiologie

In der Prävalenzstudie aus Finnland bei Kindern bis zum Alter von 15 Jahren machten die dort aufgeführten epileptischen Enzephalopathien (West-Syndrom, LGS, LKS) insgesamt 11 % aller Epilepsien aus (Eriksson et al. 1997). In der prospektiven populationsbasierten Kohortenstudie aus Connecticut, USA mit 613 Kindern im Alter von 4 Wochen bis 15 Jahren machen die epileptischen Enzephalopathien (West-Syndrom, LGS, Dravet-Syndrom und CSWS-Syndrom) zusammen 5 % der Kohorte aus (Berg et al. 1999a).

Ätiologie

Die Gruppe der epileptischen Enzephalopathien ist bezüglich der Ätiologie heterogen: strukturelle Störungen des Gehirns (Phakomatosen, kortikale Dysplasien u. v. m.), metabolische Erkrankungen oder genetische.

Klinik

Die betroffenen Kinder können bei Auftreten der Anfälle normal entwickelt sein. Mit Beginn der Erkrankung finden sich verschieden ausgeprägte klinische, elektroenzephalographische, neuropsychologische und neuroradiologische Zeichen einer Hirnschädigung. Die Anfallssemiologie ist syndromabhängig: Gerade im Säuglingsalter werden zunächst einzelne Anfallsmuster repetitiv gefunden. Im Verlauf treten dann verschiedene Anfallsformen nebeneinander auf, darunter myoklonische Anfälle, atypische Absencen, tonische Anfälle, atonische Anfälle und GTKA, fokale Anfälle.

EEG

Die Grundaktivität des EEG ist häufig verlangsamt oder wird es mit dem Verlauf der Erkrankung. Die iktalen EEG-Muster sind in der Regel bilateral und asymmetrisch, aber weniger rhythmisch als bei den idiopathischen generalisierten Epilepsien ausgeprägt. Fokale epileptiforme Potenziale können zusätzlich neben jedem dieser Muster oder auch ausschließlich zu finden sein. Charakteristische diagnostische Marker sind altersabhängig: Suppression-Burst-Muster, Hypsarrhythmie, Sharp-Slow-Waves oder generalisierte schnelle Rhythmen.

Therapie

Die epileptischen Enzephalopathien erfordern ein konsequentes Behandlungsregime. Die Möglichkeiten der therapeutischen Beeinflussung des

Krankheitsverlaufs sind frühzeitig zu evaluieren, droht doch eine Verschlechterung der Prognose mit der Zeit. Die Therapieempfehlungen basieren überwiegend auf offenen Studien, Fallserien oder Einzelberichten. Lässt sich keine Anfallskontrolle und Verbesserung der EEG-Veränderungen, die eng an neuropsychologische Entwicklungsparameter geknüpft sind, erreichen, so ist die Behandlung an der Verträglichkeit und dem allgemeinen Befinden des Kindes zu orientieren.

15.1 Frühinfantile epileptische Enzephalopathie mit Suppression-Burst-Muster (Ohtahara-Syndrom)

Neben der hypoxisch ischämischen Enzephalopathie (siehe Kapitel 18.4.4) gibt es zwei Krankheitsbilder der ersten Lebensmonate, bei denen ein Burst-Suppression-Muster für eine Dauer von mehr als zwei Wochen charakteristisch ist: die frühe myoklonische Enzephalopathie und das Ohtahara-Syndrom. Die erste Beschreibung von acht Kindern mit diesem Syndrom erfolgte 1976 durch Ohtahara und Mitarbeiter. Es fand Eingang in den Klassifikationsvorschlag der ILAE (Engel 2001, Berg et al. 2010).

Ätiologie

Die Ursache ist ungeklärt, es scheint sich aber eher um metabolische Erkrankungen zu handeln (wie z. B. die nonketotische Hyperglyzinämie). In 4/12 bzw. 2/8 Familien traten Geschwisterfälle auf, was auf eine genetische Ursache hinweist (Dalla Bernadina et al. 1983, Aicardi 1992).

Klinik

Das Ohtahara-Syndrom beginnt in der Neugeborenenperiode, vereinzelt auch bis zum 3. LM.

Im Vordergrund stehen tonische Spasmen, bis zu zehn Sekunden andauern. Sie treten unabhängig vom Wach- oder Schlafzustand auf, einzeln oder in Clustern mit Intervallen zwischen den tonischen Anfällen von 9 s bis 15 s. Bei einem Drittel der Kinder treten zusätzlich fokale Anfälle, Halbseitenanfälle, alternierende Halbseitenanfälle oder generalisierte tonisch-klonische Anfälle auf. Alle Kinder sind schwer in ihrer Entwicklung beeinträchtigt.

EEG

Im EEG zeigt sich als charakteristischer Befund sowohl im Wachen als auch im Schlafen kontinuierlich ein Suppression-Burst-Muster. Die Bursts bestehen aus irregulären hochamplitudigen Wellen (150–300 V) mit eingelagerten Spikes, die ein bis drei Sekunden andauern. Es

Tabelle 15-3: Burst-Suppression-Muster im EEG (modifiziert nach Yamamoto et al. 2011)

EEG-Muster	Schlaf-Wach	Burst/Suppression	Verlauf
Ohtahara	kontinuierlich	Burst-Muster entspricht Hypsarrhythmie	persistiert bis 3. LM
early myoclonic	Zunahme im Schlaf	kurzer Burst, sehr lange Suppressionsphasen	persistiert länger als Ohtahara
neonatale symptomatische Enzephalopathie	kontinuierlich	kurze Paroxysmen, lange Suppression	persistiert im 1. LM
Barbiturat-Koma	keine Differenzierung	Burst-Dauer korreliert negativ mit der Dosis	abhängig von Zufuhr
SSPE	meist im Wachen	kurze Paroxysmen, lange Suppression	ist auf einen Zeitraum begrenzt

schließt sich die Phase der Suppression mit einer Dauer von drei bis fünf Sekunden an. Iktal ist der Kurvenverlauf supprimiert, rasche niedrigamplitudige Wellen können auftreten (Nordli 2012), siehe **Tabelle 15-3**.

Ätiologie

Bei der Mehrzahl der Kinder liegt dem Syndrom eine strukturelle Hirnläsion zugrunde, wie z. B. zerebrale Dysgenesien, das Aicardi-Syndrom oder Porenzephalien. Die neuropathologischen Befunde von verstorbenen Kindern schlossen schwere Läsionen in Putamen, Thalamus, Hippocampus und Tegmentum des Hirnstamms ein, die Histochemie wies auf eine Dysfunktion katecholaminerger und serotonerger Systeme hin (Itoh et al. 2001). Mutationen im ARX-, CDKL5-, SLC25A25- und STBX1-Gen wurden bei Kindern mit Ohtahara-Syndrom gefunden, aber auch bei anderen Epilepsien wie dem West-Syndrom, so dass sie nicht als spezifisch angesehen werden (Nordli 2012).

Diagnose und Differenzialdiagnose

Die diagnostischen Kriterien des Ohtahara-Syndroms zeigt **Tabelle 15-4**.

Die Unterscheidung vom West-Syndrom ist möglich durch folgende Kriterien: früherer Beginn, tonische Spasmen als Hauptanfallsform, die im Wachen und Schlafen gleichermaßen auftreten, und Suppression-Burst-Muster im EEG, ebenfalls unabhängig vom Wach-Schlaf-Zustand. Zur diagnostischen Abgrenzung des Ohtahara-Syndroms von der frühkindlichen myoklonischen Enzephalopathie siehe dort.

Tabelle 15-4: Diagnostische Kriterien des Ohtahara-Syndroms

- Beginn im frühen Säuglingsalter
- kurze tonische Anfälle als Hauptanfallsmuster
- Suppression-Burst im EEG
- schwere globale Retardierung
- therapieresistente Anfälle
- variable Ätiologie
- Übergang in West-Syndrom

Therapie

Orientiert an den NICE Guidelines werden Kortikosteroide und LEV als Mittel der ersten Wahl empfohlen, KD, ZNS, PB und VGB als weitere Optionen (McTague et al. 2013). Allerdings konnte ACTH bei einer kleinen Zahl der Kinder zur Anfallsfreiheit führen, bei einigen zu einer Minderung der Anfallsfrequenz mit sofortigem Relapse nach dem Absetzen. Ozawa et al. (2002) gaben erfolgreich PB hoch dosiert (15 mg/kg/d mit Serumkonzentrationen zwischen 50 und 100 µg/ml).

Prognose

Fast ein Drittel der Kinder verstarb innerhalb von zwei Jahren nach der Geburt, die überlebenden Kinder blieben fast alle mental schwer retardiert und hatten eine Tetraparese. Das Suppression-Burst-Muster verlor sich vor dem Alter von sechs Monaten, es ging bei 11/15 Kindern in eine Hypsarrhythmie über, gleichzeitig entwickelten die Kinder ein West-Syndrom, in zwei Fällen entwickelte sich daraus ein Lennox-Gastaut-Syndrom (Ohtahara 1992).

15.2 Neonatale myoklonische Enzephalopathie

Im Jahre 1978 beschrieben Aicardi und Goutières fünf Neugeborene, deren Symptome und Befunde so weit übereinstimmten, dass sie deren Zuordnung zu einem neuen Syndrom mit dem Namen «neonatale myoklonische Enzephalopathie» vorschlugen. Es fand Eingang in den Klassifikationsvorschlag der ILAE (Engel 2001, Berg et al. 2010).

Die Neugeborenen zeigten klinisch erratische (wandernde), fragmentäre Myoklonien und wiesen im EEG ein Suppression-Burst-Muster auf, im Verlauf kamen andere Anfallsformen hinzu. Es folgten weitere Berichte über dieses Krankheitsbild unter den Bezeichnungen: myoclonic encephalopathy with neonatal onset (Cavazutti et al. 1978), neonatal myoclonic encephalopathy (Vigevano et al. 1981), neonatal epileptic encephalopathy with periodic EEG bursts (Martin et al. 1981) und early myoclonic epileptic encephalopathy (Dalla Bernadina et al. 1983). Eine ausführliche Beschreibung von 39 Kindern erfolgte 1992 durch Aicardi, der ausschließlich «kryptogene» Ätiologien berücksichtigte.

Für die frühkindliche myoklonische Enzephalopathie liegen keine Inzidenzdaten vor, es handelt sich um ein seltenes Syndrom.

Klinik

Die frühkindliche myoklonische Enzephalopathie beginnt fast immer in den ersten vier Lebenswochen. Als Anfallsformen gehören dazu:

- fragmentarische oder erratische Myoklonien, die sehr häufig oder fast kontinuierlich auftreten und dazu tendieren, von einem Körperteil in asynchroner und regelloser Weise zu einem anderen Körperteil zu wandern
- fokale Anfälle, die aber eher leicht ausgeprägt sind (Abweichen der Augen, Kloni oder autonome Symptome wie Apnoen oder Gesichtsrötung)
- Nach drei bis vier Monaten treten tonische Spasmen auf.

Neurologisch sind die Kinder stark muskelhypoton, intermittierend hyperton. Sie reagieren verlangsamt auf Außenreize.

EEG

Das EEG weist als Charakteristikum ebenso ein Burst-Suppression-Muster auf, dessen Bursts kürzer und Suppressionsphasen länger sind als beim Ohtahara-Syndrom. Die Bursts weisen Ausbrüche von Spikes und irregulären, arrhythmischen Sharp-Waves und Sharp-Slow-Waves auf für ein bis fünf Sekunden im Wechsel mit einer Abflachung, während der praktisch keine Aktivität erkennbar ist. Diese Suppression-Bursts können über einer oder beiden Hemisphären sichtbar sein. Das Muster zeigt keine Änderung während der Anfälle. Nach drei bis fünf Monaten entwickelt sich eine multifokale epileptiforme Aktivität oder eine atypische Hypsarrhythmie.

Diagnose und Differenzialdiagnose

Die Diagnose frühkindliche myoklonische Enzephalopathie beruht auf dem klinischen Symptom der früh beginnenden erratischen Myokloni in Verbindung mit einem Burst-Suppression-Muster im EEG (s. Tab. 15-5).

Therapie und Prognose

Die Behandlung einer nonketotischen Hyperglyzinämie erfolgt mit Dextromethophan, Benzoat, Ketamin. Ansonsten wird orientiert an den NICE Guidelines: KD wird empfohlen, VGB sollte vermieden werden (McTague et al. 2013). ACTH oder Kortikosteroide haben keine Wirkung. Die Prognose bezüglich der mentalen Entwicklung ist schlecht, die Kinder machen kaum Entwicklungsfortschritte, ein Teil der Kinder verstirbt im Verlauf des ersten Lebensjahrs (Aicardi 1992).

Tabelle 15-5: Epileptische Enzephalopathien des frühen Säuglingsalters (Covanis 2012, Beal et al. 2012, modifiziert)

Anfälle	Ohtahara	Early Myoclonic Epilepsy
tonisch	früh beginnend	weniger häufig
fokal	früh	spät
myoklonisch	selten	früh beginnend, massiv
Burst-Suppression	durchgängig	diskontinuierlich
Burst	länger (1–3 s)	kürzer
Suppression	kürzer (3–5 s)	länger
Ätiologie	strukturelle Läsionen, genetisch	metabolisch, familiär

15.3 Epilepsie des Säuglingsalters mit wandernden fokalen Anfällen

Diese seltene, altersabhängig auftretende Epilepsie wurde auch als maligne Epilepsie des Säuglingsalters mit wandernden Partialanfällen beschrieben (Coppola et al. 1995). Sie findet sich im Klassifikationsvorschlag der ILAE wieder (Engel 2001, Berg et al. 2010).

Ätiologie

Die Ursache ist ungeklärt. Es wurde inzwischen auch eine SCN1A-Mutation bei einem Kind mit Epilepsie mit wandernden fokalen Anfällen gefunden.

Klinik

Manifestation in den ersten Lebenstagen bis zum 7. Monat. Charakteristisch sind polymorphe fokale Anfälle: Fokale motorische Anfallssymptome wie Kopfdrehung, Kloni, Kaubewegungen mit autonomen Symptomen wie Hypersalivation, Apnoe, Zyanose oder Flush breiten sich rasch über den ganzen Körper aus. Myoklonische Anfälle oder Spasmen sind selten. Es treten bald Cluster auf und SE.

EEG

Das EEG weist eine diffuse Verlangsamung der Grundaktivität auf mit multifokaler epileptiformer Aktivität, die von einem Hirnareal zum anderen «wandert». Kein Burst-Suppression-Muster, keine Hypsarrhythmie.

Differenzialdiagnose

Früh beginnend die KCNQ2-Enzephalopathie (s. Kap. 11.2.3), dann alternierende Hemi-Grand-Mal als frühe Anfallsformen des Dravet-Syndroms; diese können schwierig abzugrenzen sein.

Therapie und Prognose

Orientiert an den NICE Guiedelines sind LEV und CZP Mittel der ersten Wahl, weitere Optionen STP, KD, Kortikosteroide oder BR (McTague et al. 2013).

Es entwickelt sich eine Mirozephalie, schwere Retardierung bei ausgeprägter Hypotonie des Kindes. Gelingt zumindest eine partielle Anfallskontrolle, so wird in Einzelfällen eine bessere Prognose berichtet (Covanis 2012).

15.4 West-Syndrom (infantile Spasmen)

Das Krankheitsbild wird nach dem englischen Arzt Dr. West benannt, der es 1841 erstmalig beschrieb, als dessen vier Monate alter Sohn daran erkrankt war (Synonyme: Epilepsie mit Blitz-, Nick- und Salaamkrämpfen, BNS-Epilepsie, Epilepsie mit epileptischen Spasmen, Epilepsie mit infantilen Spasmen). Es handelt sich um ein altersgebunden auftretendes Epilepsiesyndrom, das durch eine Symptomtrias definiert wird:

- infantile Spasmen
- psychomotorische Retardierung oder Regression (kann zu Beginn fehlen)
- EEG-Muster der Hypsarrhythmie.

Häufigkeit

Die Inzidenz wird mit etwa 0,15–0,4 pro 1000 Lebendgeborene angegeben (Hrachowy et al. 2008, Covanis 2012). In drei Populationsstudien betrug bei Kindern im Alter bis zu 15 (20) Jahren der relative Anteil an allen Epilepsien 3,9 %, 8 % bzw. 9 % (Eriksson et al. 1997, Kramer et al. 1998, Berg et al. 1999a). Jungen sind etwas häufiger als Mädchen betroffen (Verhältnis 1,3 : 1).

Ätiologie

Ursprünglich wurde nach dem ILAE-Klassifikationsvorschlag 1989 das West-Syndrom in eine symptomatische, wahrscheinlich symptomatische (kryptogene) und idiopathische Form unterteilt. Die symptomatischen infantilen Spasmen sind Folge einer nachgewiesenen Läsion, bei den wahrscheinlich symptomatischen (kryptogenen) wird eine solche oder aber eine genetische Ursache lediglich vermutet. Mit fortschreitenden diagnostischen Möglichkeiten (und im Krankheitsverlauf) wird die Gruppe der wahrscheinlich symptomatisch/genetischen (kryptogenen) immer kleiner, bei 25–30 % der betroffenen Kinder findet sich jedoch auch weiterhin keine Ursache. In älteren Studien wurden infantile Spasmen als idiopathisch im Sinne von unbekannter Ursache bezeichnet, wenn sich die Kinder bis zum Auftreten der infantilen Spasmen normal entwickelt hatten und die diagnostischen Untersuchungen keine abnormen Befunde erkennen ließen. Die idiopathischen infantilen Spasmen zeichnen sich dadurch aus, dass sie durch die Therapie rasch und vollständig sistieren und sich die betroffenen Kinder in der Regel normal entwickeln.

Inzwischen konnten immer mehr Genmutationen im Zusammenhang mit dem West-Syndrom gefunden werden (Covanis 2012, Lux 2013), die allerdings weiterhin nur einen geringen Prozentsatz der Ätiologien ausmachen (s. Kap. 18.1).

Das Spektrum der symptomatischen West-Syndrome kann nach dem Zeitpunkt der Schädigung in pränatale (30–45 %), perinatale (14–25 %) und postnatale Faktoren (bis 30 %) unterteilt werden. Die häufigeren Ursachen sind in **Tabelle 15-6** zusammengestellt. Die häufigste einzelne Erkrankung mit infantilen Spasmen ist der Tuberöse-Hirnsklerose-Komplex.

Tabelle 15-6: Ätiologie des symptomatischen West-Syndroms (Covanis 2012, Lux 2013)

Genetisch/hereditär

- im Rahmen hereditärer Erkrankungen
- Chromosomenanomalien
- Mikrodeletionen
- ARX-, CDKL5-, FOXG1-, GRIN1-, GRIN2A-, MAGI2-, MEF2C-, SLC25A22-, SPTAN1- und STXBP1-Genmutationen (und weitere)

Neurometabolisch

- Pyridoxin-Abhängigkeit, nonketotische Hyperglyzinämie, Biotinidasemangel, Ahornsirup-Erkrankung, Phenylketonurie, mitochondriale Enzephalopathien

Strukturell

- kortikale Malformationen
  - abnorme Proliferation von Neuronen und Glia (Hemimegalenzephalie, fokale kortikale Dysplasien, Schizenzephalie)
  - Malformationen durch neuronale Migrationsstörungen (Agyrien, Pachygyrien, regionale Polymikrogyrien, noduläre Heterotopien, Aicardi-Syndrom)
- Phakomatosen (tuberöse Sklerose, Sturge-Weber-Syndrom, Neurofibromatose Typ 1, Ito-Syndrom)
- hypoxisch-ischämische Enzephalopathie
- Hirnblutungen, Trauma, Tumor
- zerebrale Infektionen/kongenitale Infektionen

Pathogenese

Der Pathomechanismus der Entstehung der infantilen Spasmen ist nach wie vor unbekannt, ein Tiermodell existiert nicht. Es wurden verschiedene Hypothesen aufgestellt. Es spricht vieles dafür, dass sowohl die Hypsarrhythmie als auch die Spasmen im Hirnstamm generiert werden. In einem kritischen Entwicklungsstadium könnten örtliche oder distale kortikale Abnormalitäten eine neuronale Dysfunktion im Hirnstamm triggern. Eine Störung der Neurotransmitterregulation könnte die Ursache sein, von einigen Untersuchern wurden auch Abweichungen der cholinergen und adrenergen Neurotransmission gefunden. Nach einer anderen Hypothese wird einer exzessiven Freisetzung des stark exzitatorisch wirksamen Kortikotropin-Releasing-Hormons die entscheidende Rolle zugeschrieben. Diese Theorie könnte die Wirksamkeit von ACTH und Kortikosteroiden erklären, denn diese Medikamente hemmen die Freisetzung des Kortikotropin-Releasing-Hormons. Eine weitere Hypothese nimmt eine Störung des Immunsystems an, da im Serum betroffener Kinder Antikörper gegen Hirngewebe nachgewiesen wurden.

Klinik

Mehr als 90 % der infantilen Spasmen beginnen vor dem Ende des ersten Lebensjahres. Der größte Teil manifestiert sich im Alter von vier bis neun Monaten (Peak bei sechs Monaten), ein kleiner Teil auch noch früher, nur wenige treten später bis zum Alter von drei Jahren auf. Der Beginn ist schleichend.

Die charakteristischen infantilen Spasmen beziehen die Muskulatur des Halses, des Rumpfes und der Extremitäten ein: Einer abrupt beginnenden phasischen Kontraktion von weniger als zwei Sekunden Dauer folgt eine tonische Kontraktion, die zwei bis zehn Sekunden anhält (Kellaway et al. 1979). Im typischen Fall (gemischter Beuge-Streck-Anfall) kommt es zu einer symmetrischen Beugung des Rumpfes mit Extension und Anheben der Arme und Streckung der Beine (was die Assoziation eines Blitz-Nick-«Salaam»-Anfalls zur Folge hatte). Die tonische Kontraktion kann auch fehlen, die phasische Kontraktion ist dann besonders kurz (< 0,5 Sekunden Dauer). An die Anfälle schließt sich teilweise eine Phase der Bewegungslosigkeit und Nichtansprechbarkeit (Arrest) an, diese kann bis zu 90 Sekunden lang fortbestehen. Die Anfälle treten häufig auf, bei 47–84 % der Kinder in Clustern mit 2 bis 150 Anfällen pro Cluster. Am häufigsten sind Serien von 3 bis 20 Spasmen. Das Intervall zwischen den einzelnen Spasmen liegt unter 60 Sekunden. Häufig sind abnorme Augenbewegungen in Form von Bulbusdeviationen oder Nystagmus sowie autonome Dysfunktionen assoziiert, die Hautblässe, Hautröte, Zyanose, Schwitzen, Änderungen des Atemrhythmus, Vokalisationen, Grimassieren, Pupillenerweiterung einschließen. Im Anschluss an die einzelnen Anfälle weinen die Kinder häufig. Auch können andere Anfälle wie fokale auftreten, das Kind erleidet dann zusätzlich Spasmen vor, während oder nach dem fokalen Anfall.

In einer Videoanalyse von über 5000 Anfällen ergab sich, dass gemischte Beuge-Streck-Anfälle am häufigsten vorkommen (ca. 42 %), es folgen die Beugeanfälle mit Beugung der oberen und unteren Extremitäten (ca. 34 %), schließlich die Streckkrämpfe (ca. 24 %). Deutlich asymmetrische Anfälle sind selten (< 1 %), leichte Asymmetrien kommen dagegen häufiger vor. Die Intensität ist unterschiedlich, sie variiert zwischen einer massiven Kontraktion aller Beugemuskeln und nur einem kurzen Schulterzucken, Kopfnicken oder einer kurzen Aufwärtsbewegung der Bulbi. Einen isolierten Arrest zeigen einige wenige Patienten (Kellaway et al. 1979). Asymmetrische Spasmen oder fokale Zeichen während der Anfälle (z. B. konstante Augen- oder Kopfsdrehung nach einer Seite) weisen auf eine umschriebene Hirnläsion hin (Fusco et al. 1993).

Die infantilen Spasmen ereignen sich vor allem nach dem Aufwachen und vor dem Einschlafen. Bei einigen Kindern mit kortikalen Läsionen treten vor, während oder nach dem Sistieren der Anfälle zusätzlich fokale Anfälle auf. Infantile Spasmen können auch durch unmittelbar vorangehende fokale Anfälle getriggert werden (Carrazana et al. 1993, Ohtsuka 1996).

Zum Zeitpunkt der Manifestation der Erkrankung sind nur etwa 10 % der Kinder altersgerecht entwickelt, die übrigen zeigen eine mentale Retardierung verschiedenen Ausmaßes (Riikonen 1982). Schon vor dem Auftreten der infantilen Spasmen retardierte Kinder zeigen dann im Verlauf der Epilepsie eine weitere Verschlechterung.

Neurologischer Befund

Der neurologische Befund wird vor allem von der Grundkrankheit bestimmt. Dennoch kann regelhaft im Verlauf der Erkrankung bei nicht kontrolliertem Fortbestehen der Spasmen ein Entwicklungsstillstand und dann eine Regression beobachtet werden. Die Kinder sind häufig hypoton und reagieren nicht oder inkonstant auf akustische Reize (akustische Agnosie), insbesondere visuell nicht auf Gegenstände oder Personen, so dass der Eindruck entsteht, sie seien blind (optische Agnosie).

Diagnostik

Infantile Spasmen können bei bereits bekannten Vorerkrankungen auftreten, ansonsten ist eine rasche initiale Diagnostik indiziert. Wesentlich ist das cMRT, neurometablische Analytik, aber auch Untersuchungen des Augenhintergrundes und Hautinspektion mittels Woodlicht. Eine genetische Diagnostik zur Bestätigung eines Erkrankungsverdachts oder zur ergänzenden Suche ist als weiterer Schritt zu planen.

Nach Diagnosesicherung richtet sich das diagnostische Prozedere nach der Relevanz für die Therapieplanung und Vorbereitung derselben (Steroidgabe) sowie nach der ätiologischen Wahrscheinlichkeit und kann – parallel zur Therapie – als Stufenplan etabliert werden:

Stufe I:

- Anamnestisch: Familienanamnese, SS/Geburtsanamnese, Perzentilen, Vorerkrankungen, Anfallsanamnese/Beginn der Spasmen
- Klinisch: neurologische Auffälligkeiten? Retardierung? dysmorphe Stigmata? Hautauffälligkeiten?
- Labor: Serum: AS, ALAT, ASAT, BGA, BZ, Ca, CK, Cl, K, Krea, Lipase, Mg, Na, Pipecolinsäure, TMS, VLCFA
- Urin: CMV, Sulfittest, OS, Guanidinoacetat, Kretin/Kreatinin-Ratio
- Liquor: Zellzahl, Eiweiß, Laktat (Ratio zu Serum), Gluc (Ratio zu Serum), AS, HSV-PCR, Material asservieren bei –70 °C
- Bildgebung: cMRT, wenn nicht verfügbar: Schädelsonographie als Screening

Stufe II:

- Anamnestisch: Infektions-/Impfstatus
- Klinisch: Infekt?
- Labor: noch ausstehende Untersuchungen aus Stufe I
- Bildgebung: cMRT (wenn nicht in Stufe I), ECHO, Nierensonographie (wenn nicht in Stufe I)
- Augenhintergrund/Linse, EKG
- Genetik: Chromosomenanalyse, CGH-Array

Stufe III:

- Labor: Antikörperbestimmungen
- Genetik: Mutationsanalytik
- Bildgebung: MR-Spektroskopie erwägen

Stufe IV:

- Reevaluation auf der Basis der erhobenen Befunde

Bei kurzen repetitiven Bewegungsmustern im Säuglingsalter ist ohne Verzögerung ein (Schlaf-) EEG zu schreiben.

EEG

Das klassische **interiktale** EEG-Muster der Kinder mit West-Syndrom ist die Hypsarrhythmie. Diese wurde von Gibbs und Gibbs (1952) unübertroffen beschrieben: «... generalisierte langsame Wellen hoher Amplitude und Spikes. Diese Spikes variieren von einem Moment zum anderen, sowohl was Dauer als auch Lokalisierung angeht. Zeitweilig scheinen sie fokaler Herkunft zu sein, einige Sekunden später aus multiplen Foci zu kommen. Gelegentlich generalisieren die Spike-Entladungen, aber die Hypsarrhythmie trat nie als rhythmisches und gut organisiertes Muster auf, das mit dem Petit mal- oder Petit mal-Variant-Muster verwechselt werden könnte ... die Abnormalität trat fast kontinuierlich auf ...» Im Laufe der Zeit sind verschiedene Varianten dieses Musters beschrieben worden, die unter dem Begriff «modifizierte Hypsarrhythmie» zusammengefasst werden und folgende Besonderheiten zeigen: vermehrte interhemisphärische Synchronisierung, asymmetrische Ausprägung, Episoden von Amplitudendepression, welche mit Beta-Aktivität überlagert sein können, ein persistierender Fokus epileptiformer Aktivität und vorwiegend hochamplitudige bilateral asynchrone langsame Aktivität mit wenig Spitzenpotenzialen (Hrachovy et al. 1984, 2008). Im Fall der idiopathischen und kryptogenen Ätiologie der infantilen Spasmen ist die Hypsarrhythmie symmetrisch ausgeprägt, die konstant asymmetrische oder unilaterale Ausprägung weist auf eine strukturelle Läsion hin.

Der Schlaf der Kinder ist durch eine Dysorganisation mit verkürzter Schlafzeit und vermindertem REM-Schlaf charakterisiert (Hrachovy et al. 1981). Zu Beginn der Erkrankung oder unter Therapie kann es vorkommen, dass die Hypsarrhythmie nicht im WEEG, sondern nur im SEEG (Non-REM-Schlaf) sichtbar ist, deshalb ist zum sicheren Ausschluss der Hypsarrhythmie unbedingt die Durchführung eines SEEG notwendig. Typisch ist eine zunehmende Generalisierung in irregulären Bursts im Schlaf im Wechsel mit relativer Suppression oder noch normaler Schlafaktivität.

Die häufigsten **iktalen** Veränderungen sind eine initiale, hochamplitudige, generalisierte langsame Welle oder ein initialer generalisierter Sharp-Slow-Wave-Komplex, gefolgt von einer Abflachung, entweder ausschließlich oder mit überlagernder schneller spindelähnlicher Aktivität (Kellaway et al. 1979, Fusco et al. 1993). Verglichen mit dem Muster der Hypsarrhythmie unspektakulär!

Bildgebung des ZNS

Im cMRT lassen sich die symptomatischen Ätiologien diagnostizieren. Auch in der Hälfte der Kinder mit wahrscheinlich symptomatischen infantilen Spasmen (kryptogen) wird im Verlauf der Erkrankung eine verzögerte Myelinisierung sichtbar (Kasai et al. 1995). In dieser Gruppe sind weitere bildgebende Verfahren indiziert. Von 140 Kindern mit infantilen Spasmen, die im Alter von 2 Monaten bis 4¾ Jahren (im Mittel mit 17 Monaten) mittels PET untersucht wurden, stieg der Anteil einer nachgewiesenen symptomatischen Genese von 30 % (ohne PET) auf 96 % (Chugani et al. 1996). Bei den 97 untersuchten Kindern mit wahrscheinlich symptomatischen (kryptogenen) infantilen Spasmen wurden in fast einem Drittel der Fälle unifokale Abnormalitäten und in fast zwei Drittel der Kinder multifokale Abnormalitäten nachgewiesen, von denen angenommen wurde, dass sie auf dysplastischen Läsionen beruhen.

Lässt sich keine Läsion nachweisen und bleiben die genetischen/metabolischen Untersuchungen ohne pathologischen Befund, ist eine MR-Spektroskopie zu erwägen (Ausschluss Kreatinsynthesestörungen, wenn laborchemisch nicht ausreichend belegbar).

Diagnose und Differenzialdiagnose

Die Diagnose beruht auf einer genauen Anfallsbeschreibung und setzt die Kenntnis sowohl der weniger typischen Semiologien voraus als auch der Dynamik sich entwickelnder Spasmen aus einer zuvor bekannten anderen Anfallsart, z. B. fokaler Anfälle bei Z. n. hämorrhagischem Insult.

Hilfreich kann in diesem Zusammenhang ein Video des fraglichen Anfalls sein, was auf Grund des häufigen Auftretens nach dem Aufwachen auch gelingt. Sollte im veranlassten EEG – die Indikation ist hier großzügig zu stellen – keine Hypsarrythmie nachweisbar sein, so ist es unabdingbar, bei bestehendem Verdacht auf infantile Spasmen ein SEEG durchzuführen.

Anamnestisch unauffällige Vorgeschichte des Kindes und erhobene Normalbefunde in Bildgebung und Laboranalytik definieren ein «kryptogenes» und ein «idiopathisches» West-Syndrom.

Wenn bei einem Säugling in Verbindung mit einer mentalen Retardierung epileptische Spasmen auftreten, aber keine Hypsarrhythmie vorliegt, so wird empfohlen, diese Epilepsie nicht als West-Syndrom, sondern als frühkindliche Enzephalopathie mit epileptischen Spasmen zu bezeichnen. Auch können Hypsarrhythmien passager ohne Spasmen auftreten (bei bestehender neurologischer Störung).

Auch sind epileptische Spasmen nicht auf das erste LJ beschränkt, sondern im Rahmen anderer Epilepsiesyndrome als weitere Anfallsform bekannt (s. Kap. 6.4).

Das Nach-vorne-Beugen des Rumpfes kann als Bauchkoliken oder Moro-Reflex fehlinterpretiert werden. Die generalisierten Muskelspasmen bei Kindern mit schwerer Tetraspastik können den infantilen Spasmen sehr ähnlich sehen. So auch das Sandifer-Syndrom. Das serielle und an die Aufwachphase gebundene Auftreten der infantilen Spasmen lässt sich zumeist jedoch gut davon abgrenzen. Auf Grund ähnlicher Bewegungsabläufe kann der nichtepileptische benigne Myoklonus des Säuglingsalters mit Spasmen verwechselt werden (s. Kap. 5).

Bei infantilen Spasmen beginnt die Therapie unmittelbar mit der Diagnosestellung. Diagnostische und therapeutische Eskulation erfolgen parallel.

Therapie

Die Beendigung von Anfällen und Hypsarrhythmie ist die Voraussetzung für das Kind, seine Entwicklungsressourcen nutzen zu können. Daher ist die Therapie der infantilen Spasmen mit der Diagnosestellung zu beginnen und möglichst effizient zu gestalten. Auch wenn es eine außerordentlich große Zahl von Publikationen zur Therapie gibt (Übersichten bei Nabbout 2001, Mackay et al. 2004, Dulac et al. 2005, Panayiotopoulos 2007e, Hrachovy et al. 2008) konnte sich bisher nicht auf ein standardisiertes Therapieschema, das allgemein akzeptiert ist, geeinigt werden. Gründe sind die divergierenden Studiendesigns, die unterschiedliche Verfügbarkeit von Medikamenten (weltweit) und die vielfältige Ätiologie.

Ein Cochrane Review (Hancock et al. 2013) fasst den Stand der Therapiestudien zusammen. Demnach sind Prednisolon und Tetracosactide depot/ACTH rascher und bei mehr Kindern wirksam als VGB. Bisher ist ungeklärt, unter welcher Medikation das langfristige Outcome besser ist. Sowohl für VGB als auch für Prednisolon werden hohe Dosen empfohlen, für Tetracosactide depot/ACTH ist die optimale Dosis unklar. Wahrscheinlich ist VGB bei Tuberöse-Sklerose-Komplex-Erkrankungen das Mittel der Wahl. Es lässt sich nicht sagen, ob Anfallsfreiheit oder aber die Beendigung der Hypsarrhythmie Ziel der Behandlung sein sollte.

Orientiert an den NICE Guidelines sind nach den Kortikosteroiden und VGB als Mittel der Wahl BZD, TPM, ZNS und KD mögliche Alternativen, CBZ ist zu vermeiden.

Darüber hinaus liegen Daten zur erfolgreichen Anwendung von Vitamin B6 und STM, LEV, VPA, LTG vor.

Tetracosactide, ACTH und Prednisolon. Seit 1958 wird ACTH (Sorel et al. 1958) zur Behandlung der infantilen Spasmen eingesetzt, wobei die nichtsymptomatischen besser ansprachen als die symptomatischen. Sieben prospektive randomisierte Studien zeigen, dass ACTH (niedrig oder hoch dosiert für zwei bis sechs Wochen) gut wirksam in der Kontrolle von Anfällen und der Hypsarrhythmie ist. Die Relapserate schwankte zwischen 15 % und 33 %. Die Analyse aller Studien ließ keine Aussage darüber zu, welche Dosis und Verabreichungsdauer optimal sind. Die ACTH-Therapie ist in Abhängigkeit von Dosis und Therapiedauer durch gravierende Nebenwirkungsrisiken belastet: Irritabilität, Cushing-Syndrom, bakterielle und virale Infektionen infolge Immunsuppression, Hypertension, Elektrolytstörungen, insbesondere Hypokaliämie, Hyperglykämie, Kardiomyopathien und Hirnatrophie. Möglichst niedrige Dosierungen und kurze Therapieeinheiten sind daher angestrebt.

Bei der Beurteilung der Wirksamkeit und Nebenwirkungen von ACTH muss berücksichtigt werden, ob es sich um natürliches, kurz (12–18 h) wirkendes ACTH aus Hirnanhangsdrüsen des Schweins (in den USA verwendet) oder um synthetisches, lang (24–48 h) wirkendes ACTH (Synacthen Depot, in Europa eingesetzt) handelt. Die biologische Aktivität wird zwar in internationalen Einheiten angegeben, was sich aber lediglich auf den Nebennieren stimulierenden Effekt bezieht und nicht auf die Wirksamkeit im ZNS. Im natürlichen ACTH-Präparat können außer ACTH noch ACTH-Fragmente oder andere Hormone mit neurobiologischer Aktivität enthalten sein. Die Nebenwirkungsrisiken des natürlichen ACTH scheinen geringer zu sein als die des synthetischen ACTH. Wegen der längeren Wirkdauer des synthetischen ACTH bevorzugen einige Autoren dessen Anwendung nur jeden zweiten Tag. Falls ein Relapse auftritt, ist ein zweiter Behandlungszyklus häufig wieder wirksam. Wenn die Therapiedauer ein bis zwei

Wochen überschreitet, kann ACTH nicht plötzlich abgesetzt werden, sondern muss abdosiert werden (RamachandranNair et al. 2008).

Mehrere Studien sprechen dafür, dass die orale Kortikosteroidtherapie (2 mg/kg/d Prednison für zwei bis acht Wochen) weniger wirksam als ACTH ist. Eine später veröffentlichte große randomisierte Studie mit 107 Kindern ergab allerdings, dass nach 14 Tagen die sehr viel höhere Prednisondosis von 40 mg/d ebenso wirksam war wie ACTH (40 IE Synacthen Depot jeden 2. Tag), der Prozentsatz anfallsfreier Kinder betrug dabei 70 % vs. 76 % (Lux et al. 2004).

In den USA (VGB ist dort nicht zur Behandlung zugelassen) wird nach wie vor unabhängig von der Ätiologie die Therapie mit ACTH oder Prednison begonnen. Eine empfohlene Vorgehensweise ist folgende: Den Kindern werden täglich entweder 20 IU natürliches ACTH oder 2 mg/kg Prednison zwei Wochen lang verabreicht. Bei Sistieren der Anfälle wird diese Therapie im Laufe von einer Woche beendet. Falls die Anfälle fortbestehen, wird die Dosis auf 30 IU erhöht, für vier Wochen fortgeführt und bei Therapieerfolg innerhalb von zwei Wochen abgesetzt. Wurde Prednison gewählt, so wird bei Anhalten der Anfälle diese Dosierung für weitere vier Wochen fortgesetzt und dann innerhalb von zwei Wochen beendet. Wenn ACTH nicht wirksam ist, kann noch Prednison eingesetzt werden und umgekehrt. Bei einem Relapse nach Absetzen der wirksamen Substanz wird diese erneut für vier bis sechs Wochen angewendet (Mackay et al. 2004, Hrachovy et al. 2008).

Aus Japan wird berichtet, dass auch sehr geringe ACTH-Dosen sehr wirksam sein können. Mittels einer prospektiven, randomisierten Studie wurde bei 25 Kindern mit kryptogenen und symptomatischen BNS-Anfällen eine höher dosierte ACTH-Therapie (1 IU/kg/d) mit einer besonders niedrigen Dosierung (0,2 IU/kg/d) verglichen (Yanagaki et al. 1999). Synthetisches ACTH wurde zwei Wochen lang jeden Morgen angewendet, über weitere zwei Wochen wurde es schrittweise wieder abgesetzt. Es fand sich kein Unterschied des initialen Ansprechens und des Langzeiteffektes nach einem Jahr. In der Gruppe mit höherer Dosis waren die Nebenwirkungen stärker ausgeprägt.

Liegen Hinweise auf eine kongenitale oder perinatale Zytomegalie- oder Herpesinfektion vor, so sollten auf keinen Fall ACTH oder Kortikosteroide eingesetzt werden, da es dadurch zu einer Aktivierung der ZNS-Infektion kommen kann (Riikonen 1993).

VGB. Der ersten Mitteilung durch Chiron et al. (1991) folgten zahlreiche Arbeiten über die Wirksamkeit von Vigabatrin in Kombinations- und Monotherapie bei infantilen Spasmen (Chiron et al. 1997, Vigevano et al. 1997, Appleton et al. 1999, Elterman et al. 2001). Wirksamkeit und Verträglichkeit von VGB beim West-Syndrom wurde mittels drei kontrollierter Studien belegt, der Prozentsatz der Anfallsfreiheit schwankte zwischen 23 % und 48 %.

Von 550 Kindern aus 14 Studien mit VGB als primärer Monotherapie (offene prospektive und randomisierte Studien einschließlich Vergleichsstudien mit ACTH oder Hydrokortison) wurden im Mittel 55 % anfallsfrei (Spannweite 33 %–81 %), und zwar meist innerhalb der ersten 10 bis 14 Tage, häufig schon in den ersten drei bis fünf Tagen. Die VGB-Dosis betrug 50–150 mg/kg/d. Die Rückfallrate lag zwischen 0 % und 25 %, im Mittel bei 9 %. Die Nebenwirkungen dieses Medikamentes waren vergleichsweise nur leicht bis mäßig ausgeprägt, bei 10–25 % der Kinder fand sich eine deutliche Sedierung, eine Irritabilität oder eine deutliche Muskelhypotonie. Nur ausnahmsweise musste VGB wegen Unverträglichkeit abgesetzt werden. Kein Kind verstarb unter VGB.

VGB ist beim symptomatischen West-Syndrom bei Tuberöse-Hirnsklerose-Komplex besonders gut wirksam: Von 77 Patienten wurden 73 (95 %) anfallsfrei (Hancock et al. 1999). Über eine besonders gute Wirksamkeit bei Kindern mit Down-Syndrom wurde ebenfalls berichtet, bei den Kindern wurde VGB nach einem halben Jahr wieder abgesetzt, ohne dass in den darauf folgenden Jahren ein Rückfall auftrat (Nabbout et al. 2001). Bei Versagen von VGB wird der kombinierten Anwendung von VGB mit sehr niedrig dosiertem ACTH eine gute Wirksamkeit zugeschrieben.

Eine gravierende Nebenwirkung von VGB können konzentrische Gesichtsfelddefekte sein, die zwar meist asymptomatisch sind, aber bei 30–40 % der Erwachsenen nachgewiesen wurden. Es scheint keine sichere Abhängigkeit von der Tagesdosis zu geben, möglicherweise aber von der eingenommenen Gesamtmenge (Kälviäinen et al. 2001). Bei Kindern ist die Gesichtsfeldprüfung erst ab einem Entwicklungsalter von neun bis zehn Jahren durchführbar, sie ist auch dann noch weniger zuverlässig als bei Erwachsenen. Retrospektive Studien zeigen, dass die Gesichtsfelddefekte bei Kindern möglicherweise ebenso häufig wie bei Erwachsenen vorkommen (Wohlrab et al. 1999, Gross-Tsur et al. 2000, Russell-Eggitt et al. 2000).

Die Zieldosis ist in der Regel 100 mg/kg/d, bei Ausbleiben der Anfallsfreiheit kann die Dosis weiter auf 150 mg/kg/d erhöht werden. Eine noch höhere Dosierung verbessert in der Regel den Therapieerfolg nicht. Eine Möglichkeit, das Risiko der Sehschädigung zu minimieren, wäre das Absetzen von VGB nach drei bis sechs Monaten bei den Kindern, die anfallsfrei geworden sind und bei denen die Hypsarrhythmie verschwunden ist.

Ketogene Diäten. Durch KD wurden 8/13 nicht vorbehandelte Kinder mit neu aufgetretenen infantilen Spasmen anfallsfrei (Kossoff et al. 2008). Die Normalisierung des EEG benötigte allerdings im Vergleich zur ACTH-Therapie erheblich mehr Zeit (zwei bis zwölf Monate vs. einen Monat). Die Nebenwirkungs- und die Relapserate waren deutlich geringer.

Weitere Studien zeigen, dass der Behandlungszeitraum bis zur Anfallsfreiheit größer ist (bis zwölf Monate). Die KD wirkte sich positiv auf Aufmerksamkeit, Wachheit und den sozialen Kontakt aus (Nordli et al. 2001, Kossoff et al. 2002). Therapiebedingte Nebenwirkungen bestanden in Nephrolithiasis und gastroösophagealem Reflux.

Zu beachten sind allerdings auch das Alter des Kindes und die Bedeutung des Stillens in der jeweiligen Mutter-Kind-Bindung. Eine entsprechende begleitete Vorbereitungszeit bis zur Einführung der Diät sollte dann in das Therapiemanagement mit eingeplant werden.

Benzodiazepine. NZP und CZP sind mit einem gewissen Erfolg in der Behandlung der infantilen Spasmen eingesetzt worden. In einer kontrollierten Studie zum Vergleich von ACTH und NZP erwiesen sich die beiden Substanzen in den ersten vier Wochen als gleich wirksam, etwa 50 % der Patienten zeigten eine Anfallsreduktion um 75–100 %, die Zahl der anfallsfreien Kinder ist allerdings nicht angegeben worden. Bei jeweils der Hälfte der Kinder mit NZP wurden Nebenwirkungen in Form von Schläfrigkeit, Ansammlung von Sekret in den oberen Luftwegen und Muskelhypotonie beschrieben (Dreifuss et al. 1986). Zu CZP liegen keine kontrollierten Studien vor.

Hoch dosiertes Pyridoxin. Hoch dosiertes Pyridoxin (Vitamin B6) wurde z. B. in Japan eingesetzt, wo Vigabatrin als Alternative zum ACTH nicht zugelassen ist (Toribe 2001). Eine Hypothese zum Wirkmechanismus besagt, dass es die Konzentration des inhibitorischen Neurotransmitters GABA im ZNS erhöht, denn Pyridoxin ist ein Koenzym der Glutaminsäuredecarboxylase, welche für die GABA-Synthese verantwortlich ist. Im Liquor cerebrospinalis von Kindern mit West-Syndrom wurde im Vergleich zu Kontrollen eine erniedrigte GABA-Konzentration gemessen (Ito et al. 1984, Löscher et al. 1985).

Ohtsuka et al. (1987) berichteten über die systematische Anwendung von Vitamin B6 beim West-Syndrom: 15 von 118 Patienten (12,7 %) wurden durch 30–400 mg/d anfallsfrei, wobei die Wirksamkeit bei den kryptogenen Anfällen höher war (36,7 %) als bei den symptomatischen (9,6 %). Die Wirkung trat innerhalb von zwei Wochen ein. Bei allen Respondern hatte sich die Hypsarrhythmie zurückgebildet, die Relapserate betrug 13 %. Weitere Studien zeigten eine ähnliche Wirksamkeit, der Prozentsatz anfallsfreier Kinder liegt zwischen 8 % und 22 %. Die Relapserate war allerdings mit 21–67 % hoch. Die Nebenwirkungsrate der Vitamin-B6-Therapie lag zwischen 40 % und 70 %. Die Nebenwirkungen schlossen ein: Appetitverlust, Erbrechen,

Durchfall, hämorrhagische Gastritis, Blähungen, Leberdysfunktion, Apathie, periphere Neuropathie und Rhabdomyolyse (Toribe 2001).

Kombinationstherapie von Pyridoxin mit STM. In einer ersten prospektiven, doppelblinden, plazebokontrollierten Studie mit 37 Kindern wurde nach einer dreitägigen initialen Pyridoxingabe (150–300 mg/kg/d) die Behandlung mit STM (5 mg/kg/d) bzw. Plazebo begonnen. Nach weiteren drei Tagen wurde bei fehlender Wirksamkeit die Dosis verdoppelt. Nach einer Behandlungsdauer von insgesamt neun Tagen sistierten infantile Spasmen und Hypsarrhythmie bei 6/20 Kindern unter B6 + STM, unter B6 in den ersten drei Tagen und bei B6 + Plazebo kam es zu keiner Anfallskontrolle (Debus et al. 2004).

Hoch dosiertes VPA. VPA stellt eine Alternative zum ACTH dar. In der einzigen plazebokontrollierten Studie mit VPA nach Einsatz von ACTH oder Kortikosteroiden wird die Wirksamkeit zwar belegt, aber nicht, wie viele Kinder darunter anfallsfrei wurden (Dyken et al. 1995). In offenen Studien zeigte sich, dass der Prozentsatz anfallsfreier Kinder mit der Höhe der Dosis (bis 100 mg/kg/d) korreliert. Der Wirkungseintritt ist im Vergleich zum ACTH verzögert. Die Relapserate variierte zwischen 12 % und 19 %. Keiner dieser Patienten entwickelte eine schwere VPA-assoziierte Hepatotoxizität.

Kombinationstherapie von Pyridoxin, VPA und ACTH. In Japan wurden mehrere Studien mit Kombinationen von Pyridoxin, VPA und sehr niedrig dosiertem ACTH (synthetisch, lang wirkend) zur Behandlung des West-Syndroms durchgeführt, was zu einer erstaunlich hohen Responderrate führte (Nabbout 2001, Toribe 2001). Der besondere Vorteil dieses Vorgehens scheint zu sein, dass sehr niedrige ACTH-Dosen (0,01 mg/kg/d entsprechend 0,4 IE/kg/d) angewendet werden können. Eine Studie berichtet von der initialen Behandlung mit hoch dosiertem Vitamin B6 (40–50 mg/kg/d) und VPA (40–50 mg/kg/d), darunter wurden 3/20 Kinder anfallsfrei. Durch die zusätzliche Gabe von niedrig dosiertem ACTH (0,01 mg/kg/d) wurden 13 der restlichen 17 Kinder anfallsfrei, somit waren insgesamt 16/20 Kinder Responder (Miyajima et al. 2001).

Weitere Antiepileptika. TPM ist nicht nur in der Zusatztherapie, sondern auch in der Primärtherapie wirksam. Von elf vorbehandelten Kindern wurde noch fünf anfallsfrei (Glauser et al. 1998). Eine prospektive offene Studie mit TPM als initiale Therapie bei 54 Kindern mit neu diagnostiziertem West-Syndrom erbrachte mit einer mittleren Tagesdosis von etwa 5 mg/kg Anfallsfreiheit bei 57 % der Kinder für mindestens zwei Jahre (Zou et al. 2006). Eine randomisierte Studie mit Cross-over-Design verglich prospektiv TPM (bis 6 mg/kgKG) und **LEV** (bis 60 mg/kgKG) nach erfolglosem Behandlungsversuch mit Prednison. Es wurde unter TPM 1/11 und unter LEV 1/9 anfallsfrei. Der Wechsel der AED brachte keinen weiteren Erfolg (Mahmoud et al. 2013).

ZNS wird zur Zusatzbehandlung des West-Syndroms verwendet (2–4 mg/kg/d bis 8 mg/kg/d). Die häufigsten Nebenwirkungen sind Schläfrigkeit, Appetitmangel, gastrointestinale Störungen und Nephrolithiasis (Nabbout 2001).

Behandlungsversuche therapieresistenter infantiler Spasmen mit **FBM** oder **LTG** zeigten vereinzelt eine Wirksamkeit, 10–15 % wurden anfallsfrei (Nabbout 2001). LTG erbrachte in einer plazebokontrollierten Studie mit 30 Kindern eine Anfallsfreiheit bei 5/30 (Veggiotti et al. 1994).

Chirurgische Therapie der infantilen Spasmen

Bei Kindern mit strukturellem pharmakoresistentem West-Syndrom kann eine neurochirurgische Intervention zur Anfallsfreiheit führen. So z. B. durch die Resektion einer Raumforderung oder die epilepsiechirurgische Resektion der epileptogenen Zone oder eine Hemisphärotomie.

Therapeutisches Vorgehen

Bei jedem einzelnen Patienten sind Nutzen und Risiko der in Frage kommenden Substanzen abzuwägen. Die Fragen nach einer frühen CMV- oder Herpesinfektion sind anhand der klinischen Vorbefunde zu klären wie auch weitere vorbestehende Erkrankungen wie der Tuberöse-Sklerose-Komplex. Da ein rascher Therapiebeginn anzustreben ist, empfiehlt sich ein entsprechendes Handlungsprotokoll, in dem Diagnostik und therapeutisches Vorgehen festgelegt werden (s. Abb. 15-1). Das hier skizzierte Protokoll (modifiziert nach KISS) ermöglicht einen sofortigen Behandlungsbeginn während initialer Diagnostik. Gerade bei den nichtsymptomatischen Formen besteht eine Chance der Anfallsfreiheit. Die Dauer dieses Behandlungsversuchs ist begrenzt zu halten, um den Einsatz von Steroiden nicht zu verzögern. Die infantilen Spasmen sistieren meist vor einer EEG-Normalisierung. Entsprechende EEG-Kontrollen werden also bei Anfallsfreiheit notwendig zur Steuerung der weiteren Therapie.

Stufe I (Tag 1 – Tag 3):

1. d: Vitamin B6 100 mg/kgKG p. o.
   + STM 5 mg/kgKG in 3 ED
2. d: Vitamin B6 200 mg/kgKG p. o.
   + STM 7,5 mg/kgKG in 3 ED
3. d: Vitamin B6 300 mg/kgKG p. o.
   + STM 10 mg/kgKG in 3 ED

bei Wirksamkeit: Anpassung der Vitamin-B6-Dosis nach Verträglichkeit, ausschleichen nach 2 Wochen. STM über 3 Monate, dann ausschleichen.
weiterhin infantile Spasmen: Absetzen von Vitamin B6 und STM, Stufe II

Stufe II (ab Tag 4):

a. Tuberöse-Sklerose-Komplex-Erkrankung oder Kontraindikation für Steroide:
VGB:
1. d: 50 mg/kgKG in 2 ED
2.–3. d: 100 mg/kgKG in 2 ED
ab 4. d, wenn noch Spasmen sichtbar: 150 mg/kgKG in 2 ED
bei Wirksamkeit: 3 Monate Therapie, dann Reduktion um 25 mg/kgKG/Woche.

b.a. Keine CMV-/Herpesenzephalitis in der Vorgeschichte, keine akute Infektion, keine weitere Kontraindikation für Steroidbehandlung:
über 7 d, Prednisolon 4 × 10 mg/d
Wirksamkeit: 4 × 10 mg/d weiter,
keine Anfallskontrolle: 3 × 20 mg/d bis Tag 14

b.b. bei unsicherer Gabe/lokaler Unverträglichkeit von Prednisolon:
über 7 d, Tetracosactide depot 0,5 mg alle 2 d

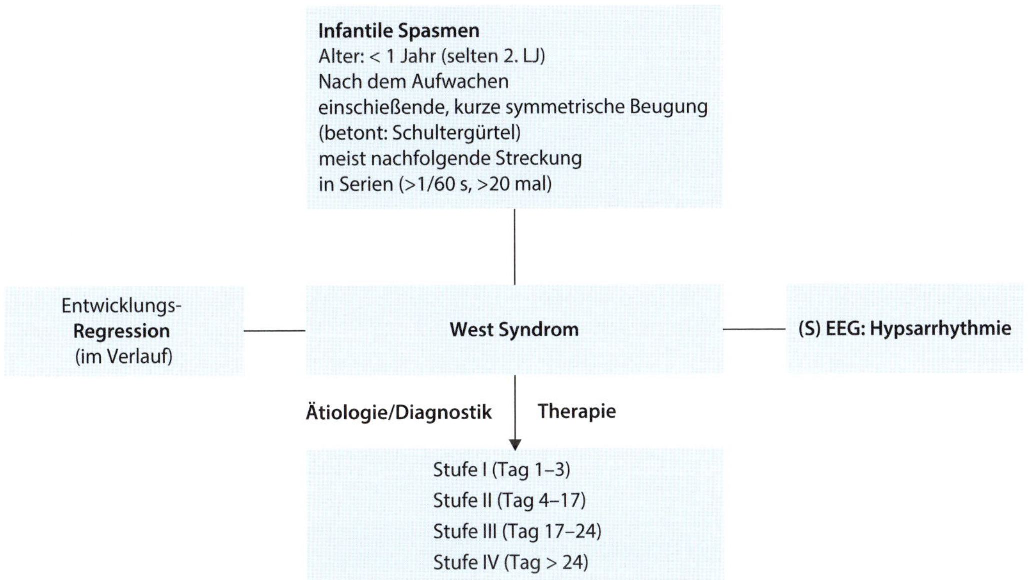

Abbildung 15-1: Diagnostisch-therapeutisches Procedere bei infantilen Spasmen (siehe Text)

Wirksamkeit: 0,5 mg alle 2 d weiter,
keine Anfallskontrolle: 0,75 mg/d alle 2 d bis Tag 14
b. c. nach 14 d abdosieren: von 60 mg/d Prednisolon oder 0,75 mg Tetracosactide alle 2 d auf 40 mg/d Prednisolon für 5 d, 20 mg/d für 5 d, 10 mg/d für 5 d, dann ab. Von 40 mg/d Prednisolon oder 0,5 mg Tetracosactide alle 2 d auf 30 mg/d Prednisolon für 5 d, 20 mg/d für 5 d, 10 mg/d für 5 d, dann ab.

Stufe III (ab Tag 17):
Bestehen nach 14 d noch infantile Spasmen, wird VGB hinzugenommen, in der TSC-Gruppe Prednisolon.

Stufe IV (ab Tag 25):
Planung der KD, Versuch mit TPM, ZNS, VPA, pulsatile Steroide.

Solange weiter Spasmen auftreten, kann CZP zur Kontrolle rezidivierender Anfallsserien eingesetzt werden.

Es ist davon auszugehen, dass so bis 80 % der infantilen Spasmen kontrollierbar sind. Eine Anfallsreduktion ist kein ausreichendes Therapieziel. Weitere Optionen sind zu versuchen, nicht ausreichend wirksame AED sollten baldmöglichst abgesetzt werden.

Prognose

Etwa 6–15 % der infantilen Spasmen remittieren spontan innerhalb von Wochen oder Monaten. Es wird von einzelnen Kindern berichtet, bei denen die Anfälle innerhalb von zwei Wochen nach einer akuten Virusinfektion, z. B nach einem Exanthema subitum, einer Rotavirusinfektion oder nach Masern und Mumps, sistierten (Yamamoto et al. 2004). Auch die Hypsarrhythmie kann sich bei initialer Therapieresistenz im Laufe der ersten Lebensjahre verlieren, die Amplituden nehmen ab, das EEG wird rhythmischer und besser organisiert. Im Alter von fünf Jahren haben 72–90 % der Kinder keine infantilen Spasmen mehr. Anstelle der Hypsarrhythmie zeigen etwa 60 % der Kinder fokale epileptiforme Entladungen.

Die Langzeitprognose der Kinder mit infantilen Spasmen ist bezüglich mentaler Entwicklung, des Auftretens nachfolgender Epilepsien und bleibender zerebraler Bewegungsstörungen ungünstig. Eine Übersicht über die Häufigkeit der verschiedenen Langzeitfolgen zeigt **Tabelle 15-7**. Von Hrachovy et al. (1991) wurden die Langzeitergebnisse der mentalen Entwicklung von Kindern mit infantilen Spasmen mit und ohne Steroidtherapie verglichen. Die Nachuntersuchung im Mittel nach 80 Monaten ergab keinen signifikanten Unterschied zwischen den beiden Gruppen. Daten steroidbehandelter Kinder wurde bezüglich eines optimalen Dosierungsregimes in einem Review (n = 457) von Mackay et al. (2004) untersucht. Bei einer Nachbeobachtungszeit zwischen vier und zehn Jahren zeigte sich, dass kein Therapieregime die kognitive Langzeitprognose verbessert oder die Rate der nachfolgenden Epilepsien vermindert hätte. Riikonen (2001) fand bei den Patienten seiner bis ins Erwachsenenalter nachuntersuchten Kohorte ein besseres Outcome bei den Kindern, die auf ACTH angesprochen hatten. Das galt sowohl für die kryptogenen als auch die symptomatischen Formen. Die kognitive Prognose war bei den Kindern besser, die

Tabelle 15-7: Prognose bei West-Syndrom (nach Hrachovy et al. 2008)

Parameter	Häufigkeit	Zahl der Studien
verstorben	12 %	34
• kryptogene Ursache	3 %	11
• symptomatische Ursache	14 %	11
normale mentale Entwicklung	16 %	50
• kryptogene Ursache	51 %	20
• symptomatische Ursache	6 %	20
persistierende neurologische Defizite	44 %	5
fortdauernde Anfälle	51 %	44
• kryptogene Ursache	23 %	15
• symptomatische Ursache	54 %	15
Entwicklung des Lennox-Gastaut-Syndroms	17 %	15
persistierend abnormes EEG	61 %	7

geringere ACTH-Dosen (20–40 IE/d) erhalten hatten als diejenigen mit hohen Dosen (120 IE/d). Frühzeitige Behandlung (< 6 Wochen) erbrachte eine günstigere kognitive Prognose, was auch in drei anderen Untersuchungen festgestellt worden war.

Im Hinblick auf die mentalen Funktionen ist allerdings die Ätiologie des West-Syndroms der entscheidende prognostische Faktor. Insgesamt sind 75–90 % aller Kinder mit infantilen Spasmen retardiert: Während im Falle symptomatischer Genese der Prozentsatz normal entwickelter Kinder 6 % beträgt, liegt er bei den Kindern mit kryptogenem West-Syndrom bei 50–70 % (Rantala et al. 1999).

Ein verzögerter Therapiebeginn wirkt sich vor allem bei den nichtsymptomatischen Formen der infantilen Spasmen negativ aus (Matsumoto et al. 1981, Riikonen 1996), wird aber grundsätzlich als gravierender Risikofaktor für ein schlechteres Ansprechen auf die Therapie und schlechteres Outcome gesehen (Lux 2013). Eine relativ gute Prognose haben Kinder mit Neurofibromatose Typ 1 und Down-Syndrom (Motte et al. 1993, Stafstrom et al. 1994).

Epilepsien in der Folge des West-Syndroms werden bei 35–60 % der Kinder beschrieben. Bis zu 60 % davon entwickeln ein Lennox-Gastaut-Syndrom, die übrigen fokale Epilepsien, insbesondere Epilepsien mit komplex fokalen Anfällen (Rantala et al. 1999a, Trevathan et al. 1999).

Eine Zusammenfassung der Risikofaktoren für eine ungünstige Prognose zeigt **Tabelle 15-8**.

Weitere Komorbiditäten im Verlauf sind Zerebralparesen in 35–50 % und psychiatrische Störungen in bis zu 30 % der Patienten, wobei ein beträchtlicher Teil von ihnen eine autistische Störung entwickelt (Riikonen et al. 1981).

Tabelle 15-8: Risikofaktoren für eine ungünstige Prognose bei West-Syndrom (Covanis 2012)

- Beginn der Spasmen < 3 LM
- vorbestehende Retardierung
- neurologische Beeinträchtigung
- weitere Anfallsformen
- Persistieren der EEG-Veränderungen
- pathologisches cMRT
- Notwendigkeit einer Dauertherapie

15.5 Schwere frühkindliche myoklonische Epilepsie (Dravet-Syndrom)

Das Krankheitsbild der schwer verlaufenden myoklonischen Epilepsie des Säuglings-/Kleinkindalters wurde 1978 zuerst von Dravet et al. als ein eigenes Syndrom abgegrenzt. Das Spektrum der klinischen Symptomatik wird unter dem Eponym Dravet-Syndrom (severe myoclonic epilepsy of infancy: SMEI) zusammengefasst, das in den Klassifikationsvorschlägen der ILAE geführt wird (Engel 2001, Berg et al. 2010).

Unter den Epilepsien, die in den ersten drei Lebensjahren beginnen, macht das Dravet-Syndrom 6–7 % aus (Dravet et al. 2005).

Ätiologie

In 20–70 % lassen sich Fieberkrämpfe und Epilepsien in der Familienanamnese finden. In 70–80 % sind die betroffenen Kinder Träger einer Mutation des SCN1A-Gens. Diese ist in 5–10 % familiär.

Bei SCN1A-negativen Patienten wurden vereinzelt Mutationen des PCDH19-Gens (Mädchen), des GABARG2- und des SCN1B-Gens gefunden (Covanis 2012) sowie des GABRA1- und des STXBP1-Gens (Carvill et al. 2014).

Klinik

Das Dravet-Syndrom beginnt im ersten Lebensjahr, im Mittel mit fünf bis sechs Lebensmonaten, mit rezidivierenden, in 75 % febrilen, generalisierten oder halbseitigen klonischen Anfällen. Diese gehen häufig in einen SE über (bis 50 %). Im Verlauf wird die Assoziation zu Fieber geringer, **Tabelle 15-9** zeigt weitere Trigger für Anfälle. Die meist niedrige Schwelle und der entsprechende anfallauslösende Reiz sind individuell unterschiedlich und ein wesentliches Merkmal der Erkrankung mit erheblichen Auswirkungen auf die Lebensgestaltung im Alltag.

Tabelle 15-9: Triggerfaktoren, die bei Dravet-Syndrom anfallauslösend sein können (Dravet et al. 2011, modifiziert)

Triggerfaktor	Ausgelöst durch	Kommentar
Temperaturwechsel	Infekte, Impfungen, körperliche Aktivität, heißes Bad, hohe Außentemperatur	erhöhte Infektanfälligkeit (ohne Immundefizit)
Photosensibilität	intermittierende Lichtreize, sehr helles Licht, Kontrastwechsel, Augenschluss	Autostimulation kann zu exzessiver Anfallseskalation führen
Emotionen	Aufregung (positiv wie negativ)	

Ab dem Alter von einem Jahr zeigen sich zusätzlich fragmentierte oder generalisierte Myoklonien, einzeln oder in Serien, wobei die Intensität sehr variiert: von kaum wahrnehmbaren, vor allem die axiale Muskulatur betreffenden Myoklonien bis zu massiven, mit Ausbreitung auf die Extremitäten und Stürzen in der Folge. Die Myoklonien treten bevorzugt nach dem Aufwachen und vor dem Einschlafen auf.

Afebrile generalisierte oder unilaterale klonische oder tonisch-klonische Anfälle treten hinzu.

Als weitere Anfallsformen können atypische Absencen mit einer myoklonischen Komponente (40–90 %) und einfache fokale oder komplex fokale Anfälle (etwa 50 %) hinzukommen, tonische Anfälle sind selten (Dravet et al. 2011).

Als Komplikation kann das Auftreten einer akuten Enzephalopathie im Rahmen zumeist febriler superrefraktärer SE gesehen werden, in deren Folge eine lang anhaltende Bewusstseinsstörung und im Verlauf eine Entwicklungsregression zu beobachten sind (Okumura et al. 2011).

EEG

Zu Beginn ist das **interiktale** EEG unauffällig, in 20–25 % findet sich Photosensibilität. Die Grundaktivität kann im Laufe der Erkrankung verlangsamt sein, häufiger findet sich eine bleibende frontozentrale Theta-Aktivität.

Symmetrische oder asymmetrische Spikes, SW treten auf, die betont über zentralen Hirnregionen abzuleiten sind. Hochfrequente SW und PSW sind mit dem Auftreten myoklonischer Anfälle assoziiert. Im Verlauf der Erkrankung zeigen sich interiktal auch generalisierte SW > 3/s, einzeln oder seriell sowie multifokal.

Im Non-REM-Schlaf nehmen die epileptiformen Entladungen zu, die auch deutlich lateralisiert hervortreten können (Genton 2008).

Typischerweise ist das interiktale EEG ohne richtungsweisenden Befund und weist so den Weg zum Dravet-Syndrom.

MRT

In cMRTs von Kindern, die positiv bezüglich einer Mutation im SCN1A-Gen getestet waren, fanden sich signifikant seltener Auffälligkeiten als bei negativ getesteten (11 % versus 39 %). Neben unspezifischen Befunden wie erweiterten Liquorräumen waren dies in einzelnen Untersuchungen häufig Hippocampussklerosen. Bisher konnte keine Korrelation der Auffälligkeiten im cMRT zur Frequenz und Dauer der SE nachgewiesen werden (Dravet et al. 2011).

Neurologische Befunde

Initial sind die Kinder in der Regel völlig normal entwickelt.

Spätestens im Alter von einem Jahr ist eine Muskelhypotonie auffällig. Eine frühe funktionelle Therapie ist zu empfehlen, da diese Problematik persistiert. Die Vertikalisierung kann verzögert sein, allerdings ist die Zurückhaltung beim Übergang zum freien Laufen auch einer ataktischen Bewegungsstörung geschuldet. Diese tritt in bis zu 83 % der Kinder auf und zeigt eine Dynamik mit dem Alter, die sowohl durch eine Verbesserung als auch durch eine Zunahme gekennzeichnet sein kann. SE können zu einer erheblichen Verschlechterung der Ataxie führen.

So weisen 50–80 % im Verlauf Pyramidenbahnzeichen auf, deren Ausprägung wahrscheinlich auch von der Anfallshäufigkeit abhängt. Die Kinder laufen auf Zehenspitzen, wodurch die ataktische Störung deutlich relevanter werden kann.

In 80–100 % (auch bei Patienten ohne myoklonische Anfälle) sind erratische Myoklonien eines distalen Verteilungstyps zu beobachten, die nicht zu EEG-Mustern korrelieren. Eine Induktion durch Bewegung wird berichtet.

Autonome Symptome, die beim Dravet-Syndrom berichtet werden, sind heterogen und können in Clustern von 10 bis 20 Minuten auftreten: verändertes Schwitzen, weite Pupillen, kalte Extremitäten, Flush in Gesicht oder Rumpf, Tachykardie (Dravet et al. 2011).

Diagnose und Differenzialdiagnose

Die diagnostischen Kriterien des Dravet-Syndroms zeigt **Tabelle 15-10**.

Andere Beschreibungen ähnlicher Krankheitsverläufe wurden letztendlich auf Grund der gemeinsamen häufig nachzuweisenden genetischen Basis einer Mutation des SCN1A-Gens, der Therapiestrategien und des Outcomes als atypische Formen (borderline severe myoclonic epilepsy of infancy, SMEIB) bezeichnet. Klinisch weisen sie einen inkompletten Phänotyp auf:

- Fehlen der myoklonischen Anfälle oder aller außer GTKA
- Fehlen neurologischer Auffälligkeiten in den ersten vier Lebensjahren.

Entsprechungen finden sich zu Syndrombeschreibungen in früheren Puplikationen: dem high voltage slow wave syndrome (Kanazawa 2001) und der schweren frühkindlichen Grand-Mal-Epilepsie (Doose et al. 1998).

Während initial mit dem Auftreten febriler Anfälle die Abgrenzung zu familiären Fieberkrämpfen nicht möglich ist, wird im Verlauf anhand der myoklonischen und afebrilen Anfälle die Diagnose zu stellen sein. Die Differenzialdiagnose der Epilepsiesyndrome mit obligaten oder fakultativen myoklonischen Anfällen ist in Tabelle 14-4 (S. 238) aufgeführt.

Tabelle 15-10: Diagnostische Kriterien des Dravet-Syndroms (modifiziert nach Dravet 2011)

- häufig positive Familienanamnese bezüglich febriler Anfälle oder Epilepsien
- Beginn im 1. LJ
- initial meist febrile uni- oder bilaterale klonische Anfälle mit Neigung zum SE (aber auch afebrile und myoklonische sowie fokale Anfälle sind möglich)
- cMRT und interiktales EEG sind normal
- **im Verlauf:** Hinzutreten von myoklonischen Anfällen und atypischen Absencen
- neurologische Symptome wie Ataxie, Pyramidenbahnzeichen und interiktaler Myoklonus
- kognitive und Persönlichkeitsstörungen unterschiedlicher Ausprägung

Therapie

Orientiert an den NICE Guidelines (McTague et al. 2013) sind VPA und TPM Mittel der 1. Wahl, CLB, STP, KD, BR mögliche Optionen. CBZ, GBP, LTG, OXC, PHT, PGB, TGB, VGB sind auf Grund des Potenzials einer Verschlechterung des Krankheitsbildes zu vermeiden.

Pharmakotherapie:

- **TPM:** Mehrere offene Studien belegen die Wirksamkeit, als optimale Dosis werden3 mg/kgKG/d angesehen. Bei Kindern mit rezidivierenden SE wird von einzelnen AutorInnen die Kombination aus VPA + TPM + BZD bevorzugt.
- **VPA:** gute Wirksamkeit, meist jedoch nicht nachhaltig
- **BR:** gute Wirksamkeit bezüglich der GTKA, in Japan das am häufigsten eingesetzte AED bei Dravet-Syndrom
- **BZD** (CLB und CZP): zeigen ebenso eine Wirksamkeit, allerdings häufig auch Neben-

wirkungen im Bereich des Verhaltens und der Teilnahme des Kindes.

- **STP:** Es liegen zwei multicenter randomisierte Doppelblindstudien mit geringen Patientenzahlen sowie weitere offene Studien vor, die eine Wirksamkeit vor allem auch bezogen auf eine Reduktion der SE belegen. Offensichtlich wird auch der Abbau von CLB durch STP gehemmt.
- **KD:** Mehrere Patientenkohorten belegen eine Wirksamkeit der KD. Dabei wird selten Anfallsfreiheit erlangt, jedoch werden neben der Anfallsreduktion eine deutlich verbesserte Aufmerksamkeit und reduzierte Hyperaktivität erreicht. Einige AutorInnen diskutieren eine höhere Ansprechrate bei früher Etablierung der KD im Krankheitsverlauf und beschreiben eine Reduktion vor allem der klonischen Anfälle.
- **ESM:** ist wirksam bei myoklonischen Anfällen.
- **Steroide, pulsatil:** können bei hochfrequenten SE eingesetzt werden, ohne Langzeiteffekt.
- **LEV:** Eine offene Multicenterstudie konnte eine Reduktion der GTKA bei einem Teil der Patienten beobachten, bei einigen auch der myoklonischen und fokalen Anfälle wie der Absencen (50–60 mg/kgKG/d).
- **ZNS:** Erfahrungen über eine Wirksamkeit ergeben sich aus retrospektiven Untersuchungen in Japan.
- **PB:** Es gibt keine einheitlichen Berichte zur Wirksamkeit oder Nichtwirksamkeit. Bei rezidivierenden SE kann PB eine Option sein.
- **Verapamil** als Kalziumkanal-Blocker (1,5 mg/kgKG/d) wurde in Einzelfällen erfolgreich eingesetzt (Nicita et al. 2013).
- **VNS:** Kleine Patientengruppen mit VNS bei Dravet-Syndrom zeigen bei Einzelnen eine Reduktion der Anfallshäufigkeit – insgesamt jedoch keine ausreichende Datenlage.

CBZ und LTG führen in vielen Fällen (80 %) zur Eskalation der Anfallsfrequenz und Dauer. PHT zeigte in einzelnen Berichten zwar dosisabhängige Nebenwirkungen, nicht aber eine Anfallszunahme. Die Hypothese, dass AED, die auf den Na-Kanal wirken, bei einer Mutation des Na-Kanals problematisch sein könnten, muss altersabhängig gesehen werden, denn im Jugend- und Erwachsenenalter können Patienten mit Dravet-Syndrom durchaus von diesen Substanzen profitieren.

VGB ist bei myoklonischen Anfällen problematisch, da deren Frequenz darunter zunehmen kann (Dravet et al. 2011).

Beginn der Therapie und Eskalation zeigt **Abbildung 15-2**. Anfallsfreiheit zu erreichen gelingt in der Regel nicht. Ziel der Therapie sollte daher die Verhinderung der SE sein und eine Reduktion solcher Anfälle so weit wie möglich, die den Alltag und die Entwicklung des Kindes am meisten beeinträchtigen.

Auf Grund der rezidivierenden Anfälle liegen rasch im Krankheitsverlauf individuelle Erfahrungen in der Wirksamkeit der Akutmedikation zur Anfallsunterbrechung vor. Neben der üblichen initialen Therapie des beginnenden SE (DZP, MDZ, LZP, vgl. Kap. 7) können bei Nichtansprechbarkeit auch CZP oder Chloralhydrat als Erstmedikation eingesetzt werden. Neben der Bewertung der Wirksamkeit wird die mögliche Beeinträchtigung des Kindes durch die bisweilen mehrmals pro Monat verabreichte Dosis zu berücksichtigen sein (paradoxe Wirkung, Schlafstörung, prolongierte Ataxie oder Bewusstseinsstörung).

Weitere Maßnahmen

Triggerfaktoren zu reduzieren ist nur sehr begrenzt möglich. Basismaßnahmen sind die Vermeidung einer heißen Umgebung, ausreichende Flüssigkeitszufuhr, ggf. im Maximum begrenzte körperliche Aktivität. Fiebersenkende Medikation wird früh und konsequent eingesetzt. Die Behandlung der Photosensibilität, die durch Autostimulation exzessiv den Alltag bestimmen kann, kann durch Vermeidung von Kontrasten versucht werden und durch vorgeschaltete Linsen (blaue Z1-Linse, doppelt polarisierende Linsen). Der Effekt ist durch Austestung zu evaluieren.

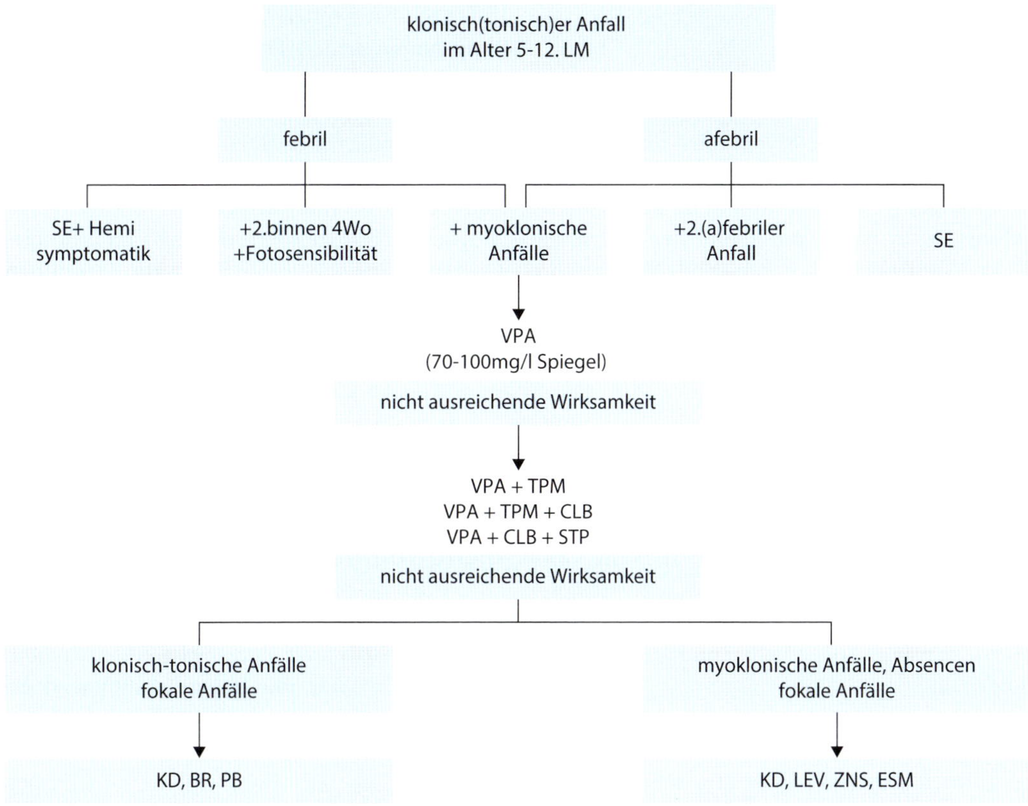

Abbildung 15-2: Therapie des Dravet-Syndroms (modifiziert nach Dravet 2011)

Trigger für Anfälle sind individuell und implizieren deren Vermeidbarkeit. Das ist jedoch nur begrenzt möglich!

Impfungen sind als Auslöser der Anfälle beschrieben – auch der ersten Anfälle im Sinne der Manifestation der Erkrankung. Dabei handelt es sich nicht um ein kausales Geschehen, auch ließ sich nicht immer (mildes) Fieber nachweisen. Es konnte gezeigt werden, dass die Erkrankungen (Masern, Mumps, Röteln, Influenza), im Vergleich zur Immunisierung, eine weit höhere Rate neurologischer Komplikationen (SE, Enzephalopathie) aufwiesen.

Ein mögliches Vorgehen – auch wenn es keine Präventionsstudien gibt – könnte sein: Impfung nur bei völlig infektfreiem Kind, Gabe von Antipyretika und einem zusätzlichen BZD in dem Zeitraum der häufigsten zu erwartenden Impfreaktionen (24–72 h oder 10–14 d je nach Impfstoff) (Dravet et al. 2011).

Prognose

Das Profil der verschiedenen Anfallsformen und ihre Persistenz bis ins Jugendalter sind individuell sehr unterschiedlich – zumeist treten dann jedoch nur noch GTKA auf mit einer Frequenz unter 1/Monat. SE sind selten und auch die Triggerfaktoren spielen eine geringere Rolle.

Im Erwachsenenalter kann das EEG eine normale Grundaktivität aufweisen (30–50 %), die zentrale Theta-Aktivität, die durch Augenschluss aktivierbar ist, bleibt erhalten. Epileptiforme Entladungen sind fokal oder multifokal, schlafaktiviert, aber deutlich geringer ausgeprägt oder gar verschwunden.

Die Ataxie und Dyarthrie bleiben in etwa 30 % erhalten wie auch Koordinationsstörungen. Nichtepileptische Myoklonien und Tremor können ebenso persistieren.

Die kognitive Entwicklung ist in unterschiedlichster Form und Ausprägung beeinträchtigt und kann eine langsam zunehmende Verschlechterung im Vergleich zur Altersgruppe aufweisen – auch bis ins Jugendalter. Sprachstörungen sowie ein langsames Tempo in Bewegung, Sprechen, Verstehen und Denken sind häufig.

Verhaltensstörungen wie Aggressivität, Schlafstörungen, repetitives Verhalten können erhebliche Probleme bereiten.

Insgesamt ist das Spektrum der Beeinträchtigung sehr weit. Entsprechend ist auch die Performance im Erwachsenenalter von selbstständigem Leben und Erwerbstätigkeit (10–20 %) bis zur schweren körperlichen und geistigen Behinderung.

Als Risikofaktoren für schwere Entwicklungsstörungen ließen sich die verschiedenen Anfallsformen (typisches oder atypisches Dravet-Syndrom) nicht identifizieren. Es wird davon ausgegangen, dass die Häufigkeit der Anfälle und insbesondere der SE eine Rolle spielen – im Wesentlichen jedoch die unterschiedlichen Mutationen im SCN1A-Gen die Prognose maßgeblich bestimmen (Dravet et al. 2011). So fanden Nabbout et al. (2013) nur das Vorhandensein eines Myoklonus oder fokaler Anfälle korrelierend mit einem niedrigerem Entwicklungsscore über die Zeit – alle anderen anfallsbezogenen Items, insbesondere auch SE, zeigten keinen Zusammenhang zum Entwicklungsverlauf (n = 67).

Mortalität

Es besteht ein erhöhtes Mortalitätsrisiko bei Patienten mit Dravet-Syndrom, insbesondere im Alter zwischen zwei und zehn Jahren. Die kumulative Mortalitätsrate bis zum Alter von 18 Jahren war 2,9 % für SUDEP, 3,9 % für SE und 7 % für alle weiteren Ursachen (wie Ertrinken, Infektionen) (Dravet et al. 2011).

Diese Daten unterstützen die Notwendigkeit einer konsequenten Therapie des beginnenden SE. Überwachungsstrategien richten sich nach dem individuell sinnvollen Zielparameter (Sauerstoffsättigung oder Herzfrequenz oder Bewegungen etc.) und ermöglichen gerade bei kleinen Kindern eine frühe Intervention (und möglicherweise auch eine elterliche Entlastung). Ob dadurch auch ein SUDEP zu verhindern wäre, bleibt fraglich, dennoch sollte eine Schulung der Betreuungspersonen (je nach eingeschätzter Möglichkeit) in kardiorespiratorischer Reanimation angeboten werden.

15.6 Myoklonische Enzephalopathie bei nichtprogredienten Erkrankungen

Dieses Syndrom, das auch als myoklonischer SE bei nichtprogressiver Enzephalopathie benannt wird, wurde 1980 von Dalla Bernadina et al. beschrieben und wird in dem Klassifikationsvorschlag der ILAE geführt (Engel 2006, Berg et al. 2010).

Die Prävalenz in Kohorten der therapieresistenten Epilepsien wird mit 0,5–1 % angegeben (Covanis 2012).

Klinik

Beginn der Erkrankung durchschnittlich mit zehn Lebensmonaten (1. Lebenstag bis 5. Lebensjahr).

Anfallssemiologie: Subtile myklonische Anfälle (asymmetrisch, vor allem Gesicht und Extremitäten betreffend) und atypische Absencen, die häufig als refraktäre SE auftreten. Die Symptomatik ist rückläufig, allerdings kann dies auch erst nach dem 5. Lebensjahr eintreten. Alle Kinder sind retardiert.

Drei Untergruppen werden unterschieden:

1. Kinder mit genetischen Grunderkrankungen wie Angelman-, Rett-, Wolf-Hirschhorn-Syndrom entwickeln Absencen, mehr oder weniger rhythmische myoklonische Anfälle und

myoklonische Absencen. Im EEG findet sich eine zentral betonte Theta-Delta-Aktivität durchbrochen von rhythmischen Serien posterior betonter langsamer Delta-Wellen mit überlagernden S.

2. Kinder mit zerebralen Malformationen oder unbekannter Ätiologie entwickeln diskrete myoklonische Anfälle und einen negativen epileptischen Myoklonus, der nur schwer von dyskinetischen Bewegungsmustern abgrenzbar ist. Das EEG zeigt über vorderen Hirnregionen Delta-Rhythmen und SW, häufig als SE mit geringer klinischer Symptomatik. Bei den deutlich mental retardierten Kindern bereitet die Diagnose des SE Schwierigkeiten.
3. Bei unbekannter Ätiologie entwickeln die Kinder faziale fokale motorische Anfälle, in deren Verlauf ein Bewusstseinsverlust auftreten kann. Es entwickelt sich ein myoklonischer SE. Die zunächst nur gering ausgeprägte Retardierung wird deutlicher. Im EEG initial dyskontinuierliche generalisierte SW und ShW, die im Verlauf in zentrale langsame rhythmische ShW übergehen.

Therapie

Die myoklonische Enzephalopathie ist therapieresistent, VPA und ESM können eine Verbesserung bewirken, auch LTG und LEV werden eingesetzt (Caraballo et al. 2007).

15.7 Lennox-Gastaut-Syndrom

Die Benennung dieses Syndroms geht auf die grundlegenden Beschreibungen von Lennox (Lennox et al. 1950) und Gastaut (Gastaut et al. 1966) zurück. Das Lennox-Gastaut-Syndrom (LGS) ist durch häufiges Auftreten von multiplen Anfallsformen (tonische Anfälle, atypische Absencen und atonische Anfälle), durch interiktale bilateral synchrone Slow-Spike-Waves < 3/s im EEG und mentale Retardierung gekennzeichnet. Es wird in den Klassifikationsvorschlägen der ILAE geführt (Engel 2001, Berg et al. 2010).

Epidemiologie

Da alle Kriterien des LGS nicht pathognomonisch sind, ist eine klare Abgrenzbarkeit dieses Syndroms schwierig (s. Tab. 15-11). Daher sind die Angaben über die Häufigkeit des Vorkommens unzuverlässig. In Atlanta, USA, fand sich eine Inzidenz des LGS von 0,28 pro 1000 Lebendgeborene, was der dortigen Inzidenz des West-Syndroms entsprach (Rantala et al. 1999a). In zwei Populationsstudien betrug der relative Anteil an den bei Kindern im Alter von 0 bis 15 Jahren aufgetretenen Epilepsien 0,7 % bzw. 2 % (Eriksson et al. 1997, Berg et al. 1999a). Unter den Epilepsien, die in den ersten fünf Lebensjahren beginnen, macht dieses Syndrom 10 % aus (Nordli et al. 2008).

Ätiologie und Pathophysiologie

Eine familiäre Belastung mit epileptischen Anfällen ist relativ selten, lediglich in 5–10 % der Fälle wird ein solches Vorkommen angegeben. Es lässt sich ein symptomatisches (70–80 %) LGS abgrenzen, bei 20–30 % ist eine Ursache nicht erkennbar und vor Beginn der Epilepsie die Entwicklung normal gewesen.

Die Ätiologie des symptomatischen LGS umfasst ein weites Spektrum vor allem der in der zerebralen Bildgebung nachweisbaren Ätiologien und ist darin dem West-Syndrom ähnlich, das auch in 30–65 % vorausgeht. In dieser Gruppe sind in 40 % hypoxisch ischämische Enzephalopathien und in 20 % intrakranielle pränatale Hämorrhagien ursächlich. Der Übergang erfolgt direkt oder nach einem anfallsfreien Intervall, was sogar mit einer vorübergehenden Erholung der kognitiven Fähigkeiten verbunden sein kann

Tabelle 15-11: Klinische Kriterien des LGS

- Auftreten multipler Anfallsformen: tonisch, atonisch, atypische Absencen, GTKA, myoklonisch
- hohe Anfallsfrequenz
- typisches EEG: 1,5–2,5/s SW (slow-spike-variant), abrupt einsetzende 10–20/s Rhythmen im Schlaf
- neurokognitive Störungen, meist progredient
- Pharmakoresistenz

(van Straten et al. 2012). Das LGS ist auch Ausdruck verschiedener genetischer Störungen. In einer Gruppe von 22 Patienten mit LGS ohne nachweisbare Ätiologie konnten Lund et al. (2014) 2/22 mit einer Mutation im CHD2-Gen nachweisen.

Der zugrunde liegende Pathomechanismus ist unbekannt. Es fehlt ein experimentelles Modell des LGS, ebenso ein Erklärungsmodell der Pathogenese. Das LGS trägt die Eigenschaften einer diffusen Enzephalopathie und es ist völlig unklar, warum einerseits vorher gesunde, andererseits vorgeschädigte Kinder in gleicher Weise davon betroffen werden. Klinische und experimentelle Arbeiten sprechen dafür, dass während einer frühen vulnerablen Phase der kortikalen und thalamischen Entwicklung durch schädigende Faktoren ein bilaterales abnormes epileptogenes Erregbarkeitsmuster generiert wird (Blume 2001).

Klinik

In der Regel manifestiert sich das LGS im Alter von ein bis acht Jahren, am häufigsten zwischen drei und fünf Jahren. Die symptomatische Form beginnt etwas eher, die kryptogene meist nach dem Alter von fünf Jahren. Jungen sind etwas häufiger als Mädchen betroffen. Das klinische Bild ist durch das Auftreten meist generalisierter Anfallsformen gekennzeichnet, die sich im Verlauf ändern können, siehe **Tabelle 15-12**. In > 50 % besteht mehr als eine Anfallsform zu jeder Zeit der Erkrankung.

Tabelle 15-12: Anfälle bei LGS (107 Patienten, Goldsmith et al. 2000)

Anfallsform	Häufigkeit
tonisch	80 %
atonisch, astatisch	65 %
atypische Absencen	60 %
GTK	55 %
myoklonisch	50 %
partial	10 %

- **tonische Anfälle.** Diese stellen die Hauptanfallsform (bis 95 %) dar. Sie können stamm- oder extremitätenbetont, symmetrisch oder asymmetrisch ausgeprägt sein. Sie treten im Wachzustand als Sturzanfall und im Schlaf in hoher Frequenz und diskreter Klinik auf, wobei der Slow-Wave-Schlaf deren Auftreten fördert. Ein typischer tonischer Anfall läuft folgendermaßen ab: Hals und Körper werden plötzlich gebeugt, die Arme halb gebeugt oder gestreckt angehoben, die Beine gestreckt; die Gesichtsmuskulatur verspannt sich, die Pupillen werden weit und die Augen werden verdreht. Es kommt zur Gesichtsrötung und Apnoe, das Bewusstsein ist nicht immer beeinträchtigt. Das Kind fällt dann plötzlich zu Boden. Kurz dauernde axiale tonische Anfälle sind die häufigste Ursache der Sturzanfälle (drop attacks) beim LGS (Egli et al. 1985, Ikeno et al. 1985, Oguni et al. 1997). Die Anfälle können auch sehr leicht ausgeprägt sein, dann ist nur ein Augenverdrehen oder eine Störung des Atemrhythmus zu erkennen, was besonders im Schlaf der Fall ist. Auch können sie als kurze Spasmen imponieren. Falls die tonischen Anfälle länger anhalten (> 10 Sekunden), zeigt sich ein Vibrieren, das sich auf den ganzen Körper ausbreiten kann.
- **atypische Absencen.** Atypische Absencen werden in 17–100 % bei LGS berichtet. Der Übergang sowohl in die Absence als auch dessen Ende ist fließend. Das Bewusstsein ist fluktuierend getrübt, einfache Vorgänge werden manchmal fortgeführt. Der Kopf wird nach vorne gebeugt, es können Lidzuckungen und periorale Myoklonien sichtbar sein. Häufig zeigt sich ein verstärkter Speichelfluss.
- **atonische Anfälle (Sturzanfälle).** Dieser dritten charakteristischen Anfallsform (bis zu 95 %) kann eine Myoklonie vorausgehen (myoklonisch-atonische Anfälle). Es zeigt sich ein Nachvornefallen des Kopfes oder Sturz. In diesem Falle sacken die Kinder zusammen, bei tonischen Sturzanfällen hingegen besteht für Beobachtende der Eindruck, als würden die Patienten gleichsam hingeschleudert.

Ohne eine polygraphische Untersuchung ist schwer zu unterscheiden, ob das Hinstürzen auf tonische, atonische oder myoklonisch-atonische Anfälle zurückzuführen ist. Bei einer großen Zahl der Patienten (54–75 %) treten diese Anfallsformen, insbesondere die atypischen Absencen, auch in Serien oder als Status epilepticus auf. Die Patienten befinden sich dann im Stupor, dabei ereignen sich Serien tonischer Anfälle, die z. T. mit Hinstürzen verbunden sind. Myoklonische Anfälle, generalisierte tonisch-klonische und fokale Anfälle kommen häufig erst im Verlauf der Erkrankung hinzu (Blume 1994).

Während zu Beginn der Erkrankung bis zu 50 % der Kinder intellektuell normal sind, erleiden nahezu alle im Verlauf progrediente Einbußen der kognitiven und sprachlichen Funktionen sowie Verhaltensstörungen (van Straten et al. 2012). Dazu gehören Schwierigkeiten, etwas Neues zu erlernen und sich zu konzentrieren, sowie starke Stimmungsschwankungen und Aggressivität.

Varianten des Lennox-Gastaut-Syndroms

Myoklonische Variante des Lennox-Gastaut-Syndroms. Es wurde eine myoklonische Variante des LGS beschrieben, bei der massive Myoklonien, myoklonisch-astatische Anfälle und generalisierte tonisch-klonische Anfälle das Krankheitsbild beherrschen (Chevrie et al. 1972). Die Ätiologie dieser Variante ist in 64 % der Fälle «kryptogen» und die Prognose ist etwas günstiger als beim typischen LGS. Die Abgrenzung von der myoklonisch-astatischen Epilepsie ist unscharf. Andere Anfallsformen wie generalisierte klonische Anfälle, negativ myoklonische Anfälle und komplex fokale Anfälle können hinzukommen, diese herrschen aber nie vor.

Late-Onset-Form des Lennox-Gastaut-Syndroms. Neben dem im Kindesalter beginnenden LGS existiert noch die selten vorkommende, sog. Late-Onset-Form mit einer Manifestation vorwiegend im Alter zwischen 10 und 20 Jahren (Roger et al. 1987). Diese Variante entwickelt sich zum Teil aus anderen Epilepsieformen wie den idiopathisch generalisierten Epilepsien oder fokalen Epilepsien. Die Anfallsfrequenz nimmt zu, es kommt zur Verlangsamung der Grundaktivität im EEG und mentalem Abbau.

Sie zeigt im Vergleich zum typischen LGS einen protrahierten Verlauf, schließlich hat die Mehrzahl der Patienten aber auch drei bis vier unterschiedliche Anfallstypen (atypische Absencen, Grand-Mal-Anfälle, Sturzanfälle und komplex fokale Anfälle), wobei die Sturzanfälle eher spät hinzukommen, dann aber das Krankheitsbild bestimmen. Die Behandlung des spät beginnenden LGS ist ähnlich schwierig wie die des klassischen LGS, wobei auch AED zum Einsatz kommen, die zur Behandlung des vorbestehenden Epilepsiesyndroms eingesetzt werden (Specht 1998).

EEG

Das **interiktale** EEG zeigt in der Mehrzahl der Fälle eine verlangsamte und dysorganisierte Grundaktivität. Die bilateral synchrone, diffuse langsame Slow-Spike-Wave-Aktivität mit einer Frequenz von 1,5–2,5/s und hoher Amplitude mit frontaler Betonung (jedoch auch posterior berichtet) ist das Kennzeichen dieses Syndroms («Spike-Wave-Variant-Muster») und dauert Sekunden bis Minuten an. Sie macht 33–50 % der Gesamtaktivität im WEEG aus (Blume 1994). Auch länger anhaltende serielle Entladungsmuster gehen in der Regel nicht mit erkennbaren Bewusstseinsveränderungen einher. Im Non-REM-Schlaf zeigt sich eine Zunahme und Generalisierung, oft in Form von PSW. Sowohl Photostimulation als auch Hyperventilationsprovokaton zeigen nur vereinzelt eine Aktivierung der Entladungsmuster. Fokale und multifokale SW oder ShW kommen vor, besonders im Schlaf (Eisensehr et al. 2001). Vorwiegend während des Non-REM-Schlafes, aber auch im Wachen sind Ausbrüche einer generalisierten schnellen Aktivität von 10/s bis 20/s für das LGS charakteristisch.

Mit zunehmendem Alter verlieren sich in etwa 50 % die typischen EEG-Muster. Niedermeyer (2002) beschreibt vor allem temporal abzuleitende EEG-Muster und spricht von einer «sekundären Temporalisierung».

Tonische Anfälle können sehr kurz sein, meist < 10 Sekunden. Sie treten vermehrt im Non-REM-Schlaf auf, eine Nachtableitung ist daher im Zweifel indiziert, um ein **iktales EEG** aufzeichnen zu können. Dann zeigt sich z. T. im Anschluss an einen generalisierten hochamplitudigen SW-Komplex eine Abflachung des Kurvenverlaufs mit einer rhythmischen 10–13/s-Aktivität.

Diese nimmt im Verlauf an Frequenz ab und Amplitude zu, teilweise Übergang in eine hochamplitudige Kurvenverlangsamung. Die begleitende klinische Symptomatik setzt etwa eine Sekunde nach Beginn der EEG-Veränderungen ein und kann im Schlaf sehr diskret ausgeprägt sein. Die Genese dieser «Runs of Rapid Spikes» ist unklar.

Die atypischen Absencen gehen mit irregulären diffus ausgebreiteten Sharp-Slow-Wave-Komplexen mit einer Frequenz von 2–2,5/s einher. Die Ausbrüche der epileptiformen Aktivität zeigen anders als die klassischen 3/s-Spike-Waves ein Crescendo zu Beginn und ein Decrescendo am Ende des Anfalls. Sie lassen sich auch nicht durch Hyperventilation provozieren.

Mögliche EEG-Korrelate der Sturzanfälle sind schnelle Rhythmen oder Sharp-Slow-Waves, Polyspike-Waves und eine Abflachung der Grundaktivität (Schmitt 1998). Bezüglich der atonischen Anfälle wird vermutet, dass die epileptiforme Aktivität im prämotorischen Kortex entsteht, zur pontomedullären retikulären Formation fortgeleitet wird und durch Hemmung der spinalen motorischen Neurone die Atonie verursacht.

Myoklonische Anfälle sind mit generalisierten Ausbrüchen von Polyspikes assoziiert, gefolgt von langsamen Wellen, Unterschiede zu den myoklonischen Anfällen bei anderen myoklonischen Syndromen bestehen nicht.

Während eines Absencestatus epilepticus zeigt sich vermehrt generalisierte Slow-Spike-Wave-Aktivität, allerdings kann es schwierig sein, das iktale vom interiktalen EEG abzugrenzen.

Bildgebung des ZNS

Das Ergebnis der bildgebenden Untersuchungen ist bei der symptomatischen Form des LGS von der Grundkrankheit abhängig. Unspezifische Hirnatrophien werden auch bei einem Teil der Kinder mit dem kryptogenen LGS nachgewiesen (Gastaut et al. 1976).

Bei Patienten, bei denen die Definitionskriterien des LGS streng gemäß der ILAE-Klassifikation angewendet wurden, fand sich im ^{18}FDG-PET interiktal ein diffuser Hypometabolismus (Theodore et al. 1987). Bei fünf Kindern mit neu aufgetretenem kryptogenem LGS fiel das ^{18}FDG-PET normal aus, während es bei fünf von sechs Kindern, bei denen ein West-Syndrom vorangegangen war, diffuse kortikale metabolische Abnormalitäten zeigte (Ferrie et al. 1996).

Die Frage nach einer ursächlichen epileptogenen Zone im Hinblick auf eine mögliche epilepsiechirurgische Evaluation bleibt auch im Verlauf der Erkrankung zu stellen und ggf. durch erweiterte bildgebende Verfahren zu evaluieren.

Neurologischer, neuropsychologischer und psychiatrischer Befund

Der neurologische Befund des symptomatischen LGS wird von der Grundkrankheit bestimmt. Ein großer Teil der Kinder entwickelt motorische Störungen in Form von verlangsamten Bewegungsabläufen sowie Koordinations- und Gleichgewichtsstörungen.

Die neuropsychologische Untersuchung ergibt initial bei über 40 % noch normale Werte, im Verlauf sind dies weniger als 20 %. Hinzu können Verhaltensauffälligkeiten kommen, die im Jugendalter durch Aggressivität und Reizbarkeit im Alltag problematisch werden können (Arzimanoglu et al. 2009).

Diagnose und Differenzialdiagnose

Klinische Kriterien zeigt Tabelle 15-11 (S. 279).

Von einigen AutorInnen werden die tonischen Anfälle als Voraussetzung für die Diagnose gefordert, von anderen mindestens zwei der drei Hauptanfallstypen (Zifkin 1990). Zumindest sind tonische Anfälle und die typischen EEGs richtungsweisend. SEEG-Ableitungen zum Nachweis der schlafgebundenen tonischen Anfälle und der charakteristischen 10- bis 20/s-Rhythmen (ohne und mit begleitender Klinik) sind auch zur Verlaufsbeurteilung indiziert.

Eine diagnostische Schwierigkeit liegt in der mitunter blanden Klinik der Anfälle begründet, Symptome wie Kopfnicken, Starren oder Innehalten in der Aktivität werden zunächst nicht als epileptische Anfälle, sondern als Verhaltensstörungen verkannt. Die Unterscheidung von infantilen Spasmen und kurzen tonischen Anfällen bei Kindern mit zuvor bestehendem West-Syndrom ist teilweise nicht möglich und zeigt sich erst im Verlauf der Erkrankung.

Die wichtigste Differenzialdiagnose des LGS stellt die myoklonisch-astatische Epilepsie dar (Tab. 15-13).

Atypische Absencen sind beim CSWS-Syndrom häufig zu beobachten, jedoch keine tonischen Anfälle.

Die symptomatische fokale Epilepsie mit sekundärer bilateraler Synchronie beginnt später (im Mittel 10 bis 19 Jahre), fokal neurologische Zeichen sind häufiger (Hemiplegie 30 % vs. 9 %), eine schwere mentale Retardierung seltener (35 % vs. 87 %), die Anfallsfrequenz ist niedriger, es dominieren fokale Anfälle, allerdings sind viele verschiedene Anfallsformen bei der fokalen Epilepsie mit sekundärer bilateraler Synchronie beschrieben worden: generalisierte tonisch-klonische, tonisch-adversive, atonische, klonische, myoklonische und komplexe fokale Anfälle (Blume 1994). Atypische Absencen sind selten. Ein konstanter epileptogener Fokus ist jedoch regelhaft vorhanden, die sequenziellen fokalen Spikes oder Sharp-Waves gehen direkt in eine bilateral synchrone epileptiforme Aktivität über (Blume et al. 1985). Die nächtlichen schnellen Rhythmen sind sehr viel seltener zu sehen (15 % vs. 79 %).

Tabelle 15-13: Differenzialdiagnose zwischen Lennox-Gastaut-Syndrom und myoklonisch-astatischer Epilepsie (modifiziert nach Dravet et al. 2005)

Parameter	Lennox-Gastaut-Syndrom	Myoklonisch-astatische Epilepsie
Familienanamnese bezüglich Epilepsie	selten positiv	häufig positiv
zerebrale Vorschädigung	häufig vorhanden	selten
vorangegangene psychomotorische Entwicklung	variabel	normal
Manifestationsalter	1–8 Jahre (5)	1–6 Jahre (< 1,5)
Anfallsformen	axial tonisch, atypische Absencen, atonisch, (GTKA, myoklonisch und fokal)	myoklonisch-astatisch, GTKA, atypische Absencen
EEG	zunehmende Verlangsamung, diffuse Slow-Spike-Wave, PSW, im Schlaf fokale SW und 10/s-Rhythmen	allenfalls geringgradig, diffuse Spike-Slow-Wave, PSW im Schlaf
pathologischer neurologischer Befund	häufig vorhanden	fehlt
mentale Retardierung im Verlauf	ausgeprägt	variabel, oft mild
Prognose	ungünstig	variabel, oft günstig

Therapie

Orientiert an den NICE Guidelines (McTague et al. 2013) sind VPA und LTG Mittel der 1. Wahl, TPM, RUF, FBM, CLB, LEV, Steroide, KD, VNS mögliche Optionen. CBZ, GBP, LTG, BZD haben ein (geringes) Risiko, tonische Anfälle zu provozieren, GBP, OXC, CBZ, LTG können bestehende myoklonische Anfälle verstärken.

Nach einem Cochrane Review zur Behandlung des Lennox-Gastaut-Syndroms sind LTG, TPM, FBM und RUF wirksame Add-on-Medikamente (Hancock et al. 2013).

Langfristig erweist sich das LGS bei 80–95 % der Patienten als therapieresistent. Wenn Anfallsfreiheit nicht zu erreichen ist, gilt es, zumindest die Sturzanfälle und GTKA im Wachen auf Grund der resultierenden erheblichen Unfallgefahr weitmöglichst zu reduzieren sowie sich entwickelnde epileptische Status effizient zu unterbrechen.

Das Auftreten mehrerer Anfallsformen nebeneinander stellt eine ganz besondere Herausforderung dar, da viele der in Frage kommenden AED zwar bei der einen Anfallsform wirksam sind, aber eine der anderen Anfallsformen aggravieren können. Bei der Kombination von AED ist zu berücksichtigen, dass der Patient durch Nebenwirkungen nicht beeinträchtigt oder gefährdet wird. Auch kann eine sedierende Wirkung oder Störung des Schlafs zu vermehrten Anfällen führen. Keinesfalls sind Polytherapien mit mehr als drei AED für eine längere Behandlungsdauer geeignet.

Bisher gibt es kein etabliertes Behandlungsschema des LGS. Die Abgrenzung des Krankheitsbildes ist in einzelnen Therapiestudien ungenau, die Ätiologien sind vielfältig, was die Vergleichbarkeit der Daten einschränkt. Die Therapie sollte durch die jeweils vorherrschende Anfallsform geleitet werden.

Auch wenn keine plazebokontrollierte Studien für **VPA** in der Therapie des LGS vorliegen, wird es auf Grund des weiten Wirkungsspektrums von den meisten BehandlerInnen initial eingesetzt. Ist so keine ausreichende Anfallskontrolle zu erreichen, empfiehlt sich die Kombination mit **LTG**, dessen Wirksamkeit bei LGS (wie auch für TPM, FBM, RUF) durch eine doppelblinde randomisierte und plazebokontrollierte Studie belegt ist. Während **TPM** ebenso ein weites Wirkspektrum aufweist, sind **RUF** und **FBM** wie auch **CLB** (doppelblinde, Dosisfindungsstudie) vor allem bei Sturzanfällen wirksam (Tab. 15-14). FBM scheint dabei die wirksamste Substanz zu sein. Es stellt allerdings wegen der möglichen schwerwiegenden Nebenwirkungen (aplastische Anämie, Hepatopathie) ein Medikament der ferneren Wahl dar. Die BZD sind zwar initial häufig wirksam, aber nach wenigen Wochen oder Monaten entwickelt der größere Teil der Patienten eine Toleranz, bei Absetzen der Medikation besteht ein hohes Risiko für Entzugsanfälle. Zur akuten Intervention bei klinischen Verschlechterungen ist CZP gut geeignet, allerdings kann es auch tonische Anfälle oder einen tonischen Status epilepticus induzieren (Markand 2003).

Die atypischen Absencen und Sturzanfälle sprechen teilweise auf **ESM** an (Snead 1987). Auch **MSM** in Kombination mit VPA stellt in einem Teil der Fälle eine wirksame Kombination dar (Boenigk et al. 1996).

VGB war ebenfalls in einigen offenen Studien wirksam, kann jedoch einen Absencestatus auslösen. Ist der Tuberöse-Sklerose-Komplex Ursache des LGS, so sollte VGB frühzeitig eingesetzt werden. Unter **ZNS** sind Fallkohorten mit einer Anfallsreduktion dokumentiert, bei denen allerdings der Anfallstyp nicht differenziert angegeben ist.

LEV bei LGS kann in einzelnen berichteten Fällen die myoklonischen und tonisch-klonischen Anfälle reduzieren.

Für BR und CBZ konnten in offenen Studien keine Belege für eine Wirksamkeit bei LGS gefunden werden. Für PB, PRM, PHT liegen keine Studienergebnisse bei LGS vor, allerdings kann im Verlauf der Erkrankung entsprechend dem vorherrschenden Anfallstyp der Einsatz versucht werden.

Steroide, Immunglobuline. Sowohl für ACTH (über zwei Wochen) als auch für Prednison (über zwölf Wochen) liegen Studien mit of-

Tabelle 15-14: Lennox-Gastaut-Syndrom: Responderrate in doppelblinden, plazebokontrollierten Studien (nach Glauser u. Morita 2001, Glauser et al. 2008) und einer doppelblinden Dosisfindungsstudie (CLB, Ng et al. 2011)

Anfallsformen	Felbamat vs. Plazebo	Lamotrigin vs. Plazebo	Topiramat vs. Plazebo	Rufinamid vs. Plazebo	Clobazam vs. Plazebo
alle zusammen	50 % vs. 11 %*			31 % vs. 11 %	65,3 % vs. 9,3 %
tonisch-klonische plus Sturzanfälle		33 % vs. 16 %*	33 % vs. 8 %*		
atonische oder Sturzanfälle	57 % vs. 9 %*	37 % vs. 22 %*	28 % vs. 14 %	43 % vs. 17 %*	77 % vs. 31,6 %
tonisch-klonische	60 % vs. 23 %*	43 % vs. 20 %			

Responder: mindestens 50 % Anfallsreduktion; * $p < 0{,}05$

fenem Design vor, die eine Wirksamkeit bei einigen Patienten zeigen, allerdings auch eine hohe Rezidivrate. Sie kommen vor allem beim nonkonvulsivem SE bei LGS zum Einsatz.

Die Behandlung mit intravenösem Immunglobulin G wurde mit Erfolg bei einzelnen Kindern versucht, sie gilt als Option bei Versagen der anderen Therapien.

Ketogene Diät. Eine Doppelblind-Crossover-Studie mit KD bei LGS zeigte keine statistische Signifikanz (aber einen Trend) bezüglich der Anfallsreduktion. Die bei der Anwendung der KD immer wieder zu beobachtende Verbesserung der Wachheit und Aktivität sollte in die Überlegungen zu einem Behandlungsversuch einbezogen werden.

Vagusnervstimulation. Retrospektive Studien zur VNS-Therapie zeigen ein gutes Ansprechen der Anfälle bei LGS. Die Zusammenfassung der Ergebnisse von fünf Studien (Labar 2000) mit insgesamt 28 Kindern zeigte eine mittlere Reduktion der Anfallsfrequenz um 55 % (Spannweite 34–90 %). Eine größere retrospektive multizentrische Studie mit 50 Patienten (mittleres Alter 13 Jahre) ergab eine Anfallsreduktion nach VNS-Implantation um 42 % nach einem Monat und 58 % nach drei und sechs Monaten. Die Sturzanfälle hatten nach sechs Monaten um 88 % abgenommen (Frost et al. 2001). Die Methode verbesserte bei einem Teil der Patienten Verhalten, Stimmung und Kognition, unabhängig vom Einfluss auf das Anfallsgeschehen (Aldenkamp et al. 2001).

Kallosotomie. Vor allem atonische Anfälle können durch eine anteriore partielle Kallosotomie reduziert werden, wobei der Effekt teilweise auf einige Jahre begrenzt blieb. Entsprechend eng ist eine Indikationsstellung bei Kindern zu halten (Ferrie et al. 2009, Crumrine 2011).

Psychosoziale Betreuung

Da das LGS in den meisten Fällen therapieresistent ist, muss bei der Behandlung den psychosozialen Auswirkungen dieses Epilepsiesyndroms besondere Beachtung geschenkt werden. Auf Grund der hochfrequenten und oft therapieresistenten Anfälle besteht ein hohes Maß an Beratungsnotwendigkeit für Familie und andere betreuende Institutionen. Die Regression vor allem der kognitiven Entwicklung zieht erhebliche Frustrationen bei Patient, Familie und weiteren Professionellen nach sich sowie soziale Isolation und sekundäre Verhaltensprobleme.

Verlauf und Prognose

Der Verlauf ist durch Perioden der Verschlechterung und Verbesserung gekennzeichnet, wobei die Ursache dieser Periodik unklar ist.

Risikofaktoren einer schlechten Prognose sind (Morita et al. 2008):

- früher Beginn (< 3 Jahre)
- vorangegangenes West-Syndrom
- hohe Anfallsfrequenz
- lange dauernde Perioden der Verschlechterung

- wiederholter SE
- im EEG konstante diffuse Verlangsamung der Grundaktivität
- permanenter Herd im EEG.

Meist kommt es im Laufe der Zeit zu einer Abnahme der Anfallsfrequenz, kaum jedoch zu einer Erholung der kognitiven Funktionen, 85–92 % der Patienten bleiben dauernd mental retardiert. Viele Patienten leben als Jugendliche und Erwachsene in speziellen Wohneinrichtungen. Im Erwachsenenalter geht das LGS bei einem Teil der Patienten in schwere fokale Epilepsien über (Roger et al. 1987). Nur bei etwa 7–15 % heilt die Epilepsie völlig aus und die Betroffenen sind normal oder leicht mental behindert (Gastaut et al. 1973, Roger et al. 1987, Ohtahara et al. 1995). Die Mortalität liegt bei 3–7 % (Gastaut et al. 1973).

15.8 Epileptische Enzephalopathie mit kontinuierlichen Spike-Waves im Schlaf einschließlich Landau-Kleffner-Syndrom

In der Vergangenheit wurden von einigen Epileptologen das Aphasie-Epilepsiesyndrom (Landau-Kleffner-Syndrom) und die Epilepsie mit kontinuierlichen Spike-Waves während des Slow-Wave-Schlafes (Epilepsie mit CSWS) den benignen idiopathischen fokalen Epilepsien des Kindesalters zugeordnet, und zwar mit der Begründung, dass die epileptischen Anfälle ebenso wie bei diesen in der Pubertät spontan sistieren. Aber schon in der ILAE-Klassifikation von 1989 wurden sie von diesen getrennt aufgeführt. Nach dem Vorschlag der Klassifikationskerngruppe der ILAE (Engel 2006) gehören sie nun zu den epileptischen Enzephalopathien, und zwar aus zwei Gründen:

- Anders als bei den idiopathischen fokalen Epilepsiesyndromen ist unklar, ob es sich um Epilepsien symptomatischer und/oder idiopathischer Genese handelt.
- Die Langzeitprognose mit bleibenden schwerwiegenden kognitiven, Sprach- und Verhaltensdefiziten ist nicht benigne, sondern höchst ungünstig.

Dennoch sind diese Syndrome in ihrer idiopathischen Form selbstlimitierend, typischerweise ohne nachweisbare Ursache und als eine enzephalopathische Verlaufsform einer IFE interpretierbar. Von der ILAE wird vorgeschlagen, die beiden Syndrome auf Grund der ähnlichen Pathogenese nicht mehr zu trennen, das Landau-Kleffner-Syndrom als eine Variante der Enzephalopathie mit CSWS anzusehen (Engel 2006).

15.8.1 Epileptische Enzephalopathie mit kontinuierlichen Spike-Wave-Entladungen im Slow-Wave-Schlaf

Im Jahr 1971 beschrieben Patry et al. einen subklinischen elektrischen Status epilepticus bei sechs Kindern, der durch den Schlaf induziert wurde. Die Kinder zeigten dabei einen globalen kognitiven Abbau einschließlich der Sprachfunktionen. Dieses Syndrom wurde in die ILAE-Klassifikation von 1989 unter der Bezeichnung «Epilepsie mit kontinuierlichen Spike-Wave-Entladungen im synchronisierten Schlaf» aufgenommen. Es erfuhr später eine Umbenennung zur «Epilepsie mit kontinuierlichen Spike-Waves während des Slow-Wave-Schlafes» (Tassinari et al. 1992). Im letzten Klassifikationsvorschlag ist es jetzt unter der Bezeichnung «epileptische Enzephalopathie mit kontinuierlichen Spike-Wave-Entladungen im Slow-Wave-Schlaf» zu finden (Engel 2006). Der Begriff ESES-Syndrom (ESES als Abkürzung für Electrical Status Epilepticus during Sleep) wird teilweise synonym verwendet, es wird aber angestrebt, diese Bezeichnung ausschließlich zur Beschreibung des EEG-Merkmals zu benutzen, womit dem Umstand Rechnung getragen wird, dass dieses EEG-Muster auch bei anderen Epilepsiesyndromen vorkommen kann (Liu et al. 2000).

Die epileptische Enzephalopathie mit CSWS ist selten, zuverlässige Daten zur Häufigkeit stehen nicht zur Verfügung, sie macht möglicherweise 0,2–0,5 % unter den Epilepsien bei Kindern aus. Es sind mehrere Übersichtsarbeiten über eine größere Zahl von Patienten mit dieser Epilepsieform publiziert worden (Morikawa et al. 1995, Smith 1997, Tassinari et al. 2005, Riviello et al. 2008).

Ätiologie und Pathogenese

Ätiologie und Pathogenese sind nicht geklärt. Etwa ein Drittel der Kinder ist durch prä- oder perinatale Komplikationen oder durch kongenitale Hemiparesen vorgeschädigt. Genetische Faktoren spielen eine untergeordnete Rolle, denn eine positive Familienanamnese bezüglich febriler oder afebriler epileptischer Anfälle findet sich nur bei etwa 15 % der Kinder. Die schweren Auswirkungen dieses Syndroms auf Kognition und Sprache werden auf die jahrelang anhaltende nächtliche Spike-Wave-Aktivität zurückgeführt (Tassinari et al. 2005). Da diese vor allem frontal lokalisiert ist, wird die Entwicklung der dort lokalisierten eloquenten Funktionen besonders stark beeinträchtigt.

ESES ist als ein wahrer Status epilepticus anzusehen, dessen charakteristische klinische Manifestationen mentale und kognitive Ausfälle darstellen. Dafür sprechen (Tassinari et al. 2005):

- die strenge Assoziation zwischen ESES und der neuropsychologischen Regression
- die Abhängigkeit des Outcomes von der Dauer des ESES
- die Assoziation des Musters der neuropsychologischen Ausfälle und der Lokalisation des dominanten Focus bzw. der Foci (globale Regression bei frontaler Lokalisation, Aphasie bei temporaler Lokalisation).

Klinik

Im Alter von zwei Monaten bis zu zwölf Jahren, mit einem Häufigkeitsgipfel bei vier bis fünf Jahren, treten erste epileptische Anfälle auf. Die Anfallsfrequenz ist in der Mehrzahl der Fälle hoch, es treten mehrere Anfälle täglich oder wöchentlich auf. Die Anfallsformen sind vielfältig, unilaterale fokale motorische Anfälle, atypische Absencen, komplex fokale Anfälle, atonische Anfälle mit Hinfallen und generalisierte tonisch-klonische Anfälle kommen vor. Die unilateralen fokalen und sekundär generalisierten Anfälle ereignen sich vor allem nachts. Tonische Anfälle treten nie auf. **Tabelle 15-15** zeigt Häufigkeit verschiedener Anfälle bei CSWS und LKS.

In Verbindung mit dem nächtlichen bioelektrischen Status epilepticus kommt es bei den Kindern zu einem mentalen Abbau, einer erheblichen Beeinträchtigung der Sprachfunktionen und einer Störung der zeitlichen und räumlichen Orientierung (**Tab. 15-16**). Begleitende Verhaltensprobleme bestehen in Konzentrationsmangel, Hyperaktivität, affektiven Störungen und Aggressivität. Diese Veränderungen werden auf die Schädigung der Frontallappen zurückge-

Tabelle 15-15: Anfälle bei CSWS und LKS, z. T. mehrere Anfallsformen (nach Klu et al. 2006, Hughes 2011)

	CSWS	LKS
Anfallshäufigkeit	wechselnd	vereinzelt
keine Anfälle	21 %	0–30 %
pharyngeal/oral	79 %	33 %
sekundär GTKA	36 %	33 %
atypische Absencen	27 %	50 %
negativer epileptischer Myoklonus/hemiklonische, automotorische, fokale Anfälle, Abwehrbewegungen mit Erbrechen	18 %	32 %

Tabelle 15-16: CSWS: diagnostische Trias

- kontinuierliche (> 85 %) generalisierte SW im Non-REM-Schlaf
- kognitiver Abbau insbesondere der Sprachfunktionen
- Auftreten verschiedener Anfallsformen des Spektrums der IFE, keine tonischen Anfälle

führt. Das klinische Bild hat Ähnlichkeit mit dem Frontalhirnsyndrom bei Erwachsenen, es ist partiell reversibel.

EEG

Im Wach-EEG finden sich neben diffusen Veränderungen der Grundaktivität fokale Spikes oder Sharp-Waves, bevorzugt frontotemporal oder zentrotemporal, sowie mehr oder weniger generalisierte Spike-Waves, teilweise in Serien auftretend. Sobald der Patient einschläft, tritt eine kontinuierliche, generalisierte Sharp-Slow-Wave-Aktivität von 1,5–2,5/s auf, die während des gesamten synchronisierten Schlafes (> 85 % der Zeit) sichtbar ist (Tassinari et al. 2005).

Bildgebung des ZNS

Mittels der Bildgebung wurden in etwa 30–60 % der Fälle (außer beim LKS) strukturelle Läsionen (z. B. perisylvische Polymikrogyrien, unilaterale Atrophien, Porenzephalien, fokale Dysplasien) gefunden. Das FDG-PET zeigte im aktiven Stadium der Krankheit, sowohl im Wachzustand als auch im Schlaf, in letzterem Fall allerdings ausgeprägter, eine erhöhte Glukoseutilisation vorwiegend in Arealen, die den kortikalen Assoziationsgebieten entsprechen. Nach Verschwinden des ESES lieferten FDG-PET-Kontrolluntersuchungen nun Zonen der verminderten Glukoseutilisation, wo zuvor ein Hypermetabolismus sichtbar gewesen war (Maquet et al. 1995).

Therapie

Orientiert an den NICE Guidelines (McTague et al. 2013) sind Steroide und CLB Mittel der 1. Wahl, VPA, ESM, STM, KD mögliche Optionen.

Mittels AED können die epileptischen Anfälle meist gut kontrolliert werden, ihr Einfluss auf EEG-Befund und Kognition ist aber in der Mehrzahl der Fälle unbefriedigend. Verschiedene Antiepileptika sind in Mono- und Kombinationstherapie verwendet worden, VPA in Monotherapie oder in Kombination mit CLB scheint noch am wirksamsten zu sein, die Kombination von VPA und ESM in hoher Dosierung kann das ESES durchbrechen (Ribacoba et al. 1997). LEV zeigte sich in einer retrospektiven Multicenterstudie mit 73 Kindern (42 idiopathische Genese, 31 symptomatisch, Alter bei Behandlung im Durchschnitt acht Jahre, 21/73 in Monotherapie) in 20 % Anfallsfreiheit und in weiteren 40 % eine signifikante Reduktion. Das EEG zeigte eine Reduktion der epileptischen Entladungen um > 50 % in 20 % der Fälle, in etwa 45 % keinerlei Änderung. Die Untersuchungszeit betrug 6 bis 24 Monate (Chen et al. 2014).

Die besten Ergebnisse bezüglich der kognitiven Erholung werden einer länger dauernden Therapie mit Hydrokortison, Glukokortikoiden oder ACTH zugeschrieben, diese Substanzen sind für einige Untersucher deshalb die Mittel der Wahl. Diese Mittel werden für vier bis sechs Monate oder länger angewendet, falls ein Relapse auftritt, auch über Jahre. Erhebliche Nebenwirkungen müssen in Kauf genommen werden (Sinclair et al. 2005).

Die Kortikosteroide werden entweder kontinuierlich (Prednison 1 mg/kg/d für vier bis sechs Monate oder länger) oder intermittierend in hoher Dosierung (sog. Pulstherapie) verabreicht. Durch die Pulstherapie lassen sich die Kortikosteroidnebenwirkungen weitgehend verhindern, es gibt verschiedene Vorgehensweisen:

- hoch dosierte i. v. Infusion von Methylprednisolon, 20 mg/kg/d an drei aufeinander folgenden Tagen, zweimalige Wiederholung im Abstand von vier Tagen, mit anschließender oraler Therapie von Prednisolon mit einer Dosis von 2 mg/kg/d für vier Wochen, dann schrittweiser Abbau
- Methylprednisolon 20 mg/kg/d i. v. an drei aufeinander folgenden Tagen alle vier Wochen für vier bis sechs Monate oder länger

- Dexamethason 20 mg/m^2 Körperoberfläche/d i. v. oder per os an drei aufeinander folgenden Tagen alle vier Wochen für vier bis sechs Monate oder länger.

Abbildung 15-3 zeigt ein therapeutisches Schema zur Vorgehensweise bei V. a. CSWS.

Verlauf

Die Erkrankung verläuft in drei Stadien. Im ersten Stadium, noch vor der Entwicklung des CSWS, treten seltene erste Anfälle auf, in der Hälfte der Fälle fokal unilateral und nachts, häufig länger als 30 Minuten anhaltend (hemiklonischer Status epilepticus). Zu dieser Zeit zeigt das EEG mulifokale oder generalisierte Spike-Waves oder Sharp-Slow-Waves. Im zweiten Stadium, welches gewöhnlich ein bis zwei Jahre nach dem ersten Anfall beginnt, nimmt die Anfallsfrequenz zu und neue Anfallsformen treten auf (s. o.). Im EEG wird das Muster des CSWS nachweisbar, gleichzeitig fallen die Kinder durch die Verschlechterung der mentalen Funktionen und Verhaltensstörungen auf. Dieses Stadium hält mehrere Monate bis zu sieben Jahre an. Im dritten Stadium sistieren alle Anfälle, das EEG normalisiert sich weitgehend und die neuropsychologischen Auffälligkeiten nehmen ab.

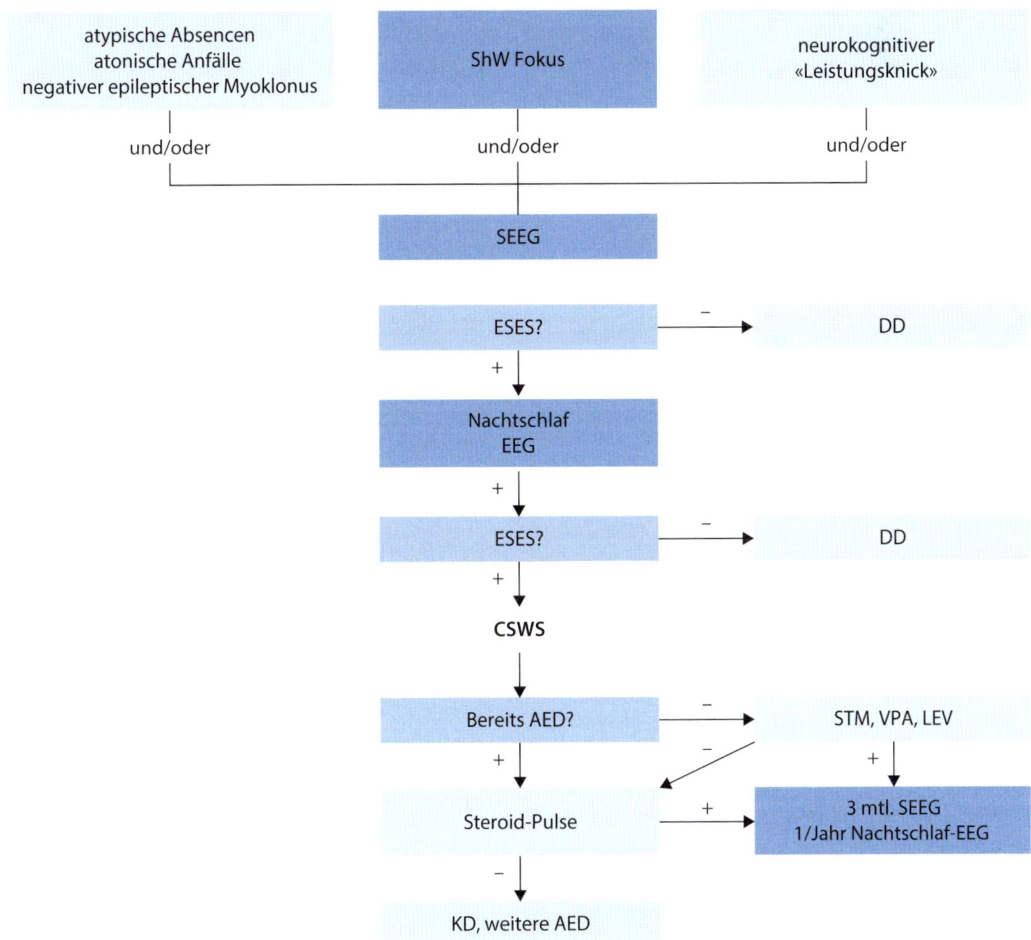

Abbildung 15-3: Symptomatik und Therapie des CSWS (modifiziert nach Veggiotti et al. 2012)

Prognose

Die Langzeitprognose bezüglich der epileptischen Anfälle ist gut, denn fast alle Patienten verlieren ihre Anfälle im Alter zwischen 10 und 15 Jahren. Der nächtliche bioelektrische Status epilepticus sistiert ebenfalls in diesem Zeitraum. Nach dem Ende des ESES tritt eine langsame globale Erholung der kognitiven Funktionen ein, die aber meist unvollständig bleibt. Die neuropsychologische und soziale Prognose ist in der Hälfte der Betroffenen schlecht, unabhängig davon, wann das ESES-Syndrom entdeckt wurde, wie schwer die Epilepsie verlief und ob das Kind neurologisch vorgeschädigt war oder nicht (Tassinari et al. 2005). Auch in der Gruppe ohne Vorschädigung vor dem Auftreten des ESES erreicht nur ein Teil der Patienten wieder ein normales Intelligenzniveau (Morikawa et al. 1995). Eine normale Schule konnte nur etwa die Hälfte der Patienten besuchen.

15.8.2 Landau-Kleffner-Syndrom (Aphasie-Epilepsiesyndrom)

Das Landau-Kleffner-Syndrom (LKS, Synonyme: Aphasie-Epilepsiesyndrom, erworbene epileptische Aphasie) wurde 1957 erstmals von Landau und Kleffner beschrieben. Seine Eigenschaften wurden in mehreren umfangreichen Übersichtsarbeiten dargestellt (Smith et al. 2003, Mikati et al. 2005, Tassinari et al. 2005, Hirsch et al. 2006). Es betrifft normale Kinder mit zuvor altersgerechter Sprachentwicklung und ist durch eine erworbene rezeptive und expressive Aphasie, epileptische Anfälle sowie uni- oder bilaterale, vor allem über den Temporalregionen lokalisierte Spike-Waves charakterisiert. Es tritt während der noch nicht abgeschlossenen Sprachentwicklung auf und kann deshalb die weitere Entwicklung nachhaltig stören. Dieses scheint umso ausgeprägter zu sein, je früher es sich manifestiert. Das LKS hat so viele Eigenschaften mit dem CSWS-Syndrom gemeinsam, dass es neuerdings als Subtyp des CSWS-Syndroms angesehen wird (s. o.).

Ätiologie

Ätiologie und Pathogenese dieses selten vorkommenden Syndroms sind nicht genau geklärt. Genetische Faktoren spielen eine untergeordnete Rolle, nur in 5–12 % der Fälle findet sich eine positive Familienanamnese für epileptische Anfälle. Für einen Autoimmunprozess als mögliche Ursache sprechen der Nachweis von IgG-Anti-Hirn-Autoantikörpern bei 45 % der Kinder (2 % bei Kontrollen) und die Beobachtung, dass die Kortikosteroidtherapie und die Immunglobulintherapie wirksam sind.

Klinik

Das LKS beginnt im Alter von zwei bis zehn Jahren mit einem Häufigkeitsgipfel bei fünf bis sieben Jahren. Das erste Symptom ist bei über 50 % der Kinder die Aphasie als Folge einer erworbenen auditorischen Agnosie. Die Kinder verstehen gesprochene Sprache nicht mehr und wirken wie taub. Ihr sprachliches Ausdrucksvermögen ist reduziert und durch Stereotypien, Perseverationen und Paraphasien gekennzeichnet. Der Sprachverlust entwickelt sich entweder rasch innerhalb weniger Wochen oder langsam im Laufe von Monaten (Tassinari et al. 2005).

Bei 40–50 % der Kinder manifestiert sich dieses Syndrom zuerst durch Verhaltensauffälligkeiten oder durch epileptische Anfälle. Als Anfallsformen kommen fokale motorische Anfälle, atypische Absencen (mit Augendeviationen, Lidzucken oder Kopfnicken) und atonische Anfälle vor, gelegentlich auch sekundär generalisierte tonisch-klonische Anfälle. Epileptische Anfälle treten aber lediglich bei nur etwa 70 % der Kinder auf, in einem Drittel dieser Fälle bleibt es auch bei einem einzelnen Ereignis. Die Anfälle ereignen sich vor allem nachts.

Etwa 70 % der Kinder zeigen Verhaltensstörungen, insbesondere Konzentrationsstörungen und motorische Hyperaktivität. Im typischen Fall bleiben die allgemeinen intellektuellen Fähigkeiten aber erhalten.

EEG

Die Grundaktivität ist meist unbeeinflusst, einige Kinder weisen eine leichte Dysrhythmie auf. Beaumanoir et al. (1992) berichteten, dass schon im ersten EEG bei 90 % der Kinder ein Fokus sichtbar war, wobei die Foci vor allem temporal (bei über der Hälfte der Kinder) oder temporo-parietal (bei etwa einem Drittel der Kinder) lokalisiert waren. Der typische EEG-Befund im Vollbild der Erkrankung umfasst repetitive Spike-Waves, Sharp-Waves bzw. Sharp-Slow-Waves mit hoher Amplitude, einseitig oder doppelseitig, auch multifokale Veränderungen und Ausbrüche generalisierter Slow-Spike-Waves sind sichtbar. Im Schlaf kommt es zu einer starken Zunahme und Ausbreitung der fokalen hypersynchronen Aktivität. Im Verlauf der Erkrankung zeigen sich bei fast allen Kindern im NREM-Schlaf in mehr als 85 % der Ableitungszeit Slow-Spike-Wave-Entladungen im Sinne des ESES (Tassinari et al. 2005), die zumeist bilateral imponieren.

Bildgebende Diagnostik des ZNS

Mittels CT und MRT werden keine strukturellen Abweichungen des Gehirns gefunden. FDG-PET-Studien haben während der aktiven Phase des LKS einen unilateralen oder bilateralen regionalen Hypermetabolismus in Übereinstimmung mit der dominierenden Sharp-Wave-Aktivität gezeigt, und zwar im Wachen und im Schlaf (Maquet et al. 1995).

Neurophysiologische Befunde

Audiometrische Tests fallen normal aus. Die Untersuchung der frühen und mittleren akustisch evozierten Potenziale im Verlauf des LKS ergab einerseits Normalbefunde, andererseits wurden auch Veränderungen in den zentralen Komponenten beschrieben. Die akustisch evozierten Potenziale langer Latenz waren abnorm. Nach Abklingen der epileptischen Aktivität blieben die Potenziale langer Latenz, die im assoziativen, auditorischen Kortex generiert werden, pathologisch (Metz-Lutz et al. 1996, Wioland et al. 2001). Die permanenten Sprachausfälle nach Abklingen der epileptischen Aktivität waren mit der einseitigen Auslöschung des dichotischen Hörens assoziiert, und zwar kontralateral zum epileptogenen Fokus während der aktiven Phase.

Pathogenese

Das LKS ist Folge einer schweren funktionellen Läsion im Sprachkortex. Die im hinteren Temporallappen lokalisierte, über lange Zeit persistierende epileptische Aktivität führt gewissermaßen zur Auslöschung der Sprache. Der Verlust der auditorischen verbalen Wahrnehmung verhindert die verbale Kommunikation und damit das weitere Erlernen von Sprache. Darüber hinaus verursachen diese epileptischen Entladungen durch eine abnorme Reorganisation der betroffenen kortikalen Areale eine permanente Sprachdysfunktion (Metz-Lutz et al. 2001).

Man nimmt an, dass der primäre epileptogene Fokus der einen Hemisphäre einen Fokus in der anderen Hemisphäre induziert und diesen antreibt. Die Beteiligung beider Hemisphären erklärt, warum eine Verlagerung der Sprachfunktionen von einer Seite zur anderen ausbleibt.

Diagnose und Differenzialdiagnose

Die Diagnose gründet auf die in **Tabelle 15-17** dargestellten klinischen Merkmale.

Bezüglich der Differenzialdiagnose siehe CSWS.

Tabelle 15-17: Klinische Kriterien des LKS

- Beginn zwischen 3. und 10. LJ
- neu auftretende Aphasie mit verbaler auditorischer Agnosie bei Kindern mit zuvor normaler Sprachentwicklung
- erhaltene allgemeine Intelligenz ist möglich
- epileptische Anfälle in 70 %
- sekundäre Verhaltensstörungen (Aufmerksamkeitsstörungen, Hyperaktivität)
- EEG mit uni- oder bilateralen, temporal lokalisierten ShW mit Aktivierung im NREM-Schlaf (bis ESES)

Therapie

Orientiert an den NICE Guidelines (McTague et al. 2013) sind Steroide Mittel der 1. Wahl, VPA, CLB, STM und die multiple subpiale Transsektion mögliche Optionen.

Eine Sprachtherapie sollte unbedingt frühzeitig begonnen werden (Hirsch et al. 1990).

Die Anwendung der Zeichensprache behindert nicht, sondern fördert die Wiederherstellung der oralen Sprache (Perez et al. 2001).

Die epileptischen Anfälle können durch die Antiepileptika VPA, ESM und Benzodiazepine in der Regel gut kontrolliert werden (Hirsch et al. 2006). Von Gross-Selbeck (1997) wurde berichtet, dass von zehn mit STM behandelten Patienten 6/10 einen positiven Effekt im EEG aufwiesen, 2/5 Kindern mit Anfällen wurden anfallsfrei.

Äußerst schwierig ist die Behandlung der Aphasie, es wurden alle konventionellen Antiepileptika mit sehr zweifelhaftem Erfolg eingesetzt. Die besten Ergebnisse erbringt eine monatelange Therapie mit ACTH oder Kortikosteroiden, wenn diese frühzeitig begonnen wird (Marescaux et al. 1990, Lerman et al. 1991, Tsuru et al. 2000). In einigen Fällen wurde über anhaltende dramatische Verbesserungen durch die intermittierende intravenöse Verabreichung hoher Gammaglobulindosen berichtet (Mikati et al. 1998, Mikati et al. 2000). Eine alternative Möglichkeit scheint die Behandlung mit ketogener Diät zu sein, denn drei Patienten zeigten anhaltend nach ein bzw. zwei Jahren eine Besserung von Sprache und Verhalten sowie eine Abnahme der Anfallsfrequenz (Bergqvist et al. 1999).

Eine weitere Option stellt das neurochirurgische Verfahren der multiplen subpialen Transsektion dar, wenn die medikamentöse Behandlung erfolglos bleibt und der epileptogene temporale Fokus sicher lokalisierbar ist. Mit der Durchtrennung der horizontalen kortikalen Fasern soll die Ausbreitung epileptischer Aktivität im Kortex verhindert werden, ohne die physiologischen Funktionen zu beeinträchtigen, welche an die vertikalen Fasern gebunden sind. Mit diesem Verfahren hat man beim LKS besonders gute Ergebnisse erzielt (Morrell et al. 1995, Grote et al. 1999, Irwin et al. 2001). Ohne permanente neurologische Ausfälle zu induzieren sei bei der Hälfte von 14 Kindern, die seit mindestens zwei Jahren nicht sprachlich kommunizieren konnten, die Aphasie verschwunden und bei weiteren 30 % sei noch eine Besserung erreicht worden.

Verlauf und Prognose

Von einigen Autoren wird der Verlauf in drei Phasen unterteilt (Robinson et al. 2001). In der ersten Phase, die gewöhnlich einige Wochen umfasst, verschlechtert sich die Sprache und es treten epileptische Anfälle auf. Die nicht verbalen Funktionen bleiben weitgehend erhalten. Der Übergang in die zweite Phase, die chronische Phase, die ein Jahr bis sieben Jahre andauern kann, verläuft eher unmerklich. In leichteren Fällen tritt trotz der kontinuierlichen EEG-Veränderungen keine weitere Verschlechterung ein. In schwerer ausgeprägten Fällen nehmen die Störungen weiter zu, die Laute der Umwelt werden nicht mehr wahrgenommen, das Kind kommuniziert nicht mehr mit der Umwelt und es verstummt. Das Verhalten wird sehr auffällig durch Destruktion und Aggression. In der dritten Phase kommt es zur spontanen Besserung, Sprache kann wieder wahrgenommen werden, das Verhalten bessert sich. Diese Phase beginnt etwa ein halbes Jahr, nachdem die EEG-Veränderungen verschwunden sind.

Die meisten Berichte stimmen darin überein, dass die Prognose bezüglich der Sprachfunktionen vom Alter des Kindes zu Beginn des Syndroms, der Schwere seiner Ausprägung, der Lokalisation der Störungen (überwiegend ein- oder beidseitig) und der Dauer der aktiven Phase abhängig ist (Smith 1997). Die Zahl und Art der Anfälle hat keinen Einfluss auf die Prognose. Wenn die Aphasie länger als ein bis zwei Jahre unbeeinflusst fortbesteht, muss mit einem lebenslangen sprachlichen Defekt gerechnet werden (Smith 1997). Die Prognose ist günstiger, wenn die Anfälle jenseits des sechsten Lebensjahres auftreten und frühzeitig eine Sprachtherapie vorgenommen wird (Hirsch et al. 1990).

Nachuntersuchungen nach 10 bis 20 Jahren haben gezeigt, dass sich in der Mehrzahl der Fälle die Sprache vor Eintritt in das Erwachsenenalter verbesserte, dass aber nur bei 10–20 % eine vollständige Wiederherstellung festzustellen war und dass nur 40–50 % der Betroffenen in der Lage waren, am Berufsleben teilzunehmen (Praline 2003).

16 Progressive Myoklonusepilepsien

Bei den progressiven Myoklonusepilepsien (PME) handelt es sich um eine klinisch heterogene Gruppe seltener, meist hereditärer progredienter Störungen des ZNS (de Siqueira 2010, Shahwan et al. 2005, Satishchandra et al. 2010).

Epidemiologie

Bis zu 1 % der Epilepsiesyndrome im Kindes und Jugendalter (2010).

Klinik

Sie manifestieren sich meist im späten Kindesalter oder im Jugendalter.

Die kennzeichnende Trias besteht aus:

- Myoklonus, der häufig durch Bewegungen oder sensorisch getriggert ist
- Anfälle: myoklonische, generalisiert tonisch klonische (Absencen, fokale)
- Demenz, Ataxie, Neuropathie, Myopathie

Zunächst bestimmen Symptome einer myoklonischen Epilepsie das Bild, die Diagnose wird meist erst im Krankheitsverlauf gestellt, wenn sich die Progredienz der Erkrankung zeigt. Dann werden die zunehmenden Defizite sichtbar, die immer häufiger auftretenden Anfälle erweisen sich zunehmend als therapieschwierig und das EEG zeigt die zunehmende Verlangsamung (Berkovic et al. 1993).

Krankheitsbilder

- Unverricht-Lundborg-Syndrom (Kap. 16.1)
- Lafora-Körperchen-Krankheit (Kap. 16.2)
- Myoklonusepilepsie mit ragged red fibres (MERRF) (Kap. 16.3)
- neuronale Zeroidlipofuszinosen (Kap. 16.4)
- Sialidosen (Kap. 16.5)
- Seltene genetische Ursachen sind: Mutationen im KCTD7-Gen (NCL-ähnlich, sehr früher Beginn), Morbus Gaucher Typ III, spinale Muskelatrophie (SMA-PME), Morbus Huntington (juvenil), Niemann-Pick Typ C, dentatorubropallidoluysianische Atrophie. Die Symptomatik ist auch beschrieben bei Patienten mit einer Hashimoto-Thyreoditis und bei Patienten mit einer Zöliakie (Kap. 18.4.). Dennoch bleibt bei etwa einem Viertel die zugrunde liegende Erkrankung ungeklärt (Franceschetti et al. 2014).

EEG

Initial SW und PSW ähnlich IGE, z. T. massiv zunehmend im Verlauf Verlangsamung der Grundaktivität.

Als Zeichen kortikaler Hyperexzitabilität lassen sich häufig Giant-SSEP, über der kontralateralen Zentralregion ableiten (kortikaler Myoklonus)

Ätiologie

Es handelt sich um genetisch determinierte Erkrankungen unterschiedlicher Vererbungsmodi.

Diagnostik und Differenzialdiagnostik

Das diagnostische Vorgehen umfasst bei dem Verdacht zusätzlich zu den Untersuchungen bei generalisierten Anfällen eine neuroophthalmologische Untersuchung, Lymphozytenuntersuchungen und Biopsien. Je deutlicher das Krankheitsbild sich abgrenzen lässt, umso eher kann eine gezielte Mutationsanalyse bezüglich der einzelnen PME veranlasst werden. Zur Diagnosestellung siehe **Tabelle 16-1**.

Differenzialdiagnostisch können ähnliche Symptomkonstellationen bei unzureichend behandelter myoklonischer Epilepsie (Dravet-Syndrom, LGS, JME) oder/und durch Intoxikationen mit AED verursacht werden.

Therapie

Im Vordergrund stehen funktionelle rehabilitative Maßnahmen im multiprofessionellen Team, im Verlauf palliative. Die Pharmakotherapie stützt sich auf Einzelberichte und erfolgt pragmatisch an den Symptomen orientiert.

Myoklonien werden mit Pirazetam, CZP, LEV und VPA behandelt (Dijk et al. 2010).

Myoklonische Anfälle werden primär mit VPA behandelt (CAVE: Mitochondriopathie), LEV, ESM, BZD sind weitere Optionen, ZNS scheint ebenso im Verlauf erfolgreich, bei LTG müssen mögliche paradoxe Effekte beachtet werden, die insbesondere bei PHT und CBZ beschrieben sind. Treten GTKA auf, so ist auch PB wirksam (Conry 2002, Åberg et al. 2000).

Die im Laufe der Erkrankungen auftretenden SE werden zunehmend therapierefraktär. Neben BZD und PB hat sich PHT sowohl in der Statustherapie als auch der nachfolgenden Dauertherapie bewährt, ohne dass es zur Verschlechterung der Symptome kommt (Miyahara et al. 2009). Erfolgreicher Einsatz von KD wird ebenso berichtet wie auch einzelne Erfolge mit VNS. Besonders ist zu berücksichtigen, dass emotionale Instabilität wie auch Störungen der Schlaf-Wach-Homöostase Myoklonische Anfälle exazerbieren können. Die psychosoziale Betreuung und Schaffung eines wenig belastenden Umfeldes für den Patienten ist notwendige Voraussetzung für eine Verbesserung des Krankheitsverlaufs.

16.1 Unverricht-Lundborg-Syndrom

Inzidenz: 1 : 20 000

Klinik

- Manifestationsalter zwischen 6 und 15 Jahren
- Myoklonien sind irregulär und asynchron, häufig durch propriozeptive Reize getriggert. Typisch ist ein morgendlicher, repetitiver Myoklonus, der zunimmt und in einem generalisierten tonisch-klonischen Anfall kulminiert.
- Ataxie, Dysarthrie, Intentionstremor und langsamer intellektueller Abbau treten im Verlauf auf. Die Progression ist in den betroffenen Familien sehr variabel.
- Krankheitsverlauf bis in das 6. Lebensjahrzehnt.

EEG

- Zunächst wird das Bild einer idiopathischen Myoklonischen Epilepsie imitiert.
- Im Laufe der Erkrankung wird die Grundaktivität verlangsamt. Es treten Bursts von hochgespannten SW und PSW zunehmend höherer Frequenz auf (von 2–3/s zu 4–6/s). Häufige Photosensibilität

cMRT

- z. T. unspezifische Atrophiezeichen im Ponsbereich, spinal und zerebellär

Ätiologie

- Die Histologie des Hirngewebes lässt Neuronenverlust und Gliose erkennen.
- Es werden Mutationen im CSTB-Gen (zuvor EPM1 genannt) gefunden, das Cystatin B kodiert und auf dem Chromosom 21 (21q22.3) lokalisiert ist. Cystatin B spielt eine Rolle bei der Apoptose, der Mechanismus der Erkrankung ist noch unklar.
- Der Vererbungsmodus ist autosomal-rezessiv.

Tabelle 16-1: Differenzialdiagnose der PME

	MERRF	NCL spätinfantil	NCL juvenil	Unverricht-Lundborg	Lafora	Sialidose
Alter	ohne	2–4	4–10	8–13	10–18	juvenil
Anfälle:						
myoklonisch	+	++	+ (spät)	+++	+++	+++
GTKA	+	++	+ (spät)	induziert	++	+
weitere		aton	0	+	okz (50 %)	0
progredient:						
mentaler Abbau	+	++	++	+	+++	0
Ataxie	+	+++	+++	+	+	+
Sehverlust	(+)	++ (spät)	+++	0	0	cherry red spot
Taubheit	(+)	0	0	0	0	0
Neuropathie	(+)	(Riesen-SEP)	0	Riesen-SEP	Riesen-SEP	(+)
Myopathie	(+)	0	0	0	0	0
EEG						
zunehmende Verlangsamung	++	++	++	+ frontale Beta	++	0 slow voltage fast
generalisierte SW	2–5/s SW, schlafreduziert	+	Slow SW, schlaf-aktiviert	3–5/s SW, schlaf-reduziert	++, multi-fokal, nicht schlafaktiviert	10–20/s spiking, schlafaktiviert
okz. fokale SW	+	0	0	+	++	0
Photosensibilität	(+)	Einzelblitze	0	+	+	0
Biopsie						
Haut	0	Einschlüsse: curvilinear	Einschlüsse: fingerprint	0	Einschlüsse: Polyglukosan	0
Muskel	+	0		0	0	0
Lymphozyten/ Fibroblasten	0	Vakuolen	Vakuolen	0	0	Einschlüsse acid-Schiff-positiv, Sialyloligosaccharid i. U., Enzymatik: Neuraminidase
Familien-anamnese	mitochondrial	aut.-rezess.	aut.-rezess.	aut.-rezess.	aut.-rezess.	aut.-rezess.
Genetik	mitochondriale DNA/MTTK-Mutation und andere	CLN2	CLN3 (und weitere)	Cystatin-B-Gen	90 % EPM2A	

Befunde: 0: nicht berichtet, (+): möglich, +: vereinzelt, ++: oft, +++: regelhaft ausgeprägt

Therapie

- Die Kontrolle der Myoklonien steht zunächst im Vordergrund (CZP, Pirazetam und LEV), ZNS- und VNS-Einsatz werden in Einzelfällen als wirksam beschrieben.

16.2 Lafora-Körperchen-Krankheit

Klinik

- Manifestationsalter zwischen 10 und 18 Jahren
- Anfälle: myoklonisch, okzipital (Amaurose, visuelle Halluzination), atpische Absencen, atonische, komplex fokal
- hohes SE-Risiko
- Progrediente kognitive Einschränkungen, Dysarthrie und Ataxie beginnen bald nach Auftreten der ersten Anfälle. Affektive Störungen sind häufig.
- Krankheitsverlauf etwa 10 Jahre

EEG

- initial normale Grundaktivität mit zunehmender Verlangsamung
- SW-Frequenz nimmt von 3/s im Krankheitsverlauf bis auf 6/s zu
- häufig Riesen-SSEP, auch Riesen-VEP-Kurve

Ätiologie

- 80 % der Patienten haben eine Mutation des EPM2A-Gens auf Chromosom 6q24. Die genaue Funktion des kodierten Proteins Laforin ist nicht geklärt, weitere Genloki (6q22) wurden beschrieben.
- Der Vererbungsmodus ist autosomal-rezessiv.

Diagnose

- In Neuronen, Herz, Muskel, Leber und Haut (Schweißdrüsen) finden sich Lafora-Körperchen mit Polyglukosaneinschlüssen.

16.3 Myoklonusepilepsie mit ragged red fibres

Klinik

- Manifestationsalter (meist 6. bis 10. Lebensjahr), Ausprägung und Progression der Erkrankung variieren stark, entsprechend die Prognose.
- Ein Frühsymptom sind generalisierte myoklonische Anfälle (Canafoglia et al. 2001).
- Myoklonus und zerebellare Ataxie sind regelmäßige Symptome.
- Häufig sind: Myopathie, Neuropathie, Taubheit, Demenz, Optikusatrophie.
- weitere Symptome: Kardiomyopathie, Retinitis pigmentosa, Ophthalmoparese, Lipome, Diabetes mellitus

EEG

- verlangsamte Grundaktivität mit 2–5/s SW-Bursts

cMRT

- Atrophie und Kalzifizierung der Basalganglien

Ätiologie

- Bei 80 % der Patienten liegt ein Defekt in der mitochondrialen DNA vor, aus dem resultiert ein abnormes Transfer-Ribonukleinsäure-Lys-Gen.
- MERRF tritt sporadisch oder familiär durch mütterliche mitochondriale Übertragung auf.

Diagnose

- Das Serumlaktat ist meist erhöht.
- Im Muskelgewebe werden die proliferierten Mitochondrien als «ragged red fibres» nachgewiesen.

Therapie

- Antioxidanzien (Vitamine und Koenzyme) werden bei Mitochondriopathien eingesetzt.
- CAVE: VPA

16.4 Neuronale Zeroidlipofuszinosen (NCL)

Hierbei handelt es sich um eine Gruppe progressiver neurodegenerativer Krankheiten, bei denen sich im Gewebe abgelagerte Lipopigmente finden (Lipofuscin). Eine Klassifizierung erfolgt in Abhängigkeit von der Pathohistologie des gespeicherten lysosomalen Materials (Haut, Bindehaut, Rektumwand und Leukozyten) und dem Manifestationsalter.
Kumulative Inzidenz: 1 : 12 000

Klinik

- epileptische Anfälle
- Sehstörungen
- mentaler und motorischer Abbau

cMRT

- zerebrale und zerebelläre Atrophie

Ätiologie

- Mutationen in verschiedenen CLN-Genen sind bekannt, allerdings nicht der zugrunde liegende Pathomechanismus. Die Vererbung erfolgt autosomal-rezessiv, nur bei einzelnen Fällen der adulten Form dominant.

Im Folgenden werden die NCL-Formen mit PME als wesentlichem klinischem Symptom dargestellt.

16.4.1 Spätinfantile NCL-Form

Klinik

- Manifestationsalter: 2,5–4 Jahre
- Symptomfolge: Anfälle, dann Demenz, Ataxie, Spastik und im Verlauf Blindheit (Makuladegeneration)
- Krankheitsverlauf über 5 Jahre

EEG

- Verlangsamung der Grundaktivität, generalisierte epileptiforme Entladungen. Posteriore Spikes bei langsamer Photostimulation. Gigant-VEP bei Blitzlichtstimulation, im Verlauf Erlöschen.

Ätiologie

- Mutation im CLN2-Gen auf Chromosom 11p15
- Eine Finnische (CLN5-Gen auf Chromosom 13q21) und eine ägyptisch-indische Variante (CLN6-Gen auf Chromsom 15q21) werden beschrieben, deren Verlauf deutlich langsamer zu sein scheint.

Diagnose

- lysosomale curvilineare Einschlüsse in Leukozyten und Fibroblasten
- verminderte Aktivität der Tripeptidylpeptidase 1 (TPP1), infantil: Palmitoylproteinthioesterase (PPT1)

16.4.2 Juvenile NCL-Form

Klinik

- Manifestationsalter 4 bis 10 Jahre
- Symptomfolge: visuelle Einschränkungen, dann Demenz, Myoklonus und Anfälle, später Blindheit
- Krankheitsverlauf über 8 Jahre

Ätiologie

- Mutation im CLN3-Gen, auf dem kurzen Arm des Chromosoms 16

16.4.3 Adulte NCL-Form

Klinik

- Manifestation im Jugend- oder Erwachsenenalter
- Myoklonus, Demenz, Ataxie
- keine visuellen Symptome

Ätiologie

- Einschlusskörperchen verschiedener Struktur bestehen nebeneinander. Angenommen wird eine Mutation im CLN4-Gen, dessen Lokalisierung bisher nicht geklärt ist. Autosomal-dominante und -rezessive Vererbungsmodi sind berichtet.

16.5 Sialidosen

Es handelt sich um sehr seltene lysosomale Speicherkrankheiten mit einer Prävalenz von etwa 1 : 4 000 000.

16.5.1 Sialidose Typ I

Klinik

- Manifestationsalter: juvenile und adulte Form
- Beginn mit Aktions- und Intentionsmyoklonus, dann GTKA und Ataxie
- Der Sehverlust ist sehr langsam fortschreitend, beginnend mit einem Farbsehverlust und Nachtblindheit. Keine demenzielle Entwicklung.

EEG

- niedrigamplitudige Grundaktivität mit hohem Beta-Anteil, Myoklonus ist assoziiert mit niedrigamplitudigen Spike-Serien über dem Vertex.

cMRT

- initial zerebelläre, im Verlauf zerebrale und pontine Atrophie

Ätiologie

- Sialidose Typ I beruht auf einer Mutation des NEU1-Gens auf Chromosom 6p21.3. Die genaue Funktion des kodierten Proteins -N-Acetylneuraminidase ist nicht geklärt.
- Der Vererbungsmodus ist autosomal-rezessiv.

Diagnose

- Augenhintergrund mit charakteristischem kirschroten Fleck

16.5.2 Sialidose Typ II

Klinik

- Manifestationsalter: neonatal bis juvenil
- Dysmorphien fazial und skelettal, Hepatomegalie
- mentale Einschränkung
- Myoklonus
- langsam fortschreitender Sehverlust

EEG

- niedrigamplitudige Grundaktivität mit hohem Beta-Anteil
- Myoklonus ist assoziiert mit niedrigamplitudigen Spike-Serien über dem Vertex.

cMRT

- initial zerebelläre, im Verlauf zerebrale und pontine Atrophie

Ätiologie

- Sialidose Typ II beruht auf einer Mutation des PPCA-Gens auf Chromosom 20. Die genaue Funktion des kodierten Proteins nicht geklärt.
- Der Vererbungsmodus ist autosomal-rezessiv.

Diagnose

- Augenhintergrund mit charakteristischem kirschroten Fleck
- Sialyloligosaccaride im Urin erhöht
- lysosomale Alpha-Neuraminidase und Beta-Galaktosialidase reduziert in Leukozyten/Lymphoblasten

17 Strukturelle Epilepsien mit fokalen Anfällen

Nur bei etwa einem Drittel der Patienten mit Anfällen lässt sich zu Beginn der Erkrankung die Zuordnung zu einem Epilepsiesyndrom treffen (Wirrell 2013). Weniger einheitliche, aber hinsichtlich Behandlung und Prognose sehr gut abgrenzbare Entitäten stellen die sogenannten Konstellationen dar, die im Klassifikationsvorschlag der ILAE von 2010 erwähnt werden (Berg et al. 2010).

Welche Kriterien besonders wichtig zur Einteilung der Epilepsien sind, die weder einem Syndrom noch einer Konstellation zuzuordnen sind, ist derzeit in der Diskussion. In der Klassifikation von 1989 stand die lokalisationsbezogene Einteilung von Epilepsien mit fokalen Anfällen im Vordergrund (Commission on classification 1989):

- Temporallappenepilepsien
- Frontallappenepilepsien
- Parietallappenepilepsien
- Okzipitallappenepilepsien

Ein Argument hierfür ist, dass die klinische Symptomatik von Anfällen in erster Linie von der Lokalisation der epileptogenen Zone und den Ausbreitungswegen bestimmt ist. Ein eindeutiger Rückschluss vom klinischen oder elektroenzephalographischen Befund auf den Ort der epileptogenen Zone ist allerdings nicht möglich. Zudem spielen für das Verständnis der Erkrankung und ihrer Prognose – und damit auch die Behandlungsschritte – viele weitere Faktoren eine Rolle, unter anderem die Ätiologie und das Alter zum Epilepsiebeginn sowie klinische und elektroklinische Merkmale im Verlauf. Im Vorschlag der Klassifikation von 2001 wurden symptomatisch fokale Epilepsien anhand von Lokalisation und Ätiologie eingeordnet.

Der aktuelle Vorschlag zur Organisation der Epilepsien schlägt eine Einteilung vor, die primär darauf basiert, ob eine Ätiologie gesichert ist und im Weiteren nach dem Auftreten fokaler oder generalisierter Anfälle unterscheidet. Ein wichtiges Argument für dieses Vorgehen liegt darin, nicht belegbare Vermutungen (wie sie im Begriff «kryptogen» oder «wahrscheinlich symptomatisch» enthalten sind) zu vermeiden, um mögliche, noch nicht erkannte Entitäten und Ursachen wahrzunehmen und charakterisieren zu können.

Im klinischen Alltag steht die korrekte Klassifikation einer Epilepsie allerdings am Ende einer Reihe von diagnostischen Schritten und Überlegungen. In diesem Prozess ist es sehr hilfreich, ein Konzept zu haben, auf dessen Basis man von der klinischen Symptomatik auf mögliche Lokalisationen der epileptogenen Zone rückschließt, um dort nach epileptogenen Läsionen zu suchen. Auch für Komorbiditäten ist es von großer Bedeutung, welche funktionellen Regionen, also welche Hirnregionen, in das epileptische Geschehen einbezogen sind. Im Folgenden erfolgt daher eine lokalisationsbezogene Darstellung von Epilepsien als «Handwerkszeug» im diagnostischen Prozess.

Häufigkeit

Fokale Anfälle treten bei etwa 60–70 % aller Epilepsien auf. Die Temporallappenepilepsien machen hiervon etwa die Hälfte aus, die relative Häufigkeit der übrigen fokalen Epilepsien ist nicht genau bekannt (Panayiotopoulos 2007b). Die meisten Angaben stammen aus tertiären Epilepsiezentren von ausgewählten Patienten, wo die Diagnosen mittels umfangreicher elektrophysiologischer und bildgebender Diagnostik erhoben sowie evtl. auch durch neuropathologische Befunde gesichert werden konnten. Auf der Basis dieser Daten ergibt sich folgende Reihenfolge der Häufigkeit: Mit Abstand am häufigsten diagnostiziert werden Temporallappenepilepsien, es folgen die Frontallappenepilepsien, dann die Okzipitallappenepilepsien und am seltensten die Parietallappenepilepsien.

Bezüglich der Häufigkeit der fokalen Epilepsien bei Kindern zeigen zwei prospektive Populationsstudien mit Kindern im Alter von 0 bis 15 Jahren mit neu aufgetretenen Epilepsien folgende Daten: In einer finnischen Studie hatten 11 % von 329 Kindern eine symptomatische und weitere 22 % eine kryptogene fokale Epilepsie (Eriksson et al. 1997) und in einer Studie aus Connecticut, USA, betrug der entsprechende Prozentsatz von 613 Kindern 32 % symptomatische fokale und 17 % kryptogene fokale Epilepsien (Berg et al. 1999a).

Ätiologie

Strukturelle Ursachen fokaler Epilepsien sind:

- größere Gehirnmalformationen (z. B. Lissenzephalie, Schizenzephalie, Polymikrogyrie, Hemimegalenzephalie)
- umschriebene kortikale Entwicklungsstörungen (insbesondere kortikale Dysplasien)
- Hirntumoren (insbesondere dysembryoplastische neuroepitheliale Tumoren, Gangliogliome)
- Phakomatosen (Neurofibromatose, Tuberöse-Sklerose-Komplex, Sturge-Weber-Syndrom, Incontinentia pigmenti, Hypomelanosis Ito)
- vaskuläre Fehlbildungen (z. B. kavernöse Angiome)
- posthypoxische Läsionen
- Läsionen durch vaskuläre Ereignisse (z. B. nach zerebralen Infarkten, intrakraniellen Blutungen, venösen Thrombosen)
- Läsionen nach schweren Schädel-Hirn-Traumen
- postinfektiöse Läsionen (nach bakteriellen und viralen Infektionen, parasitären Erkrankungen)
- Gliosen unklarer Genese
- Hippocampussklerose (häufigstes morphologisches Substrat der medialen Temporallappenepilepsie jenseits des Kindesalters).

Lokalisierung der epileptogenen Läsion

Das erste Symptom eines Anfalls ist der wichtigste klinische Hinweis auf den Anfallsursprung. Wenn die Anfälle in den primären kortikalen Arealen wie dem primären motorischen, sensorischen oder visuellen Kortex entstehen, ist der Ursprungsort auf Grund der charakteristischen Anfallserscheinungen naheliegend. Anders verhält es sich mit den übrigen Kortexarealen, deren Manifestationen sehr variabel sind, so dass es oft nicht möglich ist, allein auf Grund der Klinik den Anfallsursprung zu lokalisieren. Dabei ist zu berücksichtigen, dass ein Anfall in einer klinisch stummen Region beginnen kann, so dass das erste Symptom erst nach der Ausbreitung zu einem mehr oder weniger weit von der initialen Entladung entfernten Ort auftritt. Die epileptogene Läsion kann sich z. B. im Temporallappen befinden, und erst nachdem die epileptischen Entladungen in den Frontallappen fortgeleitet werden, kommt es zu Anfallserscheinungen, die dann die Merkmale eines Frontallappenanfalls tragen. Die den initialen Zeichen folgende Sequenz der Symptome spiegelt die weitere Ausbreitung der Anfallsaktivität wider. Auch diese Sequenz kann von lokalisatorischer Bedeutung sein. Die Seitenlokalisation fällt in der Regel genauer aus als die Fokusbestimmung innerhalb einer Hemisphäre. In **Tabelle 17-1** sind lateralisierende klinische Zeichen zusammengestellt, die sich überwiegend bei Schulkindern und Erwachsenen finden. Bei Kleinkindern sind viele Anfälle weniger lokalisierend, dennoch gibt eine

Tabelle 17-1: Lateralisierende iktale und postiktale Symptome bei fokalen Epilepsien (nach Rosenow et al. 2001)

Symptom	Anfallsursprung	Spezifität	Relative Häufigkeit
Version (forcierte Blick- und Kopfwendung < 10 s vor sekundärer Generalisierung)	kontralateral	> 90 %	TLE: 35 % ETE: 40 %
unilaterale iktale Dystonie	kontralateral	90–100 %	TLE: 35 % ETE: 20 %
iktale Sprache	nondominant	> 80 %	10–20 %
iktale Automatismen bei erhaltenem Bewusstsein	nondominant	100 %	selten
postiktale Dysphasie	dominant	> 80 %	ca. 20 %
postiktales Nasereiben	ipsilateral	80 %	TLE: 40–50 % FLE: 10 %
unilaterales Augenblinzeln	ipsilateral	80 %	selten
iktales Erbrechen	nondominant	> 90 %	selten
Zeichen der Vier (vor sekundärer Generalisierung)	kontralateral	90 %	65 % der Patienten mit sGTKA

TLE: Temporallappenepilepsie, ETE: extratemporale Epilepsie, FLE: Frontallappenepilepsie, sGTKA: sekundär generalisierter tonisch-klonischer Anfall

genaue Beobachtung subtiler Merkmale wichtige Hinweise auf einen fokalen Ursprung (Tab. 17-2).

Das interiktale und iktale Oberflächen-EEG kann in lokalisatorischer Hinsicht irreführend sein, und sogar lokale morphologische Befunde, wie sie durch bildgebende Verfahren dargestellt werden, sind nicht notwendig identisch mit dem epileptogenen Fokus. Der Versuch, fokale Epilepsien topographisch zu klassifizieren, stützt sich vor allem auf die Ergebnisse von Video-EEG-Ableitungen mit Oberflächen- und Tiefenelektroden im Rahmen der prächirurgischen Diagnostik. Ist ein Patient nach der Resektion anfallsfrei geworden, so kann die voroperative Anfallssemiologie verhältnismäßig sicher auf den Ort der Resektion bezogen werden.

Tabelle 17-2: Lateralisierende Zeichen bei Kindern < 3 Jahre (nach Loddenkemper et al. 2004)

Zur Gegenseite lateralisierend:
- fokal klonische Anfälle (Arm oder Bein)
- überwiegend unilaterale epileptische Spasmen
- fokal tonische (Arm oder Bein) Anfälle
- iktaler Nystagmus
- postiktale Paresen – auch im Rahmen von Serien epileptischer Spasmen

Nicht lateralisierend:
- tonische Blickdeviation

Pharmakotherapie

Für die Monotherapie neu diagnostizierter Epilepsien mit fokalen Anfällen im Kindesalter ist gemessen an der Qualität vorliegender Studien OXC die erste Wahl (Glauser et al. 2013). Nach Evidenzkriterien sind CBZ, PB, PHT, TPM, VPA und VGB vermutlich wirksam, während CLB, CZP, LTG und ZNS nur als möglicherweise wirksam eingestuft werden. In einer Expertenumfrage bei europäischen Epileptologen lagen OXC und CBZ vor VPA, danach wurden etwa gleich häufig genannt: LTG, TP; LEV (Wheless et al. 2007).

In der britischen SANAD-Studie (Standard and New Antiepileptic Drugs) zur Behandlung fokaler Anfälle wurde geprüft, ob eines der neuen Antiepileptika Vorteile gegenüber CBZ besitzt. Dazu wurden Wirksamkeit und Verträglichkeit von CBZ im Vergleich zu GBP, LTG, OXC oder TPM bei kryptogenen und symptomatischen fokalen Epilepsien im Rahmen einer nicht verblindeten, randomisierten und kontrollierten Studie untersucht (Marson et al. 2007a). Es wurden 1721 Patienten im Alter ab vier Jahren aus Klinikambulanzen rekrutiert, gleichmäßig den einzelnen Substanzen zugeteilt und bis zu sechs Jahre lang beobachtet. Dabei war LTG allen anderen Antiepileptika überlegen hinsichtlich der Rate an Therapieversagern, definiert als Patienten, die auf Grund von fehlender Wirkung oder Nebenwirkungen die Monotherapie mit der Substanz beendet hatten. GBP und TPM schnitten am schlechtesten ab. CBZ und OXC waren nur gering schlechter als LTG (OXC allerdings nicht signifikant, OXC wurde allerdings erst später in die Studie eingeführt, deshalb erhielten es weniger Patienten und die Power der Daten war geringer). LTG war das Antiepileptikum mit den wenigsten Nebenwirkungen, TPM war am häufigsten mit Nebenwirkungen belastet. Hautausschläge kamen bei LTG seltener vor als bei CBZ und OXC. LEV wurde in dieser Studie nicht untersucht. Nach Datenlage im Erwachsenenalter ist LEV gleichermaßen indiziert wie CBZ, PHT und ZNS (Glauser et al. 2013).

Aktuell werden OXC, LTG und LEV am häufigsten als initiale Monotherapie eingesetzt.

17.1 Temporallappenepilepsien

Etwa 30–35 % aller Patienten (Erwachsene und Kinder) mit Epilepsien haben eine Temporallappenepilepsie (Hauser et al. 1993, Hauser 1995a, 1995b). Gemäß der ILAE-Klassifikation von 2001 (Engel 2001) wurden die Temporallappenepilepsien nach dem Ursprungsort der Anfälle in eine mediale und laterale Form unterteilt. Bei der medialen Form beginnen die Anfälle in den medialen temporalen Strukturen, bei der lateralen im Neokortex des Temporallappens. Synonyme der medialen Temporallappenepilepsie sind: mesiale Temporallappenepilepsie, limbische Temporallappenepilepsie, Epilepsie mit psychomotorischen Anfällen, Epilepsie mit Dämmerattacken und lokalisationsbezogene Epilepsie des Temporallappens.

Im aktuellen Organisationsvorschlag wird die Konstellation der «medialen Temporallappen-Epilepsie bei Hippocampus-Sklerose» als eigenständige Entität eingeordnet.

Die Temporallappenepilepsien sind von großer praktischer Bedeutung, da sie einen wesentlichen Teil der schwierig zu behandelnden Epilepsien ausmachen.

17.1.1 Mediale Temporallappenepilepsie bei Schulkindern, Jugendlichen und Erwachsenen

Die mediale Temporallappenepilepsie stellt ab dem Schulalter ein einigermaßen scharf definiertes Krankheitsbild dar. Als charakteristisch gelten fokale Anfälle mit aufsteigenden epigastrischen Auren, Automatismen und Störung des Bewusstseins sowie eine Gedächtnisstörung. Dazu liegt seit längerem eine Reihe von Übersichtsarbeiten vor (French et al. 1993, Williamson et al. 1993, Engel et al. 1997, Wieser 2004).

Hippocampussklerose

In etwa 25 % der Fälle ist die Familienanamnese bezüglich epileptischer Anfälle bei Verwandten ersten Grades positiv (French et al. 1993). Alle typischen epileptogenen Läsionen kommen als Ursache in Frage, jedoch ist die Hippocampussklerose mit 50–70 % der häufigste neuropathologische Befund (Meencke und Veith 1991, Pringle et al. 1993, Williamson et al. 1993). Bei etwa 60–80 % der Patienten mit pharmakoresistenten medialen Temporallappenepilepsien und Hippocampussklerose sind initiale, auslösende Ereignisse (IPI, i. e. initial precipitating injury) nachweisbar. Hierbei handelt es sich bei bis zu zwei Dritteln der Patienten um prolongierte Fieberkrämpfe, darüber hinaus um Hirntraumen und Infektionen des ZNS, die sich in den ersten Lebensjahren ereigneten (French et al. 1993, Mathern et al. 1995). Typisch ist, dass die Epilepsie erst nach einer Latenz, die bis zu 20 Jahre betragen kann, auftritt.

Der Hippocampus ist ein Bestandteil des limbischen Systems. Er liegt im medio-basalen Temporallappen, lateral liegt der Gyrus parahippocampalis an. Der Hippocampus besteht aus zwei ineinander gerollten Anteilen des Archikortex, dem Ammonshorn und dem Gyrus dentatus. Das Subiculum bildet den Übergang zum übrigen Temporallappen. Das Ammonshorn ist in vier Abschnitte CA1 bis CA4 (CA = cornu ammonis) unterteilt. Der Begriff Hippocampussklerose besagt, dass der Hippocampus durch Neuronenverlust und Gliose verhärtet und geschrumpft ist. Dabei zeigt sich ein spezifisches Schädigungsmuster mit einem unterschiedlichen Neuronenverlust der Substrukturen. Im Gegensatz zu den anderen Abschnitten (CA1, CA3, CA4) bleiben die Region CA2 und das Subiculum meist relativ intakt. Aktuell gibt es einen Vorschlag der ILAE zur histologischen Klassifikation der Hippocampussklerosen. Diese orientiert sich an den unterschiedlichen Mustern des Neuronenverlusts:

- HS Typ 1: starker Neuronenverlust und Gliose vorwiegend in CA1 und CA4
- HS Typ 2: Neuronenverlust und Gliose vorwiegend in CA1
- HS Typ 3: Neuronenverlust und Gliose vorwiegend in CA4.

Ziel dieser Klassifikation ist, Ätiologie, Verlauf und Prognose der Behandlung besser zu charakterisieren.

Häufig sind noch weitere temporale Strukturen wie Mandelkern, Uncus und parahippocampaler Gyrus beteiligt, was in der Bezeichnung mesiale temporale Sklerose zum Ausdruck kommt. Die Begriffe Hippocampussklerose, Ammonshornsklerose und mesiale temporale Sklerose werden in der Praxis häufig synonym verwandt. Die Epileptogenität des Hippocampus beruht vermutlich nicht nur auf einem Neuronenverlust, sondern auch auf reaktiven Prozessen.

Klinik

Die mediale Temporallappenepilepsie manifestiert sich am häufigsten gegen Ende der ersten oder zu Beginn der zweiten Lebensdekade. Die mittlere Latenz zwischen dem initialen schädigenden Ereignis und der Manifestation der Epilepsie betrug in einer Studie mit 67 Patienten 7½ Jahre, wobei das Zeitintervall erheblich variierte, bei 16 % der Patienten betrug es mehr als zehn Jahre (French et al. 1993). Etwa 20–25 % der Patienten sprechen nach den ersten Anfällen zunächst gut auf Antiepileptika an und bleiben dann jahrelang (im Mittel sechs Jahre) anfallsfrei. Unabhängig davon, ob Antiepileptika eingenommen werden oder nicht, treten in der Adoleszenz oder im frühen Erwachsenenalter erneut Anfälle auf, in dem sie dann häufig therapierefraktär werden (French et al. 1993).

Die Temporallappenepilepsie ist charakterisiert durch Auren, fokale, sogenannte dyskognitive Anfälle überwiegend mit Automatismen und Störung des Bewusstseins, die in bilaterale, konvulsive Anfälle (mit tonischen und klonischen Elementen) übergehen können. Manche Eltern bzw. Patienten bemerken Stunden oder Tage vor einem Anfall Prodromi in Form von Irritabilität, Schlafstörungen, Kopfschmerzen oder Verhaltensauffälligkeiten.

Eine – subjektiv wahrgenommene – Aura kommt bei 75–90 % der Patienten mit medialen Temporallappenepilepsien vor. Auren können isoliert auftreten oder in einen dyskognitiven Anfall übergehen. Die häufigste Form der Aura stellt die abdominelle Aura dar. Diese geht mit einem nicht näher charakterisierbaren, unangenehmen, der Übelkeit ähnlichen Sinneseindruck einher, der mit «seltsam» oder «merkwürdig» umschrieben wird. Er gehört in vielen Fällen zu normalerweise nicht erfahrbaren Empfindungen. Abdominelle Auren werden normalerweise in der Mitte des Abdomens angegeben. Sie haben die Tendenz, in den Brust- und in den Halsbereich aufzusteigen. Die Aura kann mit einer verstärkten Peristaltik einhergehen. Eine unbestimmte Angst ist die nächsthäufige Aura. Weitere seltenere subjektive Wahrnehmungen des Anfalls sind verkennendes Erleben in Form von Déjà-vu oder Jamais-vu, visuelle Phänomene wie Mikropsie oder Makropsie und olfaktorische Halluzinationen sowie Gefühle der Depersonalisation. Einige Auren können auch nicht in Worte gefasst werden (French et al. 1993).

Die meisten Patienten mit medialen Temporallappenepilepsien haben dyskognitive Anfälle, die Anfallsfrequenz liegt im Mittel bei 10 bis 15 pro Monat. Die Anfälle ereignen sich bei einigen Patienten in Clustern, bei anderen in regelloser Verteilung.

Folgende Symptomsequenz ist typisch für fokale Anfälle temporalen Ursprungs (Kotagal 1996): Innehalten → oroalimentäre Automatismen → repetitive Handautomatismen → Umhergucken → Bewegungen des gesamten Körpers. Die objektiven Zeichen beginnen häufig mit einem motorischen Arrest, Starren und Pupillenerweiterung. Das Bewusstsein der Patienten ist jetzt getrübt. Schreitet der Anfall nicht weiter fort, so sprach man auch von einem Absence-Anfall temporalen Ursprungs (Pseudoabsence). Häufig schließen sich aber Automatismen an. Oroalimentäre Automatismen (Lecken der Lippen, Zähneknirschen, Schmatzen, Kauen, Schlucken) sind charakteristisch für die mediale Temporallappenepilepsie. Weitere mögliche Automatismen sind gestische Automatismen, Handautomatismen, diskrete genitale Automatismen (Greifen nach den Genitalien), Vokalisationen, Spucken und Beinbewegungen ähnlich dem Radfahren. Komplexe Automatismen können einen Bezug zur Umgebung haben (z. B. Öffnen eines Fensters).

Einigen Symptomen wird eine besondere lokalisatorische Bedeutung zugeschrieben. Der lokalisierende Wert der Augen- und Kopfdeviation zur Seite ist abhängig davon, in welcher Phase des Anfalls sie auftreten: Zu Beginn des Anfalls sind sie meist ipsilateral und weniger ausgeprägt, im späteren Verlauf meist kontralateral und über eine natürliche Bewegung hinausgehend. Unilaterale tonische oder dystone Haltungen, die in bis zu 70 % der Fälle auftreten, zeigen ziemlich zuverlässig eine Läsion auf der Gegenseite an. Unilaterales, isoliertes Augenblinkern weist in der Regel auf einen gleichseitigen Anfallsursprung. Eine iktale oder postiktale Parese weist auf einen kontralateralen Anfall hin. Die iktale oder postiktale Aphasie weist auf die sprachdominante Hemisphäre. Die Aphasie muss von der nichtlateralisierenden iktalen Bewusstseinsstörung abgegrenzt werden. Nur wenn umschrieben das Sprachverständnis oder die Wortfindung beeinträchtigt sind, kann man diese Diagnose stellen. Während iktale Vokalisationen keine lokalisatorische Bedeutung haben, ist ein iktales zusammenhängendes Sprechen (wie es auch bei Anfällen mit Automatismen bei erhaltenem Bewusstsein beobachtet wird) mit einem Anfall der nicht sprachdominanten Hemisphäre assoziiert.

Eine Reihe von autonomen Symptomen können während der fokalen Anfälle auftreten: Tachykardie, Bradykardie, Änderungen der Atemfrequenz, Veränderungen der Hautfarbe (Rötung, Abblassen), Schwitzen, Hypersalivation, Weinen und gelegentlich Erbrechen und Einnässen. Die Anfälle klingen allmählich ab. Dem Anfall kann eine Phase der Desorientierung oder allgemeiner Konfusion folgen, in der auch noch Automatismen auftreten. Diese postiktalen Störungen halten in der Regel länger an, wenn die Anfälle auf der sprachdominanten Seite beginnen. Nach den Anfällen sind die Betroffenen häufig müde, ein tiefer postiktaler Schlaf ist aber die Ausnahme. Kopfschmerzen und Erbrechen kommen postiktal vor. Eine Amnesie für das Ereignis tritt häufiger bei Anfällen der dominanten Hemisphäre auf. Bei etwa der Hälfte der Patienten mit medialen Temporallappenepilepsien gehen einige fokale Anfälle in generalisiert tonisch-klonische Anfälle über. Diese treten aber eher selten auf (meist wenige Male pro Jahr) und beherrschen nie das Krankheitsbild. Ein konvulsiver Status epilepticus stellt die Ausnahme dar (French et al. 1993).

Grundsätzlich ist die Semiologie der Anfälle aber nicht nur von der Lokalisation der epileptogenen Zone, sondern auch vom Entwicklungsstand des Gehirns abhängig. Für Temporallappenepilepsien konnte anhand der Auswertung von 605 Anfällen von 155 erfolgreich operierten Patienten gezeigt werden, dass mit zunehmendem Alter motorische semiologische Elemente abnehmen, wohingegen lateralisierende Zeichen, Automatismen und sekundär generalisierte Anfälle zunehmen (Fogarasi et al. 2007).

Neurologischer Befund

Der neurologische Befund fällt fast immer normal aus, außer bei Patienten mit raumfordernden Prozessen. Zu klären ist die (gehäuft atypische) Händigkeit, die Frage von subjektiv wahrgenommenen kognitiven, insbesondere mnestischen Defiziten (Rzezak et al. 2014) sowie der psychische Befund angesichts der relevanten Komorbidität für Depression (Pereira et al. 2013).

EEG-Befunde

Das Routine-Wach-EEG zeigt häufig einen Normalbefund oder unspezifische Veränderungen. Es kann eine gering oder stärker ausgeprägte Asymmetrie der Hintergrundaktivität aufweisen. In wiederholten oder länger dauernden Ableitungen sind fast immer epileptiforme Potenziale sichtbar (Williamson et al. 1993). Die Durchführung eines Schlaf-EEG ist notwendig, da sich bei etwa 10 % der Patienten nur im Schlaf epileptiforme Entladungen nachweisen lassen (Mikati et al. 1996). Die charakteristischen interiktalen EEG-Befunde in Form von Spikes oder Sharp-Waves oder Sharp-Slow-Waves sind fast immer über der vorderen Temporalregion lokalisiert, entweder einseitig oder beidseitig, wobei die beidseitigen Entladungen synchron oder asynchron auftreten können (Williamson et al. 1993). Letzteres betrifft etwa ein Drittel bis die Hälfte der Patienten. In Langzeitableitungen fanden sich bei 60 % von 22 Patienten mit Temporallappenepilepsien, die im interiktalen Routine-EEG ausschließlich einseitige epileptiforme Entladungen gezeigt hatten, voneinander unabhängige bitemporale epileptiforme Potenziale (Ergene et al. 2000).

Zu Beginn eines Anfalls kann als erstes EEG-Korrelat eine einseitige oder beidseitige Abflachung der Grundaktivität auftreten. Innerhalb von 30 Sekunden nach Beginn der Anfallssymptomatik tritt bei 80 % der Patienten eine temporale oder weiter ausgedehnte, lateralisierte Aktivität rhythmischer Alpha- oder Thetawellen mit steilem Anstiegsgradienten auf. Postiktal wird eine Verlangsamung sichtbar. Die lateralisierte iktale schnelle Aktivität und die nachfolgende postiktale Verlangsamung haben einen hohen seitenlokalisierenden Wert. Invasive iktale EEG-Ableitungen zeigen 13- bis 25/s-Entladungen in den medialen temporalen Strukturen, im Corpus amygdaloideum und im anterioren Hippocampus. Diese Entladungen breiten sich in 60 % der Fälle in den ipsilateralen temporalen Neokortex aus, in 30 % der Fälle in den kontralateralen Hippocampus (King et al. 1995).

Bildgebung

Mittels des hochauflösenden MRT mit entsprechender Angulierung kann in einem hohen Prozentsatz der Patienten mit medialer Temporallappenepilepsie eine Hippocampussklerose nachgewiesen werden. T_1-gewichtete Bilder zeigen am besten die Größenunterschiede beider Hippocampusformationen, T_2-gewichtete Schnitte weisen durch ein erhöhtes Signal auf die Sklerose hin. Mittels koronarer FLAIR(fluid attenuated inversion recovery)-Sequenzen können Signalunterschiede der Hippocampi, der parahippocampalen Gyri, der Amygdalae und der entorhinalen Cortices – trotz des benachbarten Temporalhorns – optimal dargestellt werden. Von einigen Untersuchern wird die quantitative Volumetrie der hippocampalen Formation oder die T2-Relaxometrie zur Bestätigung von Seitendifferenzen benutzt.

MRT-Kriterien einer mesialen Temporallappensklerose zeigt **Tabelle 17-3**.

Nicht selten lassen sich über die Hippocampussklerose hinausgehende, weitere strukturelle Abnormitäten sichtbar machen. Im betroffenen

Tabelle 17-3: MRT-Kriterien, die für das Vorliegen einer mesialen Temporallappensklerose sprechen (modifiziert nach Meiners et al. 1999)

- Verlust der inneren Struktur des Hippocampus
- Volumenverlust des Hippocampus
- hohes T2-Signal und niedriges T1-Signal im Hippocampus
- Atrophie der kollateralen weißen Substanz im parahippocampalen Gyrus
- reduzierte Grau-Weiß-Differenzierung im anterioren Temporallappen
- verkleinerter Temporallappen

Temporallappen selbst können neben der Hippocampussklerose kortikale Dysplasien vorkommen. Darüber hinaus wurden beschrieben: Beteiligung des kontralateralen Hippocampus, ipsilaterale Veränderungen des Corpus amygdaloideum, des Thalamus, des Nucleus caudatus, des Gyrus cinguli, kortikale Läsionen sowie Kleinhirnabnormitäten (Ho et al. 1998). Diese sog. duale Pathologie betrifft 15–30 % der Patienten.

SPECT wird in wenigen Zentren zur Darstellung temporaler epileptogener Herde benutzt. Ein Vorteil der Methode ist, dass man den Radiotracer während eines Anfalls injizieren kann und die Verteilung der Durchblutung zum Zeitpunkt der Injektion noch mehrere Stunden später szintigraphisch messen kann. Interiktal ist die Perfusion in der Region der epileptogenen Herde vermindert, iktal ist sie erhöht. Die Hyperperfusion im Anfall hat einen sehr viel höheren lokalisatorischen Wert (Spezifitätsangaben bis zu 97 %) als die interiktale Hypoperfusion (Devous et al. 1998). In der Regel wird die Subtraktion der interiktalen von der iktalen Messung (SISCOM) verwendet.

Das interiktale FDG-PET ist eine funktionale bildgebende Methode zur Messung der Stoffwechselaktivität in verschiedenen Hirnregionen mit relativ guter räumlicher Auflösung. Der laterale temporale Glukose-Hypometabolismus korreliert mit der interiktalen regionalen Verlangsamung im EEG (Koutroumanidis et al. 1998). Das Gebiet des Hypometabolismus geht oft weit über den Temporallappen hinaus und kann ipsilateral den Thalamus, die Basalganglien und andere kortikale Strukturen mit einbeziehen.

Die Magnetresonanz-Spektroskopie lässt im Falle der Hippocampussklerose eine Erhöhung des N-Azetylaspartat/Kreatin-Quotienten als Ausdruck des Neuronenuntergangs erkennen (Tasch et al. 1999), jedoch hat diese Methode für die prächirurgische Diagnostik keine relevante Bedeutung erlangt.

Kognitive und mnestische Befunde

Der Beginn der Temporallappenepilepsie im Kindesalter zieht in der Regel eine schlechtere kognitive Prognose nach sich als ein Beginn im Erwachsenenalter. Jugendliche und Erwachsene mit Temporallappenepilepsie weisen unterschiedlich stark ausgeprägte kognitive Störungen auf, insbesondere Lern- und Gedächtnisstörungen. Es kommt zu Beeinträchtigungen der Aufmerksamkeit und zu psychomotorischer Verlangsamung. Bei Läsionen der sprachdominanten, meist linken Seite ist das verbale Gedächtnis stärker betroffen, je älter die Patienten sind; leichtere Sprachstörungen können hinzukommen. Bei Schädigungen des nichtdominanten, meist rechten Temporallappens finden sich im reifen Gehirn eher Störungen des visuellen Gedächtnisses sowie Beeinträchtigungen der sozialen und emotionalen Wahrnehmung (Glosser et al. 1997, Hermann et al. 1997, Piazzini et al. 2006). Diese hemisphärenspezifischen Befunde sind bei Kindern nur selten nachweisbar. Es wird diskutiert, ob eine unkontrollierte Epilepsie als progrediente Erkrankung mit fortschreitendem Verlust kognitiver und mnestischer Fähigkeiten aufzufassen ist (Jokeit et al. 2002). Einiges spricht jedoch dafür, dass eine aktive Epilepsie in den Phasen neuronaler Plastizität während der ersten beiden Lebensjahrzehnte wesentlich ungünstiger für kognitive Funktionen ist als eine lange Dauer der Epilepsie (Helmstaedter et al. 2009). In jedem Falle ergibt sich, dass eine frühe Kontrolle einer Temporallappenepilepsie günstig für die weitere kognitive Entwicklung ist.

Psychische und psychiatrische Auffälligkeiten

Etwa ein Drittel der Klein- und Schulkinder mit Temporallappenepilepsien weist Lernstörungen, Aufmerksamkeitsstörungen, Hyperaktivität, Aggression und Wutausbrüche auf (Elger et al. 1997, Harvey et al. 1997). Psychiatrische Störungen wie Angststörungen, Depression, Umständlichkeit, Haften an einer Sache, Zwanghaftigkeit, Hypermoralität und Hyperreligiosität, Persönlichkeitsstörungen und Psychosen wurden bei Adoleszenten und Erwachsenen berichtet (Mikati et al. 1996). Neuere Untersuchungen zeigen, dass die psychischen Befunde ein von der Schwere der Epilepsie unabhängiges und damit eigenständig zu beachtendes, klinisch relevantes Thema darstellen (Pereira et al. 2013). Ein beträchtlicher Teil (30–40 %) der Kinder mit einer Temporallappenepilepsie weist ein Aufmerksamkeitsdefizit-Hyperaktivitätssyndrom (ADHS) auf. Es wird berichtet, dass Methylphenidat bei diesen Kindern ebenso wirksam ist wie bei Kindern mit ADHS ohne Epilepsie (Semrud-Clikeman et al. 1999).

Differenzialdiagnose

Bei der Differenzialdiagnose der medialen Temporallappenepilepsie muss berücksichtigt werden, dass fokale Anfälle mit epigastrischen Auren, Automatismen und Bewusstseinsstörung auch bei einem Anfallsursprung außerhalb des Temporallappens auftreten können. Deshalb sollten immer Anamnese, Anfallssemiologie, Anfallsfrequenz und die Ergebnisse der neurophysiologischen und bildgebenden Diagnostik zusammen bewertet werden. Auch dann bleiben strukturell bedingte Entitäten als Differenzialdiagnose, nämlich die sog. Temporallappenepilepsie plus und die Frontallappenepilepsie. Die Unterschiede der Klinik von Temporallappen- und Frontallappenepilepsie werden bei der Frontallappenepilepsie (Kap. 17.1) beschrieben. Mit Temporallappenepilepsie plus werden Epilepsien beschrieben, deren epileptogene Zone bis in angrenzende Regionen, insbesondere den Inselkortex, ausgedehnt ist. Ein diesbezüglicher Verdacht erfordert in der Regel eine invasive Diagnostik mit Tiefenelektroden (Barba et al. 2007).

Bei Kindern und Jugendlichen sind die benignen fokalen Epilepsien auszuschließen, insbesondere die benigne fokale Epilepsie mit komplex fokalen Anfällen, die benigne fokale Epilepsie mit komplex fokalen Anfällen nach Fieberkrämpfen, bei Säuglingen und Kleinkindern das Watanabe-Syndrom und bei Jugendlichen die benignen fokalen Anfälle der Adoleszenz. Vor allem die Kenntnis der benignen fokalen Epilepsie mit komplex fokalen Anfällen nach Fieberkrämpfen (Kap. 13) ist von erheblicher praktischer Relevanz, da hier gezeigt wird, dass eine Epilepsie mit komplex fokalen Anfällen nach wiederholt aufgetretenen Fieberkrämpfen eine sehr gute Prognose haben kann.

Therapie

Die Behandlung mit Antiepileptika und die neurochirurgische Therapie sind die beiden entscheidenden therapeutischen Optionen.

Pharmakotherapie. Die medikamentöse Behandlung basiert auf der Einordnung als fokale Anfälle. Eine spezifische Therapiestrategie anhand der Semiologie der fokalen Anfälle oder der Lokalisation der epileptogenen Zone ist nicht belegt. Es gibt Überlegungen zur Auswahl des Antiepileptikums anhand von Komorbiditäten. Diesbezüglich gibt es Daten zur Behandlung von Erwachsenen mit komorbider Angststörung, die eine bessere Wirkung von Pregabalin berichteten als Patienten ohne Angststörung (Brandt et al. 2013). Hinweise zur Therapie finden sich am Anfang dieses Kapitels sowie im Kapitel zur Pharmakotherapie (Kap. 19).

Neurochirurgische Therapie. Die Chance auf langfristige Anfallsfreiheit unter Medikation ist bei Kindern und Jugendlichen mit nachweisbarer Läsion im Temporallappen sehr gering (Spooner et al. 2006). Für die Temporallappenepilepsie liegt andererseits die einzige randomisierte Studie vor, die zeigt, dass die chirurgische

Therapie der medikamentösen Behandlung bei pharmakoresistenten Patienten klar überlegen ist (Wiebe et al. 2001). Deshalb sollte die operative Therapie zu einem frühen Zeitpunkt erwogen werden. Im Hinblick darauf sollte in der Regel der konsequente Einsatz von zwei AED mit dem Ziel der Anfallsfreiheit erfolgen und die Patienten andernfalls zügig zur prächirurgischen Diagnostik in ein entsprechendes Epilepsiezentrum überwiesen werden.

Bezüglich der operativen Verfahren siehe Kapitel 20. Die epilepsiechirurgische Behandlung führt bei 60–80 % der Kinder und Jugendlichen zum Sistieren der Anfälle. Die Patienten mit komplizierten Fieberkrämpfen in der Vorgeschichte und einseitiger mesialer temporaler Sklerose sowie Patienten mit niedriggradigen, epilepsieassoziierten Gliomen haben die besten Aussichten auf Anfallsfreiheit (Kanemoto et al. 1998, Englot et al. 2012). Die Ergebnisse bei Kindern und Jugendlichen sind hinsichtlich Anfallsfreiheit weitestgehend vergleichbar mit Erwachsenen (Tuxhorn et al. 1997, Spencer et al. 2008).

Bei Resektion des Schläfenlappens der dominanten Hemisphäre besteht ein Risiko von alltagsrelevanten Gedächtnisstörungen und Beeinträchtigungen von Sprachfunktionen. Diese postoperativen Defekte sind bei Kindern seltener bzw. weniger stark ausgeprägt, und zwar umso geringer, je jünger das Kind zum Zeitpunkt der Operation ist. In einem kleineren Teil der Fälle kann es postoperativ sogar zu einer Verbesserung der Sprachfunktionen kommen (Hermann et al. 1995, Lendt et al. 1999).

Verlauf und Prognose

Nur etwa 25–40 % der jugendlichen und erwachsenen Patienten werden durch die Pharmakotherapie anhaltend anfallsfrei, bei etwa einem weiteren Drittel wird eine wesentliche Abnahme der Anfallsfrequenz erreicht (Mattson et al. 1996). Angesichts des wichtigen Unterschieds zwischen seltenen Anfällen und Anfallsfreiheit für die Lebensqualität sollte gerade auch diesen Patienten eine prächirurgische Abklärung angeboten werden. Bei den Patienten mit therapierefraktären Epilepsien treten gewöhnlich mehrmals monatlich komplex fokale Anfälle auf, z. T. auch mehrmals wöchentlich. In Monotherapie sind oft hohe Dosen der Antiepileptika notwendig, viele Patienten erhalten eine Kombinationstherapie.

In einer Untersuchung von 120 Kindern mit Temporallappenepilepsie waren bei 37,5 % die Anfälle nach zwei Jahren nicht kontrolliert (Dlugos et al. 2001).

Drei frühe Prädiktoren der Therapieresistenz wurden gefunden:

- frühe schädigende Ereignisse (Fieberkrämpfe, ZNS-Infektionen, neonatale Anfälle, schweres Schädel-Hirn-Trauma)
- MRT-Abnormalitäten des Temporallappens
- Versagen des ersten Antiepileptikums (Mittel der Wahl).

Von zunehmenden negativen Auswirkungen einer fortdauernden fokalen Anfallsaktivität, vor allem durch sekundär generalisierte tonisch-klonische Anfälle, auf die neuropsychologischen Funktionen der Patienten wurde wiederholt berichtet (Loiseau et al. 1983a, Farwell et al. 1985, Jokeit et al. 1999, Oyegbile et al. 2004, Piazzini et al. 2006). Die Ergebnisse der bildgebenden Diagnostik sprechen dafür, dass das Ausmaß der Hippocampusveränderungen mit der Dauer der Epilepsie bzw. Zahl der Anfälle zunimmt (Lee et al. 1998, Kälviainen et al. 1998, Salmenpera et al. 2001). Quantitative volumetrische MRT-Untersuchungen bei erwachsenen Patienten mit lange dauernden Temporallappenepilepsien haben gezeigt, dass im Vergleich zu Kontrollen nicht nur das Hippocampusvolumen, sondern auch das Hirnvolumen außerhalb des Temporallappens abnimmt. Eine in der Kindheit beginnende, langjährig bestehende Temporallappenepilepsie scheint globale Auswirkungen auf die Struktur des gesamten Gehirns zu haben (Hermann et al. 2002).

17.1.2 Besonderheiten der Temporallappenepilepsien bei Säuglingen und Kleinkindern

Die Häufigkeit des Vorkommens der Temporallappenepilepsie im Kindesalter ist nicht genau bekannt. Die relative Frequenz komplex fokaler Anfälle wurde in einer großen prospektiven populationsbasierten Kohortenstudie mit 613 Kindern im Alter von 1 Monat bis 15 Jahren (Connecticut, USA) mit 26 % bestimmt (Berg et al. 1999a), aber nicht alle Kinder mit komplex fokalen Anfällen haben eine Temporallappenepilepsie, da sie auch bei anderen Epilepsien vorkommen. Die Temporallappenepilepsie ist bei Säuglingen und Kleinkindern mit einigen Besonderheiten verbunden (Oller-Daurella et al. 1989, Acharya et al. 1997, Holmes 1997, Bourgeois 1998a, Fogarasi et al. 2002, Bocti et al. 2003, Ray et al. 2005).

Klinik

Bei Kindern in den ersten Lebensjahren manifestieren sich fokale temporale und extratemporale strukturelle Epilepsien nicht selten in Form generalisierter tonischer, klonischer, tonisch-klonischer, myoklonischer oder atonischer Anfälle, erst im weiteren Verlauf wird die fokale Genese deutlich (Oller-Daurella et al. 1989, Ray et al. 2005). Die Anfälle temporalen Ursprungs zeigen in diesem Alter sowieso nur ein begrenztes Repertoire an iktalen Manifestationen und lateralisierenden Zeichen; Einzelheiten siehe Tabelle 17-2 (S. 305) und Tabelle 17-4. Über das Auftreten einer Aura können meist erst Schulkinder zuverlässig Auskunft geben, häufig ist für die Eltern jedoch anhand einer Verhaltensänderung der beginnende Anfall erkennbar. Für Kinder, die im Anfall nicht reagieren, deren Bewusstseinslage aber nicht sicher untersuchbar ist, wurde der Begriff des hypomotorischen Anfalls vorgeschlagen. Eine Differenzierung in mediale und laterale Temporallappenepilepsie auf Grund der Klinik ist nicht möglich. Das interiktale EEG zeigt häufig nicht nur umschriebene temporale, sondern auch extratemporale und bilaterale epileptiforme Potenziale. Im iktalen EEG sind die Entladungen vor allem bei Kindern in den ersten drei Lebensjahren schlecht oder sogar irreführend lokalisiert, sie können auch generalisiert sein (Ray et al. 2005).

Tabelle 17-4: Semiologie fokaler Anfälle bei Temporallappenepilepsien bei Säuglingen und Kleinkindern im Vergleich zu älteren Kindern und Adoleszenten (nach Bourgeois 1998, Ray et al. 2005)

- in der Regel keine identifizierbare Aura vor dem Alter von 5 Jahren
- Automatismen vorwiegend oro-alimentär, weniger komplex, weniger gestisch
- mehr motorische Aktivität, mehr symmetrische Ausprägung: tonisch, klonisch, myoklonisch, insbesondere epileptische Spasmen
- längere Anfallsdauer

Neuropathologie

Die neuropathologischen Befunde bei Kindern mit Temporallappenepilepsien variieren sehr viel stärker als die bei Erwachsenen. Die häufigsten Ätiologien sind kortikale Dysplasien und niedriggradige, epilepsieassoziierte Tumore (dysembryoplastische neuroektodermale Tumore und Gangliogliome). Vor dem Alter von drei Jahren ist die isolierte Hippocampussklerose ein ungewöhnlicher Befund. Sie kommt fast nur im Rahmen einer dualen Pathologie oder ausgedehnter hemisphäraler Pathologien (Mediainfarkt, HHE-Syndrom) vor (Spencer et al. 2008). In verschiedenen Serien histopathologischer Befunde von Kindern mit Temporallappenepilepsien wurden in 20–30 % Hippocampussklerosen angegeben (Elger et al. 1997, Tuxhorn et al. 1997).

17.1.3 Laterale Temporallappenepilepsie

Im Gegensatz zu der medialen Temporallappenepilepsie, bei der die Anfälle im Hippocampus und in benachbarten mesialen Strukturen entstehen, gehört die laterale Temporallappenepilepsie zu den neokortikalen fokalen Epilepsien. Ausgedehnte reziproke Verbindungen zwischen den medialen und lateralen temporalen Strukturen führen dazu, dass sich die klinischen Manifestationen kaum unterscheiden (Panayiotopoulos 2007b). Trotzdem gibt es einige klinische Hinweise auf den neokortikalen Ursprung der Anfälle. Diese neokortikalen Symptome sind zudem wichtig als Hinweise auf eine zusätzliche epileptogene Region (Temporallappenepilepsie plus), wenn eine Hippocampussklerose im MRT zu sehen ist:

- auditorische Halluzinationen (Ursprung im posterioren Gyrus temporalis superior)
- vertiginöse Sensationen (Ursprung temporoparietal)
- komplexe visuelle Halluzinationen (Ursprung temporo-parieto-okzipitaler Übergang)
- Die für die mediale Temporallappenepilepsie typischen epigastrischen Auren sind selten.

Bezüglich der medikamentösen und epilepsiechirurgischen Therapie fallen die Ergebnisse gleich aus wie bei der medialen Temporallappenepilepsie.

17.2 Frontallappenepilepsie

Die Größe des Frontallappens und seine unterschiedlichen funktionellen Regionen führen zu einer Vielgestaltigkeit der möglichen Anfallsformen, die eine exakte Lokalisation des epileptogenen Areals mittels Anfallssemiologie und EEG erschweren. Die Frontallappenepilepsie ist keine seltene Epilepsie. Wenn Behandler mit den sehr unterschiedlichen klinischen Manifestationen, insbesondere den häufigen, motorischen Anfällen ohne Bewusstseinsverlust, nicht vertraut sind, kommt es zur Fehldiagnose nicht epileptischer Anfälle (Panayiotopoulos 2007b). Die Abgrenzung von Schlafstörungen ist bei der häufigen Bindung der Anfälle an den Schlaf in vielen Fällen schwierig. In epilepsiechirurgischen Patientengruppen stellen Frontallappenepilepsien die zweithäufigste Entität dar. Es wird vermutet, dass sie bei jungen Kindern sogar häufiger vorkommt als die Temporallappenepilepsie, es fehlen aber zuverlässige Daten.

17.2.1 Anatomie, Funktion und Symptome

Zum besseren Verständnis der außerordentlich vielgestaltigen Symptomatik von Frontallappenepilepsien ist es sinnvoll, die regionale Spezialisierung der verschiedenen Frontallappenareale zu beschreiben. Die Frontallappen, welche etwa 40 % der Masse der Hemisphären ausmachen, können in drei funktionelle Regionen unterteilt werden, welche jeweils eine eigene kortiko-subkortikale Organisation und spezielle kortikokortikale Verbindungen mit den Temporal- und Parietallappen aufweisen:

- den relativ schmalen, somatotop organisierten, primär-motorischen Kortex, anterior vom Sulcus centralis gelegen (Durchführung von Willkürmotorik)
- die ausgedehntere prämotorische Region, welche der motorischen Region vorgelagert ist und welche das supplementär-motorische Areal mit komplexen Bewegungsprogrammen, das frontale Blickfeld sowie die motorische Sprachregion (Broca) einschließt
- die präfrontale Region (die Polregion), welche den größten Teil der Frontallappen einnimmt. Diese integriert als frontaler Assoziationskortex Informationen vom somatosensorischen und limbischen System und ist Sitz der höheren kognitiven Funktionen einschließlich des Arbeitsgedächtnisses. Der präfrontale Kortex kann noch weiter unterteilt werden, das Vorgehen dabei ist aber nicht einheitlich. Eine vereinfachende Möglichkeit ist die Bildung von drei größeren topographischen Unterregionen: dorsolateraler Kortex, basaler (orbitofrontaler) Kortex und medialer Kortex, wobei Letzterer die paralimbischen Zonen umfasst, zu denen der ventrale und mediale Anteil des frontalen Kortex, der anteriore cinguläre Kortex und der paraolfaktorische Gyrus gehören.

Die Stimulation des primären motorischen Kortex resultiert in klonischen Bewegungen, die des supplementär-motorischen Feldes in langsamen tonischen Kontraktionen der Muskulatur der proximalen Extremitäten und des Rumpfes oder in einem Spracharrest. Die Reizung des frontalen Blickfeldes führt zu Augen- und Kopfbewegungen zur Gegenseite und die der Broca-Region zum Spracharrest und Sprachwahrnehmungsstörungen. Die Reizung frontopolarer Regionen führt zu außerordentlich vielgestaltigen Reaktionen. Die Symptomatologie der Anfälle bei Läsionen in diesen Regionen ist aus **Tabelle 17-5** ersichtlich.

Die Funktionen des präfrontalen Frontallappens werden unter dem Sammelbegriff «exekutive Funktionen» zusammengefasst. Diese schließen folgende Fähigkeiten ein (Niedermeyer 1998a, Shulman 2000):

- Aufmerksamkeitskontrolle (Fokussieren, Verschieben der Aufmerksamkeit auf unterschiedliche Aufgaben)
- Auswahl, Strukturierung von Informationen (Konzentration auf wichtige Informationen, Ausblenden irrelevanter Informationen)
- Arbeitsgedächtnis (Speicherung der aktuellen Informationen für kurze Zeit, Onlineabgleich mit gespeicherten Gedächtnisinhalten)
- Planen von Lösungsschritten zur Bewältigung von Aufgaben
- Antizipation von Handlungskonsequenzen
- übergeordnete Steuerung mit Feedback.

Schädigungen der präfrontalen Areale haben Störungen von Aufmerksamkeit, Konzentration, Aktivität, Impulskontrolle und Handlungsplanung einschließlich des Arbeitsgedächtnisses zur Folge. Sie sind Ursache von Verhaltensstörungen verschiedenen Ausmaßes sowie von Persönlichkeitsveränderungen. Das Verhalten von Patienten mit schwer verlaufenden symptomatischen Frontallappenepilepsien kann Symptome des sog. Frontalhirnsyndroms aufweisen. Die resultierenden Verhaltensänderungen sind entweder vom antriebsgeminderten oder vom enthemmten Typ. Der Patient mit Antriebsminde-

Tab. 17-5: Anfallseigenschaften bei Läsionen der einzelnen Frontallappenareale (ILAE 1989)

Region	Klinische Charakteristika
primär motorischer Kortex	kontralaterale klonische oder seltener tonische Aktivität je nach aktiviertem Areal, Dysphasie oder Spracharrest und Vokalisationen, mit häufiger sekundärer Generalisierung
supplementär motorischer Kortex	bilaterale asymmetrische, seltener symmetrische tonische oder dystone Haltungen mit Vokalisationen oder Spracharrest bei erhaltenem Bewusstsein, selten Fechterstellung, Anfälle von kurzer Dauer mit abruptem Beginn und Ende, häufig im Schlaf
cingulär	komplexe motorische Aktivität mit initialen oralen, manuellen und gestischen Automatismen, sexuelle Handlungen, affektive Manifestationen mit aggressivem Verhalten, Schreien und starker Angstreaktion, vegetative Reaktionen mit Hautblässe, Tachykardie und Tachypnoe, Schwitzen, selten Einnässen
frontopolar	rascher Verlust des Bewusstseins und Verlust des Kontaktes (frontale Absence oder Pseudoabsence), forciertes Denken, adversive Bewegungen von Kopf und Augen, axiale klonische Zuckungen, Stürze, Reaktionen des vegetativen Systems
orbitofrontal	Starren, Verlust des Bewusstseins, initiale orale und gestische Automatismen, motorische Agitation, sexuelle Automatismen, olfaktorische Halluzinationen, autonome Zeichen mit Mydriasis, Hautblässe, Tachykardie und Tachypnoe, selten Einnässen
dorsolateral	fokale tonische und klonische Aktivität, oft erhaltenes Bewusstsein, Version von Kopf oder Augen, Spracharrest oder Aphasie (bei Beteiligung der Broca-Region)
operkulär	Kauen, verstärkter Speichelfluss, Schlucken und Spracharrest mit epigastrischer Aura, Angst und autonomen Phänomenen; ipsilaterale klonische faziale Zuckungen, häufig gustatorische Halluzinationen

rung wirkt lethargisch und wenig emotional schwingungsfähig. Enthemmtes Verhalten kann sich äußern als vermehrte Impulsivität, fehlende Einsicht in die Konsequenzen des eigenen Handelns oder eine verstärkte motorische Aktivität. Eine Faustregel besagt, je weiter weg eine Läsion vom motorischen Areal in Richtung Frontalpol liegt, umso eher wird das Verhalten pathologisch enthemmt. Die kognitiven Funktionen können bei Frontalhirnläsionen intakt bleiben (Shulman 2000).

17.2.2 Allgemeine Charakteristika der Frontallappenanfälle

Den strukturellen Frontallappenepilepsien liegen die typischen epileptogenen Läsionen zugrunde: Am häufigsten finden sich fokale kortikale Dysplasien (isoliert oder im Rahmen einer TSC) und niedriggradige Gliome, seltener Kavernome, porenzephale Zysten oder gliotische Narben und Gefäßfehlbildungen (Vachhrajani et al. 2012).

Die Phänomenologie der Anfälle im Frontallappen ist sehr unterschiedlich, motorische Phänomene sehr unterschiedlicher Gestalt von klonischer, myoklonischer, tonischer und atonischer Semiologie finden sich ebenso wie komplexe motorische Phänomene in Form von Fechterstellung, Versivanfällen oder hypermotorischen Anfällen. Eine sehr rasche Ausbreitung zur Gegenseite ist eine Ursache von Sturzanfällen; dies kann bei bilateral tonisch-klonischen Anfällen dazu führen, dass die Anfälle nicht als fokal eingestuft werden und es zu einer falschen Zuordnung innerhalb der Epilepsiesyndrome kommt. Typische Merkmale zeigt Tabelle 17-6 (S. 319).

Der Bewusstseinsverlust ist kein konstantes Merkmal, der Kontakt zur Umwelt kann erhalten bleiben. Häufig kommt ein Spracharrest vor, etwas seltener Vokalisationen.

Die Frontallappenanfälle können einerseits auf Grund ihrer Semiologie, andererseits nach dem Ursprungsort weiter unterteilt werden. Die rasche Anfallsausbreitung epileptischer Aktivität innerhalb der Frontallappen und in extrafrontale Gebiete erschwert sehr die Korrelation von Anfallssymptomen und Anfallsursprung. Bei Kindern besteht die zusätzliche Schwierigkeit, dass die Semiologie der Anfälle allgemein weniger differenziert und der Rückschluss auf die symptomatogene Region viel schwieriger ist.

17.2.3 Semiologische Einteilung der Frontallappenanfälle

Die Frontallappenanfälle können vom Erscheinungsbild her drei verschiedenen Hauptkategorien zugeordnet werden, wobei berücksichtigt werden muss, dass beträchtliche Überlappungen bestehen und diese Einteilung eine grobe Vereinfachung darstellt (Salanova et al. 1995, Williamson et al. 1997):

- fokale klonische Anfälle
- asymmetrische tonische Anfälle einschließlich deren Varianten
- frontale fokale Anfälle mit Bewusstseinsstörung.

Fokale klonische Anfälle

Bei diesem ersten Typ von Frontallappenanfällen handelt es sich um fokale Anfälle, die nicht mit einer Bewusstseinsänderung verbunden sind. Die meist klonischen, seltener nur tonischen Anfälle entstehen in der kontralateralen primären motorischen Rinde, die motorischen Manifestationen sind vom Ort der epileptischen Aktivierung abhängig. Dementsprechend werden klonische Zuckungen im Gesicht, ein Spracharrest oder eine Dysphasie bemerkt oder es wird klonische oder tonische Aktivität in den oberen oder unteren Extremitäten sichtbar.

Eine Ausbreitung der epileptischen Aktivität innerhalb der motorischen Rinde mit entsprechender Symptomatik kann auftreten (Jackson-Anfall). Jackson (1931) beschrieb drei Varianten:

- Anfälle, die in der Hand beginnen (am häufigsten im Daumen oder im Zeigefinger oder in beiden)

- Anfälle, die in einer Gesichtshälfte beginnen (am häufigsten in der Nähe des Mundes)
- Anfälle, die im Fuß beginnen (fast immer im großen Zeh).

Eine sekundäre Generalisation tritt häufig auf. Postiktal kann eine Todd'sche Parese (vorübergehende Lähmung der vom Anfalll betroffenen Extremität) vorhanden sein. Der chronische fokale Status (Epilepsia partialis continua) wird an anderer Stelle beschrieben (Kap. 7).

Asymmetrische tonische Anfälle und Varianten

Hierunter fallen die supplementär-motorischen Anfälle, die mit und ohne Bewusstseinsverlust einhergehen. Diese sind häufig (etwa zu 50 %) mit subjektiven Symptomen in Form von kontralateralem, bilateralem oder ipsilateralem Kribbeln oder Taubheitsgefühl verbunden. Der klassische Anfall beginnt abrupt mit einer fixierten Körperhaltung, der kontralaterale Arm wird im Schultergelenk abduziert, nach außen rotiert und im Ellenbogengelenk gebeugt, Kopf und Augen werden in Richtung dieses Armes gedreht, so dass es aussieht, als ob der Betroffene seine erhobene Hand ansieht. Das kontralaterale Bein wird anhaltend gestreckt oder gebeugt. Häufig besteht ein Spracharrest, aber auch forcierte Vokalisationen sowie Lachen und Weinen können auftreten. Gegen Ende können Zuckungen der Hand oder des Gesichtes vorkommen. Die Anfälle dauern meist kurz (weniger als 30 Sekunden). Wenn sie sekundär generalisieren, ist dies häufig asymmetrisch und teils ohne den typischen tonisch-klonischen Ablauf. Anfälle treten häufig in Clustern auf, zumeist im Schlaf, teilweise viele Male innerhalb einer Nacht.

Neben diesem klassischen Typ gibt es viele Variationen.

Mögliche Erscheinungsformen sind:

- symmetrische oder asymmetrische tonische oder dystone Haltungen der oberen und unteren Extremitäten
- unilaterale tonische Haltung einer oberen Extremität mit Faustschluss
- athetoide Bewegungen eines Armes
- heftige stoßende Bewegungen eines Armes
- schreitende oder tretende Bewegungen der Beine (hypermotorische Anfälle).

Frontale fokale Anfälle mit Bewusstseinsstörung

Frontale fokale Anfälle mit Einschränkung des Bewusstseins haben insgesamt ein bizarr anmutendes Erscheinungsbild. Sehr komplex ausgestaltete motorische Abläufe oder Automatismen beherrschen oft das Anfallsbild. Beim einzelnen Patienten laufen die Anfälle stereotyp ab. Die Anfälle dauern in der Regel nur kurz an (unter einer Minute) und haben sehr viel seltener als die temporalen komplex fokalen eine Aura oder eine postiktale Konfusion. Sie treten mehrmals täglich, in Clustern und oft aus dem Schlaf heraus auf. Sie haben ihren Ursprung vermutlich im präfrontalen Kortex.

Frontale komplex fokale Anfälle können sich als Lächeln und Lachen oder mit einem Gesichtsausdruck der Angst und der Bedrohung in Verbindung mit einfachen oder komplexen Bewegungsabläufen äußern, z. B. mit Fingerschnappen, Reiben einer Hand, Aufknöpfen von Kleidung, Greifen nach etwas, Treten, Reiben von Körperteilen. Gleichförmige Bewegungen wie Beugen und Strecken von Extremitäten, Überschlagen der Beine und Umhergehen werden ebenfalls beobachtet. Lautstarke verbale Äußerungen und Schreien können die Anfälle begleiten.

Bei einer anderen Form frontaler komplex fokaler Anfälle sind die zwanghaften Abläufe scheinbar zielgerichtet. Ein aggressiver Gesichtsausdruck und komplexe Vokalisationen (Drohungen, Beleidigungen, Obszönitäten) gehen sequenziellen Bewegungen wie Aufstehen, Umhergehen, Spucken, Klopfen auf einem Gegenstand, Aufreihen von Gegenständen, Hüpfen oder Strampeln voran. Ausgeprägte sexuelle Automatismen wurden ebenfalls beschrieben (Leutmezer et al. 1999). Es kann zu Stürzen kommen.

Atypische Absencen können ihren Ursprung im Frontallappen haben (frontale Absencen, Pseudoabsencen). Diese sind im Erscheinungsbild den typischen Absencen sehr ähnlich: Bewusstseinstrübung, Veränderung des Gesichtsausdruckes in Form eines ausdruckslosen, maskenartigen Aussehens, Öffnen der Augen mit einem starren Blick, Innehalten, Spracharrest, Drehen des Kopfes und der Augen zur Seite und gelegentlich einfache gestische Automatismen (Tükel et al. 1952, Manford 1996). Die frontalen Absencen dauern nur kurz an (< 10 s), mit Sistieren der epileptiformen Aktivität kehrt sofort das Bewusstsein zurück. Das EEG kann dabei wie bei den typischen Absencen generalisierte 3/s Spike-Waves zeigen. Bei frontalen Foci nahe der Mittellinie kommt es wahrscheinlich auf Grund des Phänomens der sekundären bilateralen Synchronie zur raschen Generalisation der 3/s Spike-Wave-Aktivität.

Die lokalisatorische Genauigkeit der iktalen Semiologie von frontalen und temporalen Anfällen wurde von O'Brien et al. (1998) miteinander verglichen: Nur 61 % der Frontallappenanfälle waren richtig klassifiziert worden. Etwa 20 % der Frontallappenanfälle verursachten Symptome, die für Temporallappenepilepsien typisch sind.

17.2.4 Unterteilung der Frontallappenanfälle nach deren Ursprungsort

Während die symptomatogene Zone von Anfällen der primären motorischen Rinde und der supplementär-motorischen Region anhand der Phänomenologie relativ leicht erkannt werden kann, ist das bei den präfrontalen Frontallappenanfällen kaum möglich, so dass sie häufig nur mangelhaft von Temporallappenanfällen abgegrenzt werden können. Es ist praktisch unmöglich, allein auf Grund klinischer Kriterien Anfälle präfrontalen Ursprungs den verschiedenen präfrontalen Subregionen zuzuordnen. Die Lokalisation erfordert die kombinierte Auswertung der Anfallsphänomenologie und der Befunde, die mit interiktalem und iktalem Oberflächen-EEG (Video-EEG), MRT, SPECT oder PET sowie invasivem Video-EEG-Monitoring gewonnen werden.

In der ILAE-Klassifikation wurden sieben verschiedene, anatomisch definierte Subtypen von Frontallappenanfällen angegeben (Anfälle der motorischen Rinde, supplementär-motorische Anfälle, cinguläre Anfälle, Anfälle der vorderen frontopolaren Region, orbitofrontale, dorsolaterale und operkuläre Anfälle), die sich auf entsprechende epileptogene Zonen bezogen (ILAE 1981). Die Beschreibung der verschiedenen Typen beruht vor allem auf den Ergebnissen intrakranieller Ableitungen (Stereo-EEG) unter Nutzung der Videotelemetrie. Tabelle 17-5 (S. 315) gibt eine Übersicht über die Eigenschaften dieser Subtypen, wobei die ursprünglichen Angaben der ILAE modifiziert worden sind.

Vereinfachte Typisierung der präfrontalen Anfälle

Von Chauvel et al. (1994) wurden sehr vereinfachend zwei Phänotypen präfrontaler Anfälle beschrieben, die dorsalen und ventralen präfrontalen Anfälle:

- dorsale präfrontale Anfälle. Für den Ursprung dieser Anfälle im dorsalen (dorsolateralen) präfrontalen Kortex sprechen: forciertes Denken, augengeleitete Automatismen, Pseudozwangshandlungen oder eine tonische Augenwendung zur Seite, gefolgt von einer tonischen Kopfwendung (dorsolaterale Anfälle mit Beteiligung des frontalen Blickzentrums). Komplexe visuelle Halluzinationen können auftreten, außerdem komplexe oder unsinnige gestische Abläufe, welche den ganzen Körper einbeziehen. Der Bewusstseinsverlust kann fehlen.
- ventrale präfrontale Anfälle. Diese Anfälle sind durch ein breit gefächertes Erscheinungsbild gekennzeichnet, Bezeichnungen wie orbitofrontale, frontopolare, cinguläre (auch anterior-cinguläre, fronto-cinguläre) Anfälle bezeichnen etwas genauer den Ursprungsort (s. Tab. 17-5, S. 315). Ventrale präfrontale Anfälle sind durch plötzlichen Beginn mit Kontaktverlust und bizarre oder reichhaltig ausgestaltete Bewegungsabläufe

oder scheinbar sinnvolles Verhalten charakterisiert. Einige Anfälle beginnen mit Rufen oder aggressiven Vokalisationen oder sie gehen mit dem Ausdruck starker Furcht oder heftigen Bewegungen einher, welche Angst oder Halluzinationen widerspiegeln. Diese Anfälle können von autonomen Reaktionen in Form von Gesichtsrötung, Gesichtsblässe, Mydriasis, Tachykardie oder Apnoe begleitet sein. Einnässen ist für diese Anfälle typisch.

17.2.5 Besonderheiten der Anfallssemiologie der Frontallappenanfälle bei Kindern

Bei Kindern ist die Semiologie – wie auch bei anderen Anfallsursprungsregionen – weniger differenziert. Es gibt dazu eine Analyse von 111 Frontallappenanfällen bei 14 Kindern unter sieben Jahren (Fogarasi et al. 2001), bei denen der Anfallsursprung durch postoperative Anfallsfreiheit belegt war. Die Anfälle wurden nach der semiologischen Anfallsklassifikation kategorisiert (s. Kap. 6). Als typisches, mit Erwachsenen vergleichbares Merkmal fand sich eine hohe Anfallsfrequenz mit bis zu 40 Anfällen pro Tag, die bei der Hälfte der Kinder in Clustern auftraten. Etwa die Hälfte der Anfälle ereignete sich im Schlaf. Die Anfälle dauerten nur kurz, im Mittel etwa 30 Sekunden. Die meisten Kinder hatten tonische Anfälle, klonische Anfälle oder epileptische Spasmen waren jeweils bei etwa einem Drittel der Kinder zu sehen. Viele Kinder hatten mehrere Anfallstypen. Hypermotorische Anfälle und komplexe motorische Automatismen wurden nicht gesehen (Tabelle 17-6).

Tabelle 17-6: Semiologie von 111 Anfällen bei Frontallappenepilepsie bei 14 Kindern <7 Jahren (nach Fogarasi et al. 2001)

Anfallstyp	Häufigkeit (n = 14)*	von 111 Anfällen begannen
tonisch	9/14 (64 %)	39 (35 %)
klonisch	5/14 (36 %)	27 (24 %)
epileptische Spasmen	5/14 (36 %)	18 (16 %)
psychomotorisch	2/14 (14 %)	8 (7 %)
hypomotorisch	2/24 (14 %)	6 (5 %)
myoklonisch	1/14 (7 %)	7 (6 %)
motorisch (unklassifizierbar)	1/14 (7 %)	4 (4 %)
isolierte Aura	1/14 (7 %)	2 (2 %)

* 10 von 14 Patienten hatten mehr als einen Anfallstyp

17.2.6 Befunde, Diagnose und Therapie

EEG-Befunde

Das interiktale EEG ist häufig unspezifisch, was seine Ursachen in der Unzugänglichkeit großer Anteile des Frontalhirns für die Oberflächenelektroden hat. Das EEG kann auch völlig normal ausfallen (bis zu 70 % der Patienten), generalisierte oder lateralisierte Verlangsamungen, fokale, multiregionale, hemisphärische oder generalisierte Spikes, Spike-Waves oder Polyspikes oder niedrigamplitudige, schnelle Aktivität aufweisen. Häufig finden sich bilaterale SWK, die als sekundäre bilaterale Synchronie bei rascher interhemisphärischer Ausbreitung epileptischer Aktivität innerhalb der Frontallappen verstanden wird. Dabei kann der führende Fokus anhand einer umschriebenen Verlangsamung oder eines wiederholt nachweisbaren Zeitintervalls zwischen den beiden Hemisphären (im Schnitt 15 ms) nachgewiesen werden (Gotmann 1981). Manchmal ist eine Asymmetrie physiologischer Phänomene – wie z. B. der Schlafspindeln – ein zusätzlicher Hinweis.

Bei dem Verdacht auf einen Anfallsursprung im Frontallappen lohnt eine genaue Analyse der Elektroden in der Mittellinie, insbesondere bei frühen Symptomen aus der supplementär-motorischen Region. Dabei ist die Abgrenzung zu den bei Kindern häufig spitz konfigurierten Vertexpotenzialen zum Teil schwierig: Am sichersten gelingt sie durch den Nachweis der Potenziale im Wachzustand oder tiefen Schlaf, manchmal über ein unterschiedliches Potenzialfeld.

Intrakranielle Ableitungen sind angesichts der Größe der Frontallappen nur bei gut begründeter lokalisatorischer Hypothese sinnvoll, nicht aber zur Exploration eines gesamten Frontallappens.

Bildgebung

Das MRT ist die diagnostische Methode der Wahl, in zwei Dritteln der Fälle können strukturelle Anomalien nachgewiesen werden (Salanova et al. 1995). In chirurgischen Serien bei Kindern finden sich als häufigste Ätiologie fokale kortikale Dysplasien und niedriggradige Gliome (Vachhrajani et al. 2012). Eine Verbesserung der Sensitivität hinsichtlich epileptogener Läsionen strebt man mit der voxelbasierten Morphometrie bei der Auswertung der MRT-Daten an. Diese muss aber - auf Grund zu geringer Spezifität - immer in der Zusammenschau mit allen anderen Daten erfolgen (Wang et al. 2013).

Neuropsychologische Befunde

Tests der exekutiven Funktionen (s. o.) und der motorischen Fertigkeiten haben gezeigt, dass Patienten mit Frontallappenepilepsien ähnliche Störungsmuster wie Patienten mit strukturellen Frontallappenschäden in den Bereichen der Aufmerksamkeit, psychomotorischen Geschwindigkeit, motorischen Koordination, des Arbeitsgedächtnisses und der Response-Inhibition aufweisen. Epileptogene Herde in den dorsolateralen und orbitofrontalen präfrontalen Regionen zeigen sich in Störungen der exekutiven kognitiven Funktionen (Fokussieren der Aufmerksamkeit, Ausblenden irrelevanter Informationen, Planen von Lösungsschritten zur Bewältigung von Aufgaben). Patienten mit Frontallappenepilepsien weisen häufig keine oder eine nur geringe Beeinträchtigung der Intelligenz auf, auch das Gedächtnis ist meist nicht wesentlich gestört (Morris et al. 2000).

Diagnose und Differenzialdiagnose

Die folgenden allgemeinen Merkmale legen einen Anfallsursprung im Frontallappen nahe:

- kurz dauernde, häufige Anfälle, die vorwiegend im Schlaf auftreten
- kurze tonische Anfälle bzw. Anfälle, in denen eine Haltungsschablone im Vordergrund steht
- plötzlich einsetzende, heftige Bewegungsmuster, teils mit verständlichen Ausrufen oder Vokalisationen
- minimale oder keine postiktale Verwirrtheit.

Der Vergleich von komplex fokalen Anfällen frontalen und temporalen Ursprungs zeigt folgende Unterscheidungsmerkmale: Bewusstseinsverlust, oroalimentäre Automatismen, Handautomatismen und Umherblicken treten häufig bei den Temporallappenanfällen auf, wohingegen ein erhaltenes Bewusstsein oder eine geringe Bewusstseinseinschränkung, unilaterale oder bilaterale tonische Haltungen und Strampelbewegungen vor allem für Frontallappenanfälle charakteristisch sind. Epigastrische Auren und Auren mit verkennendem Erleben (z. B. das Déjà-vu) sind zumeist temporalen Ursprungs (Kotagal et al. 1995). Eine ausführliche Differenzialdiagnose zwischen Frontallappen- und Temporallappenepilepsien bietet **Tabelle 17-7**.

Außerordentlich schwierig oder nahezu unmöglich ist gelegentlich die Abgrenzung der primär generalisierten Absencen von den atypischen Absencen frontalen Ursprungs, falls diese mit generalisierten 3/s Spike-Waves einhergehen. Ein gewisses Crescendo und Descrescendo der epileptischen Entladungen während des Anfalls, interiktale fokale epileptiforme Aktivität und eine konstante umschriebene frontale Verlangsamung sprechen für eine fokale epileptogene Zone mit sog. «frontalen Absencen».

Das Krankheitsbild der nächtlichen paroxysmalen Dystonie wird heute als eine Form von Frontallappenepilepsie mit Ursprung im supplementär-motorischen Gebiet angesehen.

Frontallappenanfälle werden häufiger als psychogene nichtepileptische Anfälle verkannt, zumal dann, wenn bei den Frontallappenanfäl-

Tabelle 17-7: Vergleich der klinischen Charakteristika von Frontallappen- und Temporallappenepilepsien (nach Manford et al. 1996, Kutsy 1999)

Klinische Parameter	Frontallappenepilepsie	Temporallappenepilepsie
Fieberkrämpfe	selten (5 %)	häufig (25 %)
Auftreten nachts	häufig	selten
Dauer der Anfälle	kurz (< 30 s)	60–90 s
Zeit von der initialen nicht motorischen Phase zur klonischen Aktivität	kurz (im Mittel 2 s)	lange (im Mittel 47 s)
Beginn und Ende	plötzlich	fließend
Aura der Angst	ungewöhnlich, möglich bei mediofrontalen Anfällen	sehr häufig
epigastrische Aura	sehr ungewöhnlich	sehr häufig
Déjà-vu-/jamais-vu-Auren	sehr ungewöhnlich	häufiger
olfaktorische Aura	ungewöhnlich, möglich bei orbitofrontalen Anfällen	sehr häufig
unilaterale dystone Extremitätenhaltungen	ungewöhnlich	sehr häufig, lateralisierendes Zeichen
tonische Haltungen	häufig	häufig
Kopf- und Augenwendung zur Gegenseite (Version)	häufig, besonders bei supplementär-motorischen Anfällen	sehr viel seltener
ipsilaterale Kopf- und Augenwendung	kann bei anterofrontalen Anfällen vorkommen	ungewöhnlich
autonome Zeichen	ungewöhnlich, möglich bei orbitofrontalen und insulären Anfällen	häufig
Vokalisationen	häufig	selten
visuelle und auditorische Halluzinationen	ungewöhnlich, möglich bei orbitotofrontalen und supplementär-motorischen Anfällen	häufig
Zwangsdenken	ungewöhnlich, möglich bei dorsolateralen und supplementär-motorischen Anfällen	häufiger
oroalimentäre Automatismen	ungewöhnlich	sehr häufig
gestische Automatismen	ungewöhnlich	sehr häufig
sexuelle Automatismen	können vorkommen	ungewöhnlich
motorische Agitation und bizarres Verhalten	häufig	ungewöhnlich
bilaterale klonische Aktivität bei erhaltenem Bewusstsein	kann vorkommen	kommt nicht vor
iktale Bradykardie	kommt nicht vor	kann vorkommen
schmerzhafte Auren, iktaler Schmerz	kann vorkommen	ungewöhnlich
Cluster von Anfällen	häufig	selten
postiktale Veränderungen	minimal	vorherrschend

len die auch für psychogene Anfälle charakteristischen Symptome von stoßenden Beckenbewegungen, Kopfhin- und -herbewegungen und Tret- oder Strampelbewegungen der Beine vorkommen. Frontallappenanfälle haben allerdings eine wesentlich kürzere Dauer (zumeist unter einer Minute gegenüber vielen Minuten bis zu Stunden), sind sehr stereotyp und treten vor allem nachts und in wesentlich höherer Frequenz auf.

Therapie

Es werden dieselben Antiepileptika verwendet wie bei anderen Epilepsien mit fokalen Anfällen. Frontallappenepilepsien sind der zweithäufigste Grund für epilepsiechirurgische Eingriffe, die erzielten Ergebnisse sind in den publizierten Serien bei Kindern nur unwesentlich schlechter als bei den Temporallappenepilepsien. Bei etwa 60 % der Patienten wird Anfallsfreiheit erreicht (Salanova et al. 1996, Spencer et al. 2008).

17.3 Parietallappenepilepsie

Die Charakterisierung der Parietallappenepilepsie beruht hauptsächlich auf genauen Beschreibungen der Klinik, EEG-Befunden und Ergebnissen bildgebender Verfahren von neurochirurgisch behandelten Patienten aus Epilepsiezentren. Bei den Anfällen handelt es sich gewöhnlich um einfach fokale Anfälle, das Bewusstsein ist also nicht beeinträchtigt. In Bezug auf die Manifestation von Anfällen sind Teilbereiche des Parietallappens stumm. In der Reihenfolge der Häufigkeit treten auf: somatosensorische Symptome, Störungen des Körperbildes und Empfindungen von Schwindel. Anfälle des Parietallappens haben die Tendenz, sich in Nachbarregionen auszubreiten, nach anterior mit der Generierung fokaler klonischer Aktivität oder asymmetrischer tonischer Aktivität, nach inferior mit Auftreten psychomotorischer Anfälle und nach posterior mit Ausbildung visueller Halluzinationen. Die meisten Patienten haben auch selten auftretende, sekundär generalisierte tonisch-klonische Anfälle. Die Läsionen im Parietallappen unterscheiden sich nicht prinzipiell von anderen Hirnregionen. Die Parietallappenepilepsie macht nur etwa 5 % der fokalen Epilepsien in epilepsiechirurgischen Serien aus (Panayiotopoulos 2007b). Ob dies auch auf einer schwierigeren Detektion fokaler kortikaler Dysplasien in diesen Regionen beruht, ist unklar.

Klinik

Das häufigste subjektive Symptom (bei etwa 50 % der Patienten) sind kontralateral zum epileptogenen Herd auftretende Parästhesien mit Taubheitsgefühl, Kribbeln, Stichen oder einem unangenehmen, kriechenden Gefühl. Charakteristisch sind auch lokalisierte Schmerzen in Form einer sehr unangenehmen, schmerzhaften, brennenden Dysästhesie, teilweise oder ganz die kontralaterale Körperhälfte betreffend oder auch als starke krampfartige lateralisierte Bauchschmerzen und als heftige Kopfschmerzen (Siegel et al. 1999). Weitere iktale Symptome können Störungen des Köperbildes (ein Gefühl, dass Körperteile, wie z. B. die Hand, nicht zum eigenen Körper gehören), Apraxie, Agnosie, Schwindelempfindungen und visuelle Halluzinationen sein. Auch damit verwandte Phänomene wie «out-of-body experience» oder autoskopische Phänomene werden bei Anfällen aus dem Parietallappen beschrieben (Hoepner et al. 2013). Ist der dominante Parietallappen betroffen, treten auch Sprachstörungen auf. Motorische Phänomene wie fokale Kloni, Augen- und Kopfdeviation und tonische Haltungen der Extremitäten können sich anschließen (Salanova et al. 1996). Es wird vermutet, dass sich die in den Parietallappen entstehende epileptische Aktivität leicht in die übrigen Hirnlappen ausbreitet und viele Anfallssymptome diese Ausbreitung widerspiegeln. Wenn sich konstant lateralisierte Parästhesien bzw. Dysästhesien und Schmerzen zeigen, weist dieses ziemlich zuverlässig auf den Parietallappen als Ursprungsort hin.

Neurologischer Befund

Kontralateral zur Läsion können Auffälligkeiten in Form leichter Schwächen und Hyperreflexie gefunden werden. Häufig findet sich eine reduzierte Koordination oder ein verminderter Einsatz der kontralateralen Hand – ähnlich einem Hemineglect. Die räumliche Orientierung und die Rechts-Linksunterscheidung können gestört sein.

EEG

Das interiktale EEG ist normal oder häufig irreführend, die Veränderungen sind seltener lokalisiert, häufiger über anderen Regionen oder ausgebreitet über einer Hemisphäre sichtbar (Ristic et al. 2012). Das iktale EEG ist im Falle einfach fokaler Anfälle in bis zu 85 % normal. Wenn motorische Phänomene auftreten, ist es noch in 2/3 der Fälle normal (Panayiotopoulos 2007b).

Therapie

Das diagnostische Vorgehen und die medikamentöse Therapie entsprechen dem der anderen symptomatischen fokalen Epilepsien. Resektionen erfordern eine genaue lokalisatorische Diagnostik der benachbarten eloquenten Areale, insbesondere in der dominanten Hemisphäre. Falls eine diskrete umschriebene Läsion Ursache der Anfälle ist und entfernt werden kann, wurden sehr gute Ergebnisse des epilepsiechirurgischen Vorgehens berichtet, 70–80 % der Patienten werden anfallsfrei (Boon et al. 1991, Liava et al. 2014). Von 26 operierten Kindern und Jugendlichen mit einer Parietallappenepilepsie nichttumoröser Genese wurden 54 % anfallsfrei oder hatten nur noch wenige Anfälle (Salanova et al. 1996, Salanova 2012).

17.4 Okzipitallappenepilepsie

Die Okzipitallappenepilepsie macht etwa 5–10 % der symptomatischen fokalen Epilepsien aus. Diese Epilepsie kann auf Grund der typischen visuellen und okulomotorischen Symptome relativ leicht diagnostiziert werden. Anfälle des Okzipitallappens haben die Tendenz, sich auf Grund hoher Konnektivität in andere Hirnregionen auszubreiten. Es treten meist einfach fokale Anfälle auf, komplex fokale sowie sekundär generalisierte Anfälle sind das Resultat der Ausbreitung der epileptischen Aktivität.

Klinik

Das häufigste Symptom sind elementare visuelle Halluzinationen (50–75 % der Patienten) mit anhaltenden oder flackernden, farblosen oder farbigen Lichtflecken. Wenn sie einseitig auftreten, werden sie in der Gegenseite generiert. Weitere mögliche Symptome, die fast so häufig wie die elementaren visuellen Halluzinationen vorkommen, sind iktale Gesichtsfeldausfälle oder iktale Amaurosen in Form eines Blackouts oder Whiteouts, ein- oder doppelseitig. Komplexe visuelle Halluzinationen mit Größenveränderungen (Makropsie oder Mikropsie), Änderung der Entfernung, Schiefsehen, Verdrehungen und Formveränderungen von Objekten (bei 15–20 % der Patienten) und auditorische Halluzinationen wurden ebenfalls beschrieben. Die bei einem Teil der Patienten beobachteten tonischen oder klonischen Augendeviationen (epileptischer Nystagmus) nach kontralateral werden okzipital generiert. Ein Gefühl der Augenbewegungen kann bestehen, ohne dass diese sichtbar wären. Starkes Augenblinzeln oder Lidzucken zu Beginn eines Anfalls wurde ebenfalls beobachtet. Breitet sich die Anfallsaktivität aus, so werden fokale klonische Zuckungen (30 % der Patienten) und verschiedene Automatismen (50 % der Patienten) sichtbar (Williamson et al. 1992, Salanova et al. 1996).

Befunde

Bei 20–60 % der Patienten sind permanente Gesichtsfelddefekte nachweisbar. Über den posterioren Regionen können interiktal bei etwa der Hälfte der Patienten epileptiforme Potenziale abgeleitet werden. MRT-Untersuchungen decken in bis zu 75 % der Fälle strukturelle Abormalitäten auf, wie sie auch in anderen Hirnregionen vorkommen (Williamson et al. 1992, Salanova et al. 1996).

Diagnose und Differenzialdiagnose

Die typische visuelle Aura und die Gesichtsfelddefekte helfen bei der Diagnosestellung. Die symptomatische Okzipitallappenepilepsie muss von der benignen fokalen Epilepsie des Kindesalters mit okzipitalen Paroxysmen (Kap. 13) sowie der idiopathischen photosensitiven Okzipitallappenepilepsie abgegrenzt werden (Kap. 9).

Obwohl die Okzipitallappenepilepsie und Migräne zwei verschiedene Krankheiten sind, gibt es Patienten, welche Charakteristika von beiden aufweisen. Diese Patienten können entweder einen Anfall im Anschluss an eine Migräneattacke bekommen oder sie haben beide Krankheiten nebeneinander.

Therapie und Prognose

Die medikamentöse Therapie entspricht der der anderen symptomatischen fokalen Epilepsien. Die Resektion okzipitaler Läsionen kann sehr effektiv sein. In einer Serie mit 20 operierten Kindern und Jugendlichen wurde bei 55 % Anfallsfreiheit erreicht, bei weiteren 15 % traten nur noch selten Anfälle auf (Andermann et al. 1993). Finden sich lateralisierende Befunde, sind die Ergebnisse günstiger, insbesondere bei lateralisierten visuellen Auren (Boesebeck et al. 2002). An eine dabei je nach notwendigem Resektionsausmaß resultierende homonyme Hemianopsie können sich die Betroffenen im Alltag meist gut anpassen (Williamson et al. 1992). Eine Kraftfahreignung ist mit einer kompletten homonymen Hemianopsie nicht gegeben. Dies ist wichtig in der präoperativen Beratung – insbesondere von Jugendlichen.

18 Symptomatische Epilepsien bei neurologischen Krankheiten, Krankheitsbilder mit Anfällen als wesentlichem Symptom

Epileptische Anfälle und Epilepsien sind nicht nur Krankheitszustände per se, sondern auch sehr häufig Symptom akuter Schädigungen oder chronischer Krankheiten des ZNS. Im Folgenden wird das Spektrum dieser Krankheiten beschrieben, bei denen epileptische Anfälle ein charakteristisches Symptom oder eine häufige Komplikation darstellen. Ein wesentlicher Aspekt dabei ist die Notwendigkeit der Behandlung der zugrunde liegenden Erkrankung – so dies möglich ist, insbesondere im Hinblick auf eine Anfallskontrolle.

Die Einteilung dieser Erkrankungen erfolgt nach der Ätiologie, wie sie anhand der zur Verfügung stehenden diagnostischen Verfahren identifizierbar ist, d. h. Epilepsien bei:

- genetisch zu diagnostizierenden Krankheiten (Chromosomenanomalien, Genmutationen)
- metabolisch identifizierbaren Erkrankungen (angeborenen Stoffwechselkranheiten)
- Krankheiten mit augenscheinlichen morphologischen Störungen des ZNS (zerebralen Dysmorphien)
- erworbenen systemischen Erkrankungen mit symptomatischen Anfällen.

Innerhalb der Kapitel richtet sich die Reihenfolge nach dem Hauptmanifestationsalter.

18.1 Epilepsien bei genetisch zu diagnostizierenden Krankheiten

Hier werden die Erkrankungen besprochen, deren Klinik richtungsweisend für eine genetisch zu bestätigende Diagnose ist. Die Krankheiten dieser Gruppe beruhen auf eindeutig bestimmbaren Chromosomenanomalien und Genmutationen. Bezüglich der progressiven Myoklonusepilepsien siehe Kapitel 16.

18.1.1 Chromosomale Defekte

1p36-Deletions-Syndrom

Prävalenz: 1–2/10 000

Klinik:

- Manifestationsalter: 3. Lebensmonat, dann meist als infantile Spasmen, auch Manifestationen bis zum 5. Lebensjahr
- Anfälle in 50–75 %, im Verlauf fokal motorische, GTKA, Absencen und myoklonische Anfälle. SE sind häufig zu erwarten, auch sind Apnoen als klinisches Korrelat prolongierter Anfälle beschrieben.
- Dysmorphiezeichen, Mikrozephalie, mentale Retardierung, Herzfehler

EEG: zunächst Hypsarrhythmie, später entsprechend der Anfallssemiologie

cMRT: kortikale Atrophie
Ätiologie: Deletion des distalen Bands des kurzen Arms vom Chromosom 1 (CGH Array) (Kanabar et al. 2012)
Diagnose: Chromosomenanalyse
Therapie: Wahl der AE entsprechend der Anfallssemiologie
Prognose: verminderte Lebenserwartung

4p-(Wolf-Hirschhorn-)Syndrom

Inzidenz: 1 : 50 000–20 000, weiblich : männlich : 2 : 1

Klinik:

- Anfälle sind ein konstant auftretendes Symptom.
- Manifestation der Epilepsie in den ersten zwei Lebensjahren als klonische, tonische oder tonisch-klonische Anfälle, unilateral oder generalisiert, zunächst getriggert durch Fieber
- im Verlauf Absencen und myoklonische Anfälle, durch Augenschluss induziert
- Dysmorphien: Mikrozephalie, okulärer Hypertelorismus, Iris-Kolombom, prominente Gabella
- ausgeprägte psychomentale Retardierung

EEG:

- GA mit vorherrschenden 3–4/s Wellen höherer Amplitude
- diffus überlagernde ShW sowie posteriore repetitive S und SHW

Ätiologie: Deletion im Bereich 4p16.3
Therapie: Ansprechen auf VPA, TPM, LEV; ZNS und ESM bei Absencen
Prognose: Die Prognose für die Epilepsie ist günstig, allerdings sind Verläufe dem Bild einer myoklonischen Enzephalopathie (s. Kap. 15.6) deutlich einschränkend. Anfallsfreiheit tritt in der Adoleszenz ein.

Ringchromosom-14-Syndrom

Klinik:

- Manifestationsalter: 14. Lebensmonat im Mittel (1.–48. Lebensmonat)
- Nahezu alle Patienten bekommen epileptische Anfälle:
- GTKA, teilweise auch mit myoklonischer Komponente, in etwa 50 %fokale Anfälle mit temporalem/frontalem Ursprung, sekundäre Generalisierung
- hohe SE-Neigung und repetitive Anfälle, zumeist verschiedene Anfallstypen
- Mikrozephalie, Hirnatrophie, faziale Dysmorphie
- Retinapigmentierungen und Makulaveränderungen
- generalisierte Muskelhypotonie und Ataxie
- psychomentale Retardierung

EEG:

- Verlangsamung der Grundaktivität und Auflösung der topographischen Gliederung
- diskontinuierliche rhythmische monomorphe High-Voltage-Slow-Wave-Abläufe mit Betonung bifrontal oder temporoposterior
- S/SW/ShW sowie rasche Rhythmen finden sich schlafaktiviert betont über frontozentralen und frontotemporalen Regionen.

cMRT: keine Auffälligkeiten
Diagnose: Chromosomenanalyse
Therapie: Ansprechen auf PB, alternativ CBZ. VPA, LTG, TPM wird häufig eingesetzt
Prognose: etwa 50 % bleiben therapieresistent (Giovannini et al. 2013)

Inverse-Duplikation-Chromosom-15-Syndrom

Inzidenz: 1 : 30 000

Klinik:

- Manifestationsalter: 6. Lebensmonat bis 9. Lebensjahr
- infantile Spasmen und/oder Lennox-Gastaut-Syndrom, komplex partielle Anfälle, oft therapieresistent

- ausgeprägte psychomentale Retardierung, autistische Verhaltensstörung
- inkonstante Dysmorphien

EEG:

- regelhaft verlangsamte Grundaktivität
- multifokale epileptiforme Aktivität, aber auch generalisierte Paroxysmen bis 20 s (atypische Absencen)

Ätiologie: Rearrangement mit Tetrasomie 15p und partieller Tetrasomie 15q (Array-CGH) (Battaglia 2008)

Ringchromosom-20-Syndrom

Klinik:

- Manifestationsalter der Anfälle: frühes Säuglingsalter bis Adoleszenz
- nonkonvulsive SE und fokale Anfälle mit oroalimentären Automatismen
- Anfälle mit Starren, Versteifung des Körpers, Schreien, sekundär mit generalisierten Kloni
- leichte psychomentale Retardierung, Verhaltensstörungen

EEG:

- interiktal: Theta-Rhythmen frontozentral (unabhängig von Vigilanz und Berger-Reaktion) bei ansonsten normaler GA
- iktal: initial Alpha-Runs, meist fokal mit Übergang in 2–2,5/s ShW-Rhythmen frontaler Betonung

Ätiologie:

- zumeist Mosaik, eine Untersuchung von mindestens 100 Mitosen ist zur Erfassung des Karyotyps notwendig.
- Ursächlich für die Anfälle wird eine Störung des Kaliumkanals diskutiert, dessen kodierendes Gen KCNQ2 auf Chromosom 20q13.3 lokalisiert ist. Diese Region soll in die Ringbildung einbezogen sein.

Therapie: meist Therapieresistenz, VPA+LTG wird häufig eingesetzt, Verbesserungen unter VNS werden berichtet. Der Hypothese einer Störung des Kaliumkanals folgend, wird über einen Fall mit erfolgreicher Therapie mit Ezogabin berichtet (Walleigh et al. 2013, Daber et al. 2012).

Trisomie 21 (Down-Syndrom)

Inzidenz: 1: 650–800

Klinik:

- Manifestationsalter der Anfälle: 50 % im 1. Lebensjahr, 40 % vom 2. bis zum 12.
- Etwa 7 % der Patienten mit Down-Syndrom entwickeln epileptische Anfälle.
- Im 1. Lebensjahr treten zumeist infantile Spasmen auf, die auf ACTH/Steroide gut ansprechen.
- später zu 60 % partielle Anfälle und zu 40 % GTKA, die sich jeweils in etwa einem Drittel der Fälle als therapieresistent erweisen

EEG:

- Hypsarrhythmie bei infantilen Spasmen
- bei partiellen Anfällen zu mehr als 70 %, bei generalisierten zu mehr als 25 % epileptiforme Entladungen, alle anderen mit diffusen Verlangsamungen/Veränderungen im EEG (unspezifisch)

Therapie: Ansprechen der infantilen Spasmen auf die Standardtherapie
Prognose: Die Prognose der infantilen Spasmen ist gut, die später auftretenden Anfälle weisen zu einem Drittel Therapieresistenz auf.
(Roizen et al. 2013, Verrotti et al. 2013)

Fragiles X-Syndrom

Inzidenz: 1 : 1500 Jungen

Klinik:

- Manifestationsalter: 4 bis 10 Jahre
- Anfälle bei etwa 15 % (in einzelnen Kohorten bis 40 %), Jungen bis zu doppelt so häufig betroffen

- fokale in ähnlicher Häufigkeit wie generalisierte Anfälle
- Dysmorphiezeichen (Makrozephalie, große, abstehende Ohren)
- Verhaltensstörungen (auch als wichtige DD zu Anfällen) und psychomentale Retardierung

EEG: in etwa 50 % der Patienten hochamplitudige, zentrotemporale ShW mit Schlafaktivierung, ähnlich den Patienten mit IFE
Ätiologie: Triplett-Expansion im FMR-1-Gen am Genort Xq27.3
Therapie: meist Ansprechen auf eine Monotherapie, z. B. STM. Berry-Kravis et al. (2010) berichten über VPA, LTG, LEV, OXC.
Prognose: Über 85 % der Patienten sind unter der Therapie anfallsfrei.
(Leung et al. 2013, Kidd et al. 2014)

18.1.2 Genmutationen

MEF2C(myocyte-enhancer-factor2-C)-Mutation

Klinik: West-Syndrom
Ätiologie: Das MEF2C-Gen ist auf Chromosom 20p12.3 lokalisiert.

ARX(Aristaless-related-homeobox)-Mutation

Klinik:
Manifestationsalter: infantile Enzephalopathie als:

- Ohtahara-Syndrom
- West-Syndrom
- X-chromosomale myoklonische Epilepsie mit Spastik und mentaler Retardierung
- infantile epileptisch-dyskinetische Enzephalopathie
- X-chromosomale Lissenzephalie oder Hydranenzephalie mit assoziierten Genitalfehlbildungen (XLAG)

Ätiologie:

- Aristaless-related-homeobox-Gen ist auf Xp22.13 loksalisiert.
- Beschrieben sind betroffene Jungen.

Therapie: in Abhängigkeit vom Epilepsiesyndrom, allerdings muss der Verlauf einer frühen progressiven neurodegenerativen Erkrankung erwartet werden.
(Merwick et al. 2012, Mastrangelo et al. 2012)

PLCB1 (Phospholipase C)-Mutation

Klinik:

- Manifestationsalter: erste 3 Lebensmonate
- tonische Anfälle, dann infantile Spasmen

Ätiologie: PLCB1-Gen ist auf Chromosom 20p12.3 lokalisiert.
(Mastrangelo et al. 2012)

STXBP1(Syntaxin-binding protein1)-Mutation

Klinik:
Manifestationsalter: vor dem 3. Lebensmonat als

- Ohtahara-Syndrom oder West-Syndrom, auch spätere Manifestationen sind dokumentiert.
- ausgeprägte psychomotorische Retardierung

EEG: Burst-Suppression oder Hypsarrhythmie (meist atypisch)
cMRT: Hypomyelinisierung
Ätiologie: Das STXBP1-Gen ist auf Chromosom 9q341 lokalisiert.
Therapie: entsprechend dem Epilepsiesyndrom
Prognose: Ein Teil der Patienten spricht auf die Therapie mit AED gut an.
(Mignot et al. 2011, Mastrangelo et al. 2012)

Atypisches Rett-Syndrom (CDKL5)

Klinik:

- Manifestationsalter der Anfälle: 1. bis 3. Lebensmonat

- initial fokal beginnende Anfälle, im Verlauf infantile Spasmen
- zusätzlich werden tonische, myoklonische und sekundär generalisierte Anfälle beschrieben
- muskuläre Hypotonie, globale Retardierung, Sehstörungen (kortikal), Dysphagie
- mikrozephale Entwicklung (bei Absolutwerten im Normbereich)

EEG:

- Verlangsamung der Grundaktivität, wenig topographisch organisiert
- Multifokale Spikes scheinen nicht mit der Anfallshäufigkeit zu korrelieren.
- Hypsarrhythmie (während der Phase der infantilen Spasmen, aber auch im Kleinkindalter)

cMRT: unauffällig

Ätiologie:

- X-chromosomale Mutation im Cyclin-dependent-kinase-like-5(CDKL5)-Gen (Xp22.13), das ein Ezym kodiert mit bisher nicht geklärter Bedeutung für die Hirnentwicklung. Von einer ähnlichen Bedeutung wie die des MECP2-Gens ist auszugehen.
- Auch Jungen sind betroffen mit einem ähnlichen Phänotyp, allerdings schwerere Verläufe.

Tabelle 18-1: Klinische Charakteristika der Enzephalopathien des Rett-Spektrums (modifiziert nach Guerrini et al. 2012)

	Rett-Syndrom	MECP2-Duplikation	CDKL5	FOXG1
Entwicklung	Regression mit 1–3 LJ	schwere frühe Retardierung	schwere frühe Retardierung	schwere frühe Retardierung
Muskeltonus	Entwicklung einer Hypotonie	frühe Hypotonie, dann Spastik	frühe Hypotonie	frühe Hypotonie
Bewegungsmuster	Handstereotypien, Reflexmyoklonus	Handstereotypien, choreatiforme Muster	Handstereotypien, Bruxismus	Dyskinesien, Stereotypien
Sozialkontakt	gering	gering	gering	gering
Sprache	keine	keine	keine	keine
autistisches Verhalten	häufig	häufig	geringer Blickkontakt/ Interaktion	geringer Blickkontakt/ Interaktion
Schlafstörungen	wenig Schlafmuster/-rhythmus	wenig Schlafmuster/-rhythmus	wenig Schlafmuster/ -rhythmus	wenig Schlafmuster/ -rhythmus
autonome Dysfunktion	ausgeprägt	wenig ausgeprägt	gering	gering
Atemauffälligkeiten	Hyperventilation im Wachen	gering	gering	gering
Mikrozephalie	mikrozephale Entwicklung	keine	grenzwertig	schwere mikrozephale Entwicklung
faziale Dysmorphie	selten	gering ausgeprägt	selten	nur bei Deletion
Epilepsie	komplex partiell und GTKA	multiple Anfallstypen	frühe epileptische Enzephalopathie mit Spasmen, Myoklonus und GTKA (prolongiert)	infantile Spasmen, bei Deletion im Verlauf: komplex fokal, GTKA, Myoklonus

Therapie:

- der infantilen Spasmen (s. Kap. 15)
- TPM, VGB und KD wurden mit begrenzter Wirksamkeit eingesetzt. Ansonsten folgt die Therapie dem Anfallstyp (PB, BR, VPA, LTG, LEV, OXC, RUF, CLB).

Prognose:

- zumeist therapieresistente Anfälle, auch wenn es längere Phasen der Anfallsfreiheit geben kann
- Die meisten Kinder lernen weder laufen noch sprechen.
- zur Differenzialdiagnose der Rett-ähnlichen Syndrome siehe **Tabelle 18-1**.

(Moseley et al. 2012, Mastrangelo et al. 2012, Jähn et al. 2013)

MAGI2 (Membrane-associated guanylate-kinase-inverted 2)-Mutation

Klinik:

- Manifestationsalter: infantile Enzephalopathie
- West-Syndrom

Ätiologie: Das MAGI2-Gen ist lokalisiert auf Chromosom 7q11.23-q21.1.
(Mastrangelo et al. 2012)

Angelman-Syndrom

Prävalenz: 1 : 10 000 bis 1 : 40 000

Klinik:

- Manifestationsalter: 0 bis 48 Lebensmonate
- 80–90 % der Patienten entwickeln epileptische Anfälle (50 % im 1. Lebensjahr): Absencen (typisch und atypisch) in 75 %, GTKA in 50 %, infantile Spasmen in über 15 %; myoklonische und atonische Anfälle kommen in unter 10 % vor (Leyser et al. 2014). Andere AutorInnen fanden in bis zu 40 % auch fokale Anfälle, die möglicherweise erst im Verlauf der Erkrankung auftreten.
- Anfälle sind im frühen Kindesalter oft fieberassoziiert, konvulsive und nonkonvulsive SE sind in bis zu 90 % eine Komplikation.
- schwere mentale Retardierung
- deutlich beeinträchtigte Sprachentwicklung (Alalie)
- Mikrozephalie (80 %), faziale Auffälligkeiten
- unmotivierte Lachperioden (Happy-Puppet-Syndrom, 60 %), ruckartige Extremitätenbewegungen und Ataxie
- Schlafstörungen in etwa 50 % (abhängig von der Anfallsfrequenz): Einschlafprobleme, verkürzte Schlafzeiten, Tagesmüdigkeit (van Golde et al. 2011)

EEG:

Typische EEG-Muster finden sich regelhaft und können einer klinischen Diagnosestellung vorausgehen (Boyd et al. 1988, Laan et al. 1997). Sie scheinen nicht mit bestimmten Anfallstypen zu korrelieren:

- Muster I: Serien generalisierter (frontal betonter) rhythmischer hochgespannter (200–800 μV) Delta(2–3/s)-Aktivität mit überlagernden Spikes oder aber als triphasische Wellen
- Muster II: über lange Strecken (Minuten) anhaltende generalisierte (zentral betonte) rhythmische hochgespannte (um 200 μV) Theta(4–6/s)-Aktivität, die nicht die Eigenschaften einer Grundaktivität hat (nicht blockiert durch visuellen Reiz oder Vigilanzminderung)
- Muster III: Serien posterior betonter rhythmischer hochgespannter (>200 μV) Theta-Delta (2–6/s), aktiviert durch Augenschluss

Ätiologie:

- Mutation im UBE3A-Gen (maternale Deletion 15q11.2-q13, paternal uniparentale Disomie und weitere Mutationen des UBE3A-Gens oder Imprinting-Defekt)
- In der 15q11-13-Region sind 3 GABA-Rezeptorgene und das Ubiquitin-Protein-Ligase-3A-Gen lokalisiert. Diese dürften eine

Rolle in der Epileptogenese bei Angelman-Patienten spielen.

Differenzialdiagnose:

- Rett-Syndrom (siehe weiter unten)
- Pitt-Hopkins-Syndrom: autosomal-dominant vererbte Mutation im TCF4-Gen (Neumutationen), ähnlich dem Angelman-Syndrom sind Epilepsie, Verhaltens- und EEG-Muster sowie Retardierung, insbesondere der Sprache, und Mikrozephalie. Weiterhin bestehen Dysmorphien.
- Mowat-Wilson-Syndrom: autosomal-dominant vererbte Mutation im ZEB2-Gen (Neumutationen) mit Agenesie des Corpus callosum, Mikrozephalie, Retardierung insbesondere der Sprache und in 70 % Anfälle, die zumeist im 2. Lebensjahr beginnen (neonatal bis 10. Lebensjahr)

Therapie:

- VPA zeigt eine Wirksamkeit, die durch Kombination mit CLB oder PB gesteigert werden kann. Bestimmen die Absencen das Bild, so ist eine Kombination mit ESM (hoch dosiert) zu empfehlen (Sugiura et al. 2001). Umfragebasierte Ergebnisse zeigen auch eine häufigere Anwendung von LEV und ZNS (mit denen auch Anfallsfreiheit erreicht werden konnte) sowie TPM und LTG.
- OXC, CBZ und VGB können die Anfallssituation verschlechtern.

Prognose:

- Über 75 % werden unter der Therapie nicht vollständig anfallsfrei.
- Die Schwere des Anfallsleidens nimmt im Laufe der späteren Kindheit und der Adoleszenz ab.

Wesentlich für die Prognose scheint die Mutation zu sein.
(Leung et al. 2013, Faulkner et al. 2013)

Prader-Willi-Syndrom

Prävalenz: 1 : 10 000–15 000

Klinik:

- Manifestationsalter: meist vor Ende des 2. Lebensjahres
- Bis zu 26 % der Kinder entwickeln eine Epilepsie mit GTKA, komplex fokalen Anfällen, atypischen Absencen, aber auch myoklonischen und tonischen Anfällen. Die Rate von febrilen Anfällen ist etwa doppelt so hoch wie in der Normalpopulation.
- Kataplexie tritt ähnlich häufig bei Patienten mit Prader-Willi-Syndrom auf (16–28 %) und ist differenzialdiagnostisch z. T. schwer abgrenzbar.
- neonatale Muskelhypotonie, Trinkschwäche
- statomotorische Retardierung, Intelligenzminderung (weites Spektrum)
- Hypogonadismus
- Esssucht mit Adipositas, Verhaltensstörungen

EEG: Hochamplitudige 3–4/s Rhythmen (nicht an Müdigkeit gekoppelt), fokale paroxysmale Entladungsmuster sowie Polyspikes werden bei den Patienten gefunden, keine Muster wie beim Angelman-Syndrom.

cMRT: keine Veränderungen

Ätiologie:

- Das Syndrom wird durch Ausbleiben der Expression paternaler Gene in der kritischen Region für Prader-Willi-Syndrom auf Chromosom q11-13 verursacht (genomisches Imprinting: paternale Deletion des Chromosomenbereichs 15q11-13 (70 %), maternale uniparentale Disomie (29 %) oder Imprintingmutation (1 %)).
- Der Genotyp scheint keinen Einfluss auf die Inzidenz der Epilepsie bei Prader-Willi-Syndrom zu haben.

Therapie:

- Ansprechen einer Monotherapie bei den meisten Patienten

- Dokumentiert wirksam in Fallkohorten sind VPA, CBZ, DZP, LTG und LEV, allerdings dürfte das Risiko der Hyperphagie zumindest ab dem Schulalter bei VPA problematisch sein.

Prognose: Offensichtlich geht die Epilepsie nach einigen Jahren in Remission. Ob die Patienten, die eine Epilepsie entwickelten, damit ein Risiko für ein schlechteres mentales Outcome haben, ist nicht bekannt.
(Verotti et al. 2014)

PCDH19(Protocadherin 19)-Mutation

Klinik:

- Manifestationsalter der Anfälle: 4. bis 36. Lebensmonat
- febrile und afebrile tonische und tonisch-klonische Anfälle, fokal wie generalisiert
- Die Anfälle treten inital hochfrequent als Cluster auf.
- psychomentale Retardierung unterschiedlichen Ausmaßes
- autistische und aggressive Verhaltensstörungen

EEG:

- Bei einzelnen Patienten zeigt sich eine Verlangsamung der Grundaktivität.
- Spikes, Polyspikes wie auch SW und PSW werden regelhaft im interktalen EEG beschrieben.

Ätiologie:

- Das PCDH-Gen ist auf Chromosom Xq22 lokalisiert.
- Beschrieben sind nur betroffene heterozygote Mädchen (Jungen als Mosaik).

Differenzialdiagnose: ähnlich Dravet-Syndrom, aber nur selten myoklonische Anfälle und Absencen

Therapie:

- Die akute Therapie der Cluster kann mit MDZ und PHT erfolgreich sein.
- In der Dauertherapie haben sich PHT, BR und CLB als (begrenzt) wirksam erwiesen, unter PHT, TPM, VPA und CBZ zeigte sich in Einzelfällen eine Exazerbation der Anfälle.

Prognose: Die therapieresistenten Anfälle nehmen im Verlauf ab.
(Hiqurashi et al. 2013)

Rett-Syndrom (MECP2)

Inzidenz: 1 : 10 000 (♀)

Klinik:

- Manifestationsalter der Anfälle: 3. bis 5. Lebensjahr (s. Tab. 18-2)
- In 60–90 % treten Anfälle auf: sowohl partielle Anfälle als auch generalisierte.
- 40 % erleiden mindestens einen SE.
- Stagnation der Entwicklung vom 9. bis 18. Monat
- progrediente mentale Retardierung, Auftreten autistischer Züge
- Handstereotypien, Rumpftremor, Ataxie, Paraspastik
- mikrozephale Entwicklung
- Im Schulkindalter sind komplexe Bewegungsstörungen vor allem der Hände, des Gesichtes und der Augen, autonome Symptome und respiratorische Besonderheiten wie Phasen der Hyperventilation, der Hypoventilation mit Zyanose nur schwer von epileptischen Anfällen abzugrenzen. Es bedarf einer EEG-Monitoring-Diagnostik, um diese Episoden zu differenzieren. Da auch nonkonvulsive SE auftreten können, sollte die Indikation frühzeitig geprüft werden.
- In etwa 80 % bestehen Schlafstörungen (abhängig von der Anfallsfrequenz): nächtliche Lach-Episoden (60 %), Zähneknirschen (55 %), Neigung zu Naps (70 %) bei reduzierter nächtlicher Schlafzeit (vanGolde et al. 2011).

Tabelle 18-2: Manifestationsalter epileptischer Anfälle beim Rett-Syndrom (nach Glaze et al. 2010)

Alter (Jahre)	Studienteilnehmer (n)	davon hatten Anfälle
<2	9	–
3–5	99	33 %
5–10	175	62 %
15–20	64	86 %
20–30	70	84 %

EEG:

- zunächst normal, im Kleinkindalter dann Verlangsamung der Grundaktivität
- «Rolandische» ShW treten auf (in demselben Zeitraum wie die Handstereotypien)
- Verlust der spezifischen Schlafmuster, Schlafaktivierung der epileptiformen Aktivität
- Später dann treten schlafaktiviert bilateral synchrone «pseudoperiodische» Delta-Bursts auf.
- Zum Übergang in die Adoleszenz bleibt die Grundaktivität deutlich verlangsamt. Auch wenn die Häufigkeit von Anfällen abnimmt, zeigen sich vor allem im Schlaf multifokale ShW. 4–6/s Rhythmen über der Zentralregion bleiben ein konstanter Befund.

Ätiologie:

- X-chromosomal-dominant vererbte Erkrankung mit Letalität oder massiv ausgeprägter Symptomatik bei Jungen (selten)
- Mutation im Methyl-CpG-Bindungsprotein 2(MECP2)-Gen (Xq28), das ein Transkriptions-Regulator-Enzym kodiert

Therapie:

- Nur ein Drittel wird unter AED anfallsfrei, im Laufe der Adoleszenz nimmt die Frequenz der Anfälle meist ab.
- In offenen retrospektiven Studien zeigen sich LEV, VPA, LTG, STM, TPM, und CBZ als begrenzt wirksam mit widersprüchlichen Ergebnissen für VPA. KD und VNS werden in einzelnen Fällen als erfolgreich beschrieben.

Prognose:

- Frühes Auftreten von Anfällen scheint nach einzelnen AutorInnen mit einer höheren Frequenz derselben und mehr Anfallstypen assoziiert zu sein, ebenso mit einer schlechteren Prognose insgesamt. Andere Untersuchungen belegen diesen Zusammenhang nicht.
- Der Verlust erlernter Fähigkeiten ist meist inkomplett. Die Epilepsie wird weniger beeinträchtigend im Verlauf.

(Dolce et al. 2013, Leung et al. 2013, Faulkner et al. 2013)

Morbus Huntington, juveniler Typ

Klinik:

- Manifestationsalter: Kleinkind bis Erwachsenenalter
- Anfälle: Je früher der Erkrankungsbeginn, desto häufiger besteht eine Epilepsie (< 5 Jahre: 90 %, > 5 und < 10 Jahre: 80 %, > 10 und < 20 Jahre: 50 %).
- GTKA, tonische, myoklonische Anfälle und Absencen
- weiterhin progredient: Bradykinesie, Rigidität, Dystonie, Sprach- und Schluckprobleme, Verhaltensstörungen

EEG:

- normale bis leicht verlangsamte Grundaktivität
- generalisierte SW, PSW, aber auch fokale/multifokale SW und Verlangsamungen

cMRT: im Verlauf Atrophie von Nucleus caudatus und Putamen

Ätiologie:

- Die Chorea Huntington ist eine autosomal-dominant vererbte neurodegenerative Erkrankung mit kompletter Penetranz.

- Das Gen ist auf dem kurzen Arm des Chromosoms 4 lokalisiert (Genort 4q16.3). Bei der juvenilen Form liegen >60 Repeats vor (bei der adulten Form 40), es handelt sich meist um eine paternale Transmission.
- Die juvenile Form macht 5–10 % der betroffenen Patienten aus.

Therapie: VPA wurde am häufigsten eingesetzt, weiterhin PHT und LEV (in Monotherapie berichtet), ansonsten LTG, CZP, DZP, ZNS, PB, PRM, ESM, GBP.
Prognose: Die Prognose scheint umso problematischer, je früher die Erkrankung beginnt. (Toufexis et al. 2010, Cloud et al. 2012).

18.1.3 Kanalopathien

Auch wenn diesen Erkrankungen ganz unterschiedliche Genmutationen zugrunde liegen, macht deren pathophysiologische Gemeinsamkeit die Darstellung in einem eigenen Kapitel notwendig. Ionenkanäle der neuronalen Zellmembran steuern die Erregbarkeit und Erregungsleitung. Die komplexen Moleküle werden an verschiedenen Zellpopulationen und zu verschiedenen Zeiten exprimiert. singuläre oder kombinierte Mutationen in Kanalopathiegenen können Phänotypen epileptischer Syndrome bedingen (s. auch Tab. 3-2, S. 46).

Als **exzitatorische** Ionenkanalgene sind die der Natrium-, Kalium-, der nikotinergen Acetychcholin- und der Kalziumkanäle bekannt:

Natriumkanal-Gene (SCN1A, SCN1B, SCN2A) sind mit idiopathischen Epilepsien assoziiert, Mutationen im SCN1A-Gen mit einem Spektrum vom Dravet-Syndrom bis zum GEFS+-Syndrom (auch SCN1B), zumeist handelt es sich um Neumutationen.

Mutationen im SCN2A-Gen finden sich bei benignen familiären neonatalen, infantilen Anfällen, GEFS+, Dravet-Syndrome bis zu therapieresistenten Epilepsien.

Kaliumkanal-Gene (KCNQ2, KCNQ3) finden sich bei der familiären Form der autosomal-dominant vererbten benignen neonatalen Epilpesie in etwa 70 %, aber auch der KCNQ2-Enzephalopathie. Ishi et al. (2012) berichten von einer Patientin mit einer KCNQ2-Mutation, die nach benigen nichtfamiliären neonatalen Anfällen eine benigne Epilepsie des Kindesalters (IFE) entwickelte (Ishi et al. 2012).

Mutationen im Azetylcholin-Rezeptor-Gen (CRNA4 >CHRNB2 >CHRNA2 und weitere) gehen mit dem Risiko autosomal-dominanter nächtlicher Frontallappenanfälle einher.

Mutationen im Kalziumkanalgen (CACNA1A, CACNB4, CACNA1H) sind mit Phänotypen der IGE assoziiert.

Inhibitorische Ionenkanalgene betreffen den Kalium- und den Chloridkanal sowie den GABA-Rezeptor.

Mutationen im Chloridkanalgen CLCN2 konnten bei einzelnen Patienten mit Epilepsien aus dem IGE-Spektrum gefunden werden.

Das Spektrum der Epilespien, bei denen vereinzelt eine Mutation im GABA-Rezeptor-Gen gefunden wurde (GABRD), ist weit gefasst: das ganze Spektrum der IGE, GEFS+, Dravet-Syndrom und familiäre Fieberkrämpfe.
(Noh et al. 2012)

18.2 Metabolisch identifizierbare Erkrankungen, angeborene Stoffwechselkrankheiten

Epileptische Anfälle können Symptom zahlreicher angeborener Stoffwechselstörungen sein. Dann ist die Epilepsie in der Regel nur ein Symptom eines weiten Spektrums neurologischer, aber auch systemischer Störungen. Zu unterscheiden sind die Stoffwechselstörungen, die primär zu einer Steigerung exzitatorischer Aktivität im ZNS führen, von solchen, die – häufig in Stoffwechselkrisen – sekundär z. B. durch Abfall des Blutzuckers oder Verschiebung der Elektrolytkonzentratonen im Plasma Anfälle induzieren.

Einige Stoffwechselstörungen können durch spezifische Behandlung kompensiert werden und dadurch nicht nur eine Reduktion der Symptome erfahren, sondern auch eine deutliche

Verbesserung der Prognose. Dazu ist meist ein früher Beginn der Therapiemaßnahmen nötig. Es kommt daher der frühzeitigen Diagnosestellung eine überragende Bedeutung zu. Das allgemeine Neugeborenenscreening (mit Spezifika der einzelnen Länder) ist dieser Notwendigkeit geschuldet, greift jedoch für eine umfassende Abklärung zu kurz.

Die meisten Stoffwechselstörungen mit Anfällen als wesentliches Merkmal manifestieren sich neonatal oder im 1. Lebensjahr, jedoch gibt es auch für diese meist auch späte Manifestationen. Typische klinische Merkmale sind:

- Anfälle, die sich keinem epileptischen Syndrom zuordnen lassen
- progrediente myoklonische Anfälle
- Assoziation mit weiteren neurologischen Symptomen
- familiär bekannte Symptomatik
- Anfälle in Assoziation zur Nahrungsaufnahme
- Verschlechterung der Anfallssituation unter bestimmten AED
- unerwarteter refraktärer SE
- Verlangsamung der Grundaktivität im EEG
- S/SW unter langsamer Photostimulation im EEG

Den epileptischen Anfällen liegen ganz unterschiedliche Störungen im Zellstoffwechsel zugrunde, wie z. B. Dysfunktionen der Zellorganellen, Neurotransmitterbildung oder Turnover, und des zerebralen Energiestoffwechsels. An dem betroffenen System orientiert sind die wichtigsten metabolischen und neurometabolischen Krankheiten mit symptomatischen epileptischen Anfällen in **Tab. 18-3** aufgeführt, geordnet jeweils nach ansteigendem Manifestationsalter. Darüber hinaus können Anfälle bei Stoffwechselstörungen auftreten, wenn sekundäre – und sei es nur in Krisen – Elektrolytentgleisungen oder Hypoglykämien in deren Folge auftreten.

Die Aminoazidopathien und Vitamin- bzw. Kofaktor-abhängigen Erkrankungen zeigen erste Symptome meist schon neonatal, die Erkrankungen des Energiestoffwechsels bis ins Kleinkindalter. Bezüglich Klinik, Diagnostik und Therapie der zahlreichen angeborenen Stoffwechselkrankheiten, die mit epileptischen Anfällen einhergehen können, sei auf die entsprechenden Lehrbücher verwiesen. Im Folgenden sollen die Stoffwechselkrankheiten beschrieben werden, bei denen epileptische Anfälle das führende oder

Tabelle 18-3: Die wichtigsten metabolischen und neurometabolischen Krankheiten mit epileptischen Anfällen als häufigem Symptom, aufgeführt nach dem Manifestationsalter (fortgesetzt nach Lyon et al. 1996)

Neonatalzeit und Säuglingsalter (< 1 Jahr)

- Amino- und Organoazidopathien einschließlich nichtketotische Hyperglyzinämie
- Harnstoffzyklusstörungen
- Alpers-Syndrom
- Menkes-Syndrom
- peroxisomale Krankheiten
- mitochondriale Zytopathien, Alpers-Syndrom
- Glukosetransporter-Protein-Defizienz
- Pyridoxin-Abhängigkeit
- Pyridoxinphosphat-Abhängigkeit
- biotinresponsive Anfälle
- Molybdän-Kofaktor-Mangel
- Holokarboxylasemangel
- infantile Ceroid-Lipofuszinose
- Kreatinsynthesestörungen
- Serinsynthesestörung

Kleinkindesalter (1–6 Jahre)

- spätinfantile Ceroid-Lipofuszinose
- Sialidose Typ II
- andere lysosomale Speicherkrankheiten
- Pyridoxin-Abhängigkeit
- Biotinidasemangel

Schulalter und Adoleszenz (ab 6 Jahre)

- juvenile neuronale Ceroid-Lipofuszinose
- MERRF (Mitochondrial Enzephalopathy with Ragged Red Fibers)
- juvenile GM2-Gangliosidose
- Mukopolysaccharidose Typ III
- akute intermittierende Porphyrie
- Morbus Huntington
- Lafora-Einschlusskörper-Erkrankung
- Unverricht-Lundborg-Erkrankung

das erste klinische Symptom sein können, sowie deren laborchemisches Screening: **Tabelle 18-4** (Noh et al. 2012, Plecko 2013).

18.2.1 Amino- und Organoazidopathien

Die häufigste Aminoazidopathie ist die Phenylketonurie, die dank des Neugeborenenscreenings in vielen Ländern, frühzeitig behandelt, nicht mehr die Symptome von Intelligenzminderung und Epilepsie (25 %) aufweist.

Nichtketotische Hyperglyzinämie

Prävalenz: 1 : 60 000

Klinik:

- Manifestationsalter: 85 % neonatal, 15 % innerhalb des 1. Lebensjahres (Hennermann et al. 2012)
- myoklonische Enzephalopathie und dyskinetische Bewegungsmuster
- Muskelhypotonie und Lethargie/Koma sowie Apnoen

EEG:

- zunächst meist Burst-Suppression-Muster
- im Laufe der Erkrankung Hypsarrythmie (und Spasmen) möglich

cMRT: Kortikale Malformationen wie Agenesie des Corpus callosum oder Pachygyrien werden in Einzelfällen beschrieben.

Ätiologie:

- autosomal rezessiv vererbte, primäre Störung des Glyzinstoffwechsels. Der häufigste Defekt betrifft das P-Protein mit der Genlokalisation 9p22.
- Infolge einer Defizienz der Glyzindecarboxylase kommt es zu einer Vermehrung des kortikal exzitatorischen, im Hirnstamm aber inhibitorischen Neurotransmitters Glyzin.

Diagnose: Im Liquor findet sich dementsprechend eine exzessiv erhöhte Glyzinkonzentration, der Quotient Liquor/Plasma ist > 0,04.

Therapie:

- Ansprechen auf NMDA-Rezeptorantagonisten wie Dextrametorphan (5–30 mg/kgKG) oder Ketamin (15 mg/kgKG/d p. o. in 3 ED) wird berichtet wie auch DZP und PB. FBM und KD werden in Kasuistiken als wirksam beschrieben (Hennermann et al. 2012, Cusami et al. 2012).
- Eine eingeschränkte Zufuhr von Glyzin sowie die Anwendung von Natriumbenzoat (250–750 mg/kgKG/d) zur Senkung der Glycinkonzentration im Plasma können die Klinik verbessern, beeinflussen wahrscheinlich jedoch die Prognose nicht.
- VPA kann die Hyperglyzinämie verstärken.

Prognose:

- Die Prognose hängt wesentlich von der Mutation ab.
- Es entwickelt sich eine schwere globale Retardierung oder das Koma bleibt bestehen, die Epilepsie ist therapieresistent mit GTKA und myoklonischen Anfällen sowie Apnoen.
- Die Mortalität im 1. Lebensjahr ist hoch (etwa 40 %).

Defekte der Serinbiosynthese

Klinik:

- Manifestationsalter: 2. bis 3. Lebensmonat
- gemischte Anfallstypen
- kongenitaler Mikrozephalus
- mentale Retardierung

EEG:

- enzephalopathisches Muster mit multifokaler epileptiformer Aktivität
- im Verlauf: Hypsarrhythmie möglich

cMRT: globale Hypoplasie, Myelinisierungsverzögerung

Tabelle 18-4: Metabolische Enzephalopathien mit Leitsymptom Epilepsie (modifiziert nach Noh et al. 2012 und Plecko 2013)

Neurometabolische Störung	Richtungsweisende Laborparameter
Amino- und Organoazidopathien	
typische Phenylketonurie !	(AS) Phenylalanin i. P. ↑↑↑
nonketotische Hyperglyzinämie	(AS) Glycin i. L., Glycin i. P. ↑↑
Serinbiosythesedefekt !	(AS) Serin i. L., Serin i. P. ↓↓
Harnstoffzyklusdefekte	NH3 i. P. ↑↑↑, AS
D-2-Hydroxyglutarazidurie	OS
Kofaktorstörungen	
pyridoxinabhängige Anfälle !	Pipecolinsäure i. L., i. P. ↑↑
pyridoxalphosphatabhängige Anfälle !	Pyridoxalphosphat i. L. ↓↓↓
folinatresponsive Anfälle !	5-Methyltetrahydrofolat i. L. ↓↓↓
Biotinidasemangel !	Laktat i. L. ↑, OS
multipler Carboxylasemangel !	OS
Molybdänkofaktormangel Typ A !, Typ B	Sulfittest ↑
Methylentetrahydrofolat-Reduktase-Mangel !	5-Methyl-Tetrahydrofolat i. L. ↓↓↓
Tetrahydrobiopterin-Kofaktormangel	Phenylalanin i. P. ↑ bis normal, Pterine i. L. ↑
Energiestoffwechselstörungen	
Mitochondriopathien	Laktat i. L. ↑
Pyruvatcarboxylasemangel	Laktat, Pyruvat, Ketone, NH3 i. P. ↑, OS, AS
Kreatinsynthesedefekte !	Guanidinoacetat i. U., i. P.: AGAT ↓, GAMT ↑
Kreatintransporterdefekt	Kreatin/Kreatininratio i. U. ↑
Glukosetransporter-Defekt Typ 1 !	Liquorglukose/BZ < 0,45, Laktat i. L. ↓ bis normal
Neurotransmitterdefekte	
GABA-Transaminase-Mangel	GABA i. L. ↑
Succinat-Semialdehyd–Dehydrogenase-Mangel	GABA i. L. ↑, OS
peroxisomale Störungen	
Zellweger-Syndrom-Spektrum	überlangkettige Fettsäuren i. P. ↑
lysosomale Störungen	
GM2-Gangliosidosen	Oligosaccharide i. U.
neuronale Ceroid-Lipofuzinosen	TPP1, PPT1 (Trockenblut)
Sialidosen	Oligosaccharide i. U.
Purin-/Pyrimidinstoffwechselstörung	
Adenylosuccinatlyasemangel	Succinyladenosin i. U. ↑
Dihydropyrimidindehydrogenasemangel	Uracil i. U. ↑, Thymin i. U. ↑
Congenital Disorders of Glycolisation	Transferrinelektrophorese
Menkes-Syndrom !	Cu, Coeruloplasmin i. P. ↑, Laktat i. L., i. P. ↑

!: behandelbar,
AS: Aminosäuren im Plasma, i. L.: im Liquor, i. P.: im Plasma, i. U.: im Urin,
OS: organische Säuren im Urin

Ätiologie: autosomal-rezessiv vererbte Defekte im Serinsynthesestoffwechsel (drei bekannte) mit daraus resultierenden niedrigen Werten für Serin im Liquor (20 % der Norm) und Plasma (50 % der Norm)
Therapie: Gabe von L-Serin (400–500 mg/kgKG/d p. o.), bei nicht ausreichendem Erfolg auch Glycin (200–300 mg/kgKG/d p. o.). Zur Verhinderung der Retardierung wäre der Beginn der Therapie allerdings schon intrauterin notwendig.
Prognose: Die Prognose wird durch die mentale Retardierung bestimmt.

Serinsynthesestörungen führen zu erniedrigten (!) Serinwerten in Liquor und Plasma.

Harnstoffzyklusdefekte

Klinik:

- Manifestationsalter: schwere Form neonatal (2. Lebenstag), ansonsten bis ins Jugendalter mit wechselnder Symptomatik
- epileptische Anfälle
- Lethargie, Koma
- Temperaturlabilität, Hyperventilation

EEG: Die Schwere der globalen Verlangsamung hängt von der Höhe der Hyperammonämie ab.
Ätiologie: verschiedene Enzymdefekte des Aminosäureabbaus

Diagnose:

- Hyperammonämie, Laktatazidose, Bestimmung der Aminosäuren im Plasma
- Differenzialdiagnose: Organoazidopathien

Therapie: akute Behandlung der Hyperammonämie

D-2-Hydroxyglutarazidurie

Klinik:

- Manifestationsalter: neonatal (schwere Verlaufsform), sonst in jedem Alter
- meist schwere infantile Enzephalopathie mit therapieresistenten Anfällen
- muskuläre Hypotonie, im Verlauf schwere psychomotorische Retardierung
- Rindenblindheit
- fakultativ: Makrozephalie

cMRT: massive Hirnatrophie

Ätiologie:

- autosomal-rezessiv vererbte Erkrankung
- Der Pathomechanismus ist unklar.

Diagnose: D-2-Hydroxyglutarsäure i. U. erhöht
Therapie und Prognose: Eine Therapie ist nicht bekannt, die Mortalität schon im 1. Lebensjahr hoch.
(Kölker et al. 2012)

18.2.2 Kofaktorstörungen

Kofaktoren sind Moleküle oder Ionen, die für die Funktionsfähigkeit bestimmter Enzyme verfügbar sein müssen. Eine entsprechend ausreichende Zufuhr (Aufnahme und Transport) oder aber intrinsische Synthese ist damit notwendig. Dieses kennzeichnet aber auch die verschiedenen möglichen Störungsebenen – beginnend mit der ausreichenden Zufuhr essenzieller Kofaktoren wie Vitamin B6, Folsäure, Biotin. Tabelle 18-5 listet die Vitamin-/Kofaktor-responsiven Enzephalopathien auf, die eine entsprechende Substitution erfordern.

Pyridoxin(Vitamin-B6)-abhängige Anfälle

Inzidenz: 1 : 100 000 bis 250 000

Klinik:

- Manifestationsalter: neonatal, atypische Formen bis zum 3. Lebensjahr
- Intrauterine exzitatorische Phasen werden von Müttern berichtet.
- fokale und generalisierte klonische und myoklonische Anfälle, Neigung zu SE

Tabelle 18-5: Vitaminresponsive Enzephalopathien (modifiziert nach Agadi et al. 2013)

	Manifestationsalter	Ätiologie	Weitere Parameter	Anfallssemiologie	EEG	Therapie	Prognose
pyridoxinabhängige Epilepsie	0–2 LM (bis 2. LJ)	ALDH7A1-Mutation	i. L./P.: Pipecolinsäure ↑, Aminoadipin, Semialdehyd ↑	fokal und generalisiert hypermotorisch	verlangsamt, multifokale SW	Pyridoxin	Retardierung
pyridoxal-5-phosphat-abhängige Epilepsie	neonatal	PNPO-Mutation	i. P.: BZ ↓, Laktat ↑, Glycin ↑. i. L.: L-Dopa ↑, Homovanillinsäure ↓	multifokal myoklonisch-tonisch	Burst Suppression, mulifokale ShW	Pyridoxal-5-Phosphat	schwere psychomentale Retardierung
autoimmune Folat-Antikörper-assoziierte Epilepsie	~ 4. LM	autoimmun	i. S.: Folat-Antikörper, i. L. :5-Methyltetrahydrofolat ↓	Spasmen, myoklonisch-astatisch, GTKA	diffuse Verlangsamung, multifokale SW, Hypsarrhythmie, ESES	Folinat	bei Therapie vor dem 6. LJ geringgradige Retardierung
FOLR1-Mutation-assoziierte Epilepsie	4.–8. LJ	FOLR1-Mutation	i. L.:5-Methyltetrahydrofolat ↓	myoklonisch-astatisch, GTKA	diffuse Verlangsamung, multifokale SW	Folinat	bei Therapie vor dem 6. LJ geringgradige Retardierung
Biotinidasemangel	2.–5. LM Late-Onset-Formen	Mutationen im Biotinidase-Gen	i. S.: Biotinidase ↓, Laktat ↑, NH3 ↑, i. L.: Laktat ↑, Pyruvat ↓	GTKA, Spasmen, fokal	GA verlangsamt bis Burst Suppression, multifokale S bis Hypsarrhythmie	Biotin	Ausmaß der Retardierung korreliert zur Zeit bis Therapiebeginn
biotinresponsive Störung der Basalganglien (Thiamin-Transporter-Störung)	Kleinkindalter (1–12 LJ)	Mutation im SLC19A3-Gen	Leigh-ähnliches cMRT: symmetrische hyperintense Basalganglien	enzephalopathische Episoden (Dystonie, Dysarthrie, Anfälle)	keine Daten	Biotin + Thiamin	unbehandelt: fatal
B12-Mangel	Säuglingsalter	diätetisch	i. U.: Methylmalonsäure ↑	fokal, generalsiert, Spasmen	globale Verlangsamung, fokale und generalisierte S	Hydroxycobalamin	meist weitgehende Restitutio

- ein Drittel mit Störungen der postnatalen Adaptation
- Myoklonien, Unruhe und Irritabilität lassen sich z. T. nicht von Anfällen abgrenzen.
- Sistieren nach Gabe von Pyridoxin

EEG:

- enzephalopathisches Muster mit hochgespannter Delta-Aktivität und multifokalen S/SW oder Burst-Suppression-Muster
- Tritt ein akuter Effekt von Pyridoxin auf das EEG auf, so besteht dieser in einer Amplitudenminderung – allerdings auch bei Patienten mit neonatalen Anfällen anderer Ätiologie; eine Normalisierung des EEG ist teilweise erst nach Tagen zu erwarten (Bok et al. 2010).

Ätiologie:

- autosomal-rezessiv vererbte Mutation im Antiquitin-Gen (ALHD7A1), das die Alpha-Aminoadipinsäure-Semialdehyd-Dehydrogenase im Abbauweg des Lysins kodiert. Die als Substrat nun vermehrt in Urin, Plasma und Liquor nachweisbare Pipecolinsäure inaktiviert durch Bindung das Pyridoxalphosphat. Die Krankheitssymptome ergeben sich aus dem so entstehenden Mangel und können durch entsprechende Zufuhr vergleichsweise großer Mengen Pyridoxin oder Pyridoxalphospat kompensiert werden.
- Vitamin B6 ist als Kofaktor im Aminosäure- und Neurotransmitterstoffwechsel an mehr als 120 Enzymreaktionen beteiligt, u. a. an der Glutaminsäuredekarboxylase, welche die Umwandlung von Glutaminsäure in GABA katalysiert.

Therapie:

- Gabe von Pyridoxin (100 mg i. v. oder 30 mg/kgKG p. o.) unterbricht die Anfälle. Grundsätzlich kann auch Pyridoxalphosphat (30 mg/kgKG p. o.) eingesetzt werden, die Differenzialdiagnose kann dann anhand der Laborwerte und der Mutationsanalyse gestellt werden.
- Der Effekt muss nicht unmittelbar auftreten, er hält nach einmaliger Gabe Tage bis Wochen an. Ein partielles Ansprechen auf PB wird beschrieben und kann die diagnostische Abgrenzung schwieriger machen.
- Es besteht bei initialem Ansprechen auf Pyridoxin ein erhebliches Risiko prolongierter Apnoen (> 30 %), so dass die Durchführung dieses diagnostischen Behandlungsversuchs unter entsprechendem Monitoring und Interventionsbereitschaft durchzuführen ist.
- Sistieren die Anfälle unter Pyridoxin, wird die Therapie oral (neonatal mit 200 mg/d, ansonsten 15–30 mg/kgKG/d) fortgesetzt, bis die Pipicolinsäurewerte (auch: Alpha-Aminoadipinsäure-Semialdehyd) und genetischer Befund die Diagnose bestätigen.
- Besteht Unsicherheit bezüglich der Wirksamkeit, empfehlen sich probatorische Gaben über eine Woche (täglich 30 mg/kgKG) in Kombination mit Folinsäure (3–5 mg/kgKG/d), die in Einzelfällen bei Pyridoxin-abhängigen Anfällen einen zusätzlichen therapeutischen Effekt zeigen konnten (Gallagher et al. 2009).
- Sistieren die Anfälle, aber bestätigt sich die Diagnose nicht, sollte ein kontrollierter Absetzversuch im Verlauf unternommen werden (therapeutischer Effekt? Mangel?).
- Bestätigt sich die Diagnose, dann ist von der Notwendigkeit einer lebenslangen Pyridoxintherapie auszugehen. Bei fieberhaften Infekten mit Rezidivneigung kann die vorübergehende Steigerung der Dosis um bis zu 100 % erforderlich sein.
- Die Bedeutung einer lysinarmen Diät ist bisher nicht bekannt.

Prognose:

- Die Diagnose und damit erfolgende Therapie ist von entscheidender Bedeutung bezüglich der Anfallskontrolle.
- Die zu beobachtende Entwicklungsretardierung hat unterschiedliche Ausmaße – wahrscheinlich in Abhängigkeit von den einzelnen Mutationen. Ob sie durch die Dauer und Frequenz der Anfälle bis zum Therapiebeginn beeinflusst wird, ist nicht erwiesen (Mills et al. 2010).

- Während nachfolgender Schwangerschaften sollte Pyridoxin (100 mg/d) eingenommen werden, solange unklar ist, ob eine erneute Homozygotie für die Mutation vorliegt.

Die Gabe von Pyridoxin und Pyridoxal-5-Phosphat ist ein diagnostisches Prozedere, das einer intensivmedizinischen Überwachung bedarf.

Pyridoxalphosphat-abhängige Anfälle

Prävalenz: deutlich seltener als die Pyridoxin-Abhängigkeit

Klinik:

- Manifestationsalter: neonatal
- frühe Zeichen einer Stoffwechselstörung mit Hypoglykämie, Laktatazidose und therapieresistenten Anfällen/SE
- ähnlich zur Pyridoxin Abhängigkeit besteht Irritabilität und Unruhe

EEG:

- multifokale S und SW bei enzephalopathisch verlangsamter Grundaktivität bis hin zum Burst-Suppression-Muster

Ätiologie:

- autosomal-rezessiv vererbte Mutation des Pyridox(am)in-5-Phosphat-Oxydasekodierenden Gens (PNPO)
- Das Enzym wandelt Pyridox(am)in-5-Phosphat in das biologisch aktive Pyridoxalphosphat um, das bei erkrankten Patienten im Liquor massiv erniedrigt ist.

Therapie:

- Nur die Gabe des aktivierten Pyridoxal-5-phosphats (30 mg/kgKG p.o.), nicht des Pyridoxins, unterbricht die Anfälle.
- Der Effekt ist als rasch einsetzend beschrieben, allerdings nur von begrenzter Dauer. Dann muss erneut Pyridoxal-5-phosphat gegeben werden. Die Therapie wird beibehalten und erfordert eine Verteilung der Dosis (40–60 mg/kgKG/d) über den ganzen Tag.
- Es besteht bei initialem Ansprechen auf Pyridoxal-5-Phosphat ein erhebliches Risiko prolongierter Apnoen, so dass die Durchführung dieses diagnostischen Behandlungsversuchs unter entsprechendem Monitoring und Interventionsbereitschaft durchzuführen ist.
- Besteht Unsicherheit bezüglich der Wirksamkeit, empfehlen sich probatorische Gaben über eine Woche (täglich 30 mg/kgKG).
- Sistieren die Anfälle, aber bestätigt sich die Diagnose laborchemisch/molekulargenetisch nicht, so kann ein kontrollierter Absetzversuch erwogen werden.
- Bestätigt sich die Diagnose, dann ist von der Notwendigkeit einer lebenslangen Pyridoxal-5-phosphat-Therapie auszugehen. Es ist mit einzelnen Anfällen im Verlauf zu rechnen (bei Erbrechen, langer Schlafzeit, Infekt, Gewichtszunahme).

Prognose:

- Die Schwere der mentalen Retardierung wird in Abhängigkeit von der Dauer bis zum Beginn der Therapie mit Pyridoxal-5-phosphat gesehen (Agadi et al. 2013). Allerdings scheinen alle behandelten Kinder ebenso eine erhebliche Mehrfachbehinderung aufzuweisen.
- Es gibt keine Berichte, ob die Einnahme von Pyridoxal-5-phosphat während einer nachfolgenden Schwangerschaft zu empfehlen ist.

Folinsäure-responsive Anfälle

Dieser Erkrankungsgruppe liegt eine verminderte Konzentration von 5-Methyltetrahydrofolat (5-MTHF) im ZNS zugrunde. Die daraus resultierenden neurologischen Symptome lassen sich bei Störungen des Folat-Transportenzyms (autoimmun vermittelt oder genetisch determiniert) durch Gabe von Folinat deutlich verbessern. Die L-isomere Form scheint wirksamer zu sein. Folsäure hingegen verschlechtert die Symptomatik, die MHTF Konzentration im Liquor nimmt darunter noch weiter ab! (Steele et al. 2012, Agadi et al. 2013)

1. Form: Autoantikörpervermittelter zerebraler Folatmangel

Klinik:

- Manifestationsalter: um den 4. Lebensmonat
- Beginn mit Irritabilität, Schlafstörungen
- Anfälle: infantile Spasmen, myoklonische, tonische und GTKA, aber auch CSWS
- Dyskinesien, zerebelläre Ataxie, spastische Diplegie
- psychomotorische Retardierung, mikrozephale Entwicklung, autistische Störungen
- Sehstörungen ab dem 3. Lebensjahr, Hörstörungen ab dem 6. Lebensjahr

EEG:

- Hypsarrhythmie
- Verlangsamung der Grundaktivität mit multifokalen S, PS, PSW
- iktal: Kurvensuppression mit amplitudengeminderten raschen S

cMRT: unspezifisch, Atrophie möglich
Ätiologie: Autoantikörper gegen den Folat-Rezeptor (Plexus choroideus), dessen Funktion der Transport des 5-MTHF über die Blut-Liquorschranke ist. Es resultieren entsprechend niedrige Konzentrationen im Liquor.
Diagnose: 5-MTHF im Liquor deutlich reduziert, im Serum lassen sich Antiköper gegen den Folat-Rezeptor nachweisen.
Therapie: Ansprechen auf 1 mg/kgKG/d Folinat mit deutlicher psychomotorischer Verbesserung und Anfallsreduktion/Freiheit
(siehe Kapitel 11)

2. Form: Folat-Rezeptor-Alpha-Defekt

Klinik:

- Manifestationsalter: 2. bis 8. Lebensjahr
- Anfälle: myoklonisch, myoklonisch astatisch, tonisch, GTKA
- psychomotorische Retardierung, Ataxie

EEG: diffuse Verlangsamung mit multifokalen Spikes

cMRT: Myelinisierungsverzögerung, geringgradige zerebrale Atrophie, deutlicher zerebellär
Ätiologie: autosomal-rezessiv vererbte Mutation im FOLR1-Gen, das den Folat-Rezeptor Alpha kodiert
Diagnose: 5-MTHF im Liquor deutlich reduziert
Therapie: Ansprechen auf 0,5–1 mg/kgKG/d Folinat

Zum Ausschluss eines zerebralen Folatmangels sind probatorische Gaben von Folinat (!) indiziert.

Biotin-responsive Anfälle: Biotinidasemangel

Inzidenz: 1 : 60 000

Klinik:

- Manifestationsalter: 2. bis 5. Lebensmonat, aber auch juvenile und adulte Manifestationen
- Anfälle (70 %) können als infantile Spasmen imponieren, als myoklonische, GTKA oder fokale.
- Die Kinder sind muskelhypoton, später ataktisch.
- im Verlauf Seh- und Hörstörungen (bei später Manifestation können diese Symptome akut auftreten)
- Kutane Symptome (70 %) sind seborrhoeische Dermatitis, Hypopigmentierung, Alopezie.
- Respiratorisch können eine Hyperventilation, laryngealer Stridor und Apnoen auffällig sein.

EEG:

- Grundaktivität ist in unterschiedlichem Ausmaß verlangsamt bis zum Burst-Suppression-Muster
- multifokale Spikes und SW, ggf. Hypsarrhythmie

cMRT:

- zerebrale Atrophie mit Erweiterung der inneren und äußeren Liquorräume
- diffuse Veränderungen der weißen Substanz

- Die MR-Spektroskopie kann einen erniedrigten NAA-Peak aufweisen sowie erhöhtes Laktat (ähnlich den mitochondrialen Erkrankungen)

Ätiologie:

- autosomal-rezessiv vererbter Mangel an funktionsfähiger Biotindase. Es sind über 150 Mutationen bekannt, die Gene auf Chromosomen 21q22.1 und 3p25 betreffen.
- Biotinidase ist Kofaktor 5 verschiedener Carboxylasen der Fettsäuresynthese, des Aminosäurekatabolismus und der Glukoneogenese. Bei einer Aktivität unter 10 % ist mit schweren Symptomen zu rechnen.

Diagnose:

- Laborchemisch besteht häufig eine Laktatazidose (im Liquor ist auch Pyruvat erhöht), leichte Hyperammonämie.
- Richtungsweisend sind die Befunde der organischen Säuren (3-Hyproxyisovalerat und andere erhöht) und die niedrige im Serum gemessene Biotinidase (Neugeborenenscreening!). Die Enzymaktivität kann in Leukozyten oder Fibroblasten gemessen werden.

Differenzialdiagnose:

- Ein Biotinmangel macht die gleiche Klinik.
- Die Biotin-Thiamin-responsive Erkrankung der Basalganglien zeigt klinisch eine episodische Enzephalopathie (möglich auch prolongierte Anfälle bis zur Epilepsia partialis continua) bei Vorliegen symmetrischer Läsionen der Basalganglien und spricht auf Biotin + Thiamin an. Zugrunde liegt eine autosomal-rezessiv vererbte Mutation des SLC19A3-Gens (Distelmaier et al. 2013).
- Ein multipler Carboxylase(Holocarboxylase)-Mangel zeigt ebenso die Klinik des Biotinidasemangels (Beginn früher, Diagnose über OS), bei ausreichend verfügbarem Biotin und Biotinidase-Aktivität. Die Enzymaktivitäten lassen sich bestimmen wie auch eine Mutation im Holocarboxylase-Synthetase-Gen.

Therapie:

- unmittelbares Ansprechen auf 5–20 mg Biotin/d (unabhängig vom Gewicht)
- Vermeiden von rohem Hühnereiweiß, das Biotin bindet (Avidin)
- In Ländern ohne Screening sollten bei einem Indexfall alle nahen Angehörigen untersucht werden.
- Bei Wirksamkeit ist eine lebenslange Substitution notwendig.

Prognose: Während sich Anfälle, EEG- und cMRT-Befunde unter Therapie normalisieren, bleiben die Retardierung sowie Seh- und Hörstörungen bestehen.
(Agadi et al. 2013)

Molybdänkofaktor-Mangel

Klinik:

- Manifestationsalter: neonatal
- rezidivierende tonisch-klonische SE
- globale Muskelhypotonie, schwere Retardierung der Entwicklung
- im Verlauf möglich: Linsenluxation

EEG: multifokale S/SW, Kurvenverlangsamung bis Burst Suppression

cMRT:

- kann initial dem einer hypoxisch ischämischen Enzephalopathie ähnlich sein
- progrediente Hirnatrophie mit Verkalkungen im Thalamusbereich und Zystenbildung

Ätiologie:

- autosomal-rezessive Erkrankungsgruppe mit Störungen im Aufbau des Molybdän- Kofaktor-Komplexes der Sulfitoxidase (differenzialdiagnostisch relevant ist der Sultitoxidase-Mangel)
- Es kommt zur Akkumulation schwefelhaltiger Aminosäuren, die für Schäden an den Neuronen und Myelinscheiden verantwortlich gemacht werden.

- Ein Subtyp A (mangelnde Bildung des Precursors Z) und B (mangelnde Bildung des Aktivatorproteins) lassen sich unterscheiden.

Diagnose und Differenzialdiagnose:

- Laborchemischer Marker ist ein erhöhtes Sulfit im Urin (frische Probe, noch bei Körpertemperatur), erniedrigte Harnsäure im Plasma und erhöhte Werte für Sulfocystein in Plasma und Urin sowie Xanthin/Hypoxanthin im Urin (bei Sulfitoxydasemangel i. N.).
- In Fibroblastenkulturen kann der jeweilige Defekt enzymatisch bestätigt werden.
- genetisch lassen sich 3 Typen unterscheiden,

Therapie: Enzymersatztherapie für den Subtyp A in Erprobung
Prognose: Die Prognose ist durch die schwere mentale wie neurologische Retardierung gekennzeichnet wie auch durch eine therapieresistente Epilepsie.

Methylentetrahydrofolat Reduktase-Mangel (MTHFR-Mangel)

Klinik:

- Manifestationsalter: 1. Lebensjahr, variabel
- Milde Formen mit nur einem geringen zentralen Defizit an Folat weisen nur eine leichte Hyperhomocysteinämie auf mit dem daraus resultierenden Risiko kardiovaskulärer Erkrankungen.
- Ein ausgeprägter Mangel führt schon im Säuglingsalter zu Gedeihstörung, Lethargie, Muskelhypotonie und therapieresistenten Anfällen: infantile Spasmen, im Verlauf Absencen, GTKA, fokale Anfälle

EEG:

- Hypsarrhythmie
- im Verlauf ausgeprägte lang anhaltende Rhythmisierungen, PS und PSW bilateraler Ausprägung

cMRT: verzögerte Myelinisierung, unspezifische Veränderungen der weißen Substanz

Ätiologie:

- Bei einem Defekt der MTHFR kann unter anderem aus Homocystein kein Methionin aufgebaut werden, entsprechend sind eine Homocysteinämie und der Methionin-Mangel im Plasma richtungsweisend.
- Ein MTHFR-kodierendes Gen ist analysiert worden (1p36.3).
- Die residuelle Enzymaktivität korreliert mit der Klinik.

Diagnose:

- Screening mittels Bestimmung des Homocysteins (leicht erhöht) und Methionins (erniedrigt) im Plasma, 5-Methyl-Tetrahydrofolat im Liquor (massiv erniedrigt)
- Bestätigung durch Messung der MTHFR-Enzymaktivität in Fibroblasten

Therapie: Früh einsetzende Therapie mit Betain (≥ 100 mg/kgKG/d) verbessert die Mortalitätsrate dramatisch wie auch die Entwicklungsprognose, so dass ein Neugeborenen-Screening zu erwägen ist.
Prognose: hohe Mortalität vor dem 5. Lebensjahr
(Prasad et al. 2011, Diekmann et al. 2013)

18.2.3 Störungen des Energiestoffwechsels

Mitochondriopathien

Beschrieben werden das Alpers-Syndrom, MELAS und MERRF (siehe progressive Myoklonusepilepsien, Kap. 16). Auch bei Atmungskettendefekten können epileptische Anfälle ein wesentliches Symptom sein, das klinische Bild ist allerdings sehr variabel.

Die Inzidenz liegt insgesamt bei 1 : 10 000

Eine Störung der ATP-Synthese stellt die gemeinsame Ursache dieser Erkrankungen dar, deren Labormarker ein erhöhtes Laktat im Liquor ist (in 90 %) und die im cMRT durch symmetrische Hyperintensitäten im Bereich der Basalganglien auffallen können. Der Vererbungsmodus ist mitochondrial (maternal) oder autosomal-rezessiv.

Therapie. Die Diagnosestellung ermöglicht präventive Maßnahmen wie die Vermeidung potenziell toxischer Substanzen (Tetrazykline, Gentamycin, VPA ...) sowie Früherkennung kardialer Störungen oder Diabetes mellitus.

Der Einsatz von Kofaktoren als Substitution, Antioxidanzien, L-Carnitin und fettreduzierter Diät ist weit verbreitet und muss individuell in seiner Bedeutung für den Patienten beurteilt werden.

In der Behandlung der Epilepsie werden initial auf den Na-Kanal wirkende AED bevorzugt, die allerdings myoklonische Anfälle aggravieren können (LTG, GBP). Eine Kombintion aus **LTG** und **CLB** wird als wirksam und verträglich beschrieben, **TPM** und **LEV** als weitere Optionen. Die Therapie des SE folgt dem Standard (BZD, PHT, Propofol, Thiopental, LEV, LCM) mit begrenztem Erfolg insbesondere bei Patienten mit einer Mutation des POLG1-Gens.
(Bindoff et al. 2012, Hunter et al. 2011)

Alpers-Syndrom

Klinik:

- Manifestationsalter: 1 bis 3 Jahre
- fokal motorische und myoklonische Anfälle/SE, therapieresistent
- Entwicklungsstillstand, Muskelhypotonie, Ataxie
- im Verlauf kortikale Blindheit mit Erlöschen der VEP
- Hepathopathie auch schon früh im Krankheitsverlauf möglich, im Verlauf Leberversagen

EEG:

- verlangsamte Grundaktivität, im Verlauf amplitudenhohe Delta-Aktivität
- okzipital betonte, meist multifokale PS/PSW

cMRT: fokale kortikale und subkortikale T2-Hyperintensitäten betont parietookzipital

Ätiologie:

- Meist liegt eine autosomal-rezessiv vererbte Mutation im nukleären POLG1-Gen zugrunde, das die Polymerase der mitochondrialen DNS reguliert.
- Uusimaa et al. (2013) berichten von Mutationen des POLG1-Gens bei 5/213 pädiatrischen Patienten (bis 16. Lebensjahr) mit therapieresistenten Anfällen. In der Auswertung der Ergebnisse schlussfolgern sie, die Indikation zur Testung einer Mutation des POLG1-Gens bei nichtsyndromal klassifizierbaren, therapieresistenten Anfällen zu stellen, wenn zumindest einmalig der Laktatwert im Liquor erhöht war und/oder cMRT-Auffälligkeiten in den Basalganglien bestehen.

Therapie: VPA ist auf Grund der Gefahr der akuten Hepatopathie kontraindiziert.

Prognose:

- schwere globale Retardierung
- hohe Mortalität bis zum 10. Lebensjahr

Solange eine Mitochondriopathie noch relevante Differenzialdiagnose in der Ätiologie epileptischer Anfälle ist, muss in der Therapie auf VPA verzichtet werden.

Mitochondriale Enzephalomyopathie, Laktatazidose und Stroke-Like-Episodes (MELAS)

Klinik:

- Manifestationsalter: 4 bis 15 Jahre
- vor oder mit Auftreten der Anfälle: migräneartiger Kopfschmerz möglich
- Anfälle zumeist akut läsionell bedingt
- fokale Anfälle des Okzipital- und Temporallappens, SE-Neigung
- im Verlauf Absencen bei jungen Patienten möglich
- myoklonische Anfälle (Überlappung zu MERRF, s. Kap. 16.4)

EEG: ShW parietookzipital interiktal, iktal bei fokalmotorischen Anfällen frontozentral

cMRT: Veränderungen im Bereich der geschädigten Neuronenpopulationen und dem umgebenden Ödem
Ätiologie: Verschiedene mt-DNA-Mutationen sind bei diesem Phänotyp bekannt.
Prognose: Die Prognose ist sehr variabel auf Grund des weiten klinischen Spektrums. (Bindoff et al. 2012)

Pyruvatcarboxylasemangel

Klinik:

- Manifestationsalter: erste Lebenstage oder 2. bis 4. Lebensmonat
- psychomotorische Retardierung, Gedeihstörung
- Ataxie, Nystagmus
- Anfälle

cMRT:

- zystische periventrikuläre Leukomalazie, Demyelinisierung (ähnlich der hypoxisch-ischämischen Schädigung)
- MR-Spektroskopie zeigt hohe Peaks für Laktat und Cholin, niedrige für N-Acetylaspartat.

Ätiologie:

- autosomal-rezessiv vererbte Störung der Pyruvatcarbxylase, ein entsprechender Genlokus ist bekannt
- Pyruvat wird nicht zu Oxalacetat aufgebaut, u. a. eine Störung der Glukoneogenese ist die Folge.

Diagnose:

- Plasmawerte von Laktat, Pyruvat, Ketone und NH3 können erhöht sein. Richtungsweisend sind die selektiv erhöhten Aminosäuren im Plasma und die erhöhte 2-Ketoglutarsäure im Urin.
- Eine Bestätigung der Diagnose über die Enzymbestimmung in Fibroblasten ist möglich.

Therapie: Biotin 10–40 mg/d, kohlenhydratarme Kost

Prognose: sowohl eine neonatale Mortalität als auch milde Verlaufsformen

Kreatin-Synthese- und -Transporterdefekt

Klinik:

- Manifestationsalter: 3. bis 6. Lebensmonat
- Anfälle, zumeist myoklonisch (ausgeprägt bei GAMT-Defizienz)
- Sprachentwicklungsstörung, autistisches Verhalten
- Muskelhypotonie
- dystone Bewegungsmuster

EEG: deutlich verlangsamte Grundaktivität, multifokale SW
cMRT: In der MR-Spektroskopie fehlt der Kreatinpeak in der grauen Substanz.

Ätiologie:

- Ursächlich sind Defekte in der Synthese des Kreatins (Guanidinoacetat-Methyltransferase (GAMT) oder Arginin-Glycin-Aminotranferase (AGAT)) oder ein Transporterdefekt (CRTR). Der zentrale Kreatinmangel geht mit einer Verringerung des ATP-Pools einher.
- Während GAMT und AGAT einem autosomal-rezessiven Erbgang folgen, wird CRTR X-rezessiv vererbt.

Diagnose: Diagnosestellung erfolgt über Guanidinoacetat (Urin oder Plasma), bei AGAT-Defekt erniedrigt, bei GAMT erhöht, sowie Bestimmung der Kreatin/Kreatininratio im Urin, die bei CRTR-Defekt erhöht ist.

Therapie:

- Bei Kreatinsynthesestörungen (GAMT und AGAT): Kreatinmonohydrat (400 mg/kgKG/d)
- bei GAMT zusätzlich milde Eiweißrestriktion und Gabe von Ornithin (800 mg/kgKG/d) und Natriumbenzoat (100 mg/kgKG/d)
- Für CRTR ist keine Therapie bekannt.

Glukosetransporter-Protein-Defizienz (Glut1-DS)

Klinik:

- Manifestationsalter: 6. Lebensmonat bis 3. Lebensjahr (im Mittel 8 LM)
- Anfälle (in 90 %): initial diskret mit kurzen Zuckungen, Augenbewegungen, autonomen Symptomen. Es folgen GTKA häufiger als Absencen oder myoklonische oder auch fokale Anfälle. Zwei Drittel zeigen mehr als einen Anfallstyp.
- In etwa 90 % bestehen Bewegungsstörungen, meist ataktische oder paroxysmale wie Dystonien, Chorea oder Myoklonien.
- In ihrer kognitiven Entwicklung sind die meisten Patienten beeinträchtigt (etwa 40 % leicht, 40 % mäßig und < 20 % schwer), darüber hinaus bestehen häufig Sprachentwicklungsstörungen und Störungen in der sozialen Adaptation.

EEG:

- Das EEG ist normal, wenn Glukose ausreichend zugeführt wird!
- Ein Abfall der Liquorglukose zeigt parallel im EEG eine zunehmende globale Verlangsamung und Amplitudenzunahme, die bei oraler Glukosezufuhr binnen 30 min rückläufig ist.
- Ebenso treten die zumeist bilateral ausgeprägten 2,5–4/s SW-Muster bei Abfall der Liquorglukose deutlich hervor.

Ätiologie: Ursächlich ist zumeist eine spontane heterozygote Mutation im SLC2A1-Gen, das den Glukose-Transporter 1 kodiert. In der Folge ist die fixe Differenz zwischen den (höheren) Blutzuckerwerten und den Liquorzuckerwerten größer. Sinkt also physiologisch der Blutzuckerwert – und synchron der Liquorzucker –, so kommt es zur Unterschreitung kritischer Glukosekonzentrationen im Gehirn mit den klinisch relevanten Symptomen.

Diagnose und Differenzialdiagnose:

- Diagnosestellung erfolgt über den Quotienten Liquorglukose/Blutglukose (< 0,45), niedrig-normalem Liquorlaktat und Ansprechen auf die Therapie.
- Differenzialdiagnostisch ist eine Glut1-DS auszuschließen bei frühkindlichen Absencen, myoklonisch astatischer Epilespie und familiären IGE.
- Das Spektrum der Phänotypen ist groß: Paroxysmale Bewegungsstörungen, Retardierung unterschiedlichen Ausmaßes und sekundäre Mikrozephalie sind weitere Symptome.

Therapie:

- Therapieziel muss die ausreichende Versorgung des Gehirns mit Energie sein!
- Dies kann mit ketogenen Diäten am besten erreicht werden (Ketonkörper als alternative Energiequelle mit eigenem Transportsystem über die Blut-Liquor- Schranke).
- Die Anfälle sprechen auf AED in etwa 8 % an. In Kasuistiken wird über Erfolge mit AZA berichtet.

Prognose: Die Prognose wird im Wesentlichen durch die Mutation bestimmt. Die früh einsetzende **KD** verhindert die Symptome und verbessert die Entwicklungschancen.
(Pearson et al. 2013)

Der Verdacht auf eine Glut1-Defizienz ergibt sich primär anamnestisch: die präprandiale (morgendliche), durch Verzögerung der Nahrungsaufnahme eskalierende Symptomatik!

18.2.4 Neurotransmitter-Defekte

Neben biogenen Aminen und einzelnen Aminosäuren zählen Acetylcholin und Purine zu den Neurotransmittern. Nur wenige spezifische Störungen einzelner Stoffwechselschritte sind bekannt, deren Symptom primär durch epileptische Anfälle gekennzeichnet ist.

GABA-Transaminasemangel und Succinat-Semialdehyd-Dehydrogenase-Mangel

Klinik:

- Manifestationsalter: neonatal, leichtere Formen auch später
- Anfälle
- Lethargie, Muskelhypotonie
- Makrosomie

Ätiologie:

- Die GABA-Transaminase baut GABA zu Succinat-Semialdehyd ab und die Succinat-Semialdehyd-Dehydrogenase zu Succinat.
- Für beide Enzyme sind Genloki bekannt.

Diagnose und Differenzialdiagnose:

- GABA in Plasma und Liquor sind entsprechend erhöht.
- Die Enzymaktivitäten lassen sich in Fibroblasten bestimmen.
- Beim Succinat-Semialdehyd-Dehydrogenase-Mangel ist dies auch der Fall, allerdings sind zusätzlich Succinat-Semialdehyd und 4-Hydroxybutyrat erhöht.

Therapie: Gabe von Pyridoxin (Koenzym auch der GABA-Transaminase) und Picrotoxin (GABA-Antagonist) sowie VGB

18.2.5 Peroxisomale Störungen

Zellweger-Syndrom-Spektrum

Klinik:

- Manifestationsalter: neonatal bis ins Kleinkindalter
- Anfälle
- Muskelhypotonie, Gedeihstörung
- psychomotorische Retardierung
- hepatische Zysten
- Dysmorphien

Ätiologie: autosomal-rezessiver Vererbungsgang, die meisten Mutationen im PEX1-Gen lokalisiert

Diagnose: Überlangkettige Fettsäuren im Plasma sind erhöht.

Prognose: Das klassische Zellweger-Syndrom ist letal, während die neonatale Adrenoleukodystrophie einen verzögerten Verlauf aufweist und der Morbus Refsum eine deutlich mildere Variante darstellt.

18.2.6 Lysosomale Störungen

Bei Defekten einzelner Enzyme der Lysosomen sind neurologische Erkrankungen der weißen Substanz (Leukodystrophien) und der grauen Substanz (GM-Gangliosidosen, neuronale Ceroidlipofuszinosen (Kap. 16.5), Sialidosen (Kap. 16.6)) beschrieben, die auf Grund der Symptomatik bei den progressiven Myoklonusepilepsien aufgeführt werden.
Kumulative Inzidenz: 1 : 7000

GM2-Gangliosidose (Tay-Sachs)

Inzidenz: 1 : 112 000

Klinik:

- Manifestationsalter: 6. bis 12. Lebensmonat, auch später möglich
- myoklonische und/oder GTK-Anfälle, nächtliche gelastische Anfälle
- zunächst noch statomotorische Entwicklung, dann Regression
- Visusverlust, kirschroter Makulafleck (im 9. Lebensmonat bei 90 % vorhanden)
- Typisch ist ein unerschöpflicher akustisch (aber auch taktil oder visuell) getriggerter Myoklonus.

EEG:

- diffuse Verlangsamung der Grundaktivität
- paroxysmale massive Verlangsamung, multifokale SW
- Hypsarrhythmie möglich

cMRT: Megalenzephalie mit Signalalteration, betont in der grauen Substanz

Ätiologie:

- GM2-Ganglioside können lysosomal nicht abgebaut werden, wenn das Enzym Hexosaminidase A, B oder aber das GM2-Aktivatorprotein defekt ist.
- Genetisch sind verschiedene Mutationen bei dieser Erkrankung bekannt.

Diagnose:

- Bestimmung der Oligosaccharide im Urin
- Enzymaktivität der ß-Hexosaminidase A bzw. B in Leukozyten
- Die elektronenmikroskopische Untersuchung der Lymphozyten zeigt die Speichererscheinungen.

Therapie: Therapieansätze (Substratreduktion) in Erprobung
Prognose: hohe Mortalität vor dem 5. Lebensjahr

18.2.7
CDG-Syndrome (Congenital Disorders of Glycosylation)

Die CDG-Typen 1i, 1j, 1k gehen mit epileptischen Enzephalopathien einher: Im 2. bis 4. Lebensmonat bestimmen therapieresistente infantile Spasmen das Bild.

Defekte in der Glykosylierung einzelner Proteine lassen sich anhand der Transferrin-Elektrophorese identifizieren. Die enzymatisch in Leukozyten/Fibroblastenkulturen zu bestimmenden einzelnen Defekte führen zu heterogenen Krankheitsbildern. Der Vererbungsmodus ist zumeist autosomal-rezessiv.

18.2.8
Menkes-Syndrom

Inzidenz: 1 : 400 000, männlich: 1 : 200 000

Klinik:

- Manifestationsalter: nach dem 2. Lebensmonat
- Anfälle (> 90 %) sind multifokal tonisch-klonisch, myoklonisch, auch: infantile Spasmen.
- «kinky hair»: elfenbeinfarbenes, mattes, ineinander verwickeltes, brüchiges Haar (auch Augenbrauen)
- Muskelhypotonie, Gedeihstörung
- progressive zentrale Neurodegeneration

EEG:

- Verlangsamung der Grundaktivität, polymorphe langsame Wellen
- fokale und diffus verteilte S/SW
- Hypsarrhythmie

cMRT: kortikale Atrophie

Ätiologie:

- X-chromosomal rezessiv vererbte Erkrankung, assoziiert mit Cu-Mangel auf Grund einer Mutation im Cu-Transporter-ATPase-Gen ATP7A
- Kupferionen werden intestinal aufgenommen, aber nicht in das Blut abgegeben.
- Cu-abhängige Enzyme wie der Cytochrom-C-Oxydase(COX)-Komplex und die Dopamin-Beta-Hydroxylase sind dadurch in ihrer Aktivität reduziert.

Diagnose:

- Cu und Coeruloplasmin im Serum erniedrigt
- Katecholamine im Plasma: Dopamin erhöht, Norepinephrin erniedrigt (Kaler et al. 2013)
- erhöhtes Laktat (und Pyruvat) sowie erhöhter Quotient Laktat/Pyruvat in Plasma und Liquor (Gu et al. 2014)

Therapie:

- Gabe von Cu-Histidin (250–500g/d, s. c.) verbessert das Outcome in Abhängigkeit von der Ausprägung des Enzymdefektes.
- Die Therapie lässt sich über Messung von Laktat und Pyruvat steuern (Gu et al. 2014).

Prognose:

- hohe Mortalität bis zum 3. Lebensjahr
- Unter Therapie, die noch vor Einsetzen der epileptischen Anfälle beginnen sollte, sind einzelne normal entwickelte Patienten beschrieben. Zumeist jedoch besteht eine schwere Retardierung.

(Kaler et al. 2010, Tümer 2013)

18.2.9 Progressive Enzephalopathie mit Ödemen, Hypsarrhythmie und Optikusatrophie (PEHO-Syndrom)

Klinik:

- Manifestationsalter: zwischen 2 Wochen und 3 Monaten
- Auftreten von Myoklonien der Extremitäten und infantilen Spasmen
- im Verlauf Übergang in myoklonische Anfälle, tonische, klonische und GTKA
- progrediente Muskelhypotonie und Entwicklung einer schweren psychomotorischen Retardierung, im Verlauf gesteigerte Muskeleigenreflexe
- Fehlen oder Verlust des Sehens mit Optikusatrophie vor dem Alter von zwei Jahren
- faziale Dysmorphien
- Ödeme in Gesicht und Extremitäten
- abnorme evozierte Potenziale, abnorme Nervenleitgeschwindigkeit in der späteren Kindheit

EEG: Hypsarrhythmie

cMRT:

- fortschreitende Hirnatrophie, insbesondere des Kleinhirns und des Hirnstamms
- Im Verlauf der Krankheit werden Zeichen der Dysmyelinisierung erkennbar, kortikale Atrophie.

Ätiologie:

- Es wird autosomal-rezessiv vererbt, die Ursache ist trotz umfangreicher biochemischer Untersuchungen bisher nicht genau bekannt.
- Im Liquor cerebrospinalis wurden vor kurzem als erste biochemische Abnormalitäten ein reduzierter IGF-1 (insulin-like growth factor 1) und erhöhte Werte für NO (Nitrite/Nitrate) gefunden.

Therapie: Ansprechen auf ACTH wird berichtet, allerdings im Verlauf therapieresistente generalisierte Anfälle

Prognose:

- Progredienz der Ödeme und spastischen Bewegungsstörung
- Therapieresistenz der infantilen Spasmen

(Somer 1993, Riikonen 2001, Yis et al. 2011)

18.3 Epilepsien bei augenscheinlichen morphologischen Störungen des ZNS (zerebralen Dysmorphien)

Bei manchen Störungen ist eine genetische oder eine frühe pränatale Schädigung die Ursache, z. B. bei einigen Störungen der kortikalen Entwicklung. Die genetische Basis einiger spezieller Krankheitsbilder konnte nachgewiesen werden. Erstaunlicherweise können Malformationen mit nahezu identischer Morphologie und Pathophysiologie eine unterschiedliche genetische Basis haben (Barkovich et al. 2001). Als potenzielle nichthereditäre Ursachen haben sich schwere körperliche mütterliche Traumen, die Einnahme bestimmter Medikamente, Röntgenstrahlen, Infektionen (z. B. Zytomegalie, HIV), Uterusabnormalitäten und metabolische Störungen herausgestellt (Palmini et al. 1994). Die Genese vieler angeborener Störungen bleibt dennoch unklar.

18.3.1
Malformationen der kortikalen Entwicklung, kortikale Dysgenesien

Die kortikalen Dysgenesien als Ausdruck eines gestörten Entwicklungsprozesses des Kortex stellen eine wichtige und häufige Ursache von symptomatischen Epilepsien dar: im Säuglings- und Kindesalter 50 % der therapieresistenten Epilpsien, im Erwachsenenalter 15–20 % (Seifer et al. 2012). Während der ersten Wochen der Embryogenese folgt auf die Bildung basaler neuronaler Elemente die Ausbildung der Neuralplatte und dann des Neuralrohrs. Anschließend kommt es zur Segmentierung des ZNS und zur Ausdifferenzierung der einzelnen Strukturen. Die Ausbildung des zerebralen Kortex umfasst drei sich überlappende Entwicklungsschritte:

- Zellproliferation
- neuronale Migration
- kortikale Organisation.

Aus der periventrikulären Keimschicht wandern Neuroblasten entlang radialer glialer Fasern in die kortikale Platte ein. Die einzelnen Schichten des Kortex werden von innen nach außen gebildet, die für die äußeren Schichten vorgesehenen Zellen müssen durch die schon gebildeten Schichten wandern. Die Reifungsprozesse der kortikalen Organisation schließen die Bildung und das Wachstum der Neuriten, Synaptogenese und Myelinisierung der Axone ein. Überschüssige Neuroblasten und Glioblasten unterliegen dem programmierten Zelltod (Sarnat 1991).

Malformationen entstehen bei Störung dieses komplexen Ablaufs – sei es auf Grund von Störungen notwendiger Enzyme auf der Basis genetischer Defekte oder durch unterschiedlichste Noxen, die auf diese sensible Entwicklungsphase eingewirkt haben. Malformationen sind daher sehr heterogen: Sie können diffus, unifokal oder multifokal ausgeprägt sein. Es bestehen verschiedene Klassifikationen, die auf der Neuropathologie, Molekulargenetik oder Bildgebung beruhen (Barkovich et al. 2001). Ein vereinfachtes, MRT-basiertes, für den klinischen Gebrauch in der Epileptologie anwendbares Klassifikationssystem gibt **Tabelle 18-6** wider (Barkovich 2005).

Zu den häufigeren kortikalen Malformationen als Ursachen symptomatischer Epilepsien gehören die Lissenzephalie, die Polymikrogyrie, das kongenitale bilaterale perisylvische Syndrom, die Hemimegalenzephalie, die Schizenzephalie, die Heterotopien, die fokalen kortikalen Dysplasien und die Mikrodysgenesien. Auch der Tuberöse-Sklerose-Komplex (unter den neurokutanen Syndromen aufgeführt) und die kortikalen Dysgenesien, die mit Neoplasien einhergehen (dysembryoplastischer neuroepithelialer Tumor, Gangliogliome, Gangliozytome), werden dieser Krankheitsgruppe zugerechnet (Barkovich et al. 2001).

Der epilepsieverursachende Mechanismus bei den kortikalen Malformationen ist unbekannt. Die durch die Migrationsstörungen hervorgerufenen abnormen neuronalen Netzwerke sind wahrscheinlich die Basis der epileptischen

Tabelle 18-6: MRT-basierte Einteilung der Malformationen kortikaler Hirnentwicklung (modifiziert nach Barkovich 2005)

1. Malformationen durch abnorme neuronale und gliale Proliferation oder Apoptose
   - Mikrozephalie (normaler oder dünner Kortex)
   - Mikrolissenzephalie (verdickter Kortex)
   - Makrozephalien
   - Hemimegalenzephalie
   - kortikale Dysplasie mit Ballonzellen
   - kortikale Hamartome bei TSC
   - Neoplasien
2. Störung durch abnorme neuronale Migration
   - Agyrie/Lissenzephalie
   - Pflasterstein-Komplex
   - Heterotopie
3. Störung durch abnorme kortikale Organisation
   - Polymikrogyrie
   - Schizenzephalie
   - kortikale Dysplasie ohne Ballonzellen
   - Mikrodysgenesien
4. Unklassifizierte Malformationen
   - Mitochondriopathien
   - peroxisomale Störungen

Aktivität. Vermutet wird, dass eine lokale synaptische Dysgenese vorliegt oder die lokale Inhibition gestört ist. Stark ausgeprägte Störungen der neuronalen Migration gehen fast immer mit einer frühen Manifestation von epileptischen Anfällen einher, die oft pharmakorefraktär sind. Bei einem Teil der Kinder wird über gute Ergebnisse epilepsiechirurgischer Eingriffe berichtet (Raymond et al. 1996).

Zwei unterschiedliche **EEG**-Muster wurden bei den kortikalen Dysplasien gefunden: einerseits eine sehr hochamplitudige Aktivität, andererseits eine abnorm schnelle Aktivität. Trotz ausgedehnter fokaler Dysplasien kann das EEG aber auch normal sein (Quirk et al. 1993). Das **cMRT** hat eine besondere Bedeutung in der Diagnostik, stärker ausgeprägte kortikale Dysgenesien kann man bei jungen Kindern auch mittels Ultraschall identifizieren. Das MRT erlaubt aber eine sehr viel genauere Darstellung der Läsionen, und auch kleine Dysgenesien können erfasst werden. Mit dem **PET** steht eine Methode zur Verfügung, die auch regionale Dysgenesien erfasst, die bei der MRT-Untersuchung unentdeckt bleiben (Lee et al. 1994).

Die Häufigkeit des Vorkommens der kortikalen Dysgenesien ist noch unklar. Von 341 Patienten mit kryptogenen partiellen oder sekundär generalisierten therapieresistenten Epilepsien hatten 12 % kortikale Dysgenesien, während von 50 Kontrollpatienten nur einer (2 %) diese Veränderungen aufwies (Li et al. 1995). Die besonders häufig mit Epilepsien assoziierten kortikalen Dysgenesien werden im Folgenden dargestellt.

Hemimegalenzephalie

Klinik:

- Manifestationsalter: Die regelhaft auftretenden Anfälle beginnen neonatal bzw. im frühen Säuglingsalter.
- Es treten infantile Spasmen auf, fokale Anfälle mit tonischer Komonente und myoklonische Anfälle.
- erhebliche mentale Retardierung
- kontralaterale Hemiparese

EEG: kann als Ohtahara- (Burst-Suppression-Muster) oder West-Syndrom (Hypsarrhythmie) imponieren

cMRT: Die Gyri sind vergrößert, der Kortex der betroffenen Seite ist insgesamt verdickt, der gleichseitige Ventrikel ist erweitert.

Ätiologie:

- Hemimegalenzephalie bezeichnet eine asymmetrische Vergrößerung des Gehirns auf Grund einer abnormen neuronalen und glialen Proliferation und/oder einer verminderten Apoptose.
- Die Hemimegalenzephalie wird häufig in Assoziation mit neurokutanen Syndromen gefunden (Tuberöser-Sklerose-Komplex, Neurofibromatose I und Hypomelanosis Ito).

Therapie:

- Es besteht Therapieresistenz.
- Die epileptischen Anfälle können in Regel nur mittels einer Hemisphärektomie erfolgreich behandelt werden (Vigevano et al. 1990).

(Leventer et al. 2008)

Lissenzephalien

Klinik:

- Manifestationsalter: Säuglingsalter
- Infantile Spasmen sind die häufigste Anfallsform, Übergang in Lennox-Gastaut-Syndrom.
- frühe Muskelhypotonie, Entwicklungsretardierung und mentale Beeinträchtigung
- Das klinische Bild ist abhängig von dem Ausmaß der kortikalen Veränderungen und dessen Lokalisierung, von assoziierten Malformationen im ZNS und weiteren Organen.

EEG:

- Die typische Grundaktivität bei Lissenzaphalie ist eine um 10/s hochgespannte, oft auch posteriore Aktivität z.T. monomorpher Ausprägung, die (wahrscheinlich in Abhängigkeit von der funktionellen Störung des Corpus

callosum) asymmetrisch augeprägt sein kann. Im Schlaf sind massive 14/s Spindelaktivität und hochgespannte 5–11/s rhythmische Wellen vorherrschend.
- Ebenso kann die Hypsarrhythmie, die durch extrem hochgespannte ShW gekennzeichet ist, deutlich asymmetrisch ausgeprägt imponieren (Mori et al. 1994).

cMRT: Der pathologisch aufgebaute Kortex ist verdickt, es wird ein Gradient der Ausprägung kortikaler Veränderungen in der Anterior-posterior-Achse beschrieben (meist P > A) sowie die Ausprägung der Agyrie (Grad 1 entspricht einer kompletten Agyrie, Grad 2 einer diffusen Agyrie mit wenigen flachen Sulci, Grad 3 einer räumlich gemischten Agyrie und Pachygyrie, Grad 4 einer kompletten Pachygyrie). Zusätzlich können Auffälligkeiten des Corpus callosum, eine zerebelläre Hypoplasie, erweiterte Ventrikelräume und weitere Malformationen bestehen.

Ätiologie:
- Den Lissenzephalien liegen Migrationsstörungen zugrunde. Durch die frühe Unterbrechung der Neuroblastenmigration fehlen die Gyri (Agyrie) oder es sind nur wenige vergröberte Gyri vorhanden (Pachygyrie). Die Lissenzephalie kann generalisiert oder örtlich umschrieben vorkommen.
- Es werden verschiedene Formen der Lissenzephalie unterschieden:
  - Für die klassische Typ-I-Lissenzephalie sind Assoziationen zu 6 Genen bekannt, die insgesamt bei 80 % gefunden werden: Während LIS1-, DCX-, RELN-, YWHE- und TUBA1A-Gene eine Rolle in der radialen neuronalen Migration spielen, ist es beim ARX-Gen die tangentiale Migration. Beim autosomal-dominant vererbten Miller-Dieker-Syndrom sind mehrere Gene auf Chromosom 17 betroffen, es besteht eine klinisch früh manifeste schwere Verlaufsform (mit Dysmorphien und weiteren Organfehlbildungen).
  - Die Typ-II-Varianten zeigen ein sogenanntes Pflastersteinrelief, bei dem Areale kortikaler Agyrie mit solchen der Polymikrogyrie abwechseln. Das klinische Bild ist entsprechend ausgeprägt. Assoziiert sind kongenitale Muskeldystrophie und Malformationen der Augen, des Herzens oder der Nieren (Walker-Warburg-Syndrom, muscle-eye-brain disease), unterschiedliche Vererbungsmuster (dominant, autosomalrezessiv, sporadisch) kommen vor.
  - Die Typ-III-Lissenzephalie ist durch extensive subarachnoidale neurogliale Heterotopien charakterisiert, die durch eine intrauterine Leptomeningitis, Alkohol- oder CO-Exposition verursacht werden können.
  - Beim Typ IV der Lissenzephalie besteht die Hirnrinde aus kleinen, verschmolzenen und flachen Gyri, z. T. assoziiert mit Gewebsnekrosen. Als mögliche Ursachen werden Hypoxie oder konnatale Infektionen durch Toxoplasmen, Herpes-simplex- oder Coxsacckie-Viren angegeben (Armstrong et al. 1998).

Therapie:
- Die Therapie erfolgt entsprechend dem epileptischen Syndrom.
- Es besteht häufig Pharmakoresistenz.

(Leventer et al. 2008)

Heterotopien

Bei den Heterotopien befinden sich infolge einer gestörten neuronalen Migration größere Neuronenansammlungen an abnormen Orten. Diese bilden Knoten oder Bänder, die während der Migration irgendwo auf dem Wege vom Ursprungsort (subependymaler germinaler Matrixzone) zum Zielort (Kortexoberfläche) liegen geblieben sind. Je nach der Lokalisation werden verschiedene Subkategorien unterschieden: subependymale, subkortikale und subarachnoidale Heterotopien. Nicht selten treten Heterotopien assoziiert mit weiteren kortikalen Anomalien wie z. B. Megalenzephalie, Agenesie des Corpus callosum und Polymikrogyrien auf.

Subkortikale Bandheterotopien

Klinik:

- Manifestationsalter: unbestimmt
- Anfälle: Etwa ein Drittel der Fälle haben neben GTKA und myoklonischen Anfällen auch atypische Absencen und Sturzanfälle.
- Fokale und sekundär generalisierte werden beschrieben, auch
- intellektuelle Beeinträchtigungen (geringgradig bis ausgeprägt).

EEG: Iktale Muster sind einzelne generalisierte SW-Paroxysmen, generalisierte ShW, gefolgt von raschen Wellen, und generalisierte rasche Aktivität, gefolgt von irregulären Rhythmen mit multifokalen und generalisierten Spikes.
cMRT: Das zerebrale Parenchym stellt sich mit normaler periventrikulärer weißer Substanz dar, gefolgt von einer Lage heterotoper grauer Substanz und einer dünneren Schicht subkortikaler weißer Substanz mit abschließend normaler kortikaler grauer Substanz. Es ensteht der Eindruck des «doppelten Kortex», da die Ausprägung der Heterotopie zumeist symmetrisch und anterior betont ist.
Ätiologie: 2 Genorte sind für die subkortikalen Bandheterotopien bekannt: das DCX-Gen (betroffene Jungen haben das Bild einer Lissenzephalie, betroffene Mädchen Bandheterotopien) und in wenigen Fällen das LIS1-Gen. Darüber hinaus sind familiäre Fälle bekannt.
Therapie: Entsprechend dem Epilepsiesyndrom; teilweise pharmakoresistent, die vordere Kallosotomie ist mit unterschiedlich gutem Erfolg eingesetzt worden.

Prognose:

- Es besteht eine gewisse Korrelation zwischen der Dicke des heterotopen Bandes und der Schwere der klinischen Symptomatik.
- Die Epilepsie kann bis zur 3. Lebensdekade sistieren.
- Die Ausprägung der mentalen Behinderung und der Epilepsien variiert zwischen leicht bis schwer.

(Palmini et al. 1991, Landy et al. 1993, Leventer et al. 2008, Derizioglu et al. 2008)

Periventrikuläre noduläre Heterotopien

Klinik:

- In bis zu 90 % bestehen Anfälle: zumeist fokale Anfälle verschiedenster Semiologie.
- in hohem Maße therapieresistent
- Subkortikale Heterotopien sind häufiger mit fokal motorischen Anfällen und kontralateralen Bewegungsstörungen assoziiert.
- Zumeist bestehen normale kognitive Funktionen, die im Laufe der Erkrankung eine Einschränkung erfahren können.

EEG:

- interiktale langsame Wellen, z. T. Spikes oder ShW, lokalisiert zumeist konkordant zur Heterotopie
- iktal niedrigamplitudige rasche Aktivität über der Läsion, z. T. mit Propagation zur Gegenseite

cMRT:

- Entlang der lateralen Ventrikelränder stülpen sich knötchenförmig Anteile isolierter grauer Substanz in den Ventrikelraum vor. Sie können isoliert, aber auch als multiple Noduli, uni- oder bilateral imponieren (bis hin zu einer «Perlenketten-Anordnung»)
- Sie sind isointens zum Kortex, weisen weder ein umgebendes Ödem noch Verkalkungen auf (DD zum TSC).
- Eine Kombination mit subkortikalen Heterotopien oder Bandheterotopien ist möglich.
- Weitere Befunde können Hypoplasie des zerebellaren Vermis und Hippocampussklerosen sein.

Ätiologie:

- Noduläre Heterotopien finden sich häufig periventrikular oder aber subkortikal, sie können ein isoliertes Phänomen darstellen. Die graue Substanz in den Knoten ist hochgradig epileptisch aktiv.

- Mutationen im FLNA-Gen auf dem X-Chromosom wurden bei betroffenen Familien (weiblichen Mitgliedern) gefunden sowie eine autosomal-dominat vererbte Mutation im ARFGEF2-Gen. Bilaterale Heterotopien wurden bei Patienten mit strukturellen Störungen des Chromosoms 5p gefunden.

Therapie: Thermokoagulation ist ein mögliches interventionelles Verfahren.
(Leventer et al. 2008, Cossu et al. 2013)

Polymikrogyrie

Klinik:

- Manifestationsalter: zwischen 1. Lebensmonat und 37 Jahren (Median 3 Jahre)
- Anfälle treten in bis zu 85 % auf: initial infantile Spasmen in bis zu 20 %, häufiger sind fokale Anfälle mit Bewusstseinseinschränkung und/oder sekundärer Generalisierung. Myoklonische Anfälle, GTKA und atonische und tonische Sturzanfälle sowie atypische Absencen werden beschrieben.
- Beim kongenitalen bilateralen perisylvischen Syndrom sind symmetrische Polymikrogyrien der perisylvischen Region zu finden (etwa 50 % der Polymikrogyrien), klinisch neben den Anfällen Schluck- und Sprachstörungen.
- Etwa ein Drittel der Kinder ist vor Beginn der Symptomatik in seiner Entwicklung retardiert.

EEG:

- generalisierte SW oder multifokal mit Betonung zentroparietal
- Es besteht eine hohe Konkordanz zwischen den epileptogenen Foci und der Region der Polymikrogyrie im cMRT.

cMRT:

- Die Polymikrogyrie ist zumeist perisylvisch oder aber im Randbereich porenzephaler oder hydranenzephaler Defekte zu finden.
- Der Bereich imponiert durch eine zum Kortex isointense Verdickung, die dessen Auffältelung entspricht.
- Die Darstellung der Mikrogyri und -sulci erfordert teilweise eine enge Schichtführung.
- Diffuse Auffälligkeiten der weißen Substanz sowie kortikale Verkalkungen (ggf. cCT erforderlich) weisen auf eine CMV-Infektion als Ursache hin.
- Weitere Malformationen und Entwicklungsauffälligkeiten des Gehirns können bestehen (Ventrikelerweiterung, Auffälligkeiten des Corpus callosum).

Ätiologie:

- Bei der Polymikrogyrie als einer Malformation mit einer pathologischen kortikalen Organisation finden sich vermehrte und verschmälerte Gyri, die abnorm aufgebaut sind. Der Kortex kann insgesamt oder nur regional betroffen sein.
- Nichtgenetische Ätiologien können Hypoxien und Hypoperfusionen im Rahmen z. B. einer intrauterinen CMV-Infektion sein.
- Genetisch scheint eine X-chromosomale Vererbung häufig zu sein, ein Auftreten bei chromosomalen Störungen wie CATCH 22 wird berichtet. Mindestens 7 Mutationen des GPR56(G protein-coupled receptor 56)-Gens wurden bei Menschen mit einer schweren Form der Polymikrogyrie (bilaterale frontoparietale Polymicrogyria) identifiziert. Dieses Gen scheint eine kritische Rolle bei der normalen Entwicklung der äußeren Schicht des Gehirns zu spielen.

Therapie: Standard-AED ensprechend der Anfallssemiologie.
Prognose: Etwa 50 % der Epilepsien sind therapieresistent.
(Leventer et al. 2008, Shain et al. 2013)

Schizenzephalie

Klinik:

- Manifestationsalter: meist im Laufe des ersten Lebensjahrzehnts, im Mittel mit 13 Monaten
- Epileptische Anfälle treten in etwa 60 % auf, bei der Open-lipped-Form früher und häufiger.

- zumeist komplex fokale Anfälle, aber auch infantile Spasmen, atonische und gtk-Anfälle
- Weder die Frequenz und Dauer der Anfälle noch deren Semiologie scheint mit der Topographie der Läsion zu korrelieren.
- Patienten mit einseitiger Schizenzephalie haben in etwa zwei Drittel der Fälle eine leichte Hemiparese und eine weitgehend normale Intelligenz, während im Falle einer doppelseitigen Schizenzephalie die Kinder eher eine schwere mentale Retardierung und motorische Defizite bis zur Tetraparese aufweisen.

EEG: fokale Spikes, SW und ShW sowie Verlangsamung möglich

cMRT:

- Es lassen sich ein uni- oder bilaterales Auftreten der Spaltbildung abgrenzen wie auch geschlossene und offene (open-lipped und closed-lipped) Formen, die durch eine Verbindung interner und externer Liquorräume charakterisiert sind.
- Die Spaltbildung findet sich frontal oder parietal in 65 % der Fälle, sonst temporal oder okzipital.
- Die Spalten erstrecken sich von der Pia mater bis in die Seitenventrikel und sind von grauer Substanz begrenzt. In ihrer Umgebung ist der Kortex häufig verdickt, dort finden sich regelhaft gyrale Anomalien, z. B. Polymikrogyrien.

Ätiologie:

- Dieses Krankheitsbild wird zu den Störungsbildern mit abnormer kortikaler Organisation gerechnet.
- Nichtgenetische Ätiologien können intrauterine zerebrale Insulte oder eine CMV-Infektion sein.
- Familiäres Auftreten ist ebenso bekannt, nicht jedoch ein Gen.

Therapie:AED-Therapie ensprechend der Anfallssemiologie
Prognose: Während eine günstigste Prognose für die unilaterale Closed-lipped-Form gilt, ist die bilaterale Open-lipped-Form am problematischsten.
(Granata et al. 1996, Denis et al. 2000, Leventer et al. 2008)

Holoprosenzephalie

Inzidenz: 1 : 10 000

Klinik:

- Manifestationsalter der Anfälle: Säuglingsalter
- Etwa 50 % der betroffenen Kinder erleiden mindestens einen Anfall, unter AED-Therapie etwa 40 %.
- Am häufigsten treten komplex partielle Anfälle auf.
- Faziale Dysmorphien korrelieren in ihrer Ausprägung weitgehend mit der Ausprägung der kortikalen Malformation.
- Diabetes insipidus in 70 % (CAVE bei CBZ-/OXC-Therapie)
- Zerebralparesen (spastisch-dyston), Koordinationsstörungen, ausgeprägte psychomentale Retardierung
- Hydrozephalus

cMRT: Unterschieden wird eine alobare Form (Monoventrikel, kein Interhemisphärenspalt), eine semilobare (posteriore Separation), eine lobare (nur fehlende Separation in Teilen des frontalen Kortex und eine mittlere interhemisphärische Variante (fehlende Separation frontal-posterior und parietal)

Ätiologie:

- partielles oder komplettes Ausbleiben der Separation der Hemisphären im Konzeptionsalter von 18 bis 28 Tagen
- Es besteht sowohl im Phänotyp als auch im Genotyp eine große Varianz des Syndroms, neben genetischen Faktoren sind auch weitere pränatale Schädigungen ausschlaggebend.
- Mutationen bei Holoprosenzephalie sind in folgenden Genen beschrieben: SHH, Z1C2, SIX3, TGF, GL12, PTCH1, NODAL, FOXH1, TDGF1, CRIPTO, DISP1.

Therapie:

- CBZ und LEV werden als wirksam beschrieben, alternativ TPM, ZNS und LTG. Hoch dosiertes PB kann bei Therapieresistenz versucht werden.
- Etwa ein Drittel der Kinder mit Epilepsie bleibt therapieresistent.

Prognose:

- Es besteht eine hohe frühe Letalität (etwa 30 % am 1. Lebenstag, etwa 60 % im 1. Lebensmonat und 70 % im 1. Lebensjahr).
- Diese ist von der Ausprägung der Malformation abhängig (alobar und schwere faziale Dysmorphien haben eine neonatale Mortalität, solche mit einer nichtsyndromalen isolierten Form eine deutlich höhere Lebenserwartung).
- Kinder mit der alobaren Form erlernen kein freies Sitzen, während die Hälfte der Kinder mit der lobaren Form Laufen lernen kann.

(Levey et al. 2010, Mercier et al. 2010)

Fokale kortikale Dysplasien (FCD)

Klinik:

- Manifestationsalter der Epilepsien variiert erheblich, es reicht von intrauterin bis zur 4. Lebensdekade, zumeist jedoch im Kleinkindalter
- Anfälle bei temporaler FCD scheinen sich später zu manifestieren als bei extratemporaler Form.
- Eine frühe Manifestation können infantile Spasmen sein.
- meist fokal beginnende Anfälle ohne und mit sekundärer Generalisierung
- Das kognitive Vermögen reicht von normal bis zu schwerer mentaler Retardierung, fokale neurologische Symptome sind häufiges weiteres Symptom.

EEG:

- Interiktale fokale Muster korrelieren zur Lokalisation der FCD im cMRT. Sie bestehen entweder aus 4-10/s ShW-Rhythmen oder als isolierte Spikes oder ShW.
- Iktal ist eine fokale oder bilaterale niedrigamplitudige rasche Aktivität häufiger als rhythmische ShW.

cMRT:

- Die anatomischen Läsionen stellen sich als bandförmige Verdickungen, teilweise auch als knotenförmige Ausstülpungen in die darunter liegende weiße Substanz dar.
- Die kortikalen Dysplasien können so klein sein, dass sie im MRT nicht dargestellt werden können. Andererseits kann die Größe unterschätzt werden, da es schwierig ist, die genauen Grenzen zu bestimmen.
- Die Ausdehnung der Dysplasie kann weit über den Gyrus hinausgehen, lobär, hemisphärisch und multifokal imponieren.
- Transmanteldysplasien zeigen einen verdickten Kortex, abgeflachten Sulci, verwischte Grenze zwischen grauer und weißer Substanz, Ballonzellen und eine radiäre Signalveränderung, die trichterförmig zwischen subependymaler Vertrikeloberfläche und Kortex erscheint (hyperintens in T2-Gewichtung und FLAIR-Sequenz).
- Eine diagnostische Erschwernis besteht darin, dass die kortikalen Dysplasien in den ersten beiden Lebensjahren der Darstellung mittels MRT entgehen können, da die Differenzierung in weiße und graue Substanz noch unvollständig ist. Deshalb sollte ggf. eine im ersten Lebensjahr angefertigte MRT-Untersuchung im Alter von zwei Jahren oder später wiederholt werden.

Ätiologie:

- Die Hirnoberfläche über den fokalen Dysplasien sieht in der Regel unauffällig aus. In den fokalen Dysplasien fehlt die normale Schichtung, man findet regellos verteilte große und bizarre Neuronen. Eine reaktive Astrozytose kann vorkommen. In den tieferen Schichten der fokalen Dysplasien und in der angrenzenden weißen Substanz zeigen sich große, nicht

einzuordnende Zellen (Ballonzellen, wahrscheinlich undifferenzierte Stammzellen).
- Das Vorhandensein von Ballonzellen unterscheidet FCDs auf der Basis einer neuronalen Proliferationsstörung (Transmanteldysplasie) von solchen FCDs, die Ausdruck einer Störung der kortikalen Organisation sind.
- Die Ursachen sind ungeklärt (außer im Rahmen des TSC), es gibt wenig Evidenz für eine exogene Ätiologie.

Therapie: entsprechend dem epileptischen Syndrom
Prognose: Falls die epileptischen Anfälle früh beginnen, ist die Chance der medikamentösen Kontrolle gering. Die epilepsiechirurgische Option sollte deshalb früh evaluiert werden, wodurch sowohl die Epilepsie als auch die kognitiven Funktionen verbessert werden. Der Operationserfolg ist vom Ausmaß des entfernten dysplastischen Gewebes direkt abhängig, was bedeutet, dass dieses möglichst vollständig entfernt werden sollte.
(Cascino 2001, Leventer et al. 2008, Reiss-Zimmermann et al. 2010, Seifer et al. 2012)

Aicardi-Syndrom

Klinik:

- Manifestationsalter: 3. bis 4. Lebensmonat
- infantile Spasmen, fokale Anfälle (auch schon vor den Spasmen beginnend)
- choreoretinale Lakunen (konstant), Iris-Kolombom
- schwere psychomentale Retardierung, Hemiparese kontralateral zur Hemisphäre mit der ausgeprägteren epileptischen Aktivität

EEG:

- asymmetrisches Burst-Suppression-Muster
- iktal hochgespannte langsame Welle mit einer superimponierenden niedrigamplitudigen schnellen Aktivität
- Es findet sich im Verlauf kein Übergang in ein Lennox-Gastaut-Syndrom.

cMRT: periventrikuläre Heterotopien, Agenesie des Corpus callosum, Polymikrogyrie, kortikale Dysplasie, intrazerebrale Zysten
Ätiologie: wahrscheinlich nur bei Individuen mit zwei X-Chromosomen (XX oder XXY), aber nichtfamiliär
Therapie: geringes Ansprechen auf AED
Prognose: Die Epilepsie ist therapieresistent, etwa 10 % der Kinder lernen freies Laufen. Es besteht eine begrenzte Lebenserwartung.
(Aicardi 2005)

Aicardi-Goutières-Syndrom

Klinik:

- Manifestationsalter: neonatal (20 %), ansonsten um den 4. Lebensmonat
- In bis zu 50 % treten Anfälle auf.
- Mikrozephalie
- extreme Irritabilität, Schlaf- und Ernährungsprobleme
- «enzephalopathische» Phase mit leichter Temperaturerhöhung und Entwicklungsregression, spastischer Tetraparese und dystonen Bewegungsmustern
- ggf. Hepatosplenomegalie (Transaminasenerhöhung, Thrombozytopenie)

cMRT:

- bilaterale Verkalkungen im Bereich der Basalganglien, in bis zu 90 % auch periventrikulär
- hyperintenses T2-Signal der weißen Substanz
- zerebrale Atrophie

Ätiologie:

- im Liquor Lymphozytose und ein erhöhtes INF-ohne Infektionsnachweis
- Mutationen im AGS-1-5-Gen sind bei 90 % der Fälle nachweisbar (autosomal-rezessiver Erbgang)
- sowohl bezogen auf den Erkrankungsverlauf als auch die cMRT Merkmale bestehen Analogien zu Infektionen, besonders pränatalen

(Fazzi et al. 2013)

18.3.2 Vaskuläre Malformationen

Klinik:

- Manifestationsalter: neonatal bis 4. Lebensjahrzehnt
- Neonatal können Anfälle Frühsymptom einer Vena-Galeni-Malformation sein und Ausdruck ischämischer Hirnläsionen, bei AV-Malformationen auch Ausdruck einer Hämorrhagie.
- Auch im Kleinkindalter können AV-Malformationen in bis zu 70 % Anfälle induzieren (auch durch eine Ischämie oder Hämorrhagie, Blutungsrisiko 2–4 %/a).
- Kavernöse Malformationen werden in bis zu 50 % durch Anfälle symptomatisch, zumeist im Erwachsenenalter.
- Anfälle sind bei einer kortikalen Lokalisation häufiger, zu etwa 50 % GTKA, ansonsten fokal mit oder ohne sekundäre Gerneralisierung.

cMRT:

- Zunächst sind (Doppler-)sonographische Untersuchungen richtungsweisend.
- Neben dem cMRT (Nachweis der Gliosen und Gefäßkonvolute) ist eine MR-Angiographie indiziert, bei AV-Malformationen auch eine intraarterielle digitale Subtraktions-Angiographie.

Ätiologie: Anfälle sind zumeist Ausdruck einer Komplikation: Ischämie (auch durch Steal-Phänomen) oder Blutung.
(Reith et al. 2003, Garcin et al. 2012, McKinney 2013)

18.3.3 Arachnoidalzysten

Prävalenz: 2 %

Klinik:

- Manifestationsalter: weit gestreut
- fokale Anfälle mit und ohne sekundäre Generalisierung
- weitere klinische Symptome in Abhängigkeit von Lokalisation und Größe: Kopfschmerzen, neuropsychologische Auffälligkeiten, Hirndrucksymptomatik

EEG: zeigt möglicherweise einen Fokus in Korrelation zur Zyste.

cMRT:

- In vielen Fällen stellen sie zufällige Befunde im cMRT dar (bis 2 % der Population).
- Etwa zwei Drittel aller pädiatrischen Arachnoidalzysten finden sich in der mittleren Schädelgrube bzw. im Bereich der Fissura Sylvii.
- Seltenere Lokalisationen der Zysten sind die Sellaregion mit möglichen endokrinen Störungen und/oder einer möglichen Blockade der Liquorzirkulation in Höhe des Foramen Monroi und der hinteren Schädelgrube.

Ätiologie:

- Bei den Arachnoidalzysten handelt es sich flüssigkeitsgefüllte Räume, die innerhalb der arachnoidalen Membran durch Spaltung oder Verdopplung dieser Struktur entstehen.
- Sekundäre Arachnoidalzysten können infolge einer postinflammatorischen Ansammlung von Liquor cerebrospinalis im Subarachnoidalraum, eines Schädel-Hirn-Traumas, einer intrakraniellen Blutung oder einer Infektion entstehen (Gosalakkal 2002).
- Arachnoidalzysten werden im Verlauf symptomatisch, wenn sie größer werden und benachbarte Hirnstrukturen beeinträchtigen oder die Liquorzirkulation blockieren. Als Mechanismen der Größenzunahme kommen in Frage:
- die Flüssigkeitssekretion durch die Zellen, welche die Wand bilden
- Die anatomische Verbindung zwischen Zyste und Subarachnoidalraum wirkt wie ein unidirektionales Ventil.
- Flüssigkeitsbewegungen infolge von Hirngefäßpulsationen

Therapie: Pharmakoresistenz der Epilepsie oder weitere Symptome wie neuropsychologische Auffälligkeiten oder eine akute Verschlechterung sind Kriterien für eine neurochirurgische Intervention.
(Gosalakkal 2002, Pradilla et al. 2007, Wang 2013)

18.3.4 Neurokutane Syndrome (Phakomatosen)

Den neurokutanen Syndromen liegen genetisch bedingte Dysplasien neuroektodermaler Gewebe zugrunde. Diese können in unterschiedlichem Ausmaß epileptische Anfälle induzieren – bis hin zu therapieresistenten symptomatischen Epilepsien.

Neurofibromatose (NF1 und NF2)

Inzidenz NF1: 1 : 2500–3300

Klinik:

- Manifestationsalter der Anfälle: bei plexiformen Neurofibromen auch im Säuglingsalter möglich, sonst nach dem 5. Lebensjahr
- Anfälle treten in Abhängigkeit von zentralen Raumforderungen in bis zu 6 % auf (NF2: 8 %). Es handelt sich entsprechend um fokale und komplex fokale Anfallssemiologien.
- Bis 50 % zeigen Lernprobleme, etwa 10 % eine psychomentale Retardierung.
- Die klinische Syndromdiagnose der NF1 ergibt sich durch kutane Symptome (multiple Café-au-Lait Flecken, axilläres und inguinales Freckling, kutane Neurofibrome), Tumoren des zentralen und peripheren Nervensystems (multiple Fibrome, Neurofibrome, Hamartome, Optikusgliome und plexiforme Neurofibrome) sowie durch Abnormalitäten der Augen (Iris-Hamartome) und des Skelettsystems (Makrozephalus, Keilbeindysplasie, Verdünnung der langen Röhrenknochen, Skoliose). Etwa 10 % der Betroffenen sind mental retardiert, bei bis zu 12 % tritt eine Epilepsie auf.
- Die klinische Syndromdiagnose der NF2 ergibt sich aus Tinnitus, Hörverlust und Gleichgewichtsstörungen auf der Basis vestibulärer Schwannome.

Ätiologie:

- Die Vererbung ist autosomal-dominant mit 100 %iger Penetranz, aber mit sehr variabler Expressivität, 50 % sind Neumutationen.
- Das NF1-Gen befindet sich auf dem langen Arm des Chromosoms 17 (17q11-12). Die Epilepsien beruhen wahrscheinlich auf intrakraniellen Hamartomen oder Heterotopien.
- Das NF2-Gen ist auf dem Chromosom 22q lokalisiert, in 30 % liegen Mosaike vor.

Prognose: Das Risiko für Anfälle bei der NF1 korreliert zum Umfang der zentralen Veränderungen und sie können Präsentiersymptom selbiger Veränderungen sein.
(Merwick et al. 2012)

Die Neurofibromatose Typ I (NF1) ist das am häufigsten vorkommende neurokutane Syndrom, die Häufigkeit wird auf etwa 1 auf 2500 bis 3300 Geburten geschätzt.

Tuberöser Sklerose-Komplex (TSC)

Inzidenz: 1 : 6000

Klinik:

- Manifestationsalter: jedes Lebensalter
- ZNS-Manifestationen und epileptische Anfälle finden sich bei über 90 %.
- In etwa zwei Drittel der TSC-Patienten beginnt die Epilepsie mit infantilen Spasmen. Fokale Anfälle können vorangehen, gleichzeitig mit ihnen auftreten oder ihnen folgen, die teilweise eine sehr diskrete Semiologie aufweisen. Auch verschiedene, z. T. nur wenig ausgeprägte fokale Anfälle (z. T. tonische Abweichung der Augen oder des Kopfes zur Seite, unilaterale tonische oder klonische Phänomene im Gesicht) können sichtbar sein.
- Im Verlauf finden sich neben den fokalen und komplex fokalen Anfällen zunehmend auch sekundär generalisierte (Ohtsuka et al. 1998).

- Epileptische Anfälle korrelieren zu vermehrten Schlafproblemen wie einer gestörten Schlafarchitektur und vermehrten Wach-Phasen in der Nacht (van Golde et al. 2011).
- Die klinische Syndromdiagnose ergibt sich aus Hautveränderungen (hypomelanotische Flecken (schon neonatal nachweisbar), Adenoma sebaceum (Typ Pringle), psychiatrischen Auffälligkeiten (mentale Retardierung, Aufmerksamkeitsdefizite mit Hyperaktivität, Autismus), ZNS-Auffälligkeiten (kortikale Tuber, subependymale Knoten, subependymale Riesenzellastrozytome), kardialen Rhabdomyomen und renalen Angiomyolipomen.

EEG:

- zunächst Hypsarrhythmie, dann fokale oder multifokale epileptiforme Aktivität
- im Verlauf auch generalisierte Muster möglich

cMRT: Kortikale Tuber, subkortikale Heterotopien und subependymale Knoten ergeben einen typischen Befund in der Bildgebung des ZNS. Mittels MRT (mit Kontrastmittel, welches in den Tubera angereichert wird) kann die Frühdiagnose gestellt werden. Das charakteristische CT zeigt später multiple kortikale und subkortikale Verkalkungen. Im MRT bilden sich diese Läsionen im Vergleich zur grauen Substanz bei T_1-Gewichtung hypointens, bei T_2-Gewichtung hyperintens ab (Raymond et al. 1996). Ein besonderer Befund sind keilförmige radiale Gewebeformationen, die sich von der subependymalen Zone bis in den Kortex erstrecken und subependymale Knoten und kortikale Tuber einschließen können.

Ätiologie:

- Der Tuberöse-Sklerose-Komplex (TSC, Tuberöse Sklerose, Tuberöse Hirnsklerose, Bourneville-Syndrom) ist eine autosomal-dominant vererbte Erkrankung mit variabler Expressivität und inkompletter Penetranz, in zwei Drittel der Fälle handelt es sich um Neumutationen.
- Als Ursache wurden in 85 % der Fälle Mutationen der Gene TSC1 (30 %) und TSC2 (70 %) mit den Proteinen Hamartin und Tuberin identifiziert, die sich an zwei unterschiedlichen Genorten (9q34 bzw. 16p13) befinden (Curatolo et al. 2002). Dabei handelt es sich bei TSC2 zumeist um heterozygote Neumutationen mit einem schwereren Verlauf der Erkrankung.
- Eine abnorme Zellmigration und Zelldifferenzierung sowie eine exzessive Zellproliferation rufen unterschiedliche Hirnläsionen an variablen Orten und dementsprechend auch sehr variable neurologische Störungen hervor.
- Abnorme Zellen, die keine klare neuronale oder gliale Differenzierung erkennen lassen, können in der germinalen Matrix verbleiben, wo sie subependymale Knoten bilden. Falls sie nur partiell in Richtung Kortex wandern, rufen sie Heterotopien in der subkortikalen weißen Substanz hervor. Falls relativ differenzierte Zellen in den Kortex wandern, bilden sie dort Aggregate eines dysplastischen Kortexgewebes, die sog. kortikalen Tuber. Diese können verkalken, auch eine maligne Transformation ist möglich. Histologisch bestehen die Knoten aus vergrößerten Astrozyten, Riesenzellen oder vielkernigen Zellen, die sowohl neuronale als auch astrozytäre Eigenschaften aufweisen, Blutgefäßen und eingelagertem Kalzium. Die kortikalen Tuber sind ein pathognomonischer Befund des Tuberösen Sklerose-Komplexes. Nur einzelne sind epileptogen.

Therapie:

- Ansprechen der infantilen Spasmen auf VGB in über 90 %
- Der Beginn einer VGB-Therapie bei Nachweis der multifokalen Spikes im EEG noch vor Einsetzen der infantilen Spasmen ist zu erwägen, da es Hinweise auf eine dann bessere psychomentale Prognose gibt (Faulkner et al. 2013).
- LTG, TPM, VPA, OXC zeigten in offenen Studien eine Wirksamkeit bei fokalen und generalisierten Anfällen und TSC.

- VNS kann zu einer Verbesserung der Anfallssituation führen.
- Everolimus wird bei Riesenzellastrozytomen eingesetzt und scheint auch einen positiven Einfluss auf die Anfallskontrolle haben zu können.
- Besteht eine Konkordanz zwischen dem interiktal dominanten Fokus und der epileptogenen Zone zu Beginn eines Anfalls im EEG, so kann eine epilepsiechirurgische Intervention gute Ergebnisse bezüglich einer Anfallskontrolle erreichen.

Prognose:

- Der Nachweis zystischer kortikaler Tuber geht mit einem erhöhten Risiko für Anfälle und Therapieresistenz einher.
- Mentale Retardierung tritt insbesondere bei den Patienten auf, bei denen die Epilepsie in den ersten beiden Lebensjahren aufgetreten ist (Gomez 1979).
- Etwa 5–15 % der Betroffenen entwickeln gutartige lokal invasive, subependymale Riesenzellastrozytome, ausgehend von subependymalen Knoten in den lateralen Ventrikeln in der Nähe des Foramen Monroe. Sie können die Ursache neu auftretender neurologischer Symptome bzw. der Verschlechterung einer schon bestehenden Epilepsie sein sowie eine akute intrakranielle Drucksteigerung hervorrufen.
- Regelmäßige ZNS, nephrologische, pulmonale und kardiale Bildgebung sind indiziert

(Merwick et al. 2012, Faulkner et al. 2013, Leung et al. 2013)

Sturge-Weber-Syndrom

Klinik:

- Manifestationsalter der Anfälle: im Säuglingsalter
- 75 % der Patienten entwickeln eine Epilepsie bei unilateralem Befund, 95 % bei bilateralem.
- Fokale Anfälle mit subtiler Klinik sind häufiger als sekundär generalisierte, infantile Spasmen sind ebenso möglich.
- Trigger sind Schlafentzug, Infekte, «Stress».
- Die klinische Syndromdiagnose ergibt sich aus kapillären Malformationen im Gesicht (dem Trigeminusnerv folgend, nicht immer vorhanden, bei mitbetroffenem Auge besteht ein Glaukomrisiko) und einer leptomenigealen Angiomatose.
- Weitere Symptome sind Kopfschmerz, «stroke-like episodes», Hemiparese, Einschränkungen des Gesichtsfeldes und psychomentale Auffälligkeiten.
- Eine Migränesymptomatik kann schon sehr früh einsetzen und sowohl Anfälle als auch «stroke-like episodes» triggern.

EEG: entsprechend der Läsion fokale Verlangsamung und/oder epileptiforme Aktivität
cMRT: meningeale Angiomatose und Verkalkungen an der Hirnoberfläche
Ätiologie: Zugrunde liegt eine Mutation im GNAQ-Gen auf Chromosom 9q21.

Therapie:

- Da rezidivierende Anfälle zu weiterer Schädigung des Hirngewebes führen können, wird eine suffiziente Therapie als notwendig angesehen.
- Beginn der Therapie sollte nach dem 1. Anfall sein: OXC, LEV oder TPM werden initial als wirksam angesehen, weitere wirksame AED: VPA, CBZ, ZNS, LTG, PB.
- KD kann die Anfallsfrequenz bei über 60 % der Patienten reduzieren.
- Bei ausgeprägtem Befall finden in einigen Zentren Protokolle zur Prophylaxe mit LEV und niedrig dosierter Acetylsalicylsäure (3–5 mg/kgKG/d) Anwendung.
- Eine frühzeitige prächirurgische Evaluation ist indiziert.

Prognose:

- Das Risiko der leptomeningealen Angiomatose ist bei Patienten mit einer Kappillarmalformation im Bereich des 1. Trigeminusastes am höchsten.

- Fehlende Anfallskontrolle ist mit einem höheren Risiko für mentale Beeinträchtigung und weitere neurologische Schädigung vergesellschaftet.
- Die Anfälle können im Kleinkindalter zunehmen. Auch kann es zu einem (Wieder-)Auftreten der Epilepsie im Erwachsenenalter kommen.

(Bachur et al. 2013)

Incontinentia pigmenti (Bloch-Sulzberger-Syndrom)

Klinik:

- Manifestationsalter der Anfälle: neonatal, selten später (bis zum 10. Lebensjahr)
- Anfälle werden in bis zu 25 % der Patienten beschrieben als Symptom der zerebrovaskulären Störung, die in etwa 30 % der Fälle auftritt.
- Meist handelt es sich um fokale klonische Anfälle, seltener komplex fokale, vereinzelt infantile Spasmen.
- Die weiteren initialen neurologischen Symptome bestehen aus einer akuten Episode mit Bewusstseinsstörung, Apnoen bei ischämischen Infarkten.
- Die klinische Syndromdiagnose ergibt sich aus Hautveränderungen, die drei Stadien durchlaufen: In den ersten Lebenswochen zeigen sich lineare, gerötete, vesikuläre oder bullöse Läsionen (Stadium 1), die sich im Laufe der nächsten Monate in warzenförmige pigmentierte Hyperkeratosen umwandeln (Stadium 2) und schließlich schmutzig-braune streifige und girlandenförmige Hyperpigmentationen bilden (Stadium 3). Weiterhin finden sich Gebissanomalien (verspäteter Zahndurchbruch, fehlgebildete Zähne) und umschriebene Alopezien.
- Bei etwa 30 % der Patienten ist das ZNS am Krankheitsprozess in Form von mentaler Retardierung, epileptischen Anfällen und Zerebralparesen beteiligt.

EEG: Häufig normale Grundaktivität mit epileptogenem Fokus, aber auch schwere globale Funktionsstörung und Hypsarrhythmie sind möglich.

cMRT:

- Abhängig vom Ausmaß der vaskulären Insuffizienz finden sich ischämisch nekrotische Läsionen, Zysten, periventrikuläre Leukomalazie.
- Hypoplasie des Corpus callosum in einzelnen Fällen beschrieben, auch Polymikrogyrien

Ätiologie:

- X-chromosomal dominante Erkrankung (Jungen als Mosaik oder Klinefelter)
- Mutation im NEMO-Gen auf Chromosom Xq28 lokalisiert (70–80 %)

Therapie: Symptomatisch in Abhängigkeit von der Anfallssemiologie, PB wird auf Grund der neonatalen Manifestation zumeist eingesetzt.
Prognose: Die Epilepsie kann selbstlimitierend verlaufen je nach Ausmaß der zerebralen Schädigung.
(Meuwissen et al. 2012, Minić et al. 2013)

Hypomelanosis Ito

Klinik:

- Manifestationsalter der Anfälle: 1. bis 4. Lebensjahr
- Anfälle treten in etwa 50 % in Abhängigkeit zerebraler Malformationen auf: zumeist GTKA, aber auch myoklonische und fokale Anfälle, in Einzelfällen infantile Spasmen.
- Die klinische Syndromdiagnose ergibt sich aus: strichförmigen, fleckförmigen, spritzerartig oder in Wirbeln angeordneten Depigmentierungen (entlang der Blaschko'schen Linien), mentaler Retardierung unterschiedlich starker Ausprägung, Anomalien des Skeletts (u. a. Makrokranie) und der Augen (Strabismus, Myopie, Fundusanomalien).

cMRT: Hemimegalenzephalie, Pachygyrie, kortikale Dysplasie, Heterotopien, Harmatome kommen vor.

Ätiologie: uneinheitlich, nicht bekannt
Therapie: Die Behandlung erfolgt in Abhängigkeit von der Anfallssemiologie, in über 50 % besteht Pharmakoresistenz

Prognose:

- Ein Zusammenhang zwischen Ausprägung der Hautauffälligkeiten, der intrazerebralen Malformationen und der Schwere der Epilepsie scheint nicht zu bestehen.
- Ein früher Beginn der Epilepsie scheint mit einem schwereren Verlauf einherzugehen.

(Assogba et al. 2010)

18.4 Epilepsien bei erworbenen systemischen Erkrankungen

Epilepsien können Folge zahlreicher erworbener hirnschädigender Ereignisse, Krankheiten und metabolischer Abweichungen sein: Folge von Infektionen des ZNS, Schädel-Hirn-Traumata, Hirntumoren, hypoxisch-ischämische Enzephalopathien, metabolisch-toxischen Enzephalopathien, Intoxikationen, Störungen des Elektrolyt- und Wasserhaushaltes, hormonellen Störungen, renalen Erkrankungen sowie kardialen und zerebrovaskulären Erkrankungen. Treten im Akutstadium (in den ersten sieben Tagen) nur einzelne epileptische Anfälle auf, so trifft die Diagnose «akute symptomatische Anfälle» zu (s. auch Kap. 8). Treten als bleibender Folgezustand der akuten Schädigung immer wieder unprovozierte epileptische Anfälle auf, so trifft die Diagnose einer symptomatischen Epilepsie zu, im englischen Sprachraum wird in diesen Fällen auch von «remote symptomatic epilepsy» (zurückliegend symptomatische Epilepsie) gesprochen.

18.4.1 Epilepsien bei entzündlichen Erkrankungen des ZNS

Gemeinsamkeiten der Epilespien bei entzündlich infektiösen oder autoimmunen Erkrankungen des Gehirns bestehen in dem zeitnahen gemeinsamen Auftreten von Anfällen mit neuropsychiatrischen Symptomen und Bewusstseinsstörungen. Es finden sich regelhaft eine Verlangsamung der Grundaktivität im EEG und meist pathologische Liquorbefunde.

Konnatale Infektionen

Eine Reihe von Infektionen kann den Embryo oder Feten schon intrauterin schädigen und zu Epilepsien führen. Zu den konnatalen Infektionen, die mit Epilepsien einhergehen, gehören die angeborene Zytomegalie, die kongenitalen Röteln und die konnatale Toxoplasmose.

Kongenitale Zytomegalie(CMV)-Infektion

Prävalenz: 0,2–2,2 % der Neugeborenen

Klinik:

- Manifestationsalter der Anfälle: Säuglings- bis Kleinkindalter (im Mittel 20 Monate)
- Anfälle treten in bis zu 50 % der symptomatischen kongenitalen CMV-Infektionen auf (sind auch vereinzelt bei der asymptomatischen Form beschrieben).
- infantile Spasmen, myoklonische Anfälle und GTKA sowie partielle Anfälle
- Weitere neurologische Symptome sind: Hörstörung, mentale Retardierung, Zerebralparese, Sehstörung.

EEG: multifokale epileptiforme Aktivität
cMRT: Migrationsstörungen, Ventrikelerweiterung, Verkalkungen sind ein häufiger Befund bei den Patienten, die eine Epilepsie entwickeln.
Ätiologie: CMV-Infektionen betreffen 0,2–2,2 % aller Neugeborenen, 10–15 % sind symptomatisch, davon entwickeln sich 90 % nicht

normal, aber auch von den primär asymptomatischen sind dies 10–15 %.

Diagnose:
- CMV
- Nachweis pränatal oder aus Nabelschnurblut

Differenzialdiagnose: Intrazerebrale Verkalkungen und erweiterte Liquorräume sind auch das cMRT-Merkmal der konnatalen Toxoplasmose (Enzephalitis, Chorioretinitis, Hepatitis), in deren Verlauf das Risiko epileptischer Anfälle zum Ausmaß der statomotorischen Retardierung korreliert (Malinger et al. 2012). Weitere DD: Aircardiboutièressyndrom.

Therapie: Entsprechend dem Epilepsiesyndrom. Viele Patienten sind therapieresistent.

Prognose:
- Risikofaktoren für die Entwicklung einer Epilepsie ergeben sich aus dem Grad der ZNS-Schädigungen, wie sie im cMRT nachweisbar sind.
- Kinder mit einer Epilepsie entwickeln meist auch eine Zerebralparese.

(Suzuki et al. 2008)

Perinatale Infektionen

Perinatale Infektionen durch Bakterien und Viren sind in 15–20 % der Fälle Ursache von Neugeborenenanfällen. Häufige Erreger der bakteriellen Sepsis mit Meningitis sind Streptokokken der Gruppe B, Escherichia coli, Listerien, Staphylokokken und Pseudomonadenspezies. Virale Infektionen mit symptomatischen Neugeborenenanfällen werden vor allem durch Herpes-simplex- und Coxsackie-B-Viren verursacht.

HIV-Infektion bei Kindern

Die Infektion durch das humane Immundefizienzvirus ist eine aktuelle perinatale Infektion. Etwa 90 % der präpubertären Erkrankungen beruhen auf einer pränatalen oder intrapartalen Infektion. Bei den erkrankten Kindern findet sich die Trias: vermindertes Hirnwachstum, zunehmende motorische Störungen und ein Entwicklungsstillstand oder der Verlust schon erreichter Entwicklungsschritte. Im Gegensatz zu Erwachsenen beruhen bei Kindern Symptome und Befunde der ZNS-Beteiligung auf dem direkten Befall durch HIV-1, nicht auf opportunistischen Infektionen oder Tumoren. Epileptische Anfälle betreffen etwa 4–11 % der Kinder mit fortgeschrittener AIDS-Krankheit, vor allem bei neurologischen Komplikationen, z. B. nach einem Schlaganfall.

Infektionen des ZNS, postinfektiöse Epilepsien

Akute Entzündungen des ZNS sind eine häufige Ursache symptomatischer Gelegenheitsanfälle und Epilepsien (Ellenberg et al. 1984). Einen Überblick über die Häufigkeit initialer Anfälle und postinfektiöser Epilepsien bei bakteriellen und viralen Infektionen des ZNS gibt **Tabelle 18-7**.

Bei viralen Meningitiden treten zu Beginn und im Verlauf nur selten epileptische Anfälle auf. Das Epilepsierisiko der Personen, die eine virale Meningitis durchgemacht haben, übersteigt nicht dasjenige der allgemeinen Bevölkerung (Annegers et al. 1988). Epileptische Anfälle sind ein besonders häufiges Symptom in der Akutphase von bakteriellen Meningitiden und viralen Enzephalitiden. Diesen ZNS-Infektio-

Tabelle 18-7: Häufigkeit der initialen epileptischen Anfälle und postinfektiösen Epilepsien bei Entzündungen des ZNS im Kindesalter (nach Siemes 1995)

Entzündung	Initiale Anfälle	Postinfektiöse Epilepsie
bakterielle Meningitis	15–40 %	3–7 %
Hirnabszess	20–46 %	10–38 %
virale Enzephalitis	37 %	6–15 %
HSV-Enzephalitis	50 %	17–33 %
virale Meningitis	selten	kein erhöhtes Risiko

HSV = Herpes-simplex-Virus

nen folgt nicht so selten auch eine sog. postinfektiöse Epilepsie.

Bei der Herpes-simplex-Virus-Enzephalitis (HSV-Enzephalitis) sind epileptische Anfälle oft das erste Symptom. Es handelt sich meist um fokale, prolongierte Anfälle und diese sind häufig mit neurologischen Störungen assoziiert, das Sensorium der Betroffenen bleibt nach dem Anfall auffällig lange getrübt. Die Frühdiagnose der HSV-Enzephalitis ist auf Grund des dramtisch fortschreitenden Prozesses einer hämorrhagischen Nekrotisierung des Großhirns dringlich. Bis zu einem Drittel der überlebenden Kinder entwickelt eine postinfektiöse Epilepsie.

Epileptische Anfälle sind in 20–46 % der Fälle auch ein Initialsymptom von Hirnabszessen. Die Epilepsie stellt einen nicht seltenen Spätschaden der Kinder dar, welche die akute Erkrankung überlebt haben, die Epilepsierate wird mit 10–38 % angegeben (Siemes 1995). ZNS-Infektionen durch Parasiten (z. B. Zystizerkose), Protozoen (z. B. Toxoplasmose, Malaria) und Pilze spielen als Ursache von epileptischen Anfällen und postinfektiösen Epilepsien eine Rolle, insbesondere in Ländern der tropischen und subtropischen Zone.

Subakut sklerosierende Panenzephalitis (SSPE)

Masern können akut eine Enzepalitis mit schlechter Prognose verursachen (0,1 % der Masernfälle). Nicht immunkompetente Patienten können Monate nach einer Maserninfektion eine fatale Einschlusskörper-Enzephalits entwickeln. Die 3. Form der ZNS-Affektion durch Masernviren besteht in der langsam fortschreitenden Virusinvasion durch genetisch veränderte, inkomplette Viren, die nach etwa sechs Jahren symptomatisch wird. Risikofaktor der SSPE ist eine Maserninfektion vor dem 2. Lebensjahr.

Klinik: Manifestationsalter der SSPE ist zwischen dem 8. und 11. Lebensjahr. Es werden drei Stadien durchlaufen: Persönlichkeitsveränderungen, Leistungseinbußen und bizarres Verhalten (auch kortikale Blindheit) sind die ersten Symptome gefolgt von periodisch auftretenden bilateralen myoklonischen Zuckungen (Stadium II), Rigidität, extrapyramidalmotorischen Zeichen und epileptischen Anfällen (in 40–50 %, aber auch im Stadium I bereits möglich): fokal motorische Anfälle mit sekundärer Generalisierung und GTKA (Demir et al. 2013, Jovic 2013). Das folgende Stadium III ist gekennzeichnet durch Bewusstseinsstörung, Spastik und autonomer Dysregulation. Die meisten Patienten sterben binnen drei Jahren (selten: Spontanremissionen, aber auch fulminante Verläufe).

Das **EEG** zeigt typische Radermecker-Komplexe i. S. bilateraler hochgespannter (100–1000 V) rhythmischer 1–3/s Bursts von 1–3 s, z. T. mit Myoklonien, regelmäßig wechselnd mit abgeflachtem Kurvenverlauf («metronomic»), alle 2–20 s. Im Stadium I können die Bursts in Abständen von bis zu fünf Minuten auftreten und durch Außenreize unterbrechbar sein. Dieses Muster kann lateralisiert sein. In etwa 80 % finden sich Spike und SW, zumeist frontal, aber alle Lokalisationen werden beschrieben (Demir et al. 2013).

Das **cMRT** kann ein globales Ödem und im Verlauf eine Hirnatrophie aufweisen. In Stadium II–III sind diffuse fronto-parietale (sub) kortikale T2-Signalintensitäten (ohne KM-Enhancement) zu finden, im Verlauf auch in Thalamus, Corpus callosum und Basalganglien.

In Serum und **Liquor** lassen sich hohe Titer masernvirusspezifischer Antikörper nachweisen. Der Liquor weist keine Pleozytose auf, normal Gesamteiweiß und erhöhtes IgG mit oligoklonalen Banden.

Differenzialdiagnostisch ist eine progressive Rötelnpanenzephalitis mit ähnlicher Symptomatik abzugrenzen wie auch die PME.

In der **Therapie** werden Isoprinosin und Interferon intrathekal und weitere Verfahren eingesetzt. In der Kontrolle der Myoklonien und epileptischen Anfälle kann VPA und CZP wirksam sein, auch KD (Bautista 2003). Es finden sich Berichte, nach denen ACTH und Steroide die Symptomatik verschlechtern können (Serdaroglu et al. 2004).

(Garg 2008, Gutierrez et al. 2010, Gadoth 2012)

Autoimmun vermittelte Enzephalopathien

Antikörpervermittelte Enzephalopathien sind gekennzeichnet durch:

- neurologische Symptome: neben epileptischen Anfällen insbesondere Amnesie, Konfusion, Bewegungsstörungen und weitere psychiatrische Auffälligkeiten
- eine Verlangsamung der Grundaktivität im EEG
- Nachweis von Autoantikörpern (in Serum und/oder Liquor) gegen Ionenkanäle, Rezeptoren und assoziierte Proteine.

Eine pragmatische britische Studie untersucht die Indikationen und Wirksamkeit einer immunmodulatorischen Therapie bei Kindern (Hacohen et al. 2013): Von 111 Kindern mit Verdacht auf eine autoimmun vermittelte Enzephalopathie wurde bei 48 die Diagnose als möglich angesehen (die anderen hatten entweder keine Enzephalopathie oder eine andere nachweisbare Ursache). Ausgeglichenes Geschlechterverhältnis, Altersspanne von 2 bis 16 Jahren. Mehr als die Hälfte hatten zuvor ein Prodromalstadium mit infektähnlichen Symptomen berichtet, bei 3/48 war eine Impfung zuvor erfolgt. Anfälle traten in über 80 % auf: generalisiert häufiger als fokal, Verhaltensänderungen (63 %) und Konfusion (50 %) sowie psychiatrische Symptome wie Halluzinationen(25 %) und Agitation (36 %). Weiterhin Bewegungsstörungen – über 50 % kamen auf die Intensivstation auf Grund rezidivierender Anfälle oder Bewusstseinsstörung.

Das **EEG** war bei fast allen betroffenen Kindern pathologisch, in etwa 75 % das cMR ohne pathologischen Befund. Der **Liquor** war nur in etwa einem Drittel der Fälle pathologisch. Antikörper ließen sich bei 21/48 Kindern nachweisen, 13 für N-Methyl-D-Aspartat-Rezeptor (NMDAR) (Alter 1,8 bis 17 Jahre), 7 für spannungsabhängige Kaliumkanal(VGKC)-Komplex (Alter 4 bis 15 Jahre), von denen 2 zusätzlich Glutarsäure-Dekarboxylase(GAD)-Antikörper-positiv waren, 1 Mädchen war Glycin-Rezepzor(GlyR)-positiv (5 Jahre). Bei zwei Kindern mit Herpes-simplex-Infektion konnten zusätzlich NMDAR-Antikörper nachgewiesen werden. Auch bei weiteren antikörperpositiven Patienten konnten Antikörper (IgM) gegen Mykoplasmen, Ebstein-Barr und Streptokokken gefunden werden. Die **Therapie** mit 29/48 Steroide (Immunglobuline/Plasmapherese) und 5/48 mit Immunsuppressiva zeigte unabhängig vom Antikörpernachweis einen Effekt bei 32/34, allerdings nur bei einem «definitiven».

Suleiman et al. (2013) identifizierten in einer Fallkohorte (n = 13) aus Kindern mit Autoantikörpern solche mit Antikörpern gegen die neuronale Membranoberfläche (NMDAR, VGKC) oder gegen GAD als mögliche Responder einer immunmodulatorischen Therapie.

Anti-NMDA-Rezeptor-Enzephalitis

Mit einer Häufigkeit von 4 % werden bei Enzephalitiden Anti-NMDA-Rezeptor-Antikörper gefunden, 40 % der PatientenInnen sind jünger als 18 Jahre.

Klinisch werden nach einer Prodromalphase mit virusinfektartigen Beschwerden in den ersten vier Wochen der Erkrankung zumindest drei der folgenden Symptome berichtet: psychiatrische Störungen, Gedächtnis- oder Sprachstörungen, Anfälle, Dyskinesien, Bewusstseinsalteration, autonome Instabilität oder Hypoventilation.

Das **EEG** zeigt eine globale Verlangsamung in nahezu allen Fällen. Bei Erwachsenen konnte ein eigenes Muster abgegrenzt werden: bilaterale, nahezu kontinuierliche Delta-Aktivität mit überlagernden raschen Wellen («extreme delta brush»).

Das **cMRT** zeigt in über 30 % der Fälle (Erwachsene: 50 %) Auffälligkeiten: Signalauffälligkeiten in der FLAIR-Sequenz, z. T. kortiko-meningeales Enhancement.

In den meisten Fällen zeigt der Liquor eine lymphozytäre Pleozytose, weniger häufig einen gesteigerten Proteingehalt oder oligoklonale Banden.

Die Bestätigung der Diagnose erfolgt durch den Nachweis der Anti-NMDA-Antikörper im **Serum** oder **Liquor**.

Tumore oder Teratome (Ovarien oder Testes) finden sich bei Kindern deutlich seltener als bei Erwachsenen (über 50 % vs. unter 10 %).

Eine Immun**therapie** mit Steroiden oder Immunglobulinen (ggf. Plasmapherese) kann bis zu 80 % eine vollständige Remission erreichen, wobei zusätzliche Gaben von Rituximab und Cyclophosphamid notwendig sein können.

(Armangue et al. 2012)

Das Spektrum der autoimmun vermittelten Enzephalopathien ist weit bezüglich der in Frage kommenden Antikörper. Neuropsychiatrische Symptome und EEG-Befund grenzen die Differenzialdiagnose jedoch erheblich ein.

Limbische Enzephalitis

Die klinische Abgrenzung in den verschiedenen Publikationen seit 1968 ist ungenau. **Klinisch** besteht eine Enzephalopathie mit Anfällen, Gedächtnis- und Verhaltensstörungen.

Im **EEG** zeigen sich interiktale SW auf der betroffenen Seite, auch subklinische Anfälle. Die Grundaktivität ist nicht normal (soweit dokumentiert).

Im **cMRT** wurden bei einzelnen Patienten entzündliche Reaktionen mesiotemporaler Strukturen nachgewiesen.

Bei Erwachsenen können eine große Anzahl verschiedener Antikörper bei Limbischer Enzephalitis gefunden werden, vor allem auch im Zusammenhang mit paraneoplastischer Ätiologie. Diese wiederum ist bei Kindern sehr selten (Hodgkin-Lymphom, Leukämie, Neuroblastom, kleinzelliges Ovarialkarzinom), stattdessen konnten dort Antikörper gegen neuronale Proteine (Hu, Ma2, GAD65, VGKC) gefunden werden. GAD-Antikörper sind bei Diabetes mellitus häufig (80 %) (Bien et al. 2011).

Die immunmodulatorische **Therapie** ist sowohl mit Immunglobulinen als auch in Kombination mit Methylprednisolon-Pulsen (30 mg/kgKG/d in 1 ED über 3 d) beschrieben. Dennoch entwickelt sich in bis zu 90 % eine therapierefraktäre Epilepsie (Chou et al. 2013).

Rasmussen-Syndrom

Hierbei handelt es sich um eine seltene fortschreitende fokale entzündliche Enzephalopathie (Rasmussen-Enzephalitis), die in der Regel eine Hemisphäre betrifft. Das sporadisch auftretende Krankheitsbild, das 1958 erstmals von Rasmussen et al. beschrieben wurde, beginnt meist im Kindesalter, im Mittel mit sechs Jahren.

Klinik: Es geht eine therapieresistente Epilepsie mit einer progredienten Hemiparese sowie mit zunehmenden mentalen Ausfällen und psychiatrischen Störungen einher.

Die Erkrankung durchläuft drei Stadien (Oguni et al. 1991, Bien et al. 2005):

- Stadium 1 (Dauer 3 Monate bis 10 Jahre): relativ wenige Anfälle in Form von einfachen oder komplex fokalen Anfällen oder GTKA, SE in 25 %. Keine oder leichte Hemiparese
- Stadium 2 (Dauer 2 Monate bis 10 Jahre): hohe Anfallsfrequenz, Epilepsia partialis continua (50 %), zunehmende neurologische Defizite, Dysarthrie, Dysphasie, progrediente Hemiparese, Verhaltensstörungen
- Stadium 3: Stillstand der neurologischen Verschlechterung und Abnahme der Anfallsfrequenz und Dauer. Die Erkrankung ist selbstlimitierend. (Andermann et al. 1991)

Diagnostik: Im interiktalen **EEG** finden sich eine Verlangsamung und fokale epileptiforme Potenziale über der betroffenen Hemisphäre, vor allem zentral und temporal, nicht selten auch eine bilateral-synchrone oder multifokale epileptiforme Aktivität.

Das **cMRT** zeigt eine Hemiatrophie, T_2-gewichtete Bilder lassen Signalanhebungen in der betroffenen Hemisphäre erkennen, deren Erscheinungsbild an Infarkte erinnert. SPECT-Untersuchungen zeigen einen verminderten zerebralen Blutfluss in der betroffenen Hemisphäre, das FDG-PET eine verminderte zerebrale Glukoseutilisation in der betroffenen Hemisphäre mit Inseln von erhöhtem Metabolismus, die z. T. mit epileptischen Foci korrelieren.

Es gibt keine spezifischen Labortests. Im **Liquor** lässt sich bei etwa der Hälfte der Patienten eine leichte Lymphozytose und/oder Eiweißerhöhung nachweisen, oligoklonale Gammaglobuline sind ein inkonstanter Befund.

Ätiologie und Pathogenese sind weitgehend unbekannt. Die Histologie der betroffenen Hemisphäre zeigt eine inflammatorische Reaktion in Form einer perivaskulären Lymphozyten- und Monozyteninfiltration, diffusen Gliose, Mikrogliaproliferation mit Gliaknötchen und Neuronenverlust. Neben der grauen Substanz ist auch die weiße Substanz betroffen. Die Gegenseite zeigt in der Regel fast keine histologischen Abweichungen.

Schon in der ersten Beschreibung durch Rasmussen et al. (1958) wurde auf Grund der Histologie eine virale Ätiologie vermutet. Etwa die Hälfte der Patienten hatte im Zeitraum der letzten sechs Monate vor Beginn der Epilepsie eine akute Infektion durchgemacht (in 40 % der Fälle in den letzten vier Wochen). Der Nachweis von Viruspartikeln oder Virus-DNA aus der Familie der Herpesviren (z. B. des Zytomegalievirus, des EB-Virus und des Herpes-simplex-Virus) aus dem Hirngewebe mittels PCR oder der In-situ-Hybridisierung ist wiederholt gelungen, unklar ist jedoch die Bedeutung dieser Befunde.

Für einen Autoimmunprozess als mögliche Ursache des Rasmussen-Syndroms spricht der Nachweis von Antikörpern gegen die Glutamat/AMPA-Rezeptor-Untereinheit 3 (GluR3), welche im Tierexperiment das Absterben von Neuronen verursachen (Rogers et al. 1994). Diese GluR3-Antiköper wurden bei einigen Patienten auch im Serum nachgewiesen. Der Befund erhöhter GluR3-Titer ist aber wahrscheinlich unspezifisch, denn er findet sich bei Patienten mit fokalen Epilepsien mindestens ebenso häufig wie bei den Patienten mit Rasmussen-Syndrom (Wiendl et al. 2001). Ebenso wird den zytotoxischen T-Lymphozyten eine wichtige Rolle in der Pathogenese zugeschrieben, denn sie sind in großer Zahl im erkrankten Hirngewebe vorhanden.

Eine weitere Hypothese weist auf die mögliche Bedeutung einer doppelten Pathologie hin, die etwa 10 % der Patienten zeigen, z. B. vaskuläre Malformationen, Tumoren oder eine Forme fruste des Tuberöse-Sklerose-Komplexes. Die hierdurch geschädigte Blut-Hirn-Schranke erlaube den Zugang von autoimmun wirksamen zellulären und humoralen Komponenten zum Hirnparenchym, wo dann der Krankheitsprozess in Gang gesetzt wird.

Diagnose und Differenzialdiagnose: Die Diagnose gründet auf folgenden klinischen Kriterien (weitere Einzelheiten s. Hart 2004, Bien et al. 2005):

- nur eine Hemisphäre betroffen
- therapieresistente Epilepsie
- progrediente Hemiparese
- mentaler Abbau und Auftreten psychiatrischer Störungen
- fortschreitender unilateraler Prozess in der Bildgebung.

Die Differenzialdiagnose schließt folgende Krankheiten ein: kortikale Dysplasien, Tumoren, einseitige zerebrale Vaskulitis und mitochondriale Enzephalopathie mit Laktatazidose und schlaganfallähnlichen Episoden (MELAS).

Therapie: Die epileptischen Anfälle sind auf Dauer fast immer resistent gegenüber AED. Eine hoch dosierte Steroidtherapie und eine hoch dosierte Gammaglobulintherapie können passager zu einer Reduktion der Anfallsfrequenz führen, ebenfalls die Entfernung der GluR3-Antikörper mittels Plasmapherese. Der Nachweis der T-Zellbeteiligung am Krankheitsprozess führte zum Einsatz von Tacrolimus, einem T-Lymphozytensuppressor, im Rahmen einer offenen Vergleichsstudie. Die neurologischen Funktionen konnten verbessert werden, nicht jedoch die Anfallssituation (Bien et al. 2005).

Allein die chirurgische Ausschaltung der kranken Hemisphäre ist geeignet, den Krankheitsprozess zu stoppen. Eine umschriebene kortikale Resektion führt zwar zur Besserung, kann aber den Prozess nicht aufhalten. Die besten Ergebnisse liefert die anatomisch subtotale, funktionell komplette Hemisphärektomie. Es wurde berichtet, dass etwa 60 % der Patienten durch die Hemisphärektomie anfallsfrei wurden und bei etwa 90 % weniger als zwei Anfälle pro Jahr auftraten (Andermann et al. 1991, Armangue et al. 2012).

Hemikonvulsion-Hemiplegie-Epilepsiesyndrom (HHE-Syndrom)

Über dieses Epilepsiesyndrom berichteten erstmals Gastaut et al. (1957). Nach einem Review von Auvin et al. (2012) besteht der Verdacht auf ein HHE bei Auftreten einer Todd'schen Parese nach prolongiertem febrilen Anfall im Alter zwischen 6 Monaten und 4 Jahren. Daneben wurden weitere fokale Defizite wie eine motorische Aphasie beschrieben. Während eine zurückbleibende spastische Hemiparese unterschiedlich stark ausgeprägt ist, entwickeln 85 % binnen drei Jahren eine Epilepsie (meist nach ein bis zwei Jahren). In zwei Drittel der Fälle handelte es sich dabei um komplex fokale Anfälle (Temporallappenanfälle), in ca. einem Drittel um einfach fokale Anfälle, bei etwa 20 % der Kinder kamen sekundär generalisierte tonisch-klonische Anfälle hinzu. Die Mehrzahl der Epilepsien verlief schwer und war medikamentös sehr schwierig zu behandeln. Die meisten Kinder waren mental retardiert (Freeman et al. 2002).

Klinik: Die Anfälle manifestieren sich als klonischer SE, der stunden- oder tagelang anhalten kann, nach Aicardi et al. (1994) länger als sechs Stunden in 70 % der Kinder, länger als 24 Stunden in 42 %. Die Frequenz der Kloni war variabel, sie variierte von Augenblick zu Augenblick. Die Kloni wanderten von Segment zu Segment. Eine Kopf- und Augenwendung zur Seite kam vor, Hypersalivation und Zyanose begleiteten die Anfälle.

Diagnostik: Das **EEG** zeigt akut rhythmische 2–3/s Abläufe mit höherer Amplitude über der betroffenen Hemisphäre. Während nach postiktaler Verlangsamung die kontralaterale Hemisphäre zu einer physiologischen Aktivität zurückfindet, bleibt auf der betroffenen Seite eine Verlangsamung bestehen, in der sich im Verlauf einlagernde, zumeist multifokale Zeichen der Erregbarkeitssteigerung finden lassen.

Das frühe **cMRT** zeigt diffuse, auf die betroffene Hemisphäre begrenzte hypertense Areale im diffusionsgewichteten und T2-Bild als Ausdruck eines Ödems. Im Verlauf zeigen sich sowohl in der weißen als auch der grauen Substanz Hyperintensitäten, schließlich entwickelt sich in der betroffenen Hemisphäre eine Hirnatrophie.

Kein Patient mit Auffälligkeiten in der MRT-Angiographie wurde berichtet: weder ein thrombotisches Geschehen noch vaskuläre Malformationen wurden beschrieben.

Es lassen sich neuropathologisch weder Zeichen eines entzündlichen Prozesses noch eines Zelluntergangs nach SE nachweisen.

Ätiologie: Nach Auvin et al. (2012) sind in den publizierten Fällen der letzten 20 Jahre mehr als 2/3 der Fälle idiopathisch, d.h. ohne nachweisbare Assoziation zu weiteren Auffälligkeiten wie Koagulopathien, Thrombophilie (asymptomatisch), Virusinfektionen, kontralateraler kortikaler Dysplasie oder SCN1A-Mutation. Ein Patient mit einer Mutation im Kalziumkanal-Gen (CACNA1A) entwickelte unter einer Parvo-B19-Infektion ein HHE-Syndrom.

Zusammenfassend bleibt die Ätiologie ungeklärt. Eine Thrombose oder eine Meningoenzephalitis ist jedoch frühzeitig auszuschließen.

Therapie: Therapeutisch gilt es initial, den prolongierten, z. T auch rein fokalen Status zu diagnostizieren und zu durchbrechen. Die sich entwickelnden fokalen Anfälle sind oft therapieresistent. Eine frühzeitige Hemisphärektomie ist im Sinne des möglicherweise besseren mentalen Outcomes zu diskutieren – eine Verbesserung der Anfallssituation ist in 50 % d. F. zu erwarten.

Prognose: Die Lähmung bildete sich im Laufe der Zeit teilweise zurück, war aber in der Mehrzahl der Fälle ein bleibender Befund, der auch nur sehr leicht ausgeprägt sein konnte. In etwa drei Viertel der Patienten traten innerhalb von ein bis zwei Jahren fokale Anfälle auf. In zwei Drittel der Fälle handelte es sich dabei um komplex fokale Anfälle, in ca. einem Drittel um einfach fokale Anfälle, sekundär generalisierte tonisch-klonische Anfälle kamen bei etwa 20 % der Kinder hinzu.

Weitere immunvermittelte Enzephalopathien

Hashimoto-Enzephalopathie siehe Kapitel 18.4.8

Zöliakieassoziierte Enzephalopathie siehe Kapitel 18.4.11

Autoantikörpervermittelter Folatmangel siehe Kapitel 18.2.2

18.4.2 Schädel-Hirn-Trauma, posttraumatische Anfälle, posttraumatische Epilepsie

Die epileptischen Anfälle nach einem Schädel-Hirn-Trauma werden nach ihrem zeitlichen Bezug zum Unfallereignis in Frühestanfälle, Frühanfälle und Spätanfälle eingeteilt. Die Frühestanfälle treten sofort oder innerhalb von Minuten nach der Gewalteinwirkung auf, die Frühanfälle innerhalb der ersten Woche nach dem Trauma und die Spätanfälle mit einer Latenz von mehr als sieben Tagen. Die Frühest- und Frühanfälle werden den Gelegenheitsanfällen zugeordnet, während die Spätanfälle das klinische Korrelat der posttraumatischen Epilepsie darstellen, falls zwei oder mehr Spätanfälle auftreten (Jakobi 1992, Magun et al. 1992, Judice et al. 2000).

Frühestanfälle

Die Frühestanfälle (Sofort-, Immediatanfälle, earliest seizures), die sich unmittelbar nach der Gewalteinwirkung manifestieren, stellen die Antwort des Gehirns auf die Einwirkung der kinetischen Energie dar. Meist handelt es sich um atonische oder tonische Reaktionen mit einigen Kloni. Bei Kindern unter einem Jahr kommen sie in einer Häufigkeit von 1–2 % vor und bei Kindern über einem Jahr in 1–3,5 % der Fälle, sie sind weder mit intrakraniellen Komplikationen noch mit posttraumatischen Epilepsien assoziiert (Jakobi 1992).

Häufigkeit und Risikofaktoren früher und später posttraumatischer Anfälle

Die Angaben zur Inzidenz posttraumatischer Anfälle variieren in Abhängigkeit von Art, Schwere und Lokalisation der Verletzung sowie von der Zusammensetzung des Untersuchungskollektivs. Die meisten Angaben zur Inzidenz stammen aus ausgewählten neurochirurgischen Serien. Die Analyse der Daten aus einer umfangreichen Populationsstudie mit 2747 Patienten aus dem Rochester-Epidemiologie-Projekt der Mayo-Klinik, in dem alle Patienten mit einem Schädel-Hirn-Trauma einer unausgewählten Population von 1935–1974 erfasst wurden, ergab eine Häufigkeit von 2,1 % posttraumatischer Frühanfälle, 1,9 % posttraumatischer Spätanfälle und 1,2 % posttraumatischer Epilepsie. Die in dieser Studie berichtete Häufigkeit der Früh- und Spätanfälle nach Schädel-Hirn-Traumen in Abhängigkeit von Lebensalter und Schweregrad zeigt **Tabelle 18-8**, dort finden sich auch Definitionen der Schweregrade des Schädel-Hirn-Traumas (Annegers et al. 1980). Diese Tabelle zeigt, dass die Wahrscheinlichkeit von Früh- und Spätanfällen beim schweren SHT im Vergleich zum leichten und mittelschweren SHT sprunghaft ansteigt, dass Frühanfälle bei Kindern sehr viel häufiger vorkommen als bei Erwachsenen und dass der Prozentsatz von post-

Tabelle 18-8: Häufigkeit der Früh- und Spätanfälle bei 2747 Kindern und Erwachsenen nach Schädel-Hirn-Trauma in Abhängigkeit vom Lebensalter und dessen Schweregrad (modifiziert nach Annegers et al. 1980)

Schweregrad		Leicht[1]	Mittel[2]	Schwer[3]
Kinder	früh	1,0 %	1,1 %	30,5 %
	spät	0,2 %	1,6 %	7,4 %
Erwachsene	früh	0,4 %	2,4 %	10,3 %
	spät	0,8 %	1,6 %	13,3 %

[1] leicht: Bewusstlosigkeit oder Amnesie < 30 min

[2] mittel: Schädelfraktur, Bewusstlosigkeit oder Amnesie > 30 min bis 24 h

[3] schwer: Hirnkontusion, intrakranielle oder intrazerebrale Blutungen, Bewusstlosigkeit oder Amnesie > 24 h

traumatischen Spätanfällen bei Erwachsenen sehr viel höher ist als bei Kindern.

Frühanfälle

Frühanfälle (early seizures) treten vor allem bei schweren Schädel-Hirn-Traumen mit epiduralen Hämatomen auf und sie betreffen Kinder umso häufiger, je jünger sie sind (Arango et al. 2012). Subdurale Hämatome und transtentoriale Hämatome sind häufige Ursachen später Anfälle.

Bei den Frühanfällen bei Kindern handelt es sich in über 50 % der Fälle um einfache fokale Anfälle, bei den übrigen um sekundär generalisierte und komplex fokale Anfälle. Nicht selten manifestieren sie sich in Form eines SE, bei unter fünf Jahre alten Kindern in 20 % der Fälle, bei älteren Kindern in 10 % der Fälle (Jakobi 1992), ein aEEG/EEG-Monitoring ist zu empfehlen.

Mit den Frühanfällen ist ein erhöhtes Epilepsierisiko verbunden, bis zu 30 % der Kinder mit Frühanfällen entwickeln später eine Epilepsie (Stöwsand et al. 1970, Jakobi 1992). Frühanfälle stellen insofern eine Komplikation bei der Rehabilitation von Patienten mit schwerem Schädel-Hirn-Trauma dar, als sie den intrakraniellen Druck erhöhen und die Sauerstoffversorgung des schon kompromittierten Hirngewebes weiter beeinträchtigen können. Daraus ergibt sich die Überlegung, bei einem schweren Schädel-Hirn-Trauma das Auftreten von Frühanfällen durch prophylaktische Gabe von AED zu vermeiden (Brain Injury Special Interest Group of the American Academy of Physical Medicine and Rehabilitation 1998). Die Mehrzahl der publizierten Studien zeigt zwar, dass eine pharmakologische Prophylaxe der Frühanfälle mittels PHT, CBZ, PB und VPA wirksam ist. Es können Frühanfälle verhindert werden, es ist jedoch nicht geklärt, ob das Outcome insgesamt und im Bezug auf die Entwicklung einer posttraumatischen Epilepsie besser ist als ohne Prophylaxe. Behandlungsprotokolle, die eine PHT-Prophylaxe über zwei Wochen bei schwerem SHT vorsehen, sind gut erprobt (Arango et al. 2012) und in Anbetracht der pathophysiologischen Überlegungen zu erwägen. Aufgrund geringerer Interaktionen und NW-Risiken wird zunehmend LEV eingesetzt, Follow-up-Studien fehlen bisher (Zafar et al. 2012).

Späte posttraumatische Anfälle, posttraumatische Epilepsie

Bei den Spätanfällen (late posttraumatic seizures) handelt es sich um eine gravierende Spätkomplikation von Schädel-Hirn-Traumen, die nur schwer vorhersagbar ist. Die Diagnose einer posttraumatischen Epilepsie setzt das mindestens zweimalige Auftreten von Spätanfällen voraus.

Die **Inzidenz** der späten posttraumatischen Anfälle ist von der Schwere des Schädel-Hirn-Traumas und vom Lebensalter abhängig. Bei hospitalisierten Patienten wird über eine Häufigkeit von 5–7 % später posttraumatischer Anfälle berichtet, von 11 % bei schwerem nicht penetrierenden Schädel-Hirn-Trauma und von 35–50 % bei penetrierendem Schädel-Hirn-Trauma (Judice et al. 2000). Kinder erleiden späte posttraumatische Anfälle in etwa 4–5 %, Erwachsene in etwa 7–8 %.

Tritt ein erster Spätanfall auf, so beträgt das Risiko für eine posttraumatische Epilepsie insgesamt etwa 50 %. Diese Wahrscheinlichkeit ist umso höher, je später nach dem Trauma der erste Anfall aufgetreten ist (Schütze et al. 1999). Die posttraumatische Epilepsie beginnt in der Mehrzahl der Fälle innerhalb von zwei Jahren nach dem Trauma. Jennet (1975) berichtete, dass die ersten Anfälle bei 27 % der Patienten in den ersten drei Monaten, bei 50–66 % innerhalb eines Jahres und bei 75–85 % im Laufe der ersten zwei Jahre nach dem Trauma auftraten. Diese manifestiert sich beim Kind in 40 % der Fälle mit generalisierten Anfällen, in 46 % der Kinder mit einfach fokalen Anfällen und in 14 % mit komplex fokalen Anfällen (Jakobi 1992).

Die **Epileptogenese** der posttraumatischen Epilepsie ist ungeklärt. Die Pathologie zeigt einen unspezifischen neuronalen Verlust, Nekrosen, mit Eisen beladene Makrophagen, eine gliale Reaktion und eine synaptische Reorganisation mit neuen Aussprossungen von Kollateralen der Pyramidenzellen. Favorisiert wird die Eisenhypothese, nach der ein durch Eisen induzierter oxydativer Stress über die Bildung freier Sauerstoffradikale zum Neuronenuntergang führt. Die Sauerstoffradikale würden die Zellfunktionen, u. a. die Lipidoxidation der Phospholipidmembranen schädigen, was zur Zerstörung der Zellwände und zum Zelluntergang führe. Im Tierexperiment haben die Antiepileptika PHT und PB einen präventiven antiepileptischen Effekt (Brain Injury Special Interest Group of the American Academy of Physical Medicine and Rehabilitation 1998). Auf der Basis der Eisenhypothese wird versucht, durch die Anwendung von Antioxidanzien die Epileptogenese zu hemmen, was im Tierexperiment auch gelingt. Ergebnisse klinischer Studien liegen nicht vor (Judice et al. 2000).

Langzeitprognose: Die Populationsstudie des Rochester-Epidemiologie-Projekts zeigte bei 4541 Patienten (darunter 38 % Kinder unter 15 Jahre alt) nach einer Beobachtungszeit von 50 Jahren, dass nach einem leichten Schädel-Hirn-Trauma das Risiko später posttraumatischer Anfälle mit einem Risikofaktor von 1,5 bezogen auf die Normalpopulation, nur marginal erhöht ist (Annegers et al. 1998). Bei mäßigem Schädel-Hirn-Trauma verdoppelte sich das Risiko (standardisierter Risikofaktor 2,9), bei schwerem war es 17-mal höher als in der Normalpopulation (standardisierter Risikofaktor 17,0). In dieser Studie zeigte die Geschlechtsverteilung ein Überwiegen des männlichen Geschlechtes, die Altersverteilung einen Peak bei den 20- bis 25-Jährigen und einen erneuten Anstieg bei den älteren Menschen. Bei den Patienten mit leichtem Schädel-Hirn-Trauma traten nach fünf Jahren keine posttraumatischen Anfälle mehr auf. Im Falle eines mittelstarken Schädel-Hirn-Traumas stieg das Risiko nach zehn Jahren kaum noch an. Nach einem schweren Schädel-Hirn-Trauma blieb das Risiko weiterer Anfälle über den gesamten Beobachtungszeitraum bestehen (Annegers et al. 1998).

Eine ganze Reihe von Faktoren prädisponieren zum Auftreten einer posttraumatischen Epilepsie (Annegers et al. 1998, Judice et al. 2000):

- intrakranielle Hämatome (besonders subdurale und intraparenchymale Hämatome)
- Hirnkontusion
- Impressionsfraktur
- Schädelbasisfraktur
- posttraumatische Amnesie bzw. Komadauer > 24 h
- Frühanfälle.

Ob ein pathologisches **EEG** nach dem Unfall in Bezug auf das Auftreten einer posttraumatischen Epilepsie eine prognostische Aussage ermöglicht, ist bisher nicht geklärt. Das EEG zeigt nur in 25 % der Patienten mit Spätanfällen interiktale epileptiforme Veränderungen (Hess 1981). Nach Jakobi (1992) erhöht jedoch die hypersynchrone Aktivität, die auf den Ort der Verletzung bezogen werden kann, das Epilepsierisiko.

Pharmakotherapie der posttraumatischen Epilepsie: Eine prophylaktische Dauerbehandlung mit AED verbessert nicht die Langzeitprognose und ist damit nicht zu empfehlen. Einige AutorInnen empfehlen eine Behandlung mit AED nach dem ersten Spätanfall (Krämer 1995), andere raten dazu, den zweiten Anfall abzuwarten (Magun et al. 1992). Es erscheint sinnvoll, das Vorgehen vom Epilepsierisiko abhängig zu machen. Je später ein Anfall nach dem Trauma auftritt, umso wahrscheinlicher handelt es sich um den Beginn einer Epilepsie. Ist ein erster Spätanfall nach einem Schädel-Hirn-Trauma mit einer intraparenchymalen Blutung aufgetreten, so liegt ein besonders hohes Epilepsierisiko vor, und in diesem Fall sollte schon nach dem ersten Spätanfall eine AED-Behandlung begonnen werden (Schütze et al. 1999) entsprechend dem Epilepsiesyndrom.

18.4.3 Epileptische Anfälle und Epilepsien bei onkologischen Erkrankungen

Primäre Neoplasien des ZNS

Die Bedeutung der Tumoren für das Auftreten von Epilepsien ist abhängig vom Lebensalter. Auf Grund der Populationsstudie von Rochester, Minnesota, USA, ergibt sich für die Altersgruppe der Kinder unter 15 Jahren ein Anteil an den Epilepsieursachen von 1,5 %, bei den jungen Erwachsenen im Alter von 15 bis 34 Jahren ein etwas höherer Anteil von etwa 3,5 %. Im anschließenden mittleren Lebensabschnitt spielen Tumoren dann eine größere Rolle, deren Anteil an den Ursachen von Epilepsien beträgt dann etwa 10 % (Hauser et al. 1993).

Bei den epileptogenen Hirntumoren der Erwachsenen handelt es sich in erster Linie um Gliome. Epileptische Anfälle sind bei bis zu 50 % der Patienten das erste Symptom dieser Neoplasien, wobei eine inverse Beziehung zwischen der Wachstumsgeschwindigkeit und der Häufigkeit der Anfälle besteht. Die Anfälle treten am häufigsten bei den sehr langsam wachsenden Oligodendrogliomen auf, seltener bei den Meningiomen und Astrozytomen und am seltensten bei den malignen Glioblastomen (Cascino 1990).

Finden sich im Säuglingsalter Hirntumoren oft supratentoriell lokalisiert, so sind im Kindesalter infratentorielle Hirntumoren vorherrschend, Astrozytome mit 50 % am häufigsten. Diese Tumoren manifestieren sich in der Regel durch Verdrängungseffekte. Bei einigen anderen selteneren und sehr langsam wachsenden Tumorformen sind epileptische Anfälle primäres Symptom. Die wichtigsten dieser Tumoren, das Gangliogliom und der dysembryoplastische neuroepitheliale Tumor (DNT), stehen den Hamartomen nahe. Beide Tumoren sind histologisch insofern einzigartig, als sie gliale und neuronale Elemente enthalten.

Das *cMRT* erlaubt fast immer die Diagnose der Raumforderung, die EEG-Untersuchung ist von untergeordneter Bedeutung. Auch wenn bei Kindern und Jugendlichen mit unkontrollierbaren Epilepsien die neurologische Untersuchung normal ausfällt, können die beschriebenen Tumoren Ursache der Epilepsie sein (Blume et al. 1982), was die Notwendigkeit einer kraniellen Bildgebung unterstreicht.

Gangliogliom. Das Gangliogliom als Ursache von Epilepsien wird am häufigsten bei Kindern und Jugendlichen gefunden. Es macht einen Anteil von 10–30 % an allen kindlichen Hirntumoren aus und manifestiert sich häufig durch schwer behandelbare Epilepsien. Es kann überall im Gehirn lokalisiert sein, kommt aber bevorzugt im Temporallappen vor. Histologisch besteht das Gangliogliom aus fehlgebildeten und heterotopen Neuronen und Gliazellen, nur die astrozytäre Komponente proliferiert (Armstrong et al. 1998). Etwa 50 % der Gangliogliome stellen sich im MRT als solide Tumoren, etwa 45 % als solide mit einem zystischen Anteil und etwa 5 % als fast ausschließlich zystisch dar. In der CT zeigen etwa die Hälfte der Tumoren Verkalkungen. Die Prognose nach der operativen Entfernung ist relativ günstig, etwa zwei Drittel der jungen Patienten werden anfallsfrei.

Dysembryoplastische neuroepitheliale Tumoren. Bei den dysembryoplastischen neuroepithelialen Tumoren (DNT) handelt es sich um gutartige Hirntumoren mit keiner oder geringer Wachstumstendenz, die ebenfalls vor allem bei Kindern und Jugendlichen als Ursache symptomatischer Epilepsien diagnostiziert werden. Sie sind in der Regel supratentoriell und intrakortikal lokalisiert, vor allem im Temporal- oder Frontallappen. Sie zeigen keinen Masseneffekt und weisen mehrere oder einzelne Noduli auf, selten eine diffuse Ausbreitung. Charakteristisch ist das Fehlen von verdrängendem Masseneffekt und peritumoralem Ödem. Histologisch zeigt sich eine Mixtur aus oligodendrozytenähnlichen Zellen, Astrozyten und Neuronen.

Nur ein kleiner Teil der betroffenen Kinder ist neurologisch auffällig. Das EEG zeigt fokale und/oder epileptiforme Entladungen über der betroffenen Hemisphäre. Auf MRT-Bildern stellen sich die DNTs hypodens in T_1-Sequenzen und hyperdens in T_2-Sequenzen dar, sie geben sich häufig durch einen maulbeerartigen Aspekt zu erkennen. Etwa 20 % der Tumoren reichern Kontrastmittel an und ca. ein Drittel ist verkalkt. Etwa 40 % der Patienten zeigen eine Deformierung der Schädelkalotte über dem Tumor. Die chirurgische Entfernung, auch die subtotale, erbringt in der Regel gute Langzeitergebnisse, 90 % der operierten Kinder werden anfallsfrei (Stanescu Cosson et al. 2001).

Hamartome. Hamartome sind tumorähnliche Strukturen aus autochthonen Zellen, die keine Proliferationstendenz aufweisen. Sie werden mit unterschiedlicher Häufigkeit (bis zu 16 %) in histologischen Untersuchungsserien von operierten Patienten mit therapieresistenten Epilepsien angegeben (Kim et al. 1995).

Hypothalamische Hamartome. Hypothalamische Hamartome, die eine gelastische Epilepsie hervorrufen, bereiten besonders große Therapieschwierigkeiten. Die Anfälle manifestieren sich schon früh im Kindesalter. Weitere neben den typischen, unmotiviert auftretenden forcierten Lachanfällen vorkommende Anfallsformen sind komplex fokale Anfälle und generalisierte Anfälle. Diese Tumoren gehen darüber hinaus mit psychiatrischen Auffälligkeiten und einer Entwicklungsverzögerung einher. Zudem können hormonelle Störungen und eine vorzeitige Pubertät auftreten. Durch die Anwendung eines langwirkenden Gonadotropin-Releasing-Hormon-Analogs wurden zwei Patienten mit vorzeitiger Pubertät anfallsfrei (Zaatreh et al. 2000). In den letzten Jahren haben einige Zentren gute Ergebnisse mit endoskopischen Resektionen erzielt. Weitere mögliche Therapieansätze sind die stereotaktische Bestrahlung und – angesichts fehlender Strahlenbelastung günstiger – die stereotaktische Thermokoagulation der Hamartome. Damit sind hypothalamische Hamartome zu einer in vielen Fällen behandelbaren Ursache einer pharmakoresistenten Epilepsie geworden. Die Behandlung sollte frühzeitig im Verlauf und nur an darin erfahrenen Zentren mit kinderepileptologischer, neurochirurgischer und pädiatrisch-endokrinologischer Expertise erfolgen.

Seltene andere Hirntumoren des Kindesalters. Seltene, im Kindesalter sich mit epileptischen Anfällen manifestierende Tumoren sind das desmoplastische infantile zerebrale Astrozytom, das desmoplastische infantile Gangliogliom und das pleomorphe Xanthoastrozytom (Armstrong et al. 1998).

Anfälle und Epilepsien bei hämatologischen Malignomen

Leukämie- und Lymphompatienten können im Laufe der Erkrankung epileptische Anfälle entwickeln. Ursachen sind die systemische Behandlung mit Methotrexat (Methotrexat-Enzephalopathie), Leukenzephalopathien, Hirnblutungen oder Thrombosen als auch Meningitiden, andere Fälle lassen sich ätiologisch nicht klären.

AEDs werden frühzeitig und erfolgreich eingesetzt, auch Protokolle, die eine prophylaktische Gabe von LEV vorsehen, werden angewandt.

Nach Khan et al. (2013) sind weibliches Geschlecht, mangelnde Anfallskontrolle nach dem ersten AED und längeres Intervall zwischen Malignomdiagnose und Auftreten des ersten Anfalls Risikofaktoren für ein Rezidiv nach Absetzen der AEDs. Auch Temporallappenepilepsien mit Hippocampussklerose in der Folge einer lymphoblastischen Leukämie bei Kindern sind beschrieben (Kasai-Yoshida et al. 2013). Dabei dürften Status epileptici unter Chemotherapie eine ursächliche Rolle spielen.

18.4.4 Hypoxisch-ischämische Enzephalopathie (HIE)

Perinatale HIE

Hypoxie bedeutet inadäquate Sauerstoffversorgung, Ischämie schwere Beeinträchtigung der Blutzufuhr. Der fehlende plazentare oder pulmonale Gasaustausch im Rahmen der Asphyxie führt zur Verminderung des Herzminutenvolumens, zum Blutdruckabfall und somit zur Herabsetzung des zerebralen Blutflusses. Es kommt zu Hypoxie, Hyperkapnie und Azidose, schließlich zur zerebralen Hypoxie und Ischämie. Nach Wiederherstellung des Kreislaufes und des Metabolismus resultiert als akutes Krankheitsbild die hypoxisch-ischämische Enzephalopathie. Postmortem-Untersuchungen von Früh- und Neugeborenen mit hypoxisch-ischämischer Enzephalopathie haben eine Reihe von Schädigungsmustern des ZNS erkennen lassen: periventrikuläre und subkortikale Leukomalazien, subependymale Blutungen, intraventrikuläre Blutungen, venöse hämorrhagische Infarzierung, Status marmoratus und selektive neuronale Nekrosen. Mit den bildgebenden Verfahren (Sonographie, MRT) können diese Veränderungen heute beim kranken Neugeborenen gut und zuverlässig diagnostiziert werden.

Die Akutsymptome der hypoxisch-ischämischen und hämorrhagischen zerebralen Läsionen sind relativ unspezifisch, neben Bewusstseinsstörungen, motorischen Auffälligkeiten, Tonusänderungen, Atemstörungen und Hirnnervenläsionen sind epileptische Anfälle ein häufiges Symptom, diese treten in der Regel schon am 1. bis 2. Lebenstag auf. Je nach Ausmaß der hypoxisch-ischämischen Enzephalopathie und der hämorrhagischen Läsionen resultieren Spätschäden in Form von Zerebralparesen, Störungen der sensorischen Funktionen, mentaler Retardierung, kognitiven Ausfällen und nicht zuletzt von symptomatischen Epilepsien (s. Kap. 17). Die Grundaktivität des früh abgeleiteten **EEG** (in den ersten 24 bis 72 Lebensstunden) korreliert gut mit dem neurologischen Outcome – sowohl bei Früh- als auch bei Reifgeborenen nach hypoxischem Ereignis (Tsuchida 2013).

Postnatale HIE

Eine akute Beeinträchtigung der zerebralen Perfusion im Kindes- und Jugendalter mit nachfolgender hypoxisch-ischämischer Enzephalopathie kann vielfältige Ursachen haben: schwere Allgemeinerkrankungen mit Absinken des Blutdruckes (z. B. beim protrahierten Schock), Herzstillstand (z. B. durch Arrhythmien) und Erhöhung des intrakraniellen Druckes (z. B. beim Hirnödem). Ursachen einer hypoxisch-ischämischen Enzephalopathie im Säuglingsalter kann ein ALTE sein (Apparently Lifethreatening Event), im Kindes- und Jugendalter sind es Herzstillstand und Ertrinkungsunfälle.

Im Rahmen der hypoxisch-ischämischen Enzephalopathie kommt es zu einer exzessiven Stimulation exzitatorischer Neurotransmitter, zu einer intrazellulären Akkumulation von Kalzium und schließlich zum Neuronenuntergang. Eine Ischämie kann verschiedene Schädigungsmuster im ZNS hervorrufen. Im Bereich des Kortex finden sich Läsionen in den Versorgungsgebieten der Endarterien (Hirninfarkte). Eine globale Ischämie mit nachfolgender Reperfusion resultiert in einem selektiven neuronalen Verlust im Hippocampus, Kortex, Thalamus, Striatum und Cerebellum. Zu den bleibenden Folgeschäden einer schweren hypoxisch-ischämischen Enzephalopathie gehören je nach Lokalisation der Läsionen neben vielfältigen Störungen der Bewegungssteuerung und Kognition auch Epilepsien.

18.4.5 Metabolisch-toxische Enzephalopathien unklarer Genese

Bei den metabolisch-toxischen Enzephalopathien fehlen trotz der Schwere der ZNS-Erkrankung Liquorveränderungen im Sinne einer entzündlichen Befundkonstellation oder sie sind nur gering ausgeprägt. Typische Beispiele sind das Reye-Syndrom und das hämorrhagische Schock- und Enzephalopathiesyndrom.

Reye-Syndrom

Beim Reye-Syndrom handelt es sich um ein Krankheitsbild mit heterogenen Ursachen (Casteels-Van Daele et al. 2000). Klinisch-pathologisch ist es definiert als akute nicht inflammatorische Enzephalopathie in Verbindung mit fettiger Infiltration verschiedener Organe, vor allem der Leber, der Nieren und des Herzens (Reye et al. 1963, Trauner 1992). Die **Klinik** umfasst Erbrechen, progrediente Bewusstseinsstörung, Hyperammonämie, Hypoglykämie und pathologische Leberfunktionswerte, epileptische Anfälle.

Diagnostische Kriterien sind:

- Lebensalter unter 18 Jahre
- akute nicht inflammatorische Enzephalopathie (keine Liquorpleozytose)

- erhöhte Serumwerte der Transaminasen und/ oder des Ammoniaks
- keine andere Erklärung für die akute Erkrankung.

Dem Reye-Syndrom können verschiedene infektiöse, metabolische oder toxische Störungen zugrunde liegen, daneben gibt es noch die Gruppe mit unbekannter Genese. Als infektiöse Erreger wurden verschiedene Viren identifiziert: Influenza A, B, Varizella zoster, Parainfluenza, Adenovirus, Coxsackie, Zytomegalievirus, Herpes simplex. Eine ganze Reihe hereditärer Stoffwechselkrankheiten wurde als Ursache eines Reye-ähnlichen Syndroms erkannt, wobei deren Symptomatik keine Unterscheidung vom Reye-Syndrom anderer Ursache zulässt: angeborene Störungen der Fettsäurenoxidation, der organischen Säuren, des Harnstoffzyklus und des Kohlenhydratstoffwechsels. Epidemiologische Studien haben erkennen lassen, dass im Vergleich zu Kontrollkindern beim Reye-Syndrom nicht nur Azetylsalizylsäure, sondern auch Phenothiazine und andere Antiemetika häufiger angewendet wurden (Casteels-Van Daele et al. 2000). Die Häufigkeit des Reye-Syndroms hat in den letzten Jahren stark abgenommen, die Ursache ist unklar.

Zu jeder Zeit im Verlauf des Reye-Syndroms können epileptische Anfälle auftreten, bis zu 50 % der Kinder sind davon betroffen. Bei Überleben des Reye-Syndroms ist die plötzliche und schnelle Besserung typisch, bleibende schwere Schäden wie motorische Ausfälle, mentale Retardierung oder Epilepsien sind eher selten (Trauner 1992).

Hämorrhagisches Schock- und Enzephalopathiesyndrom

Das perakut verlaufende Krankheitsbild des hämorrhagischen Schock- und Enzephalopathiesyndroms ist durch das plötzliche Auftreten eines Kreislaufschocks und einer Enzephalopathie mit epileptischen Anfällen (häufig in Form des Status epilepticus) und Koma in Verbindung mit hohem Fieber gekennzeichnet, es tritt überwiegend im Säuglings- und Kleinkindesalter auf (Levin et al. 1989). Die Labordiagnostik ergibt als charakteristischen Befund eine disseminierte intravasale Gerinnung. Die Ursache ist unklar. Trotz intensiver therapeutischer Maßnahmen zur Behandlung von Schock, Gerinnungsstörung, Hirnödem und epileptischen Anfällen verstirbt etwa die Hälfte der Betroffenen. Die Überlebenden zeigen zu etwa 60 % bleibende neurologische Ausfälle, wozu neben Mikrozephalus, Entwicklungsverzögerung, Spastik und Sehstörungen auch Epilepsien gehören.

18.4.6 Toxine, Medikamente, Alkohol

Wenn akute Intoxikationen durch Toxine oder Medikamente zu epileptischen Anfällen führen, handelt es sich in der Regel um Gelegenheitsanfälle. Die meisten zentral wirkenden Medikamente können epileptische Anfälle induzieren (siehe Tabelle 9-1, S. 164). Chronische Vergiftungen können Ursache von immer wieder auftretenden epileptischen Anfällen sein. Die chronische Intoxikation durch Blei oder andere Schwermetalle kann mit rezidivierenden Anfällen einhergehen, was aber in Mitteleuropa praktisch nicht mehr vorkommt.

Alkohol

Die Alkoholingestion ist eine relativ häufige Ursache von Gelegenheitsanfällen bei Jugendlichen, seltener auch bei älteren Schulkindern, und zwar entweder durch die direkte toxische Wirkung oder, was sehr viel häufiger der Fall ist, während des Abklingens der Alkoholwirkung. Die meisten Anfälle treten in dem Zeitraum 6 bis 30 Stunden nach dem Ende der Einnahme auf. Der chronische Alkoholmissbrauch kann zu rekurrierenden epileptischen Anfällen führen. Verschiedene Mechanismen kommen dabei in Frage: der rezidivierende Alkoholentzug, Schädel-Hirn-Traumen, metabolische Veränderungen (Hypoglykämien, Elektrolytverschiebungen wie z. B. Hypomagnesiämie), toxische Langzeitwirkungen auf die Neuronen sowie

Demaskierung einer latenten Epilepsie (Porter et al. 1997).

Etwa 5–15 % der Personen mit chronischem Alkoholmissbrauch bekommen epileptische Anfälle, in den meisten Fällen handelt es sich dabei um generalisierte tonisch-klonische Anfälle (Edelberg 1989). Während der Einnahme von Alkohol nimmt die Anfallsbereitschaft ab (antikonvulsiver Effekt des Alkohols), der Entzug wirkt sich vor allem in den folgenden acht bis zehn Stunden jedoch anfallsfördernd aus (prokonvulsiver Effekt). Entzugsanfälle werden vor allem bei abruptem Stopp nach exzessiver Alkoholeinnahme beobachtet. Nach jahrelang anhaltendem schweren Alkoholmissbrauch treten schließlich unabhängig vom Entzug Anfälle auf, man spricht dann von Alkoholepilepsie. Dabei sollen eine Reihe zusätzlich schädigender Faktoren eine Rolle spielen: Schädel-Hirn-Traumen, Magnesiummangel, Pyridoxinmangel, Hypoglykämien und Hyperhydratation (Hopkins 1995b). Tierexperimente sprechen dafür, dass die erhöhte Anfallsbereitschaft auf der alkoholinduzierten Modulation des $GABA_A$- und glutamatergen Systems basiert (Bartolomei 2006). Besonders dramatisch ist die Wirkung von Alkohol auf das sich entwickelnde Gehirn.

Die Unfallgefährdung durch einen Anfall ist *nach* dem Konsum von Alkohol deutlich erhöht, nicht währenddessen.

Fetales Alkoholsyndrom (FAS), fetales Alkoholsyndrom-Spektrum

Prävalenz: 1 : 100

Klinik:

- Manifestationsalter: Kleinkind- bis Schulkindalter
- Epileptische Anfälle treten in etwa 10 %, Epilepsien in etwa 5 % auf, unabhängig von der Schwere der morphologischen Auffälligkeiten. Alkoholkonsum im 1. Trimester der Schwangerschaft bzw. während der gesamten Schwangerschaft scheint hingegen ein Risikofaktor zu sein.
- Die Anfälle sind zumeist komplex partiell, daneben sind es Absencen.
- weitere Störungen: Lern-, Aufmerksamkeits-, Merkfähigkeitsstörungen bis zur globalen psychomentalen Retardierung unterschiedlichen Ausmaßes

EEG:

- Das EEG im Schlaf zeigt eine hochgespannte synchrone Aktivität, vermehrte und längere Arousals.
- Unspezifische Veränderungen der Grundaktivität nehmen mit dem Alter ab.

cMRT:

- Es besteht eine globale Hirnatrophie unterschiedlichen Ausmaßes.
- Die Frontallappen sind bei Kindern mit ausgeprägter Dysmorphie am deutlichsten volumengemindert

Ätiologie: Schwangerschaft und Geburt unterliegen deutlich höheren Risiken in der Gruppe der Mütter unter Alkoholeinfluss. Inwiefern die Wirkung des Alkohols auf das embryonale Gehirn ursächlich für das erhöhte Epilepsierisiko ist, bleibt bislang ungeklärt.

(Spohr et al. 1987, Astley et al. 2009, Bell et al. 2010)

Unregelmäßige Einnahme von Antiepileptika, Einnahme anderer Medikamente

Die unregelmäßige Einnahme bestimmter AEDs wie PB oder BZD kann sich anfallsprovozierend auswirken. Daneben gibt es eine ganze Reihe ZNS-wirksamer Medikamente, die Anfälle provozieren können, besonders Substanzen mit zentralnervös stimulierender Wirkung wie z. B. Pentretazol, Anthelmintika, Amphetamine, Heroin, Kokain und Crack. Auch Antidepressiva wie z. B. Amitryptilin und Antipsychotika wie z. B. Chlorpromazin oder Haloperidol und andere psychotrope Drogen wie Amphetamin, Bronchodilatatoren wie z. B. Theophyllin und Aminophyllin mit zentral erregender Nebenwirkung können ebenfalls Anfälle provozieren. Bei der Verordnung des Tuberkulostatikums Isoniazid besteht die Gefahr der Anfallsprovokation, da dieses zu einer Verarmung an Pyridoxin, dem Koenzym der GABA-Synthese, führt (Messing et al. 1984). Deshalb sollte Pyridoxin zusätzlich verabreicht werden. Eine Übersicht über die wichtigsten Medikamente und Drogen, die Anfälle provozieren können, gibt Tabelle 9-1 (S. 164).

18.4.7 Störungen des Elektrolyt- und Wasserhaushaltes

Störungen des extrazellulären Milieus der Neuronen durch Veränderungen des Elektrolyt- und Wasserhaushaltes gehören zu den häufigen Ursachen von epileptischen Anfällen im Kindesalter, meist handelt es sich allerdings um passagere Störungen, somit um Gelegenheitsanfälle. Folgende akute oder chronische Elektrolytimbalancen führen zu einer neuronalen Erregbarkeitssteigerung:

- Hypo-/Hypernatriämie: Störungen der Homöostase des Elektrolyt- und Wasserhaushaltes, Dehydratation, Hypervolämie, Herzinsuffizienz, Nierenerkrankungen, Eiweißverlustsyndrome
- Hypokalzämie: postnatale Hypokalzämie (Ca↓), Hypoparathyreodismus (Ca↓, Ph↑)
- Hypomagnesiämie: postnatale Hypomagnesiämie (Mg↓), kongenitale Mg-Malabsorbtion (Mg↓, sekundär auch Ca↓)

Die akute Bestimmung von Natrium (Na), Kalium (K), Kalzium (Ca), Magnesium (Mg), Chlorid (Cl), Phosphat (Ph) und Blutgasanalyse (BGA) ist richtungsweisend.

18.4.8 Endokrine Störungen: Hypoglykämien und Hashimoto-Enzephalopathie

Bei einigen endokrinen Störungen (z. B. Diabetes mellitus mit Hypoglykämien, Hypoparathyreoidismus mit Hypokalzämie) stellen epileptische Anfälle keine ungewöhnliche neurologische Manifestation dar.

Hypoglykämien treten als Ursache epileptischer Anfälle bei:

- Glukoneogenesedefekten (Laktat i. P.↑, OS)
- Glykogenosen (Laktat i. P.↑, OS)
- Fettsäureoxidationsstörungen (Ketone i. P.↓, TMS)
- Hyperinsulinismus (freie Fettsären i. S.↓, Ketonkörper i. S.↓, Insulin i. S.↑).

Eine entsprechende akute Bestimmung des Blutzuckers und sekundär von Laktat, organischen Säuren(OS im Urin), Tandemmassenspektroskopie(TMS imTrockenblut) ist richtungsweisend.

Die Hashimoto-Enzephalopathie ist gekennzeichnet durch Bewusstseinsstörung, kognitive- und Verhaltensveränderungen. Ein abrupter Beginn mit Agitiertheit und epileptischen Anfällen (myoklonische und GTKA) wird im Kindesalter als häufigste Manifestationssymptomatik beschrieben. Darüber hinaus Opsoklonus, stroke-like episodes, Ataxie und Chorea. Das **EEG** ist unspezifisch, bei einigen Patienten zeigen sich eine Verlangsamung der Grundaktivität, fokale und generalisierte S/SW.

Die Diagnose kann über die erhöhten Antithyroid-Perodidase-Antikörper bei normalen Werten für T3 und T4 und normal bis leicht erhöhtem TSH gestellt werden. Häufig besteht eine blande Hypothyreose. Anti-Thyreo-Globulin-Antikörper sind nicht regelhaft erhöht.

Therapeutisch ist die Steroidtherapie (Prednisolon 2 mg/kgKG/d über vier Wochen, dann Pulstherapie) erfolgreich (Yu et al. 2013).

18.4.9
Renale Erkrankungen

Epileptische Anfälle sind ein häufiges Symptom akuter oder chronischer Nierenerkrankungen mit renaler Hypertension. Im Rahmen einer akuten Nierenerkrankung (akute postinfektiöse Glomerulonephritis, hämolytisch-urämisches Syndrom, obstruktive Uropathien, Refluxnephropathien) sind die epileptischen Anfälle in der Regel Folge einer hypertensiven Enzephalopathie. Bei chronischem Nierenversagen ist es im Einzelfall schwierig, die epileptischen Anfälle auf die Blutdruckerhöhung zu beziehen, denn sie können auch Folge der mit der Urämie einhergehenden metabolischen Veränderungen sein.

Hypertensive Enzephalopathie

Bei der hypertensiven Enzephalopathie handelt es sich um eine akute, weitgehend reversible Funktionsstörung des ZNS infolge einer schweren arteriellen Hypertension. Sie beruht im Kindesalter fast immer auf Nierenparenchymerkrankungen: primären Nierenerkrankungen in Form akuter Nephritiden oder sekundären Nierenerkrankungen auf dem Boden des Lupus erythematodes oder des hämolytisch-urämischen Syndroms (Schärer et al. 1993). Die hypertensive Enzephalopathie manifestiert sich vor allem mit epileptischen Anfällen, daneben mit Bewusstseinsstörungen bis zum Koma, Sehstörungen bis zur passageren Blindheit (durch kortikale Perfusionsstörungen hervorgerufen) und anderen neurologischen Symptomen: Hirnnervenläsionen, insbesondere akute Fazialisparesen (durch Schädigung der Vasa vasorum), akute Hemiplegien, Aphasien und Ataxien.

Hämolytisch-urämisches Syndrom

Beim hämolytisch-urämischen Syndrom handelt es ich um die häufigste Ursache des akuten Nierenversagens im Kindesalter. Es manifestiert sich üblicherweise im Anschluss an eine akute Gastroenteritis (Verotoxin-produzierende Escherichia coli) und ist durch eine akute mikroangiopathische hämolytische Anämie und Thrombopenie, akutes Nierenversagen und ZNS-Beteiligung (30–50 % der Kinder) charakterisiert. Die ZNS-Manifestation schließt als häufigstes Symptom epileptische Anfälle, daneben Hemiparesen und Koma ein.

Urämie

Die Urämie geht mit zahlreichen metabolischen und toxischen Abweichungen einher, so dass es nicht verwundert, dass es zur ZNS-Dysfunktion und zur Manifestation von epileptischen Anfällen kommt. Auf der einen Seite ist die Homöostase der Wasserstoffionen, des Körperwassers, der Elektrolyte und der Spurenelemente gestört, auf der anderen Seite kommt es zu erhöhten Konzentrationen von Harnstoff, Kreatinin, Uraten sowie von organischen und anorganischen Säuren. Der urämischen Enzephalopathie liegen eine diffuse neuronale Degeneration, eine Gliaproliferation und Nekrosen der sensorischen Kerne, des Hirnstamms, der Formatio reticularis und des Kleinhirns zugrunde. Die urämische Enzephalopathie manifestiert sich durch Beeinträchtigung des Sensoriums und der kognitiven Funktionen, Bewegungsstörungen (Asterixis, Myoklonus, Tremor), Hirnnervenlähmungen (urämische Amaurose, Abduzensparese, Nystagmus, Hörverlust), zerebelläre Dysfunktion und epileptische Anfälle, die bei etwa einem Drittel der Kinder mit Urämie auftreten (Steinberg et al. 1993b).

18.4.10
Zerebrovaskuläre Erkrankungen: Insult, Vaskulitiden und Malformationen

Eine Reihe kardialer und zerebrovaskulärer Erkrankungen können mit epileptischen Anfällen einhergehen. Der ischämische Insult geht in etwa 20 % mit epileptischen Anfällen (in den ersten Stunden nach Auftreten desselben) einher, insbesondere bei Säuglingen. Ursache sind kardiale Störungen (wie Herzfehler, Kardiomyopathie oder Endokarditis), Vaskulopathien (wie Moyamoya-Syndrom, fibromuskuläre Dysplasie, arterielle Dissektion), Vaskulitiden (wie Lupus, Antiphospholipid-Antikörper-Syndrom) und Koagulopathien oder hämatologische Erkrankungen (wie Sichelzellanämie) (Steinlin 2013). Nonkonvulsive SE im Verlauf der akuten Behandlung wurden nur bei Kindern mit initialem Anfall detektiert. Etwa ein Viertel der Kinder mit initialem Anfall entwickelt im Verlauf eine Epilepsie (Singh et al. 2012).

Vaskulitiden wie die Purpura Schönlein-Henoch und im Rahmen eines Lupus erythematodes sowie der Post-Streptokokken-Erkrankungen können epileptische Anfälle auch ohne Insultereignis bedingen – neben Bewusstseinsalteration, Sprach- und Verhaltensstörungen und Störungen der visuellen Wahrnehmung. Im cMRT zeigen sich dann Veränderungen in den posterioren Regionen des Gehirns (posterior reversible enzephalopathy-syndrome in childhood (PRES), Endo et al. 2012). Die Symptomatik ist reversibel.

Weitere Ursachen von epileptischen Anfällen und Epilepsien stellen angeborene vaskuläre Malformationen des ZNS dar. Die häufigsten mit fokalen Epilepsien einhergehenden vaskulären Anomalien sind kavernöse Hämangiome und arteriovenöse Malformationen, epileptische Anfälle können dabei die einzige Krankheitsmanifestation darstellen. Andere vaskuläre Anomalien, wie venöse Angiome oder kapilläre Teleangiektasien, sind nur ausnahmsweise Ursache von Epilepsien (Cascino 2001). Bei Patienten mit vaskulären Malformationen führt in etwa 75 % der Fälle die operative Entfernung zur Anfallsfreiheit (s. Kap. 18.3.2).

18.4.11 Erkrankungen des gastrointestinalen Systems: Zöliakie

Das Syndrom der Zöliakie, Epilepsie und bilateralen okzipitalen Verkalkungen wurde 1992 von Gobbi et al. erstmals beschrieben. Es reiht sich ein in das weite Spektrum autoimmun vermittelter Glutenunverträglichkeit-assoziierter Symptome.

Die Epilepsie beginnt im Mittel im Alter von sechs Jahren (1. bis 28. LJ). Überwiegend handelt es sich um fokale Anfälle mit und ohne visuelle Phänomene. Das **EEG** zeigt dementsprechend fokale SW-Aktivität über beiden Okzipitalregionen. Es sind aber auch myoklonische Anfälle mit PSW-Mustern im EEG im Sinne einer progressiven Myoklonusepilepsie beschrieben. Im zerebralen CT finden sich in der Regel bilaterale kortikale und subkortikale Verkalkungen, vor allem okzipital, teilweise auch temporal oder parietal. Sie werden auf eine Verkalkung der Gefäßwände zurückgeführt und können im Verlauf der Erkrankung entstehen. Die Bedeutung von Folsäuremangel für die Genese der intrazerebralen Verkalkungen ist unklar. Die Zöliakie selbst ist in der Mehrzahl der Fälle klinisch stumm. Die serologischen Marker (Endomysium-IgA-Antikörper, Gliadin IgA und IgG sowie Transglutaminase-2-Antikörper) sind im Kindesalter positiv (etwa 10 % der Zöliakiepatienten sind seronegativ, was zumeist jedoch ältere Patienten betrifft), die Dünndarmbiopsie zeigt die typische Schleimhautatrophie.

Die Behandlung der Zöliakie mit Diät und Substitution von Folsäure führt zur deutlichen Verbesserung der Symptomatik mit weitgehender oder vollständiger Anfallskontrolle (Johnson et al. 2013, Javed et al. 2012).

Dritter Teil:

Therapie

Die Therapie der Epilepsien im Kindes- und Jugendalter fußt auf drei wesentlichen Säulen: der Pharmakotherapie, der epilepsiechirurgischen Option und der Lebensführung unter den Bedingungen von epileptischen Anfällen mit dem Risiko von Störungen der Entwicklung und psychosozialen Adaptation. Weitere therapeutische Ansätze wie Steroide, ketogene Diäten und die Vagusnervstimulation ergänzen das Spektrum der Behandlungsmöglichkeiten. Methoden der Komplementärmedizin werden von vielen Familien zusätzlich eingesetzt und folgen den ganz persönlichen Vorstellungen innerhalb des Bezugssystems des Kindes.

19 Pharmakotherapie

Im Folgenden wird als Oberbegriff für die Pharmaka, welche epileptische Anfälle stoppen und das Auftreten von Anfällen verhindern, antiepileptische Medikation (AED, antiepileptic drugs) gewählt, nicht antikonvulsive, auch wenn die Epilepsie im eigentlichen Sinne damit nicht behandelt wird, sondern Anfallsrezidive verhindert werden sollen oder Anfälle unterbrochen werden. Erfasst wird hingegen die Behandlung nichtkonvulsiver Anfallsformen – der Terminus antikonvulsiv wäre also ebenso nicht ausreichend gewählt. International gebräuchlich ist die Bezeichnung AED.

19.1 Überblick über Wirksamkeit, Interaktionen und Nebenwirkungen der Antiepileptika

19.1.1 Definitionen pharmakologischer Begriffe

Die Pharmakodynamik ist die Lehre von der Wirkung der Medikamente am Erfolgsorgan. Die Pharmakokinetik beschreibt die quantitativen Aspekte von Absorption, Distribution und Elimination (Metabolisierung und Exkretion) der Medikamente.

Absorption

Bei oraler Anwendung der AED bestimmen vor allem die Lipidlöslichkeit und die Kontaktzeit mit der Darmwand im Intestinum das Ausmaß der Absorption (Bioverfügbarkeit). Die Kontaktzeit ist abhängig von der pH-abhängigen Diffusion, der Magenfüllung, der Magenentleerungszeit und der gastrointestinalen Motilität, diese Variablen sind altersabhängig (Gilman 2000). Die gleichzeitige Einnahme eines Medikamentes mit der Nahrung verlängert die Absorptionszeit, setzt in der Regel aber nicht die absorbierte Menge herab. Mit bestimmten Medikamenten werden auch bei nasaler Anwendung (MDZ) oder rektaler Applikation (DZP) therapeutische Plasmakonzentrationen erreicht.

Distribution

Die Distribution (Verteilung) des Antiepileptikums im Körper ist abhängig von der Wasser- und Lipidlöslichkeit der Substanz, seiner Bindung an Plasmaproteine, den Medikamenteninteraktionen und dem Fettgehalt des Körpers. Das Verteilungsvolumen ist das Körpervolumen, in dem sich ein Antiepileptikum nach der Einnahme verteilt. Das Verteilungsvolumen ist nicht anatomisch definierbar, es beschreibt das Verhältnis Gesamtmenge des Medikamentes im Körper geteilt durch die Serumkonzentration. Es gibt verschiedene Verteilungsräume, z. B. Gehirn, Fettgewebe usw. Der Transport eines Antiepileptikums durch biologische Membranen wird vor allem von seiner Lipidlöslichkeit bestimmt, wobei der Transport passiv entlang einem Konzentrationsgradienten oder aktiv vonstattengehen kann.

Elimination

Die AEDs werden in der Leber metabolisiert (Biotransformation) und/oder über die Nieren ausgeschieden. Die meisten AEDs (BZD, CBZ,

ESM, LTG, PHT, PRM, VPA) werden vollständig in der Leber abgebaut, einige nur teilweise (FBM, PB, TGB, TPK), andere AEDs (GBP, VGB) werden unverändert durch die Nieren ausgeschieden. Die Biotransformationsreaktionen werden in bioaktivierende Phase-I-Reaktionen (Oxidation, Reduktion, Hydrolyse) sowie detoxifizierende Phase-II-Reaktionen (Konjugation) unterteilt. Die meisten AEDs werden durch das Cytochrom-C-Oxydase-P450-Enzymsystem zu aktiven Metaboliten oxidiert, die nach der Konjugation mit Glukuronsäure über die Nieren ausgeschieden werden. Die Eliminationskinetik eines Antiepileptikums kann linear zur Plasmakonzentration oder nichtlinear erfolgen. Die genetische Variabilität der an der Elimination beteiligten Enzymsysteme, insbesondere der Funktion der Cytochrom-P450-Enzymfamilie, ist Ursache dafür, dass bei gleicher Dosierung eines Antiepileptikums Intensität und Dauer der Wirkungen und Nebenwirkungen von Patient zu Patient sehr unterschiedlich sein können.

Eiweißbindung

Mit der Eiweißbindung eines Antiepileptikums wird der Anteil (in %) beschrieben, der an Bluteiweiße (vor allem an Albumin) gebunden ist. AEDs mit hoher Eiweißbindung sind BZD, CBZ, PHT, TGB und VPA. Der nicht eiweißgebundene Teil ist der freie Anteil, der für die Wirksamkeit verantwortlich ist. Substanzen, welche das Antiepileptikum aus der Eiweißbindung verdrängen, beeinflussen dadurch auch den freien Anteil. Veränderungen der Eiweißbindung gewinnen erst klinische Bedeutung, wenn sie bei einem Antiepileptikum mindestens 90 % beträgt, was bei Phenytoin und VPA der Fall ist. Die VPA-Eiweißbindung sinkt mit zunehmender VPA-Konzentration ab. Steigt die freie Fraktion des VPA an, so nimmt auch die VPA-Clearance zu. Bis zu einer VPA-Konzentration von 75 µg/ml beträgt der ungebundene VPA-Anteil 7–9 %, bei 100 µg/ml 15 %, bei 125 µg/ml 22 % und bei 150 µg/ml sogar 30 %, was zu einer verstärkten Diffusion in das Gewebe führt (Cramer et al. 1986).

Halbwertszeit der Elimination

Bei der Halbwertszeit der Elimination handelt es sich um die Zeit ($T_{1/2}$), welche die Plasmakonzentration einer Substanz benötigt, um auf den halben Wert abzusinken. Die Eliminationshalbwertszeit bestimmt das Ausmaß der Schwankungen der Plasmakonzentration zwischen der Einnahme der Einzeldosen und dadurch auch das optimale Dosierungsintervall. Die Halbwertszeit der Elimination determiniert weiterhin die Zeit bis zum Erreichen des Steady State und die Dauer der Elimination nach dem Einnahmestopp.

Steady State (Fließgleichgewicht)

Während des Steady State befinden sich Absorption und Elimination im Gleichgewicht, die mittlere Medikamentenkonzentration ist von einem Dosisintervall zum nächsten konstant. Das Steady State wird praktisch nach Ablauf von fünf Halbwertszeiten erreicht (97 % des Steady-State-Gleichgewichtes, 100 % nach sieben Halbwertszeiten). GBP als Beispiel eines Antiepileptikums mit der kurzen Halbwertszeit von fünf bis sieben Stunden benötigt lediglich 25 bis 35 Stunden bis zum Steady State, Phenobarbital hingegen mit der sehr langen Halbwertszeit bis zu 110 Stunden erfordert 550 Stunden bzw. 23 Tage bis zum Steady State.

Wenn die Zufuhr eines Medikamentes völlig gestoppt wird, werden entsprechend etwa fünf Halbwertszeiten benötigt, bis es aus dem Körper eliminiert ist. Wenn die Medikamentendosis geändert wird, sind ebenfalls fünf Halbwertszeiten notwendig, bis ein neues Steady State erreicht ist.

Clearance

Unter Clearance versteht man das Plasmavolumen, aus dem in einer bestimmten Zeiteinheit ein Pharmakon eliminiert wird. Die Clearance ist u. a. abhängig von der freien Fraktion des Antiepileptikums. Die Clearance ist von großer praktischer Bedeutung, weil sie die tägliche Dosis bestimmt, die notwendig ist, um eine gewünschte Serumkonzentration zu erreichen.

Plasmakonzentration

Die Plasmakonzentration (in der Praxis gleichgesetzt mit Serumkonzentration) zu einem bestimmten Zeitpunkt resultiert aus dem Zusammenspiel aller pharmakokinetischer Variablen (Absorption, Verteilung, Metabolisierung und Elimination). Der freie, nicht eiweißgebundene Anteil des Antiepileptikums befindet sich im Gleichgewicht mit der Konzentration in der Extrazellulärflüssigkeit. Der freie Anteil zeigt damit indirekt die Konzentration des Antiepileptikums am Rezeptor an, an dem dieses seine spezifische pharmakodynamische Wirkung entfaltet.

Pharmakokinetische Interaktionen

Die pharmakokinetischen Interaktionen können die Absorption, die Eiweißbindung und die Metabolisierung betreffen. Am häufigsten ist dieses in Form der Induktion oder Inhibition der enzymatischen Biotransformation in der Leber der Fall. Interaktionen treten entweder zwischen AEDs auf oder zwischen AEDs und anderen Medikamenten. Zu den stark enzyminduzierenden AEDs gehören CBZ, PB, PHT und PRM. Die pharmakodynamischen Interaktionen treten an den Wirkorten (Rezeptoren) auf, sie können einen synergistischen (supraadditiven), additiven oder antagonistischen (infraadditiven) Effekt haben.

19.1.2 Ziele der antiepileptischen Therapie

Mit der prophylaktischen Anwendung von AEDs bei den Epilepsien werden folgende Ziele verfolgt:

- **Verhindern weiterer epileptischer Anfälle** (antiiktogener Effekt). Diese Eigenschaft erfüllen alle AEDs. Etwa 60–70 % der Kinder mit einer neu aufgetretenen Epilepsie werden durch die Einnahme eines einzigen Antiepileptikums anfallsfrei, wobei Nebenwirkungen fehlen oder diese für das Kind akzeptabel sind. Etwa 5–10 % der Kinder werden noch durch die Kombinationstherapie von zwei oder mehr Medikamenten anfallsfrei, bei etwa 20 % der Kinder wird das Ziel der Anfallsfreiheit verfehlt.
- **Hemmung der Epileptogenese** (antiepileptogener Effekt, Verhinderung einer Chronifizierung der Epilepsie). In Tierexperimenten haben einige AEDs antiepileptogene Eigenschaften, u. a. PB, VPA, LTG, LEV und TPM. Klinisch konnte eine Hemmung der Epileptogenese bisher bei keinem der seit langem zur Verfügung stehenden AEDs nachgewiesen werden. Die prophylaktische Gabe verschiedener AEDs nach Schädel-Hirn-Traumen, Hirnoperationen und Fieberkrämpfen verhinderte nicht das spätere Auftreten von Epilepsien. Gelänge es, mittels Medikamenten die Epileptogenese zu hemmen, so könnte nach den ersten Anfällen die Ausbildung einer chronischen Epilepsie verhindert werden. Allerdings beziehen sich viele Untersuchungen auf die Iktogenese und sind nicht ohne weiteres auf die Epileptogenese übertragbar. Epilepsien sind in ihrer Ätiologie äußerst heterogen, so scheint es eher unwahrscheinlich, dass es nur einen molekularen Mechanismus für deren Entwicklung gibt.
- **Vermeidung iktogener neurologischer Folgeschäden** (neuroprotektiver Effekt). Ein wichtiges Ziel der Pharmakotherapie ist das Verhindern iktogener neurologischer Dauerschäden, insbesondere von Entwicklungsdefiziten, und bleibender Einbußen kognitiver Funktionen. Das Auftreten zahlreicher und lange dauernder Anfälle und ganz besonders ein lange dauernder konvulsiver SE stellen ein erhebliches Risiko für die weitere kognitive Entwicklung von Kindern dar. Bei den Kindern mit sog. epileptischen Enzephalopathien führt nach heutigen Vorstellungen das häufige Auftreten von Anfällen über einen langen Zeitraum (über Wochen, Monate oder Jahre) zu einer permanenten neurologischen Schädigung, erkennbar an einer Verschlechterung

des Lern- und Erinnerungsvermögens und am Auftreten von Verhaltensstörungen. Im Tierexperiment haben einige AEDs einen neuroprotektiven Effekt, z. B. LTG, LEV, TPK und ZNS. Der klinische Nachweis der Neuroprotektion bei Patienten mit Epilepsien ist schwierig, denn weitere Faktoren wie Zeitpunkt des Beginns einer Intervention, genetische Suszeptivität, potenzielle Neurotoxizität der AEDs sind nur schwer vergleichbar (Kobow et al. 2012).

Rationale Pharmakotherapie?

Das Verständnis der pathophysiologischen Prozesse, welche den verschiedenen Anfallsformen und Epilepsiesyndromen zugrunde liegen, und die genaue Kenntnis der Eigenschaften der einzelnen AEDs, insbesondere ihrer Wirkmechanismen, sind die Voraussetzungen einer rationalen Pharmakotherapie. Nur so können diese Parameter optimal aufeinander abgestimmt werden. Leider sind die Wissensgrundlagen noch sehr lückenhaft, so dass eine rationale Therapie bisher kaum möglich ist. Die gegenwärtige Pharmakotherapie beruht vor allem auf langjährigen Erfahrungen und entsprechenden Fallkohorten sowie wenigen Studien bei Kindern (insbesondere mit seltenen Epilepsiesyndromen), die höheren Evidenzklassen genügen.

Auf Grund genetischer Heterogenität reagieren die Patienten auf einzelne AEDs sehr unterschiedlich, mit derselben Epilepsieform werden die einen anfallsfrei, die anderen nicht, die einen vertragen sehr hohe Dosen ohne Nebenwirkungen, die anderen klagen bei geringer Dosierung schon über erhebliche unerwünschte Wirkungen. Mit der Wirkung und Nebenwirkung zugrunde liegenden genetischen Basis beschäftigt sich die Pharmakogenetik (Pharmakogenomik). Man hofft, dass man in Zukunft den Genotyp des Patienten (DNA-Sequenzvariation) bestimmen und die AEDs gezielt darauf abstimmen kann (Glauser 2001).

19.1.3 Wirkmechanismen der AEDs

Die AEDs greifen an Ionenkanälen an, beeinflussen Neurotransmitterrezeptoren oder verändern den Neurotransmitterstoffwechsel. Die Wirkmechanismen werden an In-vitro-Präparaten untersucht, wozu vor allem elektrophysiologische Untersuchungen an Hirnschnittpräparaten, isolierten Nervenzellen und Nervenzellkulturen herangezogen werden. Einige Hauptangriffspunkte der alten und neuen AEDs sind bekannt (White 1999, Rho et al. 1999):

- Begrenzung der anhaltenden repetitiven Entladungen durch Beeinflussung der spannungsabhängigen Na+-Kanäle
- Inhibition der spannungssensiblen Kalziumkanäle vom T-Typ und Nicht-T-Typ (L-Typ)
- Verstärkung der GABA-vermittelten Inhibition
- Reduktion der glutamatvermittelten Exzitation
- Hemmung der Carboanhydraseaktivität im Gehirn.

Einen Überblick über die bekannten Hauptwirkmechanismen der AEDs gibt **Tabelle 19-1**. Viele weisen zwei oder mehr Wirkmechanismen auf, AEDs mit einem breiten Anwendungsspektrum, wie z. B. VPA, LTG, TPM, LEV, FBM und ZNS, haben auch multiple Wirkmechanismen.

AEDs verstärken die Inhibition, reduzieren die Exzitation oder beeinflussen beide Phänomene. Zu den AEDs, welche das inhibitorische System verstärken, gehören Barbiturate und die BZDs. Sie binden an verschiedene Orte des $GABA_A$-Rezeptors. Diese Substanzen wirken dadurch inhibitorisch, dass sie den Einwärtsstrom von Chloridionen begünstigen, und zwar entweder durch Verlängerung der Dauer der Chloridkanalöffnung (PB) oder durch Erhöhung der Öffnungsfrequenz (BZD). VGB erhöht die Konzentration des inhibitorischen Neurotransmitters GABA, indem es das GABA-abbauende Enzym, die GABA-Transaminase, blockiert. TGB erhöht die Verfügbarkeit der GABA

Tabelle 19-1: Wirkmechanismen der AEDs (modifiziert nach Perucca et al. 2013)

AED	Na-Kanal ↓	Ca-Kanal ↓	GABA ↑	Glutamat ↓	Weitere
AZA	0	0	0	0	++ Carbo ↓
BR	0	0	++	0	+
BZD	0	0	++	0	0
CBZ	++	+ L	?	+ NMDA	+
ESL	++	0	0	0	0
ESM	0	++ T	0	0	?
FBM	++	+ L	+	++ NMDA	+
GBP	0	++ N, P/Q	?	0	?
LCM	++	0	0	0	+
LTG	++	++ N, P/Q, R, T	+	++ NMDA, AMPA	+
LEV	0	+ N	?	?	++ (SV2A)
MSM	+	++ T	0	0	?
OXC	++	+ N,P/Q	?	+ NMDA	+
PB	0	?	++	?	+
PHT	++	?	?	?	+
PGB	0	++ N, P/Q	0	0	0
RUF	++	0	0	?	0
STM	0	+	+	0	++ Carbo ↓
STP	0	0	++	0	0
TGB	0	0	++	0	0
TPM	++	+ L	++	++ AMPA	+ Carbo ↓
VPA	?	+ T	+	+ NMDA	++
VGB	0	0	++	0	0
ZNS	++	++ N, P, T	+	?	+ Carbo ↓

Na ↓: Blockade spannungsabhängiger Na-Kanäle
Ca ↓: Blockade spannungsabhängiger Ca-Kanäle, Angabe des Subtyps
GABA ↑: Steigerung der GABA-vermittelten Inhibition
Glutamat ↓: Hemmung der Glutamat-Transmission, Rezeptor-Subtypen
Weitere Mechanismen: Carbo ↓: Hemmung der Carboanhydrase, SV2A: Modulation des synaptischen Vesikelproteins SV2A, weitere sind: K-Kanal-Aktivierung oder komplexe Interaktion am Cl-Kanal
0: nicht beschrieben
?: uneinheitliche Ergebnisse
+: sekundäre Funktion
++: primärer Wirkmechanismus

dadurch, dass es die Wiederaufnahme der GABA aus dem synaptischen Spalt in die präsynaptischen Nervenendigungen hemmt. GBP verstärkt ebenfalls die GABAerge Inhibition.

Zu den Substanzen, welche die neuronale Exzitation hemmen, gehören CBZ, LTG, RUF und PHT. Diese begrenzen die Eigenschaft der Neuronen, repetitiv zu feuern, durch Blockade der spannungsabhängigen Natriumkanäle. ESM, welches zur Behandlung der Absencen eingesetzt wird, hemmt die Kalziumkanäle vom T-Typ, welche nur in thalamischen Neuronen vorkommen. Dadurch wird das pathologische Oszillieren der neuronalen Aktivität im reziproken Netzwerk zwischen Neokortex und Thalamus verhindert, welches die Absencen charakterisiert und sich als 3/s Spike-Wave-Aktivität im EEG widerspiegelt. Einige AEDs hemmen die glutamatabhängige Exzitation durch Blockade der N-Methyl-D-Aspartat-Rezeptoren bzw. Nicht-NMDA-Rezeptoren, dazu gehören FBM, LTG und TPM.

FBM, GBP, LTG, TPM, ZNS und VPA haben sowohl die Inhibition verstärkende als auch die Exzitation hemmende Eigenschaften. Der Wirkmechanismus von LEV ist noch nicht genau geklärt, es bindet an spezifische Rezeptoren im ZNS und blockiert die Kalziumkanäle vom N-Typ. Der antiepileptische Wirkmechanismus der Carboanhydrase, welche am Säure-Basen-Haushalt und damit an der Regulation des Ionenmilieus beteiligt ist, ist ebenfalls nicht genau bekannt.

19.1.4 Pharmakokinetik der AEDs

In Bezug auf die pharmakokinetischen Parameter sind einige Eigenschaften der AEDs besonders erwünscht, diese sind in Tabelle 19-2 aufgeführt. Die bisher zur Verfügung stehenden AEDs weisen in unterschiedlicher Weise nur einen Teil dieser erwünschten Eigenschaften auf. Die pharmakokinetischen Daten zu den einzelnen AEDs werden im Kapitel 19-2 beschrieben.

Tabelle 19-2: Pharmakokinetische Eigenschaften eines optimalen Antiepileptikums (nach Bourgeois 1995)

- vollständige/konstante Bioverfügbarkeit
- Möglichkeit der parenteralen Anwendung
- Eliminationshalbwertszeit von 24 Stunden oder länger
- lineare Ausscheidungskinetik
- keine Autoinduktion der enzymatischen Biotransformation
- keine pharmakokinetischen Interaktionen mit anderen Substanzen

19.1.5 Besonderheiten im Kindesalter

Pharmakodynamik und Pharmakokinetik

Die zerebrale Reifung hat wesentlichen Einfluss auf die Wirksamkeit antikonvulsiver Substanzen. Dafür verantwortlich sind sich ändernde Rezeptoreigenschaften, deren Verteilung und Dichte sowie die erhöhte Anfallsbereitschaft des unreifen Gehirns per se. Tierexperimentelle Beobachtungen belegen, dass in Abhängigkeit vom Lebensalter qualitative und quantitative Unterschiede in der Wirksamkeit gleicher Dosen von AEDs bestehen. So wirkt im Tierexperiment PHT bei jungen Ratten prokonvulsiv, bei reifen Ratten antikonvulsiv (Mareš et al. 1983). VGB hat eine höhere antikonvulsive Wirkung bei 15 Tage alten Ratten als bei ausgewachsenen Tieren. Klinische Studien haben gezeigt, dass bei Neugeborenen höhere Serumkonzentrationen von PB notwendig sind als bei Erwachsenen, um epileptische Anfälle zu kontrollieren. Durch genügend hohe Serumkonzentrationen konnte die Rate der Anfallsfreiheit von etwa 35 % auf 80 % gesteigert werden (Gilman 2000).

Weiterhin sind entwicklungsbedingte Veränderungen der Absorption und Metabolisierung bzw. Ausscheidung der AEDs für quantitative Unterschiede in verschiedenen Lebensabschnitten verantwortlich. Beim Neugeborenen ist im Vergleich zu Erwachsenen die Magenentleerungszeit verlängert, die Peristaltik irregulär und die Clearance verlängert. Andererseits ist zu berücksichtigen, dass bei Neugeborenen der an Eiweiß gebundene Anteil der AEDs in der Regel kleiner ist als bei älteren Kindern. Dieses führt zu einem erhöhten freien Anteil und einer verstärkten Diffusion in die Gewebe. PHT zeigt bei Neugeborenen und jungen Säuglingen einige Besonderheiten. Es wird nur schlecht aus dem Magendarmkanal absorbiert und seine Metabolisierung ist beschleunigt. Deshalb ist es schwierig, in diesem Lebensalter durch orale Verabreichung auch hoher Phenytoindosen therapeutische Serumkonzentrationen zu erzielen. Um überhaupt wirksame Serumkonzentrationen zu erreichen, müssen Tagesdosen bis zu 25 mg/kgKG angewendet werden.

Bezogen auf das Körpergewicht benötigen Kinder jenseits des Neugeborenenalters in Abhängigkeit vom Lebensalter in der Regel erheblich höhere Tagesdosen als Erwachsene. Bei Säuglingen und Kleinkindern ist die Absorption vieler AEDs beschleunigt (bewiesen für CBZ, DZP, ESM, PB und VPA), was zu größeren Serumkonzentrationsschwankungen führt. Die Clearanceraten sind in den ersten beiden Lebensjahren am höchsten, sie nehmen im Laufe der Kindheit ab, bis sie schließlich im späten Kindesalter oder im Jugendalter Erwachsenenwerte erreichen. Die hohen Clearancewerte der jungen Kinder machen sich besonders bei CBZ, PHT und VPA bemerkbar. Ein weiterer Aspekt der beschleunigten Metabolisierung bei den jungen Kindern ist die vermehrte Bildung aktiver Metabolite. Im Vergleich zu Erwachsenen finden sich bei Kindern höhere Konzentrationen von CBZ-10,11-Epoxid als Metabolit des CBZs und von PB als Metabolit des PRMs (Gilman 2000).

Auf der anderen Seite ist bei Kindern die intestinale Transportzeit verkürzt und die absorbierende Oberfläche kleiner. Dieses kann dazu führen, dass AEDs mit einer besonders langen Transportzeit, insbesondere Retardformulierungen, im Kindesalter nur unvollständig absorbiert werden, so dass daraus zu niedrige Serumkonzentrationen resultieren. In Verbindung mit Milchprodukten kann die Absorption beeinträchtigt sein. Die Kapazität der mikrosomalen Leberenzyme zur Metabolisierung der AEDs ist altersabhängig, sie ist sehr gering bei Neugeborenen, im Kindesalter höher und bei älteren Menschen wieder niedriger als bei Erwachsenen.

Darreichungsformen der AEDs bei Kindern

Die Art der Darreichung von AEDs spielt bei Kindern eine wichtige Rolle. Lösungen werden rascher absorbiert als Suspensionen, diese wieder schneller als Tabletten, am langsamsten werden Kapseln absorbiert. Für sehr junge Kinder oder Kinder mit Sonden sind flüssige Formulierungen (Lösungen, Suspensionen) oder Formulierungen, z. B. Granulat, die sich in Flüssigkeit auflösen lassen, am besten geeignet. Schulkinder und Jugendliche vermögen in der Regel Tabletten oder Kapseln zu schlucken. Einige AEDs lassen sich auch rektal anwenden, wenn der orale oder intravenöse Zugang nicht zur Verfügung steht. Dazu stehen die rektalen Anfertigungen von DZP und Chloralhydrat zur Verfügung. Die intravenösen Darreichungsformen der Benzodiazepine CZP, MDZ und LZP sowie von VPA lassen sich auch rektal einsetzen. Einen weiteren Zugangsweg stellt die nasale oder bukkale Verabreichung dar (z. B. bei MDZ).

19.1.6 Pharmakodynamische und pharmakokinetische Interaktionen der AEDs

Pharmakodynamische Interaktionen

Umfangreiche Erfahrungen in der täglichen klinischen Praxis haben erkennen lassen, dass einige AED-Kombinationen wirksamer sind als andere. Tierexperimentelle Studien zu Wirksamkeit und Verträglichkeit von AED-Kombinationen haben das Wissen über Kombinationsmöglichkeiten erweitert. Wenn auch die Ergebnisse nicht ohne weiteres auf den Menschen übertragen werden können, so gibt es doch einige gute Korrelationen zwischen den experimentellen und klinischen Daten. Es wurden unterschiedliche Tiermodelle verwendet, Maus, Ratte oder Kaninchen. Bei der Kombination von zwei oder mehr AEDs können sich die Wirkungen oder Nebenwirkungen addieren (additive Wirkung), potenzieren (supraadditive Wirkung) oder teilweise aufheben (infraadditive Wirkung).

Besonders erwünscht ist ein supraadditiver antiepileptischer Effekt in Verbindung mit einer nur additiven oder infraadditiven neurotoxischen Wirkung. Folgende Kombinationen haben diese Eigenschaften (Deckers et al. 2000, Czuczwar et al. 2002, Bourgeois 2008):

- Carbamazepin mit Primidon
- Ethosuximid mit Clonazepam
- Lamotrigin mit Valproat, Topiramat oder Clonazepam
- Levetiracetam mit Topiramat, Carbamazepin oder Oxcarbazepin
- Oxcarbazepin mit Gabapentin oder Clonazepam
- Phenytoin mit Valproat
- Topiramat mit Ethosuximid, Oxcarbazepin oder Felbamat
- Valproat mit Clonazepam.

Einige dieser Kombinationen haben sich auch in der klinischen Praxis als besonders wirksam erwiesen, es liegen bisher jedoch keine systematischen Untersuchungen dazu vor. Einen Synergismus der Kombination von Ethosuximid mit Valproat, Lamotrigin mit Valproat, Lamotrigen mit Topiramat, Topiramat mit Levetiracetam, Oxcarbazepin oder Felbamat sowie von Levetiracetam mit Carbamazepin oder Oxcarbazepin lassen klinische Beobachtungen vermuten (Brodie et al. 1997, Pisani et al. 1999, Stephen et al. 2002).

Pharmakokinetische Interaktionen zwischen AEDs

Wenn zwei oder mehr AEDs miteinander kombiniert werden, können klinisch bedeutsame pharmakokinetische Interaktionen auftreten. In einem solchen Fall führen Hinzufügen oder Wegnehmen eines AED zu Veränderungen der Serumkonzentrationen des anderen, auch an Eiweiße gebundenen AEDs. Die Konkurrenz der Substanzen um Plasmaproteinen-Bindungsstellen (vor allem am Albumin) führt zu Änderungen der Serumkonzentrationen. Dieses betrifft aber nur AEDs, die zu mindestens 90 % an Protein gebunden sind (DZP, VPA, TGB und PHT) (Patsalos et al. 2003a). Wenig oder gar nicht an Eiweiß gebunden sind hingegen ESM, FBM, GBP, LCS, LEF, RUF, TPM, VGB.

Die am weitaus wichtigsten pharmakokinetischen Interaktionen beruhen auf der Induktion oder Inhibition der enzymatischen Biotransformation in der Leber (Tab. 19-3). Eine Substanz beeinflusst entweder den Metabolismus des anderen Antiepileptikums oder ihr Metabolismus wird durch den des anderen Antiepileptikums verändert.

Eine starke Enzyminduktion wird von CBZ, PHT und den Barbituraten PB und PRM verursacht. Diese Substanzen stimulieren die mitochondrialen Cytochrom-P450-Isoenzyme in der Leber und in anderen Geweben. Der Anstieg der Enzymaktivität führt zu einer erhöhten Metabolisierungsrate der Medikamente, welche Substrat dieser Enzyme sind. Aus der Enzyminduktion resultieren Verkürzung der Eliminationshalbwertszeit, Herabsetzung der Serumkonzentration und stärkere Tagesschwankungen der Serumkonzentrationen der induzierten Substanzen.

Bei der Enzyminhibition vermindert ein Antiepileptikum die Aktivität metabolisierender Enzyme, wodurch die Metabolisierung der betroffenen Substanz herabgesetzt wird. Es resul-

Tabelle 19-3: Metabolisierung und Elimination der AEDs

Hepatische Metabolisierung			Renale Ausscheidung
Erhebliche Enzyminduktion	Geringe oder keine Enzyminduktion	Enzyminhibition	
CBZ Chloralhydrat FBM MSM PB PHT PRM	BZD (CLB) ESL ESM LTG OXC (STM) STP TGB (TPM) ZNS	VPA	AZA BR ESL GBP LCM LEV RFM TPM VGB (ZNS)

tiert eine Erhöhung der Serumkonzentration, die toxische Nebenwirkungen hervorrufen kann. Der klinisch bedeutsamste Enzyminhibitor ist VPA.

Die praktisch wichtigen Interaktionen der AEDs sind in **Tabelle 19-4** aufgeführt.

Tabelle 19-4: Überblick über die AED-Interaktionen (modifiziert nach Patsalos et al. 2003, Elger et al. 2008)

Hinzugefügtes AED	Erwartete Spiegelveränderungen
AZA	Ø
BR	Ø
CBZ	▼ ESM, FBM, LTG, TGB, TPM, VPA, ZNS
CLB	Ø
ESM	Ø
FBM	▲ PB, PHT, VPA
GBP	Ø
LTG	Ø
LEV	Ø
OXC	Ø
PB	▼ CBZ, ESM, FBM, LTG, TGB, TPM, VPA, ZNS
PHT	▼ CBZ, ESM, FBM, LTG, TGB, TPM, VPA, ZNS
PRM	▼ CBZ, ESM, FBM, LTG, TGB, TPM, VPA, ZNS
RUF	Ø
STP	▲ CBZ, CLB, PB, PRM
TPM	▲ PHT, ▼ VPA
VPA	▲ PB, LTG, RFM
VGB	Ø
ZNS	Ø

Ø: keine Veränderungen
▲: Steigerung des Serumspiegels von …
▼: Reduktion des Serumspiegels von …

Auf Grund ihrer renalen Elimination oder Metabolisierung unabhängig vom Cytochrome P450 oder dem Uridin-Glucoronyl-Transferase-System zeigen GBP, LCM, LEV, RUF, STM, TPM, VGB wenig oder keine Pharmakointeraktionen.

Pharmakokinetische Interaktionen zwischen AEDs und anderen Medikamenten

Carbamazepin, Phenytoin, Phenobarbital und Primidon setzen als Induktoren hepatischer Enzyme die Serumkonzentration vieler psychotroper, immunsuppressiver, antineoplastischer, antimikrobialer und kardiovaskulärer Medikamente herab, insbesondere auch der oralen Kontrazeptiva (Patsalos et al. 2003b).

19.1.7 Kontrollierte Wirksamkeitsstudien

Bei einer heute schier unübersehbaren Zahl von Publikationen zur Therapie von Epilepsien ist es erforderlich, eine Informationsauswahl zu treffen. Der systematischen Bewertung der publizierten Resultate klinischer Studien dient die evidenzbasierte Medizin (EBM). Für die Entscheidungsprozesse in der täglichen Praxis bedeutet die EBM, dass individuelle klinische Erfahrung und bestmögliche Evidenz aus externer systematischer Forschung zusammengeführt werden. Den Therapieempfehlungen liegen mit abnehmender Evidenzstufe Metaanalysen randomisierter kontrollierter Studien oder einzelne randomisierte kontrollierte Studien (Evidenzebene Ia bzw. Ib), gut geplante, nicht randomisierte kontrollierte Studien oder gut geplante quasiexperimentelle Studien (Evidenzebene IIa bzw. IIb), gut geplante deskriptive Studien (Vergleichsstudien, Fallserien, Evidenzebene III) und Expertenmeinungen oder Konsensuskonferenzen (Evidenzebene IV) zugrunde. Die klinischen Studien mit der höchsten Aussagekraft werden bei Kindern erheblich seltener als bei Erwachsenen durchgeführt, in den letzten Jahren sind jedoch einige solcher Studien publiziert worden.

Im Folgenden soll ein allgemeiner Überblick über relevante Wirksamkeits- und Vergleichsstudien mit AEDs in Monotherapie bei neu aufgetretenen Epilepsien gegeben werden.

Es gibt allerdings nur wenige kontrollierte Studien zur vergleichenden Wirksamkeit einzelner Substanzen bei den speziellen Epilepsiesyndromen des Kindes- und Jugendalters, was in der relativen Seltenheit der Syndrome, der z. T. schwierigen syndromatologischen Abgrenzung und der fehlenden Zulassung für viele AEDs im frühen Kindesalter gründet. Bei der Wahl des Antiepileptikums ist weiterhin zu beachten, dass durch bestimmte AEDs bei einigen Epilepsiesyndromen Häufigkeit und Stärke von Anfällen paradoxerweise zunehmen können, eine Übersicht zeigt Tabelle 19-11, S. 409. Auch haben nebeneinander bestehende Anfallstypen wie beispielsweise Absencen und GTKA Einschränkungen in der Auswahl der AEDs zur Folge (in diesem Falle: VPA und LTG, nicht ESM). Weiterhin spielen Komorbiditäten bei der Wahl eines geeigneten AED eine Rolle, die idealerweise positiv beeinflusst werden sollten. Interaktionen unter den AEDs und weiteren Medikamenten sind zu berücksichtigen. Nebenwirkungsrisiken sind immer individuell abzuschätzen und stellen einen weiteren Faktor in der Entscheidungsfindung der antiepileptischen Therapie dar. Nicht alle AEDs lassen sich rasch eindosieren, was bei krisenhafter Eskalation der Symptomatik die Auswahl der AEDs einschränken kann. Bestehen Vorerfahrungen mit AEDs, so sind diese ebenso in der Auswahl zu berücksichtigen – allerdings sind Wirksamkeit und Nebenwirkungen auch in Abhängigkeit von dem Reifealter des Kindes zu sehen (so kann PB im Säuglingsalter sedierende Eigenschaften aufweisen, im Kleinkindalter agitierend aggressive und im Jugendalter kognitiv verlangsamende).

Ergebnisse umfassender Reviews zur Monotherapie

Die Kommission für AED-Guidelines der International League Against Epilepsy (ILAE) gab 2006 einen erstes Review heraus zur evidenzbasierten Therapie neu aufgetretener Epilepsien in Monotherapie, 2013 ein Update (Glauser et al. 2013). Unter der Berücksichtigung der oben genannten Einschränkungen in der AED-Auswahl im Einzelfall geben die Ergebnisse dieser Reviews behandelnden ÄrztInnen eine Übersicht über die Wirksamkeit und Gewichtung der einzelnen AEDs.

Die verfügbaren Studien wurden nach dem Studiendesign, Dauer, Einschlusskriterien und statistischen Methoden beurteilt. Je nach Strenge der erreichten Kriterien wurden randomisierte kontrollierte Studien oder Metaanalysen derartiger Studien in Klassen I–III eingeteilt. Nicht randomisierte Studien, prospektive kontrollierte oder offene Studien, Fallkohorten oder Expertenmeinungen wurden unter Evidenzklasse IV geführt. Der Grad der Evidenz wurde in Level A–F eingeteilt: Level A: ≥ 1 Klasse-I- oder ≥ 2 Klasse-II-Studien/-Metaanalysen, AED gilt als etabliert effektiv in der initialen Monotherapie; Level B: 1 Klasse-I-Studie/-Metaanalyse, AED gilt als wahrscheinlich effektiv; Level C: ≥ 2 Klasse-III-Doppelblind- oder -Open-Label-Studien, AED gilt als möglicherweise effektiv; Level D: 1 Klasse-III-Doppelblind- oder -Open-Label-Studie oder ≥ 1 Klasse-IV-Klinische-Studie oder -Daten einer Expertenrunde, AED gilt als potenziell wirksam; Level F: positive Evidenz für mangelnde Effektivität in Studien der Klassen I–IV oder signifikantes Risiko in Klasse-I- bis -IV-Studien für die Aggravation von Anfällen, AED gilt als ineffektiv oder Risiko für Anfallsaggravation.

Tabelle 19-5 zeigt die Ergebnisse in tabellarischer Form, neben denen des National Institute for Health and Clinical Excellence (NICE). Hier liegt ein Update 2012 der NICE Epilepsy Guidelines von 2004 vor (Appelton et al. 2012), für dessen Erstellung eine unabhängiges Expertengremium verantwortlich zeichnet. Die Einteilung erfolgt einmal entlang der Anfallssemiologie und zum anderen der Epilepsieklassifikation. Angegeben werden die AEDs der 1. Wahl, die möglichen Kombinationen und weitere Optionen, die in die Hand eines pädiatrischen Epileptologen gehören. Darin liegt eine wesentliche Erweiterung zu den Aussagen der ILAE-Guidelines, al-

Tabelle 19-5: Therapierichtlinien der Epilepsien im Kindesalter nach Glauser et al. 2013 (ILAE) und Appleton et al. 2012 (NICE) (Einzelheiten s. Text)

Epilepsie	ILAE evidence review 2013			NICE epilepsy guideline 2012 (Kinder)			
	Erwachsene	Kinder	CAVE	1. Wahl	zusätzlich	weitere	CAVE
fokal beginnende	*Level A:* CBZ, LEV, PHT, ZNS Level B: VPA *Level C:* GBP, LTG, OXC, PB, TPM, VGB *Level D:* CZP, PRM	*Level A:* OXC *Level C:* CBZ, PB, PHT, TPM, VPA, VGB *Level D:* CLB, CZP, LTG, ZNS		CBZ, LTG, LEV, OXC, VPA	CBZ, CLB, GBP, LTG, LEV, OXC, VPA, TPM	ESL, LCM, PB, PHT, PGB, TGB, VGB, ZNS	
GTKA	*Level C:* CBZ, LTG, OXC, PB, PHT, TPM, VPA *Level D:* GBP, LEV, VGB	*Level C:* CBZ, PB, PHT, TPM, VPA *Level D:* OXC	CBZ, PHT	CBZ, LTG, OXC, VPA, CLB, TPM	CLB, LTG, LEV, VPA, TPM	CLB, CZP, ZNS	
				Idiopathisch: LTG, VPA, TPM	LTG, LEV, VPA, TPM		CBZ, GBP, OXC, PHT, PGB, TGB, VGB
Absencen		*Level A:* ESM, VPA *Level C:* LTG *(Level F:* GBP)	CBZ, OXC, PB, PHT, TGB, VGB	ESM, LTG, VPA	ESM, LTG, VPA	CLB, CZP, LEV, TPM, ZNS	CBZ, GBP, OXC, PHT, PGB, TGB, VGB
JME		*Level D:* TPM, VPA	CBZ, GBP, OXC, PHT, TGB, VGB	LTG, LEV, VPA, TPM	LTG, LEV, VPA, TPM	CLB, CZP, ZNS	CBZ, GBP, OXC, PHT, PGB, TGB, VGB
IFE		*Level C:* CBZ VPA *Level D:* GBP, LEV, OXC, STM		CBZ, LTG, LEV, OXC, VPA, STM	CBZ, CLB, GBP, LTG, LEV, OXC, TPM, VPA	ESC, LCM, PB, PHT, PGB, TGB, VGB, ZNS	

lerdings fehlt es darin an einer ausreichenden studienbasierten Evidenz. Auch bei der Vielzahl der Kombinationsmöglichkeiten und Indikationen lassen empirische Daten retrospektiver Kohorten und Experten-Statements bestimmte Optionen bevorzugt einsetzbar erscheinen.

Ebenso wie bei der ILAE werden potenziell anfallsinduzierende AEDs genannt («CAVE»).

Symptomatische und kryptogene fokale Epilepsien. In der Monotherapie neu diagnostizierter symptomatischer oder kryptogener fokaler Epilepsien ist CBZ gegenwärtig ein Mittel der ersten Wahl, bei Kindern OXC. Diese Empfehlungen beruhen vor allem auf den Ergebnissen randomisierter kontrollierter Vergleichsstudien. Die Metaanalyse der Studien ergab, dass CBZ dem VPA überlegen ist in Bezug auf die Zeit bis zum ersten neuen Anfall und auf die Einjahresremission (Marson et al. 2002). Der Evidenzgrad der in den letzten 20 Jahren zugelassen AEDs ist bislang nicht dem der traditionellen AEDs wie PB, PHT, CBZ überlegen.

Ein Meilenstein auf dem Weg zur Optimierung der Pharmakotherapie ist die SANAD-Studie (Standard and New Antiepileptic Drugs). Mit dieser wurden vergleichend Wirksamkeit, Verträglichkeit und Auswirkungen auf die Lebensqualität von CBZ, GBP, LTG, OXC oder TPM bei kryptogenen und symptomatischen fokalen Epilepsien im Rahmen einer nicht verblindeten, randomisierten und kontrollierten Studie untersucht (Marson et al. 2007a). Es wurden 1721 Patienten im Alter ab vier Jahren aus Ambulanzen von Krankenhäusern rekrutiert, gleichmäßig den einzelnen Substanzen zugeteilt und bis zu sechs Jahre lang beobachtet. Das primäre Outcome waren die Zeit bis zum Therapieversagen und die Zeit bis zum Beginn der Einjahresremission. Es zeigte sich, dass die Wirksamkeit von LTG allen anderen AEDs überlegen war. GBP und TPM kamen am schlechtesten weg, CBZ und OXC waren geringgradig weniger wirksam als LTG (OXC allerdings nicht signifikant, OXC wurde erst später in die Studie eingeführt, deshalb erhielten es weniger Patienten und die Power der Daten war geringer). LTG war auch das Antiepileptikum mit den wenigsten Nebenwirkungen, TPM war am häufigsten mit Nebenwirkungen belastet. Hautausschläge kamen bei LTG seltener vor als bei CBZ und OXC. LTG stellt demnach eine gute Alternative zu CBZ dar.

Primär generalisierte Epilepsien. Im Vergleich zu den fokalen Epilepsien sind die Unterschiede der Wirksamkeit der einzelnen AEDs bei den primär generalisierten Epilepsien seltener mittels randomisierter kontrollierter Studien untersucht worden. Die Empfehlungen von VPA als Mittel der ersten Wahl zur Behandlung von primär generalisierten Epilepsien beruhen vor allem auf Fallserien, in denen VPA mit anderen AEDs verglichen wurde (Nicolson et al. 2004). VPA wird auf Grund seines breiten Wirkspektrums allgemein auch dann empfohlen, wenn die Anfälle nicht als fokal oder generalisiert eingeordnet werden können. LTG und TPM stellen Alternativen zu VPA dar, in Kurzzeitmonotherapiestudien zeigte sich kein Wirksamkeitsunterschied zwischen TPM und VPA (Privitera et al. 2003).

In der schon zitierten SANAD-Studie wurden auch vergleichend Wirksamkeit, Verträglichkeit und Auswirkungen auf die Lebensqualität von VPA, LTG oder TPM bei primär generalisierten und nicht klassifizierbaren Epilepsien im Rahmen einer nicht verblindeten, randomisierten und kontrollierten Studie untersucht (Marson et al. 2007b). Der Anteil nicht klassifizierbarer Epilepsien betrug 27 %. Die Studie enthielt einen relativ hohen Anteil von Kindern (91 Kinder zwischen 5 und 9 Jahren, 100 Kinder zwischen 10 und 15 Jahren bei einer Gesamtzahl von 716 Patienten). Das primäre Outcome waren die Zeit bis zum Therapieversagen und die Zeit bis zum Beginn der Einjahresremission. Nach vier Jahren hatten mehr als 80 % der Patienten die Einjahresremission erreicht. VPA wurde besser toleriert als TPM und war wirksamer als LTG und TPM, es sollte deshalb für viele Patienten mit primär generalisierten oder unklassifizierten Epilepsien Mittel der ersten Wahl bleiben. Nebenwirkungsrisiken, Kombinierbarkeit und Wirksamkeit neuer AEDs wie LEV fanden keine Berücksichtigung.

Ergebnisse kontrollierter klinischer Studien zur Kombinationstherapie

Studien einer hohen Evidenzklasse zur Kombinationstherapie bei Epilepsien im Kindes- und Jugendalter liegen nur beim Dravet- und beim Lennox- Gastaut-Syndrom vor (s. Kap. 15).

Bei Unwirksamkeit der Monotherapie idiopathischer und symptomatischer generalisierter Epilepsien hat sich in kontrollierten Studien die Zusatztherapie mit CLB, LTG, TPM und LEV als wirksam erwiesen.

Dasselbe gilt bei den fokalen Epilepsien für LTG, TPM, OXC, GBP, LEV, LCM und ZNS.

Ergebnisse kontrollierter klinischer Studien bei Erwachsenen und die Übertragbarkeit auf Kinder und Jugendliche

Auf Grund des erheblichen Aufwands und der methodischen Probleme in der Durchführung randomisierter plazebokontrollierter Studien zur Wirksamkeit und Verträglichkeit der AEDs im Kindes- und Jugendalter stellt sich die Frage der Übertragbarkeit der Ergebnisse entsprechender Studien aus dem Erwachsenenalter bei fokal beginnenden und generalisiert beginnenden Anfällen. Pellok et al. (2012) verglichen die Ergebnisse der (wenigen) pädiatrischen Studien mit denen der Erwachsenen und fanden bei fokal beginnenden Anfällen (keine altersabhängigen Syndrome wie IFE) ähnliche Ergebnisse für GBP, LTG, LEV, OXC, TPM. Für generalisierte Anfälle ergaben sich keine vergleichbaren Studien, im Alter unter zwei Jahren eine für LEV (mit positivem Effekt) und eine für LTG bzw. TPM ohne signifikanten Wirksamkeitsnachweis. Sie schlussfolgerten daraus, dass bei Kindern > zwei Jahren das Wirkprofil eines AED ähnlich dem im Erwachsenenalter ist.

19.1.8 Unerwünschte Wirkungen der AEDs

Bei der Bewertung der AEDs müssen die vielfältigen möglichen unerwünschten Wirkungen (Nebenwirkungen, Störwirkungen) besonders beachtet werden. Bevor die AEDs beim Menschen angewendet werden, sind sie im Tierversuch getestet worden. Kinder werden erst mit AED behandelt, wenn sie sich bei Erwachsenen als verträglich erwiesen haben. Kinder scheinen in bestimmten Fällen vulnerabler als Erwachsene zu sein, vom VPA-assoziierten Leberversagen beispielsweise sind ganz überwiegend Kinder betroffen. Andererseits werden immer wieder wesentlich höhere Dosen toleriert als bei Erwachsenen. Bislang gibt es keine Kriterien, die das mögliche Nebenwirkungsrisiko im Einzelfall vorhersagen, es bleibt damit immer eine statistische Wahrscheinlichkeit, die allenfalls alteresabhängig differenziert.

Im Folgenden werden die verschiedenen akuten, idiosynkratischen, chronischen und teratogenen Nebenwirkungen ausführlich dargestellt.

Akute dosisabhängige Nebenwirkungen

Die Gruppe umfasst die am häufigsten vorkommenden direkten pharmakologischen Wirkungen der AEDs. Sie sind vorhersehbar, dosisabhängig und verschwinden nach der Dosisreduktion, akute dosisabhängige Nebenwirkungen betreffen viele Organe:

ZNS. Das ZNS ist besonders häufig von dosisabhängigen Nebenwirkungen der AED betroffen. Eine leichte Sedierung können viele AEDs verursachen, ebenso bei hoher Dosierung auch Schwindel und Ataxie. Kopfschmerzen werden eher von Erwachsenen als von Kindern beklagt. Doppeltsehen kommt am häufigsten beim CBZ/OXC vor. Tremor ist eine typische Nebenwirkung von VPA, bis zu 15 % der Kinder können davon betroffen sein. Überaktivität ist ebenso wie Irritabilität und Aggressivität eine mögliche Nebenwirkung der Benzodiazepine, von PB, PHT, ESM und LE.

Durch die Therapie ausgelöste oder verstärkte kognitive Störungen und Verhaltensprobleme müssen besonders beachtet werden. Darüber wird ausführlich in Kapitel 22 berichtet. Bei genauer Untersuchung sind bei einem Teil der Kinder leichte, aber signifikante Abweichungen nachweisbar (Trimble 1990, Meador et al. 2001b).

Die Gefahr einer stärkeren Beeinträchtigung besteht bei Kindern mit einer hoch dosierten Monotherapie und mit einer Kombinationstherapie.

Enzephalopathien können sich unter einer VPA-Behandlung entwickeln und die globale Störung von Vigilanz, Kognition und im Verlauf auch der motorischen und sensorischen Funktionen bedingen.

Haut. AEDs sind eine häufige Ursache von Hautausschlägen, die in der Regel gutartig sind, d. h., sie klingen nach dem Absetzen des AED innerhalb weniger Tage ab. Diese allergischen Reaktionen vom verzögerten Typ können auch milder ausgeprägt während der ganzen Zeit einer Therapie in wechselnder Ausprägung persistieren. Meist stellen sie jedoch ein lebenslanges Hindernis für den Patienten dar, diese Substanz einnehmen zu können. Bei den aromatischen AED wie CBZ, PHT und PB treten bei 5–15 % der Behandelten Exantheme auf, wobei in 40–60 % eine Kreuzreaktivität dieser Substanzen beobachtet wurde. OXC ist seltener als CBZ mit Hautausschlägen assoziiert. Bei LTG tritt in 8–10 % der Fälle ein Hautausschlag auf, was durch eine hohe Initialdosis, rasches Aufdosieren und die Komedikation mit VPA getriggert wird. Eine niedrige Anfangsdosis und langsames Aufdosieren führte zu einer deutlichen Reduktion des Risikos kutaner Nebenwirkungen. Ähnliches gilt auch für die anderen potenziell allergenen AEDs.

Bei bestehendem Verdacht auf eine allergische Reaktion kann eine kutane Provokation versucht werden, bei der das Auftreten einer lokalen allergischen Reaktion (im Vergleich zu einer neutralen Tablette wie Kalzium) nach 48-stündigem Hautkontakt beurteilt wird.

Leber. Akute dosisabhängige Nebenwirkungen können die Leber als primäres Organ der Metabolisierung und Elimination von Medikamenten betreffen. Viele «alte» AEDs (CBZ, PB, PHT und VPA) werden vor allem in den ersten Monaten der Behandlung von einer leichten Erhöhung der Leberenzyme begleitet, die asymptomatisch ist. Toleriert wird ein Bereich bis zum 2- bis 3fachen des oberen Normwertes, bis zu 15 % der Kinder können hiervon betroffen sein. Diese Erhöhungen sind in der Regel dosisabhängig, d. h., sie verschwinden nach einer Dosisreduktion, meist jedoch spontan. Sie sind kein Zeichen einer Schädigung des hepatozellulären Systems.

Bei vorbestehender Lebererkrankung sind neben VPA auch hepatisch metabolisierte AEDs wie FBM, LTG oder TGB keine Mittel der 1. Wahl und sollten, nur wenn unvermeidbar, eingesetzt werden mit entsprechendem Monitoring.

Niere. Besteht eine bekannte Nierenerkrankung, so sind renal eleminierte AEDs wie ACZ, GBP, STM oder TPM zu vermeiden oder engmaschig zu überwachen. In der Kombination zur KD besteht ein erhöhtes Risiko für Nierensteine.

Hämatopoetisches System. Das hämatopoetische System kann ebenfalls von akuten dosisabhängigen und reversiblen Nebenwirkungen der AEDs in Form von Leukopenien, Anämien oder Thrombozytopenien betroffen sein. Dieses gilt vor allem für CBZ und VPA. Bei neu mit CBZ behandelten Patienten tritt in etwa 10 % der Fälle eine transitorische Leukopenie auf, bei etwa 2 % der Patienten persistiert sie trotz Dosisreduktion. Eine dosisabhängige Thrombozytopenie kann ebenfalls vorkommen. VPA induziert relativ häufig (in bis zu 30 % der Patienten) eine dosisabhängige leichte bis mäßige Thrombozytopenie, vor allem in Verbindung mit sehr hohen VPA-Serumkonzentrationen (80–150 µg/ml). VPA kann außerdem dosisabhängig eine Thrombozytendysfunktion verursachen. Diese Eigenschaften in Verbindung mit einer ebenfalls häufiger zu beobachtenden Herabsetzung der Fibrinogenkonzentration stellen ein Risiko bei chirurgischen Eingriffen dar, in der Praxis sind dadurch hervorgerufene Blutungskomplikationen aber selten (Arroyo et al. 2001).

Gastrointestinale Nebenwirkungen. Leichte gastrointestinale Beschwerden werden von allen AEDs mit Ausnahme von VGB berichtet. CBZ, VPA und ESM rufen besonders häufig Übelkeit, Erbrechen und evtl. auch Durchfall hervor. Die Behandlung mit VPA führt bei bis zu etwa 25 % asymptomatischer Patienten zu einer Erhöhung der Serumamylase. Ein Absetzen des VPA ist nicht notwendig, solange die Aktivität der übrigen Pankreasenzyme (Elastase, Lipase, Trypsin) im Normbereich liegt. Besonders flüssige Darreichungsformen (Saft, Tropfen) der AED können unmittelbar Erbrechen, Bauchschmerz hervorrufen.

Endokrine Störungen. Diese können durch CBZ verursacht werden, durch einen antidiuretischen Effekt kann es zur Wasserretention und Hyponatriämie kommen. Dieses trifft noch mehr für OXC zu, was sich bis hin zur akut symptomatischen Hyponatriämie entwickeln kann. Oft bleiben die Natriumwerte konstant niedrig (unter 130 mmol/l), ohne dass Symptome auftreten, die dann bei speziellen Situationen (z. B. Trinken großer Mengen) akut werden können.

Vor allem bei immobilen Patienten kann die Langzeitgabe von vor allem Enzyminduktoren wie Phenobarbital, Primidon und Phenytoin zur Knochenentkalkung führen. Pragmatisch sollte bei allen Patienten unter AED in den Wintermonaten sowohl der Vitamin-D3-Spiegel als auch die alkalische Phosphatase im Serum bestimmt werden.

Eine negative Beeinflussung der Nierenfunktion durch AED ist bei Kindern extrem selten und stellt in diesen Fällen am ehesten eine Komponente einer Multisystemerkrankung dar. Anders ist das Risiko der Bildung von Nierensteinen, das vor allem bei AED mit Hemmung Karboanhydrase erhöht ist. Auch hier sollte im Verlauf z. B. einmal jährlich eine entsprechende sonographische Kontrolle erfolgen (TPM, ZNS).

Gewichtsveränderungen. Besonders VPA, VGB und GBP können den Appetit verstärken und zu einer erheblichen Gewichtszunahme führen. Bromid, FBM, LEV, RUF, TPM und ZNS können umgekehrt eine beträchtliche Appetitminderung mit konsekutiver Gewichtsabnahme verursachen.

Beispiele **lebensbedrohlicher dosisabhängiger Nebenwirkungen** sind Blutungen bei Neugeborenen, deren Mütter während der Schwangerschaft bestimmte AEDs eingenommen haben (verhinderbar durch die Gabe von Vitamin K an die Mutter oder das Neugeborene), Herzstillstand durch die hoch dosierte, zu rasche intravenöse Verabreichung von Phenytoin und der Atemstillstand durch die hoch dosierte, zu rasche intravenöse Gabe von BZD. Alle diese Nebenwirkungen können durch fachkundigen Umgang mit den Substanzen verhindert werden (Perucca et al. 2000).

Idiosynkratische Nebenwirkungen

Die sehr viel selteneren idiosynkratischen Reaktionen treten unvorhergesehen auf und können nicht mit den für die betroffene Substanz üblichen pharmakologischen Wirkungen erklärt werden. Sie zeigen keine einfache Dosis-Wirkungsabhängigkeit, disponierende Eigenschaften der Patienten spielen eine wichtige Rolle. Sie machen bis zu 10 % aller Nebenwirkungen aus. Idiosynkratische Reaktionen können sich lebensbedrohlich auswirken. In der Tat beruhen die sehr seltenen Todesfälle durch AED in den meisten Fällen auf idiosynkratischen Reaktionen, z. B. das VPA-assoziierte Leberversagen oder die durch FBM ausgelöste aplastische Anämie (Arroyo et al. 2001).

Am häufigsten ist die Haut betroffen, es folgen mit abnehmender Häufigkeit das blutbildende System, die Leber, das ZNS und die Nieren (Glauser 2000). Die idiosynkratischen Reaktionen werden auf Abweichungen der Abbauwege der AEDs zurückgeführt. Die Metabolisierung der AEDs verläuft typischerweise in zwei Phasen: Die Phase-I-Reaktionen (Oxidation, Reduktion, Hydrolyse) führen zur Bildung aktiver Metabolite (Bioaktivierung), während die Phase-II-Reaktionen der Detoxifikation dienen, durch welche reaktive Metabolite in nichtreaktive umgewandelt werden, die ausgeschieden werden können (z. B. vermittels Konjugation mit Glukuronsäure oder durch Azetylierung). Reaktive Metabolite können vier Reaktionen eingehen, wobei der erste Weg der Regelfall ist und die übrigen Wege Ursache einer idiosynkratischen Reaktion werden können (Glauser 2000):

- Umwandlung in nichtreaktive Metabolite
- direkte Schädigung von Zellen, Gewebe oder Organen
- kovalente Bindung an ein Makromolekül, wodurch eine Immunreaktion ausgelöst wird

- Bildung freier Radikale mit Schädigung der Zellmembranen.

Die besonders häufigen kutanen Reaktionen in Form eines Hautausschlages und einer allergischen Dermatitis sind in der Regel leicht ausgeprägt und bilden sich nach Absetzen des Antiepileptikums zurück. Daneben kommen aber schwere kutane und andere idiosynkratische Reaktionen vor, die potenziell lebensbedrohlich sind und deshalb besondere Beachtung finden müssen. Besonders bei einer neu eingeführten Substanz bleibt über lange Zeit eine Unsicherheit bezüglich schwerwiegender Nebenwirkungen bestehen. Bei Erwachsenen werden die Auswirkungen auf Leber-, Knochenmark- und Nierenfunktion in präklinischen und klinischen Studien geprüft, mögliche idiosynkratische Reaktionen brauchen aber dabei nicht zu Tage treten. Bei Kindern sind infolge der noch geringeren Behandlungszahlen die Informationen über Nebenwirkungen zunächst überhaupt noch sehr begrenzt. Da idiosynkratische Reaktionen selten vorkommen, kann u. U. erst nach mehreren Jahren der breiteren klinischen Anwendung bekannt werden, dass die neue Substanz eine solche Reaktion auslösen kann. Beispiel hierfür ist das VPA-assoziierte Leberversagen oder die durch FBM ausgelöste aplastische Anämie.

In jedem Fall ist eine Familienanamnese bezüglich schwerer Medikamentenunverträglichkeit insbesondere mit hämatologischen oder kutanen Symptomen wie auch Autoimmunerkrankungen angezeigt, um eine Risikoabschätzung für idiosynkratische Reaktionen abschätzen zu können. Für CBZ konnten Assoziationen zwischen HLA-Allelen und dem Auftreten eines Stevens-Johnson-Syndroms gefunden werden: HLA-B*1502 (asiatische Population) und HLA-B*3101(mit weiterer Streuung).

Der Begriff **AED-Hypersensitivitätssyndrom** wurde von Shear und Spielberg (1988) geprägt und umfasst die klinische Trias Fieber, Hautausschlag und symptomatische oder asymptomatische Beteiligung innerer Organe. In der Regel zeigt es sich schon nach der Exposition des Antiepileptikums innerhalb von acht Wochen. Fieber tritt von Beginn an auf, dieses ist mit Krankheitsgefühl, Pharyngitis und Lymphadenopathie verbunden. Die Gesichtshaut, die Mundschleimhaut und die Zungenoberfläche können ödematös geschwollen sein. Der fast alle Patienten (90 %) betreffende, häufig auch juckende Hautausschlag beginnt im Gesicht und oberen Rumpfbereich und breitet sich dann weiter über die Körperoberfläche aus. In etwa der Hälfte der Fälle findet sich eine Hepatomegalie mit oder ohne begleitende Splenomegalie, die Leberfunktionstests fallen pathologisch aus. Myalgien und Arthralgien können vorkommen. Im Blutbild zeigen 30 % der Betroffenen eine Eosinophilie, seltener lassen sich atypische Lymphozyten nachweisen (Arroyo et al. 2001). Kommt es zur Ausbildung einer ikterischen Hepatitis, so beträgt die Mortalität bis zu 50 %. Die Prognose ist abhängig vom Zeitpunkt des Absetzens des Antiepileptikums, was deshalb so früh wie möglich geschehen muss. Es sollten Antihistaminika verabreicht werden, die Anwendung von Kortikosteroiden wird kontrovers diskutiert. Als vorübergehender antikonvulsiver Schutz eignen sich BZDs.

Als Ursache des AED-Hypersensitivitätssyndroms wird zurzeit die Haptenhypothese favorisiert. Es tritt am häufigsten in Verbindung mit den aromatischen AEDs: CBZ, PHT und PB auf, sowie in Verbindung mit der Einnahme von LTG.

Die sehr selten auftretenden idiosynkratischen Reaktionen beim **Stevens-Johnson-Syndrom** und der **toxischen epidermalen Nekrolyse** verlaufen potenziell letal (5 % bzw. 30 %). Sie unterscheiden sich voneinander durch das Ausmaß der Hautbeteiligung: Beim Stevens-Johnson-Syndrom sind weniger als 10 % der Hautoberfläche betroffen, bei der toxischen epidermalen Nekrolyse über 30 % (mit einer Übergangsform von 10–30 % Hautbeteiligung).

Das Stevens-Johnson-Syndrom beginnt gewöhnlich innerhalb von ein bis drei Wochen nach Beginn der Behandlung. Dem Auftreten des Exanthems gehen häufig Fieber und grippeähnliche Beschwerden voran, Juckreiz der Konjunktiven, Dysphagie und erosives pseudomembranöses Enanthem. Das Exanthem beginnt im Gesicht und in den oberen Rumpfpartien und breitet sich dann weiter aus. Das Exanthem ist durch Makula mit einem dunkelroten Zentrum charakterisiert, welche dazu tendieren zu konfluieren. Bei fast allen Patienten (90 %) sind die Schleimhäute einschließlich der Konjunktiven betroffen.

Das Stevens-Johnson-Syndrom kann in eine toxische epidermale Nekrolyse übergehen, bei der Hautblasen entstehen und sich die Haut flächenförmig ablöst (positives Nikolski-Phänomen). Die Komplikationen dieses Syndroms schließen ein: erheblicher transdermaler Flüssigkeitsverlust, Elektolytimbalance, bakterielle Infektionen und Sepsis, welche die häufigste Todesursache darstellt. Die Lunge kann bei beiden Krankheitsbildern in Form einer Pneumonitis beteiligt sein.

Die Pathogenese dieser Komplikationen wird auf eine zellvermittelte zytotoxische Reaktion vom verzögerten Typ (IV) gegen die Epidermis zurückgeführt. Die Behandlung nach dem sofortigen Absetzen des Antiepileptikums besteht in supportiven Maßnahmen (Flüssigkeits-/Nahrungsersatz, antiseptisches Monitoring, Schmerztherapie). Der Einsatz von Immunglobulinen wird Kortikosteroiden vorgezogen. Die Behandlung und Überwachung der Patienten mit einer toxischen epidermalen Nekrolyse erfolgt nach Möglichkeit in einer Verbrennungseinheit (Ferrandiz-Pulido et al. 2014).

Diese Hautreaktionen werden am häufigsten durch die aromatischen AEDs CBZ, PHT sowie PB ausgelöst. In den Studien vor der Zulassung waren 0,3 % der Erwachsenen und 1 % der Kinder betroffen. Veränderte Eindosierungskriterien (niedrige Anfangsdosis, langsames Aufdosieren) haben zu einer Reduktion dieser Komplikationen geführt.

Ein **Versagen des hämatopoetischen Systems mit aplastischer Anämie, Agranulozytose und Thrombozytopenie** kommt nur sehr selten vor. Die Inzidenz der aplastischen Anämie und Agranulozytose ist zwar bei mit CBZ behandelten Patienten höher als in der Normalpopulation, wurde aber in der Vergangenheit überschätzt. Für CBZ wird die Inzidenz der aplastischen Anämie mit 1 : 200 000, die der Agranulozytose mit 1 : 700 000 und die der Todesfälle durch diese Ereignisse mit 1 : 450 000 angegeben (Perucca et al. 2000). Die Therapie mit CBZ sollte beendet werden, wenn die Zahl der Leukozyten weniger als $3000/mm^3$ bzw. die Granulozytenzahl unter $1500/mm^3$ beträgt.

Innerhalb der ersten 16 Monate nach der Zulassung von FBM in den USA wurden 34 Fälle von aplastischer Anämie beobachtet. Das Risiko wird auf 1 : 4000–8000 mit FBM behandelter Patienten geschätzt. Die Datenanalyse zeigte Folgendes: 67 % der Patienten waren Frauen, kein Kind unter dem Alter von 13 Jahren war betroffen, die mittlere Dauer der Felbamattherapie betrug 154 Tage (22 bis 339 Tage), die mittlere Tagesdosis belief sich auf 3129 mg (800–5400), bei 45 % der Patienten waren Blutdyskrasien vorangegangen und 32 % hatten eine Immunstörung in der Vorgeschichte (Pellock 1999). Die Pathophysiologie dieser toxischen Reaktion ist nicht bekannt, es wird vermutet, dass ein Felbamatmetabolit (Atropaldehyd) verantwortlich ist (Thompson et al. 1999).

Keine schweren hämatopoetischen Störungen sind in bei GBP, LEV, OXC, TPM und VGB beobachtet worden. Während der ersten Wochen der Behandlung mit LTG sind vorwiegend bei Kindern einige Fälle einer fatalen disseminierten intravaskulären Koagulation aufgetreten.

Idiosynkratische hepatotoxische Reaktionen (Leberversagen) sind dosisunabhängig und betreffen nur wenige Patienten. Zwei ungleiche pathophysiologische Mechanismen rufen zwei unterschiedliche Krankheitsbilder hervor. Die erste Form wird als immunologisch vermittelt angesehen. Sie tritt gewöhnlich in den ersten Wochen der Behandlung in Assoziation mit den aromatischen AEDs CBZ, PB und PHT auf. Die toxische Leberreaktion ist zusammen mit Fieber und Hautausschlag Bestandteil des oben beschriebenen AED-Hypersensitivitätssyndroms.

Die zweite Form der idiosynkratischen hepatotoxischen Reaktion beruht wahrscheinlich auf direkter Zytotoxizität: der Bildung abnormer, direkt das hepatozelluläre System schädigender Metabolite. Dieser Typ tritt bei der Behandlung mit VPA und FBM auf (Guerrini et al. 2012).

VPA-assoziierte Hepatotoxizität. Zwischen 1978 und 1984 waren in den USA in Verbindung mit der Einnahme von VPA 37 Patienten verstorben, das Gesamtrisiko aller Patienten lag bei 1 : 10 000 (Dreifuss et al. 1984). Das höchste Risiko trugen unter zwei Jahre alte Kinder mit Entwicklungsverzögerung und Polytherapie (1 : 500), im Falle einer Monotherapie war es erheblich geringer (1 : 8000). Mit zunehmendem Lebensalter nahm das Risiko immer mehr ab. Es war gering bei Patienten mit einer VPA-Monotherapie (1 : 37 000). Die Analyse der gemeldeten Todesfälle aus den Jahren 1985 und 1986 ergab trotz einer Zunahme der Verordnungen eine Abnahme der VPA-Todesfälle um das Fünffache (1 : 50 000), was auf die Beachtung der Risikofaktoren zurückgeführt wurde (Dreifuss et al. 1989).

Die Häufigkeit des tödlichen VPA-assoziierten Leberversagens wird zurzeit auf 1 : 20 000 bis 1 : 30 000 geschätzt (König et al. 1999). Neben jungem Alter, Entwicklungsverzögerung und Polytherapie (insbesondere Enzyminduktoren) stellen vorbestehende Leberkrankheiten oder Leberwerterhöhungen (über das Dreifache des oberen Grenzwertes) sowie bestimmte metabolische Krankheiten (Störungen der ß-Oxidation, mitochondriale und peroxisomale Krankheiten, Harnstoffzyklusdefekte) Risikofaktoren dar (Guerrini et al. 2012). Das Auftreten einer akuten Hepatitis A während der Behandlung stellt ebenfalls ein Risiko dar.

Nach dem heutigen Wissensstand ist eine Früherkennung des VPA-assoziierten Leberversagens mittels regelmäßiger Kontrollen der Leberfunktionsparameter nicht möglich.

Entscheidend für die Prognose des VPA-assoziierten Leberversagens ist das rechtzeitige Erkennen der beginnenden Komplikation auf der Basis der klinischen Kriterien: Apathie, Somnolenz, Übelkeit, Erbrechen, vermehrte Anfälle, vermehrte Blutungsneigung, Ikterus. Dies muss den betreuenden Personen des behandelten Kindes klar sein (Abb. 19-1). Bei Verdacht ist VPA sofort abzusetzen. Bei hinreichendem Verdacht auf ein akutes Leberversagen ist die frühzeitige i.v. Gabe von Carnitin (100 mg/kg/d) bis zur weitgehenden Normalisierung der Leberwerte (Ammoniak normal, Transaminasen unter dem Doppelten der Norm) indiziert neben der Einleitung therapeuticher Maßnahmen bei beginnendem Leberversagen. Eine Analyse des Krankheitsverlaufs der in den letzten fünf Jahren verstorbenen Kinder hat gezeigt, dass alle Kinder überlebten, wenn innerhalb von fünf Tagen von Beginn der Symptomatik an l-Carnitin i.v. verabreicht wurde. Auch der spätere Beginn der i.v. l-Carnitingabe verbesserte noch die Prognose, zum Vorgehen siehe Tabelle 19-6.

Felbamat-assoziierte Hepatotoxizität. Im ersten Jahr nach der Zulassung in den USA wurde in Verbindung mit der Einnahme von FBM bei 18 Patienten ein akutes Leberversagen beobachtet, was bei sieben Patienten direkt auf FBM zurückgeführt wurde, in fünf Fällen mit Todesfolge. Die Häufigkeit der schweren Lebertoxizität durch FBM wird auf 1 : 18 500 bis 1 : 25 000 geschätzt, das Risiko entspricht in etwa dem bei Einnahme von VPA. FBM sollte bei Kindern, Jugendlichen und Erwachsenen nur beim Lennox-Gastaut-Syndrom und bei schweren Epilepsien eingesetzt werden, die mit anderen geeigneten AEDs nicht zufriedenstellend behandelt werden können. Vor der Verordnung von FBM sollte eine sorgfältige Anamnese bezüglich hepatologischer Vorerkrankungen erhoben werden, außerdem muss zuvor die Leberfunktion (SGOT, SGPT, Bilirubin) überprüft werden. Klinische und Laborkontrollen erfolgen unter Therapie mindestens monatlich. FBM sollte sofort abgesetzt werden, wenn sich Hinweise auf eine akute Leberdysfunktion ergeben.

Toxische Pankreatitis. Die VPA-Therapie ist sowohl in Kombinationstherapie als auch in Monotherapie sehr selten mit einer toxischen Pankreatitis assoziiert, die vor allem Patienten unter 20 Jahre betrifft, in einem Drittel der Fälle Kinder unter 10 Jahre. Über Tage, Wochen oder Monate zeigen sich ein progredienter epigastrischer Schmerz, Übelkeit und Erbrechen. In der Hälfte der Fälle ereignete sich diese Komplikation während der ersten drei Behandlungsmo-

Ihr Kind erhält Valproat zur Behandlung epileptischer Anfälle.

Valproat ist ein sehr häufig angewendetes und in aller Regel sehr gut wirksames und verträgliches Medikament.

In äußerst seltenen Fällen kann es unter einer Behandlung mit Valproat zu schwerwiegenden Nebenwirkungen kommen. Diese können insbesondere die Leber, seltener auch die Bauchspeicheldrüse oder das Gerinnungssystem betreffen.

Sollten diese Nebenwirkungen auftreten, beginnen sie meist mit uncharakteristischen klinischen (sichtbaren) Anzeichen, d. h. Sie können bei Ihrem Kind Veränderungen feststellen, die vor der Behandlung nicht vorhanden waren.

Achten Sie bitte insbesondere auf folgende mögliche Veränderungen bei Ihrem Kind:

- Appetitlosigkeit
- Übelkeit / Erbrechen
- Bauchschmerzen
- Müdigkeit / Schlappheit
- Zunahme der Anzahl oder Stärke der epileptischen Anfälle
- Blutungsneigung (blaue Flecken, Nasenbluten)
- Schwellungen (Beine, Augenlider)
- Gelbverfärbung der Haut oder der Skleren (Augen)

Sollten Sie eine oder mehrere dieser Veränderungen bei Ihrem Kind feststellen, müssen diese selbstverständlich nicht in jedem Fall Zeichen einer Unverträglichkeit gegenüber Valproat sein.

Da die Veränderungen aber die ersten Zeichen einer Valproat-Unverträglichkeit sein können, muss Ihr Kind bei Ihrem Kinderarzt, in unserer Kinderklinik (Erste Hilfe) (☎ ....) oder in der Epilepsieambulanz (☎ ....) vorstellig werden.

Fieberhafte Infekte können die Beurteilung dieser Auffälligkeiten erschweren, so dass Sie besonders auf diese Symptome achten müssen.

Neben diesen sehr seltenen Nebenwirkungen gibt es weitere, häufiger auftretende Nebenwirkungen, die abhängig von der Dosis sind und nach Absetzen / Dosisreduktion verschwinden.

- Müdigkeit
- Tremor
- Haarausfall
- Gewichtszunahme
- Verhaltensauffälligkeiten

Diese Probleme müssen im Rahmen der Epilepsie-Sprechstunde besprochen werden.
Bei der Therapie mit Valproat empfehlen wir eine Hepatitis-A- und -B-Impfung.

Abbildung 19-1: Merkblatt für Eltern bei Valproat-Medikation

nate, in zwei Drittel der Fälle im Verlaufe des ersten Jahres der Therapie. In den meisten Fällen verläuft sie leicht bis mäßig stark ausgeprägt und die Patienten erholen sich rasch. In einer Übersicht über 39 Patienten wird jedoch berichtet, dass drei Patienten verstarben. Eine erneute Exposition der betroffenen Patienten nach dem Abklingen der Pankreatitis ist nicht ratsam, da in allen Fällen ein Wiederauftreten erwartet werden muss (Asconape et al. 1993). Die regelmäßige Bestimmung der Amylasewerte ohne klinische Zeichen einer Pankreatitis wird als unnötig angesehen (Pellock et al. 2002), die Bestimmung der Lipase gehört zur periodisch durchzuführenden Laborkontrolle unter VPA-Therapie.

VPA-Enzephalopathie. VPA, vor allem in Kombination mit anderen AEDs, kann eine En-

Tabelle 19-6: Akute VPA-Intoxikation/-Hepatopathie

Die Laborüberwachung der VPA-Therapie im Verlauf: BE nach 1, 3, 6 Monaten, dann 1- bis 2-mal jährlich: ASAT, ALAT, Lipase, Carnitin, Gerinnung, BB, Elektrolyte (? Hepatopathie, ? Thrombo/Leuko/Anämie, ? Pankreatitis, ? Elektrolytstörung).
Isolierte Abweichungen einzelner Laborparameter bis zum Doppelten der Altersnorm sind bei klinisch unauffälligen Kindern als kontrollbedürftig einzustufen. Eine Kontrolle ist dann binnen 2 Wochen zu veranlassen.

Leitsymptome einer hepatotoxischen Reaktion sind primär klinisch:

- Apathie
- Somnolenz
- Abneigung gegen gewohnte Speisen und/oder VPA
- Übelkeit
- Erbrechen
- Bauchschmerzen
- Blutungsneigung
- gelegentlich Ikterus
- vermehrte Anfälle

CAVE:

Die Erstmanifestation dieser Symptome erfolgt häufig im Zusammenhang mit einem fieberhaften Infekt.

Vorgehensweise bei Verdacht auf VPA-Nebenwirkung:

Einschätzung der **klinischen Befunde**, vor allem bekommen **anamnestische Angaben** eine wichtige Bedeutung:

- Symptomatik bekannt?
- klar abgrenzbares Krankheitsbild?
- Intoxikation?
- Hepatitis in Umgebung?
- Pankreatitis?

Labor:

- VPA-Spiegel, K, Na, Cl, Ca, Mg, ASAT, ALAT, CHE, Bili, Amylase, Lipase, Laktat, Gerinnung, Ammoniak, BB, BGA, BZ, Carnitin
- ggf. Hepatitis-Serologien, EBV
- ggf. Stoffwechseldiagnostik/POLG1-Analytik

im Verlauf entsprechende Kontrollen

Grundsätzlich: Symptomatische Kinder und solche mit mindestens einem Laborparameter (s. o.) oberhalb des Doppelten der Altersnorm (beachte: Quick < 60 %, PTT > 1,5fache der Altersnorm) sind möglicherweise einem erhöhten Risiko für eine hepatotoxische Reaktion ausgesetzt. Eine **stationäre Überwachung** ist unbedingt indiziert (Entlassung nur gegen ärztlichen Rat mit intensiver Aufklärung).
Sind die Symptome nicht weitestgehend durch z. B. Gastroenteritis erklärbar, so erfolgt im Zweifel das **sofortige Absetzen von VPA**! Das gilt zwingend auch für alle Kinder mit Verdacht auf jedwede entzündliche Lebererkrankung/Pankreaserkrankung oder Begleitreaktion im Rahmen eines generalisierten Infektes (also auch EBV!).
Es ist mit einer **Carnitin-Therapie (i. v.)** zu beginnen: 100 mg/kgKG, dann 50 mg/kgKG alle 8 h (max. 3000 mg/ED). **Nahrungskarenz**, insbesondere Fette und langkettige Aminosäuren, initial G5/10-Infusion.
Abhängig von der Epilepsiediagnose und dem Anfallsrisiko nach dem Absetzen von VPA ist eine vorübergehende **antikonvulsive Abschirmung** zu diskutieren:
Diazepamprophylaxe 2 × 2,5 (< 15 kgKG)/5 mg (> 15 kgKG) Supp. oder Tropfen
Das weitere Vorgehen ist abhängig vom Verlauf:
Nahrungskarenz bis zur Bewusstseinsklarheit und NH3 i. N.
Carnitinbehandlung bis klinische und laborchemische Normalisierung.
Erneut VPA-Einschleichen nur, wenn es sich um ein prophylaktisches Absetzen bei (Begleit-)Hepatitis oder retrospektiv nicht um eine beginnende hepatotoxische Reaktion gehandelt hat. Ansonsten ist VPA für die weitere Behandlung kontraindiziert!
CAVE: Salizylate sind bei Kindern mit VPA-Therapie zu vermeiden, bei Verdacht auf hepatotoxische Reaktion kontraindiziert!
Ammoniak + VPA: NH3-Erhöhung unter VPA-Therapie ist in bis zu 44 % d. F. beschrieben in Abhängigkeit von der aktuellen Eiweißzufuhr und dem Abstand zur letzten VPA-Gabe. Ohne weitere Hinweise auf eine Leberaffektion sollte rein symptomorientiert vorgegangen werden: bei Schläfrigkeit und NH3-Erhöhung: Reduktion der Eiweißzufuhr und/oder VPA-Dosis/-Gabe und Verlaufskontrollen. Weiteres Prozedere nach Standard Akutes Leberversagen.

zephalopathie verursachen, die nicht auf toxischen Serumkonzentrationen und nicht auf einer Hyperammonämie beruht, das Bewusstsein ist verändert, in der Regel in Form eines Stupors. Das EEG zeigt eine erhebliche diffuse Verlangsamung. Der dramatische Zustand ist rasch reversibel, wenn VPA oder das zuletzt zugefügte AED abgesetzt wird. Die Ursache ist ungeklärt.

Prophylaxe der idiosynkratischen Reaktionen. Um Patienten mit erhöhtem Risiko für eine idiosynkratische Reaktion zu erfassen, werden einerseits klinische Risikoprofile des Antiepileptikums erstellt, andererseits wird nach spezifischen Biomarkern gesucht. Für FBM, LTG und VPA als Substanzen mit einem hohen Risiko für eine idiosynkratische Reaktion sind solche Risikoprofile erstellt worden, siehe Tabelle 19-7 (Glauser 2000). Sowohl für LTG als auch für VPA konnte durch Berücksichtigung der klinischen Risikofaktoren die Rate idiosynkratischer Reaktionen erheblich gesenkt werden. Nach dem heutigen Wissensstand ist eine Früherkennung idiosynkratischer Reaktionen mittels regelmäßiger Laborkontrollen der üblichen Blut- oder Leberfunktionsparameter nicht möglich.

Tabelle 19-7: Risikofaktoren einer idiosynkratischen Reaktion bei Felbamat, Lamotrigin und Valproat (nach Glauser 2000)

Felbamat (aplastische Anämie)
- Kaukasier
- Erwachsene > Kinder
- Frauen > Männer
- vorangegangene Zytopenie
- vorangegangene allergische Reaktion auf AED
- Immunstörung in der Vorgeschichte

Lamotrigin (Stevens-Johnson-Syndrom bzw. toxische epidermale Nekrolyse)
- Kinder > Erwachsene
- gleichzeitige Einnahme von VPA
- hohe Dosierung zu Beginn
- schnelle Dosissteigerung

Valproat (Hepatotoxizität)
- Kinder < 2 Jahre
- AED-Polytherapie
- Kombination mit Enzyminduktoren
- zugrunde liegende Stoffwechselkrankheit
- neurologische Vorschädigung, Entwicklungsrückstand

Die Suche nach Biomarkern für ein erhöhtes Risiko des Valproat-assoziierten Leberversagens war bisher erfolglos. Folgende Maßnahmen können dazu beitragen, das Risiko zu mindern: Aufklärung der Patienten bzw. der Eltern über die Warnsymptome, Vermeidung des Einsatzes von VPA bei Risikopatienten, Überprüfung der Leberfunktion vor Beginn der Therapie und nach sechs Wochen bis drei Monaten, Durchführung der Impfungen gegen Hepatitis A und B vor Beginn der Therapie (Abb. 19-1).

Eine generelle prophylaktische orale Carnitingabe ist nicht sinnvoll, in besonderen Fällen (Kinder unter zwei Jahre mit einer komplexen neurologischen Krankheit und Polytherapie) jedoch zu erwägen (De Vivo et al. 1998).

Bei Patienten mit Felbamat-assoziierter aplastischer Anämie wurde eine herabgesetzte Aktivität der Glutathionperoxidase, der Superoxid-Dismutase und Glutathionreduktase in den Erythrozyten festgestellt. Potenziell könnten durch die Messung dieser Enzymaktivitäten Risikopatienten erfasst werden (Glauser 2000).

Bei Kindern, die während der VPA-Therapie anhaltend über Bauchschmerzen und Übelkeit klagen, sollten zum Ausschluss einer Pankreatitis die Serumkonzentrationen der Amylase, Elastase und Lipase überprüft werden.

Nebenwirkungen durch die Langzeiteinnahme

Durch die Langzeiteinnahme von AEDs können irreversible Nebenwirkungen auftreten. Hierzu gehören die morphologischen Veränderungen des Gesichtes bei Kindern und Jugendlichen und die Zahnfleischhyperplasie bei vielen Patienten durch Einnahme von Phenytoin. Phenobarbital und Phenytoin können eine Dupuytren'sche Kontraktur hervorrufen. Phenytoin ist sehr selten die Ursache einer zerebellären Degeneration, die auf Grund der Degeneration von Pukinje-Zellen und astrozytären Reaktionen mit permanenten zerebellären De-

Tabelle 19-8: Organische Veränderungen unter AED-Langzeittherapie

Osteoporose:
- CBZ, PB/PRM, PHT (Osteopenie), (VPA)
- nur in hohen Dosen: OXC, TPM

Polyneuropathie, Kleinhirndegeneration, Änderung der Physiognomie:
- PHT

Veränderungen der elektrischen Reizbildung/Leitung am Herzen:
- CBZ, LCM, LTG, PGB, PHT

fiziten einhergeht. Vigabatrin ist mit dem Auftreten von Defekten des peripheren Gesichtsfeldes durch eine retinale Schädigung belastet. Die Störung entwickelt sich langsam und Patienten mit relativ ausgeprägten Defekten können diese lange kompensieren, ohne sie zu bemerken. Schwere symptomatische Gesichtsfelddefekte wurden bei bis zu 2 % der Patienten gefunden, asymptomatische Defekte bei etwa einem Drittel der Patienten (Perucca et al. 2000). Die Häufigkeit des Auftretens bei jüngeren Kindern ist unbekannt, da die Perimetrie zum Nachweis der Gesichtsfelddefekte eine gute Mitarbeit der Patienten erfordert (möglich ab einem Entwicklungsalter von neun bis zehn Jahren). Weitere Risiken bei Langzeiteinnahme zeigt **Tabelle 19-8**.

Ansonsten sind kumulative Nebenwirkungen selten, die meisten sind mit Absetzen der AEDs reversibel. Im Entwicklungsalter sind allerdings neuropsychologische Einschränkungen durch AEDs auch immer im Bezug auf die Reduktion der Aufnahme und Verarbeitung relevanter Stimuli zu sehen, die eine Einschränkung der Ressourcen der Entwicklung bedingen können.

Teratogene Nebenwirkungen

Das Risiko signifikanter fetaler Fehlbildungen in der allgemeinen Bevölkerung durch AED liegt bei 2–3 %. Im Falle der Einnahme von AED während der Schwangerschaft ist es um das etwa Zwei- bis Dreifache (4–10 %) erhöht. Folgende Beobachtungen sprechen eindeutig dafür, dass die intrauterine AED-Exposition der Kinder zu Fehlbildungen führen kann (Samrén et al. 1997, Holmes et al. 2001):

- Die Kinder epilepsiekranker Mütter, welche AED einnahmen, zeigten eine sehr viel höhere Malformationsrate als die Kinder von an Epilepsie erkrankten Müttern, die keine Medikamente einnahmen.
- Die mittleren Serumkonzentrationen der AEDs waren bei den Müttern, deren Kind eine Malformation aufwies, höher als bei den Müttern, die unauffällige Kinder bekamen.
- Kinder, deren Mütter mehrere AEDs einnahmen, wiesen eine höhere Malformationsrate auf als die Kinder von Müttern mit einer Monotherapie.
- Epileptische Anfälle während der Schwangerschaft erhöhen nicht das Risiko von Fehlbildungen.

Die beobachteten Fehlbildungen schließen ein breites Spektrum anatomischer Abweichungen ein, welche einerseits so schwer ausgeprägt sein können, dass medizinische und chirurgische Interventionen erforderlich sind, damit das Kind überleben kann, und welche andererseits so leichte Strukturabweichungen von der Norm darstellen, dass sie die Funktion überhaupt nicht beeinträchtigen. Es wird dementsprechend zwischen großen und kleinen Fehlbildungen unterschieden.

Der Pathomechanismus der Entstehung von Fehlbildungen ist noch unklar, wahrscheinlich spielen exogene und endogene Faktoren eine Rolle. Toxische Metaboliten der AEDs wie Epoxide, Arenoxidmetaboliten oder freie Radikale werden als Verursacher angeschuldigt. Der Mangel an Folsäure scheint zu Neuralrohrdefekten zu disponieren. Frauen, die eine Schwangerschaft planen, sollten deshalb in der Präkonzeptionsperiode und im ersten Trimenon der Schwangerschaft täglich 2,5–5 mg Folsäure einnehmen.

In zwölf großen Kohortenstudien mit jeweils mehr als 500 Schwangerschaften betrug die Gesamtrate großer und kleiner Fehlbildungen bei Kindern mit intrauteriner AED-Exposition 5,2 %. Die Fehlbildungsrate betrug jeweils 2,7 %

bei den Kindern, deren Mütter mit Epilepsie keine AEDs eingenommen hatten, und bei den Kontrollen ohne Epilepsie (Tomson et al. 2008). Die Epilepsie an sich ist demnach kein Fehlbildungsrisiko (Fried et al. 2004). Einen Überblick über die Häufigkeit großer Fehlbindungen und kleiner Anomalien bei Kindern ohne und mit AED-Exposition in der Schwangerschaft zeigt **Tabelle 19-9**, bezogen auf die einzelnen AEDs **Tabelle 19-10**.

Folgende teratogene Effekte wurden beobachtet:

Art und Verteilung der **großen Fehlbildungen** bei den Kindern epilepsiekranker Mütter unterscheiden sich nicht wesentlich von denen in der Allgemeinbevölkerung. Die großen Fehlbildungen entstehen in den ersten Wochen der Schwangerschaft, zu diesen gehören (in der Reihenfolge abnehmender Häufigkeit) Herzfehler, Gesichtsspalten, Hypospadien, Gliedmaßenreduktionsfehlbildungen und Neuralrohrdefekte. Kardiale Fehlbildungen überwiegen bei Kindern, deren Mütter PB, CBZ und PHT eingenommen hatten. Neuralrohrdefekte finden sich bei den Kindern, die intrauterin VPA (1–2 %) und CBZ

Tabelle 19-9: Häufigkeit großer Fehlbindungen und kleiner Anomalien bei Kindern ohne und mit AED-Exposition in der Schwangerschaft (modifiziert nach Tomson et al. 2008)

	n	%
keine Antiepileptika	1 506 312	2,7 %
alle Frauen mit Epilepsien	18 385	5,0 %
Frauen ohne AED-Einnahme	1820	2,7 %
Frauen mit AED-Einnahme	12 603	5,2 %
Frauen mit AED-Monotherapie	8601	4,5 %
Frauen mit AED-Kombinationstherapie	2845	7,6 %

Daten aus retrospektiven und prospektiven Populationsstudien und nationalen Schwangerschaftsregistern, nur Studien mit mehr als 500 Schwangerschaften wurden eingeschlossen.

n = Zahl der Schwangerschaften
% = Prozentsatz großer Fehlbindungen und kleiner Anomalien

Tabelle 19-10: AED und Fehlbildungsrisiko (nach Ruegg 2013)

Teratogenität	
nachgewiesen (meist auch dosisabhängig!)	BZD (im 1. Trimenon!), CBZ, FBM, PB, PHT, TGB, VGB, VPA
vermutlich	ESM, GBP, OXC, PGB, TPM, ZNS
unklar	LCM, RGB
wahrscheinlich geringes Risiko	LTG, (LEV)

(0,5–1 %) ausgesetzt waren. VPA verursacht außerdem Hypospadien und Skelettanormalitäten, einschließlich Radialaplasien. Für VPA ist eine Dosisabhängigkeit der Fehlbildungsrate festgestellt worden. Ab Tagesdosen über 800–1000 mg ist das Risiko signifikant höher.

Viele Studien haben gezeigt, dass die Polytherapie mit AED ein wichtiger Risikofaktor ist, denn die Malformationsrate beträgt bei Polytherapie 7,6 % im Vergleich zur Monotherapie mit 4,5 % (Tomson et al. 2008). Einige Kombinationen sind mit einer besonders hohen Fehlbildungsrate belastet: die Kombinationen von CBZ, PB und VPA. Neuere Berichte zeigen, dass die während der Schwangerschaft eingenommene Kombination von VPA mit LTG das sehr hohe Fehlbildungsrisiko von 12,5 % aufweist, während es bei der LTG-Monotherapie nur bei 2,9 % liegt (Cunnington 2005).

In der späteren Schwangerschaft können unter dem Einfluss von AEDs sog. **kleine Anomalien** auftreten. Hierzu gehören vor allem leichte faziale Dysmorphien mit Epikanthus, Hypertelorismus, flachem Nasenrücken, langem Philtrum, Mikrostomie, vorstehender Unterlippe, Hypoplasie der distalen Phalangen sowie Nageldysplasien. Diese Veränderungen gaben zu der Bezeichnung «fetales AED-Syndrom» Anlass. Es wurde versucht, bestimmte Muster der Anomalien einzelnen AEDs zuzuordnen, z. B. einem fetalen VPA-Syndrom, dieses ist jedoch umstritten. Die kleinen Anomalien tendieren dazu, sich im Laufe der Kindheit immer mehr zurückzubilden.

Die intrauterine Exposition mit AED war in einigen Studien mit einer **intrauterinen Wachstumsstörung** assoziiert, in anderen Studien war das nicht der Fall. Eine prospektive multizentrische Studie mit 870 Neugeborenen, deren Mütter während der Schwangerschaft AED eingenommen hatten, konnte aufzeigen, dass Körpergewicht und Kopfumfang der Kinder insgesamt nicht die 10. Perzentile unterschritten. Die Körpermaße fielen jedoch signifikant kleiner aus, wenn die Mütter eine Polytherapie, PRM oder PB eingenommen hatten (Battino et al. 1999). Im Laufe der Zeit zeigte sich eine Tendenz zur Normalisierung.

Effekte auf die postnatale kognitive Entwicklung. Es wurde berichtet, dass sowohl die mütterliche Epilepsie als auch die AED-Therapie während der Schwangerschaft langfristig bis zur Adoleszenz Auswirkungen auf die Intelligenz haben, was eine Polytherapiegruppe stärker betrifft als eine Monotherapiegruppe (Koch et al. 1999). Die Resultate einer britischen retrospektiven Studie weisen darauf hin, dass die Kinder von Müttern, die in der Schwangerschaft VPA eingenommen hatten, im Vergleich zu anderen AEDs ein besonders hohes Risiko bezüglich kognitiver Einbußen trugen. Beim Vergleich der Monotherapien zeigte sich, dass von den 39 Kindern mit intrauteriner VPA-Exposition 17/39 Kinder zusätzliche Fördermaßnahmen benötigten, während das nur bei 2/61 Kindern der Fall war, deren Mütter CBZ eingenommen hatten. Die VPA-Polytherapie war im Vergleich zu anderen Polytherapien ohne VPA ebenfalls mit einem erheblich höheren Prozentsatz notwendiger edukativer Hilfen verbunden (Adab et al. 2001). Eine besondere Assoziation des fetalen AED Syndroms durch VPA mit Autismus wird vermutet (Williams et al. 2001).

Die Teratogenität der AED zeigt Tabelle 26-6 (S. 578). Um zuverlässige Informationen zu gewinnen, wurden drei internationale Schwangerschaftsregister eingerichtet: das North American Antiepileptic Drugs and Pregnancy Registry (NAREP), das United Kingdom Epilepsy and Pregnancy Register und ein europäisches Register für Schwangerschaften unter AED (EURAP), weiter unter Kapitel 26.

19.1.9 AED-induzierte Aggravation von Epilepsien

Die mögliche Aggravation von epileptischen Anfällen durch die Einnahme von AED stellt ein besonderes klinisches Problem dar (Perucca et al. 1998, Genton 2000). Es wurde sowohl über die Zunahme der Anfallsfrequenz schon vorhandener Anfallsformen als auch über das Auftreten neuer Anfallsformen berichtet. Das Phänomen der AED-induzierten Verschlechterungen wird besonders häufig bei den generalisierten Epilepsien und den schweren Epilepsien des Kindes- und Jugendalters beobachtet. Eine Übersicht über die mögliche Aggravation von Anfällen und verschiedenen Epilepsien durch AED bietet **Tabelle 19-11**.

Folgende Kriterien beweisen die Aggravation von Anfällen (Genton et al. 1998):

- Es besteht eine enge zeitliche Korrelation zwischen Einführung des Medikaments und der Anfallszunahme.
- Es besteht ein Zusammenhang zwischen Dosissteigerung und Aggravation der Anfälle.
- Der Effekt tritt rasch ein.
- Während der Exposition nimmt die epileptiforme Aktivität im interiktalen EEG zu.
- Nach dem Absetzen Verbesserung der o.g. Veränderungen, eine Reexposition ruft dieselbe Wirkung hervor.
- Es treten keine anderen Nebenwirkungen auf, insbesondere keine metabolische oder enzephalopathische Komplikation.

Der sichere Nachweis einer Ursachen-Wirkungs-Beziehung kann durch die Fluktuationen des natürlichen Verlaufs der Epilepsien erschwert sein. Meist ist die Verbesserung der Anfallssituation nach Absetzen des betreffenden AED eindrucksvoll, so dass vor einer Reexposition mit einer Gefährdung des Patienten zu warnen ist.

Mehrere Ursachen, die zu einer AED-induzierten Verschlechterung von Epilepsien bei-

Tabelle 19-11: Mögliche Aggravation von Anfällen und Epilepsien durch einzelne Antiepileptika (mod. nach Bourgeois 2002, Appelton et al. 2012, Glauser et al. 2013)

	Br	BZD	CBZ	GBP	LTG	OXC	PGB	PHT	TGB	VGB	VPA
Absencen			+	+		+	+	+	+	+	+
myoklonisch	+		+	+		+	+	+	+	+	
GTKA isoliert											
JME			+		+	+	+	+	+	+	
tonisch/atonisch			+	+		+	+		+	+	
LGS		+	+	+	+		+	+	+	+	
Dravet			+	+	+	+	+	+	+	+	
CSWS/LKS			+					+			
IFE			+								

tragen können, können unterschieden werden (Genton 2000):

- **nicht adäquate Medikamentenwahl.** Vor allem bei den Absenceepilepsien muss man damit rechnen, dass durch die Einnahme der AEDs CBZ, GBP, PHT, TGB und VGB, die nur zur Behandlung fokaler Anfälle geeignet sind, die Anfallsfrequenz erheblich zunimmt, es kann ein Absencestatus provoziert werden (Osorio et al. 2000). Ob ESM generalisierte tonisch-klonische Anfälle provozieren kann, ist nicht ganz klar, wahrscheinlicher ist, dass es bei dieser Anfallsform zumeist unwirksam ist (Perucca et al. 1998). CBZ und PHT führen bei 60–70 % der Patienten mit einer juvenilen myoklonischen Epilepsie zu einer Aggravation der Epilepsie.
- **paradoxe Reaktion.** Die paradoxe Reaktion auf Grund eines inversen pharmakodynamischen Effektes ist die häufigste Ursache. Von einer paradoxen Reaktion spricht man, wenn die Anfälle durch adäquat gewählte AEDs nicht abnehmen, sondern beträchtlich zunehmen. Jedes Antiepileptikum kann eine paradoxe Reaktion auslösen, die Mehrzahl der Berichte bezieht sich allerdings auf CBZ. Bei Kindern mit einer IFE wird nicht ganz selten eine Aggravation der Epilepsie durch CBZ beobachtet. Im Rahmen einer solchen Reaktion sind negativer Myoklonus, atypische Absencen, Sturzanfälle und ein bioelektrischer Status epilepticus im Schlaf neu aufgetreten. In einigen Fällen wurde eine erhöhte Konzentration des Metaboliten CBZ-Epoxid gemessen, so dass bei Verdacht auf eine paradoxe Reaktion dessen Messung empfohlen wird. LTG hat bei der schweren myoklonischen Epilepsie des Kleinkindalters bei 80 % von 21 Patienten eine Verschlechterung hervorgerufen (Guerrini et al. 1998b). Beim Lennox-Gastaut-Syndrom können verschiedene Anfallsformen (atypische Absencen, myoklonische, atonische und tonische Anfälle) durch CBZ, PHT, GBP, VGB, BZDe und LTG ausgelöst oder verstärkt werden. BZDs können tonische Anfälle auslösen. Diese Eigenschaft kann sich verhängnisvoll auswirken, wenn man versucht, bei Kindern mit einem Lennox-Gastaut-Syndrom einen tonischen Status epilepticus mittels eines BZD zu unterbrechen.
- **Überdosierung.** Durch Überdosierung mit toxischen Serumkonzentrationen können Anfälle ausgelöst werden, z. B. beim PHT.
- **AED-induzierte Enzephalopathie.** Während einer VPA-assoziierten Enzephalopathie kommt es häufig zu einer Zunahme der Anfallsfrequenz (Dreifuss et al. 1987).

19.1.10 Strategien zur Entwicklung neuer AEDs

Nach wie vor besteht ein dringender Bedarf nach wirksameren und weniger toxischen AEDs. Es gibt drei verschiedene Wege, neue AEDs zu entwickeln:

1. breites Screening unterschiedlicher Substanzen
2. rationales Design durch Modifikation eines wirksamen Moleküls
3. Neuentwicklung auf der Basis von Wirkmechanismen. Die Wirksamkeit und Verträglichkeit einer neuen Substanz müssen zunächst im Tierversuch nachgewiesen werden. Dazu dienen verschiedene Tests (in Klammern als Modell für welche Anfallsform):
   - der maximale Elektroschock-Test (tonische und/oder klonische Anfälle)
   - der subkutane Pentylentetrazol-Test (myoklonische Anfälle und Absencen)
   - das elektrische Kindling-Modell (fokale Anfälle, mit Übergang in sekundär generalisierte Anfälle). Der Begriff «Kindling» beschreibt einen dynamischen Prozess, bei dem die wiederholte lokale Anwendung subkonvulsiver elektrischer oder chemischer Reize bei verschiedenen Tierarten in einer Zunahme der Anfallsbereitschaft resultiert, bis fokale und generalisierte epileptische Anfälle auftreten, die sich schließlich auch ohne elektrische Reize spontan ereignen.
   - Tests an Tieren mit genetisch bedingter Bereitschaft zu fokalen und generalisierten Anfällen, die denen der Menschen sehr ähnlich sind, beispielsweise die audiogen ausgelösten Anfälle bei bestimmten Mäuserassen (Kupferberg 2001).

Klinische Prüfung neuer AEDs

Vor dem breiten Einsatz einer neuen Substanz in Klinik und Praxis müssen mehrere Phasen der klinischen Prüfung durchlaufen werden, deren Inhalte sind in **Tabelle 19-12** skizziert.

Tabelle 19-12: Phasen der klinischen Prüfung (Guidelines for Clinical Evaluation of Antiepileptic Drugs 1989)

Phase I: Erste Anwendung beim Menschen • Nachweis der Verträglichkeit und Ermittlung pharmakokinetischer Daten am gesunden Menschen • vorläufige Evaluation von Wirkung und Toxizität an Patienten (offene Add-on-Studien)
Phase II: Das Wirkungs- und Nebenwirkungsspektrum wird ermittelt • Nachweis der Wirksamkeit und Nebenwirkungen durch randomisierte kontrollierte Add-on- und Monotherapiestudien • Ermittlung der optimalen Dosis
Phase III: Die breite Erprobung bei länger dauernder Anwendung • Bestimmung des Wirkungs- und Nebenwirkungsprofils an einer größeren Zahl von Patienten (300 bis 400) über längere Zeit (wenigstens 6 bis 12 Monate, mindestens 100 bis 150 Patienten mit einer Behandlung > 12 Monate) • Beobachtung der Substanz auf Toleranzentwicklung
Phase IV: Überwachung nach der Zulassung • Anwendung der Substanz vorwiegend in offenen randomisierten Monotherapiestudien im Vergleich zu anderen Antiepileptika in einer großen Population (400 bis 800 Patienten) über mehrere Jahre (2 bis 4 Jahre)

Wenn ein neues Antiepileptikum den Markt erreicht, sind in der Regel schon einige Tausend Patienten einige Jahre lang damit behandelt worden. Die wesentlichen dosisabhängigen Nebenwirkungen dürften auch bekannt sein, nicht jedoch mögliche idiosynkratische Nebenwirkungen, Langzeitnebenwirkungen und das mögliche teratogene Potenzial.

Auch nach der Zulassung eines neuen Antiepileptikums für Kinder und Jugendliche können jederzeit unerwartete schwere oder lebensbedrohliche Nebenwirkungen bei prädisponierten Individuen auftreten, als Beispiel sei hier das VPA-assoziierte Leberversagen genannt, das gerade junge Kinder betrifft. Können in einem solchen Fall die Risikofaktoren nicht benannt und dadurch das Risiko minimiert werden, ist eine breite Anwendung des Medikamentes ausgeschlossen. Von den Wirksamkeits- und Verträglichkeitsstudien mit neuen AEDs werden Neugeborene und jüngere Kinder neben Schwangeren und älteren Patienten zunächst ausgeschlossen. Auch Patienten mit leicht verlaufenden Epilepsien nehmen zunächst nicht daran teil. Aber gerade diese Patientengruppen können von neuen AEDs besonders profitieren, wenn sie im Vergleich zu den traditionellen AEDs stärker wirksam sind, günstigere pharmakokinetische Eigenschaften haben und besser verträglich sind.

Besonderheit klinischer Studien bei Kindern

Es gibt nur wenige kontrollierte (randomisierte, doppelblinde, plazebokontrollierte) Studien im Kindesalter. Einer der Gründe ist, dass Eltern in der Regel nicht bereit sind, ihre Kinder an solchen Studien teilnehmen zu lassen («mein Kind ist kein Versuchskaninchen»), ein anderer die mangelnde Entwicklung und Koordination von Therapiestudien in Abhängigkeit vom Epilespiesyndrom. Nach einem Vorschlag der European Medicine Agency sollten in der Breite kindlicher Epilepsiesyndrome prospektive Beobachtungsstudien erfolgen, auf deren Datenbasis dann diejenigen randomisierten kontrollierten Studien initiiert werden, die einen positiven Wirksamkeitsnachweis nahelegen. Chiron et al. (2013) analysierten den Zusammenhang zwischen Beobachtungsstudien und randomisierten kontrollierten Studien für AEDs bei Kindern seit 1990. Sie fanden einen Schwellenwert von 25 % Responderrate für ein AED als ausreichend reliables Signal für die erfolgversprechende Prüfung der Wirksamkeit mit der Iniitierung einer randomisierten kontrollierten Studie. An deren Durchführungen wird auch zukünftig die Frage nach einer Reduktion des Off-Label-Use der AEDs im Kindes- und Jugendalter hängen.

19.2 Die pharmakologischen Profile der einzelnen Antiepileptika

Es werden in alphabetischer Reihenfolge die Charakteristika der Antiepileptika, die in der Akut- und Langzeittherapie Verwendung finden, beschrieben. Von den Benzodiazepinen sind lediglich CLB und CZP zur Langzeittherapie geeignet. DZP, MDZ und LZP werden nur zur Akuttherapie von Anfällen, zur Unterbrechung von Anfallsserien und des SE eingesetzt. Das Anwendungsspektrum wurde nicht auf die bisher zugelassenen Indikationen beschränkt, wenn Studien von wirksamen weiteren Anwendungen vorlagen. Nach Abwägen von Nutzen und Risiko kann erwogen werden, das Antiepileptikum off label einzusetzen. Abweichende Dosierungen erfordern Patienten mit Leber- oder Nierenfunktionsstörungen, in diesen Fällen sollten immer die Fachinformationen der Substanzen zu Rate gezogen werden. Die Literaturangaben zu den Substanzen betreffen Schlüsselarbeiten oder Übersichten.

Azetazolamid

Abkürzung: AZA
Handelsname: Diamox® (250 mg Tabletten, Injektionslösung)
Wirkmechanismus: Hemmung der Karbonhydrase: Die tubuläre Rückresorbtion von Bicarbonaten wird eingeschränkt, vermehrte Na- und K-Ausscheidung und hyperchlorämische Azidose sind die Folge.
maximale Plasmakonzentration nach 2 h
Proteinbindung: 60–90 %
Halbwertszeit: 3–6 h
Fließgleichgewicht: 2–4 d
Elimination: renal, keine Metabolisierung
Therapeutischer Bereich: keine Angabe
Medikamenteninteraktionen: In Kombination mit PHT kann dessen Serumspiegel ansteigen.
Tagesdosis:
- Jugendliche, Erwachsene: 250–1000 mg/d in 2 ED
- Kinder: 8–30 mg/kgKG in 2 ED

- Behandlung des SE (Jugendliche/Erwachsener: 500 mg i. v.)

Laborkontrollen: ALAT, ASAT, BB, BGA, K, Na, Ca, Cl, Krea; Urin-Stix

Anwendungsspektrum:
- Senkung des Liquordruckes, episodische Ataxie, Glaukom.
- Klasse-IV-Studien (retrospektiv) berichten den erfolgreichen Einsatz bei katamenialen Epilepsien, refraktären Absencen, fokal beginnenden und myoklonischen Anfällen (Nabulsi et al. 2013).
- nicht einsetzbar bei Nierenerkrankungen

Nebenwirkungen:
- dosisabhängig: Verwirrtheit, Müdigkeit, Bauchschmerzen/Koliken
- chronisch: BB-Veränderungen, Hämaturie, Azidose. Alkalireserven, insbesondere K sollte substituiert werden.
- Teratogenität: unbekannt

Zulassung (Deutschland): Zulassung ohne Altersbeschränkung. (Fachinformation)

Bromid

Abkürzung: BR

Handelsname: Dibro-Be mono® (850 mg Tabletten)

Molekül: Kalium-Bromid

Wirkmechanismus: Verstärkung der GABAergen Inhibition

Absorption: 96 %; maximale Plasmakonzentration 2–3 h nach oraler Einnahme, das Brom-Ion verteilt sich im Organismus analog zum Chlor-Ion (laborchemisch kann daher ein erhöhter Chloridwert auffallen).

Proteinbindung: keine

Halbwertszeit: 12 d (Spannbreite 6 bis 18 d), daher Gefahr der Kumulation

Elimination: renal

Therapeutischer Bereich: 750–2000 (–2400) mg/l, innerhalb dieses Dosisbereiches scheint es keine klare Spiegel-Wirksamkeits-Korrelation zu geben (Korinthenberg et al. 2007).

Medikamenteninteraktionen: keine

Tagesdosis in 2–3 ED:
- Jugendliche, Erwachsene: 30–50 mg/kgKG
- Schulkinder: 40–60 mg/kgKG
- Kleinkinder, Säuglinge: 50–70 mg/kgKG

Ein Einschleichen ist nicht erforderlich.

Laborkontrollen: Spiegelkontrolle bei V. a. Intoxikation, bei stabiler Klinik z. B. halbjährlich mit Elektrolyten, Kreatinin

Anwendungsspektrum:
- Es liegen keine randomisierten kontrollierten Studien zu BR vor, der Einsatz ist bei schwer behandelbaren Epilepsien mit generalisierten tonisch-klonischen Anfällen zu erwägen (Tanaka et al. 1990, Steinhoff et al. 1992).
- besonders gut wirksam bei der frühkindlichen Grand-Mal-Epilepsie wie bei der schweren myoklonischen Epilepsie des Kleinkindalters (Dravet-Syndrom und verwandte Krankheitsbilder)
- geringe oder keine Wirksamkeit bei tonischen und fokalen Anfällen, myoklonische Anfälle können provoziert werden.

Nebenwirkungen:
- akute dosisabhängige: gastrische Reizerscheinungen (daher sind größere Trinkmengen bei der Einnahme zu empfehlen), Appetitmangel; in hohen Dosen nephrotoxisch und ototoxisch, schwere Intoxikationen mit Dysarthrie, Desorientierung, Halluzinationen, Stupor sind möglich.
- idiosynkratische/allergische: Bromoderma tuberosum, bes. an den Streckseiten der Unterschenkel, Halogen-Panniculitis (Diener et al. 1998)
- chronische: Bromismus mit Verlangsamung, Schläfrigkeit, Schwindel, Kopfschmerzen, Konzentrationsmangel, Gedächtnisverlust, Halluzinationen, Bromschnupfen mit Schwellung der Nasenschleimhaut und seröser Sekretion, Bromakne, herabgesetzte Libido
- Teratogenität: nicht bekannt

Zulassung (Deutschland): Keine Altersbeschränkung, primär und sekundär generalisierte Anfälle bei frühkindlicher Grand-Mal-Epilepsie oder schweren myoklonischen Syndromen, wenn andere AEDs nicht oder nicht ausreichend wirksam waren. (Fachinformation)

Literatur: Diener et al. (1994), Ryan et al. (1999), Meierkord et al. (2000)

Carbamazepin

Abkürzung: CBZ

Handelsnamen: Finlepsin®, Sirtal®, Tegretal®, Timonil® und andere (150 mg, 200 mg, 300 mg, 400 mg, 600 mg, alle auch als Retardtabletten)

Molekül: trizyklische Substanz mit Iminodibenzyl-Ring

Wirkmechanismus: Reduktion der spannungsabhängigen, anhaltenden, hochfrequenten, repetitiven Entladungen der Neuronen durch Blockade der Natriumkanäle

Absorption: langsam, 75–85 % Bioverfügbarkeit; maximale Plasmakonzentration 4–8 h nach oraler Einnahme; die Einnahme mit der Nahrung hat einen variablen Effekt, ist aber von geringer klinischer Relevanz.

Proteinbindung: 75–80 %; Proteinbindungsinteraktionen sind nicht klinisch signifikant.

Halbwertszeit: 12–15 h bei Dauereinnahme (Monotherapie, Erwachsene), in Kombination mit enzymaktivierenden Antiepileptika 6 h

Fließgleichgewicht: etwa 60 d

Elimination: CBZ wird in der Leber metabolisiert, der Hauptmetabolit ist CBZ 10,11-Epoxid, dieser hat Anteil an Wirksamkeit und Nebenwirkungen von CBZ. CBZ induziert seinen eigenen Metabolismus (Autoinduktion), nach einigen Wochen oder Monaten kann deshalb eine Dosiserhöhung notwendig sein.

Therapeutischer Bereich: 4–12 µg/ml (16–50 µmol/l; Umrechnungsfaktor: 4,23), Epoxid bis 3,0 µg/ml; große interindividuelle Unterschiede

Medikamenteninteraktionen: In Kombination mit den enzyminduzierenden Antiepileptika PRM, PB, PHT und FBM sinkt die Serumkonzentration von CBZ ab, in Kombination mit den Enzyminhibitoren Erythromycin, Clarythromycin und Isoniazid steigt die Serumkonzentration von CBZ an, die Induktion des Cytochrom-P450-Systems durch CBZ resultiert in beschleunigtem Abbau der Antiepileptika ESM, FBM, LTG, TGB, TPM und VPA sowie der oralen Kontrazeptiva, der trizyklischen Antidepressiva und des Theophyllins.

Tagesdosis:

- Jugendliche, Erwachsene: 600–1200 (–2000) mg; Beginn mit 200 mg eines Retardpräparates, alle 5 bis 7 d um 200 mg erhöhen
- Kinder: 10–40 mg/kgKG; Beginn mit 5–10 mg/kgKG, alle 5 bis 7 d um 5 mg/kgKG erhöhen

Anwendung in 3 ED; bei Retardpräparaten in 1–2 ED

Laborkontrollen: im Wesentlichen abhängig vom klinischen Bild: Elektrolyte, Transaminasen, Blutbild und Serumspiegel

Anwendungsspektrum:

- Es liegen keine doppelblinden plazebokontrollierten Studien vor, jedoch einige AED-Vergleichsstudien. Danach ist CBZ so wirksam wie PB bei fokalen generalisierten Anfällen (aber besser verträglich). Es zeigte sich als überlegen gegenüber VPA bei fokal beginnenden Anfällen und als äquivalent bei generalisiert beginnenden (in der Monotherapie). Die Wirksamkeit in der Monotherapie scheint ähnlich der von GBP, LTG, TPM und OXC bei neu aufgetretenen fokalen oder generalisierten Anfällen (Nabulsi et al. 2013).
- Auf Grund der höheren Nebenwirkungsrisiken im Kindesalter kommt meist OXC zum Einsatz.
- Gabe bei IFE wirksam, aber auch Aggravation möglich
- Verschlechterung und Anfallsinduktion vor allem bei myoklonischen Anfällen und Absencen

Nebenwirkungen:

- akute dosisabhängige: gastrointestinale Beschwerden mit Übelkeit, Erbrechen; Müdigkeit, Schwindel, Kopfschmerzen, Doppeltsehen, Ataxie, Dyskinesien; transiente Leukopenie in 5–20 %
- idiosynkratische/allergische: Hautausschlag in etwa 10 %, selten: Stevens-Johnson-Syndrom, medikamenteninduzierter Lupus, aplastische Anämie oder Agranulozytose (1 auf 200 000 behandelte Personen, s. Kap. 19.1.8)
- chronische Hyponatriämie, meist klinisch nicht relevant, häufiger mit zunehmendem

Lebensalter; kognitive Störungen bei einigen Patienten

- Aufmerksamkeits- und Merkfähigkeitsstörungen unter CBZ werden berichtet, im Vergleich zu PB geringgradiger, zu PHT liegen differente Ergebnisse vor, zu VPA sind diese vermehrt nachweisbar.
- Teratogenität: kleine und große Malformationen wie bei anderen Antiepileptika, Inzidenz der Spina bifida etwa 0,5 %, höhere Rate in Kombination mit VPA

Zulassung (Deutschland): ohne Altersbeschränkung, die Gabe von retardierten Präparaten ist <6 Jahre nicht empfohlen. (Fachinformation)

Literatur: Mattson et al. (1985), de Silva et al. (1996), Dodson (2008)

Clobazam

Abkürzung: CLB

Handelsname: Frisium® (10 mg, 20 mg Tabletten)

Molekül: 1,5-Benzodiazepin

Wirkmechanismus: wie CLB, aktiver Hauptmetabolit N-Desmethyl-CLB

Absorption: vollständig; maximale Plasmakonzentration 1–4 h nach oraler Einnahme; die Einnahme mit der Nahrung hat einen variablen Effekt.

Proteinbindung: 85 % (N-Desmethyl-Clobazam)

Halbwertszeit: 10–30 h (Mittelwert 18 h); die des Hauptmetaboliten N-Desmethyl-Clobazam beträgt 42 h (36–46 h).

Fließgleichgewicht: nach 3–6 d erreicht

Elimination: wird zu mehreren Metaboliten abgebaut; N-Desmethyl-Clobazam ist der wichtigste Metabolit, verlangsamte Metabolisierung bei Leberkrankheiten.

Therapeutischer Bereich: 0,1–0,5 µg/ml (0,3–1,7 µmol/l; Umrechnungsfaktor: 3,33), wegen geringer Korrelation zwischen Serumkonzentration und klinischer Wirksamkeit ist die Bestimmung wenig sinnvoll.

Medikamenteninteraktionen: variabel; verursacht selten Anstieg der Serumkonzentrationen von Carbamazepin, PB, PHT und VPA (ohne klinische Relevanz); Cimetidin und Alkohol können zur Erhöhung der CLB-Konzentration führen.

Tagesdosis:

- Jugendliche, Erwachsene: 10–40 mg; Beginn mit 5–10 mg abends
- Kinder: 0,2–1 mg/kgKG (maximal 30 mg); Beginn mit 2,5 mg/kgKG (<2 Jahre), 5 mg (2 bis 10 Jahre), 10 mg (>10 Jahre), Steigerung um 2,5–5 mg alle 5 bis 7 d

Dosierung einmal abends oder 2-mal täglich

Anwendungsspektrum:

- 1 Klasse-III-Studie (doppelblind) und 1 Klasse-IV-Studie zeigen eine möglicherweise ähnliche Wirksamkeit wie PHT und CBZ als initiale Therapie bei fokal oder generalisiert beginnenden Anfällen, ebenso in der Zusatztherapie verschiedener Epilepsieformen, insbesondere der katamenialen Epilepsie (Nabulsi et al. 2013).
- Insgesamt wird CLB besser toleriert als CZP und deshalb als Benzodiazepin der ersten Wahl in der Zusatztherapie bei primär generalisierten und fokalen Epilepsien, insbesondere der IFE und dem Lennox-Gastaut-Syndrom, angesehen.
- bei Kindern mit fokalen oder sekundär generalisierten Epilepsien, wahrscheinlich auch zur primären Monotherapie geeignet, die Wirkung auf Kognition und Verhalten ist vergleichbar mit den Standardantiepileptika.

Nebenwirkungen:

- akute dosisabhängige: Müdigkeit, Schwindel, Schläfrigkeit, Ataxie, Hypersalivation, Irritabilität, Depression, Entwicklung einer Toleranz bei bis zu 50 % der Responder, kann zur Aktivierung einfacher fokaler Anfälle führen.
- idiosynkratische/allergische: selten Hautausschlag
- chronische: Sedierung, Entzug kann Anfälle provozieren.
- Wie bei allen BZP besteht schon nach 3 Wochen der Therapie eine Abhängigkeit, die im Laufe der weiteren Behandlung auch von einer Toleranzentwicklung begleitet wird. Dies ist zum einen bei der weiteren Dosierung zu berücksichtigen, zum anderen muss bei ei-

nem Absetzversuch entsprechend langsam titriert werden.

- Teratogenität: unbekannt, wahrscheinlich gering in Monotherapie

Zulassung (Deutschland): Keine Altersbeschränkung, Zusatztherapie bei Anfällen, die bei einer Standardtherapie nicht anfallsfrei wurden. Dosisempfehlungen <6 Jahre fehlen. (Fachinformation)

Literatur: Canadian Study Group for Childhood Epilepsy (1991, 1998, 1999), Ng et al. (2007)

Clonazepam

Abkürzung: CZP

Handelsnamen: Rivotril®, Antelepsin® (0,5 mg, 2 mg Tabletten, Tropfen mit 2,5 mg/ml entsprechend 25 Tropfen/ml mit 0,1 mg/Tropfen)

Molekül: 1,4-Benzodiazepin

Wirkmechanismus: verstärkt die GABAerge Transmission, wirkt am Benzodiazepin-Rezeptor des $GABA_A$-Rezeptorkomplexes (erhöht die Öffnungsfrequenz des $GABA_A$-Rezeptors, woraus eine höhere Chloridaufnahme und Hyperpolarisation resultiert).

Absorption: 80–90 % Bioverfügbarkeit; maximale Plasmakonzentration 1–4 h nach oraler Einnahme

Proteinbindung: 50–80 %

Halbwertszeit: 18–49 h

Fließgleichgewicht: 4–7 d

Elimination: hepatisch (Cytochrom P 450)

Therapeutischer Bereich: 0,025–0,075 µg/ml (0,06–0,25 µmol/l, Umrechnungsfaktor: 3,17); wegen geringer Korrelation von Serumkonzentration und klinischer Wirksamkeit ist die Spiegelmessung nur zum Ausschluss einer Intoxikation oder Non-Comliance sinnvoll.

Medikamenteninteraktionen: CBZ, PB, PHT und PRM setzen die Clonazepamserumkonzentration herab; CZP führt zur Atemdepression in Kombination mit Barbituraten; kann in Verbindung mit VPA einen Absencestatus auslösen.

Tagesdosis:

- Jugendliche, Erwachsene: 2–6 mg; Beginn mit 2-mal 0,5 mg; Dosierung 1- bis 2-mal täglich
- Kinder: 0,1 mg/kgKG, Beginn mit 0,01–0,03 mg/kgKG bei Kindern <30 kg, 0,5 mg bei Kindern >30 kg, Steigerung um 0,25–0,5 mg alle 5 bis 7 d, Dosierung 2- bis 3-mal täglich, 0,2 mg/kgKG in Kombination mit enzyminduzierenden Antiepileptika

Anwendungsspektrum:

- 1 Klasse-III-Studie zeigt einen ähnlichen Effekt und Verträglichkeit bei psychomotorischen Anfällen wie CBZ in der initialen Monotherapie. Klasse-IV-Studien zeigen eine Wirksamkeit bei myoklonischen, tonischen und atonischen Anfällen. Bei IFE fand eine Vergleichsstudie zu VPA und CBZ eine deutliche Überlegenheit in der Reduktion der epileptischen Entladungen im EEG (Nabulsi et al. 2013).

  Der Einsatz erfolgt:

  - meist in der Akutbehandlung von epileptischen Anfällen und des SE, insbesondere auch des nichtkonvulsiven SE und der Akutbehandlung von Neugeborenenanfällen
  - Zusatztherapie bei primär generalisierten, fokalen und sekundär generalisierten Epilepsien, einschließlich der Absenceepilepsien, der juvenilen myoklonischen Epilepsie, des Lennox-Gastaut-Syndroms, des West-Syndroms, der progressiven myoklonischen Epilepsien, die Langzeitwirksamkeit ist aber wegen der Toleranzentwicklung eher enttäuschend.

Nebenwirkungen:

- akute dosisabhängige: Schläfrigkeit, Ataxie, Verhaltensstörungen als häufigste, weiterhin Diplopie, Nystagmus, Dysarthrie, Muskelhypotonie, verstärkter Speichelfluss, Gewichtszunahme, Entwicklung einer Toleranz in bis zu 50 % der Responder (seltener bei Absenceepilepsien als beim West-Syndrom und Lennox-Gastaut-Syndrom)
- idiosynkratische/allergische: selten Leukopenie
- chronische: Sedierung, kognitive Beeinträchtigung, periphere Ödeme, der Entzug kann Anfälle provozieren.
- Wie bei allen BZP besteht schon nach 3 Wochen der Therapie eine Abhängigkeit, die im

Laufe der weiteren Behandlung auch von einer Toleranzentwicklung begleitet wird. Dies ist zum einen bei der weiteren Dosierung zu berücksichtigen, zum anderen muss bei einem Absetzversuch entsprechend langsam titriert werden.

- Teratogenität: deutlich erhöhte Rate großer Fehlbildungen in Kombination mit anderen Antiepileptika

Bemerkung: Das Absetzen von CZP kann durch eine vorübergehende Zunahme der Anfallsfrequenz kompliziert sein, bei abruptem Absetzen kann ein SE provoziert werden; während des Absetzens können Verhaltensstörungen einschließlich Unruhe, Dysphorie, Schlafstörungen sowie eine Tachykardie auftreten; am besten wird CZP über einen Zeitraum von 3 bis 6 Monaten abgesetzt.

Zulassung (Deutschland): keine Beschränkung

Literatur: Samrén et al. (1999), Farrell et al. (2008)

Diazepam

Abkürzung: DZP

Handelsnamen: Faustan®, Stesolid®, Valium® (2 mg, 5 mg, 10 mg als Tablette, 5 mg, 10 mg als rektale Lösung, 10 mg als Zäpfchen, 10 mg/ml als Tropfen, Injektionslösung und weitere Dosierungen verfügbar)

Molekül: 1,4-Benzodiazepin

Wirkmechanismus: verstärkt die GABAerge Transmission, wirkt am Benzodiazepin-Rezeptor des $GABA_A$-Rezeptorkomplexes

Absorption: nahezu 100 % Bioverfügbarkeit; maximale Plasmakonzentration 30–90 min nach oraler Einnahme; bei rektaler Gabe wird die zur Anfallskontrolle notwendige Plasmakonzentration von 500 ng/ml innerhalb von 2–6 min erreicht.

Proteinbindung: 90–99 %

Halbwertszeit: Erwachsene: 20–40 h, Kinder bis 2 Jahre: 10 h, ältere Kinder: 17 h (FG deutlich länger)

Fließgleichgewicht: 5–15 d

Elimination: hepatisch, Demethylation zu Desmethyldiazepam und Hydroxilation zu 3-Hydroxyazepam, diese Metaboliten werden zu Oxazepam konvertiert.

Therapeutischer Bereich: Die Messung der Serumkonzentrationen ist nicht hilfreich.

Medikamenteninteraktionen: DZP beeinflusst nicht wesentlich die Serumkonzentrationen anderer Antiepileptika, VPA setzt die Proteinbindung von DZP herab (verstärkt Sedierung und antikonvulsive Wirkung von VPA).

Dosierung (Akuttherapie):

- Jugendliche, Erwachsene: 0,15–0,25 mg/kgKG i. v., kann nach 10–15 min wiederholt werden (20–30 mg maximale Gesamtdosis)
- Kinder: i. v.: 0,2–0,3 mg/kgKG über 2–5 min, kann nach 10–15 min wiederholt werden, rektal: 2 bis 5 Jahre 0,5 mg/kgKG, 6 bis 11 Jahre 0,3 mg/kgKG, > 12 Jahre 0,2 mg/kgKG (maximale Gesamtdosis 20 mg)

Anwendungsspektrum:

- Während die Effektivität für die rektale Anwendung im häuslichen Bereich mit 1 Klasse-III-Studie belegt werden konnte, liegt für den Einsatz beim SE eine Vielzahl von Klasse-IV-Studien vor (Nabulsi et al. 2013).
- Akutbehandlung von epileptischen Anfällen und des SE
- Akutbehandlung von Neugeborenenanfällen
- intermittierende rektale Anwendung zur Prophylaxe von Fieberkrämpfen

Nebenwirkungen:

- akute dosisabhängige: Schläfrigkeit, Ataxie, die rasche intravenöse Anwendung kann zur Atemdepression oder Apnoe führen, insbesondere in Kombination mit PB, bei rektaler Gabe tritt diese Komplikation nur äußerst selten auf.
- idiosynkratische/allergische: sehr selten Leukopenie
- chronische: Sedierung, kognitive Beeinträchtigung; der Entzug kann Anfälle provozieren.
- Wie bei allen BZP besteht schon nach 3 Wochen der Therapie eine Abhängigkeit, die im Laufe der weiteren Behandlung auch von einer Toleranzentwicklung begleitet wird. Dies ist zum einen bei der weiteren Dosierung zu berücksichtigen, zum anderen muss bei ei-

nem Absetzversuch entsprechend langsam titriert werden.

- Teratogenität: nicht bekannt

Bemerkung: Die rasche Redistribution des DZP nach einer ED resultiert in einem raschen Abfall der Konzentration an zentralen Rezeptoren und damit dem Verlust der Wirksamkeit, bei der Behandlung des SE sollte DZP deshalb mit einem langwirkenden Antiepileptikum (z. B. PHT) kombiniert werden; rektale Suppositorien sind nicht zur Akutbehandlung von Anfällen geeignet (82 min bis zur maximalen Serumkonzentration).

Zulassung (Deutschland): abhängig von der Darreichungsform (z. B. bei Tropfen nur Erregungszustände als Indikation). (Fachinformation)

Literatur: Tassinari et al. (1998), Farrell et al. (2008)

Eslicarbazepin

Abkürzung: ESL

Handelsname: Zebinix® (800 mg Tabletten)

Molekül: Enantiomer des aktiven Monohydroxy-Metaboliten von OXC

Wirkmechanismus: primär Blockierung der spannungsabhängigen Na-Kanäle

Halbwertszeit: 20–24 h

Fließgleichgewicht: 4–5 d

Elimination: > 90 % renal (glukuronidiert)

Therapeutischer Bereich: 20–35 mg/l (80–140 mol/l, Umrechnungsfaktor 4,0)

Medikamenteninteraktionen: In Kombination mit Induktoren der Glukuronidierung wie PHT kann es zu einer Verringerung des Serumspiegels von ESL kommen, für LTG ist dieser Effekt allerdings nicht in relevantem Umfang nachgewiesen. Die Inhibition des CYP2C19-Komplexes durch ESL kann zu einer Steigerung der Serumkonzentration von Pharmaka führen, die darüber metabolisiert werden, wie PHT.

Tagesdosis: Beginn mit 400 mg in 1 ED, nach 1 bis 2 Wochen auf 800 mg/d in 1 ED, ggf weiter bis 1200 mg/d in 1 ED

Anwendungsspektrum: In einer plazebokontrollierten doppelblinden randomisierten Studie mit 327 erwachsenen Patienten (> 4 Anfälle in 4 Wochen), die im Median bereits 2 AEDs einnahmen, konnte inklusiv der insgesamt 1 Jahr dauernden (Nach-)Beobachtungsphase in über 10 % Anfallsfreiheit dokumentiert werden und im Median eine Anfallsreduktion um etwa 35 % (Hufnagel et al. 2013). Eine klinische Phase-IIa-Studie an 35 Kindern und Jugendlichen (2–18 Jahre) mit ≥ 4 komlex fokalen Anfällen/4 Wochen mit Aufdosierungsschritten (5 mg/kgKG, 15 mg/kgKG und 30 mg/kgKG (max.1800mg/d) für jeweils 4 Wochen) zeigte eine raschere Clearence von ESL bei Kindern, die Pharmakokinetik war dosisabhängig linear. Die Verträglichkeit von Dosen bis 15 mg/kgKG war gut, bei höheren traten zunehmend zentralnervöse Nebenwirkungen auf. Die Wirksamkeit war ebenso dosisabhängig und führte bei zwei Kindern zu Anfallsfreiheit (Almeida et al. 2008).

Nebenwirkungen:

- akute dosisabhängige: Schwindel, Übelkeit/Erbrechen, Doppelbilder, Kopfschmerzen. Schläfrigkeit/Schlaflosigkeit, Reizbarkeit
- idiosynkratische/allergische: Hautausschlag, bei HLA-B-1502- oder HLA-A-3102-positiven Patienten auch Stevens-Johnson-Syndrom
- chronische: Appetitstörung, Gedächtnis- und Aufmerksamkeitsstörung, Lethargie, Depression, Schlafstörungrn, Nystagmus, Dysarthrie, Koordinationsstörungen, Ataxie, Hyponatriämie (1 %), Verlängerung des PR-Intervalls (CAVE: AV-Block)
- Teratogenität: keine Daten

Bemerkung: Die Idee, ein Derivat des CBZ einzusetzen, das weniger Nebenwirkungs- und Interaktionsrisiken birgt, ist ein vielversprechender Ansatz. So sind weniger häufig Hyponatriämien zu beobachten als bei OXC, aber sie kommen ebenso vor. Ähnliches gilt für die anderen unerwünschten Wirkungen – ist auf CBZ oder OXC aus Gründen der Wirksamkeit nicht zu verzichten, sind die Nebenwirkungen aber nicht tolerabel, so kann ein Umsetzen auf ESL versucht werden.

Zulassung (Deutschland): Erwachsene zur Zusatztherapie bei partiellen Anfällen mit und ohne sekundäre Generalisierung. (Fachinformation)

Literatur: Hufnagel et al. (2013)

Ethosuximid

Abkürzung: ESM

Handelsnamen: Petnidan®, Suxilep®, Suxinutin® (250 mg Tabletten, Tropfen: 32 Tropfen (= 1 g Lösung) entsprechen 500 mg ESM, Saft: 50 mg/ml)

Molekül: ein substituiertes Suximid mit einer Ringstruktur ähnlich der des Phenytoins

Wirkmechanismus: reduziert die spannungssensiblen Kalziumströme in den thalamischen Neuronen

Absorption: 90–95 %; maximale Plasmakonzentration nach 3–7 h nach oraler Einnahme

Proteinbindung: keine

Halbwertszeit: 40–60 h bei Erwachsenen, 30–40 h bei Kindern

Fließgleichgewicht: 4–10 d

Elimination: hepatisch; etwa 20 % werden unverändert im Urin ausgeschieden.

Therapeutischer Bereich: 40–100 µg/ml (280–700 µmol/l; Umrechnungsfaktor: 7,1), bis 150 µg/ml werden von einigen Patienten gut toleriert.

Medikamenteninteraktionen: mäßig ausgeprägt; leberenzymaktivierende Medikamente erhöhen die Clearance von ESM und senken deren Serumkonzentration um15–25 % ab, VPA führt zur Erhöhung der Serumkonzentration von ESM; keine Interaktion mit oralen Kontrazeptiva

Tagesdosis:

- Jugendliche, Erwachsene: 500–2000 mg (10–20 mg/kgKG); Beginn mit 250 mg, alle ein bis zwei Wochen um 250 mg erhöhen, in 2 ED
- Kinder: 15–40 mg/kgKG, in 2 ED

Anwendungsspektrum:

- Vergleichsstudien der Klasse III zeigen eine äquivalente Wirksamkeit zu VPA bei der Kontrolle von Absencen. Klasse-IV-Studien weisen auf eine Wirksamkeit in der Kombination mit VPA bei kombiniertem Auftreten von Myoklonien mit und ohne Absencen hin (Nabulsi et al. 2013).

Der Einsatz erfolgt bei Absencen, supraadditive Wirkung in Kombination mit VPA, und epileptischem negativen Myoklonus bei generalisierten und fokalen Epilepsien im Kindesalter

Nebenwirkungen:

- akute dosisabhängige: Übelkeit, Erbrechen, Singultus, Müdigkeit, Kopfschmerzen, Depression, extrapyramidale Bewegungsstörungen, Psychose (forcierte Normalisierung)
- idiosynkratische/allergische: selten; Hautausschlag, Erythema multiforme, Stevens-Johnson-Syndrom; Panzytopenie; lupusähnliches Syndrom
- Chronische Nebenwirkungen können in einer Aufmerksamkeitsstörung bestehen. Diese scheint jedoch geringer ausgeprägt als unter VPA oder LTG (bei Behandlung der Absenceepilepsie des Kindesalters (Glauser et al. 2010).
- Teratogenität: nicht bekannt

Bemerkung: Zur Erstbehandlung bei jungen Kindern mit einer Absenceepilepsie des Kindesalters, je älter das Kind, umso eher sollte primär VPA oder LTG eingesetzt werden (in der Regel ab dem Alter von etwa zehn Jahren).

Zulassung (Deutschland): für pyknoleptische Absencen sowie komplexe und atypische Absencen. Für myoklonisch astatische Anfälle und JME, wenn andere AEDs nicht wirksam. (Fachinformation)

Literatur: Capovilla et al. (1999), Bourgeois (2008)

Felbamat

Abkürzung: FBM

Handelsname: Taloxa® (400 mg, 600 mg Tabletten, Saft: 5 ml entsprechen 600 mg)

Molekül: ein Dicarbamat, chemisch verwandt mit Meprobamat

Wirkmechanismus: Hemmung der spannungssensiblen Natriumkanäle, Blockade des N-Methyl-D-Aspartat-Rezeptors und damit der glutamatabhängigen Exzitation, Hemmung der spannungssensiblen Kalziumkanäle

Absorption: 90 %; maximale Plasmakonzentration 2–6 h nach oraler Einnahme; kein Einfluss durch Nahrung
Proteinbindung: 20–30 %
Halbwertszeit: 14–25 h, 10–18 h bei Komedikation enzyminduzierender AEDs
Fließgleichgewicht: 4 d
Elimination: hepatisch (Oxidation und Hydrolyse) sowie renal
Therapeutischer Bereich: 20–80 µg/ml (85–340 µmol/ml), Umrechnungsfaktor 4,20
Medikamenteninteraktionen: FBM verursacht einen Anstieg der Serumkonzentrationen des Carbamazepin-Epoxids (bei gleichzeitigem Absinken der Serumkonzentration von CBZ), von VPA, PB und PHT, die Dosis dieser Substanzen als Begleitantiepileptika sollte deshalb um 20–30 % gesenkt werden; FBM erhöht gering die Serumkonzentrationen von LTG und VGB (um 15 %); leberenzymaktivierende Antiepileptika erhöhen die Clearance von FBM; GBP erhöht die Serumkonzentration von FBM; FBM setzt die Wirksamkeit von oralen Kontrazeptiva herab.
Tagesdosis:
- Jugendliche, Erwachsene: 1200–2400 (-3600) mg/ kgKG; Beginn mit 500 mg, Erhöhung in 250-mg-Schritten; Verabreichung in 2 ED
- Kinder: 20–60 mg/kgKG (bis 90 mg/kgKG); im Allgemeinen in der 1. Woche 15 mg/kgKG, in der 2. Woche 30 mg/kgKG und in der 3. Woche 45 mg/kgKG; Verabreichung in 2 ED

Anwendungsspektrum:
- 1 Klasse-III-Studie zeigte die Überlegenheit von FBM in der Monotherapie gegenüber VPA bei Patienten mit fokalen Anfällen, weitere in der Zusatztherapie bei Lennoox-Gastaut-Syndrom, insbesondere bei Sturzanfällen (Nabulsi et al. 2013).
  Insgesamt besteht ein breites Wirksamkeitsspektrum:
- Der Einsatz erfolgt meist bei den verschiedenen Anfallsformen des Lennox-Gastaut-Syndroms.
- therapieresistentes West-Syndrom

Nebenwirkungen:
- akute dosisabhängige: Übelkeit und Erbrechen, Kopfschmerzen, Appetitmangel, Gewichtsverlust, Schlafstörungen, Verschwommensehen, Ataxie
- idiosynkratische/allergische: aplastische Anämie (in 30 % tödlich), akutes Leberversagen (in 60 % tödlich); den idiosynkratischen Reaktionen liegt möglicherweise eine mangelhafte Detoxifikation des Felbamatmetaboliten Atropaldehyd (ATRAPAL) zugrunde.
- chronische: unbekannt; keine kognitiven Störungen, z. T. erhöhte Wachheit
- Teratogenität: unbekannt

Bemerkungen: Das Felbamat-assoziierte Risiko der aplastischen Anämie und der Hepatotoxizität gibt **Tabelle 19-13** wieder. Bisher wurde noch keine Felbamat-assoziierte aplastische Anämie bei unter 13 Jahre alten Kindern beobachet. Von 33 Patienten mit aplastischer Anämie waren 97 % > 17 Jahre), Frauen waren häufiger betroffen (67 %), 79 % erhielten weitere Medikamente und über 50 % hatten zuvor bereits toxische oder allergische Nebenwirkungen auf ein AED gezeigt. Die Dosis war im mittleren Bereich, die Therapiedauer 23–339 d bis zum Auftreten der aplastischen Anämie. Von 18 Patienten mit Leberversagen waren 78 % weiblich, 50 % über 17 Jahre alt und bekamen 25–939 d FBM. Während bei 7/18 ein direkter Zusammenhang zur FBM-Therapie herstellbar ist, hatten die anderen Patienten weitere Risiken wie SE, Hepatitis, Schock (Pellok et al. 1999). Die Toxizität scheint mit der Dosis zu korrelieren (Tribut et al. 2010). FBM darf nur bei Kindern, Jugendlichen und Erwachsenen mit

Tabelle 19-13: Mit Felbamat assoziierte Risiken

Ereignis	Gesamtrisiko	Letalitätsrisiko
aplastische Anämie	1 : 3000	1 : 10 000
Hepatotoxizität	1 : 7000	1 : 12 500
kombiniertes Risiko	1 : 2000	1 : 5500

schweren Epilepsien, insbesondere beim Lennox-Gastaut-Syndrom, eingesetzt werden, die mit anderen relevanten Antiepileptika nicht zufriedenstellend behandelt werden können. Vor der Verordnung von FBM sollte eine sorgfältige Anamnese bezüglich hämatologischer und hepatologischer Vorerkrankungen erhoben werden, außerdem sollten zuvor eine Kontrolle von Blutbild und Leberfunktionstests (ASAT, ALAT, Bilirubin) vorgenommen werden. Der Hersteller empfiehlt regelmäßige Kontrollen dieser Werte alle vier Wochen. Diese Maßnahme gestattet allerdings nicht zuverlässig die Früherkennung der aplastischen Anämie und des akuten Leberversagens, besser sind häufige ärztliche Untersuchungen vor allem in den ersten 6 Monaten der Therapie mit einer klinischen Überprüfung der Verträglichkeit: Änderungen in der Befindlichkeit, Aktivität, Schlafverhalten sind ebenso relevant wie Petechien und Haut-/Zahnfleischbluten, auch wenn diese Symptome im Rahmen eines Infektes auffällig werden. FBM sollte sofort abgesetzt werden, wenn sich erste Hinweise auf eine aplastische Anämie oder ein akutes Leberversagen ergeben.

Zulassung: FBM ist zugelassen zur Zusatztherapie bei Kindern ab 4 Jahren und Erwachsenen mit Lennox-Gastaut-Syndrom, das mit anderen AEDs nicht zu behandeln ist.

Zulassung (Deutschland): Zusatztherapie des LGS ab 4 Jahren. (Fachinformation)

Literatur: Felbamate Study Group in Lennox-Gastaut Syndrome (1993), Pellock (1999), Thompson et al. (1999), Bourgeois (2008)

Gabapentin

Abkürzung: GBP

Handelsname: Gabapentin®, Neurontin® (100 mg, 300 mg, 600 mg, 800 mg Tabletten

Molekül: strukturelles GABA-Analog

Wirkmechanismus: Verstärkung der GABAergen Inhibition, Wirkung auf das L-Aminosäuren-Transportsystem, das GABA aus dem Extrazellulärraum in die Zellen transferiert

Absorption: dosisabhängig: 300 mg zu 60 %, 4800 mg zu 35 %; die Bioverfügbarkeit wird höher mit häufigerer Verabreichung der ED; die Einnahme mit Nahrung beeinflusst die Absorption nicht; maximale Plasmakonzentration 2–3 h nach oraler Einnahme, wird rektal nicht absorbiert.

Proteinbindung: keine

Halbwertszeit: 5–7 h

Fließgleichgewicht: 1–2 d

Elimination: renal

Therapeutischer Bereich: 5–16 µg/ml, (30–90 µmol/l; Umrechnungsfaktor: 5,84), die Bestimmung der Serumkonzentration ist in der Regel nicht notwendig.

Medikamenteninteraktionen: keine signifikanten mit Ausnahme der Interaktion mit FBM: GBP verlängert die Eliminationshalbwertszeit von FBM um 50 %; Antazida setzen die Absorption leicht herab; keine Interaktion mit oralen Kontrazeptiva

Tagesdosis:

- Jugendliche, Erwachsene: 1200–2400 (–4800) mg, Beginn mit 300 mg am ersten Tag, 2-mal 300 mg am zweiten Tag und 3-mal 300 mg am dritten Tag, weitere Steigerung um 300 mg je nach Wirkung, Verabreichung in 3 ED
- Kinder: 30–50 mg/kgKG, mit 10 mg/kgKG beginnen, um 10 mg/d steigern (bis maximal 100 mg/kgKG, sofern verträglich), Verabreichung in 3 ED

Anwendungsspektrum:

- Laut 2 Klasse-III-Studien (doppelblind, plazebokontrolliert) besteht eine Evidenz der möglichen Wirksamkeit bei refraktärer fokaler Epilepsie (Nabulsi et al. 2013).
- Monotherapie und Zusatztherapie bei Erwachsenen, Jugendlichen und Kindern mit fokalen und sekundär generalisierten Anfällen
- GBP ist außerhalb der antiepileptischen Indikation auch bei einer Reihe von Schmerzsyndromen wirksam (u. a. bei Herpes zoster, Trigeminusneuralgie, diabetischer Neuropathie)

Nebenwirkungen:

- akute dosisabhängige: Schläfrigkeit, Müdigkeit, Schwindel, Kopfschmerzen, Übelkeit, Ataxie, Nystagmus; bei Kindern Verhaltensauffälligkeiten in Form aggressiven Verhaltens und Hyperexzitabilität
- idiosynkratische/allergische: selten
- chronische: Gewichtszunahme, Bewegungsstörungen (Choreoathetosen, dystone Bewegungen), Enuresis. Im Vergleich zu CBZ und Plazebo zeigte sich bei Erwachsenen keine kognitive Beeinträchtigung unter GBP (Meador et al. 1999).
- Teratogenität: nicht bekannt

Bemerkung: Trotz des guten Abschneidens von GBP in vielen AED-Vergleichsstudien kommt es im klinischen Alltag bei Kindern und Jugendlichen wenig zum Einsatz – ein möglicher Grund kann die bei regulärer Eindosierungsgeschwindigkeit zu beobachtende höhere Nebenwirkungsrate sein, die Wirksamkeit wird offensichtlich häufig ebenso als nicht ausreichend eingeschätzt.

Zulassung (Deutschland): ab 6 Jahre: Zusatztherapie für partielle Anfälle (± sekundärer Generalisierung). Ab 12 Jahre in der Monotherapie. (Fachinformation)

Literatur: Pellock et al. 1999, Holmes et al. 2008

Lacosamid

Abkürzung: LCM

Handelsname: Vimpat® (50 mg, 100 mg, 150 mg, 200 mg Tabletten, 10 mg/ml Sirup, 10 mg/ml Infusionslösung)

Molekül: funktionalisierte Aminosäure

Wirkmechanismus: Hemmung der (langsamen) spannungsabhängigen Natriumkanäle

Absorbition: 100 %

Maximale Plasmakonzentration: 0,5–4 h

Proteinbindung: < 15 %

Halbwertszeit: 13 h

Fließgleichgewicht: 3 d

Elimination: renal zu 95 % unverändert ausgeschieden

Therapeutischer Bereich: (2,5–7,5 mg/l)

Medikamenteninteraktionen: Enzyminduktoren senken den Serumspiegel um bis zu 25 %. CAVE: Kombination mit AEDs, die ebenso die PR-Zeit verlängern können (CBZ, LTG, PGB)

Tagesdosis:

- Jugendliche und Erwachsene: 2 × 50 mg/d in der ersten Woche, 2 × 100 mg/d in der zweiten Woche, 2 × 150 mg/d in der dritten Woche bis max. 2 × 200 mg/d ab der vierten Woche

Anwendungsspektrum: Der Einsatz von LCM bei Jugendlichen und Erwachsenen zeigt eine ähnliche Wirksamkeit: Anfallsreduktion um 50 % bei etwa 45 % (auch noch nach einem Jahr) (Verrotti et al. 2013). Eine spanische Open-Label-Studie mit 130 Patienten zwischen 6 Monaten und 16 Jahren und therepieresistenten Anfällen (partielle Epilepsie und symptomatisch generalisiert) konnte nach drei Monaten bei etwa 10 % Anfallsfreiheit und bei etwa 60 % eine Anfallsreduktion > 50 % dokumentieren (auch: bei 30 % Nebenwirkungen)

Nebenwirkungen:

- akute dosisabhängige: Schwindel, Kopfschmerz, Übelkeit, Doppelbilder, Koordinations- und Gleichgewichtsstörungen, Muskelspasmen, Verlängerung des PR-Intervalls im EKG (AV-Block)
- idiosynkratische/allergische: Arzneimittelüberempfindlichkeit, Agranulozytose
- chronische: Gedächtnisstörungen, Aufmerksamkeitsstörungen, Dysarthrie, Nystagmus
- Teratogenität: nicht bekannt, Einatz während einer Schwangerschaft nur bei Unverzichtbarkeit

Zulassung (Deutschland): ab 16 Jahre für die Zusatztherapie fokaler Anfälle mit oder ohne sekundäre Generalisierung. (Fachinformation)

Literatur: Casas-Fernández et al. (2012)

Lamotrigin

Abkürzung: LTG

Handelsname: Lamictal®, zahlreiche andere (5 mg, 25 mg, 50 mg, 100 mg, 200 mg Tabletten)

Molekül: ein Triazinderivat

Wirkmechanismus: Hemmung der spannungssensiblen Natriumkanäle und T-Typ-Kalziumkanäle, setzt die Frequenz der schnell entladenden Neuronen herab, hemmt die pathologische Freisetzung der exzitatorischen Aminosäuren Glutamat und Aspartat

Absorption: 98 %; maximale Plasmakonzentration 1–3 h nach oraler Einnahme; die Einnahme mit Nahrung beeinflusst die Absorption nicht.

Proteinbindung: 55 %, keine Proteinbindungsinteraktionen

Halbwertszeit: 15–30 h (Monotherapie), bei Kindern < 12LJ kürzer, bei Kindern > 2LJ deutlich länger!

Fließgleichgewicht: 5–6 d

- in Kombination mit leberenzymaktivierenden Antiepileptika: Halbwertzeit 8–20 h, Fließgleichgewicht 2–3 d
- in Kombination mit VPA: Halbwertzeit 30–90 h, Fließgleichgewicht 9–11 d
- in Kombination mit leberenzymaktivierenden Antiepileptika plus VPA: Halbwertzeit 24–30 h, Fließgleichgewicht 7–9 d

Elimination: LTG wird metabolisiert zu inaktiven Metaboliten (hauptsächlich durch Glukuronidierung).

Therapeutischer Bereich: 3–15 µg/ml (12–56 µmol/l; Umrechungsfaktor: 3,93)

Medikamenteninteraktionen: LTG beeinflusst zwar andere Antiepileptika nicht, es wird jedoch von anderen Antiepileptika beeinflusst: VPA hemmt die Elimination von LTG, alle leberenzymaktivierenden Antiepileptika beschleunigen dessen Elimination, eine Dosisanpassung dieser Substanzen als Begleitantiepileptika ist unbedingt erforderlich; keine Beeinflussung oraler Kontrazeptiva durch LTG, die Lamotriginplasmakonzentration wird allerdings um bis zu 50 % durch orale Kontrazeptiva herabgesetzt.

Tagesdosis siehe **Tabelle 19-14**

Anwendungsspektrum:

- 4 Klasse-III-Studien für LTG in der Monotherapie bei fokal und generalisiert beginnenden Anfällen zeigen eine möglicherweise ebenbürtige Wirksamkeit von LTG wie CBZ, VPA, PHT und GBP. Eine weitere Klasse-III-Studie bestätigt ebenso die Wirksamkeit in der Zusatztherapie refraktärer fokaler Anfälle, eine Klasse-II-Studie bei refraktären primär generalisierten Anfällen. Ein Cochrane Review kommt zu dem Schluss der äquivalenten Wirksamkeit von VPA und LTG bei Absencen. Bei Kindern scheint die Wirksamkeit der des VPA ähnlich, der Wirkungseintritt jedoch verzögert. Für das Lennox-Gastaut-Syndrom liegen Klasse-I- und -II-Studien mit

Tabelle 19-14: LTG-Eindosierung

Monotherapie	Kinder	Erwachsene
Woche 1 + 2	0,5 mg/kg	25 mg
Woche 3 + 4	1 mg/kg	50 mg
Erhaltungsdosis	2–8 mg/kg	100–200 mg
Verabreichung in 1–2 Einzeldosen, eine Höherdosierung ist möglich		
Zusatztherapie bei Kindern (4–11 Jahre)		
	enzyminduzierende oder andere Antiepileptika	
	ohne Valproat	mit Valproat
Woche 1 + 2	2 mg/kg	0,2 mg/kg
Woche 3 + 4	5 mg/kg	0,5 mg/kg
Erhaltungsdosis	5–15 mg/kg	1–5 mg/kg
Verabreichung in 2 Einzeldosen, eine Höherdosierung ist möglich		
Zusatztherapie bei Kindern ab 12 Jahren und Erwachsenen		
	enzyminduzierende oder andere Antiepileptika	
	ohne Valproat	mit Valproat
Woche 1 + 2	50 mg	12,5 mg
Woche 3 + 4	100 mg	25 mg
Erhaltungsdosis	200–400 mg	100–200 mg
Verabreichung in 1–2 Einzeldosen, eine Höherdosierung ist möglich		

einer als wahrscheinlich anzusehenden Wirksamkeit bei sekundär generalisierten Anfällen vor (Zusatztherapie). Für die Wirksamkeit bei myoklonischen Anfällen sprechen Klasse-IV-Studien, allerdings mit dem Risiko der Aggravation (Nabulsi et al. 2013).

LTG hat ein besonders breites Wirksamkeitsspektrum, der Einsatz erfolgt als:

- Monotherapie und Zusatztherapie bei fokalen und sekundär generalisierten Epilepsien
- Monotherapie und Zusatztherapie bei typischen Absencen
- Zusatztherapie beim Lennox-Gastaut-Syndrom
- Zusatztherapie bei primär generalisierten Epilepsien mit tonisch-klonischen, myoklonischen, atonischen und tonischen Anfällen

Nebenwirkungen:

- akute dosisabhängige: Müdigkeit, Schwindel, Tremor, Ataxie, Doppelbilder, Nystagmus, Schlafstörungen
- idiosynkratische/allergische: ursprünglich Hautausschlag in Kombinationstherapie bei 5–15 % der Patienten; Auftreten ganz überwiegend in den ersten 8 Wochen, Risikofaktoren: junges Alter, rasche Aufdosierung und Kombination mit VPA, bei Berücksichtigung der Risikofaktoren jetzt unter 5 %; Inzidenz des Stevens-Johnson-Syndroms oder Lyell-Syndroms bei Kindern 0,5 %, bei Erwachsenen 0,1 %; bei langsamer Aufdosierung (s. o.) erheblich seltener; selten: Neutropenie, Thrombopenie; sehr selten: systemische Hypersensitivitätsreaktion mit Fieber, Lymphadenopathie und Beteiligung verschiedener Organe, insbesondere der Leber
- chronische: keine. Kognitive Beeinträchtigungen konnten unter LTG nicht gefunden werden (im Vergleich zu Plazebo) (Pressler et al. 2006), stattdessen weisen einzelne Kinder und Jugendliche unter einer LTG-Dauertherapie auch positive Effekte im Bereich von Konzentration und Vigilanz auf (Brodbeck et al. 2006).
- Teratogenität: in Monotherapie bisher keine nachgewiesen, genaues Potenzial noch unbekannt

Bemerkung: LTG bietet verschiedene Vorteile: Es beeinflusst nicht das Körpergewicht, zumeist auch nicht die Kognition und kann Stimmung und Lebensqualität bei einem Teil der Patienten verbessern. Offensichtlich wird es daher – trotz der Hürden in der Eindosierung und Interaktionen – bei Kindern und Jugendlichen bevorzugt eingesetzt.

Zulassung (Deutschland): 2–12 Jahre: Monotherapie typischer Absencen, Zusatztherapie bei partiellen oder generalisierten Anfällen. Ab 13 Jahre: auch als Monotherapie, bei LGS als Zusatztherapie, aber auch als initiales AED. (Fachinformation)

Literatur: Siemes (1997), Motte et al. (1997), Pellock (2008), Holmes (2008)

Levetiracetam

Abkürzung: LEV

Handelsname: Keppra® und andere (250 mg, 500 mg, 750 mg, 1000 mg, 1250 mg, 1500 mg Tabletten oder Granulat, Lösung mit 100 mg/ml, Infusionslösung)

Molekül: Pyrrolidon-Derivat (S-Enantiomer)

Wirkmechanismus: noch nicht genau bekannt, beeinflusst die intraneurale Kalziumkonzentration durch Blockade der N-Typ-Kalziumkanäle, verlängert die Repolarisationszeit, bindet an das synaptische Vesikelprotein SV2A und beeinflusst dadurch die Neurotransmitterfreisetzung.

Absorption: über 95 %; maximale Plasmakonzentration 0,6–1,3 h nach oraler Einnahme, die Einnahme mit Nahrung beeinflusst die Absorption nicht.

Proteinbindung: praktisch keine (< 10 %)

Halbwertszeit: Erwachsene 6–8 h, Kinder 6 h

Fließgleichgewicht: 2 d

Elimination: 66 % werden unverändert, 24 % als inaktiver Metabolit renal ausgeschieden, bei Kindern ist die Clearance um 30–40 % höher als bei Erwachsenen.

Therapeutischer Bereich: 3–34 µg/ml (vorläufig)

Medikamenteninteraktionen: keine, keine Interaktion mit oralen Kontrazeptiva

Tagesdosis:
- Jugendliche, Erwachsene: 1000–3000 mg (maximal 4000 mg), Beginn mit 1000 mg; ab der 3. Woche 2000 mg und ab der 5. Woche 3000 mg, jeweils verteilt auf 2 ED
- Kinder: 20–60 mg/kgKG, Höherdosierung möglich, einzelne Erfolge bis 150 mg/kgKG beschrieben

Anwendungsspektrum:
- Klasse-III-Studie zeigt eine mögliche Wirksamkeit in der Zusatztherapie bei fokalen Anfällen (Nabulsi et al. 2013). Es besteht eine besondere therapeutische Breite und Wirksamkeitsspektrum:
- Monotherapie, Zusatztherapie bei Erwachsenen und Kindern mit fokalen Epilepsien
- Monotherapie, Zusatztherapie bei Erwachsenen und Kindern mit IGE-Epilepsien
- Jugendliche und Erwachsene mit JME
- Kinder mit IFE, Landau-Kleffner-Syndrom und CSWS-Syndrom
- myoklonische Anfälle als Symptom verschiedener Krankheiten

Nebenwirkungen:
- akute dosisabhängige: Müdigkeit, Schläfrigkeit, Schwächegefühl, Schwindel, Koordinationsstörungen (Ataxie, Gangstörungen), besonders bei Kindern Verhaltensstörungen (Agitation, emotionale Labilität), durch langsames Aufdosieren können diese Nebenwirkungen z. T. abgeschwächt oder vermieden werden.
- idiosynkratische/allergische: häufig Exanthem
- chronische: häufig Verhaltensstörungen bei Kindern, vor allem bei solchen mit Verhaltensauffälligkeiten in der Vorgeschichte (Aggression, emotionale Labilität, Feindseligkeit, psychotische Reaktion), deren Häufigkeit kann durch langsames Aufdosieren vermindert werden, LEV kann zu einem signifikanten Gewichtsverlust führen. Studien zu kognitiven Funktionen liegen nur bei Erwachsenen vor, in denen im Vergleich zu CBZ ein positiver Effekt nachgewiesen werden konnte (Helmstaedter et al. 2010).
- Teratogenität: nicht bekannt

Bemerkungen: günstiges pharmakokinetisches Profil, bis auf Verhaltensstörungen vergleichsweise sehr gut verträglich, es steht neben den oralen Darreichungsformen auch ein Konzentrat zur Herstellung einer Infusionslösung zur Verfügung. Entsprechend erfolgt der Einsatz bei breiter Indikationsstellung. Der rasche Wirkungseintritt ermöglicht eine zeitnahe Beurteilung.

Zulassung (Deutschland): ab 1 Monat: Zusatzbehandlung bei partiellen Anfällen mit oder ohne sekundäre Generalisierung. Ab 12 Jahre: Zusatzbehandlung myoklonischer Anfälle bei JME und GTKA bei IGE. Ab 16 Jahre: Monotherapie (auch initial) bei partiellen Anfällen mit oder ohne sekundäre Generalisierung. (Fachinformation)

Literatur: Vigevano (2005), Sankar et al. 2008

Lorazepam

Abkürzung: LZP

Handelsnamen: Tavor®, Tolid® und andere (1 mg, 2,5 mg Tabletten oder lyophilisierte Plättchen, Infusionslösung)

Molekül: 1,4-Benzodiazepin

Wirkmechanismus: verstärkt die GABAerge Transmission, wirkt am Benzodiazepinrezeptor des $GABA_A$-Rezeptorkomplexes

Absorption: hohe Bioverfügbarkeit nach oraler Einnahme, maximale Plasmakonzentration innerhalb von 90–120 min, bei sublingualer Anwendung innerhalb von 60 min

Proteinbindung: 90 %

Halbwertszeit: bei oraler Verabreichung an Erwachsene 15 h, an Kinder 10 h; nach i. v. Gabe 1. Verteilungsphase: Halbwertszeit von 2–3 h, 2. Phase: wie orale Einnahme

Fließgleichgewicht: 4 h

Elimination: hepatisch (Glukuronidierung)

Therapeutischer Bereich: minimale Plasmakonzentration 30 ng/ml; die Messung ist wenig hilfreich.

Medikamenteninteraktionen: keine wesentlichen mit anderen Antiepileptika, VPA reduziert die Clearance von Lorazepam.

Dosierung:

- i. v.: Kinder, Jugendliche und Erwachsene 0,1 mg/kgKG (maximal 4 mg), Geschwindigkeit der Verabreichung nicht rascher als 2 mg/min, die Dosis kann nach zehn Minuten wiederholt werden.
- sublingual: Erwachsene 2,5 mg, Kinder 0,05–0,15 mg/kgKG

Anwendungsspektrum:

- Klasse-III-Studie weist auf eine ähnliche Wirksamkeit bei der i. v. Therapie des SE wie DZP hin (Nabulsi et al. 2013).
- i. v. Behandlung des SE und von Anfallsserien (weniger Nebenwirkungen und längere Wirkdauer als DZP)
- sublinguale Anwendung zur Unterbrechung von Anfallsserien (in dieser Darreichung eher nicht geeignet zur Behandlung des GTKSE)

Nebenwirkungen:

- akute dosisabhängige: Sedierung, Atemdepression (sehr viel seltener als bei DZP); anterograde Amnesie und beeinträchtigte psychomotorische Funktionen; wiederholte Dosen sind mit Nachlassen der Wirksamkeit verbunden, der plötzliche Entzug kann dann in den folgenden 60 h Anfälle provozieren.
- Teratogenität: nicht bekannt

Zulassung (Deutschland): Als Injektionslösung zur Unterbrechung eines SE. (Fachinformation)

Literatur: Farrell et al. (2008)

Mesuximid

Abkürzung: MSM

Handelsname: Petinutin® (150 mg, 300 mg Tabletten)

Molekül: N,2-Dimethyl-2-Phenyl-Suximid (Suximid-Derivat)

Wirkmechanismus: unbekannt, wahrscheinlich ähnlich ESM bei Absencen und ähnlich PHT bei fokalen und sekundär generalisierten Anfällen, MSM wird rasch und nahezu vollständig zu dem aktiven Metaboliten N-Desmethylmesuximid umgewandelt.

Absorption: vollständig; maximale Plasmakonzentration 1–4 h nach oraler Einnahme

Proteinbindung: N-Desmethylmesuximid etwa 50 %

Halbwertszeit: MSM 1–2½ h, N-Desmethylmesuximid 34–48 h (Erwachsene), 16–45 h (Kinder)

Fließgleichgewicht: 8 d

Elimination: hepatisch

Therapeutischer Bereich: N-Desmethylmesuximid 10–40 µg/ml (50–200 µmol/l; Umrechnungsfaktor: 4,92)

Medikamenteninteraktionen: MSM erhöht die Serumkonzentrationen von PHT und PB beträchtlich, PHT und PB erhöhen umgekehrt die Serumkonzentrationen von N-Desmethylmesuximid; bei Zugabe von MSM zu PRM kommt es zu einem Anstieg der Serumkonzentration des vom PRM stammenden PBs, MSM senkt die Carbamazepinkonzentration um etwa 20–45 % ab.

Dosierung:

- Jugendliche, Erwachsene: 900–1200 mg; Beginn mit 300 mg, Steigerung alle 2 Wochen um 150 mg oder 300 mg; Verabreichung in 2 ED
- Kinder: 20 mg/kgKG; Beginn mit 150 mg, Steigerung um 150 mg alle 2 Wochen; Verabreichung in 2 ED
- Eindosierung über 3–4 Wochen

Anwendungsspektrum:

- Es liegen nur einzelne retrospektive Klasse-IV-Studien vor, die MSM als potenziell wirksame Substanz bei refraktärer Epilepsie beschreiben (Nabulsi et al. 2013). Der Einsatz ist therapierefraktären Epilepsien vorbehalten:
- therapieresistente typische und atypische Absencen
- therapieresistente Epilepsien mit komplexen fokalen Anfällen und sekundärer Generalisierung
- Lennox-Gastaut-Syndrom

Nebenwirkungen:

- akute dosisabhängige (etwas häufiger als bei ESM): gastrointestinale Beschwerden mit Appetitmangel, Übelkeit, Erbrechen, Schluckauf, Bauchschmerzen; Müdigkeit, Kopfschmerzen, Lichtscheu, Konfusion, Ataxie, Schwin-

delgefühl, Irritabilität, selten transiente Leukopenie
- idiosynkratische/allergische: Hautausschlag; Verhaltensänderungen; extrapyramidale Reaktionen
- chronische: selten
- Teratogenität: unbekannt

Zulassung (Deutschland): Bei Petit Mal im Rahmen gemischter Epilepsien, bei Absencen, deren Behandlung mit anderen AEDs nicht zum Erfolg geführt hat. (Fachinformation)

Literatur: Stenzel et al. (1977), Browne (1995), Bourgeois (2008)

Midazolam

Abkürzung: MDZ

Handelsnamen: Dormicum®, Buccolam® und andere (7,5 mg Tabletten, Lösung zum Einnehmen: 2 mg/ml, Lösung zur bukkalen Applikation: 2,5 mg, 5 mg, 7,5 mg, 10 mg und Injektionslösung)

Molekül: 1,4-Benzodiazepin, wasserlösliches Benzodiazepin

Wirkmechanismus: verstärkt die GABAerge Transmission, wirkt am Benzodiazepinrezeptor des $GABA_A$-Rezeptorkomplexes

Absorption: 80–100 % Bioverfügbarkeit nach oraler Einnahme, maximale Plasmakonzentration innerhalb von 60 min

Proteinbindung: 96–98 %

Halbwertszeit: Kinder im Alter von sechs Monaten bis zehn Jahren 1–4 h, Erwachsene 2–6 h

Fließgleichgewicht: keine Daten

Elimination: hepatisch (Cytochrom P450-3A), keine aktiven Metaboliten

Therapeutischer Bereich: Die Messung ist nicht sinnvoll.

Medikamenteninteraktionen: Der Abbau von MDZ wird induziert durch CBZ und PHT.

Dosierung:
- i. v. Bolus: 0,15 mg/kgKG in 2–5 min, falls unwirksam: Beginn mit kontinuierlicher Infusion, 1,5 µg/kg/min, Erhöhung der Dosis alle 15 min um 1,0 µg/kg/min bis zur Anfallskontrolle, bis zur maximalen Dosis 18 µg/kg/min
- ED intranasal, bukkal oder i. m. 0,2 mg/kgKG

Anwendungsspektrum:
- Klasse-III- und -IV-Studien weisen MDZ als effektiv zur Unterbrechung des SE aus, und zwar sowohl i. v., i. m., intranasal und bukkal. Im Vergleich MDZ zu DZP Dauerinfusion bei SE war kein Unterschied in der Wirksamkeit, aber in der Rezidivrate festzustellen, die bei MDZ größer war (Klasse III). MDZ i. m. scheint hingegen rascher wirksam bei SE zu sein als DZP i. v., während MDZ intranasal ähnlich effektiv wie DZP i. v. ist und besser wirksam als DZP rektal (Klasse III) (Nabulsi et al. 2013).
- i. v.-Behandlung des refraktären konvulsiven SE
- primäre Behandlung des konvulsiven SE
- intranasale, bukkale Anwendung zur Anfallsunterbrechung

Nebenwirkungen:
- akute dosisabhängige: Sedierung, Ataxie, Apnoe und Hypotension können Folge der zu raschen Bolusinjektion sein.
- Teratogenität: nicht bekannt

Bemerkung: Vor allem die relativ kurze Halbwertszeit, ein großes Verteilungsvolumen und die hohe Wirksamkeit machen MDZ für die kontinuierliche Infusion gut geeignet wie auch für die bukkale/nasale Anwendung.

Zulassung (Deutschland): 3 Monate bis 18 Jahre: bukkale Anwendung bei SE (bis 6 Monate möglichst im klinischen Setting). Andere Darreichungsformen nur als Sedativa. (Fachinformation)

Literatur: McIntyre et al. (2005), Hayashi et al. (2007), Farrell et al. (2008)

Oxcarbazepin

Abkürzung: OXC

Handelsnamen: Trileptal®, Timox®, Apydan® und andere (150 mg, 300 mg, 600 mg Tabletten und Retardpräparat, Saft: 60 mg/ml)

Molekül: Keto-Analog vom CBZ

Wirkmechanismus: Begrenzung der hochfrequenten, repetitiven neuronalen Entladungen durch Blockade der spannungsabhängigen Natriumkanäle, durch Modulation der spannungsaktivierten Kalziumkanäle und Kaliumkanäle sowie sekundär durch Reduktion der glutaminergen Transmission, antiepileptisch wirksam ist vor allem der aktive Metabolit MHD (10,11-Dihydro-10-hydroxy-5H-dibenzo(b,f)azepin-5-carboxamid), der auch als Monohydroxy-CBZ oder kurz Monohydroxyderivat (MHD) bezeichnet wird.

Absorption: > 95 %, maximale Plasmakonzentration nach 4,5 h

Proteinbindung: 40 % (MHD); 70 % (OXC)

Halbwertszeit des Metaboliten MHD (OXC wird rasch und fast vollständig in MHD umgewandelt): 8–13 h, keine Autoinduktion

Fließgleichgewicht: 23 d

Elimination: fast vollständige Metabolisierung zum MHD, dieses wird in der Leber glukuronidiert und renal ausgeschieden.

Therapeutischer Bereich des Metaboliten MHD: 10–20 µg/ml (40–80 µmol/l, Umrechnungsfaktor: 3,96)

Medikamenteninteraktionen: geringer enzyminduzierend als CBZ, additive Interaktion mit CBZ; kann eine Erhöhung der VPA- und Phenytoinserumkonzentration verursachen (20–30 % bzw. 25 %), Barbiturate und PHT setzen die Serumkonzentration des aktiven Metaboliten MHD herab, OXC induziert den Abbau der oralen Kontrazeptiva, keine Interaktion mit Erythromycin und Antikoagulanzien

Tagesdosis:

- Jugendliche, Erwachsene: 600–2400 (–3600) mg, Verabreichung in 2 bis 3 ED, Beginn mit 300 mg, Aufdosierung um 150–300 mg in wöchentlichen Abständen
- Kinder: 30–50 mg/kgKG (auch höhere Tagesdosen werden von jungen Kindern vertragen), Verabreichung in 2 bis 3 ED; Beginn mit 5–10 mg/kgKG, Aufdosierung um 5–10 mg/kgKG in wöchentlichen Abständen

Bemerkung: Bei Vorbehandlung mit CBZ kann dieses sofort durch OXC ersetzt werden, wobei 200 mg CBZ 300 mg OXC entsprechen, es empfiehlt sich zunächst eine 1 : 1-Umsetzung und dann schrittweise die weitere Erhöhung auf das Verhältnis 1 : 1,5, vor allem wenn hohe CBZ-Dosen ersetzt werden sollen (bei Erwachsenen über 1500 mg CBZ).

Anwendungsspektrum:

- Klasse-I-Studie und Cochrane Review weisen OXC als effektives, sicheres und gut toleriertes AED in der Mono- und Zusatztherapie bei fokalen Anfällen im Kindesalter aus (Nabulsi et al. 2013).
- entsprechend dem CBZ: Epilepsien mit fokalen und sekundär generalisierten Anfällen in Kombinations- und Monotherapie bei Erwachsenen und Kindern
- fehlende Wirksamkeit bei Absencen und myoklonischen Anfällen, die provoziert werden können

Nebenwirkungen:

- Die Nebenwirkungen von OXC entsprechen qualitativ denen von CBZ, sind aber quantitativ schwächer ausgeprägt, bei langsamem Aufdosieren ist die Verträglichkeit besser.
- akute dosisabhängige: Müdigkeit, Schwindel, Ataxie, Kopfschmerzen (seltener als CBZ), transiente leichte Erhöhung der Leberenzymaktivität (ohne klinische Relevanz)
- idiosynkratische/allergische: Hautausschläge (seltener als bei CBZ); Kreuzreaktion in 25 % der Patienten mit einem allergischen Exanthem durch CBZ, eine langsame Eindosierung ist daher erforderlich.
- chronische: Hyponatriämie durch erhöhte Ansprechbarkeit der Nierentubuli auf das antidiuretische Hormon (häufiger als bei CBZ), bei etwa 3 % der Erwachsenen von klinischer Relevanz (Na+ < 125 mmol/l), tritt zumeist in den ersten Monaten der Therapie auf. Meist muss OXC reduziert/abgesetzt werden, auch eine leichte Flüssigkeitsrestriktion kann hilfreich sein.

  Im Vergleich zu CBZ oder VPA bei neu diagnostizierter Epilepsie fanden sich bei Kindern keine Unterschiede in der kognitiven Performance nach 6 Monaten der Therapie mit OXC (bei leichter Verbesserung der Aufmerksamkeit). Dies entspricht den Untersuchungsergebnissen bei Erwachsenen (Donati et al. 2007).
- Teratogenität: unbekannt

Bemerkung: auch wenn mit OXC ein gut verträgliches AED für die Behandlung fokaler und sekundär generalisierter Anfälle zur Verfügung steht, ist auf Nebenwirkungen wie eine psychomentale Verlangsamung, Störungen der Konzentration und der Stimmung im Verlauf besonders zu achten.

Zulassung (Deutschland): Ab 6 Jahre: Mono- oder Zusatztherapie fokaler Anfälle (± sekundärer Generalisierung). (Fachinformation)

Literatur: Bang et al. (2003), May et al. (2003), Schmidt et al. (2004), Dodson (2008)

Phenobarbital

Abkürzung: PB

Handelsnamen: Luminal®, Luminaletten® und andere (15 mg, 100 mg Tabletten, Injektionslösung)

Molekül: substituierte Barbitursäure

Wirkmechanismus: Verstärkung der GABAergen Inhibition am Benzodiazepin-$GABA_A$-Rezeptor-Komplex, Hemmung des Glutamat-Rezeptors (AMPA/Kainat)

Absorption: 90–100 %; maximale Plasmakonzentration 2 h nach oraler Einnahme

Proteinbindung: 50 %, keine signifikanten Interaktionen mit proteingebundenem PB

Halbwertszeit: ein bis fünf Tage bei Erwachsenen, ein bis drei Tage (Kinder zwölf Monate bis ein Jahr), anderthalb bis drei Tage (Kinder 1 bis 15 Jahre)

Fließgleichgewicht: 14–21 d

Elimination: vorwiegend hepatisch, etwa 25 % unverändert renal, reduziert bei Leber- und Nierenkrankheiten

Therapeutischer Bereich: 10–40 µg/ml (45–170 µmol/l; Umrechungsfaktor: 4,31), aus Verträglichkeitsgründen sollten 25 µg/ml möglichst nicht überschritten werden.

Medikamenteninteraktionen: Induktor des Leberenzymsystems Cytochrom P450, PB beschleunigt die Clearance der Antiepileptika CBZ, FBM, LTG, OXC, TGB, TPM und VPA, außerdem die der oralen Kontrazeptiva, der Antibiotika, der trizyklischen Antidepressiva, des Theophyllins und des Digoxins, die Interaktion mit PHT ist variabel; die PB-Serumkonzentration wird durch CBZ und die Benzodiazepine nicht beeinflusst, durch VPA beträchtlich erhöht.

Tagesdosis:

- Jugendliche, Erwachsene 25–200 mg (1–2 mg/kgKG), alle 2 bis 3 Wochen um 25 mg erhöhen: Verabreichung abends in einer Dosis
- Kinder (> 1 Jahr): 2–4 mg/kgKG, Verabreichung in ein bis zwei ED

Anwendungsspektrum:

- Klasse-III-Studien zeigen die mögliche Effektivität von PB in der initialen Monotherapie fokaler und primär generalisierter Anfälle (Verglichen mit PHT und CBZ) und eine wahrscheinliche Wirksamkeit bei neonatalen Anfällen und in der Rezidivprophylaxe febriler Anfälle (Nabulsi et al. 2013).
- fokale und generalisierte Epilepsien (besonders bei Kindern < 1 Jahr)
- Neugeborenenanfälle
- parenteral zur Behandlung des konvulsiven SE
- Fieberkrampfdauerprophylaxe

Nebenwirkungen:

- akute dosisabhängige: Müdigkeit, Verlangsamung, Schwindel, Verschwommensehen, Ataxie
- idiosynkratische/allergische: Hautausschläge 5–10 %, selten Stevens-Johnson-Syndrom, megaloblastäre Anämie, aplastische Anämie, Agranulozytose
- chronische: Vergleichsstudien zeigen kognitive Beeinträchtigungen (Aufmerksamkeitsstörungen, Gedächtnisstörungen) im Vergleich zu VPA und CBZ/PHT in der Langzeitanwendung, die kumulativ zu Beeinträchtigungen der Intelligenz führen können – hier sind die Studienergebnisse kontrovers (Sulzbacher et al. 1999). Verhaltensstörungen (Hyperaktivität bei bis zu 80 % der Kinder, Irritabilität, emotionale Ausbrüche) besonders im Kleinkindalter bis zur Pubertät, Schlafstörungen, depressive Verstimmung, Störung des Vitamin-D- und Kalzium-Phosphatstoffwechsels (Osteomalazie), megaloblastäre Verän-

derungen, Veränderungen des Bindegewebes (Muskelschmerzen, «eingefrorene Schulter», Dupuytren'sche Kontraktur), Interferenz mit Gerinnungsfaktoren beim Feten und Neugeborenen, sexuelle Dysfunktion

- Auf Grund einer Abhängigkeitsentwicklung und des Risikos für Entzugsanfälle und deliranter Symptomatik besteht die Notwendigkeit des langsamen Abdosierens.
- Teratogenität: Dysmorphien, kleine und große Fehlbildungen, Beeinträchtigung des Gehirnwachstums (reduzierter Kopfumfang), vermindertes Geburtsgewicht

Bemerkung: Die in den letzten 10 Jahren erhobenen Daten zur Einschränkung der kognitiven Entwicklung sowohl bei PB während der Schwangerschaft als auch beim therapeutischen Einsatz im 1. Lebensjahr und deren Erklärungsansätze (wie der neuronalen Apoptose durch höhere infantile PB-Spiegel) lassen sich bisher nicht systematisch reproduzieren. Stattdessen scheinen die Differenzen zu anderen AEDs statistisch nicht signifikant zu sein. Nicht zuletzt auch auf Grund der weltweiten Verfügbarkeit und Sicherheit bleibt PB auch im 21. Jahrhundert ein etabliert wirksames AED, wenn nicht der ersten, so doch der näheren Wahl – bei Serumspiegeln < 20 g/ml.

Zulassung (Deutschland): keine Altersbeschränkung bei «verschiedenen Formen der Epilepsie». (Fachinformation)

Literatur: Nolan et al. (2013), Brodie et al. (2004, 2012), Rust (2008)

Phenytoin

Abkürzung: PHT

Handelsnamen: Phenhydan®, Zentropil® und andere (100 mg Tabletten, Injektionslösung und Infusionskonzentrat)

Molekül: Hydantoinringstruktur

Wirkungsmechanismus: Hemmung der spannungssensiblen Natriumkanäle (Verringerung repetitiver Entladungen neuronaler Membranen)

Absorption: 85–95 %; maximale Plasmakonzentration 4–8 h nach oraler Einnahme; Absorption wird vermindert durch Antazida und enterale Sondenernährung; schlechte und nicht vorhersehbare Absorption bei Neugeborenen und jungen Säuglingen

Proteinbindung: 70–95 %; signifikante Proteinbindungsinteraktionen mit endogenen Hormonen und anderen proteinbindenden Substanzen, herabgesetzte Proteinbindung während der Schwangerschaft, bei Neugeborenen, bei Hypalbuminämie und bei Therapie mit VPA

Halbwertszeit: 20–24 h (serumkonzentrationsabhängig 8–40 h), sehr viel länger bei Neugeborenen; bei Kindern kürzer als bei Erwachsenen, nicht lineare Pharmakokinetik

Fließgleichgewicht: 5–14 d

Elimination: wird in der Leber metabolisiert

Therapeutischer Bereich: 5–20 µg/ml (20–80 µmol/l; Umrechnungsfaktor: 3,96); große interindividuelle Variabilität

Medikamenteninteraktionen: kommen häufig vor, Benzodiazepine, CBZ und PB haben einen variablen Effekt; höhere PHT-Serumkonzentrationen werden in Assoziation mit Isoniazid, Chloramphenicol und Sulfonamiden gefunden, niedrigere in Kombination mit VGB (Abfall um 20 %) und Alkohol; PHT erniedrigt die Serumkonzentrationen von CBZ, ESM, FBM, LTG, TGB, TPM und VPA, PHT setzt die Wirksamkeit von Steroiden, oralen Kontrazeptiva, Theophyllin, Digitoxin, Furosemid und Zyklosporin herab.

Tagesdosis:

- Jugendliche, Erwachsene: 300–400 mg (5 mg/kgKG), Beginn mit 100 mg, Erhöhung alle 3 d um 100 mg, ab 300 mg Tagesdosis nur in 25-mg-Schritten erhöhen wegen nichtlinearer Sättigungskinetik, Gefahr der Intoxikation; Verabreichung in einer Dosis
- Kinder: 5–10 mg/d (in Abhängigkeit vom Lebensalter); Verabreichung in ein bis zwei ED

Anwendungsspektrum:

- Nach einem Cochrane Review ist ähnlich PB das PHT möglicherweise in der initialen Monotherapie bei fokalen und primär generalisierten Anfällen im Kindesalter wirksam (Klasse III und IV). Ebenso entspricht nach einem Cochrane Review die Wirksamkeit bei neonatalen Anfällen mit 50 % der von PB. Möglicherweise besteht auch eine Effektivität bei der Prävention posttraumatischer Anfälle (Nabulsi et al. 2013).

- Epilepsien mit fokalen und sekundär generalisierten Anfällen (Mittel der ferneren Wahl)
- parenteral zur Behandlung des konvulsiven SE
- Neugeborenenanfälle (intravenös)

Nebenwirkungen:

- akute dosisabhängige: vor allem bei i. v. Anwendung proarrhythmisch mit Asystolierisiko durch Blockade des Sinusrhythmus und/oder des Kammerersatzrhythmus (selten). Nystagmus (ab einer Serumkonzentration von 20 µg/ml), Ataxie (ab einer Serumkonzentration von 30 µg/ml), Müdigkeit, Schläfrigkeit, Konzentrationsschwierigkeiten (ab einer Serumkonzentration von 40 µg/ml, im therapeutischen Bereich keine Sedierung), Tremor. Gewebsnekrosen bei i. v. Gabe häufig, gesonderte Überwachung der Infusionsstelle notwendig! Fraktionierte Gaben sind zu bevorzugen.
- idiosynkratische/allergische: Exanthem in 5–10 % der Patienten, selten Vaskulitis und hämatologische Nebenwirkungen: aplastische Anämie, Thrombozytopenie, Panzytopenie, sehr selten systemische Hypersensitivitätsreaktion mit Fieber, Lymphadenopathie, Leukozytose, Eosinophilie und Hepatotoxizität
- chronische: neurologisch: kognitive Beeinträchtigung im Sinne von Verlangsamung, Gedächtnisstörungen, Aufmerksamkeitsdefizit sind häufiger zu erwarten als bei CBZ, VPA oder PB. Darüber hinaus Verhaltensstörungen, periphere Neuropathie, irreversible Kleinhirnschädigung (umstritten), Bindegewebe: Gingivahyperplasie (20 % der Patienten, Manifestation ab 2 bis 3 Monate nach Beginn der Therapie, Peak nach neun bis zwölf Monaten), Vergröberung der Gesichtszüge, Lungenfibrose, Dupuytren'sche Kontraktur, dermatologisch: Akne, Hirsutismus, endokrin: beeinflusst Proteinbindung der Geschlechtshormone und Schilddrüsenhormone sowie den Kalzium-Phosphat-Stoffwechsel (Osteomalazie), hämatologisch/immunologisch: leichte Leukopenien, Folatmangel, megaloblastäre Veränderungen, Gerinnungsstörungen beim Neugeborenen; lupusähnliches Syndrom
- Teratogenität: kleine und große Anomalien

Zulassung (Deutschland): keine Altersbeschränkung, GTKA fokal oder generalisierten Ursprungs, fokale oder komplexe Partialanfälle. (Fachinformation)

Literatur: Nolan et al. (2013), Dodson (2008)

Pregabalin

Abkürzung: PGB

Handelsname: Lyrica® (25 mg, 50 mg, 75 mg, 100 mg, 150 mg, 200 mg, 225 mg, 300 mg Tabletten, Lösung 20 mg/ml)

Molekül: GABA-Analogon

Wirkmechanismus: PGB bindet an eine Untereinheit spannungsabhängiger Ca-Kanäle, womit der Ca-Einstrom in die Zelle gedrosselt wird.

Absorption: > 90 %

maximale Plasmakonzentration etwa 1 h nach oraler Einnahme, 2–3 h bei Einnahme nach den Mahlzeiten

Proteinbindung: keine

Halbwertszeit: 6 h

Fließgleichgewicht: 1–2 d

Elimination: primär renale Ausscheidung, keine nennenswerte Metabolisierung

Therapeutischer Bereich: lienare Pharmakokinetik

Medikamenteninteraktionen: keine

Tagesdosis: Da bei Kindern und Jugendlichen keine ausreichenden Daten vorliegen, muss die Erwachsenendosierung als Orientierung dienen: Es werden 150 mg/d in 2–3 ED vorgeschlagen, die binnen 3–7 d jeweils um 150 mg gesteigert werden können bis zu einer Zieldosis von 600 mg/d.

Anwendungsspektrum: Es liegen keine kontrollierten Studien bei Kindern vor. Bei Erwachsenen konnte eine Wirksamkeit von PGB für partielle Anfälle nachgewiesen werden (bei etwa 40 % Reduktion der Anfälle ≥ 50 % nach 3 Monaten und etwa 25 % im Verlauf, etwa 25 % Anfallsfreiheit nach Monaten und etwa 5 % im Verlauf.

Nebenwirkungen:

- akute dosisabhängige: Benommenheit, Schläfrigkeit, Kopfschmerzen, auch: Verschwommen-Sehen, Appetit- und Gewichtszunahme (selten: Anorexie), Erbrechen, Ataxie, psychiatrische Störungen
- idosynkratische/allergische: selten allergische Hautreaktion bis Stevens-Johnson-Syndrom
- chronische: Infektanfälligkeit, Gewichtszunahme, Osteoporose, Sehstörungen
- Es besteht die Notwendigkeit des langsamen Ausschleichens (Entzugssymptome).

Bemerkung: PGB wird bei Schmerzsyndromen erfolgreich eingesetzt, zur Kontrolle therapieresistenter Anfälle scheint die Wirksamkeit deutlich geringer ausgeprägt. Dennoch ist insbesondere bei Kindern und Jugendlichen mit komplexen neurologischen Störungen eine «zweigleisige» Behandlung in Erwägung zu ziehen.

Zulassung (Deutschland): Erwachsenenalter: Zusatztherapie von partiellen Anfällen ± Generalisierung. Weiterhin neuropathischer Schmerz, generalisierte Angststörung. (Fachinformation)

Literatur: Uthman et al. (2010)

Primidon

Abkürzung: PRM

Handelsnamen: Liskantin®, Mylepsinum® und andere (250 mg Tabletten, Saft: 1 ml entspricht 25 mg)

Molekül: Deoxyphenobarbital

Wirkmechanismus: ähnlich wie Phenobarbital (PB); PRM und sein Metabolit PB sind antiepileptisch wirksam, der Metabolit Phenylethylmalonamid (PEMA) spielt eine untergeordnete Rolle.

Absorption: 90–100 %, maximale Plasmakonzentration etwa 3 h nach oraler Einnahme (Erwachsene) bzw. 4–6 h (Kinder), die Einnahme mit der Nahrung beeinflusst die Bioverfügbarkeit nicht.

Proteinbindung: unbedeutend (< 10 %)

Halbwertszeit: Jugendliche, Erwachsene mit Monotherapie: 10–15 h, in der Regel 12 h, mit Kombinationstherapie 6,5–8 h, Kinder 4,5–11 h

Fließgleichgewicht: 1–2 d

Elimination: primär renale Ausscheidung, PRM wird metabolisiert zu PB und PEMA, während der Schwangerschaft erhöhte Clearance

Therapeutischer Bereich: 4–15 µg/ml (20–70 µmol/l; Umrechnungsfaktor: 4,59), die Messung des Metaboliten PB zeigt bessere Korrelation mit der Langzeiteinnahme.

Medikamenteninteraktionen: Induktion wie bei PB; synergistischer Effekt mit PB, die Zugabe leberenzyminduzierender Antiepileptika zu PRM beschleunigt dessen Biotransformation zu PB und PEMA, woraus höhere relative PB-Serumkonzentrationen resultieren (Gefahr der Intoxikation); Zugabe von VPA zu PRM führt zu geringerem PB-Anstieg als die Zugabe von VPA zu PB (VPA hemmt auch die Umwandlung von PRM in PB).

Tagesdosis:

- Jugendliche, Erwachsene: 750–1000 (–1500) mg, Beginn abends mit 125 mg, jede Woche um 62,5 mg erhöhen; Verabreichung in 2 bis 3 ED
- Kinder: bis 2 Jahre 10–25 mg/kgKG, danach 10–20 mg/kgKG; Verabreichung in 2 bis 3 ED

Anwendungsspektrum:

- Es liegen keine kontrollierten Studien zu PRM vor, auf Grund der Metabolisierung zu PB und ähnlichen Wirkmechanismen erfolgt auch eine ähnliche Indikationsstellung, allerdings ist auf Grund der zwei wirksamen Metaboliten die Steuerung von PRM schwieriger.
- fokale und generalisierte Epilepsien
- myoklonische Anfälle nach Versagen der Mittel der 1. Wahl

Nebenwirkungen:

- akute dosisabhängige: ähnlich wie PB, jedoch geringer ausgeprägt
- idosynkratische/allergische: Exantheme in 5–10 %

- chronische: wie PB
- Es besteht ebenso eine Abhängigkeit mit der Notwendigkeit des langsamen Ausschleichens.
- Teratogenität: ähnlich wie PB

Bemerkung: Es ist immer ratsam, Substanzen mit möglichst berechenbarer Pharmakokinetik und Wirksamkeit einzusetzen. Dennoch hat PRM als Mittel der ferneren Wahl bei therapieresistenten Epilepsien offenbar einen Platz in der antikonvulsiven Therapie, wo Vorteile gegenüber PB angenommen werden.

Zulassung (Deutschland): keine Alters- und Indikationsbeschränkung. (Fachinformation)

Literatur: Rust (2008)

Rufinamid

Abkürzung: RUF

Handelsname: Inovelon® (200 mg, 400 mg Tabletten, Saft: 1 ml entspricht 40 mg)

Molekül: Triazolderivat

Wirkmechanismus: Modulation der Natriumkanäle, Verlängerung des inaktiven Zustands

Absorption: 85 %, dosisabhängig, maximale Plasmakonzentration etwa 6 h nach oraler Einnahme

Proteinbindung: 34 %

Halbwertszeit: 6–10 h

Fließgleichgewicht: 2–3 d

Elimination: Hydrolyse zum inaktiven Metaboliten, renal

Therapeutischer Bereich: noch nicht genau bekannt (15 µg/ml)

Medikamenteninteraktionen: RUF hat keine klinisch relevanten Auswirkungen auf die Serumkonzentration von CBZ, PB, LTG, TPM und VPA, die Serumkonzentration von RUF wird durch VPA um bis zu 70 % erhöht, durch CBZ, PHT, PB und PRM um bis zu 30 % abgesenkt, Benzodiazepine haben keinen Effekt.

Tagesdosis: abhängig vom Körpergewicht und der VPA-Komedikation

- Körpergewicht < 30 kg, ohne VPA: 1000 mg, Beginn mit 200 mg, schrittweise Erhöhung alle 2 d um jeweils 200 mg
- Körpergewicht < 30 kg, mit VPA: 600 mg, Beginn mit 200 mg, schrittweise Erhöhung frühestens alle 2 d um jeweils 200 mg
- Körpergewicht 30–50 kg 1800 mg, Körpergewicht 50–70 kg 2400 mg, Beginn mit 400 mg, Erhöhung alle 2 d um jeweils 400 mg

Verabreichung 2-mal täglich mit Nahrung

Anwendungsspektrum:

- Eine plazebokontrollierte Studie bei Patienten mit LGS zeigte die gute Wirksamkeit bei atonen und tonischen Anfällen, aber auch bei Absencen und GTKA sowie fokal beginnenden Anfällen. In einem Cochrane Review zum LGS ergab sich auf Grund der Heterogenität der Studien keine Möglichkeit der Metaanalyse, die AutorInnen sehen RUF wie auch LTG, TPM, FBM und CLB als möglicherweise hifreich in der Therapie des LGS an (Hancock et al. 2013).
- Zusatztherapie des Lennox-Gastaut-Syndroms
- therapierefraktäre fokale und generalisierte Epilepsien (bisher wenige Daten)

Nebenwirkungen:

- akute: Müdigkeit, Schwindel, Kopfschmerzen, Übelkeit, Erbrechen
- chronische: Kopfschmerzen, Schwindel, Müdigkeit, Appetitminderung, Anorexie, Auftreten eines SE
- idiosynkratische/allergische: Hautausschlag
- Teratogenität: nicht bekannt

Zulassung (Deutschland): ab 4 Jahre: Zusatztherapie bei LGS. (Fachinformation)

Literatur: Arroyo (2007), Coppola et al. (2014)

Stiripentol

Abkürzung: STP

Handelsname: Diacomit® (250 mg, 500 mg Tabletten)

Molekül: Alpha-Etylenalkohol, Racemat

Wirkmechanismus: STP als GABA-Rezeptoragonist verstärkt die GABAerge Transmission (erhöht GABA-Freisetzung und verlängert die Öffnungsdauer der GABA-A-rezeptorabhängigen Chloridkanäle).

Absorption: variabel, rasch, Einnahme nur mit Nahrung (Substanz zerfällt leicht im sauren Milieu)
Proteinbindung: 99 %
Halbwertszeit: 10 h
Fließgleichgewicht: 2–3 d
Elimination: weitgehende hepatische Metabolisierung mittels Demethylenisierung und Glukuronidierung
Therapeutischer Bereich: noch nicht bekannt
Medikamenteninteraktionen: STP hemmt Cytochrom-P450-Enzyme, dadurch erhöhte Serumkonzentrationen von Antiepileptika mit hepatischer Metabolisierung: PB, PRM, CBZ, CLB, DZP, VPA; keine klinisch relevanten Änderungen der Serumkonzentrationen von TPM und LEV
Tagesdosis: 50 mg/kgKG, allmähliche Zugabe zu VPA und CLB
Anwendungsspektrum:

- 2 Klasse-III-Studien weisen STP als möglicherweise wirksam in der Zusatztherapie der severe myoclonc epilepsy aus (Nabulsi et al. 2013).
- Behandlung der schweren myoklonischen Epilepsie des Kleinkindalters (Dravet-Syndrom) in Kombination mit VPA und CLB (Chiron et al. 2000)

Nebenwirkungen:

- akute dosisabhängige: Benommenheit, Schlaflosigkeit, Appetitlosigkeit, Übelkeit, Erbrechen, Ataxie, Hypotonie, okulomotorische Störungen
- chronische: Müdigkeit, Agitation, Aggressivität, Anorexie, Appetitlosigkeit, Übelkeit, Gewichtsverlust, Neutropenie
- idiosynkratische/allergische: keine
- Teratogenität: unbekannt

Bemerkung: Auch wenn die Zulassungsstudie in der Kombination mit VPA + CLB + STP erfolgte und die Frage einer notwendigen Synergie von CLB + STP nicht geklärt ist, kann STP auch in anderer Kombination bei der Therapie des Dravet-Syndroms eingesetzt werden.
Zulassung (Deutschland): Indiziert bei Kindern mit GTKA bei SMEI, die mit CLB + VPA nicht angemessen kontrolliert werden. (Fachinformation)
Literatur: Perez et al. (1999), Chiron (2007)

Sultiam

Abkürzung: STM
Handelsname: Ospolot® (50 mg, 200 mg Tabletten)
Molekül: Sulfonamid-Derivat
Wirkmechanismus: Carboanhydrasehemmer, Erniedrigung des intrazellulären pH-Wertes mit Verstärkung des inhibitorischen GABA-Systems und Verminderung des Kalziumeinstroms in die Zellen
Absorption: 90 %; maximale Plasmakonzentration nach 1–5 h
Proteinbindung: etwa 30 %
Halbwertszeit: Erwachsene 9–16 h, Kinder 5–7,5 h
Fließgleichgewicht: 2–3 d
Elimination: z. T. hepatische Metabolisierung, z. T. unveränderte Ausscheidung durch die Nieren
Therapeutischer Bereich: 6–10 µg/ml (21–34 µmol/l, Umrechnungsfaktor: 3,4)
Medikamenteninteraktionen: STM erhöht die PHT-Konzentration um bis zu 20 %; VPA erhöht die STM-Serumkonzentration, durch CBZ, PB und PRM keine klinisch relevanten Erhöhungen, leberenzymaktivierende Antiepileptika vermindern die STM-Serumkonzentration.
Tagesdosis:

- Erwachsene: 200–400 mg
- Kinder: 5–10 mg/kgKG, (Rolando-Epilepsie 4–8 mg/kgKG, West-Syndrom bis 20–25 mg/kgKG), Verteilung auf 2 bis 3 ED

Anwendungsspektrum:

- Nach einem Cochrane Review kann STM als Zusatzmedikation zu Pyridoxin beim West-Syndrom wirksam sein (Milburn-McNulty et al. 2013). Potenziell bei IFE (Rolando-Epilepsie, Klasse III) (Nabulsi et al. 2013).
- Mittel der Wahl bei IFE
- West-Syndrom
- Landau-Kleffner- und CSWS-Syndrom

- kryptogene und symptomatische fokale Epilepsien

Nebenwirkungen:
- akute dosisabhängige: Hyperpnoe, Parästhesien in den peripheren Extremitäten (Händen) und perioral, gastrointestinale Beschwerden (etwa 10 %), Appetitminderung, Gewichtsverlust, Müdigkeit, Kopfschmerzen, Doppelbilder, Schwindelgefühl, selten psychotische Reaktionen, Halluzinationen
- idiosynkratische/allergische: Einzelfall eines Stevens-Johnson-Syndroms bei Kombinationstherapie mit PB
- Teratogenität: nicht bekannt

Bemerkung: STM ist weltweit wenig verbreitet, im deutschsprachigen Raum wegen der guten Verträglichkeit und Wirksamkeit bei IFE häufig eingesetzt, aber auch bei anderen Epilepsien. Dennoch gilt – wie bei allen AEDs –, dass zentralnervöse Nebenwirkungen insbesondere bezogen auf Verhalten, Wahrnehmung und kognitive Funktionen kritisch zu erheben sind.

Zulassung (Deutschland): keine Altersbeschränkung, zur Alternativbehandlung der Rolando-Epilepsie, wenn andere AEDs erfolglos waren. (Fachinformation)

Literatur: Doose et al. (1988), Rating et al. (2008)

Tiagabin

Abkürzung: TGB

Handelsnamen: Gabitril® (5 mg, 10 mg, 15 mg Tabletten)

Molekül: Derivat der Nipecotsäure

Wirkmechanismus: verstärkt die GABAerge Inhibition durch Blockade der Wiederaufnahme der GABA in Neuronen und Glia

Absorption: 90–95 %; maximale Plasmakonzentration nach 1–2 h; Nahrung verzögert die Aufnahme, nicht aber das Ausmaß.

Proteinbindung: 95 %

Halbwertszeit: 4–9 h, 2–5 h in Kombination mit enzyminduzierenden Antiepileptika

Fließgleichgewicht: 1–2 d

Elimination: hepatisch (Oxidation)

Therapeutischer Bereich: 0,18–0,31 µg/ml (0,43–0,91 µmol/ml, Umrechnungsfaktor 2,43)

Medikamenteninteraktionen: Leberenzyminduzierende Antiepileptika senken die TGB-Serumkonzentration erheblich (auf die Hälfte bis ein Drittel); kein klinisch relevanter Effekt von TGB auf andere Antiepileptika; kein Einfluss auf orale Kontrazeptiva

Tagesdosis:
- Jugendliche ab zwölf Jahre, Erwachsene: 15–30 mg ohne enzyminduzierende Begleitmedikation, 30–50 mg in Kombination mit enzyminduzierenden Antiepileptika; mit 5 mg beginnen, wöchentlich um 5 mg steigern; Verabreichung in 3 ED
- Kinder (nicht zugelassen): 1–1,5 mg/kgKG, Beginn mit 0,1–0,25 mg/kgKG, Steigerung alle 2 Wochen um 0,1–0,25 mg/kgKG, Verabreichung in 3 ED

Anwendungsspektrum:
- Anfallsreduktion bei Zusatztherapie refraktärer fokaler Epilepsie (Klasse III, Cochrane Review) bei relevanten Nebenwirkungen (Pullmann et al. 2012), Patienten ab 12. Lebensjahr
- Zusatztherapie bei Epilepsien mit fokalen und sekundär generalisierten Anfällen bei Jugendlichen und Erwachsenen, wenig Erfahrung bei Kindern

Nebenwirkungen:
- akute dosisabhängige: Schwindelgefühl, Müdigkeit, Schläfrigkeit, Kopfschmerzen, Tremor, Ataxie, Konzentrationsschwierigkeiten, kognitive Verlangsamung (insgesamt jedoch wenig kognitive Beeinträchtigung), Übelkeit
- idiosynkratische/allergische: selten
- chronische: TGB kann einen nichtkonvulsiven SE induzieren.
- Teratogenität: unbekannt

Bemerkung: Viele Studien zeigen im Vergleich zu anderen AEDs eine ähnliche Wirksamkeit von TGB sowohl bei Erwachsenen und auch bei Jugendlichen. Dennoch hat dieses AED wenig Verbreitung gefunden, was dafür spricht, dass das Verhältnis von Verträglichkeit und Nutzen als nicht befriedigend angesehen wird.

Zulassung (Deutschland): ab 12 Jahre: Zusatzbehandlung bei partiellen Anfällen ± Generalisierung, bei denen andere AEDs nicht ausreichend wirksam waren. (Fachinformation)

Literatur: Pellock et al. (1999), Kellinghaus et al. (2002), Shinnar et al. (2008)

Topiramat

Abkürzung: TPM

Handelsnamen: Topamax®, Topamac® und andere (15 mg, 25 mg, 50 mg, 100 mg, 200 mg Tabletten)

Molekül: Fruktosederivat mit Sulfamatgruppe

Wirkmechanismus: multiple Wirkmechanismen, Hemmung der spannungssensiblen Natriumkanäle sowie der Kalziumkanäle vom L-Typ, Verstärkung der GABAergen Inhibition, Hemmung der glutamatabhängigen Exzitation (AMPA/Kainat), Inhibition der Carboanhydrase

Absorption: 80–95 %, maximale Plasmakonzentration nach 2 (1–4) h

Proteinbindung: 10–15 %

Halbwertszeit: 19–25 h, 8–15 h in Kombination mit enzyminduzierenden Antiepileptika

Fließgleichgewicht: 4–8 d

Elimination: renal und Oxidation, die Plasmaclearance ist bei Kindern etwa 50 % höher als bei Erwachsenen.

Therapeutischer Bereich: 4–12 µg/ml (12–36 µmol/l; Umrechnungsfaktor: 2,95)

Medikamenteninteraktionen: Der Effekt von TPM auf andere AE ist vernachlässigbar, durch enzyminduzierende Antiepileptika wird die Serumkonzentration von TPM herabgesetzt, bei Zugabe von TPM zu VPA nimmt die VPA-Konzentration um etwa 10 % ab, VPA hingegen erhöht die TPM-Serumkonzentration um etwa 15 %, die Wirksamkeit der oralen Kontrazeptiva und von Digoxin wird durch TPM vermindert.

Tagesdosis:

- Erwachsene: 100–200 mg (Höherdosierung bis 400 mg und mehr ist möglich), Beginn mit 25–50 mg, um 25–50 mg alle ein bis zwei Wochen steigern; in der Zusatztherapie genügen oft geringere Dosen (50–100 mg); Verabreichung in 2 ED
- Kinder: 1–5 mg/kgKG (Höherdosierung bis zu 10 mg/kgKG und mehr ist möglich), Initialdosis von 0,5 mg/kgKG, Dosissteigerung um 0,5–1 mg/kgKG in ein- bis zweiwöchentlichen Intervallen; beim West-Syndrom bis maximal 10–25 mg/kgKG/d; Verabreichung in 2 ED

Anwendungsspektrum:

- Mehrere Klasse-III-Studien weisen TPM als mögliches AED zur initialen Monotherapie bei fokal und generalisiert beginnenden Anfällen aus als auch in der Zusatztherapie bei refraktären Anfällen. Wahrscheinlich ist es wirksam in der Behandlung der Sturzanfälle beim LGS (Klasse I und III) (Nabulsi et al. 2013).
- TPM hat ein besonders breites Wirksamkeitsspektrum:
- Mono- und Zusatztherapie bei Epilepsien mit fokalen und sekundär generalisierten Anfällen
- Mono- und Zusatztherapie IGE
- Zusatztherapie beim Lennox-Gastaut-Syndrom
- Primär- und Zusatztherapie beim West-Syndrom
- Zusatztherapie bei der schweren myoklonischen Epilepsie des Kleinkindalters (niedrige Dosis!)

Nebenwirkungen:

- akute dosisabhängige: vor allem in Kombination mit anderen Antiepileptika Müdigkeit, Schläfrigkeit, Schwindel, Kopfschmerzen, Tremor, Ataxie. Konzentrationsschwierigkeiten, psychomotorische Verlangsamung, Sprachschwierigkeiten (verzögerte verbale Antworten, Abnahme der Wortflüssigkeit) können auch noch lange nach dem Absetzen persistieren. Durch langsames Aufdosieren des TPM (zweiwöchentlich) und Einsatz niedriger Dosen sind diese Nebenwirkungen teilweise vermeidbar, insgesamt jedoch häufig und neuropsychologisch zu erfassen.
- idiosynkratische/allergische: Hypohidrose mit Hyperthermie

- chronische: Appetitmangel mit Gewichtsverlust, z. T. erheblich, Parästhesien, metabolische Azidose, Schlafstörungen, Glaukom. Auf Grund des Risikos einer Nephrolithiasis (1,5 % der Erwachsenen) sind eine Überwachung der Trinkmenge und sonographische Kontrollen z. B. jährlich zu erwägen.
- Teratogenität: unbekannt (im Tierversuch teratogen)

Bemerkung: TPM kann in mittlerer und höherer Dosierung vor allem in der Kombinationstherapie zu kognitiven Einbußen führen, wobei verbale Funktionen (verbaler IQ, verbale Flüssigkeit, verbales Lernen) besonders betroffen sind. Es ist deshalb ratsam, TPM vorwiegend in Monotherapie und niedrigen Dosen einzusetzen. Bei nicht ausreichender Wirksamkeit von VPA in der Therapie der IGE kann die Kombination mit niedrig dosiertem TPM in Einzelfällen auch eine VPA-induzierte Gewichtszunahme beenden.

Zulassung (Deutschland): ab 2 Jahre: Zusatztherapie fokaler Anfälle ± sekundärer Generalisierung, primär generalisierten GTKA und der Anfälle, die mit dem LGS assoziiert sind. Ab 6 Jahre: Monotherapie fokaler Anfälle ± sekundärer Generalisierung und primär generalisierter GTKA. (Fachinformation)

Literatur: Pellock et al. (1999), Glauser (2008)

Valproat

Abkürzung: VPA

Handelsnamen: Convulex®, Convulsofin®, Depakin®, Ergenyl®, Leptilan®, Orfiril® und andere (150 mg, 300 mg, 500 mg, 600 mg, 1000 mg Tabletten, auch Granulat und Retardtabletten, Saft: 60 mg/ml, Lösung: 300 mg/ml, Injektionslösung)

Molekül: Natriumsalz der N-Dipropylessigsäure

Wirkmechanismus: multiple Wirkmechanismen, Hemmung der spannungssensiblen Natriumkanäle und Kalziumkanäle, verstärkte GABAerge Transmission, reduzierte Freisetzung und/oder Beeinflussung der exzitatorischen Aminosäuren, Modulation der dopaminergen und serotoninergen Transmission, inhibitorischer Effekt auf die thalamokortikalen Regelkreise (Anti-Absenceeffekt)

Absorption: nahezu 100 %, 0,5–2 h bis zur maximalen Plasmakonzentration, in dünndarmlöslichen Retardpräparaten 3–7 h, in Retardformulierungen mit kontinuierlicher Freisetzung 5–10 h

Proteinbindung: abhängig von der Plasmakonzentration:

- 95 % bei Plasmakonzentration < 50 µg/ml
- 80 % bei Plasmakonzentration > 50 µg/ml
- bis zu einer Plasmakonzentration von 75 µg/ml beträgt der ungebundene VPA-Anteil 7–9 %
- bei 100 µg/ml 15 %, bei 125 µg/ml 22 %
- bei 150 µg/ml 30 %.

Halbwertszeit: Erwachsene 12–15 h, Neugeborene 15–60 h, Säuglinge 8 h, Kinder (3 bis 16 Jahre) 9–12 h

Fließgleichgewicht: 2–4 d

Elimination: hepatisch, Hauptwege: ß-Oxidation und Glukuronidierung

Therapeutischer Bereich: 40–120 µg/ml (280–820 µmol/l; Umrechnungsfaktor: 6,93); sofern verträglich bis 150 µg/ml

Medikamenteninteraktionen: CBZ, PB, PHT und PRM stimulieren die Metabolisierung von VPA; FBM erhöht die VPA-Serumkonzentration, VPA führt zu einem Anstieg der Serumkonzentration von PB, des CBZ-Epoxids, von ESM, FBM und des freien Anteils vom PHT; VPA hemmt den LTG-Abbau, Salizylate erhöhen den freien Anteil von VPA, die pharmakodynamische Interaktion von VPA mit CZP kann zu einem Absencestatus führen; VPA beeinflusst die Wirksamkeit der oralen Kontrazeptiva nicht.

Tagesdosis:

- Jugendliche, Erwachsene: 1200–1800 (–4000) mg, Beginn mit 300 mg (500 mg) eines Retardpräparates, alle 5 d um 300 mg (500 mg) erhöhen, Verabreichung in ein bis zwei ED
- Kinder: 15–60 mg/kgKG, meist 20–30 mg/kgKG, in Einzelfällen bis 100 mg/kgKG, Verabreichung eines Retardpräparates in zwei ED, bei älteren Kindern auch nur Einmalgabe

eines Retardpräparates möglich, intravenöse Initialdosis zur Behandlung des SE 15–25 mg/kgKG, 1 : 1 verdünnt mit 5 %iger Glukose, i. v. Tagesdosis bis 100 mg/kgKG und höher

Anwendungsspektrum:

- 1 Metaanalyse von 5 Klasse-III-Studien (Kinder und Erwachsene) mit VPA versus CBZ in der initialen Monotherapie bei fokalen und primär generalisierten Epilepsien zeigt eine vergleichbar gute Wirksamkeit. Zwei weitere zeigen die vergleichbare Wirksamkeit mit CBZ und TPM bei neu aufgetretenen Epilepsien. Bei Absencen ist VPA wirksam in Mono- oder Zusatztherapie, ähnlich dem LTG (nur rascher etabliert), dem ESM leicht überlegen. Zur Prophylaxe febriler Anfälle weisen 1 Klasse-III- und 1 Klasse-IV-Studie auf eine höhere Effektivität als PB und Plazebo hin. Klasse-IV-Studien zeigen eine potenzielle Wirksamkeit bei myoklonischen Anfällen, infantilen Spasmen und Lennox-Gastaut-Syndrom (Nabulsi et al. 2013).

  Das besonders breite Wirksamkeitsspektrum umfasst:
- Absenceepilepsien
- generalisierte Epilepsien mit tonisch-klonischen, tonischen, klonischen, myoklonischen Anfällen
- Epilepsien mit fokalen und sekundär generalisierten Anfällen
- Lennox-Gastaut-Syndrom
- West-Syndrom
- Behandlung des SE

Nebenwirkungen:

- akute dosisabhängige: Müdigkeit, Tremor, Haarausfall, Verhaltensauffälligkeiten, gastrointestinale Störungen (nur selten bei Retardpräparaten), leichte Hyperammonämie (in der Regel ohne klinische Relevanz), selten Enzephalopathie mit Stupor oder Koma, passager leichte Erhöhungen der Leberwerte und leichte Thrombopenie möglich (bis 20 % d. F.), aber auch dosisabhängige fortschreitende Thrombopenie
- idiosynkratische/allergische: selten Hautausschlag, akutes Leberversagen, Pankreatitis, Knochenmarksdepression
- chronische: Gewichtszunahme durch Hyperphagie (resistent gegen diätetische Restriktionen), die auch im Behandlungsverlauf z. B. während der Pubertät beginnen kann und ein Absetzen von VPA erfordert. Selten: Enzephalopathie mit reversibler Hirnatrophie, Enuresis, polyzystisches Ovarien-Syndrom mit chronischer Anovulation und Hyperandrogenismus ohne adrenale oder hypophysäre Pathologie, der Zusammenhang mit VPA ist nicht abschließend geklärt.

  Eine leichte psychomentale Verlangsamung scheint unter VPA häufiger vorzukommen (im Vergleich zu CBZ auch vermehrte Gedächtnis- und visuomotorische Störungen).
- Teratogenität: kleine und große Fehlbildungen, Risiko der Spina bifida 1–2 % der Neugeborenen

Bemerkungen: Die Häufigkeit des VPA-assoziierten Leberversagens wird auf 1 : 20 000 bis 1 : 30 000 geschätzt. Ein erhöhtes Risiko ist mit folgenden Krankheiten bzw. Störungen assoziiert: vorbestehende Leberkrankheiten oder vorbestehende Leberwerterhöhungen (über das 3fache des oberen Grenzwertes), Patienten mit bestimmten Stoffwechselkrankheiten (durch Defizienzen der ß-Oxidation, der Mitochondrien, der Peroxysomen oder des Harnstoffzyklus). Mit zunehmendem Lebensalter nimmt das Risiko immer mehr ab. Kinder unter zwei Jahren mit einer Polytherapie tragen ein besonders hohes Risiko (1 : 500), in Verbindung mit der VPA-Monotherapie ist es erheblich geringer (1 : 8000). Nach dem heutigen Wissensstand ist eine Früherkennung mittels Laborkontrollen von Leberfunktionsparametern nicht möglich. Entscheidend ist die rechtzeitige Erkennung der beginnenden Komplikation auf der Basis klinischer Kriterien: Lethargie, Somnolenz, Übelkeit, Erbrechen, vermehrte Anfälle, als späte Zeichen vermehrte Blutungsneigung, Ikterus (s. Tab. 19-6, S. 404). In etwa der Hälfte der Fälle sind akute Infektionen assoziiert, welche einen metabolischen Stress darstellen. Bei hinreichendem Verdacht auf ein beginnendes, VPA-induziertes akutes Leberversagen oder aber eine akute Intoxikation mit Bewusstseinseinschränkung ist die frühzeitige i. v. Substitution von l-Carnitin bis zur weitgehenden Normalisierung der Leberwerte die entscheidende therapeutische Maßnahme (s. Tab. 19-6). Die Prognose ist umso besser, je rascher mit der i. v. Gabe begonnen wurde.

Da bei Beginn der VPA-Therapie die Blutspiegel für Carnitine leicht absinken können, wurde eine generelle Substitution unter VPA-Therapie diskutiert. Carnitin als essenzielle Aminosäure spielt eine wesentliche Rolle in der Beta-Oxidation der Fettsäuren und im mitochondrialen Stoffwechsel, so dass hier ein Schlüssel zur potenziellen Toxizität des VPA gesehen wurde. Allerdings konnte dieser Zusammenhang nicht bestätigt werden, auch steigen die Carnitinspiegel schon nach wenigen Wochen der VPA-Therapie auf die Werte vor VPA an. Damit ist die Überprüfung des Carnitinspiegels vor VPA-Therapie sinnvoll, eine Substitution ggf. vorab durchzuführen. Eine generelle prophylaktische orale l-Carnitingabe ist jedoch ohne nachgewiesenen Nutzen, die Resorbtionsrate gering (Rashkind et al. 2000, Perrott et al. 2010, Morand et al. 2012).

Nach Erhalt normaler Parameter für BB, ASAT, ALAT, Bili, Krea, Lipase, Quick, PTT, Carnitin kann mit der Therapie begonnen werden, wenn weder Vorerkrankungen i. S. angeborener Leberstoffwechselstörungen in der Familie bekannt sind, noch bei dem Kind oder Jugendlichen selbst der Verdacht auf eine solche Erkrankung respektive eine Stoffwechselstörung mit möglicher Leberaffektion besteht. Kontrolluntersuchungen bei klinisch unauffälligem Verlauf sind nach 4 Wochen, 3 Monaten und dann nach 6 Monaten zu planen.

Zulassung (Deutschland): keine Altersbeschränkung, bei Kleinkindern nur in Ausnahmefällen Mittel der 1. Wahl, dann unter strenger Nutzen-Risiko-Abwägung und möglichst als Monotherapie. (Fachinformation)

Literatur: König et al. (1999), Bohan et al. (2001), Pellock et al. (2002), Bourgeois (2008)

Vigabatrin

Abkürzung: VGB

Handelsname: Sabril® (500 mg Tabletten und Granulat)

Molekül: strukturelles Analog der GABA

Wirkmechanismus: irreversible Inhibition der GABA-Transaminase, dem GABA-abbauenden Enzym; der GABA-Gehalt des Gehirns steigt dadurch an.

Absorption: 80 %; maximale Plasmakonzentration nach 2 h

Proteinbindung: keine

Halbwertszeit: 5–8 h (irrelevant für klinische Wirkung), Halbwertszeit der GABA-Transaminase-Inhibition ist 4 bis 5 d.

Fließgleichgewicht: 1–3 d

Elimination: VGB wird unverändert über die Nieren ausgeschieden.

Therapeutischer Bereich: 3,5–35 µg/ml (25–250 µmol/l; Umrechnungsfaktor: 7,75), keine Korrelation zwischen Serumkonzentration und therapeutischem Effekt, Bestimmung ist in der Regel unnötig.

Medikamenteninteraktionen: keine relevanten; die Wirksamkeit der oralen Kontrazeptiva wird nicht beeinträchtigt.

Tagesdosis:

- Erwachsene: 2–3 g, Initialdosis 500 mg, steigern in 500-mg-Schritten, Verabreichung in ein bis zwei ED
- Kinder: 40–70 mg/kgKG, Monotherapie beim West-Syndrom: 50–100 mg/kgKG, maximal 150 mg/kgKG, Verabreichung in zwei ED

Anwendungsspektrum:

- Mehrere Klasse-III-Studien zeigen den möglichen Effekt von VGB auf infantile Spasmen, insbesondere bei Tuberöse-Sklerose-Komplex. Zwar weisen Studienergebnisse auf eine höhere Rezidivrate bei einer alleinigen Steroidtherapie hin als in Kombination mit VGB, ob die Entwicklungsprognose unter Steroiden alleine besser ist als in der Kombination mit VGB, ist kontrovers. Eine Klasse-III-Studie fand VGB so effektiv und sicher in der Anwendung wie CBZ in der Monotherapie bei neu diagnostizierten fokalen Anfällen (Nabulsi et al. 2013).

- Der Einsatz von VGB erfolgt bei: West-Syndrom, insbesondere bei der Tuberösen Sklerose
- Epilepsien mit fokalen und sekundär generalisierten Anfällen, die sich gegenüber anderen Antiepileptika als refraktär erwiesen haben (z. B. bei kortikalen Dysplasien/Heterotopien)

Nebenwirkungen:

- akute dosisabhängige: Müdigkeit, Schläfrigkeit, Kopfschmerzen, Schwindel, Konzentrations- und Gedächtnisstörungen, Verschwommensehen, Nystagmus, Ataxie, Exzitation und Agitation (Kinder), Depression oder Psychosen bei 2–4 % der Erwachsenen, meist in den ersten Monaten der Therapie, nach Absetzen von VGB reversibel
- idiosynkratische/allergische: selten allergische Reaktionen
- chronische: Gewichtszunahme, Aggravation von Absencen und myoklonischen Anfällen; bilaterale konzentrische, nasal betonte Gesichtsfeldeinchränkungen, 25–30 % der Erwachsenen wie auch der Kinder (auch mit CP oder MR) sind betroffen; nur bei einer Minderzahl (etwa 3–5 %) symptomatisch z. B. mit schwerer konzentrischer Konstriktion (Tunnelsehen); es besteht keine sichere Abhängigkeit von der VGB-Dosis, von der Dauer der Therapie, der Dauer der Epilepsie und der Gabe weiterer AEDs. Die Gesichtsfeldeinschränkungen sind irreversibel, allerdings ist nach Absetzen des VGB eine mögliche leichte Verbesserung (Verkleinerung des Defektes) beschrieben (Vanhatalo et al. 2002, Werth et al. 2006).
- Risiko der Anfallsprovokation bei Absetzen von VGB, daher langsames Ausschleichen zu empfehlen
- Teratogenität: unbekannt, bisher wurde keine berichtet.

Bemerkung: Vor Beginn der VGB-Therapie sollte bei Kindern und Jugendlichen ebenso wie bei Erwachsenen eine ophthalmologische Basisuntersuchung mit Gesichtsfeldprüfung stattfinden, die nächste Untersuchung nach 2 bis 3 Monaten zur Erfassung möglicher früher Veränderungen, danach alle 6 Monate; zu berücksichtigen ist, dass bei Kindern eine zuverlässige Überprüfung des Gesichtsfeldes erst ab einem Entwicklungsalter von etwa neun bis zehn Jahren möglich ist. Da bei einem Teil der Erwachsenen mit Gesichtsfeldausfällen auch ein pathologisches Elektroretinogramm (ERG) gefunden wurde, erscheint es sinnvoll, bei Säuglingen und Kleinkindern unter VGB regelmäßige ERG-Untersuchungen durchzuführen. Bei Nachweis neu aufgetretener Veränderungen müssen Nutzen und Risiko der Weiterbehandlung erneut abgewogen werden – was ohnehin schon zu Beginn und im Verlauf einer Therapie mit VGB zu erfolgen hat.

Zulassung (Deutschland): keine Altersbeschränkung, als Monotherapie bei infantilen Spasmen, Kombinationstherapie bei pharmakoresistenten fokalen Anfällen ± Generalisierung, bei denen alle anderen adäquaten AED-Kombinationen nicht ausreichend wirksam oder verträglich waren. (Fachinformation)

Literatur: Pellock et al. (1999), Kälviäinen et al. (2001), Mackay et al. (2004), Krämer et al. (2008)

Zonisamid

Abkürzung: ZNS

Handelsname: Zonegran® (25 mg, 50 mg, 100 mg Tabletten)

Molekül: Derivat des Benzisoxazols mit einer Sulfonamidgruppe

Wirkmechanismus: multiple Wirkmechanismen, Hemmung der spannungssensiblen Natriumkanäle sowie der Kalziumkanäle vom T-Typ, Verstärkung der GABAergen Inhibition, Hemmung der glutamatabhängigen Exzitation, schwache Inhibition der Carboanhydrase

Absorption: 95 %; maximale Plasmakonzentration nach 2–6 h, Nahrung hat keinen Einfluss.

Proteinbindung: 40 %

Halbwertszeit: 63 h

Fließgleichgewicht: 10 d

Elimination: hepatisch 70 %, renal 30 %
Therapeutischer Bereich: 10–30 μg/ml
Medikamenteninteraktionen: ZNS beeinflusst nicht das hepatische Cytochrom-P450-System und hat damit keinen klinisch bedeutsamen Einfluss auf die Serumkonzentration anderer Antiepileptika einschließlich CBZ, LTG und VPA, die ZNS-Serumkonzentration wird durch leberenzyminduzierende Antiepileptika abgesenkt, ZNS beeinflusst orale Kontrazeptiva nicht.
Tagesdosis:

- Jugendliche, Erwachsene: 300–500 mg, mit 50 mg beginnen, nach einer Woche 100 mg, danach ein- bis zweiwöchentlich um 50–100 mg steigern; Verabreichung zunächst in zwei ED, mit Erreichen des Steady States in einer Dosis
- Kinder: Säuglinge 10 mg/kgKG, Kleinkinder 8 mg/kgKG, Schulkinder 6 mg/kgKG (5–8 mg/kgKG), zu Beginn 2–4 mg/kgKG, Steigerung alle zwei Wochen 2 mg/kgKG, Verabreichung in zwei ED

Anwendungsspektrum:

- Klasse-III-Studie (≥ 12 Jahre) zeigt die Effektivität von ZNS in der Zusatztherapie bei refraktären fokalen Anfällen (Nabulsi et al. 2013).
- Zusatztherapie bei Epilepsien mit fokalen Anfällen ohne oder mit sekundär generalisierten Anfällen bei Jugendlichen und Erwachsenen (alleinige Zulassung)
- Absencen, atonische und myoklonische Anfälle
- progressive Myoklonusepilepsien
- juvenile myoklonische Epilepsie
- West-Syndrom
- Lennox-Gastaut-Syndrom
- kein Einsatz in Kombination mit Carboanhydrasehemmern, Anticholinergika

Nebenwirkungen:

- akute dosisabhängige: Müdigkeit, Agitation, Irritabilität, Aufmerksamkeitsstörung, Schwindelgefühl, Depression, Doppeltsehen, Ataxie
- idiosynkratische/allergische: Hautausschlag, selten Oligohydrose und Hyperthermie (vor allem bei Kindern)
- chronische: Appetitabnahme, leichter Gewichtsverlust, Nierensteine, Pankreatitis. Es gibt Hinweise auf ähnliche kongnitive Risiken wie unter TPM.
- Teratogenität: unbekannt

Zulassung (Deutschland): ab 6 Jahre: Zusatztherapie von fokalen Anfällen ± Generalisierung, Erwachsene: Monotherapie (auch initial) von fokalen Anfällen ± Generalisierung. (Fachinformation)
Literatur: Baulac (2006), Kerrigan et al. (2008), Shinnar et al. (2009), Cross et al. (2014)

19.3 Praxis der Pharmakotherapie mit AED bei Kindern und Jugendlichen

19.3.1 Akuttherapie epileptischer Anfälle

Die hier dargelegte akute Pharmakotherapie bezieht sich auf die Unterbrechung eines einzelnen generalisierten konvulsiven Anfalls, der nicht innerhalb von zwei bis drei Minuten von alleine aufhört. Ausführlich besprochen wurde sie im Kapitel 7 und 10. Von Shinnar et al. (2001) wurde berichtet, dass bei den meisten Kindern länger als sieben Minuten dauernde konvulsive Anfälle nicht mehr ohne antiepileptische Therapie sistieren. Es wird deshalb vorgeschlagen, ab einer Anfallsdauer von fünf Minuten von einem drohenden konvulsiven SE oder frühen SE zu sprechen. Nach einer Anfallsdauer von drei bis fünf Minuten sollte deshalb bei Kindern mit einer bekannten Epilepsie mit der medikamentösen Intervention begonnen werden (Lowenstein et al. 1999). Im Falle eines ersten Anfalls oder neu auftretender Anfallstypen oder Begleitsymptome sollte dann der Notarzt gerufen werden.

Intravenöse Benzodiazepintherapie

Die meist verbreitete Akuttherapie ist die intravenöse Verabreichung eines BZD (Diazepam, Clonazepam, Lorazepam, Midazolam, **Tab. 19-15**). Die Benzodiazepine passieren auf Grund

Tabelle 19-15: Akuttherapie epileptischer Anfälle – Darreichungsformen

	Diazepam mg/kgKG	Diazepam rektale Darreichungsform	Midazolam mg/kgKG	Midazolam bukkale Darreichungsform
5.–12. LM	0,5–0,75	5 mg	0,2–0,3	2,5 mg
2.–5. LJ	0,5	5–10 mg	0,2–0,3	5 mg
6.–11. LJ	0,3	10 mg	0,2–0,3	7,5 mg
≥ 12. LJ	0,2	10–20 mg	0,2–0,3	10 mg

ihrer lipophilen Eigenschaften schnell die Bluthirnschranke. DZP tritt am schnellsten in das Gehirn über, seine Wirkung hält aber nur kurz an (etwa 30 Minuten), da es zu einer Redistribution des DZP im Körper kommt. Etwas weniger rasch wirken CZP und LZR. Obwohl die Eliminationshalbwertszeit von LZR kürzer ist als die von DZP und CZP, ist es erheblich länger wirksam (12 bis 24 Stunden), da es nur eine geringe Redistribution zeigt. LZR wird deshalb vor allem zur initialen Behandlung des Status epilepticus eingesetzt.

Zur intravenösen Akuttherapie mit DZP werden als Einzeldosen bei Kindern 0,2–0,3 mg/kg über zwei bis fünf Minuten verabreicht, diese Dosis kann nach 10 bis 15 Minuten wiederholt werden. Für Jugendliche und Erwachsene werden 0,15–0,25 mg/kg empfohlen, diese Dosis kann nach 10 bis15 Minuten wiederholt werden (maximale Gesamtdosis 20–30 mg). Die Einzeldosis für LZR beträgt 0,1 mg/kg (maximal 4 mg), diese Dosis kann über zwei Minuten verabreicht und nach 10 bis 15 Minuten wiederholt werden. Die Benzodiazepine sollten wegen der Gefahr der Atemdepression grundsätzlich langsam injiziert werden.

Rektale, bukkale, nasale Anwendung von Benzodiazepinen

Eine Alternative zur intravenösen Applikation ist die rektale Anwendung von flüssigem DZP, denn es tritt rasch durch die Darmmukosa in den Blutkreislauf über. Wirksame Plasmakonzentrationen werden nach zwei bis vier Minuten erreicht (maximale Serumkonzentration innerhalb von sechs Minuten) (Dulac et al. 1978, Dooley 1998). Wird flüssiges DZP innerhalb von 15 Minuten von Beginn des Anfalles an rektal verabreicht, so sistiert der Anfall bei etwa 80–95 % der Kinder spätestens nach fünf Minuten. Hat der Anfall vor der ersten Diazepamgabe schon mindestens 15 Minuten angehalten, so persistiert der Anfall in etwa 50 % der Fälle länger als weitere fünf Minuten (Knudsen 1979). Die rektale Verabreichung von DZP kann durch die Eltern, andere betreuende Personen und paramedizinisches Personal vorgenommen werden. Schwerwiegende Nebenwirkungen oder Missbrauch kommt außerordentlich selten vor. Rektales DZP ist somit rasch wirksam, sicher und leicht anzuwenden. Midazolam bukkal (auch nasal möglich) ist eine sichere Alternative und in der Verabreichung gerade bei älteren Kindern leichter. Auch ist ab dem Schulkindalter ein rektaler Zugangsweg gerade im Umfeld außerhalb des Elternhauses nicht adäquat.

Weitere Optionen (Anwendung off label) sind CZP und DZP als Tropfen sowie Chloralhydrat, das als rektale Darreichungsform vom deutschen Pharmamarkt genommen wurde (nur noch als Einzelzubereitung erhältlich).

Praktisches Vorgehen

Während des GTKA muss das Kind zunächst gesichert werden. Dazu muss es aus potenziell gefährlichen Situationen entfernt werden, auch sind umliegende verletungsrelevante Gegenstände, auch große Kissen, zu entfernen. Gerade

Kinder mit Epilepsie: Bedarfsmedikation bei Anfällen
(alle anderen erhalten DZP rektal oder MDZ nasal, dann SE -Schema)

☐ GTKA / ☐ komplex fokale Anfälle / ☐ Absencen / myoklonische Anfälle

ab.................Minuten // Serien ab............./..............(Zeit) **Gewicht:..........kg**

Bei einem Anfall zuerst: Sicherung des Patienten. Medikamentöse Anfallsunterbrechung nach 90 sec. einleiten (wenn keine andere Anordnung besteht).
Eskalation der Akuttherapie durch wiederholte Einzeldosis (ED) in festgelegter Reihenfolge (erste Spalte) in Schritten von etwa 90 s. bis 3 min, Arztruf nach 1. Gabe bzw. zur i. v.-Gabe.
Bei wiederholten Anfällen erneute Therapie wie angesetzt, wenn zuvor die Vigilanz wiederhergestellt ist, sonst angepasst entscheiden.

Reihenfolge der ED (1./2./3...)

↓	Medikament	Applikation	Einzeldosis/kg	Einzeldosis
	Midazolam 5mg/1 ml Lösung	Nasal/bukkal Amp.: 5 mg **1 mg = 0,2 ml**	0.2 mg/kg	.....kg x 0,2 mg/kg = ...mg **ED:** .....mg x 0,2 ml/mg =.........**ml i. n.**
		i. v. Amp.: 5 mg **1 mg = 0,2 ml**	0,15 – 0,2 mg/kg	.....kg x 0,15 mg/kg =...........mg **ED:** mg x 0,2 ml/mg =.............**ml i. v.**
	Diazepam Rectiole®	rektal	<15 kg 5mg, >15 kg 10 mg	**ED: mg Rectiole rectal**
	Lösung	i. v. Amp.: 10mg **1 mg = 0,2 ml**	Sgl. 0,3–0,5 mg/kg Kdr.0,2–0,4 mg/kg	.....kg x 0,3 mg/kg =............mg **ED:** .....mg x 0,2 ml/mg =.........**ml i. v.**
	Clonazepam Rivotril®	p. o. Tropfen: 1 ml = 2,5mg **1 mg = 10 Tropfen**	0,05mg/kg	.....kg x 0,05 mg/kg =...........mg **ED:** .....mg x 10 Tr./mg =....**Tropfen p. o.**
	Lösung	i. v. Amp.: 1+1 ml = 1mg **1 mg = 2 ml**	0,01–0,05mg/ kg, Sgl bis 0,07mg (Max: Sgl. –1mg Kdr. –3mg)	.....kg x 0,03 mg/kg =...........mg **ED:** .....mg x 2 ml/mg =...........**ml i. v.**
	Lorazepam Tavor®	sublingual TavorExpidet®	10–25 kg: 1mg > 25 kg: 2,5mg	**ED:** **mg Tablette s.l.**
	Lösung	i. v. Amp.: 1 ml = 2mg **1mg = 0,5 ml**	0.05mg/kg (Max.: 0,1 mg/kg)	.....kg x 0,05 mg/kg =...........mg **ED:** .....mg x 0,5 ml/mg =.........**ml i. v.**
	Chloralhydrat	rektal Lösung: 1 ml = 150mg **1mg = 0,007 ml**	50 mg/kg (Max.: 100 mg/kg)	.....kg x 50 mg/kg =.............mg **ED:** .....mg x 0,007 ml/mg =....**ml rectal**
	Andere:			

....................**Statustherapie** bei fehlendem Wirkungseintritt, fortsetzen mit ☐ PHT ☐ VPA ☐ PB

☐ Besonderheiten: bitte wenden!

Alle Dosierungen sind an Mittelwerten orientiert. Abweichende Dosierungen sind individuell zu entscheiden, die mg/kgKG Vorgabe muss dann verändert werden!

Abbildung 19-2: Merkblatt zur Anfallsmedikation bei bestehenden Vorerfahrungen

kleine Kinder werden auf dem Arm der Eltern oft weite Strecken getragen – das sollte nach Möglichkeit vermieden werden (Verletzungsgefahr für Kind und Erwachsenen). Ein Kind im GTKA gehört auf eine plane Unterlage – am besten auf den Boden. Eine stabile Seitenlage oder Bauchlage ist angebracht, jedoch meist erst postiktal sinnvoll umsetzbar. Die Atemwege müssen frei gehalten werden – dies ist jedoch nur bei akuter Aspirationsgefahr relevant, die bei Auftreten eines Anfalls während des Schluckens von Nahrung oder bei Erbrechen auftreten kann und dann ein erhebliches Risiko darstellt und zu sofortiger Alarmierung des Rettungsdienstes führen muss! Der regelmäßige Einsatz von Gummikeilen und Ähnlichem gehört in die Medizingeschichte und ist obsolet.

Liegt das Kind/der Jugendliche auf einer Unterlage/dem Boden, so kann der Anfall beobachtet werden, eine Intervention vorbereitet und Hilfe geholt werden. Da die meisten Anfälle innerhalb von zwei bis drei Minuten spontan sistieren, kann diese Zeit abgewartet werden. Falls der Anfall fortdauert, sollte ein BZD gegeben werden. Flüssiges DZP (keine Zäpfchen!) rektal wird aus der Tube vollständig in das Rektum gespritzt. Die Tube ist in der entleerten, zusammengedrückten Form wieder zurückzuziehen. Durch das Zusammendrücken der Gesäßbacken für kurze Zeit kann das Zurücklaufen der Diazepamlösung verhindert werden. MDZ bukkal wird lateral der Zahnreihe in die Wangentasche appliziert. Es empfiehlt sich, den Kopf dazu in Seitenlage zu bringen.

Wenn auf Grund des Ablaufs früherer Anfälle der Verdacht besteht, dass auch dieser akute Anfall nicht spontan sistieren wird, sollte sofort nach Beginn des Anfalls mit der Akutmedikation begonnen werden. Sollten Erfahrungen in der Wirksamkeit der einsetzbaren Akutmedikamente bestehen, so sind diese zu berücksichtigen – die Wirksamkeit der BZD kann bei den einzelnen Präparaten individuell unterschiedlich sein und sich im Laufe der Epilepsieerkrankung ändern. **Abbildung 19-2** zeigt eine klinikbasierte Anordnung spezifischer Anfallstherapie bei Kindern mit Epilepsie und Anfällen und damit bestehender Vorerfahrung und Differenzierung.

Falls ein Anfall nicht binnen fünf Minuten nach der ersten BZD-Gabe sistiert, sollte der Notarzt gerufen werden. Etwa 10 bis 15 Minuten nach der ersten Dosis kann evtl. bis zum Eintreffen des Notarztes dieselbe Dosis noch einmal rektal verabreicht werden. Ohne die Möglichkeit einer Beatmung sollte allerdings die rektale Gesamtdosis von 1 mg/kgKG DZP nicht überschritten werden. Es handelt sich jetzt um die Situation eines beginnenden SE, bezüglich des weiteren Vorgehens siehe Kapitel 7.

19.3.2
Prinzipien der Langzeittherapie bei Kindern und Jugendlichen: ein umfassendes Behandlungskonzept

Epilepsien bei Kindern und Jugendlichen erfordern ein umfassendes Behandlungskonzept (**s. Tab. 19-16**).

Sofern möglich sollte die zugrunde liegende Ursache einer Epilepsieerkrankung behandelt werden. Ansonsten ist die Anfallsfreiheit mit keinen oder wenigen akzeptablen Nebenwirkungen das primäre Behandlungsziel. Dafür ist eine möglichst sichere Diagnose eines Epilepsiesyndroms wesentliche Voraussetzung und bestimmt die Auswahl der einzusetzenden AEDs. Eine besondere Schwierigkeit der Pharmakotherapie bei Kindern besteht darin, dass häufig AEDs verschrieben werden, die nicht für das

Tabelle 19-16: Behandlungskonzept bei Kindern und Jugendlichen mit Epilepsien

- Information und Beratung, Patientenschulung
- Behandlung einer zugrunde liegenden Krankheit, sofern möglich
- Anfallsdokumentation
- Pharmakotherapie mit dem Ziel der Anfallsfreiheit ohne oder mit kalkulierbaren Nebenwirkungen
- Evaluation von Kognition, Sprache und Verhalten sowie deren Behandlung
- Erhalt und Förderung der sozialen Integration in Familie, Schule, Beruf und Gesellschaft

aktuelle Epilepsiesyndrom oder nur ab einem bestimmten Lebensalter zur Verschreibung zugelassen sind («off label use»). In diesen Fällen sollte der Arzt dokumentieren, dass er die Eltern darüber aufgeklärt hat und deren Einwilligung erhalten hat.

Die Eltern oder andere Betreuungspersonen von Kindern mit chronischen Epilepsien oder die betroffenen Jugendlichen sollten dazu angehalten werden, einen Anfallskalender zu führen, in dem Häufigkeit, Art und Schwere der Anfälle aufgezeichnet werden. Anfallsfördernde Faktoren wie Stress, Schlafdeprivation und bei den jungen Frauen die Menses sollten ebenfalls vermerkt werden. Gut geeignet zur Erfassung aller epilepsierelevanten Fakten sind speziell für Erwachsene bzw. für Jugendliche entwickelte Tagebücher (Siemes et al. 1997) oder auch ein mit Hilfe des Computers geführter Anfallskalender (Epivista). Zu den regelmäßigen ärztlichen Konsultationen sollten Anfallskalender und Tagebücher von den Eltern oder den Jugendlichen mitgebracht werden.

Von entscheidender Bedeutung für einen erfolgreichen Behandlungsverlauf sind die Aufklärung und Beratung der Eltern bzw. der Jugendlichen über die Behandlungsmöglichkeiten und Prognose der Epilepsie, die auch im Rahmen des jeweiligen Entwicklungsstandes die betroffenen Kinder einbeziehen muss. Selbstredend erfordern diese Gespräche Zeit und eine ruhige Gesprächsatmosphäre. Sie müssen entsprechend vorgeplant werden. Es ist unbedingt darauf zu achten, dass beide Elternteile (Personensorgeberechtigte) bzw. wesentliche weitere Bezugspersonen mit einbezogen werden. Auf einer breiten Diskussionsbasis, die Raum für Zweifel und Konflikte lässt, wird sich im Verlauf eine tragfähige therapeutische Beziehung aufbauen lassen – insbesondere bei möglichen Krisen, seien sie im Zusammenhang mit der Erkrankung stehend oder auch nicht.

Eine realistische Einschätzung über die Vorgehensweise der Behandlung, die entsprechenden Optionen, ihre Chancen und Risiken sowie die Prognose zu vermitteln ist Ziel der Beratung. Dazu ist eine entsprechende Offenheit bei den Patienten und ihren Angehörigen erforderlich wie auch auf der Seite der Beratenden: einmal gegenüber den persönlichen und familiären Bedürfnissen und sozialen Bedingtheiten des Patienten und seines Umfeldes, zum anderen in Bezug auf die Übertragung empirischer und studienbedingter Erkenntnisse zur Therapie und Prognose auf den individuellen Fall.

Die Eltern bzw. der Patient muss von dem Vorteil des eingeschlagenen Weges – und das ist meist der einer medikamentösen Behandlung – überzeugt sein. Schließlich sind es auch die Eltern, die Tag für Tag dem Kind – manchmal auch gegen seinen Willen – die Tabletten, Tropfen, Kapseln, Saft (mit z. T. zweifelhaftem Geschmack) verabreichen.

Mangel an Compliance (Verlässlichkeit, die ärztlichen Empfehlungen zu befolgen) ist immer wieder auch Ursache für das Versagen der Pharmakotherapie bei Jugendlichen. Oft sind es Entwicklungsphasen, in denen probiert wird, ob die Therapie nötig ist und/oder das Risiko billigend in Kauf genommen wird, einen epileptischen Anfall zu bekommen. Es erscheint dabei wichtig, dass dieses Verhalten kommuniziert wird – und nicht ein Hin und Her der Heimlichkeiten und Unterstellungen zwischen Eltern und Kind dieses Verhalten perpetuiert. Diese Konflikte gehören auf den Tisch der Epilepsiesprechstunde. Es erscheint auch nicht verwunderlich, dass in Einzelfällen das Absetzen der AEDs völlig ohne Konsequenz bleibt. Nur wäre ein gemeinsam verabredeter kontrollierter Absetzversuch im Sinne einer erfolgreich geführten Therapie befriedigender, angemessener und auch: sicherer.

Besteht eine relative Behandlungsindikation – und das ist im Kindes- und Jugendalter häufig der Fall – ist der Therapiebeginn mit einem AED das Ergebnis gemeinsamer Abwägung von Nutzen und Risiken. Dabei können die Einschätzungen der Professionellen und der Jugendlichen/der Eltern durchaus divergieren. Dann kann es die beste Lösung sein, weiter abzuwarten (Medikamente für den Notfall sind zur Verfügung zu stellen).

Aufklärung und Beratung dienen ebenso der Krankheitsbewältigung. Durch Krankheitsselbstmanagement können die älteren Kinder oder Jugendlichen lernen, ihre Lebensgewohnheiten an die chronische Krankheit Epilepsie anzupassen. Dieses dient vor allem auch der Motivation zur regelmäßigen Medikamenteneinnahme und der Vermeidung anfallauslösender Situationen. Tablettenspender sind hilfreich bei der Selbstkontrolle der Medikamenteneinnahme. Zu den besonders anfallauslösenden Faktoren gehören Schlafmangel und bei Jugendlichen exzessiver Alkoholgenuss (bzw. der nachfolgende Entzug). Ein ungeregelter Tagesablauf begünstigt Anfälle, jedoch normalen Alltagsbelastungen sollte nicht ausgewichen werden. Erfolgreiches Krankheitsselbstmanagement erfordert einerseits die Einsicht in einige notwendige Restriktionen, andererseits erlaubt es aber auch die Ausweitung der Freiräume in Bezug auf Freizeitgestaltung, Sport (auch Schwimmen) und Mobilität.

Zur umfassenden Information erwachsener Patienten und aller Personen, die mit den Patienten direkt umgehen, wurden modulare Schulungsprogramme (MOSES) entwickelt (May et al. 2002). Ein Schulungsprogramm für Kinder und deren Eltern steht ebenfalls zur Verfügung (FAMOSES). Ein Trainingsprogramm auf verhaltenstherapeutischer Basis kann die Selbsthilfefähigkeiten von Menschen mit Epilepsien stärken (Wohlfart et al. 1999).

Die Konfrontation mit der Epilepsiediagnose bei ihrem Kind löst in unterschiedlichem Ausmaß eine Krise und dann Bewältigungsstrategien bei den Eltern aus. Dieser Prozess kann erheblichen Einfluss auf die Eltern-Kind-Beziehung bekommen – auch auf die Beziehung der Eltern zueinander. Schuld- und Ohnmachtsgefühle, Ablehnung und Scham können die emotionale Verarbeitung der Erkrankung verhindern. Ängste führen zu einer Verunsicherung im Umgang mit dem Kind, das sich auf der anderen Seite zunehmend einer Überbehütung und Kontrolle gegenübersieht. Diesen Prozess gilt es zu begleiten, frühzeitig pathologische Interaktions- und Bearbeitungsmuster zu erkennen, Coping-Strategien zu unterstützen, Entlastungen zu eruieren (auch: Rehabilitationsaufenthalte, Kuren, Hilfen im häuslichen Bereich) und ggf. entsprechende Therapieangebote zu benennen und ggf. einzufordern.

Beginnt die Epilepsie vor der Einschulung, so wird dieser Tag nicht selten als Symbol einer «Normalitätstauglichkeit» des Kindes in intellektueller und sozialer Hinsicht erlebt. Dies gilt es vorzubereiten und dem Druck vorzubeugen! Das Jahr vor der Einchulung sollte (falls vorher noch nicht für notwendig erachtet) genutzt werden, zunächst eine neuropsychologische Testung (auch: Intelligenzdiagnostik) und daran ggf. anknüpfende spezifische Fördermaßnahmen durchzuführen wie auch eine Schulberatung (Schultyp, Fördermaßnahmen und Finanzierung derselben etc.).

Für Jugendliche hat der anstehende Schulwechsel aus der Grundschule eine wichtige Bedeutung – auch die Frage, ob man das Jahr vor dem Wechsel für einen Absetzversuch wählt, um ggf. ausreichend lange medikamentenfrei zu sein, bevor ein neuer Schulabschnitt beginnt (Ähnliches gilt für die 9. Klasse). Der Erwerb des Führerscheins und das Spektrum der in Frage kommenden Ausbildungsberufe sind wichtige Themen für die Jugendlichen und oft nicht frei von Gefühlen der Frustration. Auch wenn alternative Wege zu beschreiten sind, bleibt die Kränkung des «Andersseins» durch die Epilepsieerkrankung für einige ein Hemmnis in der Selbstständigkeitsentwicklung und Zukunft bejahenden Grundhaltung.

Die Evaluation von Kognition, insbesondere Sprache, mittels spezieller neuropsychologischer Tests dient der Planung spezifischer Förderung wie dem entsprechenden Monitoring im Krankheitsverlauf. Dazu stehen inzwischen auch Kurztestverfahren zur Verfügung, die ein wiederholtes Testen in kurzen Zeitabständen und mit geringem Zeitaufwand ermöglichen – insbesondere bezogen auf die eingesetzten AEDs. Entwicklungs- und Verhaltensstörungen können dann gezielt behandelt werden. Das Auftreten weiterer Komorbiditäten der Epilepsien wie ADHS, Depression und Angststörungen, Schlafstörungen und Verhaltensstörungen muss gezielt anamnestisch erfragt werden.

19.3.3 Antiepileptische Pharmakotherapie zu Beginn und im Verlauf der Epilepsien

Abgesehen von einigen Ausnahmen bedeutet die Pharmakotherapie der Epilepsien bei Kindern die Einnahme eines oder mehrerer AEDs für mindestens ein Jahr, in der Regel für zwei oder mehr Jahre, nicht selten auch sehr viel länger. Die Entscheidung über die Dauer der Behandlung wird im Wesentlichen vom Rezidivrisiko und dessen Bedeutung im Alltagsleben des Kindes/der Familie bestimmt. Damit ist die syndromale Zuordnung wesentlicher Faktor in der Entscheidungsfindung. Anders als bei Erwachsenen sind viele Epilepsiesyndrome bei Kindern keine lebenslange Störung, diese Epilepsien remittieren in vielen Fällen dauerhaft nach einiger Zeit. Das hat auch zur Folge, dass in Einzelfällen länger abgewartet wird, bevor mit einer Pharmakotherapie begonnen wird, dass die AEDs differenzierter eingesetzt werden und dass auch früher versucht wird, diese wieder abzusetzen. Anders stellt sich die Situation bei epileptischen Enzephalopathien und therapieschwierigen Verläufen anderer Epilepsiesyndrome dar, die insgesamt etwa 20–30 % der Kinder und Jugendlichen mit Epilepsien ausmachen. Entweder reagieren diese Epilepsien nur auf eine besonders aggressive Therapie in Form einer Hochdosismonotherapie oder Polytherapie, oder sie erweisen sich als pharmakoresistent. Bei Kindern und Jugendlichen mit neurologischen Komorbiditäten (insbesondere Zerebralparesen oder mentaler Retardierung) kann es durch häufige und prolongierte Anfälle zu einer Verschlechterung des neurologischen Befundes kommen, z. B. zu einer Zunahme der Spastik und Einbußen mentaler Funktionen und der Sprache. Da zunächst diese Störungen zumindest partiell reversibel sind, ist der Versuch gerechtfertigt, mit einer forcierten Therapie zu versuchen, eine Verbesserung der Anfallssituation – auch unter dem Risiko ausgeprägterer Nebenwirkungen – zu erreichen.

19.3.4 Risikoabwägung bei neu diagnostizierter Epilepsie

Nachdem die Diagnose Epilepsie gesichert wurde, ist zu entscheiden, ob und wann mit der Pharmakotherapie begonnen werden soll. Diese Entscheidung ist vor allem abhängig von der Epilepsieform, dem Risiko weiterer Anfälle und dem damit verbundenen potenziellen Verletzungsrisiko, dem Risiko, einen SE zu erleiden und weiterer individueller Faktoren. Entsprechende Empfehlungen sind jeweils bei den einzelnen Epilepsiesyndromen angegeben.

Wenn sich zwei oder mehr unprovozierte GTKAs ereignet haben, ist das Risiko des Auftretens weiterer Anfälle sehr hoch, in einer prospektiven Kohortenstudie mit 204 vorwiegend erwachsenen Patienten betrug es 73 %, nach drei Anfällen 76 % (Hauser et al. 1998). In einer Kohortenstudie mit 407 Kindern, die prospektiv vom Zeitpunkt ihres 1. Anfalls im Mittel fast 10 Jahre lang beobachtet wurden, betrug bei den 182 Kindern mit einem zweiten Anfall das kumulative Risiko eines dritten Anfalls nach einem Jahr 57 %, nach zwei Jahren 63 % und nach fünf Jahren 72 % (Shinnar et al. 2000). Als Risikofaktoren für weitere Anfälle wurden eine zurückliegend symptomatische Ätiologie und das Auftreten eines weiteren Anfalls innerhalb von 6 Monaten nach dem 2. Anfall identifiziert. Nach dem 3. Anfall belief sich das kumulative Risiko für weitere Anfälle auf 69 % nach 1 Jahr, auf 72 % nach 2 Jahren und auf 81 % nach 5 Jahren. Keinen prädikativen Wert für weitere Anfälle hatten der Beginn der Therapie nach dem 2. Anfall, ein abnormes EEG, Fieberkrämpfe in der Vorgeschichte und das Auftreten mehrerer Anfälle innerhalb von 24 Stunden (Shinnar et al. 2000).

Grundsätzlich muss die Gefährdung des Patienten durch weitere Anfälle gegen die Risiken der Pharmakotherapie abgewogen werden (Camfield et al. 2000a), die einzelnen dabei zu berücksichtigenden Faktoren zeigt **Tabelle 19-17**.

Tabelle 19-17: Risiken durch epileptische Anfälle und durch AED

Risiken epileptischer Anfälle
• Bahnung weiterer Anfälle, Chronifizierung • iktogene Hirnschädigung • körperliche Verletzungen durch Anfälle • Todesfolge oder unerwarteter plötzlicher Tod bei Epilepsiepatienten (SUDEP) • Restriktionen, negative psychosoziale Auswirkungen
Risiken der Pharmakotherapie
• systemische Toxizität • idiosynkratische Reaktionen • Teratogenität • Störungen der Kognition, Vigilanz • Störungen der Persönlichkeit/des Verhaltens • inkomplette Anfallskontrolle • Kosten (Medikamente, Blutwertkontrollen)

Risiken durch epileptische Anfälle

Bahnung weiterer Anfälle durch erste Anfälle, Gefahr der Chronifizierung der Epilepsie. Schon von dem britischen Neurologen Sir William Gowers (1881) wurde die Meinung geäußert, dass Anfälle weitere Anfälle bahnen («seizures beget seizures»). Das später in Tierversuchen nachgewiesene Kindling-Phänomen spricht auch für diese Beobachtung. Es gibt auch einige klinische Beobachtungen, die darauf hinweisen. Einigen Arbeiten lag die Hypothese zugrunde, dass zu Beginn einer Epilepsie, bevor AEDs eingesetzt werden, die Abstände zwischen den aufeinander folgenden Anfällen immer kürzer werden müssten, falls ein Anfall den nächsten bahnt. Dieses konnte bei Erwachsenen auch nachgewiesen werden (Elwes et al. 1988), nicht jedoch bei Kindern (van Donselaar et al. 1997). Das unreife ZNS scheint widerstandsfähiger gegenüber der Bahnung einer Epilepsie zu sein als das reife.

Im Rahmen der kanadischen Studie aus Novia Scotia, mit der eine Kohorte von 693 Kindern mit allen Arten von Epilepsien über 20 Jahre lang beobachtet wurde, zeigte sich, dass die Zahl der vor der Behandlung aufgetretenen Anfälle die Langzeitremission nicht negativ beeinflusste, falls sich weniger als zehn Anfälle ereignet hatten (Camfield et al. 2000a). Das lässt zumindest die Vermutung zu, dass auch bei Kindern viele Anfälle einen Bahnungseffekt haben, dass sich aber die Prognose noch nicht verschlechtert, wenn man einige Anfälle abwartet, bevor man mit der Langzeittherapie beginnt.

Iktogene Hirnschäden. Es gibt bisher keinen experimentellen oder klinischen Beweis dafür, dass einige kurz dauernde epileptische Anfälle bleibende Schäden bezüglich Kognition und Verhalten hervorrufen. Auch ein SE scheint bei Kindern mit nur einem geringen Risiko bleibender Schäden einherzugehen, es sei denn bei bereits vorbestehenden neurologischen Störungen.

Körperliche Verletzungen durch Anfälle. Bei Erwachsenen mit lange dauernden aktiven Epilepsien kommen nicht selten Frakturen, Zahnverletzungen, Verbrennungen und andere Verletzungen vor. Die Häufigkeit ernsthafter körperlicher Verletzungen durch epileptische Anfälle bei Kindern ist nicht gut untersucht. Das Risiko ist vor allem von der Anfalls- und Epilepsieform abhängig. Kinder mit Sturzanfällen im Rahmen des Lennox-Gastaut-Syndroms oder symptomatischer fokaler Epilepsien sind besonders gefährdet, Kopf- und Zahnverletzungen zu erleiden, Häufigkeitsangaben liegen jedoch nicht vor. In der schon oben zitierten Novia-Scotia-Kohorte befanden sich auch 59 Kinder mit Absenceepilepsien, von denen etwa 15 % eine schwerwiegende Verletzung erlitten, die direkt auf Absencen zurückgeführt wurde (Wirrell et al. 1996b). Bei Kindern mit einer idiopathischen fokalen Epilepsie des Kindesalters hingegen war eine Verletzung ein äußerst seltenes Ereignis (Camfield et al. 2000a). Für die Mehrzahl der Kinder mit Epilepsien scheint die Gefahr der körperlichen Verletzung kein ernstes Problem zu sein.

Todesfolge oder unerwarteter plötzlicher Tod bei Epilepsiepatienten (SUDEP). Das Risiko von Kindern und Jugendlichen, ohne eine schwerwiegende neurologische Grunderkrankung durch einen epileptischen Anfall zu versterben, ist bis zum Alter von 15 bis 20 Jahren äußerst gering (Camfield et al. 2002). Ein deutlich erhöhtes Risiko tragen allerdings neurologisch auffällige Kinder, Kinder mit neurodegenerativen Krankheiten und Kinder mit schwer verlaufenden, schwierig zu behandelnden kryptogenen oder symptomatischen Epilepsien. Auch der SE ist nur mit einer geringen Mortalität verbunden, falls das Kind zuvor keine neurologischen Auffälligkeiten aufwies. Die Gefahr des Versterbens im epileptischen Anfall sollte demnach bei der Abwägung, ob eine Behandlung sinnvoll ist oder nicht, keine Rolle spielen, falls es sich im Übrigen um gesunde Kinder handelt (s. Kap. 25).

Negative psychosoziale Auswirkungen, Restriktionen. Grundsätzlich sollte den Kindern und Jugendlichen mit Epilepsien ermöglicht werden, an allen Aktivitäten teilzunehmen, die Gleichaltrige ohne Epilepsien wahrnehmen. Wenn bei einem Kind Anfälle auftreten, werden die Aktivitäten des Kindes häufig zu stark eingeschränkt, worunter das Wohlbefinden des Kindes leidet. Die aus der Ängstlichkeit und Überfürsorglichkeit resultierenden Restriktionen können Wissenserwerb, Unabhängigkeit und Selbstvertrauen des Kindes einschränken.

Risiken der Pharmakotherapie

Hier soll zur Abschätzung der Risiken der Pharmakotherapie nur ein kurzer Überblick gegeben werden, ausführliche Beschreibung der möglichen Nebenwirkungen siehe Kapitel 19.1.8.

Systemische Toxizität. Es handelt sich um dosisabhängige Nebenwirkungen, welche besonders das ZNS betreffen, aber auch verschiedene andere Organe, Haut, Leber, blutbildendes System, das gastrointestinale System einschließlich Pankreas, das endokrine System, Skelett und Nieren. Das Körpergewicht kann durch die Einnahme von AED zu- oder abnehmen.

Idiosynkratische Reaktionen. Hierbei handelt es sich um sehr seltene, in der Einführungsphase der AEDs auftretende, schwere Nebenwirkungen, die tödlich verlaufen können. Idiosynkratische Nebenwirkungen sind unvorhersehbar und dosisunabhängig, sie machen etwa 10 % aller AED-Nebenwirkungen aus. Am häufigsten ist die Haut betroffen, es folgen mit abnehmender Häufigkeit das blutbildende System, die Leber, das ZNS und die Nieren. Schwerwiegende, lebensbedrohliche Komplikationen der Pharmakotherapie beruhen fast immer auf idiosynkratischen Reaktionen. Einzig mögliche Prävention ist die Aufklärung der betreuenden Personen über Frühsymptome dieser Nebenwirkung.

Teratogenität der AEDs. Das allgemeine Risiko größerer fetaler Fehlbildungen (Herzfehler, Neuralrohrdefekte, Gesichtsspalten, Fehlbildungen des Magendarmkanals, des Urogenitalsystems und des Skeletts) liegt in den entwickelten Ländern bei 1 %, bei Einnahme von AEDs in der Schwangerschaft ist es um das 2- bis 3fache erhöht.

Störungen von Kognition, Sprache und Verhalten. Die möglichen Auswirkungen der Pharmakotherapie auf Kognition, Sprache und Verhalten der Kinder müssen während der Behandlung überwacht werden. Bei entsprechenden Hinweisen ist eine Überprüfung der Medikation indiziert. Die Gefahr einer stärkeren Beeinträchtigung besteht bei Kindern mit einer hoch dosierten Monotherapie und einer Polytherapie.

Paradoxe Effekte der Anfallsinduktion. Neu auftretende oder aber Exazerbation bestimmter Anfallstypen nach Einführung eines neuen AED lassen sich nicht immer augenscheinlich als paradoxe Effekte abgrenzen bei der sich im Krankheitsverlauf ohnehin ändernden Klinik.

19.3.5 Therapiebeginn mit AED

In der Indikationsstellung zur medikamentösen Behandlung ist auch die Tatsache einzubeziehen, dass selbst ein AED mit optimalen Chancen der Wirksamkeit nur in 60–70 % auch im konkreten Fall erfolgreich sein wird und ein Risiko von 10–15 % aufweist, auf Grund von Unverträglichkeitsreaktionen wieder abgesetzt werden zu müssen.

Man kann also von einem Behandlungsversuch sprechen – auch wenn dieser nach den verfügbaren Erkenntnissen zur Pharmakotherapie durchgeführt wird. Individuelle Faktoren sind in der AED-Auswahl ebenso zu berücksichtigen wie z. B.:

- Idiosynkratische Reaktionen in der Vorgeschichte oder bei Verwandten 1. Grades stellen ein erhöhtes Risiko dar.
- Jugendliche mit einem erhöhten BMI werden unter VPA eher eine Gewichtszunahme aufweisen, mit niedrigem BMI unter TPM oder ZNS eine kritische Abnahme.
- Mädchen zeigen weniger Akzeptanz gegenüber dem Risiko eines Haarausfalls unter VPA, auch das Risiko möglicher Hautveränderungen unter Carbamazepinderivaten oder LTG können ein Hindernis sein.
- Einzelne Darreichungsformen oder verfügbarer Geschmack wird vom Kind komplett abgelehnt.
- Sehr medikamentenkritische und ängstliche Eltern setzen in der Hierarchie aus Wirksamkeitschance und Nebenwirkungsrisiko andere Prioritäten als Guidelines und favorisieren ein Rating der AEDs z. B. ausschließlich nach Risiken.
- Verwandte nehmen erfolgreich ein AED ein, welches auch für das eigene Kind gewollt wird.

19.3.6 Durchführung der Pharmakotherapie

Liegt eine akute Enzephalopathie vor oder aber ein Epilepsiesyndrom mit zu erwartender Therapieresistenz, so sollte für die Therapie eine auf Epilepsiebehandlung spezialisierte Institution einbezogen werden. Dies gilt ebenso bei Patienten, bei denen innerhalb eines Jahres nach Beginn der Pharmakotherapie keine Anfallsfreiheit erreicht worden ist.

Ist die Entscheidung für die Pharmakotherapie gefallen, so ist in Abhängigkeit von der Wirksamkeit und Verträglichkeit der AEDs schrittweise vorzugehen, wie es in **Tabelle 19-18** dargelegt ist. Ist die zuerst gewählte Substanz nicht oder nur unzureichend wirksam oder zeigen sich Nebenwirkungen, sollte ein weiteres Medikament der ersten Wahl in Monotherapie angewendet werden, bevor die Kombination von zwei Substanzen zum Einsatz kommt. Vereinzelt wird vor der Kombinationstherapie noch eine dritte Monotherapie gewählt, die Erfolgsaussichten sind allerdings gering (Brodie et al. 2002). Hat auch die Duotherapie nicht zur Anfallsfreiheit geführt, so kann Anfallsfreiheit nur noch in wenigen Fällen durch die Kombination von drei AEDs erreicht werden. In einem solchen Fall müssen ggf. auch deutliche Nebenwirkungen in Kauf genommen werden.

Tabelle 19-18: Wirksamkeits- und verträglichkeitsabhängige Behandlungsschritte*

- Monotherapie
- alternative (zweite) Monotherapie
- Duotherapie
- Austausch der Antiepileptika
- Polytherapie (drei oder mehr Antiepileptika)
- alternative Therapieformen (ketogene Diät, Vagusnervstimulation)
- Rückkehr zur Duo- oder Monotherapie

* Bei Therapieversagen der einzelnen Schritte sollte geprüft werden: Stimmt die Epilepsiediagnose? Ist evtl. ein epilepsiechirurgischer Eingriff möglich?

Hat die Anwendung von zwei AEDs der ersten Wahl in hoher Dosierung mit akzeptabler Verträglichkeit und genügend hohen Serumkonzentrationen nicht zur Anfallsfreiheit geführt, so gewinnt der Aspekt der Verträglichkeit der AEDs eine herausragende Bedeutung. Es sollte dann eine gut verträgliche, die Anfallsfrequenz herabsetzende und die besonders problematischen Anfälle (z. B. Sturzanfälle oder SE) verhindernde Medikation gewählt werden.

Monotherapie

Die anfalls- und syndrombezogene Monotherapie in individueller Dosierung ist der Goldstandard der Pharmakotherapie. Bis zu 70 % der Kinder und Jugendlichen mit neu aufgetretenen Epilepsien können durch die Monotherapie erfolgreich behandelt werden. Die Erfolgsrate ist entscheidend abhängig von der Epilepsieform. Bei den idiopathisch fokalen Epilepsien des Kindesalters und bei einigen primär generalisierten Epilepsien werden bis zu 90 % der Kinder durch die Monotherapie anfallsfrei (Berg et al. 2001c). Erheblich weniger erfolgreich ist die Monotherapie mit symptomatischen oder kryptogenen fokalen Epilepsien ohne und mit sekundärer Generalisierung, hier liegt die Rate anfallsfreier Patienten bei etwa 25–50 % (Berg et al. 2001c).

Wahl des Antiepileptikums zur ersten Monotherapie. Eine Übersicht über die praktisch wichtigen Eigenschaften der gebräuchlichen AEDs (Tagesdosis, therapeutische Serumkonzentrationen, Zeit bis zum Steady State und Nebenwirkungen) zeigt Tabelle 19-19. Die Wahl des ersten Antiepileptikums zur Monotherapie hängt entscheidend von der Epilepsiediagnose, dem Wirksamkeits- und Nebenwirkungsprofil der Substanz und den individuellen Faktoren des Kindes ab. Einen Überblick über kontrollierte Wirksamkeits- und Vergleichsstudien mit AED in Monotherapie bei neu aufgetretenen Epilepsien gibt das Kapitel 19.1.7.

Weitere Einzelheiten finden sich in den Beschreibungen der einzelnen Epilepsiesyndrome. Bei der Wahl des Antiepileptikums ist noch zu beachten, dass durch bestimmte AEDs bei einigen Epilepsiesyndromen Häufigkeit und Stärke von Anfällen paradoxerweise zunehmen können, eine Übersicht zeigt Tabelle 19-11 (S. 409).

Durchführung der Monotherapie. Die Behandlung beginnt in der Regel mit einer eher niedrigen Teildosis der Erhaltungsdosis. PHT, GBP und LEV können bei Bedarf schnell eindosiert werden. Sofern nicht eine rasche Wirkung gefordert wird (z. B. bei sehr hoher Anfallsfrequenz), sollte die Aufdosierung langsam erfolgen, bis die niedrigste Erhaltungsdosis erreicht ist. Die Mehrzahl der Patienten mit einer neu diagnostizierten Epilepsie wird durch niedrige bis mittlere Tagesdosen anfallsfrei (Kwan et al. 2001). Die Dosen sollten in tageszeitlichen Intervallen verabreicht werden, die in etwa der Eliminationshalbwertszeit der Substanz entsprechen. Das Steady State wird nach etwa fünf Halbwertszeiten nach der letzten Dosiserhöhung erreicht. AEDs mit einer relativ langen Halbwertszeit (PB, PHT, CZP, LTG, VGB) bzw. in Zubereitungen mit protrahierter Freisetzung (CBZ, OXC, VPA) werden bei Kindern in der Regel zweimal pro Tag verabreicht, sie können insbesondere bei älteren Kindern, Jugendlichen und Erwachsenen auch nur einmal täglich gegeben werden. Einzelne AEDs erfordern ein besonders langsames Aufdosieren, z. B. CBZ (Steigerung um höchstens 5 mg/kg pro Woche). Die Tagesdosis sollte wegen der Autoinduktion der Elimination vier bis sechs Wochen nach Erreichen der Enddosis etwas erhöht werden. Bei GBP zeigt die gastrointestinale Absorption bei hohen Dosen eine Sättigung (bei Jugendlichen und Erwachsenen ab 3000 mg). Deshalb ist es ratsam, die Tagesdosis von GBP auf drei Einzeldosen zu verteilen. Eine Einschränkung der Nierenfunktion erfordert eine Anpassung der Dosen der renal eliminierten AEDs GBP und VGB.

Wichtig ist, ausreichend lange zu warten und bis an die Verträglichkeitsgrenze zu dosieren, bevor eine Substanz als ungeeignet angesehen und wieder abgesetzt wird.

Hochdosismonotherapie. Falls die primäre Monotherapie nicht zur Anfallsfreiheit geführt hat, bietet sich in Einzelfällen als Alternative noch die Hochdosismonotherapie an. Die empfohlene Dosis des Antiepileptikums wird zunächst ohne Beachtung der Obergrenzen der sog. therapeutischen Serumkonzentrationen bis zum Auftreten klinischer Unverträglichkeitserscheinungen erhöht und nach einiger Zeit wieder so weit reduziert, bis der Patient die Nebenwirkungen toleriert. Dass diese Maßnahme erfolgversprechend ist, belegen Studien mit VPA, CBZ und PHT (Lesser et al. 1984, Cobos 1987, Siemes et al. 1988, Prats et al. 1991, Ohtsuka et al. 1992).

Zweite Monotherapie. Bei Versagen der ersten Monotherapie sollte vor der Polytherapie eine weitere (alternative) Monotherapie mit einem zweiten Medikament der ersten Wahl versucht werden. Diese zweite Monotherapie sollte auf jeden Fall durchgeführt werden, wenn das erste Antiepileptikum wegen unerwünschter Wirkungen nicht ausdosiert werden konnte. Etwa 15–20 % der Patienten, die auf die initiale Monotherapie nicht ansprechen, werden durch die zweite Monotherapie noch anfallsfrei (Hakkarainen 1980, Brodie et al. 2002, Elkis et al. 1993). Bei der Umstellung von der ersten auf die zweite Monotherapie wird man das zweite

Antiepileptikum zunächst aufdosieren, bevor man das erste wieder absetzt (Louis et al. 2007).

Gründe für das Versagen der Monotherapie. Falls die erste und zweite Monotherapie versagt haben, sollten vor Beginn der Polytherapie die folgenden Fragen geklärt werden:

- Ist die Diagnose korrekt? Die Monotherapie kann versagen, wenn die Anfälle oder die Epilepsie falsch klassifiziert wurde und darauf aufbauend ein ungeeignetes Medikament gewählt wurde. Wenn bei einem Jugendlichen mit einer juvenilen myoklonischen Epilepsie die Diagnose einer Epilepsie mit generalisierten tonisch-klonischen Anfällen gestellt und CBZ gewählt wurde, so kann es zum Therapieversagen (und auch Aggravation) kommen.
- Wird der Behandlungsplan eingehalten? Eine weitere Ursache des Versagens der Monotherapie kann in einer unregelmäßigen Einnahme des Antiepileptikums (mangelnde Compliance) begründet sein. Hier hilft die unvorhergesehene Überprüfung der Serumkonzentration des Antiepileptikums weiter.
- Stimmt die Dosierung, werden erwünschte Serumspiegel erreicht? Ein häufiger Grund für die unzureichende Wirksamkeit eines Antiepileptikums liegt in der zu niedrigen Dosierung. Es sollte die maximal tolerierbare Dosis einer Substanz angewendet werden, bevor diese als unwirksam angesehen wird. Dabei dürfen die Obergrenzen der sog. therapeutischen Serumkonzentrationen durchaus überschritten werden, wenn der Patient keine Nebenwirkungen zeigt oder wenn die Nebenwirkungen noch toleriert werden. Insbesondere Säuglinge können trotz ausreichend hoher oraler Dosierungen keine adäquaten Serumspiegel aufbauen (z. B. OXC, PHT, VPA). Dann kann eine Kombinationsbehandlung sinnvoll sein, die auch einen positiven Effekt auf den Serumspiegel hat.

Kombinationstherapie

Falls der ersten und zweiten Monotherapie der Erfolg versagt bleibt, können zwei oder drei AEDs kombiniert angewendet werden. Ein Vorteil der Kombinationstherapie ist die Möglichkeit der Behandlung mehrerer nebeneinander aufgetretener Anfallsformen. Grundsätzlich ist eine Kombinationstherapie aber nur dann sinnvoll, wenn dadurch der Patient anfallsfrei wird oder die Anfallsfrequenz deutlich niedriger ist als bei Anwendung der Substanzen in Monotherapie oder auch wenn bei gleich bleibender Anfallsfrequenz die Nebenwirkungen erheblich geringer ausgeprägt sind, also die Dosis reduziert werden kann. Die Kombinationstherapie schließt die Kombination von zwei AEDs (Duotherapie) oder drei und mehr Substanzen ein. Bevor man schließlich drei AEDs kombiniert, kann man versuchen, durch Austausch der beiden Substanzen bei der Duotherapie zu verbleiben. Je mehr AEDs kombiniert werden, umso unübersichtlicher werden Interaktionen und umso schwieriger wird die Zuordnung von Wirkung und Nebenwirkung zu den einzelnen Substanzen.

Probleme der Kombinationstherapie. Folgender Probleme sollte man sich stets bewusst sein:

- **schwierige Wirksamkeitsbeurteilung.** Es ist schwierig, die Wirksamkeit der einzelnen Komponenten zu bestimmen. Es besteht die Gefahr, dass man deshalb bei der Polytherapie bleibt, ohne zu versuchen, das erste bzw. vorher getestete Medikament wieder abzusetzen.
- **verstärktes Auftreten von Nebenwirkungen.** Durch die Kombination können Nebenwirkungen verstärkt auftreten, die in der Monotherapie sehr viel seltener beobachtet werden (z. B. Enzephalopathie durch die Kombination von PB und VPA oder Hautausschläge durch die Kombination von VPA mit LTG).
- **unerwünschte Medikamenteninteraktionen.** Durch pharmakokinetische Interaktionen verändern sich die Serumspiegel der AEDs in unerwünschter Weise (z. B. erhebliches Absinken der Serumkonzentration von VPA durch die Zugabe der enzymaktivierenden Medikamente CBZ, PHT oder PB).

Tabelle 19-19: Praktisch wichtige Anwendungsdaten der gebräuchlichen AEDs

Antiepileptikum	Übliche Tagesdosis Erwachsene (mg/Tag)	Kinder (mg/kg/Tag)	Therapeutische Serumkonzentration [mg/l (µmol/l)]	Tage bis zum Steady State	Hauptnebenwirkungen
Azetazolamid AZA	750	10	10–20 (45–90)	2-3	Dyspnoe, Hyperkaliämie, Hyperglykämie
Bormid BR	250–2550	50–60	100–250 (12,5–31)	60	Appetitlosigkeit, Gastritis, Bronchitis, Polydipsie, Hautausschlag, Somnolenz
Carbamazepin CBZ	600–1200 (-2000)	10–40	4–12 (16–50)	3-4[1)]	Müdigkeit, Schwindel, Diplopie, Ataxie, transiente Leukopenie, Hautausschlag, Hyponatriämie
Clobazam CLB	10–40	0,3–1	0,3–5[2)] (1–15)	4–5	Sedierung, Ataxie, Verhaltensauffälligkeiten
Clonazepam CZP	2-6	0,1–0,3	0,02–0,07[2)] (0,06–0,25)	7–8	Sedierung, Speichelfluss, Verhaltensauffälligkeiten, Ataxie
Eslicarbazepin ESL	400–2400	–	20–35 (80–140)	4–5	Schwindel, Schläfrigkeit, Kopfschmerzen, Doppelbilder, Bewegungsstörung, Hautausschlag
Ethosuximid ESM	500–2000	15–40	40–100 (280–700)	7–12	gastrointestinale Beschwerden, Sedierung
Felbamat FBM	1200–2400 (-3600)	20-60	20–80 (85–340)	4-7	Gewichtsverlust, Schlaflosigkeit, selten: Hepatotoxizität, aplastische Anämie
Gabapentin GBP	1200–2400 (-4800)	30–50 (-100)	5–16[2)] (30–90)	2–5	Müdigkeit, Schwindel, aggressives Verhalten, Hyperexzitabilität, Gewichtszunahme
Lacosamid LCM	200–400	–	*	3	Schwindel, Nystagmus, Diplopie, Übelkeit, Tremor
Lamotrigin LTG	100–400 (-800)	2–15	2,5–12,5 (10–50)	3–10	Müdigkeit, Tremor, Hautausschlag, Stevens-Johnson-Syndrom
+ VPA	100–200			9–11	
+ Enzyminduktor	400–1000			2–3	
Levetiracetam LEV	1000–3000 (-4000)	20–60	3–34*	2	Müdigkeit, Schläfrigkeit, Ataxie Verhaltensstörungen (bes. Kinder), Gewichtsverlust
Mesuximid MSM	450–1200	20	20–35[3)] (100–175)	8	wie ESM, Sedierung verstärkt
Oxcarbazepin OXC	900–2400 (-3600)	30–50	10–20[3)] (40–80)	2	wie Carbamazepin, allerdings seltener und schwächer ausgeprägt, Hyponatriämie häufiger

Antiepi-leptikum	Übliche Tagesdosis		Therapeu-tische Serum-konzentration [mg/l (µmol/l)]	Tage bis zum Steady State	Hauptnebenwirkungen
	Erwachsene (mg/Tag)	Kinder (mg/kg/Tag)			
Phenobar-bital PB	30–200	2–8	10–40 (45–170)	10–30	Müdigkeit, Verlangsamung, Schwindel, Konzentrationsstörungen, Verhaltensauffälligkeiten
Pregabalin PGB	150–600	–	2–8*	1–2	Somnolenz, Stimmungsschwankungen, Tremor, Dysarthrie, Diplopie, Konzentrations-/Gedächtnisstörungen, Appetitänderung
Phenytoin PHT	300–400	5–10	5–20 (20–80)	7–20	Gingivahyperplasie, Hirsutismus, kognitive Beeinträchtigung; bei hoher Dosis Nystagmus, Ataxie, Müdigkeit; i. v.: arhythmogen, Gewebsnekrosen
Primidon PRM	750–1000 (–1500)	5–20	5–12 (23–55)	2–5	wie Phenobarbital
Rufinamid RUF	2400–3200 (< 30 kgKG + VPA: max. 600 mg/d)	35	*	2	Kopfschmerzen, Müdigkeit, Schwindel, Appetitminderung, Erbrechen, Schlafstörung
Stiripentol STP	2000–3000	50	*		Appetitlosigkeit, Wachstumsstörung, Ataxie, Schlafstörung
Sultiam STM	100–300	3–10	2–10 (7–35)	2–4	gastrointestinale Beschwerden, Hyperpnoe, Parästhesien, Appetitmangel, psychotische Symptome
Tiagabin TGB	15–50	1–1,5	0,18–0,31 (0,43–091)	1–2	Müdigkeit, Schwindel, kognitive Verlangsamung, Konzentrationsstörungen
Topiramat TPM	200–400 (–1000)	5–9	4–12 (12–36)	3–6	Müdigkeit, Schwindel, psychomotorische Verlangsamung, Sprachschwierigkeiten, Parästhesien, Gewichtsverlust, Nephrolithiasis
Valproat VPA	1200–1800 (–4000)	15–60	40–120 (280–820)	2–5	Müdigkeit, Tremor, Haarausfall, Gewichtszunahme, dosisabhängige Thrombopenie; Hepatopathie, Pankreatitis
Vigabatrin VGB	1000–3000	50–100 (–150)	3,5–35[2] (25–250)	2–5	Müdigkeit, Gewichtszunahme, Verhaltensauffälligkeiten, psychotische Reaktionen, Gesichtsfeldausfälle
Zonisamid ZNS	300–600	4–12	15–40 (70–190)	14	Anorexie, Ataxie, Schwindel, Aufmerksamkeitsstörungen

[1] Zu einem endgültigen Steady State kommt es erst dann, wenn die Autoinduktion vollständig ist, was 3 bis 4 Wochen dauern kann. [2] Bestimmung selten indiziert oder unnötig [3] aktiver Metabolit
* kein therapeutischer Bereich festlegbar
– keine Daten für das Kindes- und Jugendalter

- **höheres Risiko idiosynkratischer toxischer Reaktionen.** Durch die Kombination von VPA mit den enzymaktivierenden AEDs: PB, PHT, CBZ wird das Risiko des reversiblen oder irreversiblen Leberversagens erhöht.
- **verstärkte Teratogenität.** Sowohl VPA als auch CBZ tragen ein deutlich erhöhtes teratogenes Risiko für Spaltbildungen der Wirbelsäule, das Risiko bei kombinierter Anwendung ist höher.
- **Zunahme der Anfallsfrequenz.** Bei vielen AED-Kombinationen wurde statt der gewünschten Anfallsminderung bei einem kleinen Prozentsatz der Patienten auch eine Zunahme der Anfallsfrequenz beobachtet.
- **Abnahme der Compliance.** Die Erhöhung der Zahl der Medikamente erhöht das Risiko einer unregelmäßigen Einnahme.

Wahl der AEDs zur Kombinationstherapie. Wie bei der Monotherapie richtet sich die Wahl der AEDs nach dem zu behandelnden Epilepsiesyndrom, dem Wirksamkeits- und Nebenwirkungsprofil der Substanzen und den individuellen Erfordernissen des Kindes. Weitere Einzelheiten finden sich in den Beschreibungen der einzelnen Epilepsiesyndrome.

Voraussetzung einer rationalen Kombinationstherapie ist die Kenntnis der pharmakologischen Eigenschaften der einzelnen Substanzen sowie ihrer möglichen Interaktionen. Kombiniert man solche mit ähnlichem Wirkmechanismus, so ist das Risiko hoch, dass sich die Nebenwirkungen addieren, nicht jedoch die Wirksamkeit (Stafstrom et al. 2010). Bei der Kombination von zwei oder mehr AEDs können sich die Wirkungen potenzieren (supraadditive Wirkung), addieren (additive Wirkung) oder teilweise aufheben (infraadditive Wirkung). Besonders erwünscht ist ein supraadditiver antiepileptischer Effekt in Verbindung mit einer nur additiven oder infraadditiven neurotoxischen Wirkung bzw. ein additiver antiepileptischer Effekt bei infraadditiver Neurotoxizität. Prinzipiell sollten folgende klinische Regeln bei der Kombination von AEDs beachtet werden:

- möglichst AEDs mit unterschiedlichen Wirkmechanismen kombinieren (s. Tab. 19-1, S. 389)
- Substanzen mit günstigem Nebenwirkungsprofil bevorzugen
- AEDs mit einem hohen Potenzial für pharmakokinetische Interaktionen möglichst vermeiden (s. Tab. 19-4, S. 393).

Spezielle günstige AED-Kombinationen. Es liegen bisher keine systematischen Untersuchungen zu speziellen Kombinationen von AEDs bei den einzelnen Epilepsiesyndromen des Kindesalters vor. Die retrospektive Analyse einiger klinischer Studien weist auf einen supraadditiven antiepileptischen Effekt bei nur additiven oder infraadditiven Nebenwirkungen einiger AED-Kombinationen hin. Den klinischen Beobachtungen entsprechen teilweise die Ergebnisse tierexperimenteller Untersuchungen zur optimalen Kombinationstherapie (s. o.).

Kombinationstherapie von Phenytoin mit Valproat oder Phenobarbital. Phenytoin wurde früher mit allen anderen konventionellen AEDs kombiniert. Dabei haben sich die Kombinationen von PHT mit VPA oder mit niedrig dosiertem PB (Serumkonzentration <20 µg/ml) als vorteilhaft herausgestellt. Diese Kombinationen spielen aber vor allem wegen der Nebenwirkungen nur noch eine untergeordnete Rolle

Kombinationstherapie von Carbamazepin oder Oxcarbazepin mit Valproat. Die beiden AEDs: CBZ und VPA mit z. T. unterschiedlichen Wirkmechanismen und verhältnismäßig geringen Nebenwirkungen decken zusammen ein breites Spektrum der Therapie ab. Die Kombination der beiden Substanzen ist gut wirksam bei Epilepsien mit einfachen und komplexen fokalen Anfällen sowie mit sekundär generalisierten tonisch-klonischen Anfällen. Bis zu 30 % der Patienten, die auf die CBZ- oder VPA-Monotherapie nicht genügend ansprachen, wurden durch die Kombination der beiden Substanzen noch anfallsfrei (Dean et al. 1988, Walkeret al. 1988, Willmore et al. 1996). Ein Nachteil der Kombination von VPA mit CBZ sind unerwünschte pharmakokinetische Interaktionen, denn diese führen zu einer Erhöhung der Gesamtkonzentration und der freien Fraktion des neurotoxischen Carbamazepinmetaboliten Carbamazepin-10,11-Epoxid, gleichzeitig kommt es zu einer Reduktion der VPA-Serumkonzentration. Daher wird die erheblich verträglichere Kombination von VPA mit OXC bevorzugt.

Kombinationstherapie von Valproat mit Ethosuximid. Bei der Absenceepilepsie des Kindesalters sind ESM und VPA in Monotherapie etwa gleich gut wirksam, durch die Kombination dieser beiden Substanzen werden noch weitere Patienten anfallsfrei (Callaghan et al. 1982, Sato et al. 1982, Rowan et al. 1983). Auch bei der juvenilen myoklonischen Epilepsie und der myoklonisch-astatischen Epilepsie hat sich die Kombination der beiden AEDs als vorteilhaft herausgestellt.

Kombination mit Benzodiazepinen. Die Benzodiazepine CZP und CLB werden in der Regel nicht primär zur oralen Langzeitbehandlung eingesetzt, jedoch häufiger als Zusatzmedikation, wenn sich die Mittel der ersten Wahl als unwirksam oder zu wenig wirksam erwiesen haben. Die zusätzliche Gabe dieser Substanzen kann vorübergehend zu einer dramatischen Reduktion der Anfallsfrequenz führen, was sowohl für generalisierte als auch fokale Epilepsien zutrifft (Canadian Clobazam Cooperative Group 1991, Sato et al. 1995). Leider entwickelt ein Teil der Patienten innerhalb von einigen Wochen oder Monaten eine Toleranz bezüglich der antiepileptischen Wirkung. Andererseits hält der positive Effekt bei einem Teil der Patienten, die initial gut auf CLB ansprechen und wenige Nebenwirkungen zeigen, auch lange an. Vor allem bei Kindern mit myoklonisch-astatischer Epilepsie, die durch die Kombination von VPA und ESM nicht anfallsfrei werden, oder bei Kindern mit idiopathisch fokalen Epilepsien, die auf STM, VPA oder CBZ unvollständig ansprechen, kann die niedrig dosierte Zugabe von CLB zu einer weiteren Anfallsreduktion oder zur Anfallsfreiheit führen.

Ein Nachteil der Benzodiazepine sind die in mittlerer bis hoher Dosierung zu erwartenden Nebenwirkungen wie Müdigkeit, Hypersalivation, Verhaltensauffälligkeiten (Hyperaktivität, aggressive Ausbrüchen) und kognitive Störungen (verminderte Aufmerksamkeitsspanne, Beeinträchtigung der Gedächtnisfunktionen). Eine zusätzliche Schwierigkeit stellt die mögliche Anfallshäufung dar, wenn versucht wird, das Medikament wieder abzusetzen. Dieses sollte deshalb langsam in kleinen Schritten erfolgen, um Entzugsanfälle zu vermeiden.

Kombination von Valproat und Lamotrigin. Als erfolgreichste Duotherapie sowohl bei fokalen als auch primär generalisierten Epilepsien gilt die Kombination von LTG mit VPA, dafür sprechen die Ergebnisse mehrerer Studien, eine supraadditive antiepileptische Interaktion der beiden Substanzen wird angenommen (Brodie et al. 1997, Pisani et al. 1999).

Aus tierexperimentellen Untersuchungen oder In-vitro-Studien lassen sich supraadditive antiepileptische Wirkungen erwarten bei der Kombination von LEV + TPM und LEV+ CBZ/OXC oder TPM + PB, TPM + FBM und TPM + VPA, es fehlen jedoch systematische Untersuchungen.

Wie hoch ist die Chance der Anfallsfreiheit durch die einzelnen Therapieschritte von der ersten Monotherapie bis zur Polytherapie?

Exemplarisch sei hier die klassische Studie von Hakkarainen (1980) zitiert, der von 100 Erwachsenen je 50 mit CBZ oder PHT behandelte, wodurch er Anfallsfreiheit bei 50 % der Patienten erreichte. Die verbliebenen 50 Patienten wurden auf die alternative Monotherapie umgesetzt. Dadurch erzielte er Anfallsfreiheit bei weiteren 17 Patienten. Von den 33 Patienten, die durch die erste und zweite Monotherapie nicht kontrolliert werden konnten, erbrachte die Kombination der beiden Substanzen noch Anfallsfreiheit bei 15 % (5/33).

In einer prospektiven Studie mit 470 nicht ausgewählten Jugendlichen und Erwachsenen mit neu diagnostizierten und bisher unbehandelten Epilepsien zeigte sich, dass durch das erste Antiepileptikum 47 % der Patienten anfallsfrei wurden (43,5 % der Patienten mit symptomatischen oder kryptogenen Epilepsien, 58 % der Patienten mit idiopathischen Epilepsien). Anfallsfrei in dieser Studie bedeutete, dass mindestens ein Jahr lang kein Anfall aufgetreten war. Durch ein zweites Antiepileptikum in Monotherapie wurden noch weitere 13 % anfallsfrei, somit wurden insgesamt 60 % der Patienten durch zwei Monotherapien anfallsfrei (Tab. 19-20). Durch die Duotherapie wurden die Anfälle nur noch bei 3 % der Patienten kontrolliert, durch die Dreierkombinationen bei keinem Patienten (Brodie et al. 2002).

Die retrospektive Analyse von 2881 Erwachsenen, Jugendlichen und älteren Kindern, die in einer Datenbank erfasst worden waren, ergab, dass 56 % der Patienten mindestens ein Jahr lang anfallsfrei waren. Von diesen nahmen 21 % mehr als ein Antiepileptikum ein: 86 % eine Duotherapie, 13 % drei AEDs und 1 % vier AEDs. Die mit Abstand häufigste wirksame Duotherapie (55 von 287 Patienten) war die die Kombination von LTG mit VPA, und zwar sowohl bei den fokalen als auch den primär generalisierten Epilepsien. Bei 42 anfallsfreien Patienten mit einer Dreierkombination war die Kombination von VPA, LTG und TPM am wirksamsten, weitere wirksame Tripeltherapien waren PRM/CBZ/TPM und CBZ/VPA/TPM (Stephen et al. 2002).

Tabelle 19-20: Erfolg der einzelnen Therapieschritte bei 470 Jugendlichen/Erwachsenen mit neu diagnostizierten und zuvor unbehandelten Epilepsien (nach Brodie et al. 2002)

Variable	Zahl der Patienten	Prozentsatz
anfallsfrei durch erste Monotherapie	222	47 %
anfallsfrei durch zweite Monotherapie	61	13 %
anfallsfrei durch dritte Monotherapie	6	1 %
anfallsfrei durch zwei Antiepileptika	12	3 %
anfallsfrei durch drei Antiepileptika	0	0 %
insgesamt anfallsfrei	301/470	64 %

19.3.7 Vermeiden der Überbehandlung

Vor allem bei therapieschwierigen Epilepsien besteht die Gefahr der Übertherapie, der Patient erhält dann zu viele AEDs und/oder AEDs in zu hohen Dosen, woraus ein ungünstiges Nutzen-Risiko-Verhältnis resultiert. Wie häufig die Überbehandlung tatsächlich vorkommt, ist unbekannt. Folgende Formen der Überbehandlung sind möglich (Schmidt et al. 2002):

- **Behandlung nichtepileptischer Zustände** mit AED
- Verschreibung von AEDs bei Kindern und Jugendlichen mit **epileptischen Anfällen, die eigentlich keine Langzeittherapie erfordern**. Dieses betrifft in erster Linie die idiopathisch fokalen Epilepsien des Kindesalters, für die typisch ist, dass nur wenige Anfälle auftreten. Wenn einzelne Anfälle in großen Abständen auftreten und die Unfallgefährdung gering ist, kann man auf die Medikation verzichten oder diese erst einmal aufschieben.
- **zu schnelle Aufdosierung**. Die Mehrzahl neu diagnostizierter Epilepsien wird durch niedrige bis mittlere Dosen eines Antiepileptikums in Monotherapie anfallsfrei (Kwan et al. 2001). Ein zu schnelles Aufdosieren kann deshalb zu unnötig hohen Dosen führen.
- **Anwendung zu hoher Dosen**. Bei therapieschwierigen Epilepsien besteht die Neigung, sehr hohe Dosen anzuwenden, um noch Anfallsfreiheit zu erreichen. Falls dieses Ziel verfehlt wird, sollte man nicht zögern, die Dosen wieder zu reduzieren.
- **unnötige Polytherapie**. Die Rückkehr von der Poly- zu Monotherapie ist eine Option, die nicht zur Anfallszunahme zu führen braucht und häufig die Lebensqualität durch Abnahme der Nebenwirkungen verbessert (s. o.).
- **zu lange Pharmakotherapie**. Studien haben gezeigt, dass bei Kindern nach sehr kurzen

Perioden der Anfallsfreiheit (nach ein bis 2 Jahren) die AEDs wieder abgesetzt werden können (s. u.).

19.3.8 Kontrolluntersuchungen unter AED-Therapie

Klinische Kontrollen

Während der Eindosierung eines AED spielen akute Nebenwirkungen und allergische Reaktionen eine wesentliche Rolle. Diese müssen den Betreuenden bekannt sein und zu einer raschen ärztlichen Vorstellung führen. Ist dies nicht möglich, so ist das AED unverzüglich abzusetzen und ggf. eine Überbrückung mit BZD zu erwägen. Das ist jedoch äußerst selten der Fall. Ob engmaschige klinische Kontrollen notwendig sind, hängt im Wesentlichen von der Zuverlässigkeit der Familien bzw. betreuenden Personen ab und von der bereits geknüpften therapeutischen Beziehung. Ansonsten wird man die Zeit der Eindosierung abwarten und in einem entsprechenden Abstand in Abhängigkeit von Alter, vorheriger Anfallsfrequenz und Art des AED einen Wiedervorstellungstermin vereinbaren. Oft reicht auch eine Kontaktaufnahme, wenn vor Ort die/der betreuende PädiaterIn mit einbezogen ist. Das gilt auch für die weitere Betreuung, die eine multidisziplinäre bleibt.

Laborchemische Untersuchungen

Vor Beginn der medikamentösen Behandlung sind Laborwerte zu erheben: BB, Na, K, Ca, Cl, ASAT, ALAT, Krea, Gesamteiweiß, Urin-Stix, z. B. bei VPA zusätzlich Lipase, Carnitin, Bilirubin, Quick und PTT. Sollte ein unklares Krankheitsbild vorliegen, sollten Erkrankungen mit potenzieller Leberaffektion so weit möglich ausgeschlossen werden (Harnsäure, Laktat, BGA, NH3, BZ, AS sowie OS i. U.) Während für AEDs wie VPA und FBM eigene Regeln gelten (s. Tab. 19-21), ist ansonsten der Nutzen von Kontrolluntersuchungen im Verlauf nicht belegt, sofern keine klinischen Zeichen für mögliche Nebenwirkungen auftreten. Pragmatisch ist eine zumindest jährliche Überprüfung – dann mit Bestimmung der Parameter des Ca-Haushaltes – zu empfehlen.

Medikamentenspiegel können von allen AEDs erhoben werden. Bei Eindosierung ist eine Aussagefähigkeit erst im Fließgleichgewicht möglich, welches etwa nach vier Eliminationshalbwertszeiten der Fall ist. Ein Basiswert auch bei erfolgreicher Behandlung ist für die weitere Therapiesteuerung sinnvoll. Ansonsten sind Serumspiegel insbesondere dann von Bedeutung, wenn die Pharmakokinetik nicht linear ist (PHT oder im 1. LJ), Medikamenteninteraktionen zu erwarten sind (z. B. VPA + LTG), wenn Nebenwirkungen auftreten oder das AED ausdosiert werden muss (Therapieresistenz), bei Schwangerschaft oder Abklärung unspezifischer weiterer Beschwerden. Die Bestimmung erfolgt sinnvollerweise zumeist vor der morgendlichen Einnahme bzw. vor der ggf. höheren Dosis (Talspiegel). Immer dann ist es sinnvoll, einen Serumspiegel spontan zu bestimmen, wenn der Eindruck einer Non-Compliance besteht (oder binnen sechs Stunden nach einem Anfallsrezidiv).

Zur AED-spezifischen Laboranalytik siehe Tabelle 19-21. Die Praxis der Laborkontrollen wird sehr uneinheitlich durchgeführt. Sie sollte eine bestmögliche Sicherheit bezogen auf die AEDs gewährleisten, unnötige Punktionen, Beunruhigungen und Kosten vermeiden sowie ggf. interferierende Erkrankungen (wie Niereninsuffizienz) erfassen. Das dargestellte Schema stellt einen pragmatischen Ansatz dar.

Vitamin D. Der Langzeiteffekt einer Therapie mit AEDs auf den Vitamin-D-Stoffwechsel führt zu einer Abnahme der Knochendichte und damit erhöhtem Frakturrisiko. Bei Erwachsenen wird das Osteopathierisiko mit 50 % angegeben, das Frakturrisiko ist um den Faktor 2–3 erhöht. Während der negative Einfluss der enzyminduzierenden AEDs (CBZ, PB, PHT, PRM) auf den Vitamin-D-Metabolismus gut belegt ist, sind die Berichte zu anderen AEDs z. T. widersprüchlich (Pack 2011). Offensichtlich werden Osteoporose und Osteomalazie auch ohne nachweisbaren Vitamin-D-Mangel bei Patienten unter

Tabelle 19-21: Laborkontrollen bei AED-Dauertherapie

AED	Serumspiegel mg/l	Zusätzliche Parameter	4–6 Wo nach Therapiebeginn, dann 1–2/Jahr
ACZ	10–20	BGA, 1/Jahr Nierensono	X
BR	100–250	cave: Cl, Akkumulation	X + 4. u. 7. Mo
CBZ	4–12	aP, Phosphat, Lipase; ggf. Gerinnung; U-Stix	X
CLB	0,03–0,3		X
ESM	40–100	Bili; ggf. Gerinnung	X
FBM	50–100	Cholesterin, Phosphat	X 1–2/Mo
GBP	2–205	BZ, HST, Lipase	X + 4. u. 7. Mo
LCM	3–14		X
LTG	3–14		X + 4. u. 7. Mo
LEV	12–46		X?
MSM	20–35		X
OXC	5–35	aP; U-Stix; cave: Na ↑	X + 4. u. 7. Mo
PB	10–40	Cholesterin, Triglyceride; ggf. Gerinnung, TSH, T3/4. Cave: Vit. B, D, K ↓, Akkumulation	X
PGB	2,8–8,3		X
PHT	10–20	BZ, Triglyceride, Cholesterin; ggf. TSH, T3/4, Gerinnung, Immunglobuline; Urin-Stix. Cave: nicht lineare Pharmakokinetik. Cave: Vit. B, D, K ↓	X + 4. Mo, dann 3- bis 6-mtl.
PRM	5–12	Cholesterin, Triglyceride; ggf. Gerinnung, TSH, T3/4. Cave: Vit. B, D, K, Akkumulation	X
RFM	3–30		X?
STM	1–10	BGA; ggf. Ammoniak	X?
STP	4–22		X?
TGB	0,02–0,2		X?
TPM	5–20	BGA, 1/Jahr Nierensono	X + 4. Mo.
VGB	0,8–36	Gesichtsfeldprüfung	X?
VPA	10–40	BZ, Lipase, Carnitin, Gerinnung; ggf. v.-Willebrand-Faktor, Ammoniak, BGA	X + 4. Mo., dann 3- bis 6-mtl.
ZNS	10–40	BGA, 1/Jahr Nierensono	X + 4. Mo.

BB, Na, K, Cl, ASAT, ALAT, Krea werden bei allen AEDs 4 bis 6 Wochen nach Eindosierung und dann zumindest einmal/Jahr überprüft, dann mit AED-Talspiegel (X), bei einigen AEDs ist dessen Bestimmung nicht empfohlen (X?) Bei einigen AEDs werden zusätzliche Kontrollintervalle (Angaben der Intervalle) und Parameter benötigt. Weitere Kontrollen richten sich nach V. a. Nebenwirkungen, Non-Compliance, Medikamenteninteraktion oder Umstellung entsprechend der Fragestellung. Einmal im Jahr sollte (am besten in den Monaten Oktober bis März) Ca, Ph, aP, 25-OH-D mitbestimmt werden.

AED-Therapie vermehrt beobachtet (Bartl 2007) (Tab. 19-22).

Eine Umfrage unter NeuropädiaterInnen im United Kingdom (n = 95) zur Langzeitbehandlung von Kindern und Jugendlichen mit AED (>2 Jahre) zeigte, dass nur 3 % eine regelmäßige Prophylaxe von Vitamin D und Ca empfehlen. 6 % screenen regelmäßig, 82 % hin und wieder. Screening-Parameter waren zumeist Ca, Ph, aP sowie 25-Hydroxy-Vitamin-D im Plasma (Fong et al. 2011). Fong et al. (2014) untersuchten 111 Kinder und Jugendliche unter antikonvulsiver Dauertherapie und fanden bei 24/111 (22 %) 25-OH-VitD <20 ng/ml (Vitamin-D-Mangel) und bei 45/111 (41 %) 21–29 ng/ml (reduzierter Vitamin-D-Spiegel) bei einer Untersuchung in den Wintermonaten in Queensland/Australien. Als Risikofaktor konnte die Therapie mit >2 AEDs identifiziert werden wie auch eine nachgewiesene genetische Ätiologie der Epilepsie (Tuberöse-Sklerose-Komplex, Dravet-Syndrom, Rett-Syndrom), nicht jedoch die AEDs («neu» versus «alt») oder Komorbidität wie Zerebralparese oder Sondenernährung. Die AutorInnen schlussfolgern, dass selbst unter subtropischen Bedingungen ein hohes Risiko für Vitamin-D-Mangel-Folgeerkrankungen bei Kindern unter AED-Dauertherapie besteht. Da keine populationsbezogenen Daten zur Prävalenz des Vitamin-D-Mangels in Queensland vorliegen, ist die Bewertung der Studienergebnisse bezogen auf ein Screening bei Kindern unter AED-Therapie nicht möglich. Der Vitamin-D-Status unterliegt neben alimentären, hormonellen, aktivitätsbedingten und witterungsbedingten auch genetischen Faktoren, die seine Beurteilung im Einzelfall erschweren. Es bleibt jedoch festzuhalten, dass die vorliegenden Studienergebnisse ein erhöhtes Risiko für Vitamin-D-Mangel gerade bei AED-Polytherapie anzeigen. Ein regelmäßiges Screening und Substitution bei nachgewiesenem Mangel von 25-OH-VitD und Ca für Patienten unter AED-Therapie wird auch in Anbetracht der erheblichen Kosten nachfolgender Erkrankungen (Osteoporose, Osteomalazie, Frakturen) empfohlen (Bartl 2007) und sollte z. B. einmal jährlich in den Wintermonaten erfolgen. Wenn zusätzlich eine Therapie mit Kortikosteroiden durchgeführt wird oder weitere Risikofaktoren für Erkrankungen der Knochen bestehen, sollten enzyminduzierende AEDs vermieden werden und eine weitere Diagnostik der Knochendichteentwicklung erfolgen (Pack 2011).

Tabelle 19-22: Pathogenetische Mechanismen der AED-induzierten Osteopathie (modifiziert nach Bartl 2007)

- erhöhter Abbau von Vitamin-D-Metaboliten (CYP450-Induktion)
- Reduktion von IGF-I und IGFBP-3 (Enzyminduktion)
- Hemmung des Vitamin-K-Metabolismus (Enzyminduktion)
- verminderte intestinale Ca-Resorbtion
- erhöhter renaler Ca- und Ph-Verlust (VPA)
- erniedrigtes Calcitonin (PHT)
- Hypokalzämie führt zu sekundärem Hyperparathyreodismus
- erhöhte Osteoklastenaktivität, erniedrigte Osteoblastenaktivität
- antiandrogene Wirkung mit erniedrigten Sexualhormonen
- Institutionalisierung des Patienten
- erniedrigte Muskelkraft und Koordinationsstörungen
- alimentärer Ca- und Vitamin-D-Mangel
- verminderte Sonnenexposition
- Anfallsneigung (Sturzrisiko)

19.3.9 Absetzen der AEDs

In zahlreichen Langzeitbeobachtungen von Erwachsenen und Kindern mit neu aufgetretenen Epilepsien beträgt die Wahrscheinlichkeit einer Remission ohne Berücksichtigung der Medikation etwa 50 % bis 80 %. Wenn ein Kind mit einer Epilepsie zwei Jahre oder länger anfallsfrei gewesen ist, ist die Wahrscheinlichkeit hoch, dass es auch nach Absetzen der Medikation anfallsfrei bleibt (Berg et al. 1994).

Wie lange sollte nun ein Kind behandelt werden, bevor man die Medikation beendet? Die Entscheidung abzusetzen ist vor allem abhängig von der Wahrscheinlichkeit des erneuten Auftretens von Anfällen und den dadurch bedingten negativen physischen und psychosozialen Auswirkungen und im Falle der Fortsetzung der Medikation von den Nebenwirkungen der AEDs und den dadurch verursachten Störungen von Wohlbefinden und Lebensqualität.

Vor allem für die Eltern von Kindern mit Epilepsien ist eine mögliche Beeinträchtigung von Denken, Lernen und Verhalten durch die AEDs ein wichtiger Grund für den Wunsch nach einer möglichst frühzeitigen Beendigung der Medikation. Bei älteren Jugendlichen und jungen Erwachsenen besteht eher eine Zurückhaltung bezüglich des Absetzens wegen der möglichen negativen Auswirkungen erneut auftretender Anfälle auf das berufliche Fortkommen und auf die Fahrerlaubnis.

Anders als bei Erwachsenen kann es bei einem beträchtlichen Teil der Kinder mit anfangs pharmakoresistenter Epilepsie nach langjährigem Verlauf doch noch zu einer Remission kommen, und zwar unabhängig von der Therapie. Dieses an sich unerwartete Ergebnis zeigen drei Kohortenstudien (Huttenlocher et al. 1990, Camfield et al. 1993a, Sillanpää 1993, Huttenlocher 1994). Nach drei bis fünf Jahren Anfallsfreiheit kann auch bei diesen Kindern versucht werden, die Pharmakotherapie zu beenden.

Rezidivrate nach Absetzen der AEDs und Zeitpunkt des erneuten Auftretens von Anfällen

Bei 25–40 % der Kinder mit Epilepsien, die mindestens zwei Jahre anfallsfrei gewesen waren, treten nach Absetzen der Medikation wieder Anfälle auf. Die Mehrzahl der Rezidive ereignet sich kurz nach dem Absetzen, bei fast der Hälfte innerhalb von sechs Monaten und zwischen 60 % und 80 % innerhalb eines Jahres (Berg et al. 1994). In einer prospektiven Kohortenstudie wurden 613 Kinder mit neu diagnostizierten Epilepsien aus Connecticut, USA, erfasst. Neben der Remissionsrate wurde auch das Relapserisiko bestimmt. Etwa drei Viertel der Kinder zeigten bald nach der Diagnosestellung eine anhaltende Remission. Das Risiko des erneuten Auftretens von Anfällen nach Erreichen der Zweijahresremission betrug nach sechs Monaten 11 %, nach einem Jahr 16 %, nach zwei Jahren 22 %, nach drei Jahren 26 % und nach vier Jahren 26 %. Der ganz überwiegende Teil der Rückfälle ereignete sich demnach in den ersten beiden Jahren, und zwar jeweils etwa zur Hälfte während des Absetzens und nach dem Absetzen des Antiepileptikums (Berg et al. 2001c). Späte Rezidive treten selten auf, dieses zeigen Langzeitbeobachtungen über 15 bis 23 Jahre (Holowach-Thurston et al. 1985).

Risikofaktoren für das erneute Auftreten von Anfällen

Als Prädiktoren für ein erhöhtes Relapserisiko wurden identifiziert:

- **mentale Retardierung, neurologische Ausfälle.** Im Allgemeinen tragen vorgeschädigte Kinder mit Epilepsien ein höheres Risiko für Anfallsrezidive nach dem Absetzen als Kinder mit kryptogenen oder idiopathischen Epilepsien, das Risiko liegt bei 40–50 % (Berg et al. 1994). Zwei Studien haben beispielsweise gezeigt, dass in Assoziation mit einer mentalen Retardierung bzw. mit einer infantilen Zerebralparese das Absetzen der AEDs nach zwei Jahren Anfallsfreiheit mit dem nur mäßig hohen Relapserisiko von 41 % bzw. 42 % einherging (Delgado et al. 1996, Marcus et al. 1998).
- **Alter zu Beginn der Epilepsie und Alter zum Zeitpunkt des Absetzens.** Ein weiterer Risikofaktor ist das Lebensalter über zwölf Jahre zu Beginn der Epilepsie. Eine Metaanalyse hat gezeigt, dass ein Beginn der Epilepsie in der Adoleszenz mit einem deutlich höheren Relapserisiko verbunden ist als der Beginn in der Kindheit (Berg et al. 1994). Bei neurologisch geschädigten Kindern unter zwei Jahren ist das Risiko jedoch ebenfalls erhöht (Emerson et al. 1981). Es gibt keinen Beweis dafür, dass ein Absetzen während

der Pubertät mit einem höheren Rezidivrisiko assoziiert ist (Todt 1984, Shinnar et al. 1985).

- **Dauer der Epilepsie und Zahl der Anfälle.** Diese beiden Variablen sind eng miteinander korreliert, sie erhöhen das Relapserisiko nicht wesentlich. In einer Studie war es allerdings deutlich erhöht, falls mehr als 30 generalisierte tonisch-klonische Anfälle aufgetreten waren (Emerson et al. 1981).
- **Anfallsform.** Kinder mit mehreren Anfallsformen tragen ein erhöhtes Relapserisiko, bei den übrigen Anfallsformen sind die Ergebnisse widersprüchlich.
- **Art des Epilepsiesyndroms.** Die Rezidivrate nach dem Absetzen der AEDs beträgt bei den Kindern mit idiopathischen und ätiologisch unbekannten Epilepsiesyndromen etwa 30 %. Die einzelnen Epilepsiesyndrome haben eine sehr unterschiedliche Remissionsprognose (s. Kap. 13, 14).
- **pathologisches EEG vor dem Absetzen.** In einigen Studien wurde besonders auf die negative prognostische Bedeutung irregulärer generalisierter Spike-Waves hingewiesen (Todt 1984, Andersson et al. 1997, Caviedes et al. 1998). In einer Metaanalyse zeigte sich, dass ein pathologisches EEG vor dem Absetzen der Medikamente mit einer erhöhten Rezidivrate einhergeht (Berg et al. 1994). Normalisierte sich das EEG mit Beginn der medikamentösen Behandlung, so wird ein erneutes Auftreten epileptiformer Entladungen im EEG während des Absetzens der Medikation im Rahmen des Epilepsiesyndroms zu bewerten sein. Bei den idiopathischen fokalen Epilepsien ist dies allerdings zu erwarten!

Erfahrungen bei Kindern mit sehr frühzeitigem Absetzen der AEDs

In mehreren Studien wurden die AEDs schon nach einem Jahr Anfallsfreiheit abgesetzt (Braathen et al. 1996, Dooley et al. 1996, Peters et al. 1998). In einer prospektiven Studie mit 207 Kindern wurde die AED-Therapie vergleichend entweder nach einem Jahr oder nach drei Jahren Anfallsfreiheit beendet. Hier zeigte sich, dass die Rezidivrate zwar nach einem Jahr höher war als nach 3 Jahren (47 % vs. 29 %), dass dieser Unterschied aber allein durch die Kinder mit komplex fokalen Anfällen verursacht wurde (Braathen et al. 1996).

Eine kanadische Gruppe untersuchte 97 Kinder, die ein Jahr lang anfallsfrei gewesen waren und eine Monotherapie erhalten hatten (Dooley et al. 1996). Bei allen Kindern war die Medikation rasch im Laufe von vier bis sechs Wochen abgesetzt worden. Nach zwei Jahren waren 60 % der Kinder anfallsfrei geblieben. Die Prädiktoren der bleibenden Anfallsfreiheit waren: die Diagnose einer idiopathischen fokalen Epilepsie, GTKA, männliches Geschlecht, Alter < 10 Jahre zu Beginn der Epilepsie und ein normaler neurologischer Status. Falls alle diese Faktoren zutrafen, betrug die Remissionsrate über 90 %. Falls keiner der günstigen prognostischen Faktoren zutraf, war die Chance, Anfallsfreiheit zu erreichen, sehr gering.

Peters et al. (1998) randomisierten 161 Kinder, bei denen die Epilepsie innerhalb von zwei Monaten kontrolliert werden konnte, und ordneten sie entweder einer Gruppe mit weiteren vier Monaten Therapie (also mit insgesamt sechs Monaten Therapie) oder einer Gruppe mit weiteren zehn Monaten Therapie (also mit insgesamt zwölf Monaten Therapie) zu. Der Prozentsatz anfallsfreier Kinder betrug nach einem Jahr 45 % in der Gruppe mit sechs Monaten Therapie und 51 % in der anderen Gruppe. Nach zwei weiteren Jahren zeigten beide Gruppen eine Remissionsrate von 80 %. Das frühe Absetzen hatte somit keine negativen Auswirkungen auf die Langzeitprognose.

Auch bei Kindern mit fokalen Epilepsien unbekannter Ätiologie können die AEDs frühzeitig nach einem Jahr Anfallsfreiheit abgesetzt werden, ohne eine hohe Rezidivrate befürchten zu müssen. Nach fünf Jahren waren die Rückfallraten bei 45 Kindern mit Beendigung der Medikation nach einem Jahr Anfallsfreiheit und bei 44 Kindern mit Beendigung der Medikation zwei Jahre nach dem letzten Anfall praktisch gleich (29 % vs. 25 %; Verrotti et al. 2000).

Aus diesen Studien kann die Schlussfolgerung gezogen werden, dass die Medikation auch schon nach einem Jahr Anfallsfreiheit abgesetzt werden kann, falls die Epilepsie rasch auf die Therapie angesprochen hat, wenige oder keine negativen prognostischen Faktoren vorliegen und es sich nicht um eine Epilepsie mit komplex fokalen Anfällen handelt. **Tabelle 19-23** zeigt die EbM-basierte Bewertung einzelner Risikofaktoren für das Auftreten eines Anfallsrezidivs bei Absetzen der AEDs.

Absetzversuche sind frühzeitig zu planen, da sie Vorsichtsmaßnahmen und familiäre Ressourcen auf Grund des Rezidivrisikos erfordern.

Praktische Durchführung des Absetzens

Der Wunsch zum Absetzen der AEDs sollte auch von den Eltern bzw. vom Patienten selbst ausgehen, denn Ärzte scheinen die Risikobereitschaft der Betroffenen nicht gut einschätzen zu können (Gordon et al. 1996). In der Regel wird man die Medikation schrittweise im Verlauf von

Tabelle 19-23: EbM-Guidelines zum Absetzen von AEDs (modifiziert nach Beghi et al. 2013)

Kriterium	Risikobewertung	
Dauer Anfallsfreiheit vor Absetzen	Erwachsene: ≥ 2 Jahre	Kinder: auch früher möglich (1–2 Jahre)
abnormales EEG vor Absetzen !	erhöhtes Rezidivrisiko, ein Absetzversuch sollte bei ansonsten fehlenden Risikofaktoren dennoch erfolgen	
bekannte Ätiologie !	erhöhtes Rezidivrisiko, ein Absetzversuch sollte bei ansonsten fehlenden Risikofaktoren dennoch erfolgen	
fokale Anfälle !	allein kein erhöhtes Rezidivrisiko	
Alter bei Epilepsiebeginn !	erhöhtes Rezidivrisiko mit zunehmendem Manifestationsalter. Wenn keine weiteren prognostisch negativen Prädiktoren vorliegen, sollte unabhängig davon entschieden werden	
Geschlecht	Remissionsrate ist bei weiblichen Betroffenen höher, dies ist allein kein Grund, keinen Absetzversuch zu wagen	
positive Familienanamnese für Epilepsie	sollte nicht als einziger Faktor einen Absetzversuch vereiteln	
febrile Anfälle in der Vorgeschichte	scheinen bei der Frage des Rezidivrisikos keine Rolle zu spielen	
Epilepsiesyndrom !	bei nicht symptomatischen Formen und JME insbesondere bei IFE, IGE	
Anfallsfrequenz und Dauer der aktiven Epilepsie	keine Kontraindikationen zum Absetzversuch	
Absetzgeschwindigkeit	sollte in Abhängigkeit der Bedürfnisse des Patienten gewählt werden, langsam!	
Polytherapie	höheres Rezidivrisiko	
AED	unabhängig vom AED	
Nachsorge	≥ 2 Jahre	

!: ≥ 2 dieser Kriterien bedingen ein deutlich erhöhtes Rezidivrisiko

drei bis sechs Monaten absetzen. In Tabelle 19-24 findet sich ein Vorschlag zur stufenweisen Dosisreduktion der einzelnen AEDs. Tennison et al. (1994) konnten zeigen, dass auch ein Absetzen in noch kürzerer Zeit möglich ist. Eine Absetzperiode von sechs Wochen wurde mit einer solchen von neun Monaten im Hinblick auf das Wiederholungsrisiko von Anfällen verglichen, es wurde kein Unterschied festgestellt.

Falls der Patient mehrere AEDs einnimmt, wird man in der Regel mit den Substanzen der 2. Wahl beginnen und das Medikament der 1. Wahl erst zum Schluss absetzen. Wurden zwei AEDs der 1. Wahl kombiniert, so wird man die Substanz mit der wahrscheinlich geringeren Wirksamkeit oder mit den größeren Nebenwirkungsrisiken zuerst absetzen. Bei PB, PRM, Benzodiazepinen oder Vigabatrin sollte die Dosisreduktion langsam erfolgen, um Entzugsanfälle zu vermeiden.

Sollten während der Reduktion oder nach dem Absetzen des AED wieder Anfälle auftreten, so ist bei den Betroffenen meist dasselbe Medikament in der Ausgangsdosierung wieder wirksam (in etwa 80–90 %). Gelegentlich muss jedoch vorübergehend eine höhere Dosis angewendet werden, vor allem dann, wenn die Dosis vor dem Absetzen schon längere Zeit sehr niedrig war. Nach einiger Zeit kann dann die Dosis in der Regel wieder etwas abgesenkt werden. In etwa 10 % wird ein anderes AED erforderlich sein, ggf. in einer Kombinationsbehandlung mit dem bisherigen. In Einzelfällen kann allerdings auch eine Phase der Krankheitsverschlechterung eintreten mit entsprechend auszuweitender Therapie. In der Planung eines Absetzversuches sind diese Szenarien mit einzubeziehen, sowohl als zeitliche Dimension als auch im Hinblick auf familiäre Ressourcen. Dennoch gilt: Auch wenn ein Absetzversuch fehlgeschlagen ist, besteht bei einem Teil der Kinder doch noch eine gute Chance, dass zu einem späteren Zeitpunkt die Pharmakotherapie erfolgreich beendet werden kann. Es ist dann allerdings ratsam, vor einem erneuten Absetzversuch wieder eine angemessene Zeit der Anfallsfreiheit abzuwarten, je nach Epilepsiesyndrom ein bis drei Jahre (Camfield et al. 2008).

Tabelle 19-24: Reduktionsschritte zum Absetzen der verschiedenen Antiepileptika (modifiziert nach Bourgeois 2002)

Antiepileptikum	Dosisreduktion
BZD, PB/PRM, PHT	20–25 % pro Monat
LTG, LEV, STM, RUF	20–25 % pro 2 bis 4 Wochen
CBZ, OXC	20–25 % pro 2 Wochen
VPA	25 % pro 1 bis 2 Wochen
ESM	50 % pro Woche

19.4 Pharmakoresistenz

Epilepsien, bei denen sich mit Medikamenten keine Anfallsfreiheit erreichen lässt, werden als pharmakoresistent bezeichnet. Dieser Begriff erscheint selbsterklärend, aber ohne allgemein anerkannte Definition sagt er kaum mehr als der Begriff «therapieschwierige Epilepsie», bei dem man den Eindruck bekommt, er betreffe mehr die Wahrnehmung des Behandlers als die Erkrankung des Kindes.

Eine exakte und allgemein anerkannte Definition ist insofern von hoher praktischer Bedeutung, als ein Großteil der negativen Konsequenzen einer Epilepsie für die soziale, emotionale, motorische und kognitive Entwicklung überwiegend bei den Patienten auftritt, die nicht stabil anfallsfrei werden. Je besser diese Gruppe identifiziert ist, desto gezielter können diagnostische und therapeutische Konsequenzen gezogen werden.

Grundsätzlich besteht dabei die Frage, ob Pharmakoresistenz ein von der Behandlung abhängiges, sich über einen bestimmten Zeitraum entwickelndes Phänomen oder eine von Anfang an bestehende Eigenschaft der Erkrankung ist, die über den Behandlungsverlauf identifiziert wird. Frühere Definitionen haben daher immer auf einen hinreichend langen Beobachtungszeitraum Wert gelegt. So wurde von Dreifuss (1987) eine umfassende Definition der Pharmakoresistenz formuliert: «Ungenügende Anfallskontrolle trotz angemessener Behandlung mit antiepileptischen Medikamenten während einer längeren Zeit, wobei Zahl und Schwere der Anfälle ein normales Leben verhindern.» Nach Bourgeois (1994) war das Kriterium der Pharmakoresistenz erfüllt, wenn die Anfallskontrolle trotz optimaler Wahl der Antiepileptika (Medikamente der ersten Wahl) in maximal tolerabler Dosis für eine angemessene Zeit nicht befriedigend ist. Der Autor fügte hinzu, dass die einzelnen Parameter leider nicht universell festzulegen seien und für jeden Patienten individuell bestimmt werden müssten. Es gab eine Reihe weiterer Definitionen, in denen die Begriffe «ungenügende Anfallskontrolle», «angemessene Behandlung» und «längere Zeit» genauer festgelegt wurden. Eine einfache und relativ genaue Definition haben Berg et al. (1996) angegeben, indem sie diejenigen Kinder als pharmakoresistent eingestuft haben, die über drei Jahre durchschnittlich mindestens einen Anfall pro Monat hatten und mit mindestens drei Antiepileptika erfolglos behandelt worden waren. Nach der Meinung von Camfield et al. (1996) lag Pharmakoresistenz vor, wenn während der ersten fünf Jahre einer Epilepsie durchschnittlich wenigstens ein Anfall alle zwei Monate und längerfristig mindestens ein Anfall pro Jahr auftritt. Es sollten mindestens drei Antiepileptika angewendet worden sein.

In den letzten Jahren haben nun mehrere klinische Studien Hinweise darauf geliefert, dass sich Pharmakoresistenz schon früh im Behandlungsverlauf abzeichnet. Kwan und Brodie (2000) zeigten, dass etwa 60 % aller Patienten mit neu diagnostizierter Epilepsie nach dem Einsatz von zwei AEDs anfallsfrei sind und die Chance auf Anfallsfreiheit mit Einsatz des dritten Antikonvulsivums drastisch abnimmt. Diese Daten wurden von Schiller und Najjar (2008) bestätigt. Als weiterer wichtiger Indikator für eine langfristig ausbleibende Anfallskontrolle zeigten sich in mehreren Studien der Nachweis einer epileptogenen Läsion im MRT (Spooner et al., 2006; Wirrell et al. 2013) sowie eine hohe Zahl von Anfällen vor Beginn der Therapie.

Vor diesem Hintergrund wurde eine Task Force der ILAE beauftragt, eine pragmatische und allgemein anwendbare Definition der Pharmakoresistenz zu erarbeiten. Dieser Schritt sollte in erster Linie der verbesserten Patientenversorgung sowie der klinischen Forschung dienen. Diese hat auf der Basis des aktuell belegten Wissens (Wiebe 2013) folgende Definition erstellt (Kwan et al. 2009):

Eine pharmakoresistente Epilepsie ist definiert durch fehlende anhaltende Anfallsfreiheit trotz adäquater Therapieversuche mit zwei passend ausgewählten und richtig dosierten sowie gut vertragenen Antiepileptika – sei es als Monotherapie oder als Kombinationstherapie.

19.4.1 Definition der Pharmakoresistenz

- keine anhaltende Anfallsfreiheit
- nach adäquatem Einsatz von zwei passend ausgewählten, richtig dosierten, gut vertragenen AEDs
- in Monotherapie oder Kombination.

Anhaltende Anfallsfreiheit

Anhaltende Anfallsfreiheit ist definiert als komplettes Ausbleiben von Anfällen jeglicher Art und Intensität für einen Zeitraum, der dreimal so lang ist wie das längste anfallsfreie Intervall im Zeitraum der letzten zwölf Monate, mindestens aber für ein Jahr. Beachte: Die Zeiträume der anhaltenden Anfallsfreiheit sind nur von Bedeutung, um Pharmakoresistenz zu widerlegen. Jedes Anfallsrezidiv bedeutet: keine anhaltende Anfallsfreiheit.

Adäquater Einsatz passend ausgewählter, richtig dosierter, gut vertragener AEDs

Die Definition macht keine expliziten Vorgaben der Medikamentenauswahl für einzelne Behandlungssituationen. Die Behandlung sollte für die Erkrankung und den Anfallstyp geeignet sein und möglichst auf einer in randomisierten, kontrollierten Studien belegten Wirksamkeit beruhen. Bezüglich der «richtigen Dosis» wird auf die große interindividuelle Streubreite hinsichtlich der Effektivität und Verträglichkeit von Antiepileptika hingewiesen. Als Orientierung für die «richtige Dosis» wird die «defined daily dose» der WHO (WHO, online), eine übliche Tagesdosis für einen Erwachsenen, angeführt und auf die Notwendigkeit einer langsamen Titration zur Verbesserung der Verträglichkeit hingewiesen. Für das Kindesalter gibt es keine vergleichbaren, gewichtsbezogenen Angaben der WHO. Bemerkenswert ist, dass die Definition weder Medikamentenserumspiegel noch eine Aufdosierung der Substanzen bis an die Nebenwirkungsgrenze erwähnt.

In Monotherapie oder Kombination

Ein Einsatz mehrerer Antiepileptika in Monotherapie vor Einsatz einer Kombinationstherapie wird nicht (mehr) gefordert.

Worin liegt die Bedeutung der neuen Definition für die individuelle Betreuung der Patienten?

Sobald ein Patient die Kriterien erfüllt, sollten sowohl die Diagnose als auch die bisherige Therapie einer umfassenden Überprüfung unterzogen werden, möglichst in einem Epilepsiezentrum, das über die Möglichkeit einer prächirurgischen Diagnostik verfügt. Dabei ist selbstverständlich, dass bei gesicherter Diagnose, z. B. dem Nachweis einer SCN1A-Mutation, auch bei Pharmakoresistenz keine weitere ätiologische Diagnostik notwendig ist.

Resistenz gegenüber Antiepileptika kommt bei allen Epilepsieformen vor, allerdings in sehr unterschiedlicher Häufigkeit. Obwohl Kinder mit pharmakoresistenten Epilepsien nur den kleineren Teil aller Epilepsiepatienten umfassen, sind die medizinischen, sozialen und ökonomischen Konsequenzen erheblich. Diese Kinder tragen ein hohes Risiko von Lernstörungen und Verhaltensauffälligkeiten. Die sozialen lebenslangen negativen Auswirkungen schließen schlechtere Berufschancen, eingeschränkte soziale Kommunikation und eine reduzierte Lebensqualität ein.

19.4.2 Weshalb ist bei Pharmakoresistenz eine erneute Überprüfung von Diagnose und Therapiestrategien notwendig?

Wenn ein Patient mit einer Epilepsie durch Antiepileptika nicht anfallsfrei wird, hilft die Überprüfung der Kriterien der Definition, Patienten mit fehlender Anfallskontrolle von Patienten mit pharmakoresistenter Epilepsie zu unterscheiden:

Mögliche Ursachen fehlender Anfallskontrolle, ohne dass damit eine pharmakoresistente Epilepsie gesichert ist:

- **nichtepileptische Anfälle.** Es wird geschätzt, dass 10–35 % der Erwachsenen mit pharmakoresistenten Epilepsien, die den Epilepsiezentren zur weiteren Diagnostik und Therapie zugewiesen werden, nichtepileptische, psychogene Anfälle haben (Francis et al. 1999). Für das Kindesalter liegen mittlerweile entsprechende Zahlen vor. Die diagnostische Einordnung wird dadurch erschwert, dass bei einem Teil der Patienten mit Epilepsien, insbesondere bei Schulkindern und Jugendlichen mit kognitiven Einschränkungen, sowohl nichtepileptische, psychogene Anfälle als auch epileptische Anfälle nebeneinander vorkommen können. Weitere Differenzialdiagnosen sind zu berücksichtigen: Stereotypien, Tics, Staring Spells, Sandifer-Syndrom.
- **zu niedrige Dosierung der Antiepileptika.** Einer der häufigsten Fehler bei Kindern, der Pharmakoresistenz vortäuscht, ist die zu niedrige Dosierung der Antiepileptika. Kinder benötigen in Bezug auf das Körpergewicht erheblich höhere Dosen als Erwachsene. Als Beispiel sei CBZ genannt, dessen Tagesdosis bei Kleinkindern mit 40–60 mg/kg durch verminderte Resorption und erhöhte Clearance weit oberhalb der bei Erwachsenen üblichen Dosis von 20–30 mg/kg liegt. Bei der Beurtei-

lung ist die Bestimmung der Serumkonzentrationen hilfreich, wird aber häufig fehlinterpretiert. Der obere Grenzwert kann überschritten werden, solange keine relevanten Nebenwirkungen auftreten (Gilman et al. 1994). Das Erreichen der Obergrenze des üblichen therapeutischen Bereichs sollte nicht zwangsläufig dazu führen, keine weiteren Dosissteigerungen mehr vorzunehmen.

- **ungeeignetes Medikament.** Die Wahl der Antiepileptika richtet sich nach Anfallstyp und Epilepsiesyndrom. Wurden diese falsch klassifiziert, so führt möglicherweise der Wechsel des Antiepileptikums zu Anfallsfreiheit. Beispiele sind die Anwendung von ESM bei fokalen Anfällen mit Einschränkung des Bewusstseins, die als Absencen verkannt werden, oder die Verordnung von CBZ bei juveniler myoklonischer Epilepsie.
- **intolerable Nebenwirkungen.** Systemische und neurotoxische Nebenwirkungen können dazu führen, dass eine Therapie, die zu Anfallsfreiheit geführt hat, nicht fortgesetzt werden kann. Die Empfindlichkeit der einzelnen Patienten gegenüber Nebenwirkungen ist sehr unterschiedlich und sollte – ähnlich wie Schmerz – primär vom Betroffenen selbst bzw. den Eltern eingeschätzt werden.
- **mangelnde Compliance.** Eine mangelhafte Anfallskontrolle kann ihre Ursache in einer geringen Compliance haben, d. h., die Therapieempfehlungen werden nicht adäquat umgesetzt. Eine gute Compliance in Form einer aktiven und verantwortungsbewussten Mitarbeit der Eltern oder der älteren Kinder und Jugendlichen bedarf einer genauen Aufklärung über die Notwendigkeit der Therapie und ihre konkrete Umsetzung durch den Behandler.

Eine konsequente Abklärung der o. g. Punkte bei nicht anfallsfreien Patienten eröffnet in vielen Fällen (40–60 % nach Hao et al. 2013) weitere Möglichkeiten der Behandlung mit der Chance der Anfallsfreiheit.

Auf der anderen Seite kann der Nachweis der Pharmakoresistenz helfen, die Ziele der Therapie adäquat zu formulieren. Selbstverständlich muss zunächst die Möglichkeit der Anfallsfreiheit durch Epilepsiechirurgie oder ketogene Diät geprüft sein. Ist dies nicht zu erreichen, müssen Behandlungsziele bei inkompletter Anfallskontrolle individuell formuliert werden und ggf. unter Einsatz palliativer Neurostimulationsverfahren angestrebt werden. Dabei ist zu berücksichtigen, dass auch eine prinzipiell pharmakoresistente Epilepsie einen phasenhaften Verlauf mit intermittierender Kontrolle der Anfälle nehmen kann, so dass der angemessene Einsatz weiterer Antiepileptika lohnend sein kann.

19.4.3 Typische Situationen, in denen das Therapieziel einer kompletten Anfallskontrolle modifiziert werden muss

Spezielle genetische Epilepsiesyndrome mit schlechter Prognose. Bei Kindern mit schweren epileptischen Enzephalopathien ohne strukturelle Ätiologie finden sich zunehmend genetische Ursachen. Über Verläufe berichteter Patienten lassen sich Hinweise auf realistische Therapieziele jenseits von Anfallskontrolle erarbeiten.

Progrediente neurologische Erkrankung. Eine weitere mögliche Erklärung für eine fehlende Anfallskontrolle ist eine zugrunde liegende progrediente neurologische Krankheit. Hierzu gehören die progressiven Myoklonusepilepsien sowie anderer progressive metabolische Enzephalopathien (wie z. B. Zeroidlipofuszinosen, Lipidosen, Sialidosen, Mitochondriopathien).

19.4.4 Therapeutisches Vorgehen

Wenn trotz langwieriger Behandlungsversuche mit verschiedenen AED-Kombinationen Anfallsfreiheit nicht erreicht werden kann, ein epilepsiechirurgischer Eingriff nicht möglich ist und auch die in Kapitel 21 beschriebenen Alternativen nicht wirksam sind oder nicht in Frage kommen, so bietet sich folgendes Vorgehen an:

- Man sollte versuchen, die Zahl der gleichzeitig angewendeten Substanzen so weit wie möglich zu reduzieren, von der Polytherapie zur Duo- oder Monotherapie zurückzukehren. Bei der Wahl der beizubehaltenden AEDs spielt der Aspekt der Lebensqualität eine herausragende Rolle. Mehrere Studien haben gezeigt, dass es bei nicht wenigen Patienten mit langjährig bestehenden pharmakoresistenten Epilepsien möglich war, die Zahl der gleichzeitig eingenommenen Medikamente zu reduzieren, ohne dass es zu einer Zunahme der Anfallsfrequenz kam. Bei einem Teil dieser Patienten nahm unerwartet die Anfallsfrequenz durch die Medikamentenreduktion ab oder es wurde sogar Anfallsfreiheit erreicht. Auf jeden Fall hatte die Lebensqualität der Betroffenen durch die Reduktion oder das Absetzen von Medikamenten gewonnen. Mit einer Zunahme der Anfallsfrequenz durch diese Maßnahmen muss man natürlich ebenfalls rechnen (Albright et al. 1985, Mattson et al. 1988, Mirza et al. 1993). Die Umstellung sollte schrittweise über mehrere Monate erfolgen (Mattson et al. 1988). In der Praxis wird man mit der Reduktion des Medikamentes beginnen, welches auf Grund der Vorgeschichte am wenigsten wirksam ist oder die stärksten Nebenwirkungen zeigt.
- Falls Anfallsfreiheit oder nahezu Anfallsfreiheit nur durch besonders hohe Dosen mehrerer AEDs mit massiven Nebenwirkungen erreicht werden kann, sollte man u. U. die Dosen wieder reduzieren und einige Anfälle in Kauf nehmen oder sich evtl. darauf beschränken, problematische Anfallsformen wie z. B. Sturzanfälle oder einen Status epilepticus zu verhindern. Dieses betrifft besonders Kinder mit dem Lennox-Gastaut-Syndrom oder Kinder mit schweren Zerebralparesen und/oder ausgeprägter Retardierung, deren Lebensqualität andernfalls zu sehr eingeschränkt würde.
- In Einzelfällen kann es bei Kindern mit einer pharmakoresistenten Epilepsie sogar sinnvoll sein, die AEDs ganz abzusetzen.

Tabelle 19-25: Prädiktoren der Pharmakoresistenz (nach Aicardi 1988, Sillanpää 1993, Pedley 1994, Berg et al. 1996, Ko et al. 1999, Kwan et al. 2000b, Berg et al. 2001b, French 2007)

- frühkindlicher Beginn der Epilepsie
- symptomatische Epilepsie aufgrund einer länger zurückliegenden Hirnschädigung mit mentaler Retardierung und neurologischen Ausfällen
- vorangegangene Neugeborenenanfälle
- vorausgegangenes West-Syndrom
- vorangegangener symptomatischer Status epilepticus
- Auftreten tonischer/atonischer Anfälle und atypischer Absencen nebeneinander
- hohe Anfallsfrequenz vor Beginn der Epilepsie
- Auftreten von Anfallsclustern
- ausgeprägte EEG-Veränderungen (Verlangsamungen neben epilepsiespezifischen Potenzialen, multiple Herde epileptiformer Aktivität)
- Versagen der ersten Monotherapie

19.4.5 Prädiktoren der Pharmakoresistenz

Einige Prädiktoren weisen schon zu Beginn der Epilepsien darauf hin, dass ein hohes Risiko der Pharmakoresistenz besteht. Eine Liste zeigt **Tabelle 19-25**. Einige Ätiologien sind mit einem erhöhten Prozentsatz der Pharmakoresistenz verbunden, z. B. kortikale Anlagestörungen, niedriggradige Tumoren und Hippocampussklerose.

19.4.6 Mechanismen der Pharmakoresistenz

Die Ursachen der Pharmakoresistenz sind noch nicht geklärt. Aktuell werden drei Hypothesen diskutiert (Schmidt et al. 2009):

- Multidrug-Tranporter-Hypothese: Transportmoleküle an der Blut-Hirn-Schranke, so z. B. das P-glycoprotein (P-gp) werden aufreguliert und sorgen für einen verstärkten Auswärtstransport der Antiepileptika, so dass die Antiepileptikakonzentrationen am Wirkort zu niedrig sind, um hinreichend wirksam zu sein (Löscher 2007). Dieser Mechanismus wurde zuvor bereits bei Tumorpatienten beschrieben.

- Drug-Target-Hypothese: Intrinsische (genetische) und erworbene, also im Krankheitsverlauf hinzutretende Veränderungen an den Zielmolekülen der Antiepileptika sorgen dafür, dass die Wirkung von Medikamenten reduziert ist (z. B. Veränderungen am Na-Kanal reduzieren den Effekt von CBZ) (Remy et al. 2006).
- Intrinsic-Severity-Hypothese: Dieses als Letztes entwickelte Konzept setzt der Dichotomie Pharmakoresponsivität, entsprechend Anfallsfreiheit unter Medikation, versus Pharmakoresistenz eine graduelle Beeinflussbarkeit der Epilepsie durch Antiepileptika entgegen. Es geht davon aus, dass die Behandelbarkeit ein Merkmal der Erkrankung selbst ist, und bezieht sich dabei auf Daten, die zeigen, dass bereits die Häufigkeit von Anfällen vor Therapiebeginn ein wichtiger Prädiktor der Pharmakoresistenz ist (Rogawski et al. 2008).

20 Epilepsiechirurgie im Kindes- und Jugendalter

Unter Epilepsiechirurgie versteht man die operative, neurochirurgische Behandlung von Epilepsien auf der Basis einer epileptologischen prächirurgischen Diagnostik. Sie beruht auf einer engen interdisziplinären Zusammenarbeit mit dem Ziel einer von epileptologischer und neurochirurgischer Seite gemeinsam getragenen Vorgehensweise und ist damit an entsprechend spezialisierte Zentren gebunden.

Bis auf wenige Situationen einer sogenannten palliativen epilepsiechirurgischen Behandlung strebt die Epilepsiechirurgie Anfallsfreiheit und nicht (nur) eine Minderung der Anfallsfrequenz an. Insbesondere im Kindes- und Jugendalter ist das Ziel eine langfristige Anfallsfreiheit ohne Medikation, so dass einige Autoren von einer Heilung sprechen (Boshuisen et al. 2012). Der aktuelle Vorschlag der ILAE benutzt den Begriff der «resolved epilepsy», den man mit «überwundene Epilepsie» übertragen kann. Der wichtige Aspekt für das Kindesalter liegt hierbei nicht allein in der Frage eines Rezidivrisikos, sondern der Vermeidung einer chronischen Epilepsie mit all ihren Konsequenzen während der Phase der Persönlichkeitsentwicklung.

Epilepsiechirurgie strebt die Resektion oder Diskonnektion des Anteils des Gehirns an, der für das Auftreten von Anfällen ursächlich ist. Das Verfahren ist somit für die Epilepsien geeignet, bei denen man eine strukturelle, umschriebene Abnormität des Gehirns als Ursache der Epilepsie annimmt. Dieses Konzept findet sich im Vorschlag der ILAE zur Klassifikation von Epilepsien in der Kategorie der strukturellen Ätiologie wieder. Typische Beispiele hierfür sind Malformationen kortikaler Entwicklung, Tumore oder hypoxisch-ischämische Läsionen.

Bei etwa 20 % der von Epilepsie betroffenen Kinder und Jugendlichen zeigt sich eine Pharmakoresistenz (Wirrell et al. 2013) mit Konsequenzen, die weit über das Gefährdungsrisiko im Anfall hinausgehen und die kognitive, motorische und psychosoziale Entwicklung betreffen (Sillanpää et al. 2009). Das klinische Merkmal der Pharmakoresistenz, also die fehlende anhaltende Anfallsfreiheit trotz Einsatz von zwei adäquat ausgewählten, richtig dosierten und gut vertragenen Antiepileptika, ist dabei nicht als alleinige oder entscheidende Voraussetzung für einen epilepsiechirurgischen Eingriff zu verstehen, sondern vielmehr als Indikation für eine Abklärung des Epilepsiesyndroms in einem Zentrum unter Einschluss der Abklärung operativer Behandlungsoptionen.

Das Ziel einer Operation ist eine vollständige Resektion oder Diskonnektion des epileptogenen Areals, also der für das Entstehen von Anfällen unbedingt notwendigen Region, und damit eine stabile Anfallsfreiheit. Zugleich wird angestrebt, durch den Eingriff kein neues neurologisches Defizit zu verursachen. Die Möglichkeit, die epileptogene Zone genau zu bestimmen und vollständig zu resezieren, hängt vom Epilepsiesyndrom, der Ätiologie und der Lokalisation ab, so dass abhängig davon zwischen 30 und 85 % der operierten Patienten damit rechnen können, anfallsfrei zu werden (Engel 1996, Spencer et al. 2008). Die besten epilepsiechirurgischen Ergebnisse werden erreicht, wenn die klinischen, elektroenzephalographischen und bildgebenden Untersuchungsmethoden auf einen einzigen, resezierbaren Herd hinweisen (Kotagal und Lüders 1994). Für die epilepsiechirurgische Behandlung niedriggradiger Gliome hat sich gezeigt, dass die Chance auf Anfallsfreiheit höher ist, wenn die Dauer der Epilepsie vor Operation kürzer als ein Jahr war (Englot et al. 2012). Bei Vorschulkindern zeigte sich, dass eine kürzere Dauer der Epilepsie vor Operation günstiger für die postoperative kognitive Entwicklung war (Freitag et al. 2005). Bereits 1992 wies Blume darauf hin, dass in solchen Fällen der epilepsiechirurgische Eingriff nicht an der letzten Stelle der therapeutischen Optionen stehen sollte (Blume 1992). Inzwischen empfiehlt eine britische kinderonkologische Arbeitsgruppe bei Kindern mit epileptischen Anfällen bei einem dysembryoplastisch neuroepithelialen Tumor – einem der häufigen epilepsieassoziierten niedriggradigen Tumoren – eine Operation als Behandlung der ersten Wahl mit dem primären Ziel der Anfallsfreiheit ohne Medikation (O'Brien et al. 2007).

Alle Überlegungen zum epilepsiechirurgischen Vorgehen, angefangen von der Indikation über die Risiken und Ziele bis hin zum operativen Vorgehen und den postoperativen Chancen, sind derart abhängig vom Alter des Kindes, in erster Linie auf Grund der neurobiologischen Entwicklungsphasen des Gehirns, dass man im Grunde nicht von «Epilepsiechirurgie im Kindesalter» sprechen kann. Dies ist nur insofern berechtigt, als es deutlich macht, dass die «Epilepsiechirurgie bei Kindern nicht einfach eine Anwendung der Prozeduren von Erwachsenen bei Kindern darstellt», wie es Spencer et al. (2008) formuliert haben: «Bei Kindern müssen zusätzliche komplizierende Faktoren berücksichtigt werden, unter anderem andere Ätiologien, schädigende Konsequenzen von Anfällen und die funktionelle Plastizität bei jüngeren Patienten. Darüber hinaus gelten für jede Altersgruppe – Neugeborene, Säuglinge, Kinder oder Jugendliche – spezifische chirurgische Erwägungen, die substantiell voneinander und vom Erwachsenenalter abweichen können.»

Insbesondere die früher als «katastrophale Epilepsien» bezeichneten Erkrankungen mit Beginn in den ersten Lebensmonaten und schweren Konsequenzen für kognitive Entwicklung und Verhalten erfordern ein ganz anderes Vorgehen als Epilepsien bei Schulkindern oder Jugendlichen. Bei ausgedehnten Hirnfehlbildungen (Hemimegalenzephalie, hemisphärale kortikale Dysplasien, einige Kinder mit Tuberöser Sklerose oder Sturge-Weber-Syndrom) kann eine erfolgreiche Epilepsiechirurgie Kindern und Familien komplett andere Lebensperspektiven ermöglichen (Mathern et al. 2008, Neville 2013). Die Plastizität des kindlichen Gehirns kann in diesem Zusammenhang nicht nur als Chance für Kompensation bei großen Eingriffen verstanden werden, sondern ist zuallererst der Grund für die langfristige Bedrohung der Entwicklungschancen eines Kindes, wenn die frühe epileptische Enzephalopathie die strukturellen und funktionellen Konsequenzen der plastischen Phasen des Gehirns bestimmt.

Die Abklärung epilepsiechirurgischer Behandlungsmöglichkeiten muss frühzeitig im Behandlungsverlauf erfolgen.

Die Indikation zur prächirurgischen Diagnostik beruht auf der vermuteten strukturellen Ätiologie. Der entscheidende Hinweis dafür ist: Pharmakoresistenz (s. Kap. 19.4) bei fokalen Anfällen oder bei fokalen EEG-Befunden oder bei fokalem neurologischem Defizit oder bei einer unilateralen Läsion im MRT. Patient und Eltern muss vermittelt werden, dass die Überweisung in ein Epilepsiezentrum zur Abklärung operativer Möglichkeiten keine Entscheidung für eine Operation darstellt, sondern die Behandlungsoptionen klären soll. Die Erfahrung zeigt, dass die Abwägung von Chancen und Risiken eines epilepsiechirurgischen Vorgehens nur in epilepsiechirurgisch aktiven Zentren erfolgen sollte – insbesondere die Abschätzung möglicher postoperativer Defizite bedarf umfassender eigener Erfahrung. Eine Überbewertung der Gefahren auf der Basis allgemeiner Überlegungen birgt das Risiko, Kindern eine gute Behandlungsoption vorzuenthalten mit gleichermaßen irreversiblen Konsequenzen wie bei einem operativen Eingriff.

Die Grundregel lautet: «Viel kann man kann gewinnen, wenn man früh überweist; viel kann man verlieren, wenn man wartet.» (Cross et al. 2013) (s. Tab. 20-1).

20.1 Wann kommt ein epilepsiechirurgischer Eingriff in Frage?

Eine epilepsiechirurgische Behandlung (Resektion oder Diskonnektion des epileptogenen Areals) kommt immer dann in Frage, wenn diese Methode die beste Möglichkeit zur Anfallskontrolle darstellt.

Auch wenn diese Aussage ein für alle Situationen gültiges Prinzip darstellt, hängt die Dringlichkeit eines operativen Eingriffes, also die zeitliche Dimension der Frage «Wann?», entscheidend von der mit den Anfällen einhergehenden epileptischen Enzephalopathie ab. Nach den aktuellen Überlegungen der ILAE-Task-Force zur Klassifikation von Epilepsien kann man mit dem Begriff der epileptischen Enzephalopathie sowohl eine Gruppe schwerwiegend verlaufender Syndrome beschreiben als auch den individuellen Verlauf einer Epilepsie bzw. ihrer Konsequenzen für Kognition und Verhalten bei einem individuellen Patienten. In beiden Fällen geht mit diesem Konzept die Annahme einher, dass eine Suppression epileptischer Aktivität einen positiven Effekt auf Kognition und Verhalten haben kann (Berg et al. 2010). Damit wird deutlich, dass insbesondere in den Fällen einer epileptischen Enzephalopathie ein chirurgisches Vorgehen zügig umgesetzt werden sollte, wenn es die beste Chance auf Anfallsfreiheit bietet.

Der fundamentale Unterschied des resektiven oder diskonnektiven chirurgischen Vorgehens zu allen anderen Behandlungsmethoden liegt in der Irreversibilität des Eingriffes. Darin liegt der

Tabelle 20-1: Leitsätze zur Epilepsiechirurgie im Kindesalter – vereinfacht

- Es gibt kein Mindestalter für eine prächirurgische Diagnostik.
- Fokale Anfälle in den ersten Lebensmonaten bei Auffälligkeiten im MRT sollten – sogar beim Ansprechen auf AED – abgeklärt werden (Grund: Subtile Anfälle können sich nur im EEG-Monitoring zeigen, MRT in den ersten sechs Monaten ist aussagefähiger als danach).
- Es gibt keine Mindestdauer der medikamentösen Therapie vor Zuweisung.
- Pharmakoresistenz kann sich sehr rasch zeigen. Die Effekte der pharmakoresistenten Epilepsie auf das sich entwickelnde Gehirn sind bei den jüngsten Kindern am höchsten. Nur eine sichere Anfallskontrolle bei normaler Entwicklung rechtfertigt ein Abwarten.
- Eine Epilepsie als Symptom eines epilepsieassoziierten, niedriggradigen Glioms ist eine epilepsiechirurgisch kurativ behandelbare Erkrankung. Daher besteht immer die Indikation zur prächirurgischen Diagnostik, um darüber umfassend zu beraten.
- Der wichtigste Grund der Zuweisung ist die klinische Situation pharmakoresistenter, fokaler Anfälle – eine fokale kortikale Dysplasie wird oft erst im MRT des Epilepsiezentrums gefunden.
- Entwicklungs- oder Verhaltensstörungen sind keine Kontraindikation, sondern erhöhen die Dringlichkeit der Abklärung. Je weniger ausgeprägt die Entwicklungsstörung vor Op, desto besser die Chancen für die Entwicklung nach Op.
- Epilepsiechirurgie ist nicht die letzte Chance für alle mit auffälligem MRT. Ausgedehnte bilaterale Fehlbildungen oder Schädigungen sind nur in Ausnahmefällen Indikationen für eine epilepsiechirurgische Resektion.

Grund für die umfassende prächirurgische Diagnostik, die folgende Fragen klären muss:

1. Liegt eine operativ behandelbare, strukturelle Epilepsie vor?
2. Ist die zu resezierende Region exakt definierbar?
3. Worin bestehen Risiken postoperativer funktioneller Defizite und sind diese aus ärztlicher Sicht und aus Sicht von Patient und Familie akzeptabel?
4. Ist das Komplikationsrisiko des operativen Eingriffes aus ärztlicher Sicht und aus Sicht von Patient und Familie akzeptabel?

20.1.1 Liegt eine operativ behandelbare, strukturelle Epilepsie vor?

Diese Überlegung ist die Grundvoraussetzung des Konzepts einer chirurgischen Behandlung einer funktionellen Erkrankung, wie sie die Epilepsie ist. Immer dann, wenn eine Läsion im MRT nachweisbar ist, sollte überprüft werden, ob es sich bei der Läsion um die strukturelle Ursache der Epilepsie handelt. Längst nicht immer ist die im MRT nachweisbare Läsion das gesamte, für die Entstehung von Anfällen verantwortliche Areal, so dass eine prächirurgische Diagnostik immer notwendig ist. Es kann durchaus vorkommen, dass eine im MRT auffällige Läsion, die zur Zuweisung in ein epilepsiechirurgisches Zentrum geführt hat, gar nicht epileptogen ist und eine Operation einer anderen Region, z. B. bei einer Hippocampussklerose, indiziert ist (s. Tab. 20-2).

Wichtig ist, dass eine strukturelle, fokale Epilepsie auch bei negativem MRT-Befund vorliegen kann. Dies bedeutet: Nicht der fehlende Nachweis einer Läsion schließt die strukturelle Epilepsie aus, sondern die positive Sicherung einer metabolischen Ursache, wie z. B. einer GLUT-1-Defizienz, oder der Nachweis einer genetischen Ätiologie, bei der man von einer ausgedehnten Epileptogenizität innerhalb des Gehirns ausgeht, wie z. B. bei einer SCN1A-Mutation als Ursache eines Dravet-Syndroms oder einer Mutation im STXBP1-Gen oder SPTAN1-Gen bei einem früh beginnenden West-Syndrom.

Ein weiteres zu vermeidendes Missverständnis liegt in der Vorstellung, überwiegend bilaterale EEG-Veränderungen oder Anfälle ohne eindeutige, lateralisierende fokale Elemente, wie man sie bei Kindern mit epileptischen Spasmen findet, seien eine Kontraindikation für ein operatives Vorgehen. Angesichts der in den ersten Lebensjahren ablaufenden Synaptogenese einschließlich der Entstehung des individuellen Konnektoms erscheint es nicht verwunderlich, dass epileptische Aktivität altersabhängige, genauer hirnreifungsabhängige Ausbreitungswege nimmt, die zu bestimmten elektroklinischen Phänomenen führen, die mehr über den Zeitpunkt des Epilepsiebeginns als den Ursprungsort aussagen.

Tabelle 20-2: Typische MRT-Befunde bei fokalen Anfällen, die eine prächirurgische Diagnostik nahe legen (angelehnt an: Vorschläge der Subkommission pädiatrische Epilepsiechirurgie der ILAE (Cross et al. 2006), Holthausen et al. 2013)

- Tubera bei Tuberöse-Sklerose-Komplex
- hemisphärale Fehlbildungssyndrome (Hemimegalenzephalie, hemisphärale Dysplasien, hemisphärale Polymikrogyrie)
- fokale kortikale Dysplasien (werden oft erst durch die Bildgebung eines spezialisierten Zentrums identifiziert)
- Polymikrogyrien
- Heterotopien
- hypothalamische Hamartome
- niedriggradige, epilepsieassoziierte Gliome (DNET, Gangliogliom)
- Kavernome
- (überwiegend) einseitige Infarkte – insbesondere alle hemisphäralen Schädigungen mit Hemiparese
- Sturge-Weber-Syndrom
- Rasmussen-Enzephalitis

20.1.2 Besondere Konstellationen

Bedeutung einer nachgewiesenen genetischen Ätiologie

Ungeklärt ist derzeit, in welchen Fällen trotz nachgewiesener Mutation ein epilepsiechirurgisches Vorgehen eine Option darstellt. Eine erfolgreiche Operation einer Hippocampussklerose bei einem Patienten mit einer Mutation im SCN1B-Gen wurde bereits 2007 berichtet (Scheffer et al.). In diesem Fall ist die Mutation möglicherweise ursächlich für febrile Anfälle gewesen, die ihrerseits zu einer Hippocampussklerose mit pharmakoresistenten Anfällen geführt haben. Andererseits gibt es dokumentierte Einzelfälle von Patienten mit erfolgloser Operation im Temporallappen, bei denen sich eine Mutation im SCN1A-Gen gefunden hat.

Epilepsie ohne nachgewiesene Läsion

Bisher nicht abschließend beantwortet ist auch die Frage, inwieweit man bei Epilepsien ohne Nachweis einer strukturellen, epileptogenen Läsion in einer spezialisierten präoperativen MRT-Bildgebung eine operative Behandlung anstreben sollte. In diesen Fällen erfolgt die Abgrenzung des zu resezierenden Areals mit elektrophysiologischen Methoden, insbesondere über die Bestimmung der Zone des Anfallsursprungs und der Zone interiktaler epileptiformer Aktivität, ggf. unterstützt durch Methoden der Quellenlokalisation und der funktionellen Bildgebung, insbesondere des FDG-PET. Dabei muss zwischen zwei grundsätzlich verschiedenen Konstellationen unterschieden werden: Zum einen gibt es Patienten, bei denen sich im Operationspräparat eine histologisch nachweisbare, typische epileptogene Läsion findet, die den verfügbaren Methoden des präoperativen Nachweises entgangen ist. Hier geht man davon aus, dass der langfristige Erfolg der Operation von der vollständigen Resektion des veränderten Gewebes abhängt. Zum anderen gibt es Patienten, bei denen sich im Operationspräparat lediglich unspezifische, zum Beispiel gliotische Veränderungen finden. In diesem Fall geht man von einer ungünstigeren Prognose für langfristige Anfallsfreiheit aus (Dhiman et al. 2013). Da diese prognostische Aussage zur Anfallsfreiheit zwangsläufig erst a posteriori getroffen werden kann, muss aktuell für jeden Einzelfall diskutiert werden, ob auch bei unklarer Prognose hinsichtlich Anfallsfreiheit in einer solchen Situation ein operativer Eingriff gerechtfertigt ist.

20.2 Prächirurgische Diagnostik

Die Indikation für prächirurgische Diagnostik fasst **Tabelle 20-3** zusammen. Die prächirurgische Diagnostik muss nicht nur klären, was reseziert werden muss, sondern auch, was erhalten bleiben muss (Lesser et al. 1998). Dadurch gliedert sich der Prozess in zwei Teile:

20.2.1 Festlegen, was reseziert werden muss

Das Kernelement der prächirurgischen Epilepsiediagnostik ist die Bestimmung des Areals, das reseziert werden muss, um Anfallsfreiheit zu erreichen. Ideal wäre es, wenn man die epileptogene Potenz von Gewebe direkt messen könnte,

Tabelle 20-3: Indikationen der Prächirurgischen Diagnostik im Kindesalter (angelehnt an: Vorschläge der Subkommission pädiatrische Epilepsiechirurgie der ILAE (Cross et al. 2006, Cross et al. 2013)

- pharmakoresistente fokale Anfälle

außer:

- eindeutige Diagnose selbstlimitierender fokaler Anfälle (idiopathisch fokale Epilepsie)

oder

- Epilepsie mit eindeutiger – möglicherweise epileptogener – Läsion im MRT

außer:

- eindeutige, bilaterale Fehlbildungen oder globale Schädigungsmuster im MRT

um anhand dessen das epileptogene Areal zu bestimmen. Dafür notwendige Biomarker der Epileptogenese bzw. Iktogenese sind Gegenstand aktueller Forschung (Engel et al. 2013, Staba et al. 2014). Dabei sind Hochfrequenz-Oszillationen mit Frequenzen über 250/s ein wichtiger Ansatzpunkt, aber noch kein Werkzeug klinischer Routine geworden. Aktuell sind epileptische Anfälle weiterhin der «spezifischste Biomarker» epileptogenen Gewebes.

Die präoperative Diagnostik vieler epilepsiechirurgischer Zentren in Deutschland und Nordamerika ist von einem Konzept geprägt, das von Lüders zusammenfassend formuliert worden ist (Rosenow et al. 2001). Ausgangspunkt ist die Annahme, dass einer strukturellen, fokalen Epilepsie eine begrenzte Region pathologisch aktiven Gewebes zu Grunde liegt, das ursächlich für die aktuell auftretenden Anfälle ist (epileptogene Zone) oder in Zukunft ursächlich für Anfälle werden kann (potenziell epileptogene Zone). Da diese Prozesse nicht hinreichend verstanden sind, um die entsprechenden Regionen durch Messungen zu bestimmen, kann die epileptogene Zone nur anhand des Behandlungserfolgs im Nachhinein bestimmt werden. Man kann somit die epileptogene Zone operational definieren als den kleinstmöglichen Anteil Kortex, dessen Entfernung (komplette Diskonnektion oder Inaktivierung) hinreichend ist, um Anfallsfreiheit zu erreichen. Die grundlegende Idee der Epilepsiechirurgie, die schon in den frühen Beschreibungen operativer Behandlungen einer Epilepsie aus der zweiten Hälfte des 19. Jahrhunderts erwähnt ist, liegt darin, dass sich im epileptogenen Gewebe oder seiner direkten Umgebung messbare Phänomene finden, die auf diese Region weisen. Dies findet sich im sogenannten kortikalen Zonenmodell wieder.

Ein anderes Konzept der epileptogenen Zone hat die italienisch-französische Schule der Epilepsiechirurgie, ausgehend von Bancaud und Talairach in Paris und maßgeblich geprägt von Chauvel und Munari, entwickelt. Dieses ist geprägt vom methodischen Ansatz der Analyse von Anfällen mittels stereotaktisch implantierter Tiefenelektroden (Stereo-EEG), mit dem sowohl der Anfallsursprung als auch die räumliche und zeitliche Ausbreitung des Anfalls zur Erklärung der klinischen Symptomatik erfasst werden sollen. Die epileptogene Zone nach diesem Konzept kann mehr umfassen als das, was zur Anfallskontrolle reseziert werden muss (Kahane et al. 2006). Dies führt dazu, dass Resektionen auf der Basis dieses Konzepts weniger eng an der epileptogenen Läsion orientiert sind und zum Teil wesentlich über die Läsion hinausgehen oder dass Teile der Läsion, die im Stereo-EEG nicht am iktalen Geschehen beteiligt sind, belassen werden. In vielen Fällen ähnelt sich die konkrete Vorgehensweise der verschiedenen Schulen jedoch sehr.

Das Modell kortikaler Zonen in der prächirurgischen Epilepsiediagnostik

Folgende kortikale Areale stehen in ursächlichem bzw. räumlichem Zusammenhang mit der epileptogenen Zone und werden deshalb zur Festlegung des zu resezierenden Areals genutzt (Tab. 20-4):

Die **epileptogene Zone** ist das Areal, was unabdingbar ist für die Entstehung von Anfällen. Dabei wird eine aktuelle epileptogene Zone, die Anfälle verursacht, von einer potenziellen epileptogenen Zone unterschieden, die eine Ursache zukünftiger Anfälle sein könnte. Die epileptogene Zone ist gemäß den oben geschilderten Überlegungen kein durch Messung definierbares Areal. Selbst postoperativ ist sie nicht exakt in ihrer Ausdehnung definierbar, da anhaltende Anfallsfreiheit lediglich belegt, dass die epileptogene Zone im resezierten Areal lag – es bleibt offen, ob sie wesentlich umschriebener war als die Resektion.

Die **funktionelle Defizitzone** ist das Hirngebiet, welches interiktal abnorme Funktionen aufweist. Basisuntersuchung hierfür ist die klinisch-neurologische Untersuchung sowie die standardisierste neuropsychologische Diagnostik. Auch die interiktalen Messungen von Blutfluss (SPECT) oder Glukoseverbrauch (FDG-PET) stellen eine Messung einer Zone funktionalen Defizits dar. Man geht davon aus,

Tabelle 20-4: Definition kortikaler Zonen und ihre Erfassung in der prächirurgischen Diagnostik (nach Lüders et al. 2000, Rosenow et al. 2001)

Konzept	Definition	Diagnostische Methode
epileptogene Zone	Kortexareal, dessen Entfernung oder Diskonnektion zu Anfallsfreiheit führt (da es für die Entstehung von Anfällen unabdingbar ist)	theoretisches Konzept, bisher kein messbarer Biomarker
irritative Zone	Kortexareal, das interiktale epileptiforme Veränderungen generiert	interiktal: EEG (nicht invasiv und invasiv), MEG, EEG-fMRI
Anfallsursprungszone	Kortexareal, in dem iktale Veränderungen beginnen	iktal: EEG (nicht invasiv und invasiv), Perfusions-SPECT
symptomatogene Zone	Kortexareal, das die iktale klinische Symptomatik generiert	iktal: Video/Video-EEG, Anfallsanamnese
Zone des funktionellen Defizits	Kortexareal mit interiktaler Funktionsstörung	interiktal: neurologische/neuropsychologische Untersuchung, EEG, FDG-PET, Perfusions-SPECT; Anamnese
epileptogene Läsion	strukturelle Hirnveränderung, die ursächlich für die Epilepsie ist	MRI, Histopathologie

dass ein funktionell gestörtes Areal in ursächlichem Zusammenhang mit dem epileptogenen Areal stehen kann, wobei eine Kausalität in beiden Richtungen möglich ist: Eine kortikale Läsion, die sich klinisch durch ein funktionales Defizit zeigt, ist zugleich ursächlich für das Entstehen von Anfällen (Beispiel Medianinfarkt). Umgekehrt finden sich auch funktionelle Defizite als Folge epileptischer Aktivität mit dem klassischen Beispiel der postiktalen Todd'schen Parese. In beiden Fällen gilt, dass die kortikale Zone funktionalen Defizits wesentlich ausgedehnter sein kann als die epileptogene Zone. Ein fokales funktionales Defizit ist jedoch immer ein wichtiger Hinweis auf eine fokale Epilepsie.

Die **symptomatogene Zone** ist das Hirngebiet, in dem die iktalen Symptome entstehen, sobald es von der epileptischen Aktivität erreicht wird. Man bestimmt sie anhand der genauen Analyse von Anfallsschilderungen und Videos. Dabei ist zu berücksichtigen, dass die wenigsten klinischen Phänomene nur in einer einzigen Hirnregion entstehen können, so dass der Rückschluss vom klinischen Symptom zum kortikalen Areal nicht eindeutig ist. Da sich die epileptische Aktivität nicht nur kortikal per continuitatem ausbreitet, sondern auch entlang der kortiko-kortikalen Bahnen, kann die epileptogene Region in sehr unterschiedlicher räumlicher Entfernung liegen. Am wichtigsten sind initiale und verlässlich lokalisierende Anfallssymptome. Dennoch besteht häufig gar keine räumliche Übereinstimmung zwischen der epileptogenen und der symptomatogenen Zone. Die wichtigsten Informationen zur Zuordnung symptomatogener Zonen stammen aus Untersuchungen mittels kortikaler Elektrostimulationen bei Patienten mit Epilepsie. Dabei zeigt sich jedoch auch, dass der größere Teil des Kortex bei Stimulation asymptomatisch ist.

Die **irritative Zone** umfasst das Kortexgewebe, in dem die interiktalen epileptiformen Entladungen generiert werden. Diese können mittels EEG, Magnetenzephalographie oder Spike-getriggertem funktionellem MRT (EEG-fMRI) erfasst werden. Im Allgemeinen verursachen einzelne Spikes keine Symptome: Es ist aber möglich, in Form kortikaler Myoklonien bei Spikes in der primär motorischen Region. Trotz ihrer hohen Bedeutung in der Interpretation des Routine-EEG in der Diagnostik von Epilepsien ist die Bedeutung von Spikes als Marker epileptogenen Gewebes nicht abschließend geklärt.

Die **Zone des Anfallsbeginns** ist das Kortexgebiet, von dem der aktuelle Anfall ausgeht. Sie wird mittels iktaler EEG-Aufzeichnung (nicht invasiv oder invasiv) oder, selten, durch eine iktale SPECT-Untersuchung (üblicherweise im Vergleich zu einer interiktalen Untersuchung, genannt SISCOM: Substraction Ictal SPECT Coregistered on MR) lokalisiert. Die Zone des Anfallsbeginns ist nicht identisch mit der epileptogenen Zone, weil Letztere das Areal beschreibt, das für die Entstehung von Anfällen verantwortlich ist. Dieses kann deutlich ausgedehnter sein als das Areal, aus dem aktuell Anfälle entstehen (siehe oben: potenziell epileptogene Zone).

Die wahrscheinlich **epileptogene Läsion** wird mittels struktureller Bildgebung nachgewiesen, am besten mit der hochauflösenden MRT, aktuell üblicherweise mit einer Magnetfeldstärke von 3T. Dabei gilt jedoch, dass die Qualität der Bildgebung weniger von der Stärke des Magnetfeldes als vom Einsatz adäquater MR-Sequenzen und der Interpretation abhängt. Auch eine Läsion, die man typischerweise bei Patienten mit Epilepsie findet, ist nicht mit der epileptogenen Zone gleichzusetzen. Zum einen ist häufig nicht (nur) die im MRT nachweisbare Läsion epileptogen, sondern (auch) ihre Umgebung, wie z. B. bei fokalen kortikalen Dysplasien im Randbereich von niedriggradigen Hirntumoren. Zum anderen können auch mehrere potenziell epileptogene Läsionen vorhanden sein, ohne dass alle an der Epilepsie der Patienten beteiligt sind, wie z. B. im Falle kortikaler Tubera bei Patienten mit TSC. Insofern stellt der Nachweis einer Läsion zwar einen sehr wichtigen lokalisatorischen Hinweis im Prozess der prächirurgischen Diagnostik dar, ist aber keineswegs hinreichend zur Definition des zu resezierenden Areals.

20.2.2 Festlegen, was nicht reseziert werden sollte

Epilepsiechirurgie strebt Anfallsfreiheit an, ohne dass durch die Resektion von Hirngewebe ein funktionelles Defizit entsteht. Dies gelingt häufig – auch bei relativ ausgedehnten Resektionen, da die epileptogene Zone häufig auch eine Zone funktionellen Defizits ist. Voraussetzung für eine Abschätzung funktioneller Risiken ist allerdings die Kenntnis kortikaler funktionaler Areale und deren möglichst genaue Abgrenzung beim einzelnen Patienten in Bezug zur Region, die reseziert werden soll. Deshalb ist die Diagnostik funktioneller Defizite und die Darstellung essenzieller eloquenter Areale des Kortex der zweite wichtige Schritt der präoperativen Diagnostik, und es ist daher nicht verwunderlich, dass viele Informationen zur kortikalen Repräsentation aus den invasiven Untersuchungen von Patienten mit Epilepsie, insbesondere von Wilder Penfield, stammen.

Zu unterscheiden ist zwischen sehr früh in der Entwicklung festgelegten, wenig plastischen Funktionsbereichen – wie z. B. dem primären visuellen Kortex – und erworbenen Funktionen – wie z. B. der Sprache, die bei Patienten mit Epilepsie überzufällig häufig atypisch lateralisiert ist.

Eine detaillierte Diskussion dieser Thematik geht über die Zielsetzung dieses Kapitels hinaus, für die epilepsiechirurgische Behandlung von Kindern sind jedoch folgende Überlegungen wichtig:

1. Die üblichen Darstellungen kortikaler Funktionen und ihrer Lokalisation beziehen sich auf ein normal angelegtes Gehirn, das in seiner Reifung keiner aktiven Epilepsie ausgesetzt war. Anlagestörungen verändern die funktionelle Struktur des Gehirns von Anfang an. So kann es bei sehr frühen, prä- oder perinatalen Schädigungen zu funktionellen Adaptationsprozessen kommen, die die üblichen Zuordnungen ändern.
2. Das funktionelle Risiko einer früh beginnenden Epilepsie und der begleitenden Enzepha-

lopathie stellt eine globale Bedrohung der kindlichen Entwicklung dar, die weit schwerer wiegt als die Frage umschriebener funktionaler Einschränkungen.

20.2.3 Methoden der prächirurgischen Diagnostik

Analyse der Anfallssemiologie im Video-EEG

Am Anfang der prächirurgischen Diagnostik steht die ausführliche und sorgfältige Anfallsanamnese. Von besonderem Interesse ist die Beziehung zwischen den klinischen Manifestationen der fokalen Anfälle und dem Ursprungsort der epileptischen Aktivität. Von einem epileptischen Fokus breiten sich während eines Anfalls die epileptischen Entladungen häufig in benachbarte Areale, zur Gegenseite oder in subkortikale Gebiete aus. Wenn die Anfallssymptome auf eine bestimmte Hirnregion als symptomatogenes Areal hinweisen, so bedeutet dieses nicht automatisch, dass hier auch die epileptogene Zone liegen muss. Diese kann sich in einiger Entfernung befinden, z. B. bei Anfällen mit epileptogener Zone im Temporallappen können Symptome auftreten, die im Frontallappen entstehen. Die ersten Anfallssymptome haben einen höheren lokalisatorischen Wert, wobei die Seitenlokalisation genauer ausfällt als die Fokusbestimmung.

Untersuchungsmethoden

Die Lokalisation der oben erwähnten Zonen, von denen man auf das zu resezierende Areal rückschließt, beruht auf drei Säulen:

1. interiktale und iktale **klinische Untersuchung** einschließlich Neuropsychologie zur Identifizierung von funktionaler Defizitzone und symptomatogener Zone
2. interiktale und iktale **EEG-Diagnostik** zur Identifizierung von irritativer Zone und Anfallsursprungszone
3. hochauflösende **MRT-Diagnostik** zur Identifizierung der epileptogenen Läsion.

Klinische Untersuchung. Ziel der klinischen Untersuchung ist es, auch milde funktionelle Defizite sicher zu erfassen. Dies ist sowohl als Hinweis auf die epileptogene Zone von Bedeutung als auch für die Einschätzung möglicher postoperativer Defizite. Insbesondere in den ersten Lebensmonaten kann sich eine Hemiparese ausschließlich durch eine verminderte Spontanmotorik oder eine diskrete Tonusdifferenz zeigen. Häufig hat die klinische Untersuchung die Bedeutung, anamnestisch erhobene Befunde zu bestätigen.

Neuropsychologische Diagnostik. Die neuropsychologische Untersuchung dient der präoperativen Einschätzung des allgemeinen Entwicklungsstandes sowie der genauen funktionellen Charakterisierung von Kognition, Sprache und Gedächtnis. Dabei kann ein funktionales Defizit lokalisatorische Hinweise bieten, in erster Linie aber dient es der Abschätzung von Risiken postoperativer Defizite und zur Dokumentation eines Ausgangsstatus vor operativer Intervention. Die regelhaft durchgeführte postoperative Verlaufskontrolle bildet die Datenbasis zur Beratung von Eltern über die Chancen und Risiken operativer Eingriffe im Hinblick auf Entwicklung und Kognition.

Interiktales Oberflächen-W/SEEG zur Lokalisation der irritativen Zone. Das Oberflächen-EEG mit Provokationsmethoden ist nach wie vor die Basis einer elektrophysiologischen Charakterisierung eines Epilepsiesyndroms und bietet wichtige Hinweise auf die epileptogene Zone fokaler Epilepsien (Foldvary et al. 2001, Sarco et al. 2006). Fast alle Algorithmen zur Quellenlokalisation beruhen auf der Analyse gemittelter interiktaler epileptiformer Potenziale. Auch bei Säuglingen mit epileptischen Enzephalopathien und wenig wegweisenden iktalen Mustern, wie z. B. epileptischen Spasmen, kann das interiktale, insbesondere das prä- und postiktale EEG von hoher lokalisatorischer Bedeutung sein.

Langzeit-Video-EEG. Es dient der simultanen Erfassung von Anfallssemiologie und iktalen EEG-Veränderungen und ist die wichtigste diagnostische Maßnahme zur Anfallsklassifizierung, zur Identifizierung des Anfallsursprungs und zum Ausschluss nichtepileptischer Anfälle. Zur Aufzeichnung von Anfällen wird dabei in der Regel die antikonvulsive Medikation reduziert oder vorübergehend abgesetzt. Es hat sich gezeigt, dass diese Maßnahme die Verlässlichkeit der Daten nicht schmälert und keine Veränderung des Langzeitverlaufs der Epilepsie provoziert. In der Regel ist es ausreichend, zwei bis fünf Anfälle identischer Semiologie zu erfassen. In Fällen sehr kongruenter Befunde aus Anfallsanamnese, interiktalem EEG und MRT wird von einigen Zentren inzwischen auf eine Anfallsregistrierung verzichtet. Diese Entscheidung beruht primär auf der Abwägung von Notwendigkeiten und Ressourcen innerhalb eines Gesundheitssystems und wird aktuell in Deutschland selten getroffen.

Magnetresonanztomographie und weitere Bildgebung. Das cMRT ist das wichtigste bildgebende Verfahren zur Detektion epileptogener Läsionen, also insbesondere von Malformationen der kortikalen Entwicklung, niedriggradigen Tumoren, Hippocampussklerosen oder hypoxisch-ischämischen Läsionen. Hierzu gibt es Vorschläge diagnostischer Protokolle insbesondere mit dem Ziel, die Sensitivität in der Darstellung fokaler kortikaler Dysplasien zu erhöhen (Koepp et al. 2005, Raybaud et al. 2006, Gaillard et al. 2009). Gerade bei Kindern können wiederholte Untersuchungen notwendig sein, da im Verlauf der Myelinisierung der Nachweis von fokalen Dysplasien sehr erschwert sein kann. Grund dafür ist die Tatsache, dass der Nachweis fokaler Dysplasien maßgeblich auf der weniger scharfen Abgrenzung zwischen grauer und weißer Substanz beruht. Eine solche «verwaschene Mark-Rinden-Grenze» findet sich aber angesichts der altersabhängigen Umkehr des Signals von grauer und weißer Substanz in den ersten beiden Lebensjahren phasenweise als physiologisches Phänomen. In anderen Situationen dient eine wiederholte Bildgebung der Abklärung einer Progredienz von Veränderungen. In Ergänzung zu den Standardsequenzen (T_1, T_2, FLAIR [T_2 mit Unterdrückung des Signals von Wasser]) können weitere Sequenzen angewendet werden (u. a. SWI-Sequenzen zum Nachweis von Kalk oder Blutabbauprodukten, 3-D-Bildgebung zur Darstellung des Gehirns in drei Ebenen, Einsatz von Kontrastmittel).

Wenn Anfallssemiologie, EEG, MRT und klinische und neuropsychologische Untersuchung die epileptogene Region nicht erschließen lassen oder funktionstragende Regionen bestimmt werden sollen, können weitere nicht invasive Verfahren genutzt werden (nähere Beschreibung der Methoden s. Kap. 4):

- iktale und interiktale Single-Photon-Emissions-ComputerTomographie (SPECT, Messung der Verteilung des Blutflusses im Anfall und interiktal, zumeist als SISCOM: Substraction Ictal SPECT Coregistered on MR) zur Erfassung der Anfallsursprungszone
- Magnetenzephalographie (MEG, Messung der hirnelektrischen Aktivität über die dabei generierten elektromagnetischen Felder). Dies ist in seltenen Fällen geeigneter als die EEG-Registrierung, da das MEG-Signal widerstandsfrei gemessen werden kann. MEG dient der Erfassung der irritativen Zone.
- ESI (Electrical Source Imaging). Ausgehend von einem gemittelten EEG- oder MEG-Signal eines epileptiformen Musters wird auf mögliche Quellen der irritativen Zone rückgeschlossen.
- 18F-2-Deoxyglukose-Positronen-Emissions-Tomographie (FDG-PET, Ausmaß der Glukoseutilisation) zur Erfassung einer funktionellen Defizitzone
- funktionelles MRT (fMRT, Messung des aktivierungsabhängigen regionalen Blutflusses über die Blutoxygenierung) zur Lokalisation der Sprache sowie motorischer und sensorischer Funktionen

Invasive Diagnostik

Intrakranielle Elektroden. Sie dient der Eingrenzung der zu entfernenden epileptogenen Gebiete sowie der Lokalisation der eloquenten Areale, die erhalten bleiben müssen, um funktionelle Defizite zu vermeiden. In einem entsprechend spezialisierten Epilepsiezentrum werden in Zusammenarbeit mit Neurochirurgen und Neuroradiologen folgende invasive Untersuchungen durchgeführt – bei Kindern seltener als bei Erwachsenen (bei etwa 30 % der Kinder, Harvey et al. 2008).

- invasive 24-h-Ableitung, mehrtägig, mit subduralen Elektroden oder Tiefenelektroden zur präzisen Herdlokalisation. Subdurale Elektroden sind als Streifen (strips) oder rechteckig angeordnete Gitter (grids) verfügbar. Die subduralen Elektroden werden zur Ableitung epileptiformer Potenziale und insbesondere zur Erfassung von Anfällen über die Anfallsursprungsregion platziert und ggf. zugleich für das Mapping eloquenter Kortexareale benutzt. Subdurale Elektroden werden nach einer Kraniotomie über der Konvexität platziert bzw. subtemporal oder in den Interhemisphärenspalt vorgeschoben. Tiefenelektroden bestehen aus etwa 1 mm dünnen Drähten mit multiplen Kontakten zur Aufnahme der EEG-Potenziale. Sie werden stereotaktisch, also ohne Kraniotomie, über Bohrlöcher implantiert. Sie erlauben, auch EEG-Signale von Anteilen des Kortex, der nicht an der Oberfläche liegt, zu erfassen. Zudem können über die elektrische Stimulation von Elektroden habituelle Anfälle ausgelöst werden. Dies wird als Marker der Anfallsursprungszone eingesetzt.
- invasives funktionales, kortikales Mapping durch elektrische Stimulation der implantierten Elektroden zur Lokalisation von Sprache und sensomotorischen Funktionen. Das invasive Video-EEG-Monitoring mittels subduraler Netzelektroden (grids) hat ein Komplikationsrisiko durch Infektionen, vorübergehende neurologische Ausfälle, epidurale Hämatome, erhöhten intrakraniellen Druck und Hirninfarkte um 10–20 %, wobei das Risiko bleibender Komplikationen unter 5 % liegt (Hamer et al. 2002, Onal et al. 2003). Tödliche Verläufe nach Implantation sind beschrieben. Auf Grund der fehlenden Kraniotomie und der geringeren Masse, die eingebracht wird, sind Patienten mit Tiefenelektroden in der Regel weniger beeinträchtigt. Das Blutungs- und Infektionsrisiko ist – soweit man Vergleiche zwischen verschiedenen Zentren heranzieht – bei Tiefenelektroden geringer, aber ebenfalls vorhanden.
- intraoperative Elektrokortikographie, in der Regel zum Nachweis interiktaler epileptiformer Potenziale aus der irritativen Zone. Dieses Vorgehen stellt eine «Minimalvariante invasiver Diagnostik» dar mit wesentlich geringeren Komplikationsrisiken und Kosten. Die Wertigkeit ist limitiert durch die sehr kurze Ableitezeit von zumeist nicht mehr als 30 min und der Ableitung des EEG unter Bedingungen von Narkose.

Wada-Test. Der intrakarotideale Amobarbital-Test war lange Zeit die Standardmethode der Rechts-Links-Lokalisation der Sprachfunktionen und gilt immer noch als der Goldstandard. Er wurde außerdem eingesetzt zur Prognose der Gedächtnisfunktion nach Resektionen im Temporallappen, seine Wertigkeit diesbezüglich hat sich jedoch als gering erwiesen. Bei dieser Untersuchung muss der Patient wach sein. Zunächst wird die Carotis interna einer Seite katheterisiert, dann wird in diesen Katheter ein kurzwirkendes Barbiturat, im Standardfall Natrium-Amobarbital, injiziert. Dadurch wird die Funktion der von diesem Gefäß versorgten Areale der einen Hemisphäre kurzzeitig (für 10 bis 15 Minuten) ausgeschaltet. Währenddessen wird durch fortwährendes Testen festgestellt, ob Sprache und Gedächtnis durch die andere nicht ausgeschaltete Hemisphäre erhalten geblieben sind. Anschließend wird meist die andere Hemisphäre in gleicher Weise getestet. Die Komplikationsrate liegt bei einem Prozent (Haag et al. 2008). Der Vorteil des Wada-Tests, benannt nach seinem Entwickler Juhn Wada, liegt darin, dass er den Ausfall von Strukturen simuliert und damit klärt, ob die injizierten Regionen für die untersuchte Funktion essenziell sind. Dies unterscheidet ihn von den etablierten nicht invasiven funktionellen Untersuchungen, die Aktivierungen von Hirnregionen bei bestimmten Funktionen nachweisen, ohne zu belegen, ob alle aktivierten Areale essenziell für den Erhalt der Funktion sind. Nachteil des Wada-Tests ist in erster Linie die Invasivität, in zweiter Linie die Tatsache, dass man nur wenige Regionen – zumeist nicht sehr selektiv – ausschalten kann.

20.3 Methoden und Ergebnisse der Epilepsiechirurgie

20.3.1 Bewertung des Operationserfolges epilepsiechirurgischer Eingriffe

Zur Beurteilung der operativen Ergebnisse wird am häufigsten die Klassifikation nach Engel benutzt (Engel et al. 1993). Obwohl einige Elemente dieser Skala (z. B. «beeinträchtigende Anfälle», «klinisch bedeutsame Anfallsreduktion») vage gefasst sind, hat sie sich weltweit durchgesetzt. Die Ergebnisse werden vier Klassen zugeordnet, es werden dann noch jeweils zwei bis vier Untergruppen gebildet, die Beschreibung findet sich in **Tabelle 20-5**. Akut postoperative Anfälle (sog. APOS, acute postoperative seizures) innerhalb der ersten ein bis zwei Wochen werden in verschiedenen Serien bei ca. 25 % der Kinder berichtet und in der Regel nicht für die Klassifikation des Outcomes gewertet. Allerdings zeigen Daten zu verschiedenen Operationen, dass sie einen Hinweis auf eine weniger günstige Prognose bezüglich der langfristigen Anfallsfreiheit darstellen (Park et al. 2002, Koh et al. 2004, Mani et al. 2006). Zur Untersuchung der Lebensqualität sind eine Reihe von Testinstrumenten entwickelt worden, eine Übersicht über die einzelnen Tests gibt ein ILAE-Bericht (ILAE Subcommission on Outcome Measurement in Epilepsy 2002). Es hat sich gezeigt, dass der entscheidende Gewinn an Lebensqualität, aber auch hinsichtlich der kognitiven Entwicklung von kompletter Anfalls- und Aurenfreiheit (Engel 1A) abhängt. Vieles spricht dafür, Ergebnisse primär an dem Outcome 1A zu messen. Die exakte Darstellung der Patienten mit einem Outcome 1A ist daher ein wichtiges Kriterium

Tabelle 20-5: Klassifikationssystem der postoperativen Anfallskontrolle (nach Engel et al. 1993)

Klasse 1: frei von beeinträchtigenden Anfällen
A. völlige Anfallsfreiheit
B. nicht beeinträchtigende einfache fokale Anfälle
C. einige beeinträchtigende Anfälle, aber seit mindestens zwei Jahren völlig frei von beeinträchtigenden Anfällen
D. generalisierte Anfälle nur nach Absetzen der Antiepileptika
Klasse 2: seltene beeinträchtigende Anfälle (fast anfallsfrei)
A. initial frei von beeinträchtigenden Anfällen, jetzt seltene Anfälle
B. seltene beeinträchtigende Anfälle seit der Operation
C. mehr als seltene beeinträchtigende Anfälle, aber seit mindestens zwei Jahren nur seltene beeinträchtigende Anfälle
D. ausschließlich nächtliche Anfälle
Klasse 3: wesentliche Besserung[1)]
A. wesentliche Anfallsreduktion
B. länger dauernde anfallsfreie Intervalle, die mehr als die Hälfte der Nachbeobachtungszeit ausmachen, nicht kürzer als zwei Jahre
Klasse 4: keine bedeutsame Verbesserung
A. signifikante Anfallsminderung
B. keine erfassbare Änderung
C. Anfallsverschlechterung

[1)] Diese Bewertung erfordert eine quantitative Analyse des Prozentsatzes der Anfallsreduktion, der kognitiven Funktion und der Lebensqualität.

bei der Beurteilung von Outcome-Daten. Dieses entspricht dem Outcome 1 der ILAE-Klassifikation. Darin wird die komplette Anfallsfreiheit seit Operation mit 1a klassifiziert (**Tab. 20-6**).

20.3.2 Operationsverfahren und deren Ergebnisse bei Kindern und Jugendlichen

Verschiedene Verfahren zur Resektion oder Diskonnektion von Hirngewebe stehen zur Verfügung. Die Kallosotomie wird als palliative Methode angesehen, die Vagusnervstimulation basiert auf dem Prinzip der Hirnstimulation

Tabelle 20-6: ILAE-Klassifikation postoperativer Anfallskontrolle (Wieser et al. 2001)

ILAE-Klasse	Definition
1	komplett anfallsfrei; keine Auren
1a	komplett anfallsfrei seit OP
2	ausschließlich Auren; keine anderen Anfälle
3	ein bis drei Anfallstage pro Jahr, ± Auren
4	mehr als drei Anfallstage pro Jahr, aber Rückgang der Anfallstage auf die Hälfte oder weniger; ± Auren
5	Rückgang der Anfallstage um weniger als die Hälfte bis zur Verdoppelung der Anfallstage; ± Auren
6	Anfallstage mehr als verdoppelt; ± Auren

und wird in Kapitel 23 beschrieben. Die pädiatrische epilepsiechirurgische Unterkommission der ILAE (Harvey et al. 2008) hat eine Übersicht über die Art und Häufigkeit der bei 543 Kindern und Jugendlichen aus den USA, Europa und Australien angewendeten Operationsverfahren veröffentlicht, siehe **Tabelle 20-7**. Die Operationsergebnisse bei Erwachsenen und Kindern fallen ähnlich aus; im Folgenden werden überwiegend die Ergebnisse bei Kindern und Jugendlichen beschrieben.

Tabelle 20-7: Übersicht über die Art und Häufigkeit der bei 543 Kindern und Jugendlichen aus den USA, Europa und Australien angewandten Operationsverfahren (modifiziert nach Harvey et al. 2008)

Operationsverfahren	Häufigkeit	Anzahl
• resektive Verfahren		
lobäre/fokale Resektionen	48,0 %	n = 261
• frontal	17,5 %	n = 95
• temporal	23,2 %	n = 126
• parietal	2,8 %	n = 15
• okzipital	1,7 %	n = 9
hypothalamisch	2,8 %	n = 15
Cerebellum	0,2 %	n = 1
multilobäre Resektionen	12,9 %	n = 70
• zwei Lobi	8,5 %	n = 46
• drei Lobi	4,4 %	n = 24
Hemisphärektomie	15,8 %	n = 86
diagnostische Elektroden/ keine Resektion	3,7 %	n = 20
• diskonnektive Verfahren		
Korpuskallosotomie	3,1 %	n = 17
multiple subpiale Resektionen	0,6 %	n = 3
• Vagusnervstimulation	15,8 %	n = 86

Resektive Verfahren

Das bevorzugte epilepsiechirurgische Verfahren ist die Resektion. Bei Erwachsenen war lange Zeit die mesiale Temporallappensklerose die häufigste Ursache für eine Geweberesektion (Anteil bis zu 75 % aller Operationen, aktuell rückläufig, da weniger Patienten mit dieser Pathologie zugewiesen werden), bei Kindern sind es kortikale Dysplasien und Tumoren. Eine Übersicht über die Ätiologie bzw. das Substrat der epilepsiechirurgischen Operationen bei den schon erwähnten 543 Kindern und Jugendlichen zeigt **Tabelle 20-8**. Durch neokortikale

Tabelle 20-8: Übersicht über die Ätiologie/Substrate der bei 543 Kindern und Jugendlichen aus den USA, Europa und Australien angewandten Operationen, mit abnehmender Häufigkeit (modifiziert nach Harvey et al. 2008)

Ätiologie/Substrat	Häufigkeit	Anzahl
• kortikale Dysplasien	42,4 %	n = 175
• lobär/fokal	59 %	n = 103
• multilobär	19 %	n = 34
• hemisphärisch	12 %	n = 21
• Hemimegalenzephalie	10 %	n = 17
• Tumoren	19,1 %	n = 79
• DNET	29 %	n = 23
• Gangliogliom	28 %	n = 22
• andere Tumoren	43 %	n = 34
• Atrophie/Infarkt	9,9 %	n = 41
• Infarkt	44 %	n = 18
• unspezifische Atrophie	49 %	n = 20
• Trauma	7 %	n = 3
• Hippokampussklerose	6,5 %	n = 27
• Gliose/normale Pathologie	6,3 %	n = 26
• Tuberöse-Sklerose-Komplex	5,1 %	n = 21
• hypothalamische Hamartome	3,6 %	n = 15
• Sturge-Weber-Syndrom	2,9 %	n = 12
• Rasmussen-Enzephalitis	2,7 %	n = 11
• vaskulär (ohne Sturge-Weber-Syndrom)	1,5 %	n = 6

Resektionen werden 59–70 % der Kinder anfallsfrei, 60–91 % durch temporale und 54–66 % durch extratemporale Resektionen, für multilobäre Resektionen fallen die Ergebnisse schlechter aus. Bei Kindern mit Tuberöse-Sklerose-Komplex wird eine ebenso hohe Rate von Anfallsfreiheit erreicht wie bei Kindern mit anderen Substraten. Bei einigen Kindern, insbesondere mit kortikalen Dysplasien (6–21 %), ist eine zweite Operation erforderlich, davon werden 30–70 % anfallsfrei (Spencer et al. 2008).

Erweiterte Läsionektomie

In der Regel entspricht der epilepsiechirurgische Eingriff einer erweiterten Läsionektomie, das heißt einer Entfernung der im MRT nachgewiesenen epileptogenen Läsion sowie des umgebenden, als epileptogen eingestuften Gewebes. Da Epilepsiechirurgie initial vornehmlich Operationen im Temporallappen umfasste, hat es sich etabliert, zwischen Operationen im Temporallappen und extratemporalen Resektionen zu unterscheiden. Es gilt jedoch allgemein, dass die Chance auf Anfallsfreiheit überwiegend davon abhängt, ob die als epileptogen eingestufte Läsion oder die elektrophysiologisch erfasste Anfallsursprungsregion vollständig entfernt ist. Dies gelingt bei gut im MRT erkennbaren, abgegrenzten Läsionen - wie Tumoren - leichter. Insgesamt werden nach Resektionen 59–70 % der Kinder anfallsfrei, etwas mehr nach Resektionen im Temporallappen (60–91 %) als extratemporal (54–66 %) (Paolicchi et al. 2000, Spencer et al. 2008).

Temporale Lobektomie

Als Standardoperation temporaler Resektionen gilt die anteromediale Lobektomie. Hierbei wird der vordere Temporallappen en bloc mit Hippocampus und Amygdala reseziert. Eine umschriebene Vorgehensweise ist die selektive Amygdalohippocampektomie ohne Resektion des Temporalpols. Ziel der umschriebenen Vorgehensweise war die Vermeidung postoperativer kognitiver Defizite, insbesondere bei Resektion in der sprachdominanten Hemisphäre. Die aktuell vorliegenden vergleichenden Untersuchungen ergeben in erster Linie, dass weder hinsichtlich Anfallsfreiheit noch hinsichtlich kognitiver Effekte wesentliche Unterschiede bestehen. Es bedarf prospektiver Studien, um folgende, bisher fraglichen Unterschiede zu klären: höhere Anfallsfreiheitsrate nach Standardresektion, weniger Defizite im Verbalgedächtnis und seltener postoperative Angstsymptome nach selektiver Amygdalohippocampektomie (Kuang et al. 2014, Hu et al. 2013, Bujarski et al. 2013, Josephson et al. 2013).

Diese Überlegungen beziehen sich allerdings auf die Ätiologie einer medialen temporalen Sklerose, die überwiegend bei Jugendlichen nachgewiesen wird und mit 13–40 % aller Temporallappen-Epilepsien eine viel kleinere Gruppe darstellt als bei Erwachsenen. Bei Kindern unter zwölf Jahren sind kortikale Dysplasien, epilepsieassoziierte niedriggradige Gliome (dysembryoplastische neuroepitheliale Tumoren und Gangliogliome) sowie andere Tumoren des ZNS die häufigsten neuropathologischen Befunde (Duchowny et al. 1992, Fish et al. 1993, Paolicchi et al. 2000, Maton et al. 2008).

Im Vergleich zu Erwachsenen hat ein größerer Teil von Kindern eine duale Pathologie, womit gemeint ist, dass neben der medialen temporalen Sklerose noch eine weitere epileptogene Läsion existiert, z. B. in Form einer kortikalen Dysplasie, eines niedriggradigen Tumors, einer vaskulären Malformation oder eines perinatalen Infarkts. Die duale Pathologie bedeutet keine schlechtere Prognose, wenn es gelingt, beide epileptogenen Läsionen zu entfernen.

Hemisphärektomie

Krynauw berichtete 1950 über eine signifikante Verbesserung bei 12 von 18 Patienten mit Hemiplegie und Epilepsie durch die komplette Entfernung einer Hemisphäre, also eine totale Hemisphärektomie. Um die in der Folgezeit beobachteten Langzeitkomplikationen dieser Operation (Hämosiderose mit obstruktivem Hydrozephalus, Blutung in die Hemisphärektomiehöhle und neurologische Komplikationen) zu vermeiden, wurde die Hemisphärektomie aufgegeben zugunsten der modifizierten funktionellen Hemisphärektomie. In den letzten 20 Jahren haben sich zudem zwei nahezu ausschließlich diskonnektive Verfahrensweisen etabliert: die transsylvische keyhole hemispherotomy nach Schramm und die vertikale parasagittale Hemisphärotomie nach Delalande. Ziel aller Verfahren ist die vollständige Abtrennung aller kortikalen Areale einer Hemisphäre vom Rest des Organismus. Die funktionelle Hemisphärektomie wurde primär bei Patienten eingesetzt, bei denen es auf dem Boden einer einseitigen strukturellen Läsion in Verbindung mit einer therapieresistenten Epilepsie zu einer Halbseitenlähmung und dem Verlust der gleichseitigen Handfunktion gekommen ist. Kandidaten für eine solche Operation sind Patienten mit einer Läsion durch Infarkte oder Ischämien, mit einem Rasmussen-Syndrom, einem Sturge-Weber-Syndrom, einer Hemimegalenzephalie, einer hemisphäralen kortikalen Dysplasie oder anderen sehr ausgedehnten Läsionen. Auch bei therapieresistenten epileptischen Spasmen mit einseitig hemisphärischen Läsionen wird diese Operation angewendet. Bilaterale oder kontralaterale Spikes sind keine Kontraindikation, sofern die Unilateralität des Anfallsursprungs nachgewiesen ist, da es sich um sekundäre Ausbreitungsphänomene handeln kann. Die funktionelle Hemisphärektomie wird am häufigsten bei Kindern durchgeführt und stellt ein wichtiges Verfahren in der chirurgischen Behandlung von Kindern mit frühen epileptischen Enzephalopathien bei hemisphäraler Ätiologie dar. Die Ergebnisse sind angesichts der schweren Erkrankungen sehr günstig, 43–79 % der Kinder werden anfallsfrei (Spencer et al. 2008, Carson et al. 1996, Peacock et al. 1996, Holthausen et al. 1997). Viele Patienten erreichen durch diese Operation eine erhebliche Verbesserung ihrer Lebensqualität.

Kallosotomie

Van Wagenen & Herren berichteten 1940 über den positiven Effekt von Resektionen des Corpus callosum bei Tumoren auf Anfälle und die daraus abgeleitete Behandlung von Epilepsien mittels Kallosotomie (Mathews et al. 2008). Bei dieser Operation wird kein Gewebe entfernt, sondern das Corpus callosum teilweise (vordere 2/3 bzw. 4/5) oder total durchtrennt. Dadurch wird die Ausbreitung der epileptischen Aktivität von einer Hemisphäre in die andere reduziert. Mit der Durchtrennung der vorderen zwei Drittel des Corpus callosum kommt es u. a. zur Unterbrechung der kallosalen Verbindungen zwischen den motorischen und supplementärmotorischen Arealen des Frontalhirns. Bei der totalen Kallosotomie werden zusätzlich noch kallosale Fasern zwischen den Parietal-, Temporal- und Okzipitallappen durchtrennt.

Die Durchführung dieser palliativen Operation kann bei Patienten mit sehr zahlreichen atonischen und tonischen Anfällen, die zu häufigen und schweren Stürzen führen, insbesondere beim Lennox-Gastaut-Syndrom, erwogen werden. Durch dieses Vorgehen kann zwar nur bei wenigen Patienten (weniger als 10 %) Anfallsfreiheit erreicht werden, jedoch bei bis etwa 75 % der Patienten kann mit einer 70–80 %igen Abnahme der Anfallsfrequenz von Sturzanfällen gerechnet werden (Spencer et al. 2008). Ein Diskonnektionssyndrom mit Einschränkung oder Verlust der Spontansprache (Mutismus) sowie Apraxie des linken Armes und Beines mit oder ohne Neglekt der linken Körperhälfte ist bei präoperativ belegter komplett unilateraler Sprachfunktion eine passagere Komplikation für einige Tage oder Wochen. Infektionen und Infarkte des ZNS, eine Zunahme fokaler Anfälle sowie permanente Sprachstörungen sind mögliche Komplikationen dieser Operation.

Multiple subpiale Transsektionen

Die Methode der multiplen subpialen Transsektionen (MST) wurde entwickelt für Situationen, in denen die Exzision des epileptogenen Herdes zu risikoreich oder unmöglich ist (z. B. im primären motorischen Kortex oder in Sprachzentren). Dieses Verfahren wird z. T. auch mit einer Läsionektomie kombiniert. Die MST nutzt die funktionelle Organisation des Kortex aus, die primär vertikal in Säulenform ausgerichtet ist. Die epileptische Aktivität tendiert dazu, sich vor allem horizontal in kortiko-kortikalen Bahnen auszubreiten. Um diesem Vorgang entgegenzuwirken, werden mit einem hakenförmigen Messer in einem Abstand von etwa 5 mm multiple parallele Schnitte im Kortex unterhalb der Pia mater durchgeführt, und zwar in einem rechten Winkel zur langen Achse der Gyri. Die Gefäßversorgung bleibt dabei erhalten. Es entstehen voneinander unabhängige, schmale Scheiben mit erhaltener vertikaler Funktion. Mittels der Elektrokortikographie kann man den Operationserfolg, nämlich das Verschwinden der epileptischen Potenziale, direkt nachweisen.

Eine Metaanalyse der Daten von 211 Patienten aus sechs epilepsiechirurgischen Zentren ergab, dass bei den 53 Patienten mit ausschließlicher MST eine Reduktion der generalisierten Anfälle um > 95 % bei 71 % der Operierten und eine Reduktion fokaler Anfälle bei 62 % der Patienten erreicht wurde. Falls die Methode der MST mit einer Läsionektomie kombiniert wurde, so waren die Ergebnisse noch etwas besser, > 95 % Anfallsreduktion bei 87 % der Patienten mit generalisierten Anfällen und bei 68 % der Operierten mit komplex und einfach fokalen Anfällen (Spencer et al. 2002). Nach Durchführung der MST ohne und mit Resektion muss bei etwa 20 % der Patienten mit neu auftretenden Defiziten gerechnet werden.

Gute Ergebnisse mit dieser Methode werden in einzelnen Arbeiten für das Landau-Kleffner-Syndrom angegeben. Ohne permanente neurologische Ausfälle zu induzieren, hätten etwa 50 % der Patienten eine altersentsprechende Sprache wiedererlangt und bei weiteren 30 % sei noch eine erhebliche Besserung erreicht worden (Morrell et al. 1995). Trotz dieser Ergebnisse in den berichteten Serien sind die Erfahrungen mit den Erfolgen der Methode, insbesondere der Anfallsfreiheit, in den meisten Zentren nicht so gut gewesen, dass sie aktuell noch in relevantem Ausmaß durchgeführt würde.

20.4 Outcome der Epilepsiechirurgie bei Kindern

Die **Mortalität** der Epilepsiechirurgie bei Kindern beträgt 0–2 % (0,25 % bei der Temporallappenchirurgie, 1 % bei der Hemisphärotomie). Darin sind sowohl die frühen postoperativen Todesfälle (u. a. durch Infektionen, Hydrozephalus, Blutungen) als auch spätere (ungeklärte oder durch epileptische Anfälle verursachte) enthalten (Spencer et al. 2008). Die Blutverluste bei Hemisphärektomien oder anderen ausgedehnten Operationen betragen etwa 500–1000 ml, was bei Säuglingen und Kleinkindern auf Grund des geringeren Blutvolumens regelhaft Bluttransfusionen erfordert. Besonders junge Kinder tragen deshalb ein erhöhtes Risiko für perioperative Komplikationen. Da das Operationsrisiko bei Säuglingen aber nicht wesentlich höher als das bei Zwei- bis Dreijährigen ist, ist ein Abwarten mit der Operation bei Säuglingen nicht sinnvoll (Mathern et al. 2008).

Die Häufigkeit und Schwere der postoperativen **neurologischen Defizite** ist abhängig vom Operationsverfahren. Nach fokalen Resektionen haben 0–10 % der Kinder permanente neurologische Ausfälle: Hemiplegie, homonyme Hemianopsie, Quadrantenausfälle des Gesichtsfeldes, Sprachstörungen und vermindertes verbales Gedächtnis. Nach Hemisphärektomie kann die Hemiparese der Gegenseite zunehmen; dies ist aber nicht immer so. Die meisten Patienten können laufen und behalten nützliche proximale Armfunktionen. Ventrikulo-peritoneale Shunts werden bei 8–33 % der Kinder erforderlich.

Ein großer Anteil der Kinder, die chirurgisch behandelt werden, ist **entwicklungsverzögert** und hat **kognitive Defizite**. Bei diesen sind die epileptischen Anfälle meist schon früh und sehr häufig aufgetreten. Postoperativ kommt es nicht selten in Verbindung mit dem Verschwinden der Anfälle zu einem Entwicklungsfortschritt (Engel 1996). Die verbalen und kommunikativen Fähigkeiten bleiben in der Regel erhalten, unabhängig von der Seite der operierten Hemisphäre.

Loddenkemper et al. (2007) berichteten, dass 71 % von 24 Kindern unter drei Jahren (Alter zum Zeitpunkt der Operation) eine Verbesserung des Entwicklungsquotienten zeigten. Die Temporallappenchirurgie hat bei Kindern offensichtlich weniger negative Auswirkungen auf das Gedächtnis als bei Erwachsenen (Lendt et al. 1999). Im Falle eines frühen Auftretens der Epilepsie scheint die rechte Hemisphäre besonders gut in der Lage zu sein, eine gestörte Funktion des linken Temporallappens zu kompensieren.

Zu den Auswirkungen der Epilepsiechirurgie auf **Verhaltensstörungen** bei Kindern gibt es nur wenige Publikationen. Lendt et al. (2000) untersuchten 28 Kinder prä- und postchirurgisch im Vergleich zu einer nicht operierten Kontrollgruppe. Sie fanden eine globale Abnahme der Verhaltensprobleme nur bei den operierten Kindern, wobei die Anfallsfreiheit ein guter Prädiktor der Verhaltensverbesserungen war.

Dauer und Schwere der Epilepsie sind die entscheidenden Determinanten der **Lebensqualität**. Gelingt es bei den operierten Kindern, Anfallsfreiheit zu erreichen, so kann eine Zunahme der Lebensqualität erwartet werden.

20.5 Epilepsiechirurgie bei Kindern unter drei Jahren

Da die Anfallssemiologie in dieser Altersgruppe (epileptische Spasmen, fokale Anfälle in Form des motorischen Arrests, orale Automatismen, bilateral tonisch) und das EEG häufig nicht eindeutig auf die epileptogene Zone hinweisen, gewinnen diskrete, aber konstante klinische Symptome wie eine einseitig verminderte Spontanmotorik und bildgebende Verfahren (insbesondere MRT, seltener FDG-PET) eine besonders hohe diagnostische Bedeutung. Wichtig sind dabei – so früh wie möglich – ein MRT mit den in diesem Alter wichtigen Sequenzen (T1, T2 (nicht FLAIR)) sowie eine Bildgebung in einem Epilepsiezentrum innerhalb der ersten sechs Lebensmonate. Invasive EEG-Ableitungen mittels subduraler Elektroden sind prinzipiell möglich und haben die gleiche Indikation wie bei älteren Kindern.

Bei den Kindern in den ersten Lebensjahren wirken sich häufig auftretende, nicht kontrollierte Anfälle langfristig negativ auf mentale Funktionen, Verhalten und soziale Adaptation aus, was mit dem Begriff der sog. «katastrophalen Epilepsie» ausgedrückt wurde. Deshalb ist es wichtig, dem Gehirn dieser Kinder frühzeitig eine Entwicklung ohne den störenden Einfluss epileptischer Aktivität zu ermöglichen. Dieses belegen Entwicklungsverläufe nach kortikalen Resektionen und Hemisphärektomien eindrücklich (Mathern et al. 2008).

20.6 Wann können die Antiepileptika bei postoperativ anfallsfreien Kindern abgesetzt werden?

Früher wurden zwei bis drei Jahre Anfallsfreiheit vor dem Absetzen der Antiepileptika gefordert (Andermann et al. 1993). Es gab nur wenige Kinderstudien, welche sich mit der Frage beschäftigten, wann bei anfallsfreien operierten Kindern und Jugendlichen die Antiepileptika abgesetzt werden können (Hoppe et al. 2006, Lachhwani et al. 2008). In diesen beiden monozentrischen Studien mit jeweils ca. 100 Patienten ergaben sich Hinweise darauf, dass bei zuvor postoperativ anfallsfreien Patienten die Rezidivrate nach Absetzen bei etwa 10 % liegt, von denen mehr als 50 % durch erneute Medikation wieder anfallsfrei werden. Diese Ergebnisse bestätigt die TimeToStop-Studie (Boshuisen et al., 2012), eine retrospektive Studie, die 766 postoperativ anfallsfreie Kinder aus 15 europäischen Epilepsiezentren einschloss. 95 Kinder hatten ein Rezidiv während oder nach Beendigung der Medikation, am Ende der Beobachtungszeit waren 734 Kinder anfallsfrei. Weder der Zeitpunkt der ersten Medikamentenreduktion noch der Zeitpunkt der Beendigung der Medikation hatte einen Einfluss auf die Anfallsfreiheit nach erneuter Einführung der Medikation oder die Anfallsfreiheit zum Ende der Studie. Es spricht wenig dafür, dass die postoperative Medikation den langfristigen Erfolg einer Operation beeinflusst; vielmehr ist davon auszugehen, dass eine frühe Reduktion der Medikation bei Kindern mit postoperativ zu erwartender Anfallsfreiheit hilft, unvollständige Resektionen zu erkennen – mit der Chance der Nachresektion – oder den Bedarf langfristiger Therapie zu belegen.

Dies könnte allen anderen Kindern eine unnötig lange antikonvulsive Therapie ersparen. Daten einer langfristigen Nachbeobachtung von Kindern mit Schläfenlappen-Epilepsie sprechen dafür, dass das Absetzen der Medikation zu einem Gewinn kognitiver Fähigkeiten beiträgt (Skirrow et al., 2011). Dies soll in einer multizentrischen, prospektiven Studie untersucht werden.

Zusammenfassend kann man zum jetzigen Zeitpunkt empfehlen, bei Patienten mit vollständiger Resektion der vermuteten epileptogenen Läsion und postoperativer Anfallsfreiheit nach drei bis sechs Monaten mit der Reduktion der Antiepileptika zu beginnen. Auch früh postoperative Anfälle in den ersten Wochen nach Operation sind bei der Einschätzung der Anfallsfreiheit zu berücksichtigen. Diese werden häufig in den Outcome-Klassifikationen nicht erfasst, sind aber nach neueren Daten prognostisch ungünstig (Park et al. 2002, Koh et al. 2004, Mani et al. 2006, Greiner et al. 2014). Im Falle von prognostisch ungünstigen Faktoren muss mit der Familie abgewogen werden, ob das Ziel der Behandlung die Anfallsfreiheit allein oder die Beendigung der Medikation ist. Das Vorgehen hängt maßgeblich von den Chancen und Risiken einer Nachresektion bei Rezidivanfällen ab.

21 Weitere therapeutische Verfahren

21.1 Pharmakologische Therapien

21.1.1 Immunmodulatorische Therapie

Die Wirksamkeit immunmodulatorischer Therapien bei therapieresistenten Epilepsien ist gut belegt. Es liegt einerseits der Umkehrschluss nahe, es handele sich bei den Respondern um immunvermittelte Ätiologien, andererseits scheinen auch Patienten mit nachgewiesenen anderen Ätiologien der Epilepsie zu profitieren.

Suleiman et al. (2013) fanden bei 11/114 Kindern mit neu aufgetretenen Anfällen Autoantikörper und bei 7/11 keine andere Ätiologie. Fokale Anfälle waren weit häufiger als in der Antikörper-negativen Gruppe. Bisher ist nicht geklärt, ob Patienten mit therapieresistenten Anfällen in dieser Laborkonstellation (Autoantikörper-positiv, keine andere Ätiologie nachweisbar) besonders gut von einer immunmodulatorischen Therapie profitieren. In der Abwägung von potenziellen Chancen und Risiken wird man sich im Einzelfall entscheiden müssen.

ACTH und Kortikosteroide

Der erste Bericht über gute Behandlungserfolge mit ACTH bei pharmakoresistenten Epilepsien im Kindesalter datiert aus dem Jahre 1950 (Klein et al. 1950). Im Jahr 1958 berichteten Sorel und Dusaucy-Bauloye über eine dramatische Besserung durch i.m. verabreichtes ACTH bei Kindern mit infantilen Spasmen, es kam zur Kontrolle der Anfälle, Normalisierung des Verhaltens und Verschwinden der Hypsarrhythmie im EEG. ACTH und Kortikosteroide werden seitdem bei schwer verlaufenden Epilepsiesyndromen des Kindesalters eingesetzt: West-Syndrom, myoklonisch-astatische Epilepsie, Landau-Kleffner-, CSWS-, Lennox-Gastaut- und Rasmussen-Syndrom. Beim West-Syndrom wird die Wirksamkeit von ACTH bisher von keinem AED erreicht und ist meist nachhaltig wie auch bei der myoklonisch-astatischen Epilepsie. Ansonsten muss mit einem erneuten Auftreten der Anfälle nach Absetzen gerechnet werden (Gupta et al. 2005). Die Hinweise auf eine bessere Anfallskontrolle bei infantilen Spasmen unter ACTH gegenüber Prednisolon reichen für eine Priorisierung nicht aus.

Die **Nebenwirkungen** von ACTH sind bei hoher Dosierung und länger dauernder Anwendung gravierend: Irritabilität, Infektionen, Entwicklung eines Cushing-Syndroms, Elektrolytstörungen (insbesondere Hypokaliämie), Hyperglykämie, hypertrophe Kardiomyopathie, Bluthochdruck und Osteoporose. Die Mortalität ist deutlich erhöht. Die Verträglicheit der Kortikosteroide scheint insgesamt besser zu sein als die des ACTH – insbesondere bei pulsatiler Applikation und längerem Einsatz.

Als **Kontraindikationen** müssen nachgewiesene vorangegangene Enzephalitiden – insbesondere der Herpes-Gruppe – gelten. Ob dies auch für pränatale CMV-Infektionen gilt, ist nicht sicher geklärt, besondere Vorsicht ist jedoch geboten. Das gilt auch für jede Art der vorbestehenden Immundefizienz, ggf. muss eine begleitende Prophylaxe erfolgen wie auch bei Glaukom, Hypertonus und Osteoporose.

Es gibt sehr unterschiedliche **Behandlungsprotokolle**, diese sind nicht standardisiert. Zur

Anwendung von ACTH und Prednisolon bei der BNS-Epilepsie und der myoklonisch-astatischen Epilepsie siehe Kap. 14.3. Beim Lennox-Gastaut-Syndrom können mit ACTH und Kortikosteroiden vor allem Perioden erheblicher Verschlechterung überbrückt werden (Yamatogi et al. 1979, Snead 1995). Die Kortikosteroide werden beim Landau-Kleffner-Syndrom und CSWS-Syndrom zusätzlich zu einem Antiepileptikum entweder kontinuierlich oder alternierend in hoher Dosierung in Form der sog. Pulstherapie angewendet.

Die **kontinuierliche** ACTH- und Steroidbehandlung erfolgt in Abhängigkeit von der Wirksamkeit (bezogen auf die Anfälle und den nonkonvulsiven SE/ESES). Wird diese mit der initialen Dosis nicht erreicht, so sollte nach zwei bis vier Wochen die Dosis gesteigert werden (bis zum Doppelten). Dauer der Behandlung kann bis sechs Monate betragen, wenn möglich, ist im Verlauf die Dosis zu reduzieren und der Übergang in eine Pulstherapie anzustreben.

- ACTH 15 IE/m^2 KOF in 1 ED i. m.
- Prednison 2 mg/kg/d in 1 ED p.o. oder nur jeden 2. Tag für 3–6 Monate oder länger
- Dexamethason 0,3 mg/m^2 KOF/d in 1 ED.

Durch die **Pulstherapie** lassen sich Kortikosteroidnebenwirkungen weitgehend verhindern, eine Kontrolle der Therapie und potenziellen Nebenwirkungen erfordert eine entsprechend langfristige Dokumentation (**Abb. 21-1**).

- Methylprednisolon 20 mg/kg/d in 1 ED i. v. an drei aufeinander folgenden Tagen alle vier Wochen für 4–6 Monate oder länger
- Dexamethason 20 mg/ m^2 Körperoberfläche/ d in 1 ED i. v. oder p. o. an drei aufeinander folgenden Tagen alle vier Wochen für 4–6 Monate oder länger.

Intravenöse Immunglobulintherapie

Berichte über den erfolgreichen Einsatz von intravenös verabreichtem Immunglobulin G in hoher Dosierung bei intraktiblen Epilepsien sind in der Vergangenheit immer wieder publiziert worden. Es scheint nach heutigem Wissensstand wahrscheinlich, dass Responder vor allem unter den symptomatischen, immun vermittelten Epilepsietypen zu finden sind (s. Kap. 18). 24 im Zeitraum von 1966 bis 1993 publizierte Studien berichteten von einem positiven Effekt bei einem Teil der Kinder mit pharmakoresistenten (idiopathischen oder symptomatischen) Epilepsien. Zu einer Anfallsreduktion sei es bei etwa der Hälfte der Kinder gekommen, Anfallsfreiheit sei bei etwa 20 % der Patienten erreicht worden, wobei aber häufig unklar blieb, wie lange der Effekt angehalten hat. Bei etwa zwei Drittel der Kinder habe sich auch das Verhalten gebessert. Ein mögliches Vorgehen ist die Verabreichung von 0,4 g Immunglobulin/kgKG Körpergewicht in 1 ED über 5 d, gefolgt von weiteren Gaben derselben Dosis alle 2 bis 4 Wochen für 3 bis 6 Monate (van Engelen et al. 1994).

Ein Cochrane Review 2013 zu immunmodulatorischischer Intervention bei fokalen Epilepsiesyndromen fand nur eine (plazebokontrollierte) Studie. Es waren Immunglobuline add-on Kindern und Erwachsenen mit therapieresistenter Epilepsie gegeben worden, ohne dass ein statistisch signifikanter Effekt nachweisbar gewesen wäre. Auf Grund der fehlenden weiteren randomisierten kontrollierten Studien sahen die Autoren keine Möglichkeit, eine Aussage zur Anwendung immunmodulatorischer Therapien zu treffen (Walker et al. 2013).

Bei Versagen der Therapie mit Kortikosteroiden oder Vorliegen einer Kontraindikation zu derselben ist ein Therapieversuch mit Immunglobulinen bei immunvermittelten Epilepsien indiziert.

21.1.2 Vitamine

Die vitaminresponsiven epileptischen Enzephalopathien sind in Tabelle 18-5 (S. 329) zusammengefasst, ausführlich in Kapitel 18 beschrieben.

Ein Cochrane Review von 2005 (Raganathan et al.) fasst die bis dahin publizierten Studien

Kontraindikationen: Z. n. Herpesenzephalitis, Herpes Zoster, Toxoplasmose, CMV und weitere latente Infektionen. Individuelle Risikoabschätzung. Vor jedem Zyklus: Impfstatus, Infektionslage der Umgebung (cave Varizellen, Herpes)

Vorbereitung: Vor Beginn der Therapie (zusätzlich CMV im Urin) und dann vor jedem Zyklus:
- BE: K, Na, Cl, Ca, Ph, BZ, (Cholesterin,Triglyzeride), ASAT, ALAT, aP, Krea, (CrP), BB / Urin: Stix / Nierensono / RR
- Echokardiographie, Augenuntersuchung nach Plan

Monitoring:
- RR – Kontrolle alle 8 h bis 8 h nach Gabe
- reichlich Flüssigkeit anbieten, Bilanz (Zufuhr und Gewicht/ Einfuhr + Ausfuhr)
- Screening auf Nebenwirkungen und Kontraindikationen nach Schema durchführen und protokollieren

Gabe	Datum	Dosis	iv.	p.o.	kgKG	RR, Norm (mmHg)	Urin Stix	BE	Echo	Spalt-lampe	Nieren-sono
initial								+ 25-OH-Vit.D			
2											
3											
4								+ 25-OH-Vit.D			
5											
6											
7								+ 25-OH-Vit.D			
8											
9											
10								+ 25-OH-Vit.D			

Abbildung 21-1: Verlaufsdokumentation zur Steroid-Pulstherapie

zum Einsatz von Vitaminen in der Therapie epileptischer Anfälle, der Reduktion von Nebenwirkungen der AEDs und der Verbesserung der Lebensqualität zusammen: Sie fanden keine reliable Evidenz für den Einsatz von Vitaminen bei Patienten mit Epilepsie. Studien zur Frage der Vitamin-D-Supplementierung zur Prävention der Osteomalazie, des Einsatzes von Vitamin E und dessen Einfluss auf epileptische Anfälle sowie Thiamin zur Verbesserung kognitiver Funktionen wurden von den AutorInnen gefordert.

Vitamin B6

Pyridoxin und seine Abkömmlinge werden nach Absorbtion im Jejunum hepatisch zu Pyridoxal-5-Phosphat oxidiert. Dieses Koenzym ist neben etwa 100 enzymatischen Prozessen an der Glutamat-Dekarboxylase-Aktivität beteiligt. Neben der Substitution von Vitamin B6 (Pyridoxin) oder der aktivierten Form (Pyridoxal-5-Phosphat) bei entsprechender Stoffwechselstörung ist der erfolgreiche therapeutische Einsatz von hoch dosiertem Vitamin B6 beim West-Syndrom belegt. Ohtahara et al. (2011) berichten über 216 Säuglinge mit infantilen Spasmen, die 30–400 mg Pyridoxal-5-Phosphat erhielten. 30/216 (13,9 %) wurden darunter anfallsfrei. Eine Dosis von 20–30 mg/kgKG wurde als ausreichend angesehen. In zahlreichen älteren Arbeiten werden Dosierungen des Pyridoxins bis 1200 mg/d und des Pyridoxal-5-Phoshates bis 70 mg/kgKG angegeben (Ohtahara et al. 2011).

In einer prospektiven Studie bei Kindern mit hochfrequenten therapieresistenten Anfällen ohne nachweisbare Ursache fanden sich 11/94 Responder auf Pyridoxalphosphat (6/11 mit infantilen Spasmen) mit einer durchschnittlichen Dosis von 30 mg/kgKG. Nur 5/11 profitierten in ähnlicher Weise von Pyridoxin (im Durchschnitt 18 mg/kgKG/d). Auch wenn in dieser Studie keine Daten zur Abgrenzung der Pyridoxin-/Pyridoxal-5-Phoshat-abhängigen Enzephalopathien dokumentiert sind, ist es unwahrscheinlich, dass diese Stoffwechselstörungen Ursache für ein Ansprechen auf die Therapie sind (partielles Ansprechen auf die Therapie, fehlendes Rezidiv nach Absetzen). Die AutorInnen kommen zu dem Schluss, dass Pyridoxal-5-Phosphat dem Pyridoxin bei einem Behandlungsversuch therapierefraktärer Anfälle vorzuziehen ist (Wang et al. 2005).

Vitamin E

Vitamin E(Alpha-Tocopherol)-Spiegel wurden bei Patienten mit Epilepsie unter AED-Therapie erniedrigt gefunden (verglichen mit Patienten ohne AEDs, mit oder ohne Epilepsie). Im Tiermodell zeigte sich eine Anfallsreduktion unter Vitamin E, was als sekundärer Effekt der antioxidativen Wirkung, der Reduktion freier Radikale und der membranstabilisierenden Funktion zugeschrieben wird (Lee et al. 2010).

Unter anderem liegt eine randomisierte Studie mit Cross-over-Design mit 24 5- bis 18-jährigen Patienten mit therapieresistenten Epilepsien vor, die jeweils über drei Monate täglich 400 IE Vitamin E erhielten. Auch wenn die Mehrzahl der initial mit Vitamin E behandelten Patienten eine signifikante Reduktion der Anfallshäufigkeit aufwies, ist auf Grund der mangelnden Auswertung der Cross-over-Phase und fehlender Daten u. a. zur Dauer der Anfallsreduktion eine Aussage nur begrenzt möglich (Ogunmekan et al. 1989). Weitere Studien zeigten widersprüchliche Ergebnisse, eine signifikante Anfallsreduktion ließ sich nicht nachweisen. Nebenwirkungen der Therapie traten nicht auf. Allerdings besteht bei einer Tagesdosis > 400 IE über > 1 Jahr eine erhöhte Mortalität aufgrund Herzinsuffizienz und Koagulopathie.

Folsäure

Folsäuremangel kann Ursache einer megaloblastären Anämie sein, es bestehen Assoziationen zu kognitivem Abbau (wie der Alzheimer-Erkrankung) und gesteigertem Homozystein-Spiegeln. Wesentlich ist der protektive Effekt der Folsäure bezogen auf angeborene Neuralrohrdefekte. Der Folsäurespiegel ist unter der Therapie mit enzyminduzierenden AEDs (wie CBZ, PB, PHT, PRM) reduziert, unter VPA-Therapie ist die Rate an Fehlbildungen deutlich erhöht – so dass generell eine Supplementierung bei Frauen mit Kinderwunsch, die AEDs einnehmen, empfohlen wird (s. Kap. 26.3.2).

Studien, die einen Effekt der Folsäure (5–20 mg/d) auf die Anfallsfrequenz untersuchten, erbrachten keinerlei positives Ergebnis. Einzelberichte weisen auf einen prokonvulsiven Effekt hin, der bei einer Dosis, wie zur Prävention der Neuralrohrdefekte eingesetzt (bis 4 mg/d), nicht berichtet wird (Lee et al. 2010).

21.1.3 Weitere Substanzen

Omega-3-Fettsäuren

Der Mangel an mehrfach ungesättigten Omega-3-Fettsäuren (O-3-FS) führt zu Störungen der Hirnentwicklung und komplexen neurologischen Störungen. Im Tiermodell konnte eine Reduktion von Anfällen gezeigt werden, die auf eine membranstabilisierende Wirkung dieser Fettsäuren zurückgeführt wird.

Einige Studien haben daraufhin in kleinen Kohorten die Wirksamkeit von O-3-FS oder Fischöl (hoher Anteil an ungesättigten O-3-FS, aber auch Vitamin A und D) auf epileptische Anfälle bei erwachsenen Patienten untersucht. Die Ergebnisse waren in zwei randomisierten, doppelblinden, plazebokontrollierten Studien nicht signifikant (n = 58 und n = 12), in offenen Studien werden auch höhere Responderraten beschrieben.

O-3-FS verbessern die Herzfrequenzvariabilität bei Patienten mit kardialen Erkrankungen und senken die Mortalität nach Myokardinfarkt. Ob die eingeschränkte Herzfrequenzvariabilität bei Patienten mit therapieresistenter Epilepsie verändert werden kann und das Risiko, einen SUDEP zu erleiden, durch die Langzeitgabe von O-3-FS-Präparaten reduziert werden kann, lässt sich derzeit nicht bestätigen. Nebenwirkungen sind nicht bekannt (Lee et al. 2010).

Melatonin

Das in der Pinealisdrüse produzierte endogene Melatonin wird zirkadian sezerniert mit einem Peak zwischen 2:00 und 4:00 Uhr nachts. Licht hemmt, Dunkelheit fördert die Synthese von Melatonin.Wesentliche Funktion ist die Steuerung des zirkadianen Rhythmus, aber auch Stimmung, sexuelle Reifung und Immunprozesse werden beeinflusst. Melatonin hat antioxidative Effekte und senkt die Konzentration freier Radikale, was einen protektiven Effekt bezüglich des oxidativen Stresses bei Anfällen zur Folge haben kann. Darüber hinaus wird ein modifizierender Effekt auf den GABA-Metabolismus angenommen, der mit einer gesteigerten GABA-Aktivität einhergeht.

Der Effekt von Melatonin auf den Schlaf in einer Dosis von 1–5 mg/d, 30 min vor dem Einschlafen gegeben, ist in weit über 50 % der Patienten mit Insomnien zu erwarten. Der nächtliche Peak steigt darunter um das 10- bis 100fache an, vier bis acht Stunden nach Einnahme werden die ursprünglichen Blutspiegel wieder erreicht.

Der Einfluss auf epileptische Anfälle ist als sekundärer Effekt anzunehmen. Offene Studien mit geringen Fallzahlen zeigen jedoch widersprüchliche Ergebnisse, da auch vermehrte Anfälle unter der Gabe von Melatonin einen möglichen prokonvulsiven Effekt nahe legen (Lee et al. 2010). Ein Cochrane Review aus dem Jahr 2012 fasst die verfügbaren Ergebnisse zusammen (weder deutliche Anfallsreduktion noch Besserung der Lebensqualität), hält diese aber in Anbetracht der qualitativen Mängel der Studien nicht für belegt (Brigo et al. 2012).

Mangan

Der Mangel an Mangan ist assoziiert mit einer Dermatitis, Toxizität besteht in der Entwicklung einer parkinsonähnlichen neurologischen Symptomatik. Darüber hinaus wurde von vermehrten epileptischen Anfällen bei einer Störung der Mn-Homöostase berichtet. In verschiedenen Tiermodelluntersuchungen fanden sich sowohl erhöhte Mn-Konzentrationen als auch erniedrigte assoziiert mit erhöhter Anfallshäufigkeit – eine Aussage zur Bedeutung des Mn als therapeutische Option scheint daher nicht möglich (Lee et al. 2010).

Cannabinoide

Marihuana wird ein antikonvulsiver Effekt im Tiermodell zugeschrieben (s. a. Kap. 9). Ein Cochrane Review aus dem Jahr 2014 dokumentiert vier randomisierte Studien mit 48 Patienten in der Summe, die Cannabidiol erhielten. Diesen Studien wurde bezogen auf die Verwertbarkeit der Ergebnisse eine geringe Qualität attestiert. Die tägliche Dosis von 200–300 mg Cannabidiol war in den kurzen Beobachtungsperioden gut verträglich. Schlussfolgernd konnten die AutorInnen keine Aussage zur Wirksamkeit machen (Gloss et al. 2014).

Eine von Eltern initiierte und über ein soziales Netzwerk kommunizierte Fallkohorte von Kindern mit therapieresistenten Epilepsien (die meisten Kinder mit Dravet-Syndrom), denen Cannabidiol-angereichertes Cannabis verabreicht wurde, wies 16/19 Kinder als Responder auf. Auch seien die Präsenz der Kinder, ihre Teilnahmefähigkeit und der Schlaf gebessert gewesen, als Nebenwirkungen wurden Fatigue und Müdigkeit angegeben (Porter et al. 2013).

21.2 Ketogene Diäten

Schon in der Antike war bekannt, dass bei Menschen mit Epilepsien das Fasten zum Sistieren der Anfälle führen kann (Prasad et al. 1996, Stafstrom 2004). Wilder (1921) war der Erste, der eine Diät mit einem sehr hohen Fettanteil und einem geringen Kohlenhydrat- und Eiweißgehalt dazu benutzte, bei Patienten mit Epilepsien eine anhaltende Ketose zu erzeugen und dadurch den biochemischen Effekt des Fastens zu imitieren. Diese Diät war wirksam, zu dieser Zeit gab es ansonsten nur Bromid und Phenobarbital als Antiepileptika. Mit der Entwicklung weiterer Antiepileptika verlor die ketogene Diät immer mehr an Bedeutung, wurde aber nie ganz aufgegeben. Seit den 1990er Jahren findet diese Therapieoption wieder eine zunehmende Verbreitung und hat heute einen festen Platz in der antikonvulsiven Therapie therapieresistenter Epilepsien vor allem im Kindsalter. Langzeiterfahrungen bestehen durch die Dauertherapie der Stoffwechselstörungen bei GLUT-1-Defizienz oder einem Pyruvatdehydrogenasemangel.

Therapieprinzip

Die ketogenen Diäten beruhen auf dem Konzept, die positiven Effekte des Hungerns auf die Epilepsie dauerhaft zu nutzen und dem Organismus trotzdem genügend Kalorien und lebensnotwendige Nahrungsstoffe zuzuführen. Steht im Hungerzustand zu wenig Glukose als Energiequelle zur Verfügung, so wird die Lipolyse zur Mobilisation freier Fettsäuren aktiviert wie auch die Proteolyse. In der Leber wird das mittels ß-Oxidation der freien Fettsäuren gebildete Azetat im Krebszyklus vollständig zu CO_2 und H_2O oxidiert. Das erhöhte Angebot an Fettsäuren führt darüber hinaus zu deren Verstoffwechselung zu Ketonkörpern: ß-Hydroxybutyrat und Azetoazetat sowie Aceton (einem Stoffwechselendprodukt). Die beiden Erstgenannten überwinden über einen eigenen Transportweg die Blut-Hirn-Schranke und werden mitochondrial zu Acetyl-CoA. Damit stehen sie als alternativer Energielieferant – vor allem für das Gehirn – zur Verfügung (und verhindern z. B. fortschreitende Proteolsye zur Steigerung des Glukosespiegels). Ketonkörper decken im Fastenzustand (bzw. in der Ketose) zu 2/3 den zerebralen Energiebedarf, die Energiebilanz des Gehirns insgesamt ist unter der Ketose günstiger (höherer ATP/ADP-Koeffizient). In der Reduktion von Anfällen wird dieser Effekt eine Rolle spielen wie auch die Steigerung noradrenerger und GABAerger Erregungsübertragung. Ein gestörter Glukosestoffwechsel ist in epileptogenen Arealen mittels FDG-PET nachweisbar, die Bedeutung dieser Befunde ist nicht geklärt. Möglicherweise ist die Kompensation des Energiedefizites durch Ketonkörpermetabolismus ein

Erklärungsansatz für die Wirksamkeit der Therapie. Es handelt sich also um eine Vielzahl möglicher Wirkmechanismen, deren Bedeutung im Einzelnen nicht klar ist – es gibt auch keinen Marker für eine Einschätzung der Effektivität im Einzelfall.

Die im Hinblick auf die Anfallsreduktion entscheidende metabolische Veränderung ist also die anhaltende Ketose. Die gleichzeitig vorhandene metabolische Azidose wird respiratorisch kompensiert.

Die Ketose kann durch kurzes Fasten induziert werden, dann tritt der Effekt rascher ein. Auch ein schrittweises Umstellen der Ernährung ist binnen weniger Wochen ebenso wirksam und kann die Compliance aller Beteiligten verbessern.

Die Ketose wird aufrechterhalten durch entsprechende diätetische Regime: die «klassische ketogene Diät» oder die «modifizierte Atkins-Diät» oder andere (s. u.). Wahrscheinlich sind diese Diätformen ähnlich verträglich und effektiv, so dass im Einzelfall in Abhängigkeit von den Vorlieben des Kindes und der Verfügbarkeit von Ressourcen in der Zubereitung und Berechnung der Diät entschieden werden kann. Miranda et al. (2012) schlagen vor, die Möglichkeit einer alternativen ketogenen Diät nach dem zweiten Lebensjahr anzubieten bei Kindern, die weder über eine Sonde ernährt werden noch eine myoklonisch astatische Epilepsie oder infantile Spasmen aufweisen. Bei allen anderen, die mit einer alternativen Diätform starten, sollte bei Versagen derselben auf die «klassische» KD umgestellt werden, bevor eine Nichtwirksamkeit ketogener Diäten festgestellt wird.

Die Einführung der Diät benötigt einen Vorlauf, in den nicht nur familiär alle mit einbezogen werden müssen, sondern auch betreuende Institutionen. Eine gute Vorbereitung ist Voraussetzung für einen Erfolg in der Durchführung. Die Dauer bis zur möglichen Beurteilbarkeit sollte von vornherein mit zumindest zwei Monaten festgelegt werden.

Schwierigkeiten in der Durchführung ketogener Diäten müssen unter der Prämisse eines zeitlich begrenzten Therapieversuchs gesehen werden. Ist dieser erfolgreich, so wird die Diät bei diesem Kind zum Selbstläufer!

Um die Aufklärung und Vorbereitung, Berechnung und Einführung der Diät sowie deren Begleitung sicherzustellen, bedarf es eines etablierten multiprofessionellen Keto-Teams (DiätassistetIn, KinderkrankenpflegerIn, ÄrztIn und je nach Bedarf SozialarbeiterIn und PsychologIn).

21.2.1 Klassische ketogene Diät

Die KD ist besonders fettreich und auf der anderen Seite kohlenhydrat- und eiweißarm, wobei im Prinzip Fett ketogen und Kohlenhydrate sowie Eiweiß antiketogen wirken. In der klassischen ketogenen Diät beträgt das kalorische Verhältnis von Fett zu Nicht-Fett-Substanzen 4 : 1 (auch 3,5 : 1 oder 3 : 1). Als Fette werden vor allem übliche Milchfette (Sahne, Butter) sowie Pflanzenfette (Öle) verwendet. Die Kalorienzufuhr wird begrenzt, die Flüssigkeitszufuhr mit z. B. 70 ml/kgKG angestrebt, wobei häufig auf ausreichende Mengen zu achten ist. Die Eiweißzufuhr muss zur Vermeidung von Mangelzuständen ebenso bilanziert werden. Die ketogene Diät ist einerseits die Therapie der Wahl für einige angeborene Stoffwechselkrankheiten, andererseits eine wirksame Methode zur Behandlung pharmakoresistenter Epilepsien.

Wirksamkeit der ketogenen Diät bei angeborenen Stoffwechselkrankheiten

Bei der Glukose-Transporter-Defizienz kann die Blutglukose nicht in ausreichendem Maße die Blut-Hirn-Schranke passieren. Da Ketonkörper über einen eigenen Transportmechanismus verfügen, stehen sie als Energielieferant des zentralen Nervensystems zur Verfügung. Beim Pyruvat-Dehydrogenase-Mangel kann das aus Glukose in der Zelle entstandene Pyruvat nicht zu Acetyl-CoA metabolisiert und somit nicht zur Energiegewinnung in den Zitratzyklus eingeschleust werden. Unter KD steht das aus Ketonkörpern synthetisierte Aceto-Acetyl-CoA als alternatives Substrat zur Verfügung. Bei diesen Stoffwechselstörungen ist die KD Mittel der Wahl.

Auch Defekte des glykolytischen Stoffwechselweges wie dem Phosphofruktokinase-Mangel sind erfolgreich mit der KD behandelt worden (Sankar et al. 1999) wie auch Komplex-1-Defekte der Atmungskette.

Wirksamkeit der ketogenen Diät bei Epilepsien

Ein Cochrane Review von 2012 konnte fünf randomisierte und kontrollierte Studien an Kindern und Jugendlichen unter KD identifizieren sowie sieben prospektive und vier retrospektive Fallkohorten. Die Anwendung bei Erwachsenen ist wenig untersucht. Die Autoren kommen zu dem Schluss, dass die KD eine effektive Therapie ähnlich einem neuen AED mit Responderraten zwischen 30 und 40 % darstellt. Eine höhere Abbrecherquote (als bei AED) wird im Sinne einer schwierigen Verabreichung interpretiert (Levy et al. 2012).

Die Berichte der letzten Jahre sprechen dafür, dass durch die ketogene Diät etwa ein Drittel der Kinder fast oder völlig anfallsfrei wird. Wird eine mehr als 50 %ige Anfallsreduktion als guter Therapieerfolg bewertet, so profitiert etwa die Hälfte der Kinder davon. Andere Aspekte sind die mögliche Reduktion der Zahl und Dosis der vorher angewendeten AEDs und damit eine Reduktion des Nebenwirkungsrisikos. Ein beträchtlicher Teil der Kinder wird durch die ketogene Diät aktiver und aufnahmefähiger. Konzentrationsvermögen und Lernfähigkeit werden verbessert, Verhaltensauffälligkeiten nehmen ab. Von den Eltern wird auf die höhere Lebensqualität der gesamten Familie hingewiesen, die offensichtlich den Mehraufwand durch die Diät kompensieren kann, denn etliche Familien bleiben aus diesen Gründen bei der KD (zumeist über den Zeitraum von einem Jahr).

Folgende Faktoren haben Einfluss auf den Therapieerfolg:

- **Lebensalter**. Entgegen dem Einsatz der KD vor allem im Kindesalter scheint die Wirksamkeit unabhängig vom Lebensalter zu sein (Freeman et al. 2007). Auch die Anwendung im Neonatal- und frühen Säuglingsalter ist erprobt.
- **Anfallsarten**. Die KD ist bei allen Anfallsformen wirksam (Freeman 1998). Bei myoklonischen und bei atonischen Anfällen scheint der Effekt am besten zu sein, weniger gut bei generalisierten tonisch-klonischen und fokalen Anfällen und am wenigsten bei Absencen (Livingston 1972, Stafstrom 2004, Freeman et al. 2006). Für die besonders gut ansprechenden myoklonischen Anfälle wird eine Remissionsrate von 70–80 % angegeben.
- **Epilepsiesyndrome**. Livingston (1972), der über die Erfahrung von 1001 Patienten verfügt, kam zu dem Schluss, dass die KD bei symptomatischen Epilepsien wirksamer war als bei idiopathischen. Bezüglich der speziellen Epilepsiesyndrome wird auch über eine gute Wirksamkeit beim West-Syndrom, Dravet-Syndrom, Lennox-Gastaut-Syndrom, Landau-Kleffner-Syndrom und bei der Tuberöse-Sklerose-Komplex-Erkrankung berichtet (Prasad et al. 1996, Nordli et al. 2001, Baumeister 2012). Als geringer effektiv wird die ketogene Diät bei Temporallappenepilepsien und Absenceepilepsien angesehen.
- **Ketose.** Der Eintritt einer Wirksamkeit der KD ist an das Erreichen einer Ketose geknüpft, die durch erhöhte Hydroxybutyratwerte im Blut definiert ist. Liegen diese >4 mmol/l, so ist die potenzielle Effektivität der Therapie zu erwarten. Ob die Ketonämie ursächlich für die Wirksamkeit ist oder aber nur Epiphänomen, ist nicht abschließend geklärt.
- **Kalorienrestriktion.** Üblicherweise wird die Kalorienzufuhr in der Berechnung der KD an 75–80 % des altersabhängigen Energiebedarfs orientiert – bezogen auf das größenbezogene Idealgewicht. Die Bedeutung der Kalorienreduktion unabhängig von der Induktion der Ketose ist nicht geklärt.

Kontraindikationen

Auf der anderen Seite bestehen durch die KD bei verschiedenen Stoffwechselstörungen erhebliche Risiken, wenn durch sie der Ketonabbau betroffen ist oder aber die zur Aufrechterhaltung des (niedrigen) Blutzuckerspiegels notwendige Glukoneogenese (s. Tab. 21-1). Darüber hinaus sind weitere Vorerkrankungen und die aktuellen AEDs zu berücksichtigen.

Der initiale Untersuchungsgang erfordert daher eine an Stoffwechselstörungen orientierte Anamnese sowie Laboruntersuchungen (in ausreichendem Abstand zum Diätbeginn), s. Tabelle 21-2.

Tabelle 21-1: Kontraindikationen der KD (modifiziert nach Baumeister 2012)

absolute Kontraindikationen	Störungen des Fettsäure(FS)-Metabolismus: • des mitochondrialen FS-Transportes • der mitochondrialen β-Oxydation • der Kopplung an die Atmungskette Störungen des Keton-Metabolismus: • der Ketogenese • der Ketolyse Störungen der Glukoneogenese Hyperinsulinismus
relative Kontraindikationen	intermittierende Porphyrie distale Störungen der Atmungskette Hyperlipidämien
Risiko der Verschlechterung von	Pankreatitiden Long-QT-Syndrom Kardiomyopathie Nephrolithiasis konsumierende Erkrankungen
CAVE	PB (Akkumulation) VPA (Carnitinmangel) ACM/STM/TPM/ZNS (metabolische Azidose verstärkt, Nephrolithasis?) Propofol/Amiodaron (Hemmung des FS-Abbaus)

Tabelle 21-2: Untersuchungen vor Beginn einer KD (nach Baumeister 2012)

Blut	Carnitin und Azylcarnitine BGA, Elektrolyte, Laktat Glukose, -Hydroxybutyrat, NH3 Krea, ASAT, ALAT, Lipase, aP Cholesterin, Triglyzeride, CK BB AED-Spiegel
Urin	OS
EKG	Langzeit-EKG
Sonographie	Echokardiographie, Nierensono
EEG	

Einführung und Verlauf der KD

Liegen keine Kontraindikationen vor, sind alle Beteiligten aufgeklärt und motiviert, so kann die KD durch kohlenhydratarme Nahrung in der Woche vor Beginn vorbereitet werden. Es folgt ein initiales Fasten (1–2 d) oder eine schrittweise Nahrungsumstellung z. B. um 1/3 des täglichen Bedarfs, was insgesamt verträglicher ist. Dann tritt der Effekt etwas verzögert ein (5 d versus 14 d, Kossoff et al. 2008). Die Berechnungen der Kalorienmenge orientieren sich an 80 % des alters- und perzentilenabhängigen Bedarfs und werden im Verlauf dem Bedarf angepasst. Meist tendieren die Kinder zu einer Gewichtsabnahme unter KD.

Während initial noch täglich BZ- und Ketonwerte per Stix erhoben werden, kann die Korrelation zwischen dem Ketongehalt in Blut und Urin (mittels der semiquantitativen üblichen Stix-Verfahren) dokumentiert werden und diese unblutige Methode im Alltag angewandt werden. Dann sind Blutwerte nur noch bei klinischen Auffälligkeiten nötig sowie in den festgelegten dreimonatigen Intervallen (s. Abb. 21-2).

Fallen die Ketonwerte zu hoch aus, muss das Verhältnis Fettanteil zu Nichtfettanteil der Nahrung geändert werden. Auch Kalorien- und Flüssigkeitsrestriktion – z. B. bei Infekten – kann eine vorübergehende Steigerung der Ketonwerte bedingen, auch eine azidoseent-

Diätform: KD: 1 :.... MAD:.... g KH Start:.................../.........

Laborparameter:

- **3 mtl:** Na, K, Ca, Cl, Ph, BGA, Laktat, Harnstoff, Harnsäure, BZ, ASAT, ALAT, Bili, aP, Gesamteiweiß, Krea, Lipase, ß-Hydroxybutyrat, Cholesterin (nüchtern), Triglyzeride (nüchtern), Selen, Zink, Vitamin D3, BB. Urin: Ca/Krea-Quotient, Stix
- **jährlich:** T3/T4/TSH, weiterer Hormonstatus nach Klinik, 25-OH-Vit. D

Datum:	**KG/ KL**	**AED/ Medikation**	**Nahrung/ Formula**	**Substitution:** (Vitamine, Mineralstoffe)	**Labor** (3mtl)	**Labor** (jährlich)	**EKG** (3mtl)	**Langzeit EKG** (jährlich)	**Nierensono** (jährlich)	**EEG** b. Bed.	**Sonstiges**

Abbildung 21-2: Verlaufsprotokoll zu ketogenen Diäten

sprechende Flüssigkeitssubstitution und Gabe geringer Kohlenhydratmengen sind dann indiziert.

Ist die Ketose etabliert, so zeigen ein erneutes Auftreten von Anfällen, Änderung der Bewusstseinslage und entsprechende Abweichungen in der Kontrolle der Ketonwerte ein Ende der Ketose an. Ursache ist meist ein Diätfehler, der bei Kleinkindern selten vorkommt und eher Ältere betrifft. Systematische Fehler können eine falsche Berechnung der Diät, zusätzliche Kohlenhydrate über Medikamente oder Beikost sein.

Zeigt sich die KD als wirksam, so muss für die Dauer der KD eine zusätzliche Gabe von Vitaminen, Mineralstoffen und Spurenelementen erfolgen. Dafür stehen entsprechende Präparate für den altersabhängigen Tagesbedarf zur Verfügung (deren Kosten allerdings in Deutschland nicht alle Krankenkassen übernehmen), zusätzlich wird Kalzium gegeben, bei erniedrigtem Carnitin ist auch dies zu substituieren.

Die Dauer der (wirksamen) Behandlung bei therapieresistenten Epilepsien beträgt zwei bis drei Jahre, dann sollte eine langsame Nahrungsumstellung erwogen werden (z. B. wöchentlich 1/3 der Nahrung als nichtketotisch anbieten).

Nebenwirkungen

Die ketogene Diät wird im Allgemeinen zwar gut vertragen, wird aber bei etwa 10 % der Kinder aus medizinischen Gründen abgebrochen. Zu Beginn der Therapie können Appetitmangel, Erbrechen, Durchfall, Obstipation, Hypoglykämien, Dehydratation und Verweigerung der Diät auftreten. Einige Kinder werden lethargisch und hyperirritabel, einige verweigern auch die Diät anhaltend.

In einer prospektiven Kohortenstudie mit 237 Kindern zeigte sich nach zwei Jahren, dass die Zunahme des Körpergewichts nicht altersentsprechend verlief, wobei das Körpergewicht in den ersten drei Monaten rasch abfiel, anschließend langsamer. Vor allem Kinder mit einem höheren BMI waren davon betroffen. Das Längenwachstum veränderte sich in den ersten sechs Monaten kaum, nach zwei Jahren war es jedoch vermindert. Die Werte fast aller Kinder bewegten sich im unteren Perzentilenbereich der Norm. Besondere Beachtung erfordert eine ungenügende Gewichts- und Längenzunahme bei Säuglingen (Vining et al. 2002).

Die in Tabelle 21-1 genannten absoluten und relativen Kontraindikationen sind im Verlauf zu berücksichtigen. Unter der KD kann die QT-Zeit im EKG ansteigen: So fanden Best et al. (2000) bei 12 % der Patienten unter KD eine reversible QT-Zeit-Verlängerung. Auch wenn keine Zwischenfälle durch induzierte Herzrhythmusstörungen bekannt sind, kann letzten Endes eine relevante QT-Verlängerung nur in einem Langzeit-EKG detektiert werden.

Bei etwa 5–8 % der Kinder treten Nierensteine auf. TPM, ZNS und AZA sollten daher vermieden werden, da diese mit einem erhöhten Risiko für Nierensteine verbunden sind, AZA kann auch die Azidose verstärken. Falls diese Substanzen doch eingesetzt werden müssen, wird eine erhöhte Flüssigkeitszufuhr empfohlen. Bei einer Vorschädigung der Nieren oder einer familiären Belastung mit Nierensteinen ist es ratsam, den Urin zu alkalisieren.

Da der Hauptabbauweg von VPA die ß-Oxidation ist, besteht theoretisch ein erhöhtes Risiko einer Lebertoxizität. In der Praxis hat sich die Kombination von ketogener Diät und VPA aber als relativ sicher erwiesen (Lyczkowski et al. 2005).

Die Ketose resultiert häufig in einer Hypercholesterinämie (30–60 % der Fälle), teilweise werden auch massive Triglyzeriderhöhungen gefunden. Bedenken bestehen bezüglich der Langzeitauswirkungen dieser Fettstoffwechselveränderungen auf das kardiovaskuläre System, was sich allerdings bisher nicht bestätigt hat.

In Einzelfällen wurde über Hypoproteinämien, Hypokalzämien und ein Fanconi-Syndrom als Komplikationen berichtet.

21.2.2 Weitere ketogene Diäten

Auf Grund des rigiden Ernährungsregimes wurden Versuche unternommen, über andere Nahrungszusammensetzungen und Zusatzstoffe eine Ketose zu induzieren. Wesentlich scheint dabei die Frage, wie ausgeprägt die Ketose sein muss, um einen erwünschten Effekt erzielen zu können, und welche weiteren Parameter möglicherweise eine Rolle in der Effektivität spielen können.

Die Studiendaten zur KD sind wesentlich umfangreicher als zu den alternativen Formen, so dass ein Vergleich der Effektivität nur begrenzt aussagefähig sein kann, siehe **Tabelle 21-3**.

Modifizierte Atkins-Diät (MAD)

Die Atkins-Diät ist eine populäre Methode zur Gewichtsabnahme bei Erwachsenen. Sie basiert auf der Reduktion der Kohlenhydratzufuhr, dadurch sinkt der Insulinspiegel und die Lipolyse wird induziert. Die zum Erreichen einer Ketose notwendige Modifikation dieser Diät besteht in dem möglichst gesteigerten Fettanteil der Nahrung bei freiem Anteil Proteinen und festgelegten 10 g Kohlenhydraten/d. Dieser Anteil kann im Laufe der Diät durchaus auch bis 20 g gesteigert werden, wenn es die Ketonwerte zulassen. Die Ratio Fett zu Nicht-Fett ist mit 1 : 1 deutlich unter der einer klassischen KD. Insgesamt ist die Durchführung sowohl auf der Seite der Zubereitung als auch für das Kind meist einfacher, die Gestaltungsmöglichkeiten sind liberaler als bei der klassischen KD.

Die verfügbaren Studien zur Wirksamkeit werden von Miranda et al. (2012) zusammengefasst (19 Studien, 15 bei Kindern). Von den 215 darin untersuchten und behandelten Kindern zeigten 46 % eine Anfallsreduktion > 50 %, was etwa der Effizienz der KD entspricht. Versuche, eine höhere Wirksamkeit durch höhere Ketonwerte (strikteres Regime bezogen auf den Fettanteil) in den ersten Monaten der Diät zu erreichen, wurden versucht. Bei ausbleibender Wirksamkeit der MAD sollte auf eine KD gewechselt werden (Auvin 2012); dies gilt insbesondere für Glut-1-Defizienz, MAE und Absencen.

MCT-ketogene Diät

Medium Chain Triglycerides sind im Hinblick auf die Menge der im Stoffwechsel produzierten Ketone ergiebiger als langkettige (LTC). Werden im Rahmen einer ketogenen Diät vermehrt MCT-Fette eingesetzt, so besteht die Möglichkeit, mehr Proteine und Kohlenhydrate zuzulassen, ohne die Ketose zu gefährden. Da hohe Mengen MCT gastrointestinal nicht gut verträglich sind, wird ein Anteil von 40–50 % der zugeführten Kalorien als günstig angesehen bei 10 % Proteinen und 10–19 % Kohlenhydraten (Neal et al. 2010).

Die Wirksamkeit der MCT-Diät belegen randomisierte kontrollierte Studien, zuletzt von Neal et al. (2008), die im Vergleich zur KD ähnliche Responderraten aufweisen (Miranda et al. 2012).

Tabelle 21-3: Diäten zur Induktion einer Ketose (modifiziert nach Miranda et al. 2012)

	regulär	LGIT	MAD	MCT	KD
Fett	30 % (-35 %)	60 %	60–70 %	MCT: 30–60 %, LCT: 11–45 %	90 %
Protein	10–20 %	20–30 %	20–30 %	10 %	6–8 %
Kohlehydrate	50 %	10 %	6 %	15–19 %	2–4 %
Ratio	0,2–0,3 : 1	1 : 1	1 : 1	etwa 3 : 1	3–4 : 1

Low Glycaemic Index Treatment (LGIT)

Ziel bei der Entwicklung dieser Variante der KD war eine bessere Akzeptanz der Diät zur Erreichung einer dauerhaften Ketose. Dabei wird die Zusammensetzung der Kohlenhydrate so gewählt, dass der Glukosespiegel im Serum nicht ansteigt. Der glykämische Index (GI) bezeichnet die äquivalente Menge Kohlenhydrate im Verhältnis zur Glukose bezogen auf die Steigerung des Blutzuckerspiegels. Die Diät setzt sich zusammen aus 40–60 g/d Kohlenhydrate mit niedrigem GI bis 20 % Proteine und 50–60 % Fettanteil. Die Ketose, die so erreicht werden kann, ist gering bei stabil niedrigen Glukosewerten.

In einem Review berichten Miranda et al. (2012) über drei Publikationen mit 106 Kindern unter LGIT, > 50 % Anfallskontrolle wurde bei über 40 % dokumentiert, zunehmend über die Dauer der Therapie. Dies korrelierte mit niedrigeren Blutzuckerwerten im Verlauf.

Ein **Wechsel zwischen den ketogenen Diäten** ist möglich, von KD auf eine alternative Diät scheint dies nach drei Monaten auch ohne Verlust der Wirksamkeit zu sein. Hintergrund sind Studienergebnisse v. a. von Kossoff et al., die bei einer initial höheren Ketose auch eine höhere Effektivität zeigen konnten, die durch nachfolgend niedrigere Ketonspiegel nicht negativ beeinträchtigt wurde.

Der Wechsel von der MAD zur KD kann eine weitere Reduktion von Anfällen erbringen. Bei Epilepsiesyndromen wie der myoklonisch astatischen Epilepsie, die ein nachweislich gutes Ansprechen auf die KD zeigen, wurden retrospektiv signifikant weniger Responder mit einer MAD erreicht (Kossoff et al. 2010).

Die KD ist in ihrer Durchführung zunehmend einfacher geworden: Auf das anfängliche Fasten wird meist verzichtet, es stehen Industrienahrungen zur Verfügung – einmal zur Sondenernährung, aber auch als Ergänzungsnahrung. Diese sind schmackhaft und auch ästhetisch ansprechender zubereitet. Rechenprogramme und Kochliteratur sowie entsprechende Betroffeneninitiativen schaffen ein Mehr an Information vor allem zur Alltagsbewältigung. Die alternativen Diäten erweitern das Spektrum und bieten die Möglichkeit, eine Diät zu wählen, die den Gewohnheiten und Bedürfnissen wie den Möglichkeiten des Kindes und seiner sozialen Umgebung entgegenkommt. Die Wirksamkeit der alternativen ketogenen Diäten ist derzeit nicht ausreichend beurteilbar, so dass bei fehlender Wirksamkeit die Umstellung auf die klassische KD indiziert ist, zumindest wenn keine ausreichende Ketose erreicht wurde.

Zeigt die KD beim West-Syndrom eine gute Wirksamkeit, kann im Verlauf auf eine MAD geswitcht werden, wenn die Compliance dies erfordert.

21.3 Vagusnervstimulation

Zur Behandlung von Patienten mit pharmakoresistenten Epilepsien und von solchen, bei denen resektive oder diskonnektive operative Verfahren nicht angewendet werden können, ist die Vagusnervstimulation (VNS) eine alternative Methode zur Anfallsreduktion. Es handelt sich in der Regel um eine adjuvante Therapie zur Pharmakotherapie. Der genaue Wirkmechanismus ist unbekannt.

Physiologie

Der Nervus vagus führt zu 80 % afferente sensorische Fasern, von denen die meisten bilateral im Nucleus tractus solitarii enden. Dieser kann als eine Relaisstation der sensorischen Informationen gesehen werden. Eine hiervon ausgehende Aktivierung der synaptischen Aktivität im Thalamus und den thalamikokortikalen Projektionsfeldern kann – so die Hypothese – die Synchronisation synaptischer Aktivität kortikaler Neurone reduzieren wie auch im Bereich des Limbischen Systems. Andererseits kann eine intermittierende Steigerung der synaptischen Aktivität des zentralen autonomen Systems erfolgen. Da eine Norepinephrin- und Serotoninfreisetzung direkt oder indirekt durch Vagusnervimpulse induziert werden kann, ist von einer entsprechenden Veränderung der Neurotransmitter Konzentrationen durch VNS-Stimulation auszugehen (Henry 2002).

21.3.1 Implantierter VNS-Generator

Installation

Die VNS erfordert die subkutane Implantation eines Pulsgenerators mit einer langlebigen Batterie an der linken vorderen Thoraxwand. Von diesem werden subkutan Elektroden bis zur linken Arteria carotis vorgeschoben, dort erfolgt im unteren lateralen Drittel des Halses ein zweiter Hautschnitt. Spiralförmig um den linken Nervus vagus im Halsbereich werden dann flexible Elektroden implantiert. Der Pulsgenerator lässt sich transkutan einstellen: Die Frequenz und Dauer des Einzelpulses sowie dessen Stromstärke werden ebenso festgelegt wie das Zeitfenster der Aktivierung im regelmäßigen Wechsel mit einer Stimulationspause. Dabei geht man davon aus, dass die Stimulationspause mindestens gleich der Stimulationsdauer sein sollte, um den Nerv nicht zu schädigen. Zum Beispiel wird alle fünf Minuten für 30 Sekunden ein Stromimpuls von 2 mA bei 30 Hz und einer Pulsdauer von 500 µs gegeben. Das Gerät kann auch von dem Patienten oder anderen Personen mit einem Magneten aktiviert werden z. B. zu Beginn eines Anfalls, um diesen zu stoppen. Für den durch den Magneten aktivierten Strom sind die Parameter gesondert einzustellen. In der Regel wird eine Stromstärke 0,25 mA über der zyklischen Stimulationsstromstärke eingestellt. Belässt man den Magneten über dem Pulsgenerator, so schaltet dieser sich ab, und zwar so lange, wie der Magnet in dieser Position bleibt.

Nach der Implantation erfolgt die Einstellung der Stimulationsparameter. Es wird die Stromstärke in der Regel um 0,25 mA alle zwei Wochen gesteigert. Ein Output Current von 0,25–1,0 mA gilt als niedrige Stufe, 1,25–2,0 mA als mittlere Stufe und darüber als hoch (Limit 3,5 mA). Zunächst empfiehlt es sich, den Standardzyklus von 30 s on, 3 oder 5 min off zu wählen. Dann können auch Dauer des Impulses und dessen Häufigkeit verändert werden: Intermediate Cycling mit 30 oder 21 s on und 1,8 min off oder Rapid Cycling mit 7 s on und 0,2–0,3 min off (Labar 2000). Die Beurteilung der Stimulationsnebenwirkungen ist in der Regel rasch möglich, hier ist häufig mit einer Gewöhnung zu rechnen. Die Wirksamkeit hingegen lässt sich in Abhängigkeit von der dokumentierten Anfallsfrequenz und -dauer beurteilen.

Wirksamkeit

Die erste Implantation eines Vagusnervstimulators wurde 1988 von Penry et al. durchgeführt. Seitdem hat sich gezeigt, dass die VNS (mittels der Neuro-Cybernetic Prothesis) eine wirksame und sichere Methode ist (Benafli et al. 2006).

Von 440 Erwachsenen (zusammengefasst aus fünf Studien) mit VNS zeigten nach einem Jahr 37 %, nach zwei Jahren 43 % und nach drei Jahren ebenfalls 43 % eine mehr als 50 %ige Anfallsreduktion (Morris et al. 1999). Die häufigsten Nebenwirkungen nach einem Jahr waren Heiserkeit (28 %) und Parästhesien (12 %), diese nahmen in der darauf folgenden Zeit ab. Nach drei Jahren war das Gerät bei 28 % der Patienten wieder entfernt worden. Bei einem Teil der Patienten nahm die Lebensqualität deutlich zu.

Berichte über die Wirksamkeit der VNS bei Kindern dokumentieren, dass die Anfallsfrequenz innerhalb von drei Monaten um 20–30 % und nach 18 bis 24 Monaten um 40–50 % abnimmt (Murphy et al. 1999). In einer Studie mit 125 Kindern und Jugendlichen aus sechs internationalen Zentren fand sich eine Anfallsreduktion von mehr als 50 % bei etwa 45 % nach sechs Monaten (fokale Anfälle bei 59 %, GTKA bei 18,5 %; bei 39 % der Kinder bestand eine Entwicklungsverzögerung). Die Kinder hatten vor der Implantation im Mittel neun AEDs eingenommen, 28 % waren schon epilepsiechirurgisch behandelt worden (Helmers et al. 2001).

Elliott et al. (2011) untersuchten retrospektiv die Daten von 141 Kindern und Jugendlichen > 1 Jahr nach der Implantation eines VNS. 68/141 (61 %) waren unter zwölf Jahre alt, die anderen

73/141 zwischen 12 und 18. Die Wirksamkeit in den beiden Altersgruppen unterschied sich nicht. Eine Anfallsreduktion >50 % wurde bei etwa 65 % der Patienten dokumentiert, eine Anfallsreduktion >75 % in etwa 40 %. Die Anzahl eingenommener AEDs (Median: 3) blieb im Beobachtungszeitraum gleich. Nebenwirkungen (Infektionen, Pneumothorax, Husten, Schmerzen) traten in 6,4 % der Fälle auf und waren in der Gruppe der unter 12-Jährigen nicht häufiger. Die AutorInnen folgerten daraus eine ausreichende Sicherheit des VNS-Einsatzes auch unter zwölf Lebensjahren und eine zu erwartende Anfallsreduktion um mindestens 50 % bei 50 % der Implantierten.

Daten zu jüngeren Patienten liegen in kleinen Kohorten vor wie bei Zamponi et al. (2008): 4/6 Kindern <3 Jahre zeigten unter VNS-Therapie eine Anfallsreduktion >60 %.

Helmers et al. (2012) analysierten die Daten von 238 Kindern und 207 Jugendlichen mit therapieresistenten Epilepsien unter VNS-Therapie und konnten in einer Beobachtungszeit von bis zu drei Jahren eine signifikante Reduktion der Schädel-Hirn-Traumata bei Kindern und der SE bei Jugendlichen finden wie auch eine seltenere Inanspruchnahme der Notfallambulanz, stationärer Versorgung und ambulanter Betreuung sowie Kosten für AEDs. Darüber hinaus ließ sich eine Verbesserung der Lebensqualität der Kinder und Jugendlichen nach Implantation eines VNS statistisch nachweisen. Sie kommen in der Summe zu dem Schluss, dass ein VNS kostengünstig sei und die Lebenssituation der Betroffenen verbessert.

Für einen Einsatz des Magneten zur Anfallsunterbrechung liegen keine aussagefähigen Studiendaten vor. Insgesamt ist die Beurteilbarkeit der Wirksamkeit gerade bei dynamischen Epilepsien im Kindesalter eingeschränkt aufgrund der notwendigen langen Beobachtungsdauer.

Indikationsstellung

Die Identifikation von Indikationsstellungen mit besonders hoher Chance der Wirksamkeit gelang zunächst nicht. Der Einsatz erfolgte vorwiegend bei fokalen Epilepsien bei Jugendlichen und Erwachsenen. In einer Metaanalyse konnten Englot et al. (2011) zeigen, dass nach einem Jahr mit einer Reduktion der Anfälle >50 % bei etwa 50 % der Patienten zu rechnen ist. Besonders günstig schien dabei zu sein, wenn die Patienten eine generalisierte Epilepsie aufwiesen oder aber im Kindesalter waren. Darüber hinaus zeigte die Gruppe der Patienten mit Tuberöse-Sklerose-Komplex oder posttraumatischer Epilepsie eine erhöhte Responderrate. Anfallsfreiheit scheint sehr selten erreicht zu werden, etwa 25 % der Patienten profitieren in keiner Weise.

Kostov et al. (2009) berichten über eine Kohorte von 30 Patienten mit Lennox-Gastaut-Syndrom mit VNS (Implantation im Mittel mit 13 Lebensjahren, Beobachtungszeitraum im Mittel 52 Monate, weitere AEDs im Mittel 3). Eine Anfallsreduktion zeigte sich im Mittel um 60,6 %: am deutlichsten bei atonischen Anfällen (80,8 % bei 8/12 Respondern), bei tonischen Anfällen (73,3 % bei 8/13 Respondern), GTKA (57,4 % bei 11/20 Respondern). 16/30 Patienten hatten kürzere Anfälle und/oder eine kürzere postiktale Phase, 23/30 fühlten sich lebhafter/wacher. 20/30 gaben Nebenwirkungen an wie Speichelfluss und Veränderungen der Stimmlage. Diesen Daten zufolge ist gerade die Therapie der atonischen und tonischen Anfälle beim Lennox-Gastaut-Syndrom eine Indikation für die VNS, auch wenn in der Metaanalyse von Englot et al. das Lennox-Gastaut-Syndrom insgesamt nicht besser anzusprechen scheint als andere Epilepsiesyndrome. Eine individuelle Abwägung möglicher Nutzen wird notwendig sein wie ein möglichst langes Zeitintervall ohne Änderung der AED.

Therapieende

Bevor diese Therapie als unwirksam beurteilt wird, sollte sie mindestens ein bis zwei Jahre durchgeführt werden, da sich die Ergebnisse im Laufe der Zeit verbessern können. Auch kann das System bei fehlender Wirksamkeit abgeschaltet werden und ein erneuter Behandlungsversuch z. B. nach einem Jahr erfolgen. Da die Anfallsfrequenz bei Kindern spontan erheblich variieren kann und über den Zeitraum der Einstellung des VNS-Generators die AED-Dosierungen nicht unbedingt fixiert bleiben können, ist die Beurteilung des Systems in der Wirksamkeit nicht nur im Einzelfall erheblich eingeschränkt.

Nebenwirkungen

Häufigere bei den Kindern und Jugendlichen auftretende Nebenwirkungen sind Heiserkeit, Änderungen der Stimmlage durch die Stimulation des Nervus recurrens, Husten und Dyspnoe, seltener kommen Schmerzen, Kopfschmerzen, Parästhesien und Erbrechen vor. Falls bei einem Kind schon vor der Implantation des VNS-Moduls Störungen des Schluckens oder der Atmungsregulation (z. B. ein Schlaf-Apnoe-Syndrom) bestehen, so kann es danach zur Verstärkung der Schwierigkeiten und zur Aspiration von Nahrung kommen (Labar 2000).

Die Nebenwirkungen sind bei Steigerung der Stromstärke deutlicher ausgeprägt, häufig erfolgt eine Adaptation. Unangenehm können nächtliche Husten-/Dysästhesie-Phasen bei Start einer Impulsserie sein, die dann Schlafstörungen zur Folge haben können.

21.3.2 Transkutane VNS

Unterhalb der Anthelix des menschlichen Ohres und oberhalb der Crus helicis liegt die Cymba conchae, damit kranial gegenüber dem Cavum conchae (Muschelhöhle). Die sensorische Innervation dieses Areals erfolgt ausschließlich über den aurikulären Ast des Nervus vagus. Um die Efferenzen des linken Vagusnervs zu stimulieren – so die Hypothese – bedarf es nicht zwingend eines Zugangs zum Hauptstamm der Nerven im Bereich des Halses, sondern es reicht möglicherweise eine kutane Stimulation aus. Vorteil wäre ein Behandlungsversuch mit VNS ohne die Problematik der invasiven Vorgehensweise.

Tatsächlich konnte gezeigt werden, dass die transkutane Stimulation ähnliche Effekte im fMR zur Folge hat wie die herkömmliche VNS: eine Abnahme des sauerstoffgehaltabhängigen (BOLD) Signals im Bereich des Limbischen Systems und eine Zunahme im Bereich der Insel und des präzentralen Kortex sowie des Thalamus. Im Tierversuch konnte eine Anfallsreduktion gezeigt werden, sowohl durch invasive als auch transkutane VNS. Ausreichende Daten zur Anwendung beim Menschen liegen bisher nicht vor (Ellrich 2011).

Die Zulassung (Deutschland) ist nicht altersbeschränkt, wird vom Hersteller allerdings erst ab sechs Jahren empfohlen.

Ein leicht anzupassender Träger der Ohrelektrode wird zwischen Anthelix und Antitragus eingesetzt, zwei Elektroden befinden sich rostral und sind unter der Anthelix im Cymba conchae platziert. Die Stimulation erfolgt aus dem per Kabel verbundenen kleinen Generator für 4 h/d in 3 ED, die als ausreichend angesehen werden. Stimuliert wird alle 30 s für 30 s (250 s Rechteckimpuls, 25 Hz) mit einer schrittweise (0,25 mA) zu steigernden Stromstärke bis zur Schmerzgrenze, unterhalb derer die festzulegende individuelle Stromstärke ermittelt und dauerhaft eingestellt wird (Busch et al. 2013).

Zur Wirksamkeit liegen noch keine ausreichenden Daten vor, so dass eine Beurteilbarkeit des Systems derzeit noch nicht möglich ist.

21.4 Anfallsvermeidung, Bewältigungsstrategien

Strategien zur Anfallsvermeidung und zur Bewältigung emotionaler und psychischer Probleme werden meist ergänzend zur medikamentösen Therapie angewendet, gelegentlich auch alternativ, es gibt allerdings nur wenige wissenschaftliche Untersuchungen zu deren Wirksamkeit.

Ausschaltung anfallsfördernder Faktoren

Bei Reflexepilepsien können die Betroffenen die spezifischen Trigger meiden. Die häufigste Reflexepilepsie ist die photosensible Epilepsie, bei der die Anfälle durch Flickerlicht oder bestimmte visuelle Muster ausgelöst werden. Maßnahmen zur Vermeidung der photosensiblen Reflexanfälle sind im Kapitel 9 beschrieben.

Bei allen pharmakoresistenten Epilepsien sollte intensiv nach auslösenden oder verstärkenden physiologischen, psychischen und sozialen Faktoren gesucht werden. Eine ganze Reihe von anfallsfördernden Faktoren sind bekannt: innere Spannungszustände, Störungen des Schlaf-Wach-Rhythmus, Schlafentzug, Stimulation des ZNS durch sensible Reize oder Drogen und Störungen des Wasser-, Elektrolyt- und Säure-Basen-Haushalts. Mütter von Kindern mit verschiedenen Epilepsien konnten in bis zu 90 % der Fälle anfallsauslösende Faktoren benennen (Verduyn et al. 1988). In **Tabelle 21-4** sind Art und Häufigkeit der Auslöser für epileptische Anfälle bei 237 Kindern mit hoher Anfallsfrequenz aufgeführt, die häufigsten waren entspannter Zustand, emotionale Erregung, Angst und Aufwachen. Einige Faktoren lösten immer bei diesen Kindern Anfälle aus, z. B. bestimmte emotionale Zustände, Aufregungen, Angst, Überraschungen, Schlaf und Fieber **(Tab. 21-5)**.

Wenn innere Spannungen oder Angst bei der Auslösung der Anfälle eine Rolle spielen, können Entspannungstechniken sehr nützlich sein (Puskarich et al. 1992). Bei einigen Patienten werden Anfälle durch besondere Stressbelastungen ausgelöst. Die Stressanalyse und ein Stressbewältigungstraining können in solchen Fällen zu einer Minderung der Anfallsfrequenz führen.

Tabelle 21-4: Anfallauslösende Faktoren, 237 Kinder mit mindestens einem Anfall/Monat (nach Verduyen et al. 1988)

Faktor	Prozentsatz mit teilweiser Assoziation
entspannter Zustand	74,7 %
emotionaler Erregungszustand	72,1 %
Angst	64,8 %
beim Aufwachen	64,8 %
bei aktiven Übungen	61,8 %
Müdigkeit	61,4 %
beim Konzentrieren	59,7 %
Vorfreude	57,1 %
beim Essen	54,1 %
missliebige Situation	47,6 %
Frustration	47,2 %
Langeweile	46,8 %

Tabelle 21-5: Faktoren, die bei 237 Kindern mit mindestens einem Anfall/Monat immer Anfälle auslösten (modifiziert nach Verduyen et al. 1988)

Faktoren	Prozentsatz
abnormer emotionaler Zustand (allgemein)	4,0 %
Schlaf	3,8 %
Aufregung	3,4 %
Angst	2,5 %
Überraschung/Schock	2,0 %
Furcht	1,8 %
missliebige Situation	1,8 %
Fieber/Krankheit	1,3 %

Verhaltenstherapeutische Verfahren

Manche Patienten, welche durch veränderte Wahrnehmungen (Aura) erkennen, dass ein Anfall droht, nutzen mit Erfolg verhaltenstherapeutische Verfahren, um das Auftreten der Anfälle zu unterbinden. Dazu werden verschiedene Techniken benutzt: Entspannungsprogramme, Willens- oder Konzentrationsübungen, sofortige Zuwendung der Aufmerksamkeit auf Gegenstände in der Umgebung, Stellen kognitiver Aufgaben und Selbststimulation (Raina et al. 1989). Bei fokalen Epilepsien kann es beispielsweise helfen, einen Gegenstand mit einer Hand sehr fest zu halten. Bei sensiblen Auren kann die Reizung des Kortex über bestimmte sensible Stimuli zur Anfallsunterbrechung führen, z.B. über Geruchsreize. Diese Verfahren der Selbstkontrolle sind auch bei Kindern anwendbar und wirksam (Dahl et al. 1985). Das Biofeedback und instrumentale Konditionierung von EEG-Potenzialen erlauben bei einigen Patienten eine bessere Anfallskontrolle (Rockstroh et al. 1993).

Bewältigung emotionaler und psychischer Probleme

Eine ausführliche ärztliche Aufklärung und Beratung der Eltern bzw. der Jugendlichen sind ein unabdingbarer Bestandteil jeder Epilepsietherapie. Die Eltern sollten über Diagnose, Ursache, Anfallsformen, Behandlungsmöglichkeiten und Prognose der Epilepsie ihres Kindes umfassend informiert sein. Das mindert Gefühle der Unsicherheit und des Ausgeliefertseins. Im Falle einer schwer behandelbaren Epilepsie müssen realistische therapeutische Ziele formuliert werden. So müssen auch das soziale Umfeld und insbesondere der institutionelle Rahmen (Kindergarten und Schule, Internat) so abgestimmt sein, dass das Kind weder überfordert noch frustriert wird.

Anfälle sind ein Belastungsfaktor für die Familie, die sich entsprechend organisieren muss: faktisch im Sinne der Betreuung, Medikamentengabe und Krankheitsbewältigung, emotional im Sinne der Akzeptanz der Erkrankung und Relativierung der eigenen Projektionen auf das Kind, systemisch im Sinne der Bedeutung der Erkrankung für die Beziehungen der Familienmitglieder zueinander. Dieser Prozess kann einen erheblichen Anteil an der Anfallskontrolle haben (Murray 1993, Jacobs et al. 1993).

Um die wesentlichen Informationen erlebbar zu machen, sind entsprechende Schulungsprogramme entwickelt worden: für erwachsene Patienten und alle Personen, die mit den Patienten direkt umgehen, MOSES und für Kinder und deren Eltern FAMOSES. Ein Cochrane Review 2010 kommt zu dem Schluss, dass kindzentrierte Selfmanagement-Programme in der Anfallskontrolle wirksam sind (Stokes et al. 2010).

21.5 Komplementärmedizin

Jede Erkrankung – und insbesondere chronische – wird als individuelle Krise erlebt, die bei Kindern auch immer die Biographie der engen Bezugspersonen betrifft. Bewältigungsstrategien gründen auf soziokulturellen Bedingtheiten und Ressourcen des betroffenen sozialen Systems. Traditionelle Heilmethoden, komplementärmedizinische Therapieansätze und transzendental orientierte Heilvorstellungen sind daher meist implizit in der Diskussion, ohne dass sie dem behandelnen Arzt sichtbar werden. Da dieser Kontext entscheidend sein kann in der Akzeptanz vorgeschlagener medizinischer Diagnostik und Therapie und das gegenseitige Verständnis fördert, sollte er in die Beratung mit einbezogen werden.

Die Prävalenz komplementärer Behandlungsansätze einschließlich «Heilern» wurde in einem systematischen Review englischsprachiger Studien untersucht: Daten aus 15 Ländern konnten ausgewertet werden und blieben im Verlauf von zehn Jahren stabil: In Australien nutzten demnach etwa die Hälfte der Erwachsenen und 25% der Kinder innerhalb eines Jahres komplementärmedizinische Verfahren, 25% der Erwachsenen besuchten einen Heilpraktiker. Die Daten aus den USA fallen niedriger aus, die aus dem United Kingdom um etwa die Hälfte weniger (Harris et al. 2012). Nach einer kanadischen Studie nehmen etwa 12% der (erwachsenen) Bevölkerung Heilpraktiker in Anspruch. Lag eine chronische Erkrankung vor, so waren es etwa 15% bei Asthmapatienten, 19% bei Migräne, 8% bei Diabetes und etwa 10% bei Epilepsie. Unabhängig von der Erkrankung bestand eine positive Korrelation zum sozioökonomischen und Bildungsstatus sowie Ballungszentren. Zum Einsatz kamen vor allem Massageformen, Akupunktur, Homöopathie, Chiropraktik, Reflexologie und spirituelle Heilverfahren (Metcalfe et al. 2010). Auch eine indische Studie fand bei etwa 35% die Anwendung komplementärmedizinischer Methoden bei Patienten mit chronischen Erkrankungen – in der Untergruppe der Patienten mit Epilepsie aber nur in etwa 8 % (Bhalerao et al. 2013).

Bei Patienten eines tertiären Epilepsiezentrums für Kinder in einem Ballungsraum ist eine komplementärmedizinische Parallelbehandlung eher die Regel als eine Ausnahme!

Nun ist es schwierig, Daten zum tatsächlichen Einsatz komplementärmedizinischer Methoden bei Kindern mit Epilepsie zu generieren. Sie hängen davon ab, ob es sich um therapieresistente Epilepsien handelt (wo der Anteil höher sein dürfte), welche Verfahren als komplementärmedizinisch definiert wurden und wie diese kommuniziert werden. So wurden in tertiären Epilepsiekliniken der USA in 24–44 % komplementärmedizinische Methoden von den Patienten (ohne Angabe des Alters) angewendet, von diesen kommunizierte nur knapp ein Drittel dieses Vorgehen mit ihrem behandelnen Arzt (McElroy-Cox 2009). Neben spirituellen Techniken und Heilern kamen verschiedene Methoden zum Einsatz:

Therapien der Einheit von Geist und Körper

Ausgehend von der Annahme der zentralnervösen Steuerung immunologischer, endokriner und autonomer Prozesse des Körpers wird versucht, durch eine Änderung derselben positive Effekte auf Krankheitssymptome zu erreichen.

Yoga und Meditationstechniken zeigen offenbar einen günstigen Einfluss auf die Anfallshäufigkeit: Eine randomisierte kontrollierte Studie (n = 32) konnte dies für Sahaja Yoga zeigen (idiopathische Epilepsien, sechs Monate Anwendungszeit), eine weitere (n = 20) für Meditation (einmal täglich über ein Jahr).

Weitere Entspannungstechniken wie die progressive Muskelrelaxation werden – regelmäßig und in Abhängigkeit von Anfallsauslösern angewandt – in kleinen Kohorten als wirksam beschrieben.

Biofeedback arbeitet mit der direkten Rückmeldung autonomer Parameter (Herzfrequenz, Hautwiderstand u. Ä.) an den Probanden mit dem Ziel, diese nach Möglichkeit zu steuern. Nach entsprechendem Training kann es so möglich werden, einen sensorisch aktivierenden Impuls bei Wahrnehmung einer Aura zu induzieren und so den beginnenden Anfall zu unterbrechen. Neurofeedback nutzt EEG-Frequenzen und deren Beeinflussbarkeit durch selbst gesteuerte mentale Prozesse des Probanden. Beide Verfahren zeigen in kleinen Kohorten eine verbesserte Anfallskontrolle (nach notwendigem Training im Vorfeld). Studien bei Schulkindern und Jugendlichen mit ADHS lassen den Einsatz ab diesem Alter möglich erscheinen.

Pflanzliche Substanzen

In der traditionellen chinesischen Medizin, der ajurvedischen Heilkunde wie auch allen anderen «Naturheilverfahren» spielen pflanzliche Stoffe eine zentrale Rolle. Sie können prokonvulsiv wirken, den Metabolismus einzelner AEDs verändern und möglicherweise im Einzelfall auch eine bessere Anfallskontrolle bedingen. Aussagefähige Daten liegen nicht vor (Schachter 2009).

Körperbasierte Praktiken

Massagetechniken, Osteopathie, Chiropraktik können Heilungsprozesse unterstützen und das Wohlbefinden verbessern. Bezogen auf epileptische Anfälle gibt es keine Daten zu einer möglichen Wirksamkeit.

Arbeit mit Körperenergie

Akupunktur wird in der traditionellen Chinesischen Medizin eingesetzt zur Behandlung der Epilepsie. Randomisierte kontrollierte Studien mit geringer Fallzahl konnten keinen Effekt nachweisen. Bei Kindern wird auf Grund der geringeren Beeinträchtigung eher Laser-Akupunkturtechnik angewandt.

Weit verbreitet und praktikabel ist der Einsatz von Akupressur bei epileptischem Anfall: Mit der Fingerkuppe/dem Fingernagel wird unter leichter Vibration ein fester Druck unter der Nasenwurzel für 60 s ausgeübt (Lg26 = Renzhong, 1/3 des Abstandes Nasenwurzel zu Oberlippe) (Tenk 2007).

Reiki ist eine japanische Heilmethode, bei der durch Handauflegen energetische «Kanäle» eine Öffnung erfahren und so einen positiven Einfluss auf das Krankheitsgeschehen nehmen sollen.

Homöopathie

Basis der homöopathischen Krankheitslehre ist das Prinzip, Gleiches mit Gleichem zu heilen – symptomverursachende Agenzien werden in extremer Verdünnung dem symptomtragenden Individuum verabreicht. Das Verständnis der Erkrankung ist nur im ganzheitlichen individuellen Kontext möglich, warum auch Patienten mit der gleichen Erkrankung verschiedene Homöopathika bekommen können. Aussagefähige Studien liegen nicht vor. Da aber gerade in der Kinderheilkunde homöopathische Arzneien weit verbreitet sind, dürfte es sich auch um die häufigste komplementärmedizinische Methode im deutschsprachigen Raum handeln.

Vierter Teil:

Lebensführung

22 Kognition, Sprache, Verhalten

Kognition ist eine Sammelbezeichnung für die mentale Fähigkeit, Informationen aus der Umwelt aufzunehmen, adäquat zu verarbeiten und das daraus resultierende Handeln flexibel an die Erfordernisse der Umwelt anzupassen. Diese Funktionen sind an die Befähigung gebunden, die äußere Welt wahrzunehmen, die Aufmerksamkeit gezielt auf Gegenstände und Vorgänge zu richten und mittels des Gedächtnisses neue Informationen mit alten zu vergleichen und zu speichern. Die kognitive Kompetenz schließt weiterhin das Verstehen und Bilden von Regeln, das Lösen von Problemen und Widersprüchen sowie das Planen und Abschätzen der Konsequenzen zukünftigen Handelns ein (Cornaggia et al. 2001). Eng verbunden mit der Kognition sind Sprache und Verhalten. Verhalten im weitesten Sinn umfasst die individuellen Reaktionen eines Menschen in wechselnden sozialen Situationen, das Erfahren und Ausdrücken von Emotionen und die Herstellung und Aufrechterhaltung interpersonaler Beziehungen (Kwan et al. 2001a). Kognitive Defizite können eher global ausgeprägt sein oder selektiv bestimmte Teilfunktionen betreffen, z. B. das verbale Gedächtnis oder das Rechnen in Form von sog. Teilleistungsstörungen. Aufmerksamkeitsdefizite und Konzentrationsstörungen machen den Kindern besonders zu schaffen. Verhaltensauffälligkeiten der Betroffenen wie motorische Unruhe, verstärkte Impulsivität tragen ebenso wie emotionale Probleme (emotionale Labilität) und psychische Störungen (geringe Motivation, geringes Selbstwertgefühl) zu Lernschwierigkeiten und damit zu schlechteren Schulleistungen bei (Sturniolo et al. 1994). Auch die zu geringen Erwartungen von Eltern und Lehrern an die Fähigkeiten der Kinder werden bei einem Teil der Kinder für deren Probleme verantwortlich gemacht (Rodin et al. 1986).

Störungen von Kognition, Sprache und Verhalten sind in sehr unterschiedlichem Ausmaß mit den einzelnen Epilepsiesyndromen assoziiert: bei den idiopathischen Epilepsien gar nicht oder nur in geringem Ausmaß, bei den symptomatischen Epilepsien und insbesondere den pharmakoresistenten z. T. in starker Ausprägung. Im Vergleich zu Kindern und Jugendlichen mit anderen chronischen Krankheiten, die nicht das ZNS betreffen, wie Diabetes, Asthma, Herzkrankheiten oder rheumatoider Arthritis, weisen gleichaltrige Kinder und Jugendliche mit Epilepsien sehr viel häufiger Verhaltensstörungen auf (Hoare 1984, McDermott et al. 1995, Wirrell et al. 1997, Austin et al. 1998).

Kognition, Sprache und Verhalten unterliegen vielfältigen, stark voneinander abhängigen Einflüssen. **Tabelle 22-1** gibt eine Übersicht über die möglichen Einflussfaktoren. Die engen Beziehungen zwischen den aufgeführten Variablen bedingen, dass es in den meisten Fällen sehr schwierig ist, die Auswirkungen eines Faktors unabhängig von den anderen zu bestimmen.

Neuropsychologische Untersuchung

Die Indikation zu einer neuropsychologischen Untersuchung bei Kindern und Jugendlichen mit einer Epilepsie ist auf Grund der Häufigkeit der Beeinträchtigungen weit zu fassen. Zumeist liegen bei Erkrankungsbeginn keine entsprechenden Daten vor, was die Beurteilbarkeit des Einflusses der Epilepsie und insbesondere auch der Medikation auf die kognitive Entwicklung

Tabelle 22-1: Faktoren, welche Kognition, Sprache und Verhalten der Kinder und Jugendlichen mit Epilepsien beeinflussen

Ätiologieabhängige Faktoren • idiopathische versus symptomatisch • assoziierte neurologische Störungen
Anfalls- und epilepsieabhängige Variable • Anfallsform • Epilepsiesyndrom • Alter zu Beginn der Epilepsie • Anfallsfrequenz, fehlende Anfallskontrolle, Gesamtzahl der Anfälle • Status epilepticus
Therapieabhängige Variable • Pharmakotherapie • Epilepsiechirurgie
Individuelle Eigenschaften und psychosozialer Hintergrund • hereditäre Disposition (Begabung, Motivation, Konzentrationsvermögen, Emotion) • familiäre und sozioökonomische Bedingungen • Erziehung, Schulbildung, Ausbildung • psychosoziale Faktoren (Integration)

schwierig macht. In der Praxis erfolgt eine Testung also zumeist erst nach der initialen Krise durch die Erkrankung und ihrer Bewältigung. Im Verlauf ist eine neuropsychologische Diagnostik oder Reevaluation bei entsprechenden Signalen der Verschlechterung des kognitiven Profils von den Kindern/Jugendlichen selbst, den Eltern und betreuenden Personen und Bildungseinrichtungen durchzuführen. Besonders kritisch sind in diesem Zusammenhang Phasen der medikamentösen Veränderung. Im Rahmen der prächirurgischen Diagnostik sind neuropsychologische Untersuchungen eine Notwendikeit zur Klärung der Frage nach den Auswirkungen eines geplanten operativen Eingriffs auf Kognition, Sprache und Gedächtnis.

In der klinischen Praxis wird am häufigsten die Intelligenz der Kinder untersucht, z. B. mit dem HAWIK-IV und WISC-IV für Kinder ab sechs Jahre. Hierbei handelt es sich um einen mehrdimensionalen Intelligenztest, der verschiedene Intelligenzbereiche erfasst. Er besteht aus Untertests zum wahrnehmungsgebundenen logischen Denken, Sprachverständnis, Arbeitsgedächnis und zur Verabeitungsgeschwindigkeit.

22.1 Kognition bei Kindern und Jugendlichen mit Epilepsien

Wenn auch die IQ-Verteilungskurve von Kindern und Jugendlichen mit Epilepsien als Gruppe in Richtung niedrigerer Werte verschoben ist, so ist doch unstrittig, dass die überwiegende Zahl der Betroffenen über eine mit der allgemeinen Bevölkerung vergleichbare normale Intelligenz verfügt (Farwell et al. 1985, Ellenberg et al. 1986). Es gibt keinen sicheren Anhalt dafür, dass einzelne, selten auftretende und kurz dauernde epileptische Anfälle die kognitiven Funktionen dauerhaft beeinträchtigen. Anders verhält es sich bei der Subgruppe von Kindern und Jugendlichen mit chronischen aktiven Epilepsien, bei denen kognitive Probleme in bis zu 50 % auftreten.

Ganz wesentlich ist die Feststellung, dass Kognition, Verhalten, aber auch strukturelle Auffälligkeiten des Gehirns bei Patienten schon zu Beginn der aktiven Epilepsie signifikant häufiger festgestellt werden müssen als in der Normalpopulation! Entsprechend muss die adäquate Testung frühzeitig erfolgen (und wenn auch nur als Screening), um psychosoziale Hilfen und Förderpogramme frühzeitig installieren zu können. Diese müssen im Verlauf angepasst werden (Hermann et al. 2012).

22.1.1 Schulleistungsdefizite und Lernstörungen

Im Vergleich zu einer Kontrollgruppe mit Asthma erbrachten Kinder mit Epilepsien, die mindestens ein Jahr lang mit AED behandelt wurden, signifikant schlechtere Schulleistungen. Am schlechtesten schnitten Jungen mit schwer verlaufenden Epilepsien ab. Folgende Faktoren trugen zu den Leistungsschwächen bei: Schwere der Epilepsie, negative Einstellung gegenüber der Epilepsie und Anpassungsprobleme der Betroffenen und der Familie (Austin et al. 1996). Die Schulprobleme blieben im Verlauf von mehreren Jahren gleich. Anhand einer weiteren Studie dieser Untersucher ließ sich über einen Beobachtungszeitraum von vier Jahren einerseits zeigen, dass die Schulleistungen bei Verbesserung der Epilepsie nicht besser wurden, andererseits aber auch, dass sie bei den schwer verlaufenden Epilepsien nicht schlechter wurden (Austin et al. 1999).

Vor allem die Kinder und Jugendlichen mit therapieschwierigen symptomatischen Epilepsien haben teilweise erhebliche Schulprobleme, insbesondere durch Lernstörungen, deren Ausmaß vor allem von den Eigenschaften der Anfälle und des Epilepsiesyndroms, der Art der antiepileptischen Therapie (Mono- oder Polytherapie) sowie den neurologischen Begleitstörungen (Zerebralparese) abhängt.

Leistungsdefizite bei anfallsfreien Schulkindern mit normaler Intelligenz

Nicht leicht zu erklären sind die Schulleistungsschwächen bei einem Teil der anfallsfreien Schulkinder mit idiopathischen oder kryptogenen Epilepsien und normaler Intelligenz («epilepsy only»), denn die Epilepsieprognose dieser Kinder ist günstig, mindestens 70 % werden langfristig anfallsfrei. Auffällig ist bei einigen dieser Kinder die Diskrepanz zwischen den guten intellektuellen Fähigkeiten in Tests und den schlechteren, diesen Fähigkeiten nicht entsprechenden Schulleistungen im Vergleich zu Kontrollkindern (Seidenberg et al. 1986, Aldenkamp et al. 1990, Sturniolo et al. 1994). Als eine mögliche Erklärung für die nicht adäquaten Schulleistungen dieser Kinder wird angeführt, dass die epileptischen Anfälle homöostatische Mechanismen aktivieren, welche die Anfälle beenden und der Ausbreitung epileptiformer Aktivität entgegenwirken, um auf diese Weise einen anfallsfreien Zustand aufrechtzuerhalten. Als eine negative Begleiterscheinung solcher Schutzmechanismen würden die kognitiven Fähigkeiten und Verhalten mit beeinträchtigt (Engel et al. 1991). Eine weitere mögliche Erklärung bietet das Phänomen der transienten kognitiven Beeinträchtigung durch subklinische epileptiforme Potenziale (s. u.). Dieser Faktor könnte schon einige Zeit vor dem Auftreten erster epileptischer Anfälle wirksam gewesen sein und während der manifesten Epilepsie fortbestehen. In einigen Studien wird auf die besondere Bedeutung von Aufmerksamkeits- und Gedächtnisstörungen für die Schulprobleme bei diesen Kindern hingewiesen (Williams et al. 2001, Schouten et al. 2002). In einer Gruppe mit 65 anfallsfreien Schulkindern mit normaler Intelligenz zeigte sich, dass von den vier untersuchten Variablen Selbstwert, Aufmerksamkeit, Gedächtnis und sozioökonomischer Status die Variable mangelnde (auditive) Aufmerksamkeit den größten negativen Einfluss auf die Schulleistungen hatte (Williams et al. 2001).

Ein Teil der Kinder ist schon vor dem Auftreten erster Anfälle durch Schulleistungsprobleme auffällig. Mit den Epilepsien scheinen tiefgreifende Störungen von Kognition und Verhalten verbunden zu sein, die durch das Auftreten epileptischer Anfälle allein nicht erklärt werden können. So wurden im Rahmen des multizentrischen Projekts der Dutch Study of Epilepsy in Childhood 69 Schulkinder mit neu diagnostizierten Epilepsien und normaler Intelligenz untersucht. Überraschenderweise hatten 22 % der Kinder schon einmal eine Klasse wiederholt, bevor die Epilepsie auftrat, der Vergleichswert der altersentsprechenden Kinder betrug nur 11 % (Schouten et al. 2001). Anhand der angeschlossenen prospektiven Longitudinalstudie über zwölf Monate zeigten dieselben Untersucher an den 69 Kindern, dass deren Gedächtnisfunktion etwas schlechter ausfiel, wenn die Anforderungen an das Arbeitsgedächtnis sehr hoch waren. Im Laufe der Zeit blieb der Anteil der Kinder mit einer nicht adäquaten Schulleistung gleich, jedoch die Kinder innerhalb dieser Gruppe blieben nicht dieselben. Somit handelt es sich bei den Gedächtniseinbußen innerhalb dieses relativ kurzen Beobachtungszeitraumes bei einzelnen Kindern nicht um einen konstanten Befund (Schouten et al. 2002).

Teilleistungsstörungen

Schulleistungsdefizite bei Kindern und Jugendlichen mit Epilepsien beruhen häufig auf Defiziten in Teilbereichen der noch reifenden Hirnfunktion. Diese Defizite können im Laufe der Zeit zunehmen, abnehmen oder sogar verschwinden. Neben dieser Dynamik der zugrunde liegenden Störung bedarf es auch entsprechend differenzierter Testverfahren, um diese diagnostizieren zu können. Diese prüfen die Aufmerksamkeit und Konzentrationsfähigkeit, die Geschwindigkeit bei der Durchführung motorischer Aufgaben, die visuell-räumliche Wahrnehmung, das verbale und visuelle Gedächtnis, die Verarbeitung komplexer Informationen oder die mathematischen Fähigkeiten (Stores et al. 1978, Alpherts et al. Aldenkamp 1990, Mitchell et al. 1991a, b, Besag 1994).

Im deutschen Sprachraum hat sich besonders bei Vorliegen bestimmter umschriebener Defizite der Begriff «Teilleistungsstörungen» eingebürgert, falls auf dem Hintergrund einer normalen Intelligenz Störungen des Sprechens oder der Sprache, Schwächen im Lesen, Schreiben oder Rechnen oder leichte Störungen der motorischen Funktionen hervortreten (Mayer 1999). Daneben sind noch kognitive Auffälligkeiten wie Störungen der Gestalterfassung und des Abstraktionsvermögens als Teilleistungsstörungen beschrieben worden. Als typische Teilleistungsstörungen werden aber die Lese- und Schreibschwäche (Legasthenie) und die Rechenschwäche (Dyskalkulie) angesehen. Eine frühzeitige Behandlung dieser Teilleistungsstörungen verbessert deren Prognose.

Die Verteilung von Teilleistungsstörungen bei verschiedenen Epilepsien in einer Stichprobe von 376 epilepsiekranken Kindern zeigt **Tabelle 22-2**. In der Kohorte waren am stärksten Patienten mit fokalen Epilepsien mit sekundär generalisierten Anfällen betroffen. Es zeigt sich außerdem, dass ein beträchtlicher Teil der Kinder und Jugendlichen mit prognostisch gutartigen Epilepsien (benignen fokalen Epilepsien des Kindesalters oder Absenceepilepsien) auch kognitive Entwicklungsrisiken trägt. Bezogen auf die beschriebenen Schulschwierigkeiten trotz ausreichender globaler Intelligenz ist davon auszugehen, dass die Teilleistungsstörungen in ihrer alltäglichen Konsequenz gravierende Probleme bereiten können.

Tabelle 22-2: Häufigkeit von Teilleistungsstörungen[1] bei 376 epilepsiekranken Kindern und Jugendlichen (Mayer 1999)

Epilepsien	Prozentsatz
Fokale Epilepsien	
• benigne fokale Epilepsien	30 %
• mit komplex fokalen Anfällen	36 %
• mit sekundären GTKA	69 %
Generalisierte Epilepsien	
• Epilepsie mit GTKA	22 %
• Absenceepilepsien	41 %
Unbestimmbare Epilepsien	63 %
• frühkindliche Grand-Mal-Epilepsie	65 %

[1] Tests: Motorik, Sprache und Visuomotorik, Rechenstörung, Lese-Rechtschreibstörung

Gedächtnisstörungen

Das Gedächtnis umfasst:

- die Gesamtheit aller erinnerbaren Wahrnehmungen und Erlebnisse
- die Fähigkeit, frühere Erlebnisse und erworbenes Wissen bewusst wieder aufzurufen
- die Befähigung, dem schon vorhandenen Gedächtnismaterial neues Wissen hinzuzufügen.

Das Gedächtnis umfasst zeitabhängige Komponenten in Form des Kurz- und Langzeitgedächtnisses. Inhaltsbestimmte Funktionen des Gedächtnisses sind einerseits das deklarative Gedächtnis, dessen Inhalte willentlich und bewusst abgerufen, flexibel eingesetzt und mit neuen Informationen verbunden werden können, sowie andererseits das nicht deklarative (prozedurale) Gedächtnis mit nicht ins Bewusstsein abrufbaren Gedächtnisinhalten. In diesem Gedächtnis sind eine Reihe motorischer Fertigkeiten und Gewohnheiten wie z. B. Radfahren oder Autofahren gespeichert, die ja im Wesentlichen unbewusst ausgeführt werden.

Die klinische Epileptologie beschäftigt sich vornehmlich mit dem deklarativen Gedächtnis, dessen entscheidende anatomische Grundlage die Temporallappen sind. Die Gedächtnisinhalte sind im gesamten Kortex verteilt, das limbische System organisiert Speicherung und Reaktivierung. Zwei wichtige Teilbereiche des deklarativen Gedächtnisses sind das semantische Gedächtnis, in dem Wissen über Sprache, Regeln und Konzepte gespeichert ist, sowie das autobiographische, episodische Gedächtnis, das den bewussten Zugang zu den früher erlebten persönlichen Erlebnissen ermöglicht. Defizite des semantischen Gedächtnisses stören den Alltag der Patienten mehr als solche des episodischen Gedächtnisses.

Über lange Zeit rezidivierende epileptische Anfälle können das Gedächtnis schädigen, dieses zeigen Tierversuche und klinische Beobachtungen. Tierversuche an Ratten, bei denen mittels Kindling eine Epilepsie hervorgerufen wurde, haben ergeben, dass bei diesen vorgeschädigten Tieren wiederholte generalisierte tonisch-klonische Anfälle das räumliche Gedächtnis anhaltend beeinträchtigten können und dass dieses Defizit mit der Zahl der aufgetretenen Anfälle zunahm, verbunden mit einem Neuronenverlust im Hippocampus, wobei das entstehende morphologische Muster dem der Hippocampussklerose beim Menschen sehr ähnlich war (Kotloski et al. 2002).

Temporallappenepilepsien können mit erheblichen Gedächtniseinbußen einhergehen. Da die Temporallappen Träger des deklarativen Gedächtnisses sind, ist es nicht verwunderlich, dass bei Temporallappenepilepsien Defizite des episodischen und semantischen Gedächtnisses gefunden werden, wobei das Ausmaß von der Seitenlokalisation und Ausdehnung der Hirnschädigung, vom Alter zum Beginn der Epilepsie und von der Epilepsiedauer abhängig ist. Querschnittsuntersuchungen haben gezeigt, dass vor allem das verbale Lernen und das verbale Gedächtnis betroffen sind. Längsschnittuntersuchungen lassen erkennen, dass unkontrollierte und häufige Anfälle mit einer fortschreitenden Verschlechterung des Gedächtnisses einhergehen. Eine frühzeitig erreichte Anfallskontrolle hingegen scheint das Gedächtnis zu schützen.

In einer Studie zeigten sich Hinweise auf ein beschleunigtes Vergessen durch epileptische Aktivität (Blake et al. 2000). Die Gedächtnisfunktionen wurden prospektiv über mehrere Monate getestet. Bei den Patienten mit einem linkstemporalen epileptischen Fokus fand sich im Vergleich zu den Patienten mit einem rechtsseitigen Fokus und einer normalen Kontrollgruppe trotz normaler Lernfähigkeit und unbeeinträchtigtem Behalten über 30 Minuten schon nach acht Wochen eine deutliche Beeinträchtigung des verbalen Gedächtnisses. Es wird von den Autoren angenommen, dass der Konsolidierungsprozess des Gedächtnisses durch fortdauernde epileptische Aktivität gestört oder unterbrochen wird.

Aber nicht alle Studien sprechen dafür, dass im Vergleich zu Kontrollen der Gedächtnisverlust bei der Temporallappenepilepsie beschleunigt ist. Von einigen Untersuchern wird darauf hingewiesen, dass die im Verlauf der Epilepsie gefundenen Gedächtnisdefizite häufig schon zu Beginn der Epilepsie nachweisbar sind. Ausgehend von einem durch die Vorschädigung erniedrigten Niveau, unterliege das Gedächtnis dann im Verlauf der Jahre einem vorzeitigen physiologischen Alterungsprozess (Helmstaedter et al. 1999, Aikia et al. 2001).

Gedächtnisstörungen haben einen erheblichen Einfluss auf die Lernerfolge und das Selbst-Erleben der betroffenen Jugendlichen. Die Schwierigkeit, Inhalte zu reproduzieren, wird vor allem im alltäglichen Vergleich zu Gleichaltrigen als offensichtliches Defizit erlebt (Elliot et al. 2005).

22.1.2 Die Kognition beeinflussende Faktoren

Ätiologie

Die kognitiven Fähigkeiten variieren erheblich in Abhängigkeit von der Ätiologie. Schon Lennox (1942) fand, dass 26 % von 449 Patienten mit strukturellen Läsionen ein intellektuelles Defizit aufwiesen, während dieses nur bei 10 % der 1456 Patienten ohne die Vorgeschichte einer Hirnschädigung der Fall war. Idiopathische Epilepsien gehen mit besseren kognitiven Funktionen einher als symptomatische Epilepsien. Bei 41 Kindern mit idiopathischen generalisierten Epilepsien fand sich ein normaler mittlerer IQ-Wert von 103 (Sturniolo et al. 1994). In einer Studie mit 31 Kindern im Alter von 6 bis 18 Jahren mit symptomatischen Epilepsien wurde ein mittlerer IQ von 85 gemessen (Igarashi et al. 1995).

Entscheidende Auswirkungen auf die kognitiven Fähigkeiten haben epilepsieassoziierte statische Hirnschädigungen, z. B. in Form von Zerebralparese, mentaler Retardierung oder Autismus. Fortschreitende neurologische Krankheiten wie neurometabolische Krankheiten, chronisch entzündliche Prozesse und Tumoren verursachen mit oder ohne Epilepsie progrediente kognitive Defizite. Es bleibt dabei aber unklar, in welchem Ausmaß epileptische Anfälle zusätzliche Schäden hervorrufen.

Die Ätiologie einer Epilepsie beeinflusst in wesentlichem Maße das kognitive Potenzial des Kindes. Therapeutisches Ziel muss sein, die Entfaltung verfügbarer Ressourcen zu unterstützen.

Anfallstyp

Anfälle und periiktale Phänomene (Prodromi, Aura und postiktale Phase) können die Kognition erheblich stören (Besag 1994). Am deutlichsten wird dies bei der postiktalen Phase nach GTKA, während der Wachheit und Aufmerksamkeit mehrere Tage lang deutlich beeinträchtigt sein können (Baird et al. 1980, Dodrill et al. Batzel 1986). Wenn ein Kind zahlreiche Anfälle hat, können die aufeinander folgenden postiktalen Phasen mit verminderter Wachheit und Aufmerksamkeit eine beträchtliche Zeit (Wochen und Monate) ausmachen und das Lernen erheblich erschweren (Besag 1994).

Je nach Anfallstyp finden sich unterschiedliche negative kognitive Auswirkungen besonders bei komplex fokalen Anfällen und sekundär generalisierten tonisch-klonischen (Baird et al. 1980). Bei Erwachsenen mit lange bestehenden komplex fokalen Anfällen wurden häufig herabgesetzte intellektuelle Leistungen gefunden (Tarter 1972), was aber bei Kindern nicht durch alle Untersuchungen bestätigt wurde. Allerdings sind die Nachuntersuchungszeiträume in vielen Untersuchungen zu kurz, um eine Aussage treffen zu können (Farwell et al. 1985). Einige Studien zeigten bei Kindern mit Absencen keine langfristigen Auswirkungen auf die Intelligenz (Bourgeois et al. 1983, Cavazutti et al. 1984, Farwell et al. 1985), andere Studien hingegen, dass es auch hierbei zur Beeinträchtigung von Kognition und Verhalten kommen kann, und zwar vor allem dann, wenn die Absencen häufig auftreten oder persistieren (Sato et al. 1983, Seidenberg et al. 1986, Aldenkamp et al. 1996).

Syndromdiagnose

Es ist außerordentlich schwierig zu bestimmen, welche Rolle das jeweilige Epilepsiesyndrom unabhängig von den übrigen Einflussfaktoren bei der Verursachung kognitiver Defizite spielt. Verlaufsbeobachtungen bei Kindern mit symptomatischen Epilepsien sprechen dafür, dass die Epilepsie selbst Ursache erheblicher zusätzlicher kognitiver Defizite sein kann. Bei Kindern mit kongenitaler Hemiplegie und Epilepsie war im Vergleich zu den Patienten ohne begleitende Epilepsie eine signifikanten Reduktion des IQ und erhebliche Beeinträchtigung des Gedächtnisses zu beobachten, was nicht auf die mittels CT erfasste Größe und Seitenlokalisation der Läsionen bezogen werden konnte (Vargha-Khadem et al. 1992). Bei Patienten mit dem Tuberösen Sklerosekomplex wurde festgestellt, dass das Auftreten einer Epilepsie ein beträchtliches mentales Entwicklungsrisiko darstellte, denn die Prognose bezüglich Kognition und Verhalten war erheblich besser, wenn keine Epilepsie assoziiert war (Gomez 1979).

Da dieselben Anfallsformen bei Epilepsien verschiedener Prognose vorkommen können, erscheint es sehr viel sinnvoller, die kognitiven Auswirkungen der einzelnen Epilepsiesyndrome zu untersuchen als die Assoziation mit spezifischen Anfallsformen. Ein Teil der bisher vorliegenden Studienergebnisse bezieht sich auf Untergruppen mit mehreren einbezogenen Epilepsien (generalisiert/fokal, idiopathisch/symptomatisch/kryptogen), die gemäß der (älteren) ILAE-Klassifikationen gebildet wurden.

In einer Studie mit 251 Kindern im Alter von 3 bis 16,5 Jahren aus einem Pariser tertiären Epilepsiezentrum zeigte die multiple Regressionsanalyse mit dem IQ als abhängiger Variable, dass dieser von drei Faktoren signifikant abhängig war: dem Alter zu Beginn der Epilepsie, der Anzahl der eingesetzten AEDs und von der Epilepsiediagnose (Bulteau et al. 2000). Die Kinder waren entsprechend der ILAE-Klassifikation weiter in vier Gruppen unterteilt worden (der Prozentsatz von der Gesamtgruppe jeweils in Klammern). Die 23 Kinder (9 %) mit idiopathischen generalisierten Epilepsien (hauptsächlich myoklonisch-astatische Epilepsie mit günstigem Verlauf, benigne myoklonische Epilepsie des Kleinkindesalters) hatten den höchsten mittleren IQ-Wert von 84. Von den Kindern mit symptomatischen/kryptogenen Epilepsien wiesen die 122 Kinder (49 %) mit lokalisationsbezogenen Epilepsien einen deutlich höheren IQ auf (81) als die 80 Kinder (32 %) mit epileptischen Enzephalopathien (West-Syndrom, Lennox-Gastaut-Syndrom, Dravet-Syndrom, myoklonisch-astatische Epilepsie mit ungünstigem Verlauf) mit IQ 65. Die 24 Kinder (10 %) mit Epilepsien, deren fokale oder generalisierte Ursache nicht bestimmbar war, zeigten ebenfalls einen niedrigen IQ-Mittelwert von 67,5.

Relativ viele Ergebnisse liegen von Kindern mit Temporallappenepilepsien vor. In einigen Fällen mit Hippocampussklerose sprechen die klinischen Befunde dafür, dass die epileptischen Anfälle im Laufe der Zeit zu einer Zunahme der neuropathologischen Veränderungen und einer weiteren Beeinträchtigung kognitiver Funktionen führen. Zu den Epilepsiesyndromen mit einem besonders hohen Risiko globaler kognitiver Einbußen gehören die epileptischen Enzephalopathien, die fast regelhaft mit einer mentalen Retardierung einhergehen (s. Kap. 15).

Manifestationsalter

Wenn bei einem Kind in der Neugeborenenperiode oder in der frühen Kindheit epileptische Anfälle aufgetreten sind, so können diese das reifende Gehirn besonders vulnerabel gegenüber den negativen kognitiven Auswirkungen weiterhin oder später auftretender Anfälle machen. In Tierversuchen wurden bei sehr jungen Tieren durch rezidivierende Anfälle Neuronenuntergang, eine konsekutive synaptische Reorganisation sowie langzeitige Störungen von Lernen, Gedächtnis und Verhalten als Anfallsfolgen hervorgerufen, und zwar auch dann, wenn erhebliche morphologische Abweichungen fehlten (Stafstrom et al. 2000).

Neuropsychologische Untersuchungen von Jugendlichen und Erwachsenen mit verschiedenen Epilepsien haben gezeigt, dass ein früherer Beginn aktiver chronischer Epilepsien mit schlechteren kognitiven Fähigkeiten einhergeht als ein späteres Auftreten, was insbesondere für die Temporallappenepilepsie zutrifft (Hermann et al. 2002). Eine systematische Untersuchung von 53 Erwachsenen mit Temporallappenepilepsien im Vergleich zu 62 Kontrollen mittels umfassender neuropsychologischer Tests (Intelligenz, Sprache, visuelle Perzeption, Gedächtnis und motorische Funktionen) sowie der hochauflösenden quantitativen MRT-Volumetrie hat ergeben, dass die Patienten, deren Epilepsie in der Kindheit (im Mittel mit etwa 7¾ Jahren) begonnen hatte, sehr viel ausgeprägtere kognitive Defizite zeigten als die Patienten mit Erstmanifestation der Epilepsie im Erwachsenenalter (im Mittel mit 23 Jahren). Anders als die Patienten mit spätem Beginn der Epilepsie wiesen die Patienten mit frühem Beginn der Epilepsie zusätzlich eine wesentliche Reduktion des Hirnvolumens auf, was nicht allein den Temporallappen betraf (Hermann et al. 2002). Einen eindeutigen Grund für dieses Phänomen kann man nicht benennen, denn es könnte durch den ursächlichen Prozess, die epileptischen Anfälle oder die Langzeitnebenwirkungen der AEDs verursacht sein.

Anfallshäufigkeit und -dauer

Der Effekt häufig rezidivierender und langdauernder epileptischer Anfälle bei Kindern auf die kognitiven Funktionen ist bei einem unreifen Gehirn, das sich im Laufe der Kindheit erst differenziert, potenziell schädlicher als bei einem reifen Gehirn mit einer weitgehend abgeschlossenen Entwicklung. Junges Alter bei Beginn der Epilepsie wird als der stärkste Prädiktor kognitiver Dysfunktionen sowohl bei Kindern mit generalisierten tonisch-klonischen Anfällen als auch bei Kindern mit fokalen Anfällen angesehen (Matthews et al. 1967, Seidenberg 1989). In einer Studie mit 251 Kindern ergab die multiple Regressionsanalyse mit dem IQ als abhängiger Variable die signifikante Abhängigkeit des IQ vom Alter zu Beginn der Epilepsie neben der Abhängigkeit von der Art des Epilepsiesyndroms und der Zahl der eingenommenen AEDs (Bulteau et al. 2000). Die Interferenz zahlreicher epileptischer Anfälle mit der im frühen Kindesalter rasch fortschreitenden Hirnreifung erklärt möglicherweise die besonders schlechte kognitive Prognose einiger der in diesem Lebensabschnitt auftretenden Epilepsiesyndrome wie dem West-Syndrom, der frühkindlichen Grand-Mal-Epilepsie und dem Lennox-Gastaut-Syndrom. Auch wenn die betroffenen Kinder wieder anfallsfrei werden sollten, können die aufgetretenen Defizite in den späteren Lebensphasen nicht mehr kompensiert werden.

Gesamtzahl der Anfälle, Anfallsfrequenz, fehlende Anfallskontrolle

Lange Epilepsiedauer mit fehlender Anfallskontrolle bedeutet, dass sich das Risiko kognitiver Ausfälle erhöht. In einigen Studien wurde auch eine Abhängigkeit des IQ bzw. der kognitiven Funktionen von der Zahl der aufgetretenen Anfälle gefunden, und zwar sowohl bei generalisierten tonisch-klonischen Anfällen als auch bei komplex fokalen Anfällen (Farwell et al. 1985, Dodrill 1986, Bulteau et al. 2000). Dodrill (1986) gab an, dass bei 94 Erwachsenen mit Grand-Mal-Epilepsien ein Auftreten von mehr als 100 generalisierten tonisch-klonischen Anfällen mit dem Verlust kognitiver Fähigkeiten assoziiert war.

Auftreten eines Status epilepticus

Ein einzelner oder noch ausgeprägter, ein wiederholter konvulsiver SE kann ganz erhebliche permanente negative Auswirkungen auf die kognitiven Funktionen haben (Dodrill et al. 1990). Bei 94 Erwachsenen mit chronischen Grand-Mal-Epilepsien fand sich eine enge Korrelation zwischen dem Auftreten eines konvulsiven Status epilepticus und dem bleibenden Verlust kognitiver Funktionen (Dodrill 1986). Bei Kindern zeigten zwei Studien eine Assoziation zu Dauer des SE und dem Alter der Kinder bei dessen Auftreten – dabei blieb die Frage der Syndromabhängigkeit ungeklärt. Während eine prospektive Studie keinen zusätzlichen negativen Effekt bei SE in der Anamnese nachweisen konnte, zeigte eine retrospektive Untersuchung eine wesentliche Abhängigkeit des IQ von dem Auftreten eines SE bei IGE (Scott 2009). Ungeklärt bleibt dabei die therapeutisch relevante Frage: Handelt es sich um einen ursächlichen Faktor oder ist der SE als Ausdruck der Schwere der Epilepsieerkrankung zu interpretieren?

Auch während eines nonkonvulsiven SE, falls er über lange Zeit (Wochen, Monate) unbemerkt bleibt, kann die kontinuierliche epileptiforme Aktivität Ursache ausgeprägter kognitiver Ausfälle sein. Es besteht die Gefahr, dass sich die kognitiven Funktionen auch nach Beseitigung eines länger dauernden nichtkonvulsiven SE nicht mehr erholen (Martins Da Silva 1995).

22.1.3
Beeinflussung kognitiver Funktionen durch Antiepileptika

AEDs können die kognitiven Funktionen beeinträchtigen. Wesentlich scheinen dabei die Frage des Erkennens dieser Problematik im Einzelfall, die Überprüfung kognitiver Fähigkeiten und die Verhinderung einer länger anhaltenden Beeinträchtigung mit negativen Folgen für die Entwicklung der Kinder und Jugendlichen.

Ein nicht zu vernachlässigendes methodisches Problem der verfügbaren Studien liegt in den störenden Lerneffekten der Probanden durch wiederholtes Testen, was nur durch eine Kontrollgruppe verhindert werden kann (Seidenberg et al. 1981, Aldenkamp et al. 1995). **Tabelle 22-3** zeigt eine Übersicht über die möglichen negativen Auswirkungen der AEDs auf Kognition und Verhalten.

Testen vor und nach dem Absetzen von Antiepileptika

Eine Möglichkeit, die kognitiven Auswirkungen der AEDs isoliert zu testen, ist die Untersuchung der Patienten nach einer längeren Zeit der Anfallsfreiheit vor und nach dem Absetzen der AEDs. In Absetzstudien mit PB fand sich eine Verbesserung des IQ etwa ein halbes Jahr nach dem Absetzen (Riva et al. 1996, Chen et al. 2001, Tonekaboni et al. 2006). Im Rahmen einer holländischen Longitudinalstudie wurden 100 Schulkinder, die CBZ, VPA oder PHT erhielten und mindestens ein Jahr lang anfallsfrei gewesen waren, vor und nach dem Absetzen hinsichtlich Aufmerksamkeit, Informationsverarbeitung, Arbeitsgeschwindigkeit und Gedächtnis getestet. Nach dem Absetzen zeigte nur eine von zwölf Testvariablen eine Verbesserung, was dafür spricht, dass die antikonvulsive Therapie die kognitiven Funktionen dieser Kinder praktisch nicht beeinträchtigt hatte (Aldenkamp et al. 1993). In einer weiteren Studie aus Holland wurden 83 Kinder mit Epilepsien vor dem Absetzen der AEDs (Monotherapie) und vier Monate danach im Vergleich zu gesunden Kontrollen ge-

Tabelle 22-3: Quantifizierung des Risikos von möglichen Auswirkungen der AEDs auf die Kognition (modifiziert nach Aldenkamp 2001, Brodie et al. 2001, Korczyn et al. 2013)

AED	Kognition
ACZ	0
BR	--
BZD	---
CBZ	--
CLB	-
ESM	(-)
FBM	0
GBP	(-)
LCM	(-)
LTG	0
LEV	0
MSM	-
OXC	-
PB	---
PHT	--
PGB	(-)
RUF	0
STM	(-)
STP	(-)
TGB	0
TPM	---
VPA	-
VGB	-
ZNS	--

0: kein Einfluss
(-): uneinheitliche Studienlage
-: leichter negativer Effekt/Risiko
- - : moderater negativer Effekt/Risiko
- - -: ausgeprägter negativer Effekt/Risiko

testet (Aldenkamp et al. 1998). Die behandelten Kinder selbst gaben an, nach dem Absetzen lediglich weniger müde zu sein. Die Eltern berichteten über größere Wachheit und Spontanaktivität der Kinder. Die Autoren zeigten testpsychologisch, dass eine Minderzahl der Kinder mit Epilepsien vor dem Absetzen kognitive Probleme hatte und dass diese auch nach dem Absetzen der AEDs nachweisbar blieben.

Verschlechterung kognitiver Funktionen durch Antiepileptika

AEDs können grundsätzlich die Intelligenz und kognitive Funktionen beeinträchtigen. Trotz Anpassung an die kontinuierliche Einnahme nach einiger Zeit und Fehlens offensichtlicher Ausfälle sind bei einem Teil der Kinder bei genauer Untersuchung leichte, aber signifikante Abweichungen nachweisbar (Trimble 1990, Meador et al. 2001b). Abgesehen vom PB mit seinen negativen Effekten auf Kognition und Verhalten schienen 1995 zwischen den AEDs keine wesentlichen Unterschiede zu bestehen (Vermeulen et al. 1995). In der Regel sind die Nebenwirkungen abhängig von der Art und der Dosis des AED, der Höhe der Serumkonzentrationen und der Zahl der gleichzeitig angewendeten Substanzen.

Ein entscheidender Faktor für kognitive Nebenwirkungen einiger AEDs sind hohe oder toxische Serumkonzentrationen. Eine Studie der Nebenwirkungen von AEDs an Kindern mit komplizierten Epilepsien einer Sonderschule ergab eine signifikante Herabsetzung der Intelligenz bei einem Sechstel der Kinder in Verbindung mit hohen Serumkonzentrationen von PB, PRM oder PHT (Corbett et al. 1985). Auch bei Erwachsenen wurde nachgewiesen, dass hohe Serumkonzentrationen von VPA und CBZ die kognitiven Funktionen durchaus negativ verändern können (Smith 1991). Wenn sich die Dosen der AEDs im Standardbereich und die Serumkonzentrationen im therapeutischen Bereich bewegen, ist in der Mehrzahl der Fälle mit keinen oder nur leichten kognitiven Nebenwirkungen zu rechnen (Trimble 1990).

Eine Beeinträchtigung kognitiver Funktionen erleiden vor allem Kinder mit einer Polytherapie. In einer umfassenden Studie mit 251 Kindern aus einem Pariser tertiären Epilepsiezentrum zeigte die multiple Regressionsanalyse mit dem IQ als abhängiger Variable, dass der IQ außer von der Art des Epilepsiesyndroms und dem Alter zu Beginn der Epilepsie auch von der Zahl der eingenommenen AEDs signifikant abhängig war (Bulteau et al. 2000). Studien bei Erwachsenen haben gezeigt, dass die Reduktion der Zahl der eingenommenen AEDs oder der Wechsel zur Monotherapie zu einer Verbesserung von Kognition und Verhalten führte (Brodie et al. 1987). Zur Vermeidung kognitiver Einbußen ist es ratsam, die Monotherapie zu wählen, wann immer es möglich ist, die Serumkonzentration innerhalb des therapeutischen Bereichs zu halten und die empfohlenen Dosierungen und Titrationsraten einzuhalten.

Einfluss der einzelnen Antiepileptika

BZD und Barbiturate haben das höchste Risiko, einen negativen Effekt auf die Kognition zu bedingen. PHT hat ein deutlich günstigeres Risikoprofil diesbezüglich als PB. CBZ und VPA, die gewöhnlich als Medikamente mit einem günstigen kognitiven Profil angesehen werden, können dennoch für weniger ausgeprägte kognitive und psychomotorische Defizite verantwortlich sein (Aldenkamp 2001). Beim CBZ wird vor allem der aktive Metabolit Carbamazepin-Epoxid dafür verantwortlich gemacht (Kwan et al. 2001a), weshalb OXC der Vorzug gegeben wird. VPA hat ein eher günstiges kognitives Profil, aber auch diese Substanz kann Aufmerksamkeit, visuomotorische Funktionen, komplexe Entscheidungsfindung und die psychomotorische Geschwindigkeit beeinträchtigen, vor allem, wenn sich die Serumkonzentrationen im oberen therapeutischen Bereich bewegen (Gillham et al. 1991) oder die NH3-Werte erhöht sind (Jilff et al. 2013).

Bei TPM haben kontrollierte Add-on-Studien kognitive Störungen in Form von Konzentrationsschwäche, Schläfrigkeit, verlangsamtem Denken, Wortfindungsstörungen und Konfusion erkennen lassen. Durch Anwendung niedriger Dosen (in den ersten Studien wurden zu hohe Dosen eingesetzt), durch langsames Aufdosieren und durch Verabreichung von Topiramat in Monotherapie können diese Nebenwirkungen oft vermindert oder vermieden werden (Aldenkamp 2001, Kwan et al. 2001a).

Untersuchungen zu Auswirkungen von FBM, GBP, LEV, LTG, RUF, TGB, VGB auf die Kognition zeigen, dass sie ein eher günstiges Risikoprofil aufweisen (Martin et al. 1999, Aldenkamp 2001, Kwan et al. 2001a, Ijff et al. 2013).

Ein Antikonvulsivum ohne jedes Risiko eines negativen Effektes auf Kognition und Verhalten gibt es nicht.

Verbesserung kognitiver Funktionen durch AEDs

Durch die medikamentöse Therapie kann teilweise eine deutliche Verbesserung der kognitiven Funktionen erreicht werden, was wahrscheinlich vor allem auf einer Reduktion der Anfallsaktivität beruht. In mehreren Berichten wurde auf die ständige Verbesserung der Intelligenz nach Erreichung der Anfallsfreiheit hingewiesen (Rodin et al. 1986, Seidenberg et al. 1986). Dieses gilt vor allem für Patienten mit nichtkonvulsiven Anfällen, insbesondere für Kinder mit Absencen (Mandelbaum et al. 1997). AEDs scheinen auch eine positive kognitive Aktivierung hervorrufen zu können, dieses konnte z. B. für LTG in niedriger Dosierung im Vergleich zu VPA und Plazebo an Gesunden gezeigt werden (Aldenkamp et al. 2002).

22.1.4 Auswirkungen der Epilepsiechirurgie auf die kognitiven Funktionen

Vor einem epilepsiechirurgischen Eingriff müssen bei Kindern mittels neuropsychologischer Tests die möglichen Auswirkungen der Operation auf Kognition abgeschätzt werden. Die Ziele dabei sind:

- Bestätigung von Lokalisation und Lateralisation des epileptogenen Fokus
- Prüfung des Risikos für Gedächtnis, Sprachfunktionen und andere kognitive Funktionen
- Berücksichtigung von Aspekten der Rehabilitation, insbesondere der künftigen Beschulung, Ausbildung bzw. Berufsausübung.

Die Mehrzahl der Kinder und Jugendlichen, bei denen ein epilepsiechirurgischer Eingriff vorgenommen wurde, erleidet keine wesentliche Verschlechterung ihrer kognitiven Fähigkeiten.

Verbesserung kognitiver Funktionen durch die Epilepsiechirurgie

Das überzeugendste Beispiel für die Verbesserung kognitiver Funktionen durch die Epilepsiechirurgie bilden die beeindruckenden Entwicklungsfortschritte der Kinder nach Hemisphärektomien wegen Rasmussen-Enzephalitis, Hemimegalenzephalie, Sturge-Weber-Syndrom oder anderer ausgedehnter halbseitiger Hirnläsionen. In einem Bericht über die kognitiven Auswirkungen von 115 Hemisphärektomien wird angegeben, dass 57 % der Patienten einen deutlichen Entwicklungsfortschritt zeigten. Über günstige neuropsychologische Auswirkungen der Korpuskallosotomie bei Kindern wurde ebenfalls berichtet (Lassonde et al. 1990). Die Autoren schlossen auf Grund mehrjähriger Nachtestungen, dass dieser Eingriff die motorischen, kognitiven und sozialen Funktionen dann verbesserte, wenn auch die Anfallskontrolle verbessert werden konnte. Loddenkemper et al. (2007) berichteten, dass 71 % von 24 Kindern unter drei Jahren (Alter zum Zeitpunkt der Operation) eine Verbesserung des Entwicklungsquotienten zeigten.

Verschlechterung kognitiver Funktionen durch die Epilepsiechirurgie

Wenn eine anteriore Lobektomie des Temporallappens, welche gegenwärtig der häufigste Eingriff ist, bei Jugendlichen und Erwachsenen auf der sprachdominanten Seite durchgeführt wird, muss mit permanenten Defiziten des verbalen Gedächtnisses und der Benennung bei 20–50 % der Patienten gerechnet werden (Helmstaedter 2002, Spencer et al. 2008). Die anteriore Lobektomie auf der nicht sprachdominanten Seite kann zu Störungen des visuell-räumlichen Gedächtnisses führen. Die selektive Amygdalohippocampektomie scheint zu weniger Ausfällen zu führen (Robinson et al. 2000).

Nach anterioren temporalen Lobektomien bei Kindern zeigten sich in mehreren Studien keine signifikanten Verschlechterungen der Intelligenzfunktionen (Adams et al. 1990, Szabo et al. 1998, Williams et al. 1998, Spencer et al. 2008), jedoch berichteten einige Untersucher über Einbußen des Langzeitgedächtnisses (Adams et al. 1990, Szabo et al. 1998, Williams et al. 1998). Die postoperativen Ergebnisse nach der selektiven Amygdalohippocampektomie (transhippocampaler Zugang) bei 22 Kindern fielen im Vergleich dazu erheblich günstiger aus, denn die Gedächtnisfunktionen blieben stabil (Robinson et al. 2000).

22.1.5 Einfluss individueller und psychosozialer Faktoren

Neben den individuellen Eigenschaften wie Begabung, Persönlichkeitsstruktur und Motivation beeinflussen Erziehungsstil der Eltern, die Art der Schulbildung und der soziokulturelle Hintergrund wesentlich das Ergebnis kognitiver Leistungen, insbesondere auch das Intelligenzniveau. Alle diese Faktoren bestimmen die kognitiven Reserven im Falle einer Hirnschädigung. Ein niedriger sozioökonomischer Status stellt schon bei gesunden Schulkindern einen Risikofaktor in Bezug auf die Entwicklung kognitiver Fähigkeiten dar, umso mehr bei Kindern mit Epilepsien.

22.2 Transitorische kognitive Beeinträchtigung durch subklinische epileptiforme Potenziale

Wegen der möglichen therapeutischen Konsequenzen wird üblicherweise eine klare Trennung zwischen dem sichtbaren, klinisch beschreibbaren epileptischen Anfall und den subklinischen epileptiformen Potenzialen, die mit keinen beobachtbaren Verhaltensänderungen einhergehen, gefordert. In der Regel werden rezidivierende epileptische Anfälle mit AED behandelt, subklinische epileptiforme Potenziale jedoch nicht. Durch den Einsatz verfeinerter Untersuchungsmethoden, insbesondere durch die Video-EEG-Doppelbildaufzeichnungen und Langzeitableitungen, wurde aber deutlich, dass nicht immer eine eindeutige Unterscheidung zwischen klinischer und subklinischer epileptischer Aktivität möglich ist. Führen Versuchspersonen mit subklinischen epileptiformen Potenzialen während einer Video-EEG-Doppelbildaufzeichnung kognitive Aufgaben durch, so finden sich in einigen Fällen kurzzeitige Unterbrechungen, und zwar ausschließlich in direktem zeitlichen Zusammenhang mit der subklinischen Aktivität. Die aberranten elektrischen Entladungen führen demnach zu funktionellen Ausfällen. Von Aarts et al. (1984) wurde hierfür der Begriff «vorübergehende kognitive Beeinträchtigung» (Transitory Cognitive Impairment, TCI) geprägt. Von einigen Untersuchern werden die TCIs als Artefakte auf Grund einer unzulänglichen Untersuchungstechnik angesehen. Verbesserte Techniken würden zeigen, dass es sich in Wirklichkeit um sehr subtil ausgeprägte epileptische Anfälle handele. Diese seien sehr schwer zu erkennen, wenn diese subtilen klinischen Manifestationen in normale Handlungsabläufe eingebettet sind oder wenn man die Patienten nicht direkt von Angesicht zu Angesicht beobachten könne (Aldenkamp et al. 1996).

TCI wurde am häufigsten interiktal bei Patienten mit manifesten Epilepsien gefunden, sehr viel seltener bei Personen mit epileptiformen

Entladungen, die nie einen epileptischen Anfall erlitten haben. Bis zu 50% der Kinder mit Epilepsien und besonders häufigen interiktalen epileptiformen Potenzialen wiesen TCIs auf, hierbei handelt es sich aber um besonders ausgewählte Gruppen (Tizard et al. 1963, Aarts et al. 1984, Kasteleijn-Nolst Trenité et al. 1988, Aldenkamp et al. 1996). Die Testleistungen wurden je nach Dauer und Ausdehnung der interiktalen Potenziale unterschiedlich beeinflusst. Die Leistungsstörungen waren am stärksten ausgeprägt, wenn die epileptiformen Entladungen zum Zeitpunkt der Testpräsentation auftraten.

TCIs wurden häufiger in Verbindung mit generalisierten epileptiformen Potenzialen als mit fokalen nachgewiesen. Hielten generalisierte 3/s Spike-Wave-Entladungen länger als drei Sekunden an, so waren die transienten kognitiven Störungen häufiger, als wenn diese kürzer andauerten (Aldenkamp et al. 1996).

Die Kinder mit fokalen, vorwiegend linksseitigen epileptischen Potenzialen hatten schlechtere Leistungen in verbalen Gedächtnistests, solche mit überwiegend rechtsseitigen Entladungen schlechtere Ergebnisse bei visuell-räumlichen Aufgaben. Dieses bedeutet, dass es sich nicht einfach um eine globale Störung der Aufmerksamkeit handelt, sondern um spezifische Störungen derjenigen Hirnregionen, in denen die epileptiformen Potenziale auftreten.

Unklar sind die Auswirkungen der TCIs im Alltag. Sie können die Betroffenen in vielfältiger Weise gefährden, z. B. beim Überqueren der Straße, beim Radfahren oder beim Ausgießen von heißem Wasser. Bei sechs Erwachsenen mit Epilepsie und Führerschein fand sich bei drei Personen ein gehäuftes Abweichen von der Fahrspur während subklinischer epileptiformer Potenziale (Kasteleijn-Nolst Trenité et al. 1987). Welche Bedeutung den subklinischen epileptiformen Potenzialen insbesondere bei der Entstehung von Aufmerksamkeitsdefiziten, Teilleistungsstörungen und Verhaltensauffälligkeiten bei Kindern zukommt, ist noch unklar. Eine Arbeitsgruppe fand bei Kindern mit Epilepsien gehäufte Fehler bei Schulaufgaben während subklinischer epileptiformer Potenziale (Kasteleijn-Nolst Trenité et al. 1988). Für die Praxis wäre anzustreben, dass bei den Kindern mit Epilepsien, die unerklärliche fluktuierende kognitive Defizite und zahlreiche subklinische epileptiforme Entladungen im EEG aufweisen, in Verbindung mit der Video-EEG-Ableitung kognitive Tests zum Nachweis der TCIs durchgeführt werden.

Neben der akuten möglichen Beeinträchtigung der Leistungsfähigkeit des Patienten und des Risikos der Kumulation dieses Risikos muss die Frage nach der Rolle der interiktalen Spikes für die Epileptogenese als ungeklärt angesehen werden (Staley et al. 2011) – vergleicht man hier z. B. die IFE mit symptomatischen Formen fokaler Anfälle, so ergeben sich völlig unterschiedliche Dynamiken. Wie in Kapitel 13.4 für die Rolandische Epilepsie ausgeführt, ist vor dem Auftreten von GTKA die epileptiforme Entladungsdichte zunehmend, vor fokalen Anfällen eher abnehmend. Auch wird die Dichte der SW- und ShW-Muster durch Vigilanz und Aufmerksamkeit geringer, was eine Schwierigkeit der Quantifizierung zur Folge hat. Wenn die Zunahme interiktaler epileptischer Aktivität im EEG das Zeichen der Entwicklung einer epileptischen Enzephalopathie darstellt, wird eine pharmakologische Intervention auch der Versuch sein, dieses prozesshafte Geschehen zu unterbinden, und damit auch einen gewissen therapeutischen Erfolg bezüglich kognitiver Funktionen erwarten lassen (Holmes et al. 2005). Ähnliches gilt für die Zunahme der interiktalen epileptiformen Potenziale im EEG während sensibler Reifungsphasen des Gehirns, bei der dieselben Autoren von einer – über die simultan zur EEG-Veränderung hinausgehenden – Störung der Merkfähigkeit und Aufmerksamkeit mit negativer Beeinflussung der Langzeitentwicklung ausgehen (Holmes 2013).

Sind subklinische epileptiforme Potenziale bei Aufmerksamkeits- und Lernstörungen eine Behandlungsindikation?

Umstritten ist, ob man Kinder ohne Epilepsie, die Lernstörungen und zahlreiche subklinische epileptiforme Potenziale aufweisen, unter der Annahme, dass TCIs für die Lernstörungen mit verantwortlich sind, mit einem AED behandeln sollte. Nur wenige wären geeignet, epileptiforme Potenziale bei der IFE zu unterdrücken, hierzu gehören STM, VPA, LTG, CZP, CLB, VPA.

Fallberichte beschreiben Kinder mit ausgeprägten epileptiformen Entladungen ohne epileptische Anfälle und Lernschwierigkeiten, die unter AED dann besser wurden, wenn die epileptiforme Aktivität reduziert werden konnte (Aarts et al. 1984, Gordon et al. 1996b).

Im Widerspruch dazu stehen die Ergebnisse einer doppelblinden, plazebokontrollierten Studie (Cross-over-Design, neuropsychologische Testung unter Video-EEG). Anhand von acht verhaltens- und lerngestörten Kindern im Alter von sechs bis zwölf Jahren ohne Epilepsien, aber mit subklinischen epileptiformen Potenzialen, die kürzer als drei Sekunden dauerten, wurde gezeigt, dass durch die Behandlung mit VPA für drei Monate (30 mg/kg/d) keine Besserung der Symptome erreicht wurde (Ronen et al. 2000). Lediglich bei 4/8 Kindern hatte die epileptiforme Aktivität abgenommen. Die mit VPA behandelten Kinder zeigten Nebenwirkungen, sie waren während der gesamten Behandlungszeit leichter ablenkbar, reagierten langsamer und wiesen ein schlechteres Gedächtnis auf.

Folgende Schlussfolgerungen liegen nahe: Solange nicht genügend Ergebnisse aus kontrollierten Studien vorliegen, welche beweisen, dass sich durch die medikamentöse Behandlung subklinischer epileptiformer Entladungen Reaktionsgeschwindigkeit, Informationsverarbeitung und Gedächtnisleistungen bei den Kindern verbessern und sich somit Lernstörungen vermindern lassen, sollte in der Regel auf eine Behandlung mit einem AED verzichtet werden. Im Einzelfall mit stark ausgeprägten subklinischen epileptiformen EEG-Veränderungen, zumal im Sinne einer sich entwicklenden Enzephalopathie mit zusätzlicher Verlangsamung der Grundaktivität, mag ein Behandlungsversuch gerechtfertigt erscheinen. In einem solchen Fall sollten aber die Auswirkungen mittels neuropsychologischer Tests genau verfolgt werden, d. h., die Untersuchungen sollten vor Beginn der Behandlung durchgeführt und zunächst nach drei Monaten wiederholt werden. Zeigt sich eine Besserung, kann die Behandlung fortgesetzt werden, andernfalls sollte diese beendet werden. Weitere Kontrolluntersuchungen in angemessenem Abstand im Verlauf der fortgesetzten Behandlung (nach sechs bis zwölf Monaten) sind ratsam.

22.3 Progression kognitiver Defizite durch epileptische Anfälle?

Eine tatsächliche Zunahme kognitiver Defizite oder eine Regression mit Verlust schon erworbener Fähigkeiten ist ein eher seltenes Ereignis. Bei vielen Kindern mit Epilepsien und intellektuellen Defiziten ist eine Abnahme des IQ-Wertes im Laufe der Zeit nicht auf eine tatsächliche Regression, sondern auf eine verlangsamte Weiterentwicklung zurückzuführen, was zu einer zunehmenden Diskrepanz zwischen Entwicklungsalter und chronologischem Alter führt. Häufig sind diese Kinder auch schon vor der Manifestation der Epilepsie entwicklungsauffällig gewesen. Wenn ein Kind im Verlauf einer Epilepsie kognitive Einbußen erleidet, muss intensiv nach einer hirnorganischen Ursache geforscht werden.

Bei einigen speziellen Epilepsiesyndromen des frühen Kindesalters ist allerdings eine Regression kognitiver Fähigkeiten im zeitlichen Zusammenhang mit dem Auftreten der epileptischen Anfälle unverkennbar, ohne dass ein zugrunde liegender metabolischer oder struktureller Krankheitsprozess nachgewiesen werden kann, welcher die Regression erklären könnte. Zu diesen Epilepsiesyndromen gehören (bei unklarer Ätiologie) das West-Syndrom, das Lennox-Gastaut-Syndrom und das CSWS-Syndrom sowie (meist auf Basis einer nachweisbaren Kanalopathie) das Dravet-Syndrom. Viele dieser Kinder haben mehrere Anfallsformen nebeneinander und weisen schon im Routine-EEG oder im Schlaf-EEG zahlreiche epileptiforme Entladungen auf. Ein kognitiver Abbau wurde auch bei einzelnen Kleinkindern mit häufigen refraktären fokalen und sekundär generalisierten Anfällen, die sich bis zum Alter von einem Jahr normal entwickelt hatten, beobachtet, ohne dass eine Ursache erkennbar wäre (Kramer et al. 2000).

Beobachtungen bei Erwachsenen

Die Frage, ob die kognitiven Fähigkeiten mit zunehmender Dauer einer unkontrollierten Epilepsie über das physiologische Maß hinaus abnehmen, kann auf Grund der bisher vorliegenden Studien, bei denen es sich in der Regel um Querschnittsstudien handelt, nicht eindeutig beantwortet werden. Hierzu wären umfangreiche prospektive Längsschnittstudien notwendig. Einige Querschnittsstudien haben gezeigt, dass zu Beginn der Epilepsie häufig schon intellektuelle Defizite bestehen, deren Zunahme im Verlauf durch die Interaktion von Vorschädigung (mit verminderter zerebraler Reserve) und dem normalen Alterungsprozess zu erklären sei (Helmstaedter 2002). Mittels einer retrospektiven Querschnittsstudie an 209 Patienten mit unilateraler therapieresistenter Temporallappenepilepsie wurde gezeigt, dass die globalen kognitiven Fähigkeiten im Laufe der Zeit signifikant abnahmen, und zwar nach 30 Jahren Epilepsiedauer sehr viel stärker als in den Zeitabschnitten bis zu 15 Jahren oder von 15 bis 30 Jahren (mittleres Alter der Patienten zum Testzeitpunkt: 25 Jahre bei einer Epilepsiedauer von < 15 Jahren, 33 Jahre bei einer Epilepsiedauer von 15 bis 30 Jahren, 44 Jahre bei einer Epilepsiedauer von über > 30 Jahren). Die Variablen Alter zu Beginn der Epilepsie, Bildung, Häufigkeit interiktaler epileptiformer Potenziale, Anfallshäufigkeit, Zahl der AEDs und deren Serumkonzentrationen waren berücksichtigt worden. Der kognitive Abbau verlief langsamer, wenn die Patienten eine höhere Bildung aufwiesen (Jokeit et al. 1999b).

Untersuchungen bei Kindern

Wenn die Epilepsien zu einem kontinuierlichen Prozess der Verschlechterung führen, müssten über längere Beobachtungszeiträume wiederholte Tests dieses erkennen lassen. In einigen Untersuchungen wurde die Stabilität der kognitiven Funktionen bei Kindern im Verlauf der Epilepsie prospektiv überprüft (Bourgeois et al. 1983, Rodin 1986). Dabei fand sich, dass nur ein kleiner Teil Kinder im Laufe der Zeit Einbußen der Kognition erlitt.

In einer prospektiven Studie mit 72 Kindern wurde die psychometrische Testung innerhalb von zwei Wochen nach Diagnosestellung und dann in jährlichen Intervallen über vier Jahre vorgenommen (Bourgeois et al. 1983). Als Kontrollen dienten 45 Geschwister ohne Epilepsie. Der Gesamt-IQ der Epilepsiegruppe blieb über die Zeit im Wesentlichen stabil, wobei aber der individuelle Wert bei 40 % der Kinder um zehn Punkte oder mehr schwankte. Kinder mit symptomatischen Epilepsien und mehreren Anfallsformen hatten von vornherein einen niedrigeren IQ-Wert, dieser sank aber im Laufe der Zeit nicht weiter ab. Von den 72 Kindern zeigten 72 % einen unveränderten Wert, bei 17 % kam es zu einer IQ-Wertzunahme. Bei 11 % der Kinder fand sich ein bleibender Abfall des IQ um zehn Punkte, was mit einer Reihe von Faktoren einherging: größere Häufigkeit toxischer Serumkonzentrationen, häufigere Einnahme mehrerer AEDs, schwieriger zu behandelnde Anfälle, mehr Anfälle und Beginn ihrer Epilepsie in einem früheren Lebensalter. Diese Faktoren mit Ausnahme des letzten waren alle voneinander abhängig.

In einer weiteren, sehr viel länger fortgeführten longitudinalen Studie wurden 64 Kinder im Alter von 5 bis 16 Jahren initial und dann wieder frühestens nach fünf Jahren psychologisch getestet (Rodin et al. 1986). Die individuellen IQ-Werte fluktuierten teilweise erheblich. Es wurden keine Änderungen des Mittelwertes des Gesamt-IQ, des verbalen IQ und des Handlungs-IQ gefunden mit Ausnahme des Handlungsteils, der bei den Kindern mit nicht kontrollierten Epilepsien etwas abgesunken war. Bei den anfallsfreien Kindern wurde ein Anstieg des IQ bemerkt, bei den nicht anfallsfreien Kindern eine Abnahme. Etwa 28 % der Kinder wiesen eine kontinuierliche Abnahme des IQ auf, was im Vergleich zu der oben beschriebenen Studie von Bourgeois et al. auf einen höheren Anteil schwierig zu behandelnder Epilepsien (40 % vs. 18 %) und die längere Beobachtungsdauer (4 vs. > 5 Jahre) zurückgeführt werden kann.

22.4 Sprachstörungen

Sprache, Kognition und Verhalten sind eng miteinander verknüpft. Durch Epilepsien können die rezeptiven und expressiven Sprachfunktionen beeinträchtigt sein. Epilepsien können die Sprachentwicklung beeinträchtigen, entweder im Rahmen globaler Beeinträchtigung von Hirnfunktionen (Beispiel: Sprachentwicklungsrückstand im Rahmen der globalen Retardierung bei epileptischen Enzephalopathien) oder als isoliertes Phänomen (Beispiel: Landau-Kleffner-Syndrom). Ein Sprachentwicklungsrückstand ist ein häufiger Befund bei Kindern mit chronischen symptomatischen Epilepsien, insbesondere bei der Temporallappenepilepsie. Eine schwere Schädigung der rezeptiven und expressiven Sprache neben anderen mentalen Funktionsstörungen charakterisiert das CSWS-Syndrom. Bei der benignen fokalen Epilepsie des Kindesalters mit zentrotemporalen Sharp-Waves kommen Sprachentwicklungsprobleme überzufällig häufig vor (s. auch Kap. 15.9). Die Irritation der sprachlichen Lateralisation während der Hirnreifung duch strukturelle oder funktionelle Veränderungen bedingt offensichtlich eine erhöhte Vulnerabilität für die Sprech- und Sprachentwicklung.

Kinder und Jugendliche mit Epilepsie weisen häufiger eine Sprachstörung auch bei normaler Intelligenz auf. Da derartige Störungen mit einer schlechteren Schulperformance und psychosozialen Problemen einhergehen, sollte eine entsprechende Diagnostik frühzeitig durchgeführt werden. Caplan et al. (2009) untersuchten 182 Patienten (104 mit kryptogener Epilepsie und komlex partiellen Anfällen und 78 mit Absenceepilepsie des Kindesalters) in drei Altersgruppen (6 bis 8, 9 bis 12, 13 bis 15 Jahre) mit einer linguistischen Testbatterie und verglichen die Ergebnisse mit einer altersgematchten Kontrollgruppe. Die Dauer der Epilepsieerkrankung nahm in den Altersgruppen zu (4, 6, 8 Jahre), anfallsfrei war etwa die Hälfte der Kinder unter 13 Jahre, etwa 75 % unter Monotherapie, während 30 % der Jugendlichen anfallsfrei und nur etwa die Hälfte eine Monotherapie erhielt (der Anteil der Jugendlichen mit Absencen war deutlich geringer!). Der IQ war bei den Kindern und Jugendlichen mit Epilepsie signifikant erniedrigt (93 vs. 114), psychiatrische Diagnosen hatten etwa 50 % (vs. 14 %), ebenso waren Sprachstörungen signifikant häufiger: etwa ein Viertel der 6- bis 8-Jährigen, ein Drittel der 9- bis 12-Jährigen und über die Hälfte der 13- bis 15-Jährigen. Die AutorInnen interpretierten diese Ergebnisse dahingehend, dass die zunehmende Komplexizität der Sprache und die dazugehörige kognitive Flexibilität eine Zunahme der Störung, aber auch ein Sichtbarwerden derselben bedingen können. Weiterhin ist der zerebrale Reifungsprozess sprachabhängiger Strukturen mit zunächst involviertem frontalen Kortex, zum Jugendalter hin dann temporalen, offensichtlich störbar durch eine aktive Epilepsie.

In einer anderen Untersuchung von 60 Erwachsenen mit therapieresistenten Epilepsien (mittlere Dauer 20 Jahre), die meist in der Kindheit begonnen hatten, wies etwa ein Drittel erhebliche Sprachprobleme auf, die rezeptive und expressive Sprache sowie das Lesen betreffend. Mit schweren Defiziten waren die beiden Faktoren vorangegangener SE und häufiges Auftreten GTKA assoziiert. Interessanterweise bestand keine Abhängigkeit der Sprachstörungen von dem Ort des epileptischen Fokus, der Ätiologie, der Art und der Dauer der Epilepsie, der Anzahl komplex fokaler Anfälle und Alter bei Beginn der Epilepsie (Davey et al. 1991).

Schädigungszeitpunkt und Sprache

Ausgedehnte, in der Prä- oder Perinatalzeit erworbene fokale Läsionen der linken Hemisphäre führen nicht zu einer Aphasie, sondern passager zu einer Sprachentwicklungsverzögerung und später zu leichten Sprachstörungen. Wenn die linke Hemisphäre vor dem Alter von vier bis fünf Jahren geschädigt wird, so führt dieses selten zu einer anhaltenden Aphasie, wenn die homologen Gebiete der Gegenseite ungeschädigt sind. Zu einem späteren Zeitpunkt in der Kindheit eintretende Läsionen der linken Hemisphäre führen zu einer milden Form der Aphasie. Die Auswirkungen einer akuten Schädigung der rechten Hemisphäre auf die Sprache sind geringfügiger und weniger altersabhängig. Wenn sehr frühzeitig nach einer akuten Hemisphärenschädigung epileptische Anfälle auftreten, so werden Sprachentwicklung und Intelligenz massiv beeinträchtigt. Der spätere Beginn einer Epilepsie ist weniger verhängnisvoll (Vargha-Khadem 2001).

Sprachstörungen bei Temporallappen-epilepsien

In einer Serie von 99 nicht retardierten Erwachsenen mit linksseitiger Hemisphärendominanz und intraktibler kryptogener Temporallappen-epilepsie zeigten sich vor allem bei linksseitiger Lokalisation Defizite der Sprache, weniger ausgeprägt auch bei rechtsseitiger Lokalisation (Herman et al. 1992). Wiederholt wurden die Sprachfunktionen auch bei Kindern mit Tempoallappenepilepsien untersucht. Es wurde deutlich, dass die linksseitige mesiale temporale Sklerose mit ausgeprägten Sprachstörungen einhergehen kann. In einer Serie von Kindern mit unilateraler Temporallappenepilepsie, bei denen die Sprachfunktionen Benennen, Wiederholen, flüssiges Sprechen, Buchstabieren, verbales Verständnis und Lesen getestet wurden, fanden sich in Verbindung mit einer linksseitigen Lokalisation der Epilepsie signifikant schlechtere Ergebnisse als bei einer rechtsseitigen (Herman et al. 1992). Schoenfeld et al. (1999) untersuchten den neuropsychologischen Status einschließlich der Sprachfunktionen bei 57 Kindern mit komplexen fokalen Anfällen und bei 27 Geschwistern als Kontrollen. Die Epilepsiepatienten hatten alle eine normale Intelligenz und außer einer Hippocampusatrophie keine mittels MRT erfassbaren Läsionen. Die Kinder mit Epilepsie (mittlere Dauer 4½ Jahre) wiesen im Vergleich zu den gesunden Geschwistern in allen Bereichen kognitive Defizite auf, wobei die Sprachfunktionen (expressive und rezeptive Sprache) am stärksten betroffen waren. Ein Beginn der Epilepsie im frühen Kindesalter war stark mit kognitiven Defiziten und Sprachstörungen verbunden.

Sprachstörungen bei idiopathisch fokalen Epilepsien

Die Lokalisation der typischen Rolandischen Foci lassen Spachentwicklungsprobleme als mögliche Auswirkungen erwarten. Diese betreffen vor allem Wortverständnis, Sprachfluss und Grammatik. Die Kinder können das Störungsbild ähnlich der Dyslexie zeigen. Bei rechtsseitigem Fokus ist eher eine Schwäche im Bereich der Semantik zu erwarten. Eine Assoziation der neurolinguistischen Auffälligkeiten zu EEG-Parametern wie hochfrequente epileptiforme Entladungen im WEEG, multifokale Lokalisation und temporale Betonung derselben wurde gefunden.

Beeinträchtigungen der Sprachfunktionen sind nicht nur für die schulische Integration eine Herausforderung, sie neigen auch dazu, noch nach dem Ende der Erkrankung (i. S. von Anfällen und ShW-Foci) zu persistieren – wie es für Störungen der expressiven Grammatik, Sprachverständnis, Sprachfluss, Lesen, Aufmerksamkeit, exekutive Funktionen, visuelle Wahrnehmung und Gedächtnis beschrieben ist (Riva et al. 2007).

Sprachentwicklungsverzögerung und subklinische epileptiforme Potenziale

Handelt es sich um Kinder mit einer Sprachentwicklungsverzögerung und subklinischen epileptiformen Potenzialen, aber ohne manifeste Anfälle, so sind die möglichen negativen Auswirkungen auf die Sprache schwierig zu bewerten. Im Vergleich zu Kontrollgruppen fanden sich bei sprachretardierten Kindern sehr viel häufiger epileptiforme Entladungen, und zwar sowohl im Wach- als auch im Schlaf-EEG. Bei Kindern mit verzögerter Sprachentwicklung sollte deshalb immer ein Wach- und Schlaf-EEG durchgeführt werden. Falls die epileptiforme Aktivität vor allem bei jungen Kindern mit Sprachentwicklungsstörungen im Schlaf-EEG sehr ausgeprägt ist, sollte ein Therapieversuch mit AED erwogen werden (Gordon 2000). In diesem Fall ist es aber ratsam, vor Beginn und im Verlauf der Therapie geeignete Sprachtests durchzuführen, um den Therapieeffekt zu überprüfen. Von den in Frage kommenden AEDs weist das STM ein günstiges Risikoprofil auf, kontrollierte Studien zu dieser Indikation liegen allerdings bisher nicht vor.

22.5 Verhaltensstörungen

Etwa 20–35 % der Kinder und Jugendlichen mit Epilepsien zeigen erhebliche Verhaltensstörungen bzw. psychiatrische Auffälligkeiten in Form von Irritabilität, Hyperaktivität, Konzentrationsschwierigkeiten, Impulsivität, Aggressivität, sozialem Rückzug oder antisozialem Verhalten (Rutter et al. 1970, Hoare 1984, Trimble 1990). Der Prozentsatz verhaltensauffälliger Kinder kann bis auf 75 % steigen, wenn die Epilepsie therapieresistent ist und/oder wenn das Kind mental retardiert ist (Graham et al. 1968). Als mögliche Ursachen kommen neben der zerebralen Läsion selbst die Auswirkungen der epileptischen Anfälle, die Nebenwirkungen der AEDs und die individuellen Entwicklungsfaktoren in Betracht. Der Effekt eines einzelnen ursächlichen Faktors kann in der Regel nicht von den anderen abgegrenzt werden.

Anfalls- und epilepsieabhängige Variablen

Zahlreiche anfalls- und epilepsieabhängige Variablen wurden im Hinblick auf Verhaltensstörungen untersucht, die Ergebnisse sind teilweise widersprüchlich. Unstrittig ist, dass der Beginn einer Epilepsie im frühen Lebensalter und eine hohe Anfallsfrequenz mit vermehrten Verhaltensproblemen einhergehen (Smith et al. 1991, Austin et al. 1992).

Einfluss der Antiepileptika auf das Verhalten

Ebenso wie die Kognition kann auch das Verhalten durch die AEDs verändert werden, deren Einfluss aber häufig überschätzt wird. Dieses wird erkennbar, wenn die Verhaltensprobleme nach dem Absetzen der AEDs fortbestehen. Häufig sind Verhaltensauffälligkeiten ein vorübergehendes Problem zu Beginn der Therapie, sie nehmen nach ein bis zwei Monaten ab oder sie sind dann gar nicht mehr nachweisbar (Vining et al. 1987, Farwell et al. 1990). Eine Übersicht über die Wirkung der AEDs auf das Verhalten gibt Tabelle 23-1, S. 530.

Daten über den Einfluss älterer AEDs auf das Verhalten von Kindern stammen aus einer Studie mit 392 Kindern, welche eine Langzeitmonotherapie mit PB, PRM, PHT, CBZ oder VPA erhielten (Herranz et al. 1988). Die mit PB behandelten Kinder zeigten am häufigsten Verhaltensauffälligkeiten, in Verbindung mit höheren Serumkonzentrationen wurden Müdigkeit und längere Schlafdauer beobachtet, während Exzitation eher bei niedrigen Serumkonzentrationen vorkam, die verschwand, wenn höhere und stabile Serumkonzentrationen erreicht wurden. PB wurde nach einer Dosisanpassung schließlich nur bei 4 % der Kinder abgesetzt, obwohl bei 20 % der Kinder die Nebenwirkungen zunächst als intolerabel angesehen wurden. Relativ geringe Verhaltensauffälligkeiten wiesen die Kinder auf, die PRM, PHT oder VPA erhielten. CBZ verursachte häufiger Müdigkeit und Schlafstörungen, aber auch eine stimmungsaufhellende Wirkung wurde beschrieben.

In einer prospektiven Studie wurden die Auswirkungen von CBZ und VPA auf das Verhalten von 63 Schulkindern mit neu diagnostizierten Epilepsien vor Behandlungsbeginn und nach zwölf Monaten getestet. Als Kontrollen dienten 47 gesunde Kinder. Zu Beginn der Behandlung fanden sich leichte und inkonstante Verhaltensabweichungen der Kinder mit Epilepsien, nach einem Jahr konnte kein Unterschied zwischen behandelten Kindern und Kontrollen mehr festgestellt werden (Stores et al. 1992). Bei Jugendlichen und Erwachsenen wurde über positive psychotrope Effekte (Besserung der Stimmung, Aktivierung) durch CBZ, VPA, GBP und LTG berichtet, was möglicherweise auch auf die antidepressive Wirkung dieser Substanzen zurückgeführt werden kann. Für niedrig dosiertes LTG wurde bei gesunden Personen im Vergleich zu Plazebo eine psychoaktivierende Wirkung nachgewiesen (Aldenkamp et al. 2002).

Einfluss der Epilepsiechirurgie auf das Verhalten

Der günstige Einfluss verschiedener epilepsiechirurgischer Verfahren, insbesondere der Temporallappenresektion, aber auch der extratemporalen kortikalen Resektionen, der Hemisphärektomie und der Kallosotomie, auf die Verhaltensprobleme von Kindern mit Epilepsien ist in verschiedenen retrospektiven Studien dargelegt worden (Verity et al. 1982, Lindsay et al. 1984, Lassonde et al. 1990). Die systematische Untersuchung des Verhaltens von 28 Kindern präoperativ und drei Monate postoperativ zeigte im Vergleich zu 28 nicht operierten Kindern eine signifikante Besserung, deren einziger Prädiktor eine gute Anfallskontrolle war. Alter, Geschlecht, Beginn und Dauer der Epilepsie, die Fokuslokalisation und Veränderungen der AEDs hatten keinen Einfluss auf das Ergebnis (Lendt et al. 2000).

Individuelle und psychosoziale Faktoren

Die individuellen Eigenschaften unter Einschluss von Begabung, Motivation, Konzentrationsvermögen und Emotion, die Erziehung und Schulbildung sowie der familiäre und soziokulturelle Hintergrund bestimmen entscheidend mit, ob und in welchem Ausmaß Verhaltensprobleme bei einem Kind oder Jugendlichen mit Epilepsie auftreten.

In einer Longitudinaluntersuchung von 127 Kindern mit Epilepsien im Alter von acht bis zwölf Jahren und ihren Müttern wurden neben den biologischen Faktoren weibliches Geschlecht und hohe Anfallsfrequenz die sozialen Faktoren familiärer Stress, vollständige Dominierung der Patienten durch die Familie und die weitgehende Abhängigkeit der Familie von Sozialhilfe als signifikante Variablen zur Vorhersage von Verhaltensproblemen identifiziert (Austin et al. 1992). Jugendliche mit aktiver Epilepsie haben mehr Verhaltensprobleme als solche, deren Epilepsie remittiert, oder als Jugendliche, die an Asthma leiden (Austin et al. 1996). Einige Jugendliche mit chronischen Epilepsien verweigern sich sozialen Anforderungen dadurch, dass sie sich immer wieder auf ihre Epilepsie berufen und das Leben mit der Epilepsie zu ihrem einzigen Lebensinhalt machen. Diese Patienten möchten ihre Epilepsie und den damit verbundenen Krankheitsgewinn nicht verlieren oder sie können die verbesserten Lebensbedingungen, falls die Epilepsie kontrolliert ist (z. B. durch einen operativen Eingriff), nicht nutzen.

23 Komorbidität bei Epilepsien

23.1 Psychiatrische Komorbidität

In 40–70 % der Kinder mit Epilepsie sind psychiatrische Störungen zu erwarten: ADHS, Autismus, Depression und Angststörung. Das ist eine deutlich höhere Prävalenz als bei Kindern mit anderen chronischen Erkrankungen (10–15 %) oder Gesunden (5–10 %). Dabei sind komplizierte Epilepsieverläufe etwa doppelt so häufig mit psychiatrischen Störungen assoziiert wie unkomplizierte (60 % zu 30 %) (Davies et al. 2003).

23.1.1 Externalisierende Störungen

Unruhe, sprunghaftes Verhalten, Schwierigkeiten mit Grenzen und oppositionelles Verhalten können erhebliche Herausforderungen an die betreuenden Personen sein. Auch wenn vieles altersabhängig und reaktiv auf die Epilepsieerkrankung interpretiert wird, muss vor dem Hintergrund der Häufigkeit dieser Störungen bei Kindern mit Epilepsie frühzeitig eine entsprechende Diagnostik erwogen werden. Beratung und ggf. therapeutische Konzepte sind dabei umso wirksamer, je intakter die soziale Integration des Kindes (noch) ist.

Aufmerksamkeitsdefizit-Hyperaktivitätsstörung (ADHS) bei Kindern mit Epilepsien

Zu den wichtigsten ursächlichen Faktoren für die Schulschwierigkeiten von Kindern mit Epilepsien gehören mangelnde Aufmerksamkeit und vermindertes Konzentrationsvermögen, und zwar auch dann, wenn die Kinder eine normale Intelligenz aufweisen und anfallsfrei sind (Williams et al. 2001b). Das Verhalten der davon Betroffenen stimmt mit dem der Kinder mit einer Aufmerksamkeitsdefizit-Hyperaktivitätsstörung (ADHS) ohne Epilepsie weitgehend überein. Dieses Krankheitsbild, das etwa 1,5 % (Mädchen) bis 7,5 % (Jungen) der Bevölkerung betrifft, ist durch Unaufmerksamkeit, motorische Unruhe (Hyperaktivität) und erhöhte Impulsivität gekennzeichnet. Nach dem Diagnostic and Statistical Manual of Mental Disorders (DMS-IV) unterscheidet man drei Unterformen, den vorherrschend unaufmerksamen Subtyp, den vorherrschend hyperaktiv-impulsiven Subtyp sowie den gemischten Subtyp, der am häufigsten in der Bevölkerung vorkommt. Dem ADHS liegt eine Dysfunktion des präfrontalen Kortex und des frontostriatalen Netzwerkes zugrunde, was zu Defiziten in der gerichteten Aufmerksamkeit, im Planen und der Selbststeuerung sowie zur Dysinhibition führt (Gonzales-Heydrich et al. 2007). Typische strukturelle Läsionen oder charakteristische EEG-Abweichungen können nicht nachgewiesen werden (Niedermeyer 1998a). Die Untersuchung des regionalen zerebralen Blutflusses bei den Betroffenen ergibt eine Hypoperfusion der präfrontalen Region und des Nucleus caudatus sowie eine Hyperperfusion des motorischen Kortex. Diese Veränderungen können durch die Gabe von Psychostimulanzien reduziert werden (Methylphenidat, Amotoxetin, Amphetaminderivate und andere).

Klinik. Die Prävalenz des ADHS bei Kindern und Jugendlichen mit Epilepsien liegt in epidemiologischen Studien zwischen 12 % und

39 % (Dunn et al. 2003). Für Kinder mit einer Frontallappenepilepsie wird eine Prävalenz von 67 % angegeben, die auch bei guter Anfallskontrolle persistiert. Bei der idiopathisch generalisierten Epilepsie sind es ebenso etwa 60 %. In einer Populationsstudie zur Untersuchung der Häufigkeit des ADHS bei 175 Kindern mit Epilepsien (Kriterien des DSM-IV, 90 Jungen, 85 Mädchen, Alter 9 bis 14 Jahre) erfüllten 66 Kinder (37 %) die Kriterien des ADHS, 42 (24 %) hatten den vorherrschend unaufmerksamen Subtyp, 20 (11 %) den kombinierten Subtyp und 4 (2 %) den vorherrschend hyperaktiv-impulsiven Subtyp. Kinder mit signifikanten Entwicklungsstörungen, mentaler Retardierung oder chronischen Defiziten, welche die Alltagsfunktionen erheblich störten, waren ausgeschlossen worden. Geschlecht, Anfallstyp und Lokalisation des epileptiformen Fokus waren keine Prädiktoren.

Im Unterschied zu den Kindern mit ADHS ohne Epilepsie hatten die Kinder mit Epilepsie häufiger den vorherrschend unaufmerksamen Subtyp und ein etwa gleiches Verhältnis von Jungen und Mädchen (Dunn et al. 2003). Die Studienlage ist jedoch heterogen bezogen auf Anfallstyp, Häufigkeit und Dauer der Anfälle, Alter des Beginns der Epilepsie, Dauer der Epilepsie vor Studienteilnahme. Ein Teil der Kinder mit Epilepsien und ADHS wies schon vor Beginn der Epilepsie die typischen Verhaltensauffälligkeiten auf, die Epilepsie scheint demnach nicht die direkte Ursache des ADHS zu sein (Austin et al. 2001).

Senrud-Clikeman et al. (1999) untersuchten den IQ bei Kindern mit komplex-partieller Epilepsie mit und ohne ADHS und verglichen diese mit einer gesunden altersangepassten Kontrollgruppe: Während die Kinder ohne Epilepsie und ohne ADHS im Durchschnitt einen Gesamt-IQ von 104 aufwiesen und die Kinder mit ADHS 92, hatten die Kinder mit einer komplex-partiellen Epilepsie 86,5 und bei zusätzlicher ADHS-Diagnose 84. Die Kinder mit komplex-partieller Epilepsie und ADHS profitierten in ähnlicher Weise von Methylphenidat wie solche mit ADHS ohne Epilepsie.

Zu der hohen Rate der ADHS-Symptome bei Kindern mit Epilepsien können eine Reihe von Faktoren beitragen, die schwer voneinander zu trennen sind (Torres et al. 2008):

- die Hirnpathologie, die sowohl die Epilepsie als auch das ADHS verursacht
- Effekte der AEDs
- rezidivierende epileptische Anfälle
- die negativen Auswirkungen der epileptiformen EEG-Entladungen auf Vigilanz, Gedächtnis und Reaktionsgeschwindigkeit.

Einige AEDs (z. B. PB, PRM, TPM) können Symptome des ADHS auslösen (**Tab. 23-1**).

Die antikonvulsive Pharmakotherapie ist bei psychiatrischen Komorbiditäten insofern eine besondere Herausforderung, da ein Weg zwischen Anfallskontrolle, psychotropen Nebenwirkungen der AEDs und der Komedikation sowie deren Einfluss auf die Anfälle gefunden werden muss. Natürlich wird man versuchen, eine Anfallskontrolle zu erreichen, die Polypharmakotherapie zu reduzieren und die Kinder auf AED mit möglichst geringen Nebenwirkungsrisiken in Bezug auf Kognition und Verhalten einzustellen.

Tabelle 23-1: Antiepileptika und ADHS (modifiziert nach Parisi et al. 2010)

- LEV
  - keinen Einfluss auf Funktionskreise des Frontallappens
  - CAVE: Verhaltensstörung als Nebenwirkung
- LTG
  - Aufmerksamkeit und Verhalten bei Kindern
  - mit Epilepsie verbessert
  - (nur bei denen mit einer Reduktion epileptischer Entladungen im EEG)
- OXC, CBZ
  - positiver Effekt auf Verhalten und Stimmung bei ADHS
- TPM, PB
  - Verhaltensverschlechterung bei ADHS
- VPA
  - mood stabilizer
  - beeinflusst Impulsivität und ADHS mit oppositionellem Verhalten

Differenzialdiagnose. Schlafbezogene Anfälle und CSWS sowie Absencen sind auch als Ursache einer ADHS-artigen Symptomatik auszuschließen. In 5–10 % finden sich epileptiforme Entladungen im EEG bei Kindern mit ADHS. Von diesen entwickeln bis zu 14 % eine Epilepsie.

Andere ADHS-ähnliche Symptome verursachende Komorbiditäten wie Lernstörungen, Angststörungen, depressive oder psychotische Störungen sollten erkannt und behandelt werden.

Therapie. Die spezifische Behandlung des ADHS schließt Methylphenidat, Amphetamine und Atomoxetin ein (**Tab. 23-2**). Die meisten Erfahrungen liegen mit Methylphenidat vor, die Responderrate liegt bei etwa 70 %. Bei anfallsfreien Kindern ist das Risiko des erneuten Auftretens von Anfällen gering (**Tab. 23-3**). Das Gleiche gilt für die Kinder mit einer geringen Anfallsfrequenz. Grundsätzlich sollte bei bestehender Indikation ein medikamentöser Behandlungsversuch unternommen werden, entsprechende Vorsichtsmaßnahmen bezüglich Anfallsrezidiven sind sicherzustellen. Im Falle einer Anfallszunahme führt ein Absetzen des Stimulans rasch wieder zur Rückkehr in den

Tabelle 23-2: Wirksamkeit und Anfallsrisiko durch Stimulanzien (modifiziert nach Torres et al. 2008)

- Amphetamin
  - Tiermodell: bei jungen Mäusen und generalisierten Anfällen protektiv, bei hohen Dosen und älteren Tieren anfallsinduzierend
  - Responderrate Epilepsie + ADHS: 10–24 %
  - Einzelberichte: anfallsauslösend, v. a. bei Abusus
    - protektiv wirksam bei nächtlichen Anfällen
    - (LGS, komplex partiellen Anfällen)
- Atomoxetin
  - Tiermodell: hohe Dosen provozieren Anfälle
  - Responderrate Epilepsie + ADHS: bis 30 %
  - Anfallsrisiko bei hohen Dosen
- Methylphenidat (MPH)
  - Tiermodell: MPH verlängert die Anfallsdauer
  - Responderrate: 70 %
  - möglicherweise bei hoher Dosierung und vorbestehender hoher Anfallsfrequenz: erhöhtes Anfallsrisiko

Tabelle 23-3: Anfälle unter Stimulanzientherapie (modifiziert nach Koneski et al. 2011)

Studie	Design	Anfallsfrequenz	Epilepsie	MPH-Dauer	MPH und Anfälle (A)	MPH und ADHS
Feldmann et al. 1989	double-blind crossover	A-frei	10	1 Mo	kein A	7/10 verbessert
Gross-Tour et al. 1997	prospektive Verlaufsbeobachtung	25: 2 Mo A-frei vor Studie, 5 mit A	30	2 Mo	25 weiter A-frei, 3/5 A ↑, 2/5 A =	70 % verbessert
Gonzalez-Hydrich et al. 2010	double-blind crossover	1 Mo A-frei vor Studie	33	10 Mo	3 mit A, davon 1 unter Plazebo	bis 70 % verbessert (dosisabhängig)
Gucuyener et al. 2003	prospektive Verlaufsbeobachtung	Epilepsie bei 57/119, EEG pathologisch bei 62/119	57/119	12 Mo	keine A ↑	75 % verbessert
Koneski et al. 2011	prospektive Verlaufsbeobachtung	≥ 2 A in 6 Mo vor Studie	24	6 Mo	2/24 A ↑	71 % verbessert

MPH: Methylphenidat (meist 0,3 mg/kgKG, 1 ED)
ADHS: Aufmerksamkeits-Defizit-Hyperaktivitäts-Störung
A: Anfälle ↑: Zunahme

Tabelle 23-4: Vorgehen beim Einsatz von Stimulanzien (modifiziert nach Koneski et al. 2011)

- Stimulanzien sind einsetzbar
  - je geringer Anfallsfrequenz – desto sicherer MPH
  - Atomoxetin ist bei Schlafstörungen vorzuziehen
- strenge Indikationsstellung
- nie isolierte Pharmakotherapie
- vor Therapiebeginn
  - EEG-Monitoring: erwägen:
    - nächtliche Anfälle?
    - Schlafqualität?
    - Schlaffragmentierung?
  - epileptologisch
    - sichere Anfallsdokumentation
    - Epilepsiediagnose sichern
    - AEDs optimieren
  - neuropsychologische Evaluation
- Wirksamkeitsüberprüfung

Ausgangszustand. Die medikamentöse Therapie des ADHS sollte eine Verhaltenstherapie und eine Beratung der Eltern begleiten (Torres et al. 2008) **(Tab. 23-4)**.

Aggressives Verhalten

Aggressives Verhalten wird bei Kindern mit Epilepsien häufig beklagt, vor allem, wenn diese einen niedrigen IQ haben (Herman 1982). Was organische Hirnschädigung und Umweltfaktoren zu diesem Verhalten beitragen, ist oft schwer auszumachen. Aggressives Verhalten kann durch einige Antiepileptika deutlich verstärkt werden, insbesondere durch Phenobarbital, Benzodiazepine, Levetiracetam und Gabapentin. Carbamazepin kann sich in Einzelfällen günstig auf aggressives Verhalten auswirken.

Neben dem hirnorganischen Aspekt, der durch eine entsprechende kinderpsychiatrische Intervention mittels verhaltenstherapeutischer Maßnahmen und psychopharmakologischer Therapie zu beeinflussen ist, sind psychoreaktive Aspekte zu berücksichtigen: Reaktionen auf Ablehnung und Ausgrenzung, Frustration und Spüren der eigenen Defizite und eine daraus resultierende Selbstwertproblematik. Entsprechend sind systemische Ansätze in der Therapie und eine Stützung des Individuums notwendig.

Selbstverletzungen

Ein sich selbst verletzendes Verhalten in Form von Kopfschlagen gegen Wände oder gegen Gegenstände und von Sich-selbst-Beißen kommt bei schwer mental retardierten Kindern und Jugendlichen mit Epilepsien häufiger vor (Kirman 1987). Die Patienten können sich dabei ganz erhebliche, nicht heilende Wunden, beispielsweise durch das permanente Beißen auf den Handrücken, zufügen. Die Ursache dieses Verhaltens ist unklar, am ehesten gewinnt man den Eindruck einer anderweitig nicht möglichen Erregungsabfuhr. Gerade bei Kindern und Jugendlichen mit autistischen Störungen kann ein derartiges Verhalten auch Ausdruck des Mangels anderer Stimuli sein oder eine Funktion im Interaktionsmuster einnehmen. Allerdings sind sowohl Schmerz als auch Schlafstörungen differenzialdiagnostisch zu evaluieren. Schutzschienen sind manchmal unvermeidbar. AEDs, welche Verhaltensstörungen verstärken, sollten unbedingt vermieden werden. Verhaltenstherapeutische Konzepte, Neuroleptika und Substanzen, die einen Einfluss auf die Stimmungslage haben, wie auch Tetra-Hydrocannabinoide werden eingesetzt.

23.1.2 Internalisierende Störungen

Depressionen und Angststörungen sind bei Kindern mit Epilepsie deutlich häufiger als externalisierende (23 % vs. 15 %) (Rodenburg et al. 2005). Sie werden oft erst spät diagnostiziert, da Irritabilität, Wut und Widerstand wie auch Schulschwierigkeiten als unmittelbarer Ausdruck von Ängsten und depressiver Stimmung für die betreuenden Personen im Vordergrund stehen. Schwierigkeiten im sozialen Kontext, Selbstwertprobleme und Mangel an Coping-Strategien führen dann im Laufe der Zeit in eine Spirale des Rückzugs und der Teilnahmslosigkeit.

Depression

Patienten mit Epilepsien tragen ein deutlich erhöhtes Risiko einer depressiven Reaktion in zeitlicher Verbindung mit epileptischen Anfällen. Diese Reaktion kann peri- oder interiktal auftreten, wobei die interiktale Form sehr viel häufiger vorkommt (Lambert et al. 1999). Stunden oder Tage vor einem Anfall zeigen sich in Form von Prodromi Reizbarkeit und depressive Verstimmung. Nach dem Anfall fühlen sich diese Patienten erleichtert, die depressive Verstimmung ist gemindert oder verschwunden. Eine plötzlich auftretende Depression als Teil einer Aura (iktale Depression) kommt eher selten vor.

Die Häufigkeit der interiktalen Depression ist nicht genau bekannt, etwa ein Viertel erwachsener Patienten scheint davon betroffen zu sein. Im Falle therapieresistenter Epilepsien wurde in bis zu zwei Drittel der Fälle eine depressive Symptomatologie festgestellt. Bei Temporallappenepilepsien kommt die Depression häufiger als bei anderen Epilepsien vor. Einige AEDs, vor allem PB und VGB, können zum Auftreten der Depression beitragen (Lambert et al. 1999).

Bei den Erwachsenen mit Epilepsien wird eine Depression häufiger nicht erkannt, die Patienten tragen dann die Last der Epilepsie und der unbehandelten Depression. Die Depression kann gemäß den Kriterien der International Classification of Disease (ICD-10) diagnostiziert werden. Gedrückte Stimmung, herabgesetzte Aktivität und der Verlust von Freude und Interesse sind die Hauptsymptome. Depressionen werden bei Kindern und Jugendlichen noch leichter übersehen als bei Erwachsenen, einerseits, weil nicht daran gedacht wird, dass auch die Kinder daran erkranken können, und andererseits, weil zwischen Verhaltensauffälligkeiten mit Schlafstörungen, Irritabilität und Aufmerksamkeitsdefiziten sowie den Symptomen der Depression eine erhebliche Überlappung besteht. Die Symptome sind entwicklungs- und altersabhängig, siehe **Tabelle 23-5** (Reilley et al. 2011).

Bei Diagnose einer depressiven Reaktion oder Depression ist es ratsam, dem Betroffenen eine kinder- und jugendpsychiatrische Behandlung zu vermitteln. Die antikonvulsive Medikation sollte im Hinblick auf depressionsinduzierende Nebenwirkungen überprüft und gegebenenfalls angepasst werden. Verhaltenstherapeutische Konzepte können von einer antidepressiven Komedikation begleitet werden. Bei der Wahl des Antidepressivums müssen neben unerwünschten ZNS-Nebenwirkungen und pharmakokinetischen Interaktionen mögliche prokonvulsive Eigenschaften berücksichtigt werden. Das Risiko der Provokation epileptischer Anfälle ist bei Serotonin-Wiederaufnahmehemmern relativ gering, so dass diese Substanzen bevorzugt eingesetzt werden sollten (Lambert et al. 1999, Schmitz 2000).

Angststörungen bei Kindern mit Epilepsien

Angst ist auch ein häufiges Problem bei Kindern und Jugendlichen mit Epilepsien. In mehreren Studien wurden bei bis zu 23 % der Patienten zwischen 6 und 18 Jahren Angstsymptome nachgewiesen, besonders in Verbindung mit Lernstörungen und Verhaltensstörungen (Ettinger et al. 1998, Williams et al. 2003). Angst kann sowohl iktal als auch interiktal auftreten. Auren bei Temporallappenanfällen gehen häufiger mit Gefühlen der Angst einher. Angst tritt nicht nur direkt in Verbindung mit Anfällen auf, sondern auch antizipatorisch als Angst vor dem nächsten Anfall, vor allem, wenn Anfälle in Gegenwart von Personen auftreten könnten, die mit den Anfällen nicht umgehen können. Dieses kann sich zu einer sozialen Phobie steigern. Ebenso kann sich Angst von den Eltern auf die Kinder übertragen.

Oft kann eine Entspannung des sozialen Systems bezogen auf die Epilepsieerkrankung und den Umgang mit dem betroffenen Kind erheblich entlasten und sollte frühzeitig Teil der aufklärenden Beratung sein. Wenn Eltern und Kind eine aktive Rolle im Umgang mit der Erkrankung finden, ist das die beste Prävention. Ansonsten sind verhaltenstherapeutische Konzepte erfolgreich.

Tabelle 23-5: Altersbedingte Veränderung der Symptome depressiver Störungen bei Kindern und Jugendlichen (nach Deutsche Gesellschaft für Kinder- und Jugendpsychiatrie und Psychotherapie 2000)

Kleinkindalter (1–3 Jahre)	wirkt traurig ausdrucksarmes Gesicht erhöhte Irritabilität gestörtes Essverhalten Schlafstörungen selbststimulierendes Verhalten: Jactatio capitis exzessives Daumenlutschen genitale Manipulationen auffälliges Spielverhalten: reduzierte Kreativität und Spieldauer, Spielunlust, mangelnde Phantasie
Vorschulalter (3–6 Jahre)	trauriger Gesichtsausdruck verminderte Gestik und Mimik leicht irritierbar und äußerst stimmungslabil mangelnde Fähigkeit, sich zu freuen introvertiertes Verhalten, aber auch aggressives Verhalten vermindertes Interesse an motorischen Fähigkeiten Essstörungen bis zu Gewichtsverlust/-zunahme Schlafstörungen: Albträume, Ein- und Durchschlafstörungen
Schulkinder	verbale Berichte über Traurigkeit suizidale Gedanken Befürchtungen, dass Eltern nicht genügend Beachtung schenken Schulleistungsstörungen
Pubertäts- und Jugendalter	gedrückte Stimmung ohne Abhängigkeit von bestimmten Lebensumständen Verlust von Interesse und Freude erhöhte Ermüdbarkeit Verlust von Selbstvertrauen oder Selbstwertgefühl unbegründete Selbstvorwürfe wiederkehrende Gedanken an den Tod oder an Suizid oder suizidales Verhalten Agitiertheit oder verminderter Antrieb Kopfschmerzen, gastrointestinale Beschwerden Schlafstörungen (Ein- und Durchschlafstörungen sowie Früherwachen) Störungen des Appetits vermindertes Denk- und Konzentrationsvermögen Leistungsstörungen psychosomatische Störungen

23.1.3 Weitere psychiatrische Störungen

Antiepileptika-induzierte psychiatrische Auffälligkeiten

AED-induzierte psychotrope und psychiatrische Auffälligkeiten kommen bei Menschen mit Epilepsien relativ häufig vor, der behandelnde Arzt muss deshalb bei der Wahl des AED die möglichen positiven und negativen psychotropen Effekte berücksichtigen. Die Auswirkungen hängen vor allem vom Ausgangsstatus der Patienten ab, d.h. von möglichen individuellen und familiären psychopathologischen Auffälligkeiten, die schon vor Beginn der Epilepsie bestanden. Diese können dann durch die Medikation erheblich verstärkt werden.

In einer Übersichtsarbeit haben Ketter et al. (1999) die AEDs auf der Basis ihres psychotropen Profils vereinfachend drei globalen Kategorien zugeordnet. Die erste Gruppe, welche die inhibitorische GABAerge Neurotransmission verstärkt, wirkt psychotrop hemmend, zu dieser Gruppe gehören Barbiturate, Benzodiazepine, GBP, TGB, VPA und VGB. Die zweite Gruppe mit vorwiegender Inhibition der glutamatergen exzitatorischen Neurotransmission, zu der FBM und LTG gehören, hat aktivierende Eigenschaften, verbunden mit möglichem antidepressiven, aber anxiogenen Effekt. Zu der dritten Gruppe mit gemischtem Effekt gehört TPM und ZNS. Diese Charakterisierung der AEDs soll den gezielten Einsatz entsprechend dem Aktivitätsprofil der Patienten ermöglichen. Agitierte oder schlaflose Patienten sollten eher mit einem AED aus der ersten Gruppe behandelt werden und die Patienten mit verminderter Aktivität (vermehrtes Schlafbedürfnis, chronische Müdigkeit, Apathie) mit einem aktivierenden AED. In **Tabelle 23-6** sind die möglichen affektiven Störungen und psychiatrischen Reaktionen aufgeführt, die durch die AEDs ausgelöst werden können. Die Angaben beruhen nicht auf systematischen prospektiven Untersuchungen, sondern weitgehend auf Fallserien und kasuistischen Mitteilungen.

Idealerweise sollte versucht werden, die therapeutischen Effekte der AEDs auf die psychiatrische Symptomatik mit zu nutzen und negative Effekte zu vermeiden.

Die Notwendigkeit der interdisziplinären Zusammenarbeit insbesondere bei manifester psychiatrischer Auffälligkeit ist offensichtlich und sollte frühzeitig angestrebt werden.

Anfallsbezogene psychotische Episoden

Während eines Anfalls vor allem frontalen/extratemporalen Ursprungs können iktale psychotische Symptome im Vordergrund stehen. Diese meist komplex fokalen Anfälle oder Absencestaten können schwer zu diagnostizieren sein, da die iktale EEG-Aktivität dem Oberflächen-EEG entgehen kann (**iktale Psychose**).

Postiktale Psychosen sind vor allem im Erwachsenenalter beschrieben, können aber auch bei Kindern und Jugendlichen auftreten. Wahrscheinlich werden sie zu selten diagnostiziert, da die Symptomatik bei jüngeren Kindern diffuser erscheint und es sich um eine passagere Störung handelt. Auch ist es teilweise nicht möglich, diese von der häufigeren periiktalen Verwirrtheit (auch mit möglichen produktiven Symptomen) abzugrenzen.

Klinik. Nach einem Anfall (nicht SE) kommt es nach ein bis zwei Tagen (maximal sieben Tagen) zu eingeschränktem Bewusstsein bis hin zu deliranter Symptomatik und Halluzinationen. Beeinträchtigungen durch AEDs oder andere Pharmaka/Intoxikation/Trauma/Infektion als Ursache sind auszuschließen. Im EEG zeigt sich eine vermehrte epileptiforme Aktivität, massive Verlangsamung der Grundaktivität und Verlust der Schlafstadien. Dauer der Episode bis zu einem Monat. Risikofaktor kann eine vermehrte Anfallsfrequenz sein (Kaur et al. 2012).

Davon abzugrenzen sind **interiktale Psychosen**, definiert als psychotisches Geschehen (zumeist im Sinne paranoid-halluzinatorischer Symptome) ohne Bewusstseinseinschränkung nach dem Beginn einer Epilepsieerkrankung. Diese können ab dem Jugendlichenalter auftreten, allerdings meist erst > 15 Jahre nach Epilepsiemanifestation. Weder Anfallshäufigkeit, AED-Wechsel, Epilepsieklassifikation oder EEG-Befund noch mentaler Status sind spezifische Risikofaktoren. In den meisten Fällen handelt es sich um akute Psychosen, die wenige Wochen andauern. Andere gehen in chronische Verlaufsformen über oder rezidivieren. Das EEG bleibt unverändert (Adachi et al. 2012).

Alternative Psychose mit forcierter Normalisierung im EEG

Ein ungewöhnliches Phänomen, welches auch bei Kindern beobachtet wurde, ist die alternative Psychose mit forcierter Normalisierung im EEG (Amir et al. 1994). Landolt beschrieb schon 1958 einige Patienten, die Anfälle haben mussten, damit sie mental gesund bleiben kön-

Tabelle 23-6: Positive und negative psychotrope Effekte der AEDs und deren Einsatz bei der Mitbehandlung psychiatrischer Komorbidität (modifiziert nach Perucca et al. 2013)

AED	Psychotrope Effekte: positiv	negativ	Therapeutischer (psychiatrischer) Einsatz	Zu vermeiden bei
ACZ	0	0	0	0
BZP	Anxiolyse, Sedierung	Sedierung, Enthemmung, Entzugssymptome	Angststörungen	0
BR	0	Sedierung, Psychose	0	Depression oder Psychose
CBZ	stimmungsstabilisierend, bessere Impulskontrolle	0	bipolare Störungen, Stimmungslabilität	0
ESL	0	0	0	0
ESM	0	Schlafstörungen, alternative Psychose	0	Psychose
FBM	stimulierend	Agitation, Angst, Psychose, Schlafstörung	0	Angststörungen oder Psychose
GBP	anxiolytisch	Aggressivität, Hyperaktivität bei Kindern	Angststörungen	0
LCM	0	0	0	0
LTG	antidepressiv, stimmungsstabilisierend	Schlaflosigkeit, Agitiertheit	0	0
LEV	0	Irritabilität, Aggressivität, Depression, Psychose	0	Angststörung, Depression oder Psychose
MSM	0	Irritabilität	0	0
OXC	stimmungsstabilisierend	0	bipolare Störungen, Stimmungslabilität	0
PB, PRM	0	Hyperaktivität, Aggressivität (Kinder), Sedierung, Depression, Entzugssymptome	0	Depression
PHT	möglicherweise stimmungsstabilisierend	toxische schizophrene Psychose	bipolare Störungen, Stimmungslabilität	Psychose
PGB	anxiolytisch	Depression	Angststörung	Depression
RFM	0	0	0	0
STM	0	Psychose	0	Psychose
STP	0	Hyperaktivität, Irritabilität, Aggression	0	0

AED	Psychotrope Effekte:		Therapeutischer (psychiatrischer) Einsatz	Zu vermeiden bei
	positiv	negativ		
TGB	Irritabilität	0	0	Angststörung, Depression oder Psychose
TPM	verbesserte Impulskontrolle, fraglich antidepressiv	depressive Verstimmungen, Schlafstörungen, Psychose	0	Depression oder Psychose
VPA	antimanisch, stimmungsstabilisierend	akute und chronische Enzephalopathie mit Stupor	bipolare Störungen, Stimmungslabilität	0
VGB	0	Exzitation und Agitation bei Kindern, Depression, Psychose	0	Depression oder Psychose
ZNS	0	Psychose, Depression, Irritabilität	0	Depression oder Psychose

nen. Der Zustand dieser Patienten wechselt zwischen Perioden mit klinisch manifesten Anfällen und normalem Verhalten und Perioden der Anfallsfreiheit und psychotischen Symptomen. Dabei ist die Phase psychischer Symptomatik häufig begleitet von einem normalen EEG. Dieses Phänomen wird als forcierte (oder paradoxe) Normalisierung des EEG bezeichnet (Krishnamoorthy et al. 2007).

23.2 Assoziation von Epilepsien mit mentaler Retardierung, Autismus und Zerebralparesen

In ausgewählten Kohorten von Kindern mit Epilepsien findet sich eine hohe Rate assoziierter neurologischer Störungen. Dazu gehören intellektuelle Defizite in variabler Ausprägung, tiefgreifende Entwicklungsstörungen des autistischen Spektrums und motorische Störungen, insbesondere Zerebralparesen. Die Störungsbilder können in verschiedenen Ausprägungen auftreten und miteinander verbunden sein

23.2.1 Mentale Retardierung

Die Mehrzahl der Kinder und Jugendlichen mit Epilepsien hat einen im Normbereich liegenden IQ (>85), wobei der Mittelwert der Gesamtpopulation dieser Kinder etwas zum unteren Ende des Normalbereichs verschoben ist (Farwell et al. 1985). Bei Personen mit mentaler Retardierung (IQ <70) ist Epilepsie ein häufiges zusätzliches Symptom. In einer finnischen populationsbasierten Studie fand sich im Alter von 10 Jahren bei 19 % der Kinder mit mentaler Retardierung (n = 151) eine Epilepsie, im Alter von 22 Jahren bei 22 %. Die Epilepsierate ist direkt abhängig von der Schwere der mentalen Retardierung. Die Wahrscheinlichkeit der Epilepsie betrug 7 % bei leichter mentaler Retardierung, 35 % bei deren schwerer Ausprägung. Die kumulative Wahrscheinlichkeit der Epilepsieremission (>5 Jahre anfallsfrei) nahm mit zunehmendem Alter zu, im Alter von 22 Jahren betrug sie 32 % (Airaksinen et al. 2000).

Auch sind Kinder mit chronischen Epilepsien häufig mental retardiert: In einer finnischen Populationsstudie wiesen 31 % der Kinder eine mentale Retardierung auf (Sillanpää 1992). Bei den Betroffenen bestanden häufig mehrere Anfallsformen nebeneinander, die Anfälle tendierten dazu, in Clustern aufzutreten, es fand sich eine höhere Rate von SE, die Epilepsien waren häufiger pharmakoresistent.

Neurologische Krankheitsbilder, welche besonders häufig mit mentaler Retardierung und Epilepsie einhergehen, sind angeborene Strukturanomalien bei chromosomalen Aberrationen, neurokutane Syndrome und Hirnfehlbildungen, insbesondere Migrationsstörungen, oder erworbene Läsionen durch die hypoxisch-ischämische Enzephalopathie oder durch konnatale Infektionen.

Das Lebensalter bei Beginn der Epilepsie hat wesentliche Auswirkungen auf die weitere Entwicklung der kognitiven Fähigkeiten. Der frühe Beginn einer chronischen Epilepsie ist in der Regel mit einer schlechteren Prognose bezüglich der mentalen Funktionen verbunden (Bourgeois et al. 1983). Unklar ist bei dem gemeinsamen Vorkommen von mentaler Retardierung und Epilepsie, welche Bedeutung einerseits die zugrunde liegende Hirnschädigung und andererseits die Epilepsie für das Ausmaß der mentalen Behinderung hat. Die mentale Retardierung kann Folge der strukturellen Abweichungen, der Interferenz der Anfälle mit der Hirnfunktion und der Hirnreifung oder des Zusammenwirkens beider Faktoren sein.

In etwa 10–30 % aller Kinder mit Epilepsien muss im Laufe der Zeit mit einer Abnahme des IQ-Wertes gerechnet werden (Bourgeois et al. 1983, Rodin et al. 1986). In der Regel sind diese Kinder schon vor der Manifestation der Epilepsie entwicklungsauffällig gewesen. Die Abnahme des IQ-Wertes ist dabei in vielen Fällen nicht auf eine tatsächliche Regression, sondern auf eine verlangsamte Weiterentwicklung zurückzuführen, was mit einem zunehmenden Abstand von gesunden Gleichaltrigen verbunden ist. Auf der anderen Seite gibt es eine ganze Reihe von Berichten, die auf die besonders negativen Auswirkungen epileptischer Anfälle auf die kognitiven Funktionen hinweisen. Der IQ von Patienten mit Sturge-Weber-Syndrom oder Tuberöse-Sklerose-Komplex liegt nur dann im Normbereich, wenn keine Epilepsie vorhanden ist (Webb et al. 1991). Bei den sog. epileptischen Enzephalopathien (z. B. West-Syndrom, Lennox-Gastaut-Syndrom) wird der kognitive Abbau den häufigen Anfällen zugeschrieben.

23.2.2 Autismus-Spektrum-Störungen

Autismus-Spektrum-Störungen sind im Wesentlichen durch eine erhebliche Störung der sozialen Interaktion und des Affektes, der verbalen und nonverbalen Kommunikation, des Vorstellungsvermögens, durch ein erheblich eingeschränktes Repertoire von Aktivitäten und Interessen sowie durch Verhaltensstereotypien bzw. -rituale charakterisiert. Sie können die Folge ganz unterschiedlicher zerebraler Krankheitsprozesse sein. So entwickeln etwa 10 % der Kinder mit West-Syndrom eine Störung aus diesem Spektrum als Spätfolge (Riikonen et al. 1981). Auch bei einem Teil der Patienten mit Tuberöse-Sklerose-Komplex und Partialepilepsien ist eine solche autistische Entwicklung zu erwarten (Hunt et al. 1987).

Etwa 8 % der Patienten mit Autismus-Spektrum-Störungen entwickeln eine Epilepsie, bei gleichzeitig bestehender mentaler Retardierung sind es 20 %. Die Inzidenz zeigt zwei Gipfel, einen ersten in den ersten fünf Lebensjahren, einen zweiten bei Kindern ab zehn Jahren. Die Epilepsie scheint die kognitiven Funktionen zu verschlechtern und die Verhaltensstörungen zu verstärken (Olsson et al. 1988). Etwa 20 % der autistischen Kinder ohne Epilepsie weisen im WEEG, etwas häufiger im SEEG, epileptiforme Potenziale auf, die frontal, zentral oder parietal lokalisiert sein können oder generalisiert sichtbar sind (Di Martino et al. 2001). Welche Auswirkungen diese subklinischen Potenziale auf Kognition und Verhalten haben, ist unklar.

Von Kindern und Jugendlichen mit Autismus-Spektrum-Störung, bei denen im EEG epileptiforme Potenziale nachweisbar sind, wird häufig angenommen, dass ein Teil der Verhaltensweisen, z. B. aggressive Ausbrüche, epileptogener Ursache sei. Einen Beweis dafür gibt es aber bisher nicht. Durch die Behandlung solcher Kinder und Jugendlichen mit AEDs, die sich bei Erwachsenen mit Affektstörungen als wirksam erwiesen haben (LTG, VPA, CBZ), können sowohl die autistischen Symptome (Kommunikation und Sozialisation) als auch die affektiven Störungen (Irritabilität und Aggressivität) z. T. erheblich gebessert werden, gleichgültig, ob die evtl. gleichzeitig auftretenden Anfälle kontrolliert werden oder nicht. Am häufigsten wurden diese Patienten mit LTG behandelt, das zweithäufigste AED war VPA und schließlich folgte CBZ. Allerdings gibt es bisher keine kontrollierten Untersuchungen zur Wirksamkeit dieser Substanzen (Di Martino et al. 2001).

Eine frühe Diagnosestellung ermöglicht vor allem Maßnahmen zur sozialen Integration und verhaltenstherapeutischen Intervention! Dadurch lassen sich nicht nur psychosoziale Folgeprobleme vermeiden, sondern auch die mentale Entwicklung erfolgreich fördern (Tuchmann 2013).

Studien zur Prävalenz autistischer Störungen bei Kindern mit Epilepsie konnten bei etwa einem Drittel der Kinder auch schon früh derartige Symptome nachweisen. Ein erheblicher Risikofaktor sind die gestörte Sprachentwicklung und weitere Entwicklungsstörungen.

Bei der Mehrzahl der Kinder mit Autismus persistiert die Epilepsie ins Erwachsenenalter (Danielsson et al. 2005), etwa ein Drittel bleibt therapieresistent.

23.2.3 Zerebralparesen

Zerebralparesen treten bei 1–1,7/1000 der reifen Lebendgeborenen auf, diese machen etwa 50–60 % aus. Die weiteren betreffen Frühgeborene (7 % der Geburten). Für Reifgeborene sind Auffälligkeiten der Plazenta, Notsectio, geringes Geburtsgewicht, Mekonium-Aspiration, Asphyxie, neonatale Anfälle, Atemnotsyndrom, Hypoglykämie und Neugeboreneninfektionen wesentliche Risikofaktoren (McIntyre et al. 2013). Ursächliche Faktoren der Zerebralparesen mit Epilepsien sind dieselben wie für die Zerebralparesen ohne Epilepsien: genetische Faktoren sowie prä-, peri- und postnatale Ereignisse. Bei den mit Epilepsie Belasteten findet sich allerdings bei Verwandten ersten Grades eine erhöhte Epilepsierate (Curatolo et al. 1995). Wesentliche gesundheitliche Probleme bestehen in Schmerzen (75 %), mentaler Einschränkung (50 %), Unmöglichkeit des selbstständigen Laufens (30 %), schwerer Sprachstörung (25 %), Epilepsie (25 %), Verhaltensstörungen (25 %), Blasenentleerungsstörungen (25 %), Schlafstörungen (20 %), Blindheit (10 %), Sondenernährung (7 %), Taubheit (4 %) (Novak et al. 2012).

Eine Populationsstudie aus Rochester, Minnesota, USA, ergab für die Jahre 1950–1976, dass 23 % der Patienten mit leichten oder mäßig ausgeprägten Zerebralparesen eine Epilepsie hatten und 52 % der Patienten mit schwerer oder sehr schwerer Zerebralparese. Der Prozentsatz der von einer Epilepsie betroffenen Personen ist abhängig von der Art der Zerebralparese (Kudrjavcev et al. 1985).

In einer schwedischen populationsbasierten Studie wurden 146 Kinder mit Zerebralparese im Mittel zehn Jahre lang beobachtet. Bei 38 % manifestierte sich im Laufe der Zeit eine Epilepsie, in 90 % bis zum Alter von sechs Jahren, besonders früh bei der spastischen Tetraparese. Die Epilepsierate betrug in Abhängigkeit von der Form der Zerebralparese: tetraplegische Form 100 %, dyskinetische 43 %, diplegische 36 %, hemiplegische 29 % und ataktische 18 %. Die Häufigkeit der Epilepsie war außerdem abhängig von der Kognition. Lag diese im Normbereich, so betrug die Epilepsierate 19 %, im Falle leichter mentaler Retardierung 43 % und bei deren schwerer Ausprägung 75 % (Carlsson et al. 2003). Die zusätzlich zur Zerebralparese auftretende Epilepsie kann sich erheblich beeinträchtigend auf die kognitiven Funktionen auswirken, wie für die hemiplegische Zerebralparese gezeigt worden ist.

Die mit Zerebralparesen einhergehenden Anfallsformen sind vielfältig. Die überwiegende Anfallsform ist der fokale Anfall, insbesondere bei der hemiplegischen Zerebralparese (70–75%). Bei den übrigen Zerebralparesen kann auch jede andere Anfallsform vorkommen einschließlich atypischer Absencen. Vor allem bei den tetraplegischen Zerebralparesen treten infantile Spasmen auf, in einer Untersuchungsserie waren 27% der tetraplegischen Kinder davon betroffen (Hadjipanayis et al. 1997). Bei etwa der Hälfte der Kinder muss einmal oder mehrmals mit einem SE gerechnet werden (Carlsson et al. 2003).

Die differenzialdiagnostische Abgrenzung der tonischen, atonischen und myoklonischen Anfälle von Dyskinesien und stereotypen Bewegungsmustern bei Kindern mit Zerebralparesen und mentaler Retardierung kann schwierig sein. Man sollte sich bei der Bewertung des EEG auch bewusst sein, dass die Kinder mit Zerebralparesen häufiger epileptiforme Abweichungen ohne klinisch manifeste Anfälle haben. Im Zweifel ist das Video-EEG-Monitoring hilfreich.

Wenn bei einem Kind mit einer Zerebralparese ein erster epileptischer Anfall aufgetreten ist und das EEG eine erhöhte Anfallsbereitschaft zeigt, sollte in der Regel ohne Verzug mit der medikamentösen Behandlung begonnen werden, denn das Risiko weiterer Anfälle ist außerordentlich hoch (80–90%). Epileptische Anfälle bei Zerebralparesen sind besonders schwierig zu behandeln. Der Therapieerfolg nimmt mit der Schwere der Zerebralparese ab. Den Nebenwirkungsrisiken der gewählten Substanz muss besondere Aufmerksamkeit gewidmet werden, insbesondere den möglichen Auswirkungen auf Kognition und Verhalten, da die Kinder oft nicht in der Lage sind, Veränderungen im Befinden und der Leistungsfähigkeit verbal auszudrücken. Langfristig ist auch bei Epilepsien, die zu Beginn außerordentlich schwierig zu behandeln waren, nicht auszuschließen, dass die Kinder anfallsfrei werden, dieses trifft langfristig für 25–50% der Kinder zu (Wallace 2001, Carlsson et al. 2003). Im Fall der Therapieresistenz sollte geprüft werden, ob die epilepsiechirurgische Behandlung möglich ist, Kinder mit einer hemiplegischen Zerebralparese profitieren am meisten hiervon.

23.3 Schlafstörungen bei Kindern mit Epilepsien

Die meisten Untersuchungen zu Schlafstörungen bei Kindern und Jugendlichen mit Epilepsien sind fragebogenbasiert. Diese Personengruppe weist eine geringere Schlafqualität und häufiger schlafbezogene Ängste auf als gesunde Vergleichsgruppen.

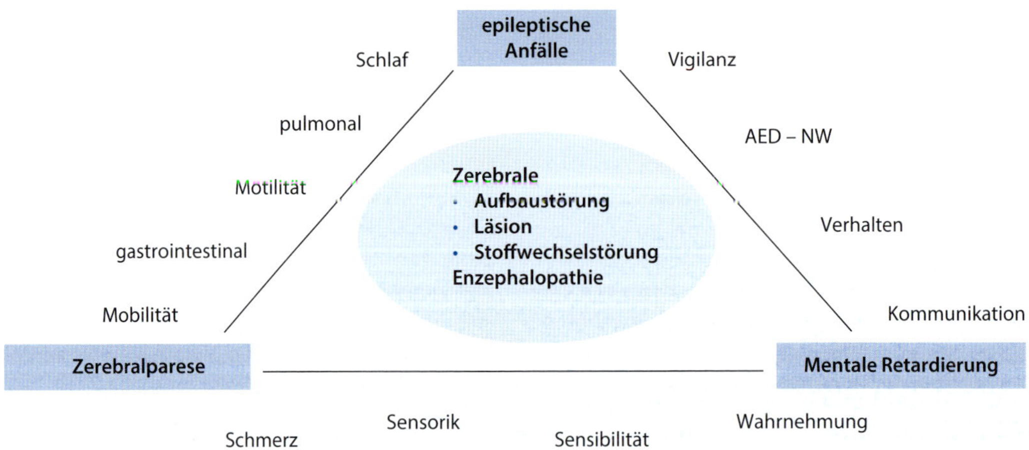

Abbildung 23-1: Klinik zentraler Pathologie: Wechselwirkungen und Störungsfelder

23.3.1 Epilepsie und gestörter Schlaf

In Untersuchungen zum Schlafverhalten wurden bei Kindern mit Epilepsien, selbst bei Kindern mit gut kontrollierten idiopathischen Epilepsien, vermehrt Zubettgehschwierigkeiten, eine Eltern-Kind-Interaktion in der Nacht, Schlaffragmentierung, Parasomnien und Tagesmüdigkeit angegeben (vanGolde et al. 2011).

Ein ähnlicher Befund (ohne Schlaffragmentierung und Eltern-Kind-Interaktion in der Nacht) im Vergleich zu den gesunden Geschwistern konnte bereits bei Kindern erhoben werden, die innerhalb der letzten drei Monate einen ersten Anfall erlitten hatten. Es hatten 45 % der Kinder pathologische Werte (jenseits der 2. SD) (Byars et al. 2008). Dieses legt die Vermutung nahe, dass weder die Epilepsie als chronische Erkrankung noch der Einsatz von AED ursächlich wesentlich ist, sondern vielmehr die Epilepsie selbst.

Während das Geschlecht keinen Unterschied in der Prävalenz der Schlafstörungen bei Kindern und Jugendlichen mit Epilepsie ausmacht, ist das Alter von erheblicher Bedeutung. Sorgen und Ängste bezogen auf den Schlaf, Eltern-Kind-Interaktionen in der Nacht und Zubettgehschwierigkeiten sind bei den Kindern unter acht Jahren erheblich häufiger zu finden. Wirrell et al. (2005) fanden mehr Schlafstörungen – insbesondere Schlaffragmentierung – bei Kindern mit mentaler Retardierung und Epilepsie als im Falle der Normintelligenz. Andere Untersuchungen konnten diesen Befund allerdings nicht bestätigen.

Becker et al. (2005) untersuchten 30 Kinder mit Epilepsie mittels Fragebögen zu Schlafstörungen und mittels Polysomnographie. Sie fanden in 80 % Schlafstörungen wie Apnoen (zumeist obstruktiv oder mit Unterbrechung des Schlafes), Veränderungen der Schlafarchitektur und exzessive Tagesmüdigkeit. Die Eltern dokumentierten einen hohen Anteil mit Unaufmerksamkeit/Hyperaktivität, was nicht mit der Dauer der Epilepsie oder Anfallsfrequenz korrelierte, sondern mit der Ausprägung der Schlafstörungen. Auch waren polysomnographische Auffälligkeiten mit einer schlechteren Anfallskontrolle assoziiert.

Die Anfallshäufigkeit ist mit schlafbezogenen Ängsten bei den Kindern unter acht Jahren assoziiert, Therapieresistenz mit verlängerter Einschlaflatenz, Schlaffragmentierung und Tagesmüdigkeit im Vergleich zu Kindern mit guter Anfallskontrolle unter AED. Die Unterschiede zwischen symptomatischen Epilepsien und idiopathischen, fokalen oder generalisierten sind in verschiedenen Studien nicht einheitlich und offensichtlich wenig deutlich ausgeprägt. Das ist überraschend, denn gerade bei Epilepsien mit vermehrten epileptiformen Entladungen im Schlaf und nächtlichen Anfällen wären vermehrt Schlafstörungen zu erwarten. Das trifft offensichtlich nur für einzelne Syndrome zu (West-Syndrom, Lennox-Gastaut-Syndrom), für andere aber nicht (idiopathische fokale Epilepsien) (Nunes 2010).

Eine Monotherapie mit AED weist weniger Risiken für Schlafstörungen auf als eine Polytherapie – und mehr im Vergleich zu keiner Therapie. Den Einfluss einzelner AEDs auf den Schlaf zeigt **Tabelle 23-7**.

Tabelle 23-7: Antikonvulsiva und Schlaf

AED	SL	TST	A	S I/II	S III/IV	REM
BZD	–	?	?	+	+	–
CBZ	–	+	–	?	?	–
ESM	?	?	+	+	–	–
GBP	?	?	–	?	+	+
LTG	(–)	(–)	–	+	–	+
PB	–	+	–	+	0	–
PHT	–	?	+	+	?	–
VGB	0	0	0	?	?	?
VPA	?	0	?	?	+	0

SL: Schlaflatenz, TST: total sleep time, A: Arousal, S: Schlafstadium
– : Abnahme, + : Zunahme, 0 : keine Veränderung, ? : keine Daten

Befunde zur Tagesperformance der Kinder mit Epilepsie und Schlafstörungen im Vergleich zu Gesunden weisen einen erhöhten Anteil von Unaufmerksamkeit/Hyperaktivität auf (bis 70 %), von externalisiertem und oppositionellem Verhalten (50 %), Ängstlichkeit (30 %) und Depression (10 %). Darüber hinaus sind Schlafstörungen bei Kindern mit Epilepsie mit neuropsychologischen Störungen assoziiert. Die Anfallsfrequenz scheint dabei keine wesentliche Rolle zu spielen (vanGolde et al. 2011).

23.3.2 Schlafstörungen und Epilepsie

Schlafstörungen können als Komorbidität erhebliche Schwierigkeiten sowohl in der Differenzialdiagnose zur Epilepsie (s. Kap. 5) als auch durch die damit einhergehende Verschlechterung der Anfallssituation und Tagesperformance der Patienten bedingen.

Obstruktives Schlaf-Apnoe-Syndrom

Die diagnostischen Kriterien für ein obstruktives Schlaf-Apnoe-Syndrom (OSAS) ergeben sich anhand der Anamnese und polysomnographischer Parameter. Systematische Untersuchungen bei Kindern mit Epilepsie liegen nicht vor. Untersuchungen von Erwachsenen weisen auf eine schlechtere Anfallskontrolle bei bestehendem OSAS hin. Bei Kindern bedingen vor allem anatomische Hindernisse (Tonsillenhyperplasie, kongenitale Besonderheiten), eine Muskelhypotonie und lagerungsbedingte Faktoren Obstruktionen. Die dadurch hervorgerufene Schlaffragmentierung kann die Anfallsfrequenz und Tagesperformance erheblich beeinträchtigen. Entsprechende Diagnostik (PSG) und therapeutische Maßnahmen wie Tonsillektomie, Mund-Kiefer-Gesichtschirurgie, Versorgung mit Schienen («Tübinger Platte») oder Atemunterstützung können eine spürbare Verbesserung der Anfallssituation und Lebensqualität erreichen und zur Reduktion rezidivierender Infekte beitragen (Koh et al. 2000).

Restless-legs-Syndrom

Wie im Erwachsenenalter scheint die Häufigkeit von Restless Legs und von periodischen Beinbewegungen im Schlaf bei Kindern mit Epilepsie nicht häufiger zu sein als in der Gesamtpopulation (etwa 10 %).

NREM-Parasomnie

In der Differenzialdiagnose nächtlicher nicht generalisierter Anfälle sind Parasomnien wesentlich. Da auch – wie bei der nächtlichen Frontallappenepilepsie – iktale EEG-Veränderungen fehlen können oder schwer identifizierbar sind, finden vor allem klinische Parameter Berücksichtigung: Anfallscluster in der Nacht, Assoziation zu Aura-Symptomen, eine inkohärente Sprache und Erinnerbarkeit der stereotypen und kurzen Episoden sprechen für Frontallappenanfälle, während Auftreten im ersten Drittel der Nacht, längere Dauer (> 10 min), Wandern außerhalb des Schlafzimmers, kohärente Sprache mit inkompletter oder fehlender Erinnerung sowie Verschwinden im Laufe der Entwicklung für Parasomnien sprechen. Die Symptome eines Pavor nucturnus lassen sich darüber hinaus durch die häufig zu beobachtende Verstärkung der Symptomatik durch Intervention und die angstvolle Stimmung abgrenzen (nicht jedoch von der fokalen Epilepsie mit affektiver Symptomatik, s. Kap. 13.9). Im Schulalter kann ein Übergang in Schlafwandeln erfolgen.

REM-Parasomnien

Im Kleinkindalter handelt es sich meist um Alpträume, die im letzten Drittel der Nacht durch Aufwachen und Irritiertheit/Angst beim Kind gekennzeichnet sind. Dabei kann eine leichte vegetative Aktivierung zu beobachten sein. Typische Trauminhalte, die über die Zeit variieren, sind unmittelbar nach dem Erwachen erinnerlich.

23.3.3 Vorgehen bei Schlafstörungen

Diagnostik

Anamnestisch ist der Schlaf von Kindern und Jugendlichen mit Epilepsie immer zu erfragen. Entsprechende Fragebögen stehen zur Verfügung. In einem nächsten Schritt sollte ein Schlafprotokoll über sieben Tage in Folge geführt werden. Spätestens dann ist die Frage nach den familiären Schlafgewohnheiten geklärt. Hier zeigt sich oft die (angstbedingte) übermäßige, auch nächtliche Kontrolle des erkrankten Kindes bis hin zum massiv gestörten Nachschlaf der Eltern. Die Unterscheidung primärer und sekundärer Probleme gelingt zumeist nicht auf Anhieb. Die Polysomnographie ist der Standard zur qualitativen und quantitativen Erfassung der beschriebenen Schlafstörungen.

Therapie

Schlafhygiene, Entlastung der Familie durch Aufklärung und angemessene Überwachungsoptionen sind der erste Schritt zum verbesserten Schlaf. Oft sind verhaltenstherapeutische Elemente in einer Therapie unabdingbar. Da die Anfallsfrequenz entscheidenden Einfluss auf die Schlafqualität hat, ist die entsprechende Therapieanpassung mit AED zu versuchen – der Einfluss der verschiedenen Substanzen auf den Schlaf ist dabei zu berücksichtigen (s. Tab. 23-7).

Die Therapie eines OSAS folgt den entsprechenden Richtlinien und kann neben der verbesserten Schlafqualität auch zu einer Anfallsreduktion führen (in 30 %). Melatonin gilt als wirksam bei Störungen des zirkadianen Rhythmus. Es führt zu einer Verkürzung der Schlaflatenz, Verlängerung der Schlafzeit bei weniger sichtbaren Arousalreaktionen. Dieses konnte mittels einer prospektiven Studie auch bei mental retardierten Kindern und Jugendlichen gezeigt werden (3–9 mg/d Melatonin). Die Anfallsfrequenz sank allerdings nicht ab. Nebenwirkungen wurden nicht beobachtet (vanGolde et al. 2011). Ein Cochrane Review (Brigo et al. 2012) fand nicht ausreichend Daten für eine Bewertung des Melatonins im Hinblick auf eine Anfallskontrolle.

Weitere Optionen sind Tryptophan, Antihistaminika und Chloralhydrat, robuste Studien fehlen. Hollway et al. (2011) haben ein umfassendes Review zu den möglichen Substanzen bei Schlafstörungen und Entwicklungsauffälligkeiten vorgelegt. Neben den genannten Substanzen werden Benzodiazepine (CZP, Flurazepam), Zolpidem und Zaleplon, zyklische Antidepressiva und atypische Neuroleptika eingesetzt.

24 Lebensqualität und psychosoziale Aspekte

Die Diagnose einer Epilepsie im Kindes und Jugendalter «trifft» die/den Betroffenen unvermittelt. Neben der Ausprägung der Erkrankung und deren Einfluss auf Kognition und Verhalten spielt für die Bewältigung der ausgelösten Krise die aktuelle Stabilität des betroffenen Systems eine wesentliche Rolle. Die emotionalen, zeitlichen und finanziellen Ressourcen haben einen nicht unerheblichen Anteil an dem Risiko der Desintegration in Schule und Gesellschaft. **Abbildung 24-1** skizziert den Prozess der Krankheitsverarbeitung und die möglichen resultierenden Störungen. Ein wesentlicher Aspekt der Behandlung von Kindern und Jugendlichen mit Epilepsien ist das frühzeitige Erfassen des biographischen Kontextes, in dem die Erkrankung auftritt, und Unterstützung der Familie in der Bewältigung der erkrankungsbedingten Krise (die natürlich von darüber hinaus bestehenden Problemen oft nicht zu trennen ist). Wesentlich dabei sind die adäquate Aufklärung und die Stärkung der Eigeninitiative.

24.1 Gesundheitsbezogene Lebensqualität

Die Behandlungskonzepte von Kindern und Jugendlichen mit Epilepsien berücksichtigten nicht nur die medizinischen Aspekte dieser chronischen Krankheit, sondern auch gleichermaßen die gesundheitsbezogene Lebensqualität des Betroffenen und der Familie. Dies betrifft die Wahrnehmung der Krankheit Epilepsie vom Patienten selbst und ihre Auswirkungen auf seine körperlichen, psychischen und sozialen Funktionen. Im Vorschlag für ein «Diagnostisches Schema für Menschen mit epileptischen Anfällen und Epilepsien» wird die fünfte Achse diesem Aspekt gerecht (Engel 2001). Die verschiedenen Dimensionen der Lebensqualität von Kindern und Jugendlichen mit Epilepsien sind in **Tabelle 24-1** erfasst.

Die Auswirkungen einer Epilepsie auf die Lebensqualität variieren erheblich. Ein Teil der Patienten hat nur wenige Anfälle, spricht rasch auf die Medikation an, bleibt anfallsfrei, verspürt keine Nebenwirkungen und kann dadurch ein weitgehend ungestörtes Leben führen (Norrby et al. 1999). Völlig anders ist die Lebenssituation bei den Patienten mit chronischen, schwer verlaufenden oder unkontrollierbaren Epilepsien. Die Betroffenen müssen teilweise erhebliche Nebenwirkungen der AEDs in Kauf nehmen und trotzdem damit zurechtkommen, dass jederzeit ein Anfall auftreten kann. Der Vergleich von Schulkindern mit chronischem Asthma und Epilepsien ergab, dass die Lebensqualität der Kinder mit Epilepsien in Bezug auf psychologische, soziale und schulische Aspekte stärker eingeschränkt war als die der Kinder mit Asthma (Austin et al. 1994).

Eine Reihe von Testinstrumenten zur Untersuchung der Lebensqualität von Kindern und Jugendlichen sind entwickelt worden, eine Übersicht über die einzelnen Tests gibt ein ILAE-Bericht (ILAE Subcommision on Outcome Measurement in Epilepsy 2002).

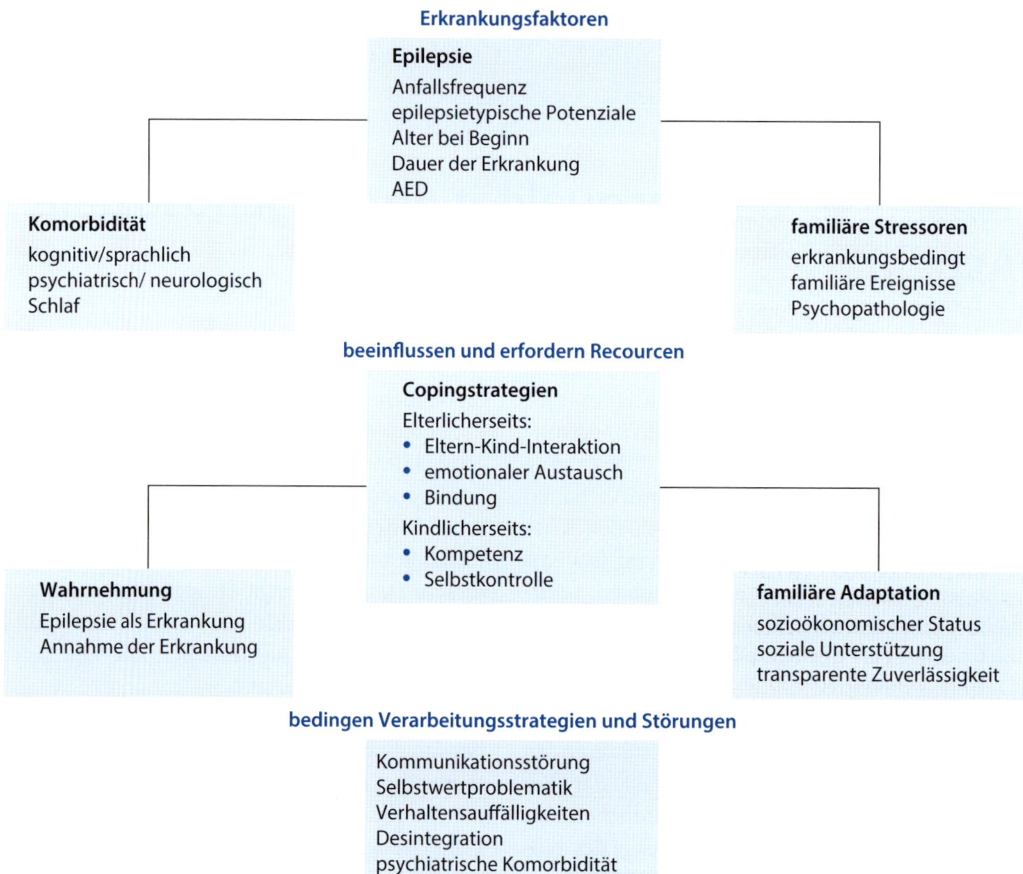

Abbildung 24-1: Krankheitsverarbeitung bei Epilepsie

Kinder

Kernprobleme im Hinblick auf die gesundheitsbezogene Lebensqualität der Kinder mit chronischen aktiven Epilepsien sind:

- Nebenwirkungen der Antiepileptika
- gestörte Entwicklung
- mangelhafte soziale Integration
- epilepsiebedingte Einschränkungen der Familienaktivitäten.

In einer Studie wurden 80 Kinder und Jugendliche sowie deren Eltern zu den Auswirkungen der Epilepsie auf die Lebensqualität befragt. Die häufigsten Sorgen betrafen die Nebenwirkungen der Medikamente, die kognitiven Auswirkungen der Epilepsie, die Zukunftsaussichten, die persönliche Unabhängigkeit und Sicherheit sowie die möglichen Hirnschäden durch Anfälle (Arunkumar et al. 2000).

Häufig liegt bei den Kindern mit chronischen und unkontrollierbaren Epilepsien eine komplexe Behinderung vor, die neben den epileptischen Anfällen eine Verzögerung oder einen Arrest der kognitiven Entwicklung, Konzentrationsstörungen, Hyperaktivität, mangelnde Impulskontrolle, Aggressivität, autistische Verhaltensweisen, Ängste, Depressionen sowie motorische Beeinträchtigungen durch Paresen und Koordinations- und Gleichgewichtsstörungen einschließen kann (Neville 1999).

Tabelle 24-1: Dimensionen der Lebensqualität von Kindern und Jugendlichen mit Epilepsien (nach Austin et al. 2008)

Epilepsie und deren Behandlung

- neurologische Funktionen
- kognitive Funktionen (Aufmerksamkeit, Gedächtnis, abstraktes Denken, psychomotorische Funktionen)
- Epilepsiesyndrom
- Anfallsform, Anfallsfrequenz
- Wirkungen der Antikonvulsiva (physische und kognitive Nebenwirkungen, Auswirkungen auf das Verhalten)

Psychologischer Bereich

- emotionaler Zustand (Glück und Zufriedenheit, Selbstachtung, Angst, Depression, Verhaltensstörungen)
- Gefühle gegenüber der Epilepsie (Bedenken und Befürchtungen, Einstellung zur eigenen Epilepsie, Wahrnehmung eines Stigmas)

Sozialer Bereich

- Erreichen altersentsprechender Entwicklung
- Zufriedenheit mit den Familienbeziehungen
- Beziehungen zu Gleichaltrigen
- Einstellung zu Aktivitäten (Sport, Hobbys, Gruppen, Organisationen)

Schule

- Schulerfolg
- Lernprobleme
- Anpassung (Integrationsfähigkeit)

Familie

- Fertigkeiten des Anfallsmanagements
- psychologische Anpassung an die Epilepsie (Bedenken und Befürchtungen, Einstellung gegenüber der Epilepsie des Kindes, Bedeutung derselben in der Familie, Wahrnehmung eines Stigmas, Überwachung der Aktivitäten des Kindes, Schlafmanagement)
- Teilnahme an Freizeitaktivitäten

Eine Studie zur Lebensqualität von 108 Schulkindern mit einer chronischen Epilepsie und ihren Familien ergab, dass sich die größte Beeinträchtigung bei den Kindern zeigte, die neben einer intraktiblen Epilepsie weitere neurologische Defizite hatten (Hoare 1993). Diese assoziierten Störungen beeinträchtigen diese Patienten sehr viel mehr als die epileptischen Anfälle.

Jugendliche und Erwachsene

Jugendliche und Erwachsene mit Epilepsien geben oft Probleme bezüglich des Selbstwertes, der Stigmatisierung, der sozialen Akzeptanz und der Unabhängigkeit an. Die möglichen Auswirkungen einer Epilepsie auf Schulerfolg, Berufsausbildung oder Berufstätigkeit und insbesondere bei Jugendlichen die Wünsche nach Führerscheinerwerb und Teilnahme an sozialen Aktivitäten Gleichaltriger müssen unbedingt beachtet werden. Wenn man Erwachsene mit chronischen Epilepsien befragt, welcher Aspekt der Epilepsie oder der Therapie ihre Lebenssituation am meisten beeinträchtigt, so werden Zahl und Schwere der Anfälle an erster Stelle genannt (Baker et al. 1997). Etwa die Hälfte der Betroffenen fühlt sich durch die Epilepsie stigmatisiert. Folgende Faktoren tragen wesentlich zur Stigmatisierung bei:

- Unvorhersehbarkeit der Anfälle
- Furcht vor öffentlicher Bloßstellung (durch Zuckungen, abnorme Vokalisationen, starken Speichelfluss)
- Notwendigkeit, regelmäßig Medikamente einzunehmen
- Nebenwirkungen der Medikamente.

Eine Serie von systematischen Befragungen von erwachsenen Patienten führte zu 21 Punkten der Sorge (**Tab. 24-2**), die ein umfassendes Bild der möglichen Beeinträchtigungen der Lebensqualität geben (Chaplin et al. 1990).

Tabelle 24-2: Bereiche der Sorgen von Patienten mit Epilepsien (nach Chaplin et al. 1990)

- Schwierigkeiten, Anfälle zu akzeptieren
- negative Einstellung gegenüber der Krankheitsbezeichnung «Epilepsie»
- Angst vor Anfällen
- Angst vor der Stigmatisierung im Beruf
- mangelndes Vertrauen in die Zukunft
- Sorgen im Hinblick auf die Durchführung der Arbeit
- Sorgen bezüglich der sexuellen Beziehungen
- Sorgen im Hinblick auf Freundschaften
- Sorgen bezüglich der Haushaltsführung
- Fehlen von Vertrauen bei Reisen
- negative Reaktionen im sozialen Leben
- negative Reaktionen, Abwehr in der Freizeit
- Veränderungen der Ansicht vom Leben und vom Selbst
- Schwierigkeiten in der Kommunikation mit der Familie
- Probleme mit der Medikamenteneinnahme
- Misstrauen gegenüber Ärzten
- Fehleinschätzungen der Epilepsie
- Depression oder andere negative emotionale Reaktionen
- Gefühl der zunehmenden Isolation
- Lethargie, Mangel an Energie
- Schlafstörungen

24.2 Lebensqualität im sozialen Umfeld

24.2.1 Die Selbstwahrnehmung des Kindes und der Jugendlichen mit einer Epilepsie

Die Reifungsprozesse der Kinder und Jugendlichen schließen eine ganze Reihe von Zielen ein: die Entwicklung des Gefühls für körperliche Unversehrtheit und Kompetenz, Selbstverantwortung und Unabhängigkeit, soziale Anerkennung und Akzeptanz durch Gleichaltrige (Westbrook 1995). Der größere Teil der Kinder und Jugendlichen mit Epilepsien kann ein weitgehend unbeeinträchtigtes Leben führen. Doch auch wenn die Betroffenen lange Zeit anfallsfrei sind, verlieren sie nie ganz die Angst, dass die Anfälle wieder auftreten könnten. Das Auftreten einer schwer verlaufenden Epilepsie kann alle diese Entwicklungsvorgänge erheblich stören. Die meisten Kinder und Jugendlichen bekommen zwar ihre Anfälle selbst nicht mit, diese spiegeln sich jedoch in den Reaktionen der Umwelt, vor allem ihrer Eltern, auf die Anfälle wider. Das Gefühl der Hilflosigkeit und Ängste übertragen sich auf das Kind. Dem Kind werden viele Aufgaben abgenommen, so dass es sich schließlich ganz auf die Eltern verlässt und passiv wird. Die meisten Kinder und Jugendlichen mit einer komplizierten Epilepsie haben deshalb ein vermindertes Selbstwertgefühl und Selbstvertrauen. Unterstützende Interventionen sollten das Ziel haben, die Entwicklungsschritte so wenig wie möglich zu stören, d.h. die normalen Aktivitäten des Kindes und Jugendlichen so wenig wie möglich einzuschränken.

24.2.2 Die Reaktionen der Familie auf die Epilepsie

Die Reaktionen der Familie auf eine Epilepsie haben einen entscheidenden Einfluss auf die Emotionen und das Verhalten des Kindes. Das Auftreten von Anfällen bedeutet für die Eltern nicht selten eine persönliche Kränkung. Die Phantasie, ein normales Leben des Kindes und mit dem Kind sei in der Zukunft unmöglich, bereitet erhebliche Ängste und führt zu Aktionismus und/oder depressivem Verhalten. Eltern verspüren Angst, Hilflosigkeit, Trauer, Schuld oder Wut und es ist in der Patientenführung wesentlich, Befürchtungen bezüglich der Erkrankung ins Verhältnis zu setzen mit der tatsächlichen Gefährdung und entsprechende Strategien zur Angstkontrolle zu thematisieren. Die Krankheitsverarbeitung des Kindes und seine Selbstständigkeitsentwicklung sind erheblich von der Kompetenz der Eltern abhängig, diese Krise zu bewältigen. Gerade in der Frühphase der Erkrankung oder nach einem Intervall der Anfallsfreiheit reaktiviert jeder Anfall die Ängste, die sich auf das Kind übertragen. Aus Angst vor den Anfällen und ihren Auswirkungen neigen die Eltern zur Überprotektion, woraus eine völlige Symbiose resultieren kann. Nicht nur ein vermindertes Selbstwertgefühl, sondern auch aggressive Ablösungskonflikte sind die Folge. Die Reaktionen der Eltern schließen häufig ein rigides und autoritäres Kommunikationsmuster ein. Aggressionen werden unterdrückt, konfliktreiche Gespräche werden vermieden. Das betroffene Kind wird passiv und zieht sich zurück. Manche Eltern versuchen, die Probleme dadurch zu bewältigen, dass sie diese ausblenden oder kleiner machen. Wieder andere Eltern suchen aus Enttäuschung oder Wut fortlaufend nach einer besseren medizinischen Behandlung und wechseln häufig den Arzt. Ein solches Verhalten ist vielfach von unrealistischen Erwartungen geprägt. Stark religiös gebundene Eltern scheinen mit der Krankheit besser umgehen zu können. Wenn die Epilepsie von weiteren neurologischen Störungen wie mentaler Retardierung oder Zerebralparesen begleitet ist, verschärfen sich die psychosozialen Auswirkungen. Die Krankheit wird dann zum zentralen, alles beherrschenden Problem der Familie.

Auch die Geschwister von Kindern mit Epilepsien tragen ein erhöhtes Risiko von Verhaltensstörungen und psychosozialen Schwierigkeiten. Ein belastender Faktor scheint die Eifersucht auf das epilepsiekranke Geschwister zu sein, dem die Eltern sehr viel mehr Aufmerksamkeit widmen. Auf der anderen Seite zeigt die Studie von Wood et al. (2008), dass auch die Geschwister von Kindern mit unkontrollierten Epilepsien im Großen und Ganzen eine gute Lebensqualität haben

24.2.3
Epilepsie und soziales Stigma

Auch Kinder und Jugendliche, welche keine physischen oder psychischen Einschränkungen ihrer Aktivitäten durch die Epilepsie selbst erfahren, tragen häufiger das Stigma der Epilepsie durch weit verbreitete Vorurteile der Gesellschaft. Unter Stigma versteht man eine auffällige Eigenschaft, welche einen unerwünschten Unterschied (Makel) darstellt und den Betroffenen im Ansehen anderer tief herabsetzt. Das Stigma hat drei Aspekte: den internalisierten, den interpersonellen und den institutionellen (Jacoby et al. 2007). Nur ein Teil der Menschen mit Epilepsien empfindet die Epilepsie als Stigma, von den Patienten mit Epilepsien in Remission sind es 14 %, bei den Teilnehmern von Selbsthilfegruppen sind es 51 % (Jacobi 2002).

Von Epilepsie betroffene Kinder und Jugendliche sind sehr viel weniger als andere Kinder mit chronischen Krankheiten in der Lage, mit Gleichaltrigen oder Lehrern über ihre Krankheit zu sprechen (Westbrook et al. 1991). Sie versuchen vielmehr aus Scham oder Angst vor unvorsehbaren Reaktionen anderer Personen, ihre Krankheit möglichst zu verbergen. Das Verhalten der Eltern spielt dabei eine entscheidende Rolle. Ihre Reaktion bestimmt die Bedeutung, welche die Epilepsie als unerwünschter Unterschied (Makel) in den Vorstellungen des Kindes annimmt und ob es die Epilepsie als Makel empfindet (Jacoby et al. 2007). Der institutionelle Aspekt des Stigmas zeigt sich in der deutlich geringeren Berufstätigkeit auch langjährig anfallsfreier Menschen ohne jede neurologische Auffälligkeit.

In ihrer Untersuchung: «I just want to be normal: A qualitative study exploring how children and adolescents view the impact of intractable epilepsy on their quality of life» führten Elliot et al. (2005) ein semistrukturiertes offenes Interview mit 49 Patienten (7. bis 18. Lebensjahr) und therapierefraktärer Epilepsie. Somatisch wurden in 76 % Abgeschlagenheit und ein vermehrtes Schlafbedürfnis als störend berichtet. Neurokognitiv standen mit 70 % Gedächtnisstörungen im Vordergrund. Emotional gaben 49 % Angst vor Anfällen an, 45 % Traurigkeit und/oder Depression und 67 % Angst und Frustration. Sozial hatten 65 % das Gefühl des Ausgeschlossenwerdens und 80 % empfanden die elterliche Sorge als übermäßig und Anfälle als Barriere zur Normalität.

Verhay et al. (2009) untersuchten die Übereinstimmung der elterlichen Einschätzung und der der Kinder/Jugendlichen bezüglich ihrer Lebensqualität (375 Patienten, 8. bis 17. Lebensjahr, ≥ 1 Anfall in den letzten 24 Monaten, Kinder- und Elternfragebogen mit 25 Fragen zur Lebensqualität). Während Übereinstimmung in den externalen Items wie Sozialverhalten und Aktivität bestand, beurteilten die Patienten ihre Gesamtbefindlichkeit und die Bedeutung der Geheimhaltung der Erkrankung/ihrer Gefühle höher als die Eltern. Deren Zukunftssorgen waren hingen weitaus größer. Diese Ergebnisse waren unabhängig von Alter, Geschlecht, Dauer der Epilepsie und Häufigkeit der Anfälle. Überhaupt scheint die elterliche Angst ein wichtiger Faktor im Erleben des Kindes oder Jugendlichen zu sein. Die daraus entstehenden Maßnahmen der Kontrolle (auch nächtlich) und die Übertragung der ängstlichen Grundstimmung auf das Kind sind neben Komorbidität und Anfallskontrolle die entscheidenden Faktoren für die Lebensqualität, wie Williams et al. (2003) an 200 Patienten zeigen konnten (6. bis 16. Lebensjahr, 68 % gute, 12 % mäßige, 20 % schlechte Anfallskontrolle, 30 Fragen zur Lebensqualität).

24.3.4 Behandlungsstrategien psychosozialer Komplikationen

Viele Vorbehalte der Eltern und Menschen im engeren und weiteren Umfeld des Kindes mit Epilepsie beruhen auf Unwissenheit und können durch Aufklärung über das Wesen der Epilepsie und ihre Behandlungsmöglichkeiten abgebaut werden. Die von Epilepsie betroffenen Kinder und Jugendlichen werden häufig aus Ängstlichkeit und Überfürsorglichkeit unnötigen Restriktionen ihrer alltäglichen Aktivitäten ausgesetzt. Schulungsprogramme zur Verbesserung der Kenntnisse über Epilepsien und der Fertigkeiten im Umgang mit Anfällen bei den Eltern und den betroffenen Kindern selbst haben sich als hilfreich erwiesen (Tröster 1997). Zur umfassenden Information erwachsener Patienten und aller Personen, die mit den Patienten direkt umgehen, wurde ein modulares Schulungsprogramm (MOSES) entwickelt, von dem die Patienten erheblich profitieren (May et al. 2002). Ein Schulungsprogramm für Kinder und deren Eltern steht ebenfalls zur Verfügung (FAMOSES). Die Krankheit Epilepsie verliert erst dann das Odium des Unheimlichen, Bedrohlichen und Unbehandelbaren in der Öffentlichkeit, wenn diese umfassend über die verschiedenen Aspekte der Epilepsie aufgeklärt wird, wozu Printmedien, Rundfunk und Fernsehen und Aktionen von Selbsthilfegruppen zunehmend beitragen.

In den Fällen mit einer erheblich gestörten Familiendynamik sollte eine verhaltenstherapeutisch oder analytisch orientierte Familientherapie angeboten werden. Die psychische Entlastung der Familie kann u. U. sogar zu einer Anfallsreduktion führen (Tatzer et al. 1993). Vor allem bei mehrfach behinderten Kindern und Jugendlichen ist ein umfassender Ansatz der Betreuung entscheidend, der neben den medizinischen ganz besonders die psychosozialen Aspekte berücksichtigt. Hierzu sollten Epilepsiezentren für Kinder und Sozialpädiatrische Zentren in Anspruch genommen werden.

24.3 Psychosoziale Langzeitauswirkungen von Epilepsien

Zahlreiche in den letzten Jahrzehnten durchgeführte Studien kommen zu dem Ergebnis, dass sich der Beginn einer Epilepsie im Kindesalter häufig negativ auf den Schulerfolg, die Berufsausübung und die Wahrscheinlichkeit, zu heiraten und Kinder zu bekommen, auswirkt (Harrison et al. 1976, Callaghan et al. 1992, Camfield et al. 1993, Kokkonen et al. 1997, Wakamoto et al. 2000, Javala et al. 1997, Sillanpää et al. 1998, Camfield et al. 2007).

Die Ursache ist unklar. Die Studien haben auch erkennen lassen, dass die biologischen Faktoren (u. a. Anfallsform, Anfallsfrequenz, Anfallsschwere, EEG-Befund, Anfallskontrolle) allein nicht entscheidend sind und die Ursachen für die sozialen Probleme der Patienten hiermit nur teilweise erklärt werden können (Sillanpää et al. 1998). Dafür spricht, dass auch Patienten mit einer kontrollierten Epilepsie ohne zusätzliche neurologische oder mentale Defizite die-

Tabelle 24-3: Schul- und Berufsausbildung bei Patienten 35 Jahre nach einer im Kindesalter aufgetretenen Epilepsie ohne begleitende neurologische Defizite oder mentale Retardierung im Vergleich zu randomisierten Kontrollen (modifiziert nach Jelava et al. 1997)

Variable	Patienten (n = 95)	Kontrollen (n = 99)
Erreichte Schulbildung		
• Grundschule	23,1 %	10,1 %
• Grundschule und ≥ ein Jahr begleitende Berufsvorbereitung	27,4 %	13,1 %
• höhere Schulbildung mit oder ohne ein Jahr begleitende Berufsvorbereitung	29,5 %	51,5 %
• Reifeprüfung ohne und mit Universitätszulassung	20,0 %	25,3 %
Berufsausbildung		
• keine Berufsausbildung	26,3 %	5,0 %
• berufsvorbereitende Kurse oder Jobtraining	42,1 %	46,5 %
• Berufsschule, höhere Fachschule, Universitätsabschluss oder noch in der Berufsausbildung	31,6 %	48,5 %

sen negativen sozialen Langzeitauswirkungen der Epilepsie unterliegen (Jalava et al. 1997).

In einer finnischen Langzeitstudie mit 35-jähriger Nachbeobachtung von 245 Kindern zeigte sich, dass auch die mildesten Formen einer im Kindesalter beginnenden Epilepsie langjährige Auswirkungen hatten (Jalava et al. 1997, Sillanpää et al. 1998). Die 99 Patienten, die ausschließlich eine Epilepsie ohne begleitende neurologische Defizite oder mentale Retardierung hatten, wiesen im Vergleich zu einer Kontrollgruppe mit demselben sozioökonomischen Status ein schlechteres Outcome bezüglich fast aller sozialen und edukatorischen Variablen auf. Ein signifikant größerer Anteil der Patienten mit unkomplizierter Epilepsie hatte nur die Grundschule besucht, der Anteil mit höherer Schulbildung war erheblich geringer (29,5 % vs. 51,5 %). Überraschenderweise war in beiden Gruppen von einer gleich großen Zahl von Jugendlichen nach zwölf Schuljahren die Reifeprüfung ablegt worden (Tab. 24-3). Ein erheblicher höherer Anteil der Patienten mit unkomplizierter Epilepsie hatte keine Berufsausbildung, war ohne Beschäftigung, war unverheiratet und hatte keine Kinder (Tab. 24-4). Die soziale Kompetenz wurde lediglich bei 62 % der 99 Patienten als gut eingeschätzt (Berufstätigkeit, verheiratet oder mit Partner zusammenlebend, Teilnahme am sozialen Lebern, mindestens ein Hobby außerhalb

Tabelle 24-4: Berufsstatus, gegenwärtige Arbeitssituation und Familienstand bei Patienten 35 Jahre nach einer im Kindesalter aufgetretenen Epilepsie ohne begleitende neurologische Defizite oder mentale Retardierung im Vergleich zu randomisierten Kontrollen (nach Jalava et al. 1997)

Variable	Patienten (n = 99)	Kontrollen (n = 99)
Berufsstatus		
• selbständig	9 %	9 %
• höhergestellte Angestellte	6 %	13 %
• einfache Angestellte	25 %	39
• Arbeiter	30 %	32 %
• Studenten	3 %	1 %
• ohne Berufstätigkeit/ anderes	12 %	5 %
• aus Beruf ausgeschieden	15 %	1 %
gegenwärtige Arbeitssituation		
• Vollzeittätigkeit	65 %	89 %
Schichtarbeit	19 %	11 %
Arbeit tagsüber	46 %	78 %
• Teilzeitarbeit	3 %	4 %
• Hausfrau	2 %	1 %
• Studenten	3 %	1 %
• arbeitslos	12 %	4 %
• Rentner	15 %	1 %
Familienstand		
• verheiratet/ Lebenspartner	60 %	84 %
• geschieden	4 %	6 %
• alleinlebend	35 %	10 %

des Zuhauses, finanzielle Unabhängigkeit). Die negativen sozialen Auswirkungen einer Epilepsie hielten auch bei den Patienten bis in das Erwachsenenalter an, die jahrelang anfallsfrei geblieben waren und keine Medikamente mehr einnahmen. Die Untersucher konnten keine Erklärung dafür angeben. Sie vermuteten aber, dass die allgemeine öffentliche Einstellung gegenüber Menschen mit Epilepsien dabei eine wesentliche Rolle spielt.

24.4 Notwendige und unnötige Restriktionen zu Hause, im Kindergarten, in der Schule und in der Freizeit

Grundsätzlich sollten Kinder und Jugendliche mit Epilepsien möglichst an allen Aktivitäten teilnehmen, die Gleichaltrige ohne Epilepsien wahrnehmen. Dieses ist mit gewissen geringen Vorsichtsmaßnahmen bei den Betroffenen möglich, die durch Antiepileptika anhaltend anfallsfrei geworden sind. Wenn ein Kind eine Epilepsie hat, bei der noch gelegentlich oder häufiger Anfälle auftreten, machen sich die Eltern oder die Bezugspersonen häufig große Sorgen, dass es sich durch die Anfälle verletzen könnte. Diese Sorgen führen häufig dazu, dass die Aktivitäten des Kindes zu stark eingeschränkt werden, worunter das Wohlbefinden des Kindes leidet (Carpay et al. 1997). Die aus der Ängstlichkeit und Überfürsorglichkeit resultierenden Restriktionen können die Entwicklung des Kindes behindern, indem sie beim Kind den Erwerb von Wissen, seine Unabhängigkeit und sein Selbstvertrauen einschränken. Bestimmte Restriktionen sind aber notwendig und sollen im Folgenden dargestellt werden. Was sollen diese Restriktionen bewirken?

- Schutz vor Verletzungen
- Schutz vor anfallauslösenden Situationen
- Schutz vor emotionaler Überlastung (übermäßigem Stress).

Folgende Faktoren sollte man bei der Festlegung der Restriktionen berücksichtigen:

- Alter des Kindes
- Anfallstyp
- Anfallsfrequenz
- Tageszeit des Auftretens der Anfälle
- zusätzliche Behinderungen
- Compliance.

Restriktionen können in Abhängigkeit von diesen Faktoren zeitweilig oder ständig notwendig sein (Commission of Pediatrics of the ILAE 1997).

Zeitweilige Restriktionen für zwei bis drei Monate sind ratsam:

- nach einem ersten Anfall
- nach Beginn der Behandlung, wenn klar ist, dass weitere Anfälle unwahrscheinlich sind
- nach Absetzen der AEDs.

Dauernde Restriktionen sind notwendig:

- bei Fortbestehen von Anfällen
- insbesondere in Fällen mit therapieresistenten Epilepsien.

Restriktionen zu Hause

Kleinere Kinder dürfen in der Badewanne nie allein gelassen werden. Größere Kinder sollten duschen, die Türe zum Badezimmer sollte nie von innen abgeschlossen werden. Schlafmangel sollte vermieden werden. Die viel diskuierte Bedeutung von Fernsehen und Comuterspielen ist primär eine pädagogische, bei nicht photosensitiven Kindern kommt es auf die individuelle (ggf. kontrollierte) Erfahrung an.

Restriktionen in Kindergarten und Schule

Alle Bezugspersonen im Kindergarten und in der Schule sollten über die Art der Epilepsie des Kindes aufgeklärt werden. Das Kind sollte in alle Aktivitäten einschließlich des Schulsportes einbezogen werden. Das unkritische Verteilen einer «Notfallmedikation» – zumal bei rektalem

Zugangesweg – dient oft mehr der elterlichen Beruhigung denn der tatsächlichen Reduktion der Gefahren für das Kind und führt nicht selten zu Unsicherheiten und damit verbunden zu Vorbehalten bei den Betreuungspersonen. Grundsätzlich ist so viel Normalität wie irgend möglich zu gewährleisten.

Restriktionen bei Sport und Freizeitaktivitäten

Die Kinder sollten am Sport und an allen außerschulischen Aktivitäten teilnehmen.

- Die Teilnahme am Schwimmen und Wassersport ist unter Aufsicht eines erfahrenen Schwimmers möglich, offene Gewässer sind zu vermeiden. Auch da gibt es entsprechende Schutzmöglichkeiten wie Schwimmwesten und selbstaufblasende Schwimmwesten bei Wasserkontakt (mit Kartusche).
- Aktivitäten wie Klettern in großen Höhen (in Felsen, auf Bäume) sind nicht zu empfehlen bzw. nur mit entsprechender Sicherung. Dann können gerade diese Sportarten das Selbstwertgefühl positiv beeinflussen.
- Radfahren, Skating, Rollerblading und Skateboarding sollten nur mit Helm/Schutzkleidung erfolgen.
- Bezüglich Jogging oder Skilanglauf bestehen keine Bedenken.
- Kleinere Anpralltraumen oder Kopfverletzungen beim Fußball, Handball oder Hockey lösen in der Regel keine Anfälle aus.
- Flugreisen sind meist ohne Einschränkungen möglich. Bescheinigungen über mitgeführte AEDs (im Handgepäck aufzubewahren!) vereinfachen deren Einfuhr in andere Länder.
- Das selbstständige Bewegen in der Stadt stellt in der Regel kein Risiko dar. In ländlicher Umgebung auf wenig frequentierten Wegen ist das SE-Risiko einzuschätzen. Problematisch ist das späte Heimkehren bei niedrigen Temperaturen und ggf. noch Alkoholkonsum mit dem Risiko der Unterkühlung bei Auftreten eines Anfalls (unter den multiplen Triggerfaktoren).
- Tauchen und Fallschirmspringen sind ungeeignete Sportarten.

24.5 Integration in Kindergarten, Schule und Beruf

Eine gut kontrollierte Epilepsie sollte entsprechend begabte Kinder und Jugendliche keinesfalls daran hindern, weiterführende Schulen, Hochschulen oder Universitäten zu besuchen.

Der Besuch eines Regelkindergartens sollte für ein anfallsfreies normal begabtes Kind mit einer Epilepsie ebenso selbstverständlich sein wie bei Kindern ohne Epilepsie. Auch ein gelegentliches Auftreten von Anfällen sollte kein Hinderungsgrund sein. Je nach der Schwere der Epilepsie und dem Ausmaß der assoziierten Störungen in Form motorischer Ausfälle (Zerebralparesen) und geistiger Beeinträchtigung kann es notwendig sein, dass das Kind einen Integrationskindergarten oder einen Förderkindergarten besucht, bzw. entsprechende Integrationsmaßnahmen etabliert werden.

Bezüglich des Schulbesuchs gelten dieselben Vorgaben wie beim Kindergarten. Ein normal begabtes, anfallsfreies oder fast anfallsfreies Kind sollte die Regelschule besuchen. Die zuständigen Lehrer bedürfen einer umfassenden Aufklärung über die Eigenschaften der Epilepsie des betroffenen Kindes und die sich daraus ergebenden Konsequenzen, denn die Vorurteile gegenüber den Kindern mit Epilepsien beruhen vor allem auf Informationsdefiziten. Die Lehrer haben die Aufgabe, die Integration des Kindes in den Klassenverband zu fördern und für Verständnis und Akzeptanz zu werben.

Voraussetzung für eine adäquate schulische und außerschulische Förderung der Kinder mit Leistungsdefiziten ist die neuropsychologische Untersuchung zur Einschätzung der kognitiven Fähigkeiten und Defizite. Je nach Begabung des Kindes und assoziierten neurologischen Störungen wird eine Regelschule mit Integrationsklassen oder eine Sonderschule für Körperbehinderte, Lernbehinderte oder geistig Behinderte in Frage kommen.

Die berufliche Integration von Jugendlichen mit Epilepsien hat das Ziel, eine ebenso gute berufliche Stellung zu erreichen wie gesunde Gleichaltrige (Thorbecke 1998). Bei Jugendlichen mit Epilepsien, die schulisch erhebliche Probleme aufwiesen, sind spezielle Maßnahmen zur beruflichen Eingliederung notwendig, insbesondere dann, wenn folgende Faktoren zutreffen: keine Anfallsfreiheit, eine Körperbehinderung, unterdurchschnittliche intellektuelle Fähigkeiten, fehlende Motivation, häufige Fehlzeiten und Verhaltensauffälligkeiten. Bezüglich einer beruflichen Eingliederung sollte früh genug (spätestens ein Jahr vor der Schulentlassung) die Berufsberatung der örtlichen Arbeitsämter in Anspruch genommen werden. Die Berufsberatung erfordert ein fachärztliches Gutachten und eine neuropsychologische sowie arbeitsmedizinische Begutachtung.

Zur beruflichen Eingliederung werden folgende Maßnahmen angeboten (Lipinski 2004):

- **Berufsvorbereitung.** Nach Schulabschluss werden im Rahmen eines sog. Berufsvorbereitenden Jahres (ein bis zwei Jahre) schulische Defizite abgebaut und berufliche Kenntnisse verknüpft mit praktischen Übungen in den Bereichen Elektronik, Metall, Holz oder Bürotechnik vermittelt.
- **Berufsfindung, Arbeitserprobung.** Über das Arbeitsamt wird der Patient einer Institution zugewiesen, welche eine Berufsfindung und berufspraktische Arbeitserprobung vornimmt in folgenden Berufsfeldern: Wirtschaft/Verwaltung, Zeichnen/Konstruktion, Elektrotechnik/Elektronik, Metalltechnik, Holztechnik/Farbgestaltung.
- **Berufsausbildung.** Im Falle einer seit zwei bis drei Jahre bestehenden Anfallsfreiheit steht dem Jugendlichen eine Reihe von Ausbildungsberufen offen. Bei Jugendlichen mit Anfällen stehen Berufsbildungswerke mit einem breiten Spektrum von Berufsfeldern als überbetriebliche Ausbildungsstätten zur Verfügung.

Wichtige Einflussfaktoren auf die Berufstätigkeit sind die Anfallsfrequenz und die Anfallsschwere, das Vorhandensein und Ausmaß von Leistungs- und Verhaltensstörungen sowie die Mobilität, d.h. die Möglichkeit, den Führerschein zu erwerben (Thorbecke 1998). In Bezug auf die beruflichen Möglichkeiten und Gefährdungen sind umfangreiche Empfehlungen ausgearbeitet worden (Arbeitskreis zur Verbesserung der Eingliederungschancen von Personen mit Epilepsie). Grundsätzlich ist festzuhalten, dass Berufstätigkeit an sich nicht zu einer Zunahme der Anfallsfrequenz führt und dass Berufstätige mit Epilepsien nicht mehr Arbeitsunfälle haben als andere Personen, sofern be-

Tabelle 24-5: Prädiktoren bezüglich der Arbeitstätigkeit Anfallskranker (Blumenthal 1998)

Positive Prädiktoren

- Anfälle
  - mit/ohne Bewusstseinsstörung, aber ohne Haltungsverlust
  - außerhalb der Wege- und Arbeitszeit
  - Frequenz < 3 pro Jahr
- Motivation, stabiles Leistungsverhalten
- soziale Selbstständigkeit, stabile Bindungen
- keine psychischen oder körperlichen Begleitstörungen, wobei das Fehlen psychischer von größerer Bedeutung ist
- Berufsbild/Tätigkeit qualifiziert, selbstständig

Negative Prädiktoren

- Anfälle
  - mit Bewusstseinsstörung und Haltungsverlust
  - mit unkontrollierten Handlungen
  - Frequenz > 1 pro Monat
- Motivationsmangel, Leistungsschwankungen
- Verhaltensstörungen
- geringe soziale Integration und Kompetenz
- neurologische Störungen oder Körperbehinderung
- Verlangsamung
- kognitive Leistungen im unteren Normbereich oder unterdurchschnittlich
- berufliche Qualifikation gering oder fehlend
- Tätigkeit abhängig, außengesteuert, arbeitsteilig
- Arbeitsentwöhnung

stimmte berufliche Vorsichtsmaßnahmen beachtet werden. Die Epilepsie muss auch nicht in jedem Fall dem Arbeitgeber angegeben werden, sondern nur, wenn durch die Epilepsie die berufliche Eignung wesentlich beeinträchtigt oder aufgehoben wird.

Berufstätigkeit ist ein wesentlicher Faktor sozialer Integration und positiver Selbsteinschätzung. **Tabelle 24-5** zeigt Prädiktoren für die Teilhabe am Arbeitsleben. Sie skizzieren andererseits die notwendigen Voraussetzungen, die zu schaffen sind, um Jugendliche möglichst erfolgreich auf ihre Zukunft vorzubereiten.

25 Prognose der Epilepsien

Die Frage nach der Prognose der Epilepsien im Kindes- und Jugendalter betrifft zum einen den Verlauf der Erkrankung und dessen Dauer, zum anderen die akute Gefährdung, Vorsichtsmaßnahmen, Einschränkungen im Alltag und die Mortalität der Erkrankung.

Die Problematik, aussagefähige Studien zu generieren und selbige miteinander vergleichen zu können, wird bei Untersuchungen zur Prognose der Epilepsien auf Grund der notwendigen langen Beobachtungszeit besonders relevant: Die Einteilung der Anfallstypen und deren Häufigkeit, die syndromatologische Zuordnung, EEG- und MRT-Kriterien sowie das Spektrum der zugelassenen AEDs variieren erheblich. In der Beurteilung des Outcomes ist die zugrunde gelegte Definition für Remission und Rezidiv, die eingesetzten Testverfahren zur Prüfung neuropsychologischer und psychosozialer Faktoren und Fragebögen zur Lebensqualität zu beachten.

25.1 Remission der Epilepsien im Kindes- und Jugendalter

Remission bedeutet, dass ein Patient mit einer Epilepsie über längere Zeit anfallsfrei geworden ist, zur Datenerhebung werden Zeiträume von einem Jahr, zwei, drei oder fünf Jahren der Anfallsfreiheit gewählt. Mit terminaler Remission wird die anfallsfreie Zeit bis zum letzten Follow-up bezeichnet. Im Folgenden werden als Beleg zu verschiedenen Aussagen einige besonders aussagekräftige Studien aufgeführt.

25.1.1 Globale Remissionsraten

In einer ganzen Reihe von Langzeitbeobachtungen (bis zu 40 Jahre) sowohl von Erwachsenen als auch Kindern mit neu aufgetretenen Epilepsien fand sich eine terminale Remission bei etwa zwei Drittel der Patienten, sie schwankte je nach Zusammensetzung der Untersuchungsgruppen zwischen 50 % und 80 % (Annegers et al. 1979, Okuma et al. 1981, Matsumoto et al. 1983, Elwes et al. 1984, Cockerell et al. 1997, Sillanpää et al. 1998, Sillanpää et al. 2006). Etwa 10–15 % blieben über den ganzen Beobachtungszeitraum refraktär, bei den restlichen 10–25 % ereigneten sich wiederholt Remissionen und Rückfälle. **Tabelle 25-1** zeigt die Fünfjahresremissionsrate vergleichbarer Studienkohorten.

Populationsstudien unter Einschluss aller Altersstufen

Die Wahrscheinlichkeit einer Fünfjahresremission bei 306 Einwohnern der Population von Rochester, Minnesota, USA, deren Epilepsie zwischen 1935 und 1974 diagnostiziert worden war, betrug nach 20 Jahren 75 % (Shafer et al. 1988).

Die erste prospektive, populationsbasierte Studie von Patienten mit neu diagnostizierten Epilepsien stellte die National General Practice Study of Epilepsy in Großbritannien dar. Aus 275 Praxen wurden 1091 Patienten rekrutiert. Sechs Monate nach der Erfassung war die Diagnose Epilepsie definitiv festgelegt worden. Beim Follow-up nach neun Jahren befanden sich 68 % der Patienten mit definitiver Epilepsie

Tabelle 25-1: 5-Jahres-Remissionsrate bei Epilepsien im Kindesalter, Langzeit-Follow-up

	Geerts et al. 2012	Wakamoto et al. 2000	Annegers et al. 1979	Silanpää et al. 2006
Beobachtungszeit (Jahre)	15 (12–18)	19 (6–38)	20	37 (11–42)
n =	413	155	115	144
≥ 5 Jahre anfallsfrei	298/413 (71 %)	93/155 (60 %)	81/115 (70 %)	97/144 (67 %)
≥ 5 Jahre anfallsfrei ohne AED = terminale Remission	256/413 (62 %)	81/155 (52 %)	52/115 (45 %)	58/144 (40 %)

drei Jahre lang in Remission und 54 % fünf Jahre lang (Cockerell et al. 1997).

Krankenhausbasierte Studie mit Kindern

In einer holländischen Studie (The Dutch Study of Epilepsy in Childhood) wurden 453 Kinder mit neu diagnostizierten Epilepsien fünf Jahre lang beobachtet (Arts et al. 2004). Am Ende zeigten 76 % der Kinder eine Remission von mehr als einem Jahr und 64 % von mehr als zwei Jahren. Der Verlauf war anhaltend günstig bei 51 %, schlecht bei 17 %, sich verbessernd bei 25 %. Permanent pharmakoresistent waren nach fünf Jahren 6 %. Die Antiepileptikatherapie war bei 86 % der Kinder begonnen worden, nach fünf Jahren war diese bei 59 % wieder beendet worden.

Populationsstudien mit Kindern

In einer schwedischen Studie, wo alle Kinder und Jugendlichen bis zum Alter von 19 Jahren aus der Region von Uppsala erfasst wurden, hatten nach zwölf Jahren 36 % noch eine Epilepsie (Brorson et al. 1987). Falls keine neurologischen oder intellektuellen Defizite bestanden und nur wenige Anfälle aufgetreten waren, hatten lediglich 11 % der Kinder noch eine aktive Epilepsie (definiert als einen oder mehrere Anfälle in den letzten drei Jahren). Bei den Kindern mit einer Kombination der drei Faktoren: neurologische Störungen, häufige Anfälle und mehrere Anfallsformen bestand die Epilepsie nach zwölf Jahren in 80 % der Fälle fort.

In der Population von Novia Scotia, Kanada, wurden 504 Kinder mit neu aufgetretenen Epilepsien (Ausschluss von Absencen und «minor motor seizures») im Durchschnitt sieben Jahre lang beobachtet. Am Ende des Follow-ups waren 55 % der Kohorte in Remission. Signifikant prädiktive Variablen für eine Remission waren das Fehlen von Neugeborenenanfällen in der Anamnese, Alter des Kindes ein bis zwölf Jahre zu Beginn der Epilepsie, normale Intelligenz und weniger als 20 Anfälle zu Beginn der Therapie (Camfield et al. 1993).

In Turku, Finnland, wurden in den Jahren 1961–1964 prospektiv 245 bis zu 15 Jahre alte Kinder mit einer aktiven Epilepsie aus dem Einzugsbereich einer Universitätsklinik erfasst. Von diesen Kindern hatten 28 % eine idiopathische Epilepsie, 22 % eine kryptogene und 50 % eine zurückliegend symptomatische Epilepsie. Nach 30 Jahren waren 64 % der Patienten seit mindestens fünf Jahren anfallsfrei. Kryptogene Ätiologie, rasches Ansprechen auf die Antiepileptikatherapie, niedrige Anfallsfrequenz vor Beginn der Behandlung und die Anfallsform waren unabhängige Prädiktoren der Anfallsfreiheit. Etwa die Hälfte der Patienten in Remission nahm kein Medikament mehr ein (Sillanpää et al. 1998).

25.1.2 Prognostische Faktoren

In zahlreichen Langzeitstudien hat sich gezeigt, dass bestimmte Faktoren die Prognose der Epilepsien bestimmen, wobei die Ergebnisse allerdings nicht immer übereinstimmen. Als prognostische Hauptfaktoren haben sich Ätiologie, Alter bei Beginn der Epilepsie, EEG-Befund und Anfallstyp herausgestellt.

Die Prognose wird als günstig angesehen, wenn einer oder mehrere der folgenden Einzelfaktoren zutreffen (Arzimanoglu et al. 2004, Berg et al. 2011, Wirrell et al. 2011):

- normaler neurologischer Befund
- normale Intelligenz
- Fehlen einer nachweisbaren Hirnläsion
- Auftreten der Anfälle nach dem 1. und vor dem 12. Lebensjahr
- Auftreten nur einer Anfallsform
- Fehlen bestimmter Anfallsformen (tonische und atonische Anfälle)
- relativ kurze Zeit unkontrollierter Anfälle und rasches Ansprechen auf die Medikation
- niedrige Anfallsfrequenz
- normales EEG von Anfang an oder Normalisierung im Verlauf der Epilepsie
- gute Compliance.

Wie sieht die Prognose bei Patienten aus, die nie eine Antiepileptikatherapie erhielten?

Dazu gibt es nur wenige Daten. In einer retrospektiven Studie aus Finnland wurden 33 von 1375 Patienten identifiziert, die niemals eine Antiepileptikatherapie erhalten hatten (Keränen et al. 1993). Die Wahrscheinlichkeit der Zweijahresremission war 42 % nach 10 Jahren und 52 % nach 20 Jahren.

Beeinflusst ein später Beginn der Antiepileptikatherapie die Langzeitprognose ungünstig?

Der Einfluss einer frühen Antiepileptikatherapie im Vergleich zu einer späten auf die Langzeitprognose ist kaum abzuschätzen, da in den Langzeitbeobachtungen spätestens nach zwei Anfällen, häufig auch schon nach dem ersten Anfall, mit einer antiepileptischen Therapie begonnen wurde.

Auch zunächst unbehandelte Epilepsien können langfristig gutartig verlaufen. In einer Studie aus Kenia wurde gezeigt, dass die neu begonnene Antiepileptikatherapie sowohl bei Patienten mit neu diagnostizierten Epilepsien als auch bei Patienten mit langjährigen aktiven Epilepsien gleich gut wirksam war (Feksi et al. 1991). Ein ähnliches Ergebnis erbrachte eine populationsbasierte Studie aus Ecuador (Placencia et al. 1993). Bisher fehlt ein Beweis, dass die frühe antiepileptische Therapie die Langzeitprognose günstig beeinflusst.

Es ist allerdings davon auszugehen, dass eine frühe korrekte Diagnose und adäquate Therapie bei epileptischen Enzephalopathien den Verlauf sowohl im Hinblick auf Anfälle als auch Lebensqualität positiv beeinflussen können wie auch die frühzeitige Behandlung symptomatisch fokaler Epilepsien – sei es durch AEDs oder durch chirurgische Verfahren. Bei den als idiopathisch bezeichneten Epilepsien scheint dieser Zusammenhang nicht augenscheinlich, es scheint jedoch nahe liegend, dass Anfallsfreiheit meist eine bessere soziale Integration der Patienten ermöglicht.

Bedeutung epileptischer Status für die Prognose

Diagnostik und Therapie des SE wird in Kapitel 7 behandelt. Die Bewertung des konvulsiven SE im Rahmen der Prognose einer Epilepsie hängt im Wesentlichen von der suffizienten Behandlung desselben bzw. der Dauer des SE ab. Wird eine konsequente Behandlung initiiert, so scheint der SE kein unabhängiger Faktor für eine schlechtere Prognose zu sein – insbesondere nicht, wenn die Kinder zuvor normal entwickelt waren.

Prognose einzelner Epilepsiesyndrome im Kindesalter

Die einzelnen Epilepsiesyndrome des Kindes- und Jugendalters haben eine ganz unterschiedliche Prognose, diese wird in diesem Buch bei der Charakterisierung der einzelnen Epilepsie-

Tabelle 25-2: Epilepsiesyndrome des Kindes- und Jugendalters mit vollständiger und ausbleibender Remission

Epilepsiesyndrom mit vollständiger Remission	Epilepsiesyndrom mit ausbleibender Remission
• benigne neonatale Anfälle • benigne familiäre neonatale Anfälle • benigne fokale Epilepsie des Kindesalters mit zentrotemporalen Spikes • benigne fokale Epilepsie des Kindesalters mit okzipitalen Paroxysmen	• frühe infantile epileptische Enzephalopathien • schwere myoklonische Epilepsie des frühen Kindesalters (Dravet-Syndrom) • Lennox-Gastaut-Syndrom • Epilepsie mit myoklonischen Absencen • progressive Myoklonusepilepsien • autosomal-dominante nächtliche Frontallappen-epilepsie • Epilepsie mit gelastischen Anfällen bei hypothalamischem Hamartom • Epilepsia partialis continua

syndrome angegeben. In **Tabelle 25-2** sind die Epilepsien und Epilepsiesyndrome des Kindes- und Jugendalters aufgeführt, deren Langzeitprognose durch komplette Remission oder regelhaft ausbleibende Remission gekennzeichnet ist.

Anhand der Daten der holländischen und kanadischen Populationsstudien (n = 1055) wurde ein Vorhersagemodell für die Prognose der Epilepsien entwickelt. Mit einem signifikant schlechterem Outcome belegt zeigten sich sympotomatisch partielle und generalisierte Epilepsien wie auch kryptogen generalisierte. Hingegen gingen die kryptogen partiellen und die idiopathischen Epilepsien – partiell wie generalisiert – in Remission, wenn sie vor dem 12. Lebensjahr begonnen hatten.

25.1.3 Langzeitprognose pharmakoresistenter Epilepsien des Kindesalters

Studien an Jugendlichen und Erwachsenen sprechen dafür, dass der Verlauf der Epilepsie in den ersten zwei Jahren der Therapie eine Einschätzung über den weiteren Verlauf ermöglicht. Wenn der Patient nicht innerhalb dieser Zeit unter AED anfallsfrei geworden ist, muss bei einem großen Teil dieser Patienten mit einer Pharmakoresistenz gerechnet werden (Shorvon et al. 1982, Elwes et al. 1984, Reynolds 1987). Drei Langzeitstudien zeigen, dass ein beträchtlicher Teil der Kinder mit therapieresistenten Epilepsien nach langjährigem Verlauf doch noch eine Remission zeigen kann.

Chicago-Studie

Die Langzeitprognose von 145 Kindern, deren Epilepsie sich im Laufe von mindestens zwei Jahren als therapieresistent erwiesen hatte (ein oder mehr Anfälle pro Monat), ist von Huttenlocher et al. (1990) und Huttenlocher (1994) beschrieben worden. Die Kinder waren im Zeitraum von 5 bis 20 Jahren nach Beginn der Epilepsie nachuntersucht worden. Die Mehrheit dieser Kinder (61 %) war mental retardiert und bei den meisten (73 %) hatte die Epilepsie vor dem Alter von zwei Jahren begonnen. Ein erheblicher Anteil der Kinder mit normaler Intelligenz zeigte im Laufe der Zeit eine Remission der Anfälle, was bei den Kindern mit mentaler Retardierung erheblich seltener der Fall war. Das Outcome war umso besser, je länger die Kinder beobachtet worden waren. Nach 18 Jahren Studienteilnahme hatten nur noch 25 % der Kinder mit normaler Intelligenz Anfälle (mehr als einen Anfall pro Jahr) im Vergleich zu 75 % der Kinder mit mentaler Retardierung. Es fand sich kein Unterschied zwischen Kindern mit symptomatischen und kryptogenen fokalen Epilepsien, ebenfalls nicht zwischen Epilepsien mit generalisierten tonisch-klonischen Anfällen und Epilepsien mit komplex fokalen Anfällen. Auch einigen Kindern, die zunächst als prognostisch ungünstige Fälle angesehen wurden, z. B. fünf Kinder mit unilateralem Sturge-Weber-Syndrom, ging es gut, 4/5 Kinder waren im Laufe der Zeit anfallsfrei geworden.

Aus dieser Studie kann abgeleitet werden, dass Kinder mit einer ursprünglich als therapieresistent angesehenen Epilepsie langfristig anfallsfrei oder fast anfallsfrei (ein Anfall pro Jahr oder weniger) werden können, und zwar besonders die Kinder, deren Intelligenz normal ist.

Kanadische Studie

In der Population von Nova Scotia, Kanada, mit etwa 800 000 Einwohnern wurden 504 Kinder mit Epilepsien erfasst (Camfield et al. 1996). Kinder mit infantilen Spasmen, Absencen oder myoklonischen und atonischen Anfällen waren ausgeschlossen worden. Nach mindestens fünf Jahren Beobachtungszeit hatten nur 39/504 Kinder noch Anfälle (durchschnittlich zwei oder mehr Anfälle innerhalb von zwei Monaten im letzten Jahr trotz Behandlung mit mindestens drei AEDs in Mono- oder Polytherapie), 24/39 Kinder waren mental retardiert. Nach weiteren fünf Jahren waren noch 7/39 Kinder mindestens ein Jahr lang anfallsfrei geworden: 4/7 Kinder durch konventionelle AEDs, 2/7 durch CLB und 1/7 durch Epilepsiechirurgie. Bei 9/32 weiteren Kindern hatte eine epilepsiechirurgische Intervention lediglich zu einer Minderung der Anfallsfrequenz geführt. Mehrere neue AEDs (VGB, LTG, FBM, GBP) waren im Verlauf dieser fünf Jahre eingesetzt worden, in keinem Fall wurde dadurch Anfallsfreiheit erreicht.

Finnland-Studie

Die Nachuntersuchung einer außerordentlich lange (im Durchschnitt 37 Jahre lang) prospektiv beobachteten Gruppe von 144 Patienten aus Finnland, deren Epilepsie in der Kindheit vor dem Alter von 16 Jahren begonnen hatte, ergab, dass sich 67 % mit oder ohne Medikation in terminaler Remission befanden (Sillanpää et al. 2006). Schon im ersten Jahr der Behandlung begann die Remission bei 31 %, diese blieb bei der Hälfte dieser Gruppe ununterbrochen bis zum Ende erhalten. Eine späte Remission ereignete sich mit einer mittleren Verzögerung von neun Jahren bei weiteren 50 % der 144 Patienten, wovon 32 % keinen weiteren Relapse erlitten. Dem Rückfall im Gefolge der frühen oder späten Remission folgte wieder die Remission bei 19 % der Patienten, bei 14 % war das nicht der Fall, diese Patienten zeigten somit im Verlauf eine Verschlechterung. Da 19 % von Anfang an pharmakoresistent waren, ergibt sich für 33 % der Gesamtgruppe eine ungünstige Prognose. Ein erfreuliches Ergebnis dieser Studie ist, dass nach vielen Jahren fortdauernder Anfälle doch noch eine endgültige Anfallsfreiheit erreicht werden kann. Bei Versagen der Pharmakotherapie in den ersten zwei Jahren nach Beginn der Epilepsie kann somit auch nicht sicher vorausgesagt werden, wie der weitere Verlauf sein wird.

25.1.4 Die Einschätzung des Rezidivrisikos in der Beratung

Das Bedürfnis der Eltern und der betroffenen Kinder/Jugendlichen, die Risiken des Auftretens weiterer Anfälle und den Verlauf «ihrer» Erkrankung zu erfahren, ist nach der ersten Krise durch das Auftreten eines epileptischen Anfalls vordringlich. Zum einen ergeben sich daraus Implikationen für den Alltag wie Vorsichtsmaßnahmen, Überwachung und Begleitung, zum anderen sind viele Sorgen der Eltern auf die Zukunft ihrer Kinder ausgerichtet.

Wenn es schon unwahrscheinlich ist, eine bestimmte Erkrankung zu bekommen, so ist die Tatsache derselben eine schlechte Ausgangslage für den Glauben an statistische Analysen – das Gegenteil scheint jedoch der Fall zu sein. Jeder Hinweis und jede Prozentzahl bezüglich der Wahrscheinlichkeit des Auftretens von Risiken, Nebenwirkungen, Rezidiven seitens der Professionellen – aber auch der Elternforen – kann Eingang in das System der Hoffnungen und Befürchtungen der betroffenen Familien finden.

Als Beratende/r steht man im Spannungsfeld zwischen der – oft vagen – statistischen Wahrscheinlichkeit des Auftretens von Rezidiven z. B. nach einem ersten unprovozierten Anfall und der klinischen Relevanz, die diesem Zusammenhang zuzuordnen ist.

Das Beispiel des Epilepsierisikos nach Fieberkrämpfen zeigt diese Problematik deutlich: Das Epilepsierisiko nach einfachem Fieberkrampf wird mit 2 % eingeschätzt, nach komplizierten bis zu 15 %. Die Kinder, die nach Fieberkrämpfen eine Epilepsie entwickeln, hatten meist einfache Fieberkrämpfe gehabt (da einfache Fieberkrämpfe häufiger sind). Auch bekommen die meisten Kinder nach komplizierten Fieberkrämpfen keine Epilepsie. Ist es also sinnvoll, Familien nach dem Auftreten eines komplizierten Fieberkrampfes über das erhöhte Epilepsierisiko aufzuklären? Dies wäre eine erhebliche Beunruhigung dieser Familien.

Ein anderer Aspekt ist die Schwierigkeit, statistische Daten auf den konkreten Fall zu beziehen, da letzten Endes die Epilepsieerkrankung immer ein individuelles Geschehen im Kontext der organischen Bedingtheiten und sozialer Bezüge darstellt. Auch der Versuch, diese Zusammenhänge ganzheitlich in das Krankheitsverständnis zu integrieren, bleibt der Versuch einer Annäherung und muss sich den Entwicklungen immer wieder anpassen.

So sind die Verläufe, die sich jenseits aller medizinisch-statistischen Erwartungen entwickeln, immer Teil der Alltagserfahrung in der Epilepsiebehandlung und verlangen eine offene Herangehensweise an die individuellen Problemlagen.

Jenseits der epileptischen Syndrome, die durch eine regelhafte Remission oder aber Anfallspersistenz charakterisiert sind, ist eine annähernd exakte Vorhersage des Verlaufs einer Epilepsie im Kindes- und Jugendalter nicht möglich. Die Wahrscheinlichkeit einer Fehleinschätzung liegt bei 30 %.

25.2 Unfälle, Verletzungen

Schädel-Hirn-Traumen kommen bei therapierefraktären Epilepsien häufiger vor, in der Mehrzahl handelt es sich um leichte Traumen. Die häufigste Ursache von Verletzungen ist ein Hinstürzen während eines epileptischen Anfalls. Besonders verletzungsrelevant sind tonische Sturzanfälle, da der Körper durch die akut einsetzende Streckung eine Beschleunigung erfährt. Die Anfälle kündigen sich nicht an, jeder Selbstschutz kommt zu spät. Weniger heftig durch die geringere kinetische Energie sind atonische Anfälle. Die Folge sind Platzwunden, oft im Gesichtsbereich, Zahnverletzungen und Schädel-Hirn-Traumen jeden Schweregrades, auch entsprechende Blutungen (meist subdural).

Es ist ratsam, dass Kinder mit einem besonders hohen Kopfverletzungsrisiko Kopfschutzkappen tragen, die individuell angepasst werden. Diese sind inzwischen in verschiedenen Farben erhältlich, was die Compliance verbessert hat. Diese Helme bieten jedoch nur einen begrenzten Schutz (nicht im Gesichtsbereich!).

Weitere Verletzungen können dann auftreten, wenn es während komplexer Bewegungen (insbesondere Beschleunigungen wie Radfahren, Skaten etc.) akut zu einer anfallsbedingten Bewusstseinsalteration kommt.

Bei GTKA können bei älteren Jugendlichen und Erwachsenen nicht selten Wirbelkörperfrakturen beobachtet werden, die in der Regel Schmerzen, aber keine neurologischen Ausfälle verursachen (Perucca et al. 2000).

Das Risiko von Unfällen während des Führens eines PKW wird im Vergleich zur übrigen Bevölkerung als um das 1,5- bis 2fache erhöht angegeben. Hier ist vor allem auch die Gefährdung Dritter wesentliche Einschränkung bei der Zulassung. Zu den europäischen Richtlinien siehe Kapitel 26.4. Die Bedeutung der Epilepsie als Unfallursache ist insgesamt jedoch gering. In einer Vierjahresstudie waren epileptische Anfälle nur in 13 von 5665 Unfällen die Unfallursache (Hansotia et al. 1993).

Eine weitere Verletzungsursache stellt das Verbrennen dar, z. B. durch heiße Flüssigkeiten während des Kochens, des Duschens oder durch Trinken zu heißer Getränke.

Die individuellen Begutachtungen zur Frage der Eignung bestimmter Berufe für Menschen mit Epilepsie müssen in Abhängigkeit von den jeweiligen Anfällen, der zu erwartenden Prognose und dem konkreten Arbeitsplatz getroffen werden.

25.3 Mortalität

Menschen mit Epilepsien tragen ein erhöhtes Risiko, vorzeitig zu versterben. Mögliche Ursachen sind:

- die für die Epilepsie verantwortliche neurologische Grundkrankheit wie Trauma, zerebrovaskuläre Erkrankungen oder Hirntumoren
- Unfälle während eines Anfalls (z. B. durch Ertrinken oder schweres Schädel-Hirn-Trauma)
- Selbstmord
- direkte Folge von Anfällen oder eines Status epilepticus
- plötzlicher unerwarteter Tod bei Epilepsie (SUDEP = Sudden Unexplained Death in Epilepsy Patients).

25.3.1 Mortalität bei Erwachsenen mit Epilepsien

Als Maß für das Mortalitätsrisiko insgesamt im Vergleich zur Normalbevölkerung wird die sog. altersangepasste standardisierte Mortalitätsrate gewählt, für Erwachsene mit Epilepsien wird in der Regel ein Wert von zwei bis drei angegeben, d. h., das Risiko ist zwei- bis dreimal so hoch im Vergleich zur altersgleichen Normalbevölkerung. Dabei sind die idiopathischen Epilepsien mit einer Rate von 1,6 deutlich unter der Rate für symptomatische (4,3), am höchsten ist die Mortalitätsrate bei Patienten, deren neurologisches Defizit von Geburt an bestand (50) (Cockerell et al. 1994). Die Mortalität durch einen Status epilepticus beträgt etwa 20 %. Der Status epilepticus ist bei Patienten mit Epilepsien in 2 % der Fälle die Todesursache (Perucca et al. 2000).

Das Risiko, durch ein Trauma oder einen Unfall zu versterben, ist bei Menschen mit Epilepsien erhöht. Eine wichtige Unfallursache ist das Ertrinken. In Florida wurden in einer Fünfjahresperiode 58 von insgesamt 2381 Ertrinkungstodesfällen auf epileptische Anfälle zurückgeführt. Betroffen waren bevorzugt Erwachsene im Alter zwischen 25 und 34 Jahren, sie ereigneten sich vor allem in Swimming Pools und Badewannen (Ladd et al. 1999). Selbstmord kommt bei Patienten mit Epilepsien häufiger als in der Normalpopulation vor, er macht bei ihnen zwischen 2 % und 10 % der Todesursachen aus. Er wird häufig durch eine Depression verursacht, welche bei Patienten mit Epilepsien ebenfalls in erhöhter Rate vorkommt (Perucca 2000).

25.3.2 Mortalität bei Kindern, Jugendlichen und jungen Erwachsenen mit Epilepsien

Einige Langzeitstudien haben auch für das Kindes- und Jugendalter eine erhöhte Mortalität angegeben, wobei die Rate in Abhängigkeit von verschiedenen Faktoren allerdings erhebliche Unterschiede aufweist (Brorson et al. 1987, Harvey et al. 1993c, Kurtz et al. 1998, Camfield et al. 2002, Sillanpää 2013). **Tabelle 25-3** zeigt Populationsstudien zur Mortalität im Kindes- und Jugendalter.

Nesbitt et al. (2012) werteten retrospektiv die Daten von 265 verstorbenen Kindern mit Epilepsie aus. In 2/3 der Fälle gab es keinen Zusammenhang zur Epilepsieerkrankung. Anfälle in direktem Zusammenhang mit dem Versterben (SE, Ertrinken, SUDEP) waren in 13 % der Fälle nachvollziehbar, in etwa 9 % ließ sich keine Todesursache finden: In dieser Gruppe fanden sich nur Verstorbene mit symptomatischer oder vermutlich syptomatischer Ätiologie. In 4 % der Fälle handelte es sich um akut symptomatische Anfälle im Rahmen eines finalen Stadiums einer anderen Grunderkrankung.

Tabelle 25-3: Epilepsie und Mortalität bei Epilepsien im Kindesalter

	Epilepsie-patienten n	Zeitraum (Jahre)	Todesfälle epilepsieassoziiert	Ätiologie/ neurologische Komorbidität	Todesursache
Bronson et al. 1987	194	12	11/194	11/11 MR	3/11 SUDEP
				8/11 NA	1/11 SE
				7/11 CP	7/11 Komorbidität
Camfield et al. 2002	692	20	26/692	22/26 NA	1/26 SUDEP
				14/26 sekundärgen.	4/26 (Selbst-)Mord
				11/26 gen. oder fokal	22/26 Komorbidität
				1/6 Absencen	
Sillanpää et al. 2013	254	40	33/254	33 mit MR	23/33 SUDEP
				SUDEP: alle mit MR + CP	6/33 Ertrinken
					4/33 SE

MR = mentale Retardierung CP = Zerebralparese
NA = neurologisch auffällig gen. = generalisiert

Die Mortalitätsrate bei den Kindern mit Absenceepilepsien oder idiopathischen fokalen Epilepsien des Kindesalters unterscheidet sich nicht von der in der Normalpopulation. Das scheint sich allerdings im Erwachsenenalter zu ändern, wenn mit dem Anstieg der SUDEP-Inzidenz auch mehr (Erwachsene) mit idiopathischen Epilepsien betroffen sind. Ein erhöhtes Mortalitätsrisiko bei Kindern und Jugendlichen ist vor allem mit folgenden Faktoren verbunden:

- symptomatische Epilepsie
- pharmakoresistente Epilepsie symptomatischer Genese
- schwer verlaufende Epilepsie, insbesondere epileptische Enzephalopathien (z. B. schwere frühkindliche myoklonische Epilepsie, West-Syndrom, Lennox-Gastaut-Syndrom)
- Lebensalter: erstes Lebensjahr und junge Erwachsene jenseits von 18 Jahren.

Ertrinkungsrisiko von Kindern mit Epilepsien

Um das Risiko des Ertrinkens von Kindern mit Epilepsien zu klären, wurden die Akten von 306 Kindern, die in den Jahren 1988/1989 in Großbritannien ertrunken oder beinahe ertrunken waren, studiert (Kemp et al. 1993). Es fanden sich zehn Kinder mit Epilepsien, die einen Ertrinkungsunfall erlitten hatten. Von diesen waren vier Kinder verstorben, zwei davon in der Badewanne. Das Risiko der Kinder mit Epilepsien zu ertrinken, war somit gegenüber der Normalpopulation etwas erhöht. Alle Kinder mit Ertrinkungsunfall waren während des Schwimmens oder Badens nicht überwacht worden. Die Autoren zogen daraus den Schluss, dass Kinder mit Epilepsien durchaus zum Schwimmen ermutigt werden sollten, dass dieses aber nur in Begleitung von anderen Personen mit einer Lebensrettungsausbildung stattfinden sollte. Die Kinder sollten nicht in der Badewanne baden, sondern duschen.

25.3.3 Der plötzliche unerwartete Tod bei Epilepsieerkrankung (SUDEP)

Unter SUDEP (sudden unexplained death in epilepsy) im Kindesalter versteht man den plötzlichen und unerwarteten Tod eines Kindes mit Epilepsie, das zu dem Zeitpunkt gesundheitlich stabil zu sein schien. Weiterhin

- findet sich keine andere Ursache wie Trauma, Unfall oder eine lebensbedrohliche akute Erkrankung
- befand sich das Kind unter normalen und alltäglichen Bedingungen
- bestand kein Status epilepticus
- können bei der Obduktion keine Hinweise auf eine toxikologische oder anatomisch-strukturelle Ursache für den plötzlichen Tod gefunden werden (Mirroy 2011).

Auf Grund der schwierigen Abgrenzung des SUDEP schlagen Nashef et al. (2012) vor, Ereignisse, bei denen gleichzeitig weitere gesundheitliche Störungen vorlagen, die ein Versterben bedingt haben können (z. B. Long-QT-Syndrom), von SUDEP Plus zu sprechen, von wahrscheinlichem SUDEP, wenn keine Autopsie durchgeführt worden ist, von möglichem SUDEP, wenn alternativ eine andere Todesursache vorgelegen haben könnte (z. B. Auffinden im Wasser, aber in der Autopsie kein Ertrinken festgestellt werden konnte), und von Near-SUDEP, wenn eine Reanimation erfolgreich verlaufen ist.

Epidemiologie

SUDEP tritt bei einem von 1000 Patienten mit Epilepsie pro Jahr auf. Es wird geschätzt, dass bei Kindern die SUDEP-Rate um das 10fache niedriger liegt (Shorvan et al. 2011). Betroffen sind vor allem Kinder mit neurologischen Auffälligkeiten (Camfield et al. 2002).

Ätiologische Aspekte

SUDEP ist ein klinisches Ereignis, keine Todesursache (Shorvan et al. 2011). Im Rahmen einer Case-Control-Studie konnten von 135 SUDEP-Fällen 15 beobachtet werden (Alter 17 bis 47 Jahre). Bei 12 der 15 Patienten trat der Tod im Zusammenhang mit einem generalisierten tonisch-klonischen Anfall auf, fast alle Betroffenen hatten Atemstörungen bzw. hörten auf zu atmen (Langan et al. 2000). Nashef et al. (1996) beschreiben 27 SUDEP-Fälle im Kindesalter, 10 wurden beobachtet, nur zur Hälfte wurden klinische Anfallssymptome beschrieben.

Pathophysiologie

Tierexperimentelle Untersuchungen weisen auf eine zentrale Hypoventilation als Todesursache hin. Polygraphische Untersuchungen, während derer Patienten ein SUDEP erlitten, zeigten eine ausgeprägte Suppression des EEG-Signals vor Beginn der respiratorischen und kardialen Veränderungen, was als Ausdruck einer massiven zentralen Inhibition interpretiert wurde.

Durch die Langzeit-Polygraphie im Rahmen der Epilepsiediagnostik ist bekannt, dass 0,2–0,4 % der Patienten eine iktale Asystolie erleiden und damit potenziell gefährdet sind, einen plötzlichen Herztod im Anfall zu erleiden. Dies trifft auch auf Einzelfälle zu, die eine Verlängerung der QT-Zeit während des Anfalls aufweisen (Shorvon et al. 2011) – zumeist findet sich jedoch iktal und postiktal eine Tachykardie mit Verkürzung der QT-Zeit im EKG und einer reduzierten Herzfrequenzvariabilität als Ausdruck einer autonomen Dysregulation, die bei sekundär generalisierten Anfällen am deutlichsten ausgeprägt gefunden wurde (Surges et al. 2010).

Risikofaktoren

Die Analyse von Risikofaktoren ist auf Grund der begrenzten Aussagefähigkeit der vorhandenen Studien für allgemeine Handlungsrichtlinien nicht ausreichend. Folgende Faktoren werden identifiziert (Meyer et al. 2011):

- männliches Geschlecht
- früher Beginn der Erkrankung
- hohe Anfallsfrequenz
- chronisch aktive Epilepsie
- symptomatische Epilepsie bei strukturellen Läsionen/posttraumatisch
- GTKA
- mentale Retardierung
- bereits erlittenes lebensbedrohliches Ereignis
- Bauchlage im Schlaf.

Bei Erwachsenen gelten weiterhin als Risikofaktoren:

- junges Erwachsenenalter (18–40 Jahre)
- zu geringe AED-Konzentration im Serum (Non-Compliance?)
- Polytherapie.

Prävention

Sichere Präventionsmaßnahmen sind nicht bekannt. Es sollte konsequent versucht werden, Anfallsfreiheit zu erreichen. Im Gegensatz zu Erwachsenen scheinen bei Kindern die Faktoren Polytherapie und subtherapeutische Antiepileptikakonzentrationen keine wesentliche Rolle zu spielen (Donner et al. 2001, Camfield et al. 2002).

Ob insbesondere junge Kinder durch eine kardiorespiratorische Dauerüberwachung – zumindest in der Zeit des Unbeobachtetseins – geschützt werden können, ist nicht bewiesen und muss individuell entschieden werden. Die Indikation einer Sauerstoff-Sättigungsüberwachung z. B. bei Kindern mit hohem Statusrisiko wird zur Anfallsdetektion gestellt, wobei auf Grund der Zielparameter auch eine kardiorespiratorische Insuffizienz aufgezeichnet werden kann. Notwendig bei derartigen Überwachungssystemen ist die Reanimationsschulung der betreuenden Personen!

26 Aspekte der Betreuung

26.1 Epilepsiesprechstunde

Mit der Diagnosestellung einer Epilepsie sollte eine neuropädiatrische Betreuung des Kindes bzw. des Jugendlichen etabliert werden. Von hier aus wird über ein entsprechendes Netzwerk die ambulante und stationäre Versorgung je nach Notwendigkeit gesteuert. Zur Diagnostik und Behandlung pharmakoresistenter Epilepsien und komplexer Krankheitsbilder sind spezialisierte Epilepsiezentren in die Betreuungsstruktur einzubeziehen. Nur wenige Rehabilitationseinrichtungen halten speziell auf Kinder und Jugendliche mit Epilepsien abgestellte Therapie- und Rehabilitationsstrukturen vor. Zur Etablierung und Begleitung einer Langzeittherapie siehe auch Kapitel 19.3.

Die erste Phase der Erkrankung induziert vor allem medizinische Diagnostik. Erst die sorgfältige Differenzialdiagnose sowie die ätiologische und syndromatologische Zuordnung ermöglichen die Entwicklung des therapeutischen Konzeptes. Gleichzeitig sind die Unsicherheiten und Sorgen auf Seiten der Betroffenen in dieser Zeit am größten und fordern eine Klarheit in Diagnose, Behandlung und vor allem prognostischer Aussage ein, die sich jedoch häufig erst im Verlauf der Erkrankung abzeichnet. Es bedarf also einer entsprechend intensiven und damit auch zeitaufwendigen Aufklärung, in der Risiken und Chancen der Therapieoptionen ebenso Berücksichtigung finden wie individuelle Bedürfnisse und Problemstellungen des Alltags. Idealerweise kann in dieser Zeit eine tragfähige therapeutische Beziehung aufgebaut werden, die für den weiteren Behandlungsverlauf von großem Wert ist. Auf Grund des deutlich erhöhten Risikos für komorbide Störungen gilt es frühzeitig, solche zu erfassen. Dazu ist der multiprofessionelle «Blick» auf die Problemstellungen bei Kind, Familie und involvierten Institutionen hilfreich.

Andererseits sind entsprechende Rückmeldungen seitens der Eltern/Institutionen notwendig, um jenseits der klinischen Untersuchungs- und Testsituation den Krankheitsverlauf beurteilen zu können. Neben dem obligaten Anfallskalender ist ein Elternfragebogen zu jeder Konsultation zur Vollständigkeit der Wahrnehmung ein sinnvolles Instrument, das ebenso die elterliche Kompetenz stärkt (**Abb. 26-1**).

Der Erkrankungsverlauf ist im Bezug auf klinische Daten, diagnostische Maßnahmen sowie eingesetzte AEDs und weitere therapeutische Optionen zu protokollieren, um einen rasch verfügbaren Überblick zu gewährleisten (**Abb. 26-2**).

26.2 Genetische Beratung

Epilepsie ist eine heterogene Störung des ZNS, die durch eine Vielzahl genetischer und nicht genetischer Faktoren verursacht wird. Es wird geschätzt, dass bei etwa 50 % der Epilepsien genetische Einflüsse eine Rolle spielen. Der Vererbung nach den Mendel'schen Regeln (autosomal-dominant, autosomal-rezessiv, X-gebunden-dominant, X-gebunden-rezessiv) gehorchen nur wenige idiopathische Epilepsien, bei den übrigen ist kein einheitliches Vererbungsmuster zu erkennen. Deren Vererbung ist komplex, d.h., mehr

Fragebogen: Epilepsieambulanz **Datum:**....................

Mein Kind erhält folgende antiepileptische Medikamente:

Medikamentenname	morgens	mittags	abends

Weiterhin: ☐ ketogene Diät / modifizierte Atkins-Diät ☐ VNS ☐ weitere:.............................

Mein Kind erhält zusätzlich folgende Medikamente:

Medikamentenname	morgens	mittags	abends

Anfälle in den letzten 3 Monaten:

Häufigkeit und Ablauf: ☐ siehe Anfallskalender ☐ siehe epivista

☐ Ablauf verändert:..

Folgende **Veränderungen** sind in den letzten 3 Monaten aufgefallen:

☐ Müdigkeit, Aktivität:..

☐ Verhaltensveränderungen:..

☐ Schlafverhalten:..

☐ Appetit:..

☐ Andere:..

Betreuung:

☐ Pflegestufe:...................... ☐ Pflegedienst:........h/d ☐ Einzelfallhilfe:............h/Wo

☐ Sonderpädaqoqischer Förderbedarf ☐ Integrationsstatus ☐ Fahrdienst

☐ Kita:................ ☐ Schultyp:.................... ☐ Klasse:............. ☐...............

Mein Kind erhält folgende funktionelle Therapie:

☐ Krankengymnastik ☐ Ergotherapie ☐ Logopädie ☐ Andere:.................................

☐ Anbindung SPZ:...

Abbildung 26-1: Elternfragebogen

als ein Gen (oligene oder polygene Vererbung) ist an der Vererbung beteiligt. Die Risikovorhersage für die meisten Patienten und deren Familieangehörigen beruht deshalb auf epidemiologischen Studien, welche das Epilepsierisiko in Familien mit Epilepsiebetroffenen untersucht haben. Das spezielle Risiko wird in der Regel mit dem Basiswert in der Bevölkerung verglichen, dieser beträgt bis zum Alter von 20 Jahren etwa 1 % (Hauser et al. 1993). Aus zahlreichen epidemiologischen Studien ergibt sich für die Nachkommen eines betroffenen Elternteils global (alle Arten von Epilepsien) ein Epilepsierisiko von 2–5 %. Das allgemeine Risiko bei Geschwistern und anderen Verwandten hat eine ähnliche Größenordnung.

In diesem Zusammenhang spielt die emotional-geschichtliche Assoziation zwischen Epilepsie und «Erbkrankheit» (zunehmend weniger, aber dennoch häufig) in Deutschland eine wichtige Rolle. Der stigmatisierende Unterton ist Teil des kollektiven Gedächtnisses, in dem der totgeschwiegene Umgang mit kranken Kindern, Jugendlichen und Erwachsenen in den Zeiten des Nationalsozialismus seinen Ausdruck findet. Auch wenn selten ausgesprochen finden sich derartige tradierte Vorurteile in den Ängsten der Familienangehörigen wieder. Dieser Erwartungshaltung kann nur mit konsequenter Aufklärung und Offenheit begegnet werden – gegenüber der betroffenen Familie und der umgebenden sozialen Struktur.

26.2.1 Übersicht über die epidemiologischen Beratungsgrundlagen

Ist die Epilepsie fakultatives Symptom einer hereditären Multiorganerkrankung mit Beteiligung des ZNS (Epilepsiekrankheit), so richtet sich die genetische Beratung nach der Grundkrankheit. Diese Gruppe ist in Kapitel 18 ausführlich dargestellt. Für viele dieser Krankheiten steht eine molekulargenetische Diagnostik zur Verfügung, die auch zu einer pränatalen Diagnostik genutzt werden kann.

Abgesehen von den wenigen monogen vererbten Epilepsien wird in der Regel bei den idiopathischen Epilepsien lediglich die Disposition zu epileptischen Anfällen vererbt, von einem Teil der idiopathischen Epilepsien wurden disponierende Genorte (susceptibility loci) und Gene gefunden.

Das Epilepsierisiko bei Geschwistern und beim Nachwuchs ist im Allgemeinen von mehreren Faktoren abhängig. Folgende Faktoren erhöhen das Risiko:

- **bestimmte Anfalls- bzw. Epilepsieformen.** Hat der Proband myoklonische Anfälle oder Absencen, so ist das übertragene Epilepsierisiko höher (4–8 % bzw. 5–9 %). Das Epilepsierisiko ist bei Verwandten mit generalisierten idiopathischen Epilepsien höher als bei Verwandten mit fokalen idiopathischen.
- **Geschlecht des betroffenen Elternteils (sog. maternaler Effekt).** Die Rate betroffener Nachkommen mit Epilepsie ist bei Müttern mit Epilepsien höher als bei Vätern (2,8–8,7 % vs. 1,0–3,6 %).
- **Erkrankungsalter des Probanden.** Bei Eltern unter 20 Jahren ist das Epilepsierisiko der Kinder höher als bei Eltern über 20 Jahren (2,3–6 % vs. 1,0–3,6 %).
- **Zahl der betroffenen Verwandten und wie nahe diese Verwandten mit dem Nachwuchs verwandt sind.** Das Epilepsierisiko eines Geschwisters von einem Epilepsieträger steigt von 3 % auf 8 %, wenn ein Elternteil ebenfalls eine Epilepsie hat.
- **epileptiforme Entladungen im EEG.** Die erhöhte Anfallsbereitschaft einer Person lässt sich z. T. mittels des EEG durch Nachweis epileptiformer Aktivität (generalisierte Spike-Waves, Photosensibilität, multifokale Spikes bzw. Sharp-Waves) erkennen.

Begleitbogen Epilepsie

Diagnosen:...

Alter bei Erkrankungsbeginn:............................ Erstsymptom:............................

	initial	Verlauf
Semiologie:		
EEG: GA: epileptiform:		☐ Monitoring ☐ Prächirurgie
neurologischer Befund		
Entwicklung		
Neuropsychologie		
cMRT		

neurometalbolische Auffälligkeiten:..

genetische Auffälligkeiten:.. ☐ Diagnostik Dokumentation (Tabelle 4-7)

Umstellungs-grund	Start M/J	Ende M/J	Sub-stanz/ Präparat	Kombi-nation mit	max. Dosis/ kgKG	max. Spiegel mg/l	Wirksam-keit 0/+/++/ +++	NW

Angaben in Monat/Jahr und danach Befund!

Abbildung 26-2: Begleitbogen zur Dokumentation des Epilepsie-Verlaufs

26.2.2 Empirisches Erkrankungsrisiko von Verwandten eines Probanden mit Epilepsie

Bei einer Person mit Epilepsie ist das Risiko, epilepsiekranke Kinder zu bekommen, im Allgemeinen geringer, als häufig angenommen wird. Das Erkrankungsrisiko in Abhängigkeit von verschiedenen Faktoren kann **Tabelle 26-1** entnommen werden, es ist insgesamt jedoch gering. Wegen des relativ niedrigen Epilepsierisikos wird man in der Regel den Eltern mit Kinderwunsch nicht davon abraten, eigene Kinder zu bekommen. Das empirische Epilepsierisiko bei Geschwistern zeigt **Tabelle 26-2.**

Tabelle 26-1: Epilepsierisiko bei den Nachkommen von Eltern mit Epilepsien (nach Beck-Mannagetta 1989, Prasad et al. 2008)

Faktoren	Epilepsierisiko von Nachkommen bis zum 20. Lebensjahr
Allgemeines Bevölkerungsrisiko (kumulative Inzidenz bis 20 Jahre)	1 %
Allgemeines Epilepsierisiko der Kinder von Eltern mit Epilepsie	2–5 %
Ätiologie	
• idiopathisch	7 %
• kryptogen	3 %
• symptomatisch	2 %
Geschlecht	
• Mutter	6 %
• Vater	4 %
Erkrankungsalter	
• < 20 Jahre	7 %
• > 20 Jahre	3 %
Anfallstyp	
• generalisiert	6 %
• generalisiert plus generalisierte Spike-Wave-Entladungen im EEG des Kindes	15 %
• Absencen	9 %
• fokal	3 %

26.2.3 Genetische Beratung bei verschiedenen Epilepsien und Fieberkrämpfen

Die genetische Beratung orientiert sich an den Klassifikationen der epileptischen Anfälle und Epilepsien der ILAE. Es ist davon auszugehen, dass ein unterschiedlich großer Anteil an der Ätiologie der einzelnen Epilepsieformen primär einen genetischen Hintergrund hat – dies ist bei den idiopathischen (genetischen) Formen am deutlichsten. Dazu kommen zum einen sich im Laufe der Zeit einstellende sekundäre Modifika-

Tabelle 26-2: Epilepsierisiko bei Geschwistern (nach Winaver et al. 2005, Prasad et al. 2008)

Faktoren	Epilepsierisiko bei Geschwistern bis zum 20. Lebensjahr
Allgemeines Bevölkerungsrisiko (kumulative Inzidenz bis 20 Jahre)	1 %
Beginn der Epilepsie	
• < 15 Jahre	4 %
• > 15 Jahre	2,6 %
Ätiologie	
• postnatal erworben	1 %
• Epilepsie plus mentale Retardierung/Zerebralparese	3 %
Ein Elternteil hat ebenfalls Epilepsie	
• ein Elternteil	8 %
• ein Elternteil plus generalisierte Spike-Waves	12 %
Anfallstyp	
• generalisiert	6 %
• fokal	3 %
• myoklonisch	4–8 %
• Absencen	5–9 %
EEG-Befund	
• Epilepsie plus generalisierte Spike-Waves	6 %
• Epilepsie plus generalisierte Spike-Waves plus Photosensibilität	8 %

tionen der betroffenen DNS (Epigenetik) und zum anderen Umweltfaktoren unbekannter Ausprägung.

Das bedeutet nicht, dass in einzelnen Familienstammbäumen nachweisbare Mutationen z. B. im Bereich der GABA-Rezeptoren oder der Kaliumkanalgene als ursächlich für die idiopathisch zu klassifizierende Epilepsie sind, dies aber bei dem weitaus größten Teil der Betroffenen nicht reproduzierbar ist. Auch sind Genvarianten, die vereinzelt bei Familien mit idiopathischen Epilepsien gefunden werden, allenfalls im Sinne von Risikofaktoren zu erklären (Suszeptibilitätsfaktoren).

Die klassische anamnestische Frage im Erstkontakt, welches Familienmitglied auch an einer Epilepsie leide, hat weder einen epidemiologisch brisanten Hintergrund noch diagnostische/therapeutische Konsequenzen.

Idiopathische generalisierte Epilepsien

Wie aus Zwillingsstudien bekannt ist, sind genetische Faktoren für das Auftreten idiopathischer Epilepsien entscheidend. Davon sind weniger als 10 % monogenetisch, meist liegt ein komplexer Vererbungsmodus zugrunde, ohne dass es bisher gelungen ist, die verantwortlichen Gene und ihre Interaktion zu identifizieren (Delgado-Escueta et al. 2013).

Bei einem Patienten mit einer Aufwach-Grand-Mal-Epilepsie beträgt das Epilepsierisiko der Nachkommen 5–7 % (Tsuboi 1989, Beck-Mannagetta et al. 1989).

Das Epilepsierisiko der Geschwister von Patienten mit einer juvenilen myoklonischen Epilepsie (Impulsiv-Petit-Mal-Epilepsie) beträgt insgesamt etwa 7 %, bei den Mädchen 8 %, bei den Jungen 2–4 % (Janz et al. 1989).

Bei den Absenceepilepsien beläuft sich das allgemeine Epilepsierisiko für Geschwister auf 5–9 %, bei 25 % der davon betroffenen Geschwister handelt es sich wieder um Absenceepilepsien. Haben die Mutter oder deren Geschwister auch epileptische Anfälle, so erhöht sich das Epilepsierisiko auf 15 %. Epilepsien in der väterlichen Linie spielen bei der Transmission eine untergeordnete Rolle (3 % Risiko). Sind die Geschwister und die Mutter frei von Anfällen und hat die Mutter ein normales EEG, so liegt das Geschwisterrisiko für Epilepsie nur bei 2 %.

Hat ein Kind eine Epilepsie mit myoklonisch-astatischen Anfällen, so liegt das allgemeine Epilepsierisiko der Geschwister bei 15 %. Das Risiko erhöht sich auf etwa 20 %, wenn in der mütterlichen Elterngeneration eine Epilepsiebelastung besteht. Das Wiederholungsrisiko für das spezielle Epilepsiesyndrom myoklonisch-astatische Epilepsie bei einem Geschwisterkind ist jedoch gering (etwa 1,5 %). Sowohl Patienten mit einer Mutation im SCN1A-Gen als auch mit einer im GLUT1-Gen finden sich in diesem Kollektiv (anders stellt sich dann natürlich die Frage nach den eigenen Nachkommen der Patienten).

Idiopathische fokale Epilepsien

Die Vererbung der häufigen idiopathisch fokalen Epilepsien des Kindesalters ist wahrscheinlich polygen. 6–40 % der Geschwister zeigen im SEEG ebenso fokale Sharp-Waves, wobei die Wahrscheinlichkeit umso höher zu sein scheint, je ausgeprägter die Symptome der IFE sind. Etwa 5–10 % der Geschwister erkranken. Das Vererbungsrisiko bei den Nachkommen liegt bei 12–15 %, falls nur ein Elternteil und kein weiterer Verwandter betroffen ist (Steinlein 1999, Neubauer et al. 2008).

Kryptogene fokale Epilepsien

Das Geschwisterrisiko für kryptogene Epilepsiesyndrome liegt zwischen 2 % und 5 %. In den EEGs von Geschwistern finden sich epileptiforme Potenziale in bis zu 20–30 % der Fälle, wobei die meisten von ihnen nie einen Anfall haben werden. Die Kinder eines Patienten mit einer kryptogenen fokalen Epilepsie tragen ein Epilepsierisiko von 3 %.

Symptomatische fokale Epilepsien

In der Genese symptomatischer fokaler Epilepsien spielt die genetische Disposition praktisch kaum eine Rolle. Es ist jedoch davon auszugehen, dass die Manifestation einer Epilepsie bei «gleicher» Schädigung auch einer genetischen Prädisposition folgt.

Fieberkrämpfe

Fieberkrämpfe treten bei 2–4% der Kinder vor dem Alter von fünf Jahren auf. Bei etwa 10% der Geschwister treten ebenfalls Fieberkrämpfe auf. Bei zusätzlicher Fieberkrampfanamnese eines Elternteils ist von einem Geschwisterrisiko von 20% auszugehen. Das Fieberkrampfrisiko der Nachkommen von Patienten mit Fieberkrämpfen wird von Doose (1993) mit 10% angegeben. Es steigt auf 20%, wenn schon Fieberkrämpfe in der Familie mütterlicherseits vorgekommen sind (Mütterwendigkeit), es liegt weit unter 10%, wenn sie zuvor in der väterlichen Familie aufgetreten sind.

Einige Untersucher haben bei Verwandten von Kindern mit Fieberkrämpfen eine höhere Rate afebriler Anfälle als erwartet gefunden. Hauser et al. (1985) geben als Erklärung dafür an, dass nur dann eine erhöhte Epilepsierate bei den Verwandten zu finden ist, wenn sich bei dem Kind aus dieser Familie später eine Epilepsie entwickelt. Das Risiko afebriler Anfälle bzw. von Epilepsien nach Fieberkrämpfen wird in epidemiologischen Studien je nach Beobachtungsdauer mit 2–6% angegeben.

26.3 Kontrazeption, Schwangerschaft und Geburt bei Jugendlichen mit Epilepsien

26.3.1 Kontrazeption

Es wird geschätzt, dass bis zu 40% der Frauen mit Epilepsie eine ungeplante Schwangerschaft haben (Fairgrieve et al. 2000). Das Erreichen der Adoleszenz bei weiblichen Jugendlichen ist somit ein wichtiger Anlass zur Überprüfung der antiepileptischen Therapie im Hinblick auf die Möglichkeit einer Schwangerschaft und auf eine sichere Kontrazeption. Die weiblichen Adoleszenten bedürfen einer ausführlichen Beratung über die verschiedenen Aspekte der Schwangerschaftsverhütung. Besonders zu berücksichtigen sind die Interaktionen von kontrazeptiven Steroiden und AEDs und die teratogenen Eigenschaften einiger AEDs.

Östrogene haben eine prokonvulsive Wirkung, während Progesterone anfallhemmend wirken. Dennoch haben orale hormonelle Kontrazeptiva keinen relevanten Einfluss auf die Anfallshäufigkeit und Anfallsschwere. Sie können jedoch – wie hormonelle Kombinationspräparate bei LTG – den Metabolismus des AED steigern (um bis zu 60%), während er in der kontrazeptivafreien Woche wieder auf 100% ansteigt. Es müssen daher die wechselseitige Interaktion der AEDs mit den Sexualsteroiden berücksichtigt werden (Schwenkhagen et al. 2008). Zu den AEDs, welche die kontrazeptive Sicherheit der synthetischen Steroide durch eine erhöhte Clearance beeinträchtigen können, gehören die stark leberenzym(CYP3A-)induzierenden Substanzen CBZ, PHT, PB, PRM und in geringerem Maße FBM, OXC, RUF, TPM, siehe auch **Tabelle 26-3**.

Der Hauptmechanismus der modernen kombinierten Kontrazeptiva beruht auf der Unterdrückung der Ovulation durch Hemmung der hypothalamischen-pituitären-ovariellen Achse, welche das Follikelwachstum und die Ovulation steuert. Die kombinierten oralen Kontrazeptiva enthalten gewöhnlich 20–30 µg Äthinylöstradiol als Östrogen (dessen Ovulationshemmdosis liegt bei 100 µg) und ein Progestin, dessen Dosis 1,5- bis 2fach über der Ovulationshemmdosis liegt. Letzteres ist somit vor allem für die Anovulation verantwortlich, nicht das Östrogenderivat. Traditionell werden die Kombinationspräparate drei Wochen lang eingenommen, dann folgt eine Pause von einer Woche, in der das Follikelwachstum sofort einsetzt. Wird das Kombinationspräparat kontinuierlich eingenommen, so wird die kontrazeptive Sicherheit erheblich erhöht.

Tabelle 26-3: Antiepileptika ohne und mit Einfluss auf die Wirksamkeit der hormonellen Kontrazeptiva (nach Guillemette et al. 2012)

Antiepileptika ohne Einfluss auf die Wirksamkeit der Sexualsteroide

- Clobazam
- Clonazepam
- Ethosuximid
- Gabapentin
- Lacosamid
- Levetiracetam
- Pregabalin
- Tiagabin
- Valproat
- Vigabatrin
- Zonisamid

Antiepileptika, welche die Wirksamkeit der Sexualsteroide beeinträchtigen

- Carbamazepin
- Felbamat
- Lamotrigin
- Oxcarbazepin
- Phenobarbital
- Phenytoin
- Primidon
- Rufinamid
- Topiramat (< 200 mg/Tag)

Enzyminduzierende AEDs (Cytochrom P450 und 3A4) erhöhen den Hormonmetabolismus um bis zu 50 %, unabhängig von der Darreichungsform. Ein weiterer Effekt ist die Steigerung der Produktion von Transportproteinen für Sexualhormone, wodurch der Spiegel freier Hormone weiter absinkt. Für Östrogene besteht darüber hinaus ein ausgeprägter First-Pass-Effekt. Entsprechend sind bei Einnahme leberenzyminduzierender AEDs zusätzliche Schutzmaßnahmen notwendig (Schwenkhagen et al. 2008).

Die Kontrazeptiva mit ausschließlich Progestin in niedriger Dosierung sind für Frauen mit Epilepsien, welche leberenzyminduzierende AEDs einnehmen, nicht geeignet. Durch diese sog. Minipillen wird die Ovulation nicht sicher unterdrückt, sie wirken peripher durch Verdickung des Zervixmukus sowie Beeinträchtigung des Endometriums und der Tubenmotilität. Kontrazeptiva mit einem intermediär höheren Progestingehalt unterdrücken den Ovulationszyklus. Es ist eine orale Einnahme möglich (Cerazette®) oder eine Implantation von ein bis zwei Stäbchen unter die Haut am Oberarm, welche Progestine über drei Jahre bzw. fünf Jahre freisetzen (Implanon, Jadelle). Auch diese Methoden werden bei Einnahme von leberenzyminduzierenden AEDs nicht empfohlen. Hoch dosierte, alle zwölf Wochen injizierbare Depotprogestine werden als sicher angesehen, manche Autoren empfehlen eine Verkürzung auf zehn Wochen bei Frauen, die leberenzyminduzierende AEDs einnehmen. Diese Form der Kontrazeption ist allerdings mit erheblichen Nebenwirkungen verbunden: über Monate verzögerte Rückkehr der Fertilität, Gewichtszunahme, Hautprobleme wie Akne oder Haarverlust, depressive Verstimmungen und Störungen der Knochendichte, auch möglicherweise bei Adoleszenten (s. Tab. 26-4).

Eine gute Alternative, auch für Frauen mit enzyminduzierenden AEDs, ist neben den intrauterin anzuwendenden Kupfer- oder Silberspiralen eine Kunststoffspirale, aus der ein lokal wirksames Progestin (Levonorgestrel) protrahiert freigesetzt wird (Mirena®). Neuere klinische Studien sprechen gegen die Vermutung, dass diese intrauterinen Verhütungsmethoden die Fertilität herabsetzen würden (Schwenkhagen et al. 2008).

Nach ungeschütztem Geschlechtsverkehr kann die «Morning-after-Pille» eingesetzt werden (Crawford et al. 1999).

26.3.2 Schwangerschaft

Eine Epilepsie ist kein Grund, einer Frau von der Schwangerschaft abzuraten. Etwa 0,3–0,5 % aller Schwangeren haben eine Epilepsie (Cramer et al. 2007). Ein Status epilepticus tritt bei weniger als 1 % der Schwangeren mit Epilepsie auf. Die große Mehrheit der Schwangerschaften von Frauen mit Epilepsien verlaufen unkompliziert, die Kinder sind gesund.

Tabelle 26-4: Enzyminduzierende Antiepileptika und Verhütungsmethoden (nach Guillemette et al. 2012)

AKM	Vaginaler Verhütungsring, Verhütungspflaster	Gestagene	Depotgestagene (Implantat)	Depotgestagene (Spritze)	Hormonspirale
CBZ	~	~	+	++	++
FBM	?	?	?	?	?
OXC	~	~	+	++	++
PB	?	?	?	?	?
PHT	~	~	+	++	++
PRM	~	~	+	++	++
TPM	~	~	+	++	++
RFM	?	?	?	?	?
LTG	~	++	++	?	++

Einschätzungen zur Verhütungssicherheit: ? keine Daten, ~ Risiken überwiegen, + Vorteile überwiegen, ++ uneingeschränkt empfohlen

Bei etwa zwei Drittel der Schwangeren mit Epilepsie findet sich während der Schwangerschaft keine Änderung der Anfallshäufigkeit, bei etwa 17–24 % der Schwangeren nimmt die Anfallsfrequenz zu, bei 5–25 % nimmt sie ab (Schmidt et al. 1985, Herzog 1991, Yerby et al. 1994). Eine Zunahme der Anfallsfrequenz während der Schwangerschaft kann von einer Reihe von Faktoren abhängen:

- schlechtere Compliance (meist aus der Angst heraus, das Kind könne durch die Einnahme der Medikamente Schaden nehmen)
- Abnahme der Serumkonzentration der AEDs bei unveränderter Dosis durch:
  - ein größeres Verteilungsvolumen der AEDs (erhöhter Körperwassergehalt mit Verdünnungseffekt)
  - erhöhte Clearance (stärkere Durchblutung und höhere Enzymaktivität in der Leber)
  - verminderte Proteinbindung mit resultierendem beschleunigten Abbau
  - Gewichtszunahme und Änderung der Eiweißkonzentration im Serum
  - Wasserretention
- erhöhte Östrogenkonzentration
- Stress, Angst oder Schlafmangel.

Empfehlungen zur Durchführung der antiepileptischen Therapie vor und während der Schwangerschaft

Im Hinblick auf eine Schwangerschaft muss grundsätzlich das mögliche Schädigungsrisiko von Mutter und ungeborenem Kind durch das Auftreten epileptischer Anfälle gegen die Risiken der antikonvulsiven Medikation abgewogen werden. Das Risiko vereinzelt auftretender GTKA für den Feten ist noch unklar, von einem Unfallrisiko mit Folgen für die Schwangerschaft/den Feten ist auszugehen. Ein SE birgt für den Feten erhebliche Risiken, eine fetale Hypoxämie zu erleiden.

Daten über die Teratogenität der AEDs lassen sich nur über entsprechend große Schwangerschaftsregister erheben, daher sind Aussagen zu den einzelnen AEDs erst nach vielen Jahren des Einsatzes möglich. Grundsätzlich ist die Fehlbildungsrate im Sinne einer «antiepileptikainduzierten Embryopathie» mit Wachstumsretardierung und Hypoplasie des Mittelgesichts und der Finger unter Therapie der Schwangeren mit AEDs erhöht gegenüber Schwangeren ohne AED-Behandlung und Epilepsie und Schwangeren ohne Epilepsie (Holmes et al. 2001). Insgesamt ist bei Frauen mit Epilepsien das Risiko von Fehlbildungen beim Neugeborenen gegenüber der Normalpopulation um das 2- bis 3fache erhöht, was sehr wahrscheinlich auf die AEDs zurückzuführen ist und nicht auf die Epilepsie an sich (Fried et al. 2004, Tomson et al. 2008), weitere Einzelheiten siehe Kapitel 19. Bei der Betreuung Schwangerer sind deshalb einige Aspekte besonders zu beachten, die in **Tabelle 26-5** zusammengefasst sind.

Auch wenn es grundsätzlich ein erhöhtes Fehlbildungsrisiko unter AED in der Schwangerschaft gibt (bis 5 %), zeigt sich VPA in der Monotherapie als die Substanz mit dem höchsten teratogenen Risiko, das dosisabhängig ist. Ist eine fortgesetzte VPA-Therapie während der Schwangerschaft notwendig, so sollte die Dosis 700 mg/d nicht überschreiten, Medikamentenpeaks sind durch retardierte Präparate und drei bis vier Einzeldosen vermeidbar. Ob eine Polytherapie immer ein höheres Risiko birgt oder aber – in der Vermeidung höherer Serumspiegel insbesondere des VPA – auch protektiv sein kann, ist bisher nicht ausreichend untersucht. **Tabelle 26-6** zeigt die Teratogenität einzelner AEDs (Vajda 2013, s. Kap. 19.1.8).

Falls eine Frau mit Epilepsie und Kinderwunsch mindestens zwei bis drei Jahre anfallsfrei gewesen ist, sollte geprüft werden, ob vor einer geplanten Schwangerschaft die AEDs nicht abgesetzt werden können. Falls dieses nicht möglich ist, sollte eine Monotherapie angestrebt werden. Die Tagesdosis sollte so niedrig wie möglich gewählt werden, sie sollte auf mindestens zwei Einzeldosen unter Verwendung von Retardpräparaten verteilt werden (Crawford et al. 1999, Ried et al. 2001). Es wird gerade im Hinblick auf die in der Schwangerschaft häufiger zu beobachtende

Tabelle 26-5: Empfehlungen zur Durchführung der antikonvulsiven Therapie vor und während der Schwangerschaft (modifiziert nach Ried et al. 2001)

Optimieren der Pharmakotherapie vor der geplanten Kontrazeption

- Therapieumstellung möglichst sechs Monate zuvor abschließen
- Verabreichung von Folsäure vor einer geplanten Schwangerschaft und im ersten Trimenon, in der Regel 0,4 mg/Tag. Im Falle der Familienanamnese mit Vorkommen von Neuralrohrdefekten oder in den Fällen mit Einnahme von VPA oder CBZ werden 4 mg/Tag empfohlen.

Pharmakotherapie während der Schwangerschaft

- Verwenden von Mitteln der ersten Wahl in Monotherapie in der niedrigsten wirksamen Dosis
- Vermeiden von VPA und CBZ bei einer familiären Belastung mit Neuralrohrdefekten (Spina bifida)
- Vermeiden einer Kombinationstherapie von VPA mit CBZ oder PB
- Verteilen der Tagesdosis von VPA und CBZ auf drei bis vier Dosen oder Verwendung von Retardpräparaten in zwei Einzeldosen zur Vermeidung von Serumkonzentrationsspitzen im Tagesverlauf
- regelmäßige Bestimmung der Antikonvulsivakonzentrationen im Serum: vor der Konzeption, am Beginn jedes Trimesters und im letzten Monat der Schwangerschaft.
  Sollten Dosiserhöhungen notwendig sein, so müssen diese nach dem Ende der Schwangerschaft wieder rückgängig gemacht werden.
- Frauen mit leberenzyminduzierenden Antiepileptika sollten im letzten Monat vor der Geburt 10 mg/Tag Vitamin K einnehmen.

Pränatale Diagnostik während der Schwangerschaft

Frauen, welche zum Zeitpunkt der Konzeption und in der Frühschwangerschaft VPA und/oder CBZ eingenommen haben, sollte angeboten werden:

- Ultraschallscreening nach den Mutterschaftsrichtlinien zum Erkennen struktureller Abweichungen: 1. Screening in der 9.–12. Woche, 2. Screening in der 19.–22. Woche und 3. Screening in der 29.–32. Woche
- Bestimmung des -Fetoproteins im Serum in der 14.–16. Woche als Screening auf Neuralrohrdefekte
- ggf. Amniozentese zur Bestimmung von -Fetoprotein und Acetylcholinesterase in der Amnionflüssigkeit als Screening auf Neuralrohrdefekte

Tabelle 26-6: Teratogenität der AEDs (modifiziert nach Vajda 2013)

AKM	Fehlbildungsrisiko
BZD	kein Risiko nachgewiesen
CBZ	gesichert
ESM	unbekannt
FBM	unbekannt, nicht zu empfehlen
GBP	wahrscheinlich kein Risiko
LCM	unbekannt
LEV	wahrscheinlich kein Risiko
LTG	gesichert leicht erhöht (2–5 %), dosisabhängig
PB	gesichert (5–15 %), dosisabhängig
PHT	fraglich
TGB	unbekannt
TPM	bis 7,1 %, 1,4 % Spaltbildung oral, kontroverse Daten
VGB	keine Daten
VPA	gesichert (5–25 %), dosisabhängig
ZNS	kein dokumentiertes Risiko

verringerte Compliance empfohlen, die Serumkonzentration der AEDs während der Schwangerschaft wiederholt zu bestimmen. Eine Höherdosierung der AEDs ist bei den meisten Frauen erst im zweiten und/oder dritten Trimenon der Schwangerschaft notwendig.

Folsäuresubstitution vor und während der Schwangerschaft

Ein Mangel an Folsäure während der Schwangerschaft geht mit einem erhöhten Fehlbildungsrisiko, insbesondere von Spina bifida, einher. Es konnte gezeigt werden, dass das Risiko für ein erstes Kind mit Spina bifida durch vorbeugende tägliche Einnahme von 0,4 mg Folsäure allein bzw. 0,8 mg Folsäure plus weitere Vitamine erheblich vermindert werden kann (Czeizel et al. 1992). Das Wiederholungsrisiko einer Spina bifida wurde bei ihrem Auftreten in einer vorangegangenen Schwangerschaft durch die tägliche Gabe von 4 mg Folsäure um etwa 70 % herabgesetzt (MRC Vitamin Study Research Group 1991). Die gegenwärtigen Empfehlungen zur Folsäuresubstitution finden sich in Tabelle 26-5.

Präpartale Vitamin-K-Substitution

Enzyminduzierende AEDs (CBZ, PB, PHT, PRM) führen zu einem beschleunigten Abbau von Vitamin K. Der daraus resultierende Vitamin-K-Mangel gefährdet das Neugeborene durch Blutungen, insbesondere auch durch Hirnblutungen. Daraus folgt, dass Frauen, die während der Schwangerschaft leberenzyminduzierende AEDs einnehmen, zur Prophylaxe der Vitamin-K-Mangelblutungen beim Neugeborenen in den letzten vier Wochen der Schwangerschaft täglich 10 mg Vitamin K_1 oral einnehmen sollten. Das Neugeborene sollte postpartal Vitamin K_1 erhalten (s. u.).

26.3.3 Geburt und postpartale Phase

Die Entbindung der Frauen mit Epilepsien verläuft in der Regel ohne Komplikationen. Etwa 1–2 % der Frauen mit einer aktiven Epilepsie erleiden während der Geburt einen GTKA, bei weiteren 1–2 % der Betroffenen kann ein solcher in den ersten 24 Stunden nach der Geburt auftreten. Die Epilepsie einer Schwangeren stellt per se keine Indikation für eine Kaiserschnittentbindung dar. Tritt mindestens ein GTKA pro Woche oder mindestens ein komplexer fokaler Anfall täglich auf oder verschlechtert sich die Anfallssituation während der Entbindungsphase, so sollte eine elektive Sectio durchgeführt werden.

Falls während der Schwangerschaft die Dosis des AED erhöht wurde, so sollte diese nach der Geburt im Laufe der nächsten Wochen wieder auf die Dosis zurückgeführt werden, die vor der Schwangerschaft verabreicht wurde.

Betreuung des Neugeborenen

Bei Einnahme leberenzymaktivierender AEDs durch die Mutter führt der beschleunigte Abbau von Vitamin K zu einem Mangel an Gerinnungsfaktoren beim Neugeborenen und infolgedessen zu einer erhöhten Blutungsneigung, sofern Vitamin K nicht präpartal verabreicht wurde. Unmittelbar nach der Geburt sollte das Neugeborene 1 mg Vitamin K_1 s.c. (Konakion für Neugeborene) erhalten.

Die Dauertherapie der Mutter mit sedierenden AEDs (PB, PRM, CLB, GBP und VGB) kann beim Neugeborenen vorübergehend Ursache einer vermehrten Schläfrigkeit, Muskelhypotonie und Trinkschwäche sein. Der plötzliche Entzug sedierender AEDs kann bei Neugeborenen, die nicht gestillt werden, ein Hyperexzitabilitätssyndrom hervorrufen, welches durch starke Unruhe, heftiges Schreien, Zittrigkeit und hastiges Trinken gekennzeichnet ist. Teilweise kann dies durch Stillen verhindert werden, da dadurch dem Neugeborenen über die Muttermilch weiterhin wirksame Mengen des AED zugeführt werden.

Stillen

Im Wochenbett wird bei den Müttern mit Epilepsie nicht selten ein Anstieg der Anfallsfrequenz beobachtet, was u.a. auf Schlafmangel durch nächtliches Stillen zurückgeführt wird. Auch die Mütter, die AEDs einnehmen, sollten dazu ermutigt werden, ihr neugeborenes Kind zu stillen. Dabei sind aber einige pharmakologische Besonderheiten der AEDs zu beachten. Nur der freie Anteil vermag in die Muttermilch überzutreten, was erklärt, dass Substanzen mit einer hohen Eiweißbindung zu einem relativ geringeren Prozentsatz in der Muttermilch nachgewiesen werden. Die Eliminationshalbwertszeit einiger AEDs ist beim Neugeborenen so erheblich verlängert, dass es zu einer Akkumulation dieser Substanzen mit Auftreten von Nebenwirkungen in Form von vermehrter Schläfrigkeit, Muskelhypotonie und Trinkschwäche kommen kann. In diesen Fällen sollten die Serumkonzentrationen beim Neugeborenen bestimmt werden. Ein vorübergehendes Aussetzen des Stillens oder ein Wechsel von Brust- und Flaschenfütterung kann erforderlich werden.

Besonderheiten einzelner AEDs:

- Sollte die Mutter während des Stillens BZD in hoher Dosis einnehmen, so ist mit Schläfrigkeit, Muskelhypotonie und Trinkschwäche beim Neugeborenen zu rechnen.
- Die relative Konzentration von CBZ in der Muttermilch beträgt etwa 40 % der mütterlichen Serumkonzentration, beim Neugeborenen kommt es nicht zu Symptomen.
- Vom ESM geht ein besonders hoher Anteil in die Muttermilch über, dessen relative Konzentration 80–90 % der Serumkonzentration ausmacht. Die Auswirkungen auf das Neugeborene sind unklar.
- PB (40 % der Serumkonzentration) und PRM (80 % der Serumkonzentration) können im Neugeborenenalter wegen der in diesem Lebensabschnitt besonders langen Halbwertszeit der Elimination akkumulieren und zu den oben genannten Symptomen führen.
- Bei Einnahme von VPA beträgt dessen Konzentration in der Muttermilch lediglich 3 % der Serumkonzentration, was zu keinen erkennbaren Symptomen führt.
- Die LTG-Konzentration in der Muttermilch erreicht 50–60 % der Serumkonzentration, was aber nicht mit erkennbaren Symptomen verbunden ist. Bei AEDs, die über die Nieren ausgeschieden werden, dürfte das Problem der Akkumulation bei normaler Nierenfunktion des Neugeborenen nicht bestehen (Crawford et al. 1999).

26.4 Epilepsie und Führerschein

Auch bei nur kurz dauerndem Verlust des Bewusstseins hinter dem Steuer eines fahrenden Kraftfahrzeugs ist das Risiko eines Unfalls mit Personen- und Sachschäden hoch. Deshalb sollten Menschen mit Epilepsien keine Kraftfahrzeuge führen, solange ein wesentliches Risiko von epileptischen Anfällen besteht. Ob eine besondere Gefährdung durch ein Anfallsleiden besteht, ist im Einzelfall zu klären.

Der Erwerb des Führerscheins hat allerdings für Jugendliche einen hohen Prestigewert. Er zeigt den Eintritt in die Welt der Erwachsenen an und ermöglicht Mobilität in der Berufsausbildung oder später im Beruf und in der Freizeit. Stellt ein Jugendlicher einen Antrag auf Erteilung der Fahrerlaubnis, so prüfen die Verwaltungsbehörden, ob Beeinträchtigungen der körperlichen oder geistigen Leistungsfähigkeit vorliegen. Dazu muss der Bewerber einen Fragebogen ausfüllen, in dem nach dem Vorliegen chronischer Krankheiten und auch nach dem Auftreten epileptischer Anfälle gefragt wird. Die Frage sollte nur verneint werden, wenn die Epilepsie als ausgeheilt gilt. Es kann bei Antragstellung das Attest eines Epileptologen beigelegt werden. Ob ein Jugendlicher mit einer nicht ausgeheilten Epilepsie zum Führen eines Kraftfahrzeugs geeignet ist, wird anhand zusätzlicher fachärztlicher und evtl. medizinisch-psychologischer Gutachten geprüft. Als Gutachter für die Beurteilung der Fahrtauglichkeit sind Ärzte mit folgenden Qualifikationen zugelassen: Facharzt mit verkehrsmedizinischer Qualifikation, ein Arzt des Gesundheitsamtes, ein Arzt der öffentlichen Verwaltung, ein Arzt mit der Gebietsbezeichnung Arbeitsmedizin oder der Zusatzbezeichnung Betriebsmedizin. Der begutachtende Arzt sollte nicht zugleich der behandelnde Arzt sein.

Vom Gemeinsamen Beirat für Verkehrsmedizin beim Bundesministerium für Verkehr, Bau- und Wohnungswesen und beim Bundesministerium für Gesundheit sind «Begutachtungsleitlinien zur Kraftfahreignung» herausgegeben worden (Berichte der Bundesanstalt für Straßenwesen 2014). Aus dieser Schrift sind die Leitsätze, welche Menschen mit Epilepsien betreffen, in **Tabelle 26-7** aufgeführt.

Vom Führerscheinbewerber ist eine fachgerechte medizinische Behandlung zu fordern, diese muss durch den behandelnden Arzt gut dokumentiert werden. Falls es bei Fahrerlaubnisinhabern zu einem Anfallsrezidiv kommt, so ist eine Meldung bei der Verwaltungsbehörde nicht erforderlich, der behandelnde Arzt muss jedoch seine Behandlungen und Empfehlungen, insbesondere die Dauer der Fahrerlaubnisunterbrechung, im Krankenblatt dokumentieren.

Tabelle 26-7: Begutachtungsleitlinien zur Kraftfahreignung, Bundesanstalt für Straßenwesen (Deutschland), Bergisch Gladbach, gültig ab 1. Mai 2014 (modifiziert)

Leitsätze

Wer epileptische Anfälle erleidet, ist nicht in der Lage, den Anforderungen zum Führen von Kraftfahrzeugen beider Gruppen (1 und 2) gerecht zu werden, solange ein wesentliches Risiko von Anfallsrezidiven besteht.
Grundsätzlich gilt dies auch für andere anfallsartig auftretende Störungen mit akuter Beeinträchtigung des Bewusstseins, der Motorik oder anderer handlungsrelevanter Funktionen, z. B. für Synkopen oder psychogene Anfälle. Die weiterführende Beurteilung der Fahreignung unterliegt dann anderen Kriterien als denjenigen, die bei epileptischen Anfällen angewendet werden.
Zur Beurteilung der Kraftfahreignung bei Menschen mit epileptischen Anfällen bzw. Epilepsien psychische Störungen berücksichtigt werden, falls notwendig auch durch Konsultation weiterer Fachdisziplinen. Besteht eine antiepileptische medikamentöse Behandlung (dies ist nur für Gruppe 1 von praktischer Relevanz), so darf die Fahrtüchtigkeit hierdurch nicht herabgesetzt werden. Dies ist auch bei einem Präparatwechsel oder einem Substanzwechsel zu beachten.
Bei Fahrerlaubnisinhabern beider Führerscheingruppen sind eine fachneurologische Untersuchung sowie fachneurologische Kontrolluntersuchungen in zunächst jährlichen Abständen erforderlich. Im Verlauf (etwa bei einer langjährigen Anfallsfreiheit) kann das Intervall zwischen den Untersuchungen verlängert werden.

Tabelle 26-7: Fortsetzung

Gruppe 1 (bis 3,5 t, Motorräder)

Erstmaliger Anfall
Nach einem unprovozierten erstmaligen Anfall kann die Kraftfahreignung nach einer anfallsfrei gebliebenen Beobachtungszeit von 6 Monaten wieder bejaht werden, wenn die fachneurologische Abklärung (inkl. EEG und Bildgebung) keine Hinweise auf ein grundsätzlich erhöhtes Anfallsrisiko im Sinne einer beginnenden Epilepsie ergeben hat.
Sofern der Anfall an eine plausible anfallsauslösende Bedingung wie z. B. ausgeprägter Schlafentzug oder akute Erkrankungen (beispielsweise hohes Fieber, prokonvulsiv wirkende Medikamente, akute Erkrankungen des Gehirns oder Stoffwechselstörungen) geknüpft war (sog. provozierter oder akuter symptomatischer Anfall) und wenn diese Bedingungen nicht mehr gegeben sind, kann die Kraftfahreignung nach einer anfallsfrei gebliebenen Beobachtungszeit von 3 Monaten wieder bejaht werden. Ausdrücklich hingewiesen wird auf die häufige Koinzidenz einer durch Schlafmangel induzierten Manifestation eines ersten Grand Mal bei idiopathischer Disposition zu Epilepsie. Die idiopathische Disposition muss daher auch mittels EEG angemessen ausführlich evaluiert werden, bevor bei fehlendem Hinweis eine nur 3-monatige Fahrpause ausgesprochen wird.
Die minimal 3-monatige Anfallsfreiheit gilt auch bei epileptischen Anfällen, die in der ersten Woche nach einem Schädel-Hirn-Trauma oder einem neurochirurgischen Eingriff – jeweils ohne Hinweise auf eine strukturelle Hirnschädigung – aufgetreten waren.
Bei provozierten Anfällen im Rahmen eines schädlichen Gebrauchs oder einer Abhängigkeit von psychotropen Substanzen ist eine zusätzliche Begutachtung durch die dafür zuständige Fachdisziplin erforderlich.

Epilepsien
Wird die Diagnose einer Epilepsie gestellt (d. h. nach wiederholten Anfällen), ist eine mindestens 1-jährige Anfallsfreiheit die Voraussetzung für das Erlangen der Kraftfahreignung. Das Elektroenzephalogramm (EEG) muss dabei nicht zwangsläufig frei von epilepsietypischen Potenzialen sein. Bei einjähriger Anfallsfreiheit nach epilepsiechirurgischen Eingriffen sind darüber hinaus mögliche operationsbedingte fahrrelevante Funktionsstörungen zu beachten.

Persistierende Anfälle ohne zwangsläufige Einschränkung der Kraftfahreignung
Die geforderte Anfallsfreiheit als Grundlage der Fahreignung kann entfallen bei:

- ausschließlich an den Schlaf gebundenen Anfällen nach mindestens 3-jähriger Beobachtungszeit (erforderliche Bindung an den Schlaf und nicht notwendigerweise an die Nacht)
- einfach fokalen Anfällen, die ohne Bewusstseinsstörung und ohne motorische, sensorische oder kognitive Behinderung für das Führen eines Kraftfahrzeugs einhergehen und bei denen nach mindestens 1-jähriger Beobachtungszeit keine fahrrelevante Ausdehnung der Anfallssymptomatik und kein Übergang zu komplex-fokalen oder sekundär generalisierten Anfällen erkennbar wurden. Dies muss durch Fremdbeobachtung gesichert sein und darf sich nicht allein auf die Angaben des Patienten stützen.

Anfallsrezidiv bei bestehender Fahreignung
Kommt es nach langjährigem anfallsfreien Verlauf zu einem «sporadischen» Anfall (oder mehreren Anfällen innerhalb von 24 Stunden), so kann die Kraftfahreignung schon nach einer Fahrpause von 6 Monaten wieder bejaht werden, sofern die fachneurologische Abklärung keine relevanten Aspekte ergibt, die ein erhöhtes Rezidivrisiko und damit eine Fahrpause von 1 Jahr bedingen. Lassen sich in einer solchen Situation relevante Provokationsfaktoren eruieren, die in Zukunft gemieden oder verhindert werden, so kann die Fahrpause auf 3 Monate verkürzt werden.

Beendigung einer antiepileptischen Therapie
Bei schrittweiser Beendigung einer antiepileptischen Therapie bei einem Menschen, der aktuell fahrgeeignet ist, ist die Kraftfahreignung für die Dauer der Reduzierung des letzten Medikamentes sowie für die ersten 3 Monate ohne medikamentöse Therapie nicht gegeben. Ausnahmen sind in gut begründeten Fällen möglich (z. B. insgesamt wenige Anfälle, Epilepsie-Syndrom mit niedrigem Rezidivrisiko, erfolgreiche epilepsiechirurgische Behandlung).

Tabelle 26-7: Fortsetzung

Gruppe 2 (> 3,5t, Berufskraftfahrer)

Generell gilt, dass die Fahreignung für die Gruppe 2 nur dann erteilt werden darf, wenn der Betroffene keine Antiepileptika einnimmt.

Erstmaliger Anfall
Nach einem unprovozierten erstmaligen Anfall kann die Kraftfahreignung nach einer anfallsfrei gebliebenen Beobachtungszeit von 2 Jahren wieder bejaht werden, wenn die fachneurologische Abklärung (inkl. EEG und Bildgebung) keine Hinweise auf ein grundsätzlich erhöhtes Anfallsrisiko im Sinne einer beginnenden Epilepsie ergeben hat.
Sofern der Anfall an eine plausible anfallsauslösende Bedingung wie z. B. ausgeprägter Schlafentzug oder akute Erkrankungen (beispielsweise hohes Fieber, prokonvulsiv wirkende Medikamente, akute Erkrankungen des Gehirns oder Stoffwechselstörungen) geknüpft war (sog. provozierter oder akuter symptomatischer Anfall) und wenn diese Bedingungen nicht mehr gegeben sind, kann die Kraftfahreignung nach einer anfallsfrei gebliebenen Beobachtungszeit von 6 Monaten wieder bejaht werden. Ausdrücklich hingewiesen wird auf die häufige Koinzidenz einer durch Schlafmangel induzierten Manifestation eines ersten Grand Mal bei idiopathischer Disposition zu Epilepsie. Die idiopathische Disposition muss daher auch mittels EEG angemessen ausführlich evaluiert werden, bevor bei fehlendem Hinweis eine nur 6-monatige Fahrpause ausgesprochen wird.
Die minimal 6-monatige Anfallsfreiheit gilt auch bei epileptischen Anfällen, die in der ersten Woche nach einem Schädel-Hirn-Trauma oder einem neurochirurgischen Eingriff – jeweils ohne Hinweise auf eine morphologische Hirnschädigung – aufgetreten waren. Bei provozierten Anfällen im Rahmen eines schädlichen Gebrauchs oder einer Abhängigkeit von psychotropen Substanzen ist eine zusätzliche Begutachtung durch die dafür zuständigen Fachärzte erforderlich.

Epilepsien
Wird die Diagnose einer Epilepsie gestellt (d. h. nach wiederholten Anfällen oder Hinweisen auf ein erhöhtes Rezidivrisiko nach einem ersten Anfall), bleibt die Kraftfahreignung dauerhaft ausgeschlossen. Als Ausnahme gilt eine 5-jährige Anfallsfreiheit ohne antiepileptische Behandlung. Um dies zu beurteilen, bedarf es einer fachneurologischen Untersuchung.

Störung	Gruppe 1	Gruppe 2
erstmaliger, unprovozierter Anfall ohne Anhalt für eine beginnende Epilepsie	keine Kraftfahreignung für 6 Monate	keine Kraftfahreignung für 24 Monate
erstmaliger, provozierter Anfall mit vermeidbarem Auslöser	keine Kraftfahreignung für ≥ 3 Monate	keine Kraftfahreignung für ≥ 6 Monate
Epilepsie	in der Regel keine Kraftfahreignung, Ausnahme: • ≥ 12 Monate Anfallsfreiheit (auch unter AED) • keine eignungsausschließende NW der Therapie	in der Regel keine Kraftfahreignung, Ausnahme: ≥ 60 Monate Anfallsfreiheit ohne AED
persistierende Anfälle ohne zwangsläufige Einschränkung der Kraftfahreignung	• ausschließlich an den Schlaf gebundene Anfälle nach mindestens 3-jähriger Beobachtungszeit • ausschließlich einfache fokale Anfälle ohne Bewusstseinsstörung und ohne motorische, sensorische oder kognitive Behinderung nach mindestens 12-monatiger Beobachtungszeit	keine Kraftfahreignung
Anfallsrezidiv bei bestehender Fahreignung nach langjähriger Anfallsfreiheit	Kraftfahreignung nach 6 Monaten wieder gegeben (falls kein Hinweis auf ein erhöhtes Wiederholungsrisiko). Bei vermeidbaren Provokationsfaktoren 3 Monate Fahrpause	keine Kraftfahreignung
Beendigung einer antiepileptischen Therapie	keine Kraftfahreignung für die Dauer der Reduzierung des letzten AED sowie die ersten 3 Monate ohne AED (Ausnahmen in gut begründeten Fällen möglich)	keine Kraftfahreignung

26.5 Schutzimpfungen

Impfungen gehören zu den wirksamsten vorbeugenden Maßnahmen gegen Krankheiten. Impfungen sind zwar gesetzlich nicht vorgeschrieben, werden jedoch von den obersten Gesundheitsbehörden der Länder öffentlich empfohlen. Moderne Impfstoffe sind auch für Patienten mit Epilepsien gut verträglich. Patienten mit Epilepsien sollten vor Infektionskrankheiten geschützt werden, da diese ein deutlich höheres Risiko – auch bezogen auf epileptische Anfälle – darstellen können als die Impfung. Der vorgegebene Impfplan nach den Empfehlungen der Ständigen Impfkommission (STIKO) am Robert Koch-Institut sollte durchgeführt werden. Weitere Impfungen sind in besonderen epidemiologischen Situationen (Gebiete mit besonderem Infektionsrisiko, Angehörige bestimmter Risikogruppen) indiziert. Zu diesen sog. Indikationsimpfungen gehören die Impfungen gegen Frühsommermeningitis (FSME), Influenza, Hepatitis A, Tollwut, Cholera, Gelbfieber und Typhus/Paratyphus.

Bei Patienten, die mit VPA behandelt werden – ggf. auch mit anderen potenziell hepatotoxischen Medikamenten –, ist auf eine Impfung gegen Hepatitis B und A zu achten, von einem zusätzlichen Risiko einer medikamenteninduzierten Hepatopathie durch eine Hepatitis muss ausgegangen werden.

Da die Impfstoffe in ihrer Zusammensetzung immer wieder Änderungen unterworfen sind, ist die Literatur zu den potenziellen Zusammenhängen zu epileptischen Anfällen auf die Basiskombinationen beschränkt:

Die Diphterie-Tetanus-Pertussis-Impfung geht mit einem signifikanten Anstieg febriler Anfälle einher, nicht aber mit afebrilen. Die Anfälle treten in den ersten drei Tagen nach der Impfung auf. Es gibt einzelne Daten, die bei einer früheren Impfung (2. bis 4. Lebensmonat) ein geringeres Risiko für Fieber und febrile Anfälle fanden. Die Mumps-Masern-Röteln-Impfung, insbesondere kombiniert mit Varizellen, zeigt einen ähnlichen Zusammenhang sieben bis zehn Tage nach der Impfung. Bei beiden Impfungen ist das Risiko für febrile Anfälle vergleichbar zu dem bei febrilen Infekten, so dass die Impfung an sich kein eigener anfallinduzierender Faktor zu sein scheint. Eine prophylaktische Gabe eines Antipyretikums kann für den sensiblen Zeitraum erwogen werden, da sie verschiedentlich vorgeschlagen wird. Angesichts des fehlenden Belegs der Fiebersenkung zur Vermeidung von Fieberkrämpfen bleibt die Bedeutung fraglich.

Für die epileptischen Enzephalopathien, deren Manifestationsalter in das erste Lebensjahr fällt (Dravet-Syndrom und West-Syndrom), gibt es keinen Hinweis auf einen pathogenetischen Zusammenhang zu Impfungen. Wohl kann der Beginn dieser Erkrankungen oder die Verschlechterung der Symptomatik durch eine Impfung getriggert werden (Pruna et al. 2013).

Während einer Therapie mit ACTH oder Kortikosteroiden sollten keine Impfungen vorgenommen werden. Auch bei Manifestation einer Epilepsie mit hoher Anfallsfrequenz oder in Phasen der Verschlechterung von Epilepsien mit einer massiven Anfallszunahme sollte man zunächst von Impfungen absehen. Der passive Impfschutz mittels homologer Immunglobulinpräparate und heterologer Antiseren beeinflusst Epilepsien nicht negativ.

Grundsätzlich finden sich keine Belege für eine Verursachung von afebrilen Anfällen oder Epilepsien durch Impfungen. Es gilt – wie bei jedem gesunden Kind –, dass eine Impfung möglichst bei Infektfreiheit und stabiler allgemeiner Gesundheit durchgeführt werden sollte.

26.6 Reisen und Malariaprophylaxe

Reisen mit Kindern und Jugendlichen mit Epilepsien als Beifahrer im Kraftfahrzeug oder als Mitfahrer im Zug bereitet in der Regel keine besonderen Probleme. Sind Kinder oder Jugendliche mehr als zwei Jahre anfallsfrei, so sind sie grundsätzlich auch flugfähig. Anders verhält es sich im Fall einer noch aktiven Epilepsie. Da im Flugzeug das Versorgen eines Kindes mit einem aufgetretenen GTKA den Begleitpersonen oder dem Flugpersonal schon wegen der Enge erhebliche Probleme bereitet, kann man prophylaktisch ein BZD (CZP, LZP) am Tag vor der Abreise und am Reisetag verabreichen. Auf jeden Fall sollten die Begleitpersonen ein Notfallmedikament mit sich führen, aber auch die Dauermedikation für den Zeitraum der Reise, um einem möglichen Verlust vorzubeugen. Es empfiehlt sich dann, eine entsprechende ärztliche Bescheinigung mit sich zu führen, um Probleme am Sicherheitscheck oder mit dem Zoll bei der Einreise zu vermeiden.

Da sich die verschiedenen Fluggesellschaften hinsichtlich der Beurteilung der Reisefähigkeit von Patienten mit Epilepsien unterscheiden, ist es ratsam, vor der Reise den medizinischen Dienst der Fluggesellschaft zu informieren und dort die Flugfähigkeit überprüfen zu lassen.

Fernreisen bedürfen einer Anpassung der antiepileptischen Medikation an die Zeitumstellung. Am einfachsten ist es, die AEDs im gewohnten Rhythmus nach einer Uhr mit mitteleuropäischer Zeit einzunehmen und dann am Zielort eine Anpassung vorzunehmen. Die Alternative ist, dass man bei einem Flug nach Westen die Medikamentendosis am Reisetag erhöht, da sich der Reisetag verlängert, und dass man bei einem Flug nach Osten die Medikamentendosis verringert, da sich der Reisetag verkürzt. Das Ausmaß der Dosisänderungen richtet sich nach dem jeweiligen Zeitgewinn bzw. dem Zeitverlust (Bauer et al. 2003).

Die Möglichkeiten zur Malariaprophylaxe umfassen die Expositionsprophylaxe und die Chemoprophylaxe. Da die Chemoprophylaxe nie vollständig ist und das Risiko einer Infektion in Abhängigkeit von Jahreszeit und Region auch gering ausfallen kann (eine Chemoprophylaxe verzichtbar ist), ist das Tragen heller, den Körper bedeckender Kleidung, Anwendung eines Insektenschutzmittels und Moskitonetzes der Basisschutz. Wegen der zunehmenden Resistenzentwicklung der Erreger gegen die zur Verfügung stehenden Antimalariamittel sollte die regionale Empfehlung eingeholt werden. Eine Chemoprophylaxe ist bei Reisen in Malariagebiete mit hohem Übertragungspotenzial grundsätzlich empfehlenswert und kann das Risiko auch in Regionen mit multiresistenten Malariaerregern nach wie vor wesentlich reduzieren. Die Entscheidung über die Art der Malariaprophylaxe muss anhand des konkreten Reisezieles sowie der Reisezeit, der Reisedauer und des Reisestils vom Arzt individuell getroffen werden, unter Berücksichtigung von Vorerkrankungen, Unverträglichkeiten und Medikamenteneinnahme (Deutsche Gesellschaft für Tropenmedizin und internationale Gesundheit 2008). Chloroquin (Avloclor/Nivaquin) und Mefloquin (Lariam) werden als kontraindiziert angesehen, da sie Anfälle auslösen und eine Epilepsie verschlechtern können. Der Doxycyklin-Metabolismus wird bei Einnahme enzyminduzierender AEDs (insbesondere CBZ, PB, PHT) beschleunigt, die Dosis sollte verdoppelt werden.

In Gegenden chloroquinsensibler Stämme kommt Proguanil zum Einsatz, sonst Kombinationspräparate aus Proguanil und Atovaquone (Malaron) oder Doxycyclin ab dem Jugendalter. Bestehen auch dagegen Resistenzen, steht die Kombination aus Pyrimethamin und Dapson zur Verfügung (Maloprim) (Richens et al. 2002).

Literaturverzeichnis

Aarts JHP, Binnie CD, Smith AM, Wilkins JJ (1984) Selective cognitive impairment during focal and generalized epileptiform EEG activity. Brain 107: 293–308

Aarts WFM, Brouwer OF, Peters ACB, et al. (2004) Course and prognosis of childhood epilepsy: 5-year follow-up of the Dutch study of epilepsy in childhood. Brain 127: 1774–1784

Abend NS, Chapman KE, Gallentine WB et al. (2013) Electroencephalographic monitoring in the pediatric intensive care unit. Curr Neurol Neurosci Rep 13(3): 330

Abend NS, Dlugos DJ (2008) Treatment of refractory status epilepticus: Literature review and a proposed protocol. Pediatr Neurol 38: 377–390

Åberg LE, Bäckman M, Kirveskari E, Santavuori P (2000) Epilepsy and antiepileptic drug therapy in juvenile neuronal ceroid lipofuscinosis. Epilepsia 41: 1296–1302

Acharya JN, Wyllie E, Lüders HO, et al. (1997) Seizure symptomatology in infants with localization-related epilepsy. Neurology 48: 189–196

Adab N, Jacoby A, Smith D, Chadwick D (2001) Additional educational needs in children born to mothers with epilepsy. J Neurol Neurosurg Psychiatry 70: 15–21

Adachi N, Akanuma N, Ito M et al. (2012) Interictal psychotic episodes in epilepsy: duration and associated clinical factors. Epilepsia 53(6): 1088–94

Adams CBT, Beardsworth ED, Oxbury SM, et al. (1990) Temporal lobectomy in 44 children: outcome and neuropsychological follow-up. J Epilepsy 3 (Suppl. 1): 151–158

Agadi S, Quach MM, Haneef Z (2013) Vitamin-responsive epileptic encephalopathies in children. Epilepsy Res Treat 2013: 510529

Aicardi (2002) Aicardi-Goutière syndrome: special type early-onset encephalopathy. Eur J Pediatr Neurol 6 (Suppl. A): A1–A7

Aicardi J (1992) Early myoclonic encephalopathy (neonatal myoclonic encephalopathy). In: Roger J, Bureau M, Dravet CH, et al. (eds) Epileptic syndromes in infancy, childhood and adolescence (2nd edition). John Libbey, London, pp 13–23

Aicardi J (1994) Epilepsy in Children. 2nd ed. The International Review of Child Neurology. Raven Press, New York

Aicardi J (2000) Atypical semiology of rolandic epilepsy in some related syndromes. In: Stephani U (ed) Spectrum of rolandic epilepsy. Agreements, disagreements and open questions. Proceedings of an International Workshop. Epileptic Disord 2 Suppl. 1: S5–S9

Aicardi J (20005) Aicardi syndrome. Brain Dev 27(3): 164–71

Aicardi J, Bourgeois M, Goutieres F (1995) Alternating hemiplegia of childhood: Clinical findings and diagnostic criteria. In: Andermann F, Aicardi J, Vigevano F (eds) Alternating hemiplegia of childhood. New York, Raven Press, pp 3–18

Aicardi J, Chevrie JJ (1970) Convulsive status epilepticus in infants and children. A study of 239 cases. Epilepsia 11: 187–197

Aicardi J, Goutières F (1978) Encéphalopathie myoclonique néonatale. Rev EEG Neurophysiol 8: 99–101

Aikia M, Salmenperä T, Partanen K, et al. (2001) Verbal memory in newly diagnosed patients and patients with chronic left temporal lobe epilepsy. Epilepsy Beh 2: 20–27

Airaksinen EM, Matilainen R, Mononen T, et al. (2000) A population-based study on epilepsy in mentally retarded children. Epilepsia 41: 1214–1220

Albright P, Bruni J (1985) Reduction of polypharmacy in epileptic patients. Arch Neurol 42: 797–799

Aldenkamp AP (2001) Effects of antiepileptic drugs on cognition. Epilepsia 42 (Suppl. 1): 46–49

Aldenkamp AP, Alpherts WC, Blennow G, et al. (1993) Withdrawal of antiepileptic medication in children-effects on cognitive function: the Multicenter Holmfrid Study. Neurology 43: 41–50

Aldenkamp AP, Alpherts WCJ, Dekker MJA, Overweg J (1990) Neuropsychological aspects of learning disabilities in epilepsy. Epilepsia 31 (Suppl. 4) S9–S20

Aldenkamp AP, Alpherts WCJ, Sandstedt P (1998) Antiepileptic drug-related cognitive complaints in seizure-free children with epilepsy before and after drug discontinuation. Epilepsia 39: 1070–1074

Aldenkamp AP, Arends J, Bootsma HPR, et al. (2002) Randomized double-blind parallel-group study comparing cognitive effects of low-dose lamotrigine with valproate and placebo in healthy volunteers. Epilepsia 43: 19–26

Aldenkamp AP, Overweg J, Gutter TH, et al. (1996) Effects of epilepsy, seizures and epileptiform discharges on cognitive function. Acta Neurol Scand 93: 253–259

Aldenkamp AP, Van de Veerdonk SH, Majoie HJ, et al. (2001) Effects of 6 months of treatment with vagus nerve stimulation on behaviour in children with Lennox-Gastaut syndrome in an open and nonrandomized study. Epilepsy Behav 2: 343–350

Alfonso I, Papazian O, Aicardi J, Jeffries HE (1995) A simple maneuver to provoke benign neonatal sleep myoclonus. Pediatrics 96: 1161–1163

Aliberti V, Grünewald RA, Panyiotopoulos CP, Chroni E (1994) Focal electroencephalographic abnormalities in juvenile myoclonic epilepsy. Epilepsia 35: 297–301

Alpers BJ (1931) Diffuse progressive degeneration of the grey matter of the cerebrum. Arch Neurol Psychiatry 25: 469–505

Alpherts WCJ, Aldenkamp (1990) Computerized neuropsychological assessment of cognitive functioning in children with epilepsy. Epilepsia 31 (Suppl. 4): 35–40

American Academy of Pediatrics, Committee on Quality Improvement, Subcommittee on Febrile Seizures. Practice parameter: long-term treatment of the child with simple febrile seizures. Pediatrics 103: 1307–1309

Amir N, Gross-Tsur V (1994) Paradoxical normalization in childhood epilepsy. Epilepsia 35: 1060–1064

Amir RE, Van der Veyver IB, Wan M, et al. (1999) Rett syndrome is caused by mutations in X-linked MECP2, encoding methyl-CpG-binding protein 2. Nature Genet 23: 185–188

Andermann F (1991) Chronic encephalitis and epilepsy. Rasmussen's syndrome. Boston, Butterworth-Heinemann

Andermann F, Bourgeois BF, Leppik IE, Sherwin AL (1993) Postoperative pharmacotherapy and discontinuation of antiepileptic drugs. In: Engel J (ed) Surgical treatment of the epilepsies. New York, Raven Press, pp 679–684

Andermann F, Keene DL, Andermann E, et al. (1980) Startle disease or hyperekplexia: Further delineation of the syndrome. Brain 103: 985–997

Andermann F, Rasmussen TB (1991) Chronic encephalitis and epilepsy: an overview. In: Andermann F (ed) Chronic encephalitis and epilepsy. Rasmussen's syndrome. Boston, Butterworth-Heinemann, pp 283–288

Andersson T, Braathen G, Persson A, Theorell K (1997) A comparison between one and three years of treatment in uncomplicated childhood epilepsy: A prospective study. II. The EEG as predictor of outcome after withdrawal of treatment. Epilepsia 38: 225–232

Angelini L, Rumi V, Lamperti E, Nardocci N (1988) Transient paroxysmal dystonia in infancy. Neuropediatrics 19: 171–174

Anheim M, Lagha-Boukbiza O, Fleury-Lesaunier MC et al. (2014) Heterogeneity and frequency of movement disorders in juvenile and adult-onset Niemann-Pick C disease. J Neurol 261(1): 174–9

Annegers JF, Grabow JD, Groover RV, Laws ER, Elveback LR, Kurland LT (1980) Seizures after head trauma: a population study. Neurology 30: 683–689

Annegers JF, Hauser WA, Beghi E, Nicolosi A, Kurland LT (1988) The risk of unprovoked seizures after encephalitis and meningitis. Neurology 38: 1407–1410

Annegers JF, Hauser WA, Coan SP, et al. (1998) A population-based study of seizures after traumatic brain injuries. New Engl J Med 338: 20–24

Annegers JF, Hauser WA, Elvebeck LR (1979) Remission of seizures and relapse in patients with epilepsy. Epilepsia 20: 729–737

Annegers JF, Hauser WA, Lee JR, Rocca WA (1995) Incidence of acute symptomatic seizures in Rochester, Minnesota: 1935–1984. Epilepsia 36: 327–333

Annegers JF, Hauser WA, Shirts SB, Kurland LT (1987) Factors prognostic of unprovoked seizures after febrile convulsions. N Engl J Med 316: 493–498

Appleton R, Choonara I, Martland T, et al. (2000) The treatment of convulsive status epilepticus in children. Arch Dis Child 83: 415–419

Appleton RE, Sweeney A, Choonara I, et al. (1995) Lorazepam versus diazepam in the treatment of epileptic seizures and status epilepticus. Dev Med Child Neurol 37: 682–688

Arango JI, Deibert CP, Brown D et al. (2012) Posttraumatic seizures in children with severe traumatic brain injury. Childs Nerv Syst 28(11): 1925–9

Armangue T, Petit-Pedrol M, Dalmau J (2012) Autoimmune encephalitis in children. J Child Neurol 27(11): 1460–9

Armangue T, Petit-Pedrol M, Dalmau J (2012) Autoimmune encephalitis in children. J Child Neurol 27(11): 1460–9

Armangue T, Titulaer MJ, Málaga I et al. (2013) Pediatric anti-N-methyl-D-aspartate receptor encephalitis-clinical analysis and novel findings in a series of 20 patients. J Pediatr 162(4): 850–856

Armstrong DD, Mizrahi EM (1998) Pathologic basis of the symptomatic epilepsies in childhood. J Child Neurol 13: 361–371

Arroyo S (2007) Rufinamide. Neurotherapeutics 4: 155–162

Arroyo S, de la Morena A (2001) Life-threatening adverse events of antiepileptic drugs. Epilepsy Res 47: 155–174

Arts WFM, Geerts A, Brouwer O, et al. (1997) Classification schemes in childhood epilepsy: reliability and causes of discrepancy. Epilepsia 38 (Suppl. 3): 120

Arunkumar G, Wyllie E, Kotagel P, et al. (2000) Parent- and patient-validated content for pediatric epilepsy quality-of-life assessment. Epilepsia 41: 1474–1484

Arzimanoglu A, Guerrini R, Aicardi J (2004) Aicardi's Epilepsy in Children. Lippincott Williams & Wilkins, Philadelphia

Asadi-Pooya AA, Emami M, Sperling MR (2012) Age of onset in idiopathic (genetic) generalized epilepsies: clinical and EEG findings in various age groups. Seizure 21(6):417–21

Asano E, Chugani DC, Juhász C, et al. (2001) Surgical treatment of West syndrome. Brain Dev 23: 668–676

Asconape JJ, Penry JK, Dreifuss FE, et al. (1993) Valproate-associated pancreatitis. Epilepsia 34: 177–183

ASDA, American Academy of Sleep Medincine (2005). In: A.S.D. Association. The international classification of sleep disorders: diagnostic and coding manual. 2nd ed. Westchester, IL

Aso K, Watanabe K, Negoro T, et al. (1994) Photosensitive epilepsy in children. Seizure 3: 67–71

Assogba K, Ferlazzo E, Striano P et al. (2010) Heterogeneous seizure manifestations in Hypomelanosis of Ito: report of four new cases and review of the literature. Neurol Sci 31(1): 9–16

Astley SJ, Aylward EH, Olson HC et al. (2009) Magnetic resonance imaging outcomes from a comprehensive magnetic resonance study of children with fetal alcohol spectrum disorders. Alcohol Clin Exp Res 33(10): 1671–89

Augustijn PB, Parra J, Wouters CH, et al. (2001) Ring chromosome 20 epilepsy syndrome in children: electroclinical features. Neurology 57: 1108–1111

Austin JK, Caplan R (2007) Behavioral and psychiatric comorbidities in pediatric epilepsy: toward an integrative model. Epilepsia 48(9):1639–51

Austin JK, Harezlak J, Dunn WD, et al. (2001) Behaviour problems in children before first recognized seizure. Pediatrics 107: 115–122

Austin JK, Huberty TJ, Huster GA, Dunn DW (1998) Academic achievement in children with epilepsy or asthma. DeV Med Child Neurol 40: 248–255

Austin JK, Huberty TJ, Huster GA, Dunn DW (1999) Does academic achievement in children with epilepsy change over time? Dev Med Child Neurol 41: 473–479

Austin JK, Huster GA, Dunn DW, et al. (1996) Adolescents with active or inactive epilepsy or asthma: a comparison of quality of life. Epilepsia 37: 1228–1238

Austin JK, Risinger MW, Beckett LA (1992) Correlates of behavior problems in children with epilepsy. Epilepsia 33: 1115–1122

Austin JK, Santilli N (2008) Quality of life in children with epilepsy. In: Pellock JM, Bourgeois BFD, Dodson WE (eds) Pediatric epilepsy. Diagnosis and Therapy. Third Edition. Demos, New York, pp 837–846

Austin JK, Smith MS, Risinger MW (1994) Childhood epilepsy and asthma: comparison of quality of life. Epilepsia 35: 608–615

Auvin S (2012) Should we routinely use modified Atkins diet instead of regular ketogenic diet to treat children with epilepsy? Seizure 2012 May;21(4):237–40

Auvin S, Bellavoine V, Merdariu D et al. (2012) Hemiconvulsion-hemiplegia-epilepsy syndrome: current understandings. Eur J Paediatr Neurol 16(5): 413–21

Auvin S, Pandit F, De Bellecize J, et al. (2006) Benign myoclonic epilepsy in infants: electroclinical features and long-term follow-up of 34 patients. Epilepsia 47: 387–393

AWMF (2001) Leitlinien der Gesellschaft für Neuropädiatrie. Behandlung des Status epilepticus im Kindesalter: http/leitlinien.net

Bachmann DS (1982) Use of valproic acid in treatment of infantile spasms. Arch Neurol 39: 49–52

Bachur CD, Comi AM (2013) Sturge-weber syndrome. Curr Treat Options Neurol 15(5): 607–17

Baird HW, John ER, Ahn H (1980) Neurometric evaluation of epileptic children who do well and poorly in school. Electroencephal Clin Neurophysiol 48: 683–693

Baker GA, Jacoby A, Buck D, et al. (1997) Quality of life in people with epilepsy: A European Study. Epilepsia 38: 353–362

Bancaud J, Brunet-Bourgin F, Chauvel P, Halgren E (1994) Anatomical origin of déjà vu and vivid ‹memories› in human temporal lobe epilepsy. Brain 117: 71–90

Bang LM, Goa KL (2003) Oxcarbazepine. A review of its use in children with epilepsy. Pediatr Drugs 5: 557–573

Baram TZ, Shinnar S (2002) Febrile seizures. Academic Press, San Diego

Barba C, Barbati G, Minotti L, Hoffmann D, Kahane P. Ictal clinical and scalp-EEG findings differentiating temporal lobe epilepsies from temporal ‹plus› epilepsies. Brain. 2007 Jul;130 (Pt 7): 1957–67.

Barkovich AJ, Kuzniecky RI, Jackson GD (et al. (2005) Adevelopmental and genetic classification for malformations of cortical development. Neurology 65(12):1873–87

Barkovich AJ, Kuzniecky RI, Jackson GD, et al. (2001) Classification system for malformations of cortical development. Update 2001. Neurology 57: 2168–2178

Barron TF, Younkin DP (1992) Propanolol therapy for shuddering attacks. Neurology 42: 258–259

Bartl R (2007) Antiepileptika-induzierte Osteopathie AED-induced osteopathy. Dtsch med Wochenschr 132(27): 1475–1479

Bartolomei F (2006) Epilepsy and alcohol. Epileptic Disord 8 (S1): S72–S78

Bartolomei F, Roger F, Bureau M, et al. (1997) Prognostic factors for childhood and juvenile absence epilepsies. Eur Neurol 37: 169–175

Bartolomei F, Roger J, Bureau M et al. (1997) Prognostic factors for childhood and juvenile absence epilepsies. Eur Neurol 37(3):169–75.

Bate L, Gardiner M (1999) Genetics of inherited epilepsies. Epileptic Disorders 1: 7–19

Battaglia A (2008) The inv dup (15) or idic (15) syndrome (Tetrasomy 15q).Orphanet J Rare Dis 3:30

Battino D, Kaneko S, Andermann E, et al. (1999) Intrauterine growth in the offspring of epileptic women: a prospective multicenter study. Epilepsy Res 36: 53–60

Bauer J, Burchard GD, Krämer G, Lösch R (2003) Reisen und Epilepsie. Z Epileptol 16: 19–38

Baulac M (2006) Introduction to zonisamide. Epilepsyres 68S: S3–S9

Baumer JH, David TJ, Valentine J, et al. (1981) Many parents think their child is dying when having a first febrile convulsion. Dev Med Child Neurol 23: 462–464

Baumgartner C, Olbrich A, Lindinger G, et al. (1999) Regional cerebral blood flow during temporal lobe seizures associated with ictal vomiting: an ictal SPECT study in two patients. Epilepsia 40: 1085–1091

Bautista RE (2003) The use of the ketogenic diet in a patient with subacute sclerosing panencephalitis. Seizure 12(3): 175–7

Baxter P (1999) Epidemiology of pyridoxine dependent and pyridoxine responsive seizures in the UK. Arch Dis Childh 81: 431–433

Baxter P (2001) Pyridoxin-dependent and pyridoxine-responsive seizures. Dev Med Child Neurol 43: 416–420

Baxter P, Clarke A, Cross H, et al. (2003) Idiopathic catastrophic epileptic encephalopathy presenting with acute onset intractable status. Seizure 12: 379–387

Baxter P, Griffiths P, Kelly T, Gardner-Medwin D (1996) Pyridoxin-dependent seizures: demographic, clinical, MRI and psychometric features, and effect of dose on intelligence quotient. Dev Med Child Neurol 38: 998–1006

Baykan B, Altindag EA, Bebek N et al. (2008) Myoclonic seizures subside in the fourth decade in juvenile myoclonic epilepsy.Neurology 70(22 Pt 2):2123–9

Bazil CW, Walczak TS (1997) Effects of sleep and sleep stages on epileptic and nonepileptic seizures. Epilepsia 38: 56–62

Beaumanoir A, (1992) The Landau-Kleffner syndrome. In: Roger J, Bureau M, Dravet C, et al. (eds) Epileptic syndromes in infancy, childhood and adolescence (2nd edition). John Libbey, London, pp 231–243

Beaumanoir A, Blume W (2005) The Lennox-Gastaut syndrome. In: Roger J, Bureau M, Dravet, et al. (eds) Epileptic syndromes in infancy, childhood and adolescence, (4th edition). John Libbey Eurotext, Montrouge, pp 125–148

Bebek N, Gürses C, Gokyigit A, et al. (2001) Hot water epilepsy: clinical und electrophysiologic findings based on 21 cases. Epilepsia 42: 1180–1184

Beck-Managetta G (1989) Genetics of the Epilepsy. Springer Verlag, Berlin

Beekwilder JP, Beems T (2010) Overview of the clinical applications of vagus nerve stimulation. J Clin Neurophysiol 27(2):130–8

Bell SH, Stade B, Reynolds JN et al. (2010) The remarkably high prevalence of epilepsy and seizure history in fetal alcohol spectrum disorders. Alcohol Clin Exp Res 34(6): 1084–9

Benbadis SR (2005) Practical management issues for idiopathic generalized epilepsies. Epilepsia 46 (Suppl. 9): 125–132

Benbadis SR, Johnson K, Antony K, et al. (2000a) Induction of psychogenic nonepileptic seizures without placebo. Neurology 55: 1904–1905

Benbadis SR, Tatum WO, Murtagh FR, Vale FL (2000b) MRI evidence of mesial temporal sclerosis in patients with psychogenic nonepileptic seizures. Neurology 55: 1061–1062

Benbadis SR, Wallace J, Murtagh FR, et al. (2002) MRI evidence of mesial temporal sclerosis in subjects without seizures. Seizure 11: 340–343

Benbadis SR. Benign partial epilepsies of childhood (2013) http://www.uptodate.com/contents/benign-partial-epilepsies-of-childhood

Benifly M, Rutka JT, Logan W, et al. (2006) Vagal nerve stimulation for refractory epilepsy in children: indications and experience at The Hospital for Sick Children. Childs Nerv System 22: 1018–1026

Berg AT (1993) Are febrile seizures provoked by a rapid rise in temperature? Am J Dis Child 147: 1101–1103

Berg AT (2008) Risk of recurrence after a first unprovoked seizure. Epilepsia 49 (Suppl 1): 13–8

Berg AT, Berkovic SF, Brodie MJ et al. (2010) Revidierte Terminologie und Konzepte zur Einteilung von epileptischen Anfällen und Epilepsie: Bericht der Klassifikations-Terminologiekommissionen der Internationalen Liga gegen Epilepsie, 2005–2009. Akt Neurol 37: 120–30

Berg AT, Berkovic SF, Brodie MJ et al. (2010) Revised terminology and concepts for organization of seizures and epilepsies: report of the ILAE Commission on Classification and Terminology, 2005–2009. Epilepsia 51(4): 676–85

Berg AT, Levy SR, Novotny EJ, Shinnar S (1996) Predictors of intractable epilepsy in childhood: a case-control study. Epilepsia 37: 24–30

Berg AT, Shinnar S (1991) The risk of seizure recurrence following a first unprovoked seizure. A quantitative review. Neurology 41: 965–972

Berg AT, Shinnar S (1994) Relapse following discontinuation of antiepileptic drugs: A meta-analysis. Neurology 44: 601–608

Berg AT, Shinnar S (1996) Complex febrile seizures. Epilepsia 37: 126–133

Berg AT, Shinnar S, Darefsky AS (1997) Predictors of recurrent febrile seizures. A prospective cohort study. Arch Pediatr Adolesc Med 151: 371–378

Berg AT, Shinnar S, HauserA, Leventhal JM (1990) Predictors of recurrent febrile seizures. A metaanalytic review. J Pediatr 116: 329–337

Berg AT, Shinnar S, Levy S, et al. (2001a) Defining early seizure outcomes in pediatric epilepsy: the good, the bad and the in-between. Epilepsy Res 43: 75–84

Berg AT, Shinnar S, Levy S, et al. (2001b) Early development of intractable epilepsy in children. A prospective study. Neurology 56: 1445–1452

Berg AT, Shinnar S, Levy S, et al. (2001c) Two-year remission and subsequent relapse in children with newly diagnosed epilepsy. Epilepsia 42: 1553–1562

Berg AT, Shinnar S, Levy S, Testa FM (1999a) Newly diagnosed epilepsy in children: presentation at diagnosis. Epilepsia 40: 445–452

Berg AT, Shinnar S, Levy S, Testa FM (1999b) Childhood-onset epilepsy with and without preceding febrile seizures. Neurology 53: 1742–1748

Berg AT, Shinnar S, Shapiro ED, et al. (1995) Risk factors for a first febrile seizure: a matched case-control study. Epilpsia 36: 334–341

Berg AT, Shinnar S, Testa FM, et al. (2004) Status epilepticus after the initial diagnosis of epilepsy in children. Neurology 63: 1027–1034

Berg AT, Testa FM, Levy S, Shinnar S (2000) Neuroimaging in children with newly diagnosed epilepsy: a community-based study. Pediatrics 106: 527–532

Berger MS, Ghatan S, Geyer JR, Keles GE, Ojemann GA (1991) Seizure outcome in children with hemispheric tumors and associated intractable epilepsy: the role of tumor removal combined with seizure foci resection. Pediatr Neurosurg 17: 185–191

Bergey GK (2005) Evidence-based treatment of idiopathic generalized epilepsies with new antiepileptic drugs. Epilepsia 46 (Suppl. 9): 161–168

Bergqvist AGC, Chee CM, Lutchka LM, Brooks-Kayal AR (1999) Treatment of aquired epileptic aphasia with ketogenic diet. J Child Neurol 14: 6965–701

Berichte der Bundesanstalt für das Straßenwesen (2000) Begutachtungsleitlinien zur Kraftfahrereignung. Wirtschaftsverlag NW, Bremerhafen

Berkovic SF (1997) Generalized absence seizures. In: Wyllie E (ed) The treatment of epilepsy: Principles and practice, 2nd edition. Williams and Wilkins, Baltimore, pp 451–466

Berkovic SF (2008) Progressive myoclonus epilepsies. In: Pellock JM, Bourgeois BFD, Dodson WE (eds) Pediatric epilepsy. Diagnosis and Therapy. Third Edition. Demos, New York, pp 367–375

Berkovic SF, Cochius J, Andermann E, Andermann F (1993) Progressive myoclonus epilepsies: clinical and genetic aspects. Epilepsia 34 (Suppl. 3): S19–S30

Berkovic SF, Howell RA, Hopper JL (1994) Familial temporal lobe epilepsy: a new syndrome with adolescent/adult onset and a benign course. In: Wolf P (ed) Epileptic seizures and syndromes. Libbey, London, pp 257–263

Berkovic SF, McIntosh A, Howell RA, et al. (1996) Familial temporal lobe epilepsy: a common disorder identified in twins. Ann Neurol 40: 227–235

Berry-Kravis E (2002) Epilepsy in fragile X syndrome. Dev Med Child Neurol 44: 724–728

Berry-Kravis E, Raspa M, Loggin-Hester L, Bishop E, Holiday D, Bailey DB. Seizures in fragile X syndrome: characteristics and comorbid diagnoses. Am J Intellect Dev Disabil. 2010 Nov;115(6): 461–72.

Besag FMC (1994) Epilepsy, education and the role of mental handicap. In: Ross EM, Woody RC (eds) Epilepsy. Baillière's clinical pediatrics. Baillière Tindall, London, pp 561–582

Best TH, Franz DN, Gilbert DL et al. (2000) Cardiac complications in pediatric patients on the ketogenic diet. Neurology Jun 27;54(12): 2328–30

Bethune P, Gordon K, Dooley J et al. (1993) Which child will have a febrile seizure? Am J Dis Child 147(1): 35–9.

Bethune P, Gordon KG, Dooley JM, et al. (1993) Which child will have a febrile seizure? Amr J Dis Child 147: 35–39

Bhalla D, Godet B, Druet-Cabanac M, Preux PM (2011) Etiologies of epilepsy: a comprehensive review. Expert Rev Neurother 11(6): 861–76

Bhattacharyya M, Kalra V, Gulati S (2006) Intranasal midazolam vs. rectal diazepam for emergency treatment of seizures in children: a randomized controlled study. Lancet 366: 205–210

Bialer M, Johannessen SI, Kupferberg HJ, et al. (2001) Progress report on new antiepileptic drugs: a summary of the Fifth Eilat Conference (EILAT V). Epilepsy Res 43: 11–58

Bickford RG, Whelan JL, Klass DW, Corbin KB (19956) Reading epilepsy: clinical and electroencephalographic studies of a new syndrome. Trans Am Neurol Ass 81: 187–188

Bien CG, Granata T, Antozzi C, et al. (2005) Pathogenesis, diagnosis and treatment of Rasmussen encephalitis. A European statement. Brain 128: 454–471

Bindoff LA, Engelsen BA (2012) Mitochondrial diseases and epilepsy. Epilepsia 53 (Suppl 4): 92–7

Bindoff LA, Engelsen BA (2012) Mitochondrial diseases and epilepsy. Epilepsia 53 (Suppl 4): 92–7

Binnie CD (1992) Electroencephalography. In: Laidlaw J, Richens A, Oxley (eds) A textbook of epilepsy. Churchill Livingtone, Edinburgh

Binnie CD (1997) Simple reflex epilepsies. In: Engel J, Pedley TA (eds) Epilepsy: A comprehensive textbook. Lippincott-Raven Publishers, Philadelphia, pp 2489–2505

Biraben A, Allain H, Scarabin JM, et al. (2000) Exacerbation of juvenile myoclonic epilepsy with lamotrigine. Neurology 55: 1757–1758

Biraben A, Chauvel P (1997) Epilepsia partialis continua. In: Engel J, Pedley TA (eds) Epilepsy: A comprehensive textbook. Lippincott-Raven Publishers, Philadelphia, pp 2447–2453

Biton V, Montouris GD, Ritter F, et al. (1999) A randomized, placebo-controlled study of topiramate in primary generalized tonic-clonic seizures. Neurology 52: 1330–1337

Bittencourt PRM, Richens A (1981) Anticonvulsant-induced status epilepticus in Lennox-Gastaut syndrome. Epilepsia 22: 129–134

Bittencourt PRM, Richens A (1981) Anticonvulsant-induced status epilepticus in Lennox-Gastaut syndrome. Epilepsia 22: 129–134

Blake RV, Wroe SJ, Breen EK, McCarthy RA (2000) Accelerated forgetting in patients with epilepsy. Evidence for an impairment in memory consolidation. Brain 123: 472–483

Bleck TP (1999) Management approaches to prolonged seizures and status epilepticus. Epilepsia 40 (Suppl. 1): S59–S63

Blume WT (1992) Uncontrolled epilepsy in children. In: Theodore WE (ed): Surgical treatment of epilepsy (Epilepsy Res. Suppl. 5), Elsevier Science Publishers, pp 19–24

Blume WT (1994) Lennox-Gastaut syndrome and secondary bilateral synchrony: a comparison. In: Wolf P (ed) Epileptic seizures and syndromes. John Libbey, London, pp 285–297

Blume WT (2001) Pathogenesis of Lennox-Gastaut syndrome: considerations and hypotheses. Epileptic Dis 3: 183–196

Blume WT, Girvin JP, Kaufmann JCE (1982) Childhood brain tumors presenting as chronic uncontrolled focal seizure disorders. Ann Neurol 12: 538–541

Blume WT, Kaibara M (1991) Localization of epileptic foci in children. Can J Neurol Sci 18: 570–572

Blume WT, Pillay N (1985) Electrographic and clinical correlates of secondary bilateral synchrony. Epilepsia 26: 636–641

Blume WT, Pillay N (1985) Electrographic and clinical correlates of secondary bilateral synchrony.Epilepsia 26(6): 636–41.

Bocti C, Robitaille Y, Diadori P, et al. (2003) The pathological basis of temporal lobe epilepsy in childhood. Neurology 60: 191–195

Boel M, Casaer P (1996) Add-on therapy of fenfluramine in intractable self-induced epilepsy. Neuropediatrics 27: 171–173

Boenigk HE, Laub MC (1996) Lennox-Gastaut-Syndrom. In: Besser R, Gross-Selbeck GA (Hrsg) Epilepsiesyndrome – Therapiestrategien. Thieme, Stuttgart, S 86–103

Boesebeck F, Schulz R, May T, Ebner A. Lateralizing semiology predicts the seizure outcome after epilepsy surgery in the posterior cortex. Brain. 2002 Oct;125(Pt 10): 2320–31.

Bohan TP, Helton E, McDonald I, et al. (2001) Effect of L-carnitine treatment for valproate-induced hepatotoxicity. Neurology 56: 1405–1409

Bok LA, Maurits NM, Willemsen MA et al (2010) The EEG response to pyridoxine-IV neither identifies nor excludes pyridoxine-dependent epilepsy.Epilepsia 51(12): 2406–11

Bolan GB, Pressler RM, Rennie JM, et al. (1999) Outcome of electroclinical, electrographic, and clinical seizures in the newborn infant. Dev Med Child Neurol 41: 819–825

Boon PA, Williamson PD, Fried I, et al. (1991) Intracranial, intraaxial, space-occupying lesions in patients with intractable partial seizures: an anatomoclinical, neuropsychological and surgical correlation. Epilepsia 32: 467–476

Boon PA, Williamson PD, Fried I, et al. (1991) Intracranial, intraaxial, space-occupying lesions in patients with intractable partial seizures: an anatomoclinical, neuropsychological and surgical correlation. Epilepsia 32: 467–476

Boshuisen K, Arzimanoglou A, Cross JH, Uiterwaal CS, Polster T, van Nieuwenhuizen O, Braun KP; TimeToStop study group.Timing of antiepileptic drug withdrawal and long-term seizure outcome after paediatric epilepsy surgery (TimeToStop): a retrospective observational study. Lancet Neurol. 2012 Sep;11(9): 784–91.

Bourgeois BFD (1995) Important pharmacokinetik properties of antiepileptic drugs. Epilepsia 36 (Suppl. 5): S1–S7

Bourgeois BFD (1998a) Temporal lobe epilepsy in infants and children. Brain and Dev 20: 153–141

Bourgeois BFD (1998b) Antiepileptic drugs, learning, and behavior in childhood epilepsy. Epilepsia 39: 913–921

Bourgeois BFD (2008a) Combination drug therapy: monotherapy versus polytherapy. In: Pellock JM, Bourgeois BDF, Dodson WE (eds) Pediatric epilepsy. Third edition. Demos, New York, pp 441–447

Bourgeois BFD (2008b) Ethosuximide, methsuximide, and trimethadione. In: Pellock JM, Bourgeois BDF, Dodson WE (eds) Pediatric epilepsy. Third edition. Demos, New York, pp 579–584

Bourgeois BFD (2008c) Felbamate. In: Pellock JM, Bourgeois BDF, Dodson WE (eds) Pediatric epilepsy. Third edition. Demos, New York, pp 585–591

Bourgeois BFD (2008d) Valproate. In: Pellock JM, Bourgeois BDF, Dodson WE (eds) Pediatric epilepsy. Third edition. Demos, New York, pp 685–697

Bourgeois BFD, Beaumanoir A, Blajev B, et al. (1987) Monotherapy with valproate in primary generalized epilepsies. Epilepsia 28 (Suppl. 2): S8–S11

Bourgeois BFD, Prensky Al, Palkes HS, et al. (1983) Intelligence in epilepsy: a prospective study in children. Ann Neurol 14: 438–444

Boyd SG, Harden A, Patton MA (1988) The EEG in early diagnosis of Angelman's (happy puppet) syndrome. Eur J Pediatr 147: 508–513

Braathen G, Andersson T, Gylje H, et al. (1996) Comparison between one and three years of treatment in uncomplicated childhood epilepsy: A prospective study. I. Outcome in different seizure types. Epilepsia 37: 822–832

Brain Injury Special Interest Group of the American Academy of Physical Medicine and Rehabilitation (1998) Practice parameter: antiepileptic drug treatment of posttraumatic seizures. Arch Phys Med Rehabil 79: 594–597

Brandt C, Schoendienst M, Trentowska M, Schrecke M, Fueratsch N, Witte-Boelt K, Pohlmann-Eden B, May TW. Efficacy and safety of pregabalin in refractory focal epilepsy with and without comorbid anxiety disorders – results of an open-label, parallel group, investigator-initiated, proof-of-concept study. Epilepsy Behav. 2013 Nov; 29(2): 298–304

Brazzo D, Pera MC, Fasce M et al. (2012) Epileptic Encephalopathies with Status Epilepticus during Sleep: New Techniques for Understanding Pathophysiology and Therapeutic Options. Epilepsy Res Treat 2012: 642725

Brevoord JCD, Joosten KFM, Arts WFM, et al. (2005) Status epilepticus: clinical analysis of a treatment protocol based on midazolam and phenytoin. J Child Neurol 20: 476–481

Brigo F, Del Felice A (2012) Melatonin as add-on treatment for epilepsy. Cochrane Database Syst Rev 6:CD006967

Brigo F, Del Felice A (2012) Melatonin as add-on treatment for epilepsy.Cochrane Database Syst Rev 6:CD006967

Brodbeck V, Jansen V, Fietzek U et al. (2006) Long-term profile of lamotrigine in 119 children with epilepsy. Eur J Paediatr Neurol 10(3):135–41

Brodie MJ, Kwan P (2002) Staged approach to epilepsy management. Neurology 58 (Suppl. 5): S2–S8

Brodie MJ, Kwan P (2012) Current position of phenobarbital in epilepsy and its future. Epilepsia 53 (Suppl 8): 40–6

Brodie MJ, McPhail E, Macphee GJA, et al. (1987) Psychomotor impairment and anticonvulsant therapy in adult epileptic patients. Euro J Clin Pharmacol 31: 655–660

Brodie MJ, Yuen AWC, and the 105 Study Group (1997). Lamotrigine substitution study: evidence for synergism with sodium valproate? Epilepsy Res 26: 423–432

Brophy GM, Bell R, Claassen J et al. (2012) Guidelines for the evaluation and management of status epilepticus. Neurocrit Care 17(1): 3–23

Brorson LO, Wranne L (1987) Long-term prognosis in childhood epilepsy: Survival and seizure prognosis. Epilepsia 28: 324–330

Browne TR (1995) Methsuximid. In: Levy RH, Mattson RH, Meldrum BS (eds) Antiepileptic drugs. Fourth edition. Raven Press, New York, pp 681–687

Bruni O, Novelli L, Mallucci A (2012) Benign Rolandic and Occipital Epilepsies of Childhood. Sleep Medicine Clinics 7 (1): 135–145

Bujarski KA, Hirashima F, Roberts DW, Jobst BC, Gilbert KL, Roth RM, Flashman LA, McDonald BC, Saykin AJ, Scott RC, Dinnerstein E, Preston J, Williamson PD, Thadani VM. Long-term seizure, cognitive, and psychiatric outcome following trans-middle temporal gyrus amygdalohippocampectomy and standard temporal lobectomy. J Neurosurg. 2013 Jul;119(1): 16–23.

Bulteau C, Jambaque I, Viguier D, et al. (2000) Epileptic syndromes, cognitive assessment and school placement: a study of 251 children. Dev Med Child Neurol 42: 319–327

Bureau M, Tassinari CA (2005) Epilepsy with myoclonic absences. Brain Dev 27(3): 178–84

Bureau M, Tassinari CA (2005) The syndrome of myoclonic absences. In: Roger J, Bureau M, Dravet, et al. (eds) Epileptic syndromes in infancy, childhood and adolescence, (4th edition). John Libbey Eurotext, Montrouge, pp 337–344

Busch V, Zeman F, Heckel A et al. (2013) The effect of transcutaneous vagus nerve stimulation on pain perception — an experimental study. Brain Stimul 6(2):202–9

Bye AME, Cunningham CA, Chee KY, Flanagan D (1997) Outcome of neonates with electrographically identified seizures or at risk of seizures. Pediatr Neurol 16: 225–231

Callaghan N, Crowley M, Goggin T (1992) Epilepsy and employment, marital, education and social status. Ir Med J 85: 17–19

Callaghan N, Kenny RA, O'Neill B, et al. (1985) A prospective study between carbamazepine, phenytoin and sodium valproate as monotherapy in previously untreated and recently diagnosed patients with epilepsy. J Neurol Neurosurg Psychiatr 48: 639–644

Callaghan N, O'Hara J, O'Driscoll D, O'Neill B, Day M (1982) Comparative study of ethosuximide and sodium valproate in the treatment of typical absences (petit mal). Dev Med Child Neurol 24: 830–836

Camfield CS, Camfield PR (2005) Management guidelines for children with idiopathic generalized epilepsy. Epilepsia 46 (Suppl. 9): 112–116

Camfield CS, Camfield PR (2009) Juvenile myoclonic epilepsy 25 years after seizure onset: a population-based study. Neurology 73(13): 1041–5

Camfield CS, Camfield PR, Gordon K, Dooley JM (1994a) What types of epilepsy are preceded by febrile seizures? A population-based study of children. Dev Child Neurol 36: 887–892

Camfield CS, Camfield PR, Smith B, et al. (1993) Biologic factors as predictors of social outcome of epilepsy in intellectually normal children: a population-based study. J Pediatr 122: 869–873

Camfield CS, Camfield PR, Veugelers PJ (2002) Death in children with epilepsy: a population-based study. Lancet 359: 1891–1895

Camfield CS, Chaplin S, Doyle A, et al. (1979) Side effects of phenobarbital in toddlers: behavioural and cognitive aspects. J Pediatr 95: 361–365

Camfield P, Camfield C (2010) Idiopathic generalized epilepsy with generalized tonic-clonic seizures (IGE-GTC): a population-based cohort with >20 year follow up for medical and social outcome. Epilepsy Behav 18(1–2): 61–3

Camfield PR, Camfield CS (1996) Antiepileptic drug therapy: When is epilepsy truly intractable? Epilepsia 37 (Suppl. 1): S60–S65

Camfield PR, Camfield CS (2000a) Treatment of children with «ordinary» epilepsy. Epileptic Disord 2: 45–52

Camfield PR, Camfield CS (2000b) Epilepsy can be diagnosed when the first two seizures occur on the same day. Epilepsia 41: 1230–1234

Camfield PR, Camfield CS, Shapiro SHL (1980) The first febrile seizure: antipyretic instruction plus either phenobarbital or placebo to prevent recurrence. J Pediatr 97: 16–21

Canadian Clobazam Cooperative Group (1991) Clobazam in treatment of refractory epilepsy: the Canadian experience. Epilepsia 32: 407–416

Canadian Study Group for Childhood Epilepsy (1998) Clobazam has equivalent efficacy to carbamazepine and phenytoin as monotherapy for childhood epilepsy. Epilepsia 39: 953–959

Canadian Study Group for Childhood Epilepsy (1999) The cognitive and behavioural effects of clobazam and standard monotherapy are comparable. Epilepsy Res 33: 133–143

Canafoglia L, Franceschetti S, Antozzi C, et al. (2001) Epileptic phenotypes associated with mitochondrial disorders. Neurology 56: 1340–1346

Caplan R, Siddarth P, Vona P (2009) Language in pediatric epilepsy. Epilepsia 50(11): 2397–407

Capovilla G, Beccaria F, Bianchi A et al. (2011) Ictal EEG patterns in epilepsy with centro-temporal spikes. Brain Dev 33(4): 301–9

Capovilla G, Beccaria F, Montagnini A (2006) ‹Benign focal epilepsy in infancy with vertex spikes and waves during sleep›. Delineation of the syndrome and recalling as ‹benign infantile focal epilepsy with midline spikes and waves during sleep› (BIMSE).Brain Dev 28(2): 85–91

Capovilla G, Beccaria F, Vegiotti et al. (1999) Ethosuximide is effective in the treatment of epileptic negative myoclonus in childhood partila epilepsy. J Child Neurol 14: 395–400

Caraballo RH, Cerosimo RO, Cresta A, et al. (2006) Ketogenic diet in patients with myoclonic-astatic epilepsy. Epileptic Disord 8: 151–155

Caraballo RH, Cersosimo RO, Fejerman N (2008) Childhood occipital epilepsy of Gastaut: a study of 33 patients. Epielpsia 49: 288–297

Caraballo RH, Chamorro N, Darra F et al. (2013) Epilepsy with myoclonic atonic seizures: an electroclinical study of 69 patients. Pediatr Neurol 48(5): 355–62

Caraballo RH, Pavek S, Lemainque A, et al. (2001) Linkage of benign familial convulsions to chromosome 16p12-q12 suggests allelism to the infantile convulsions and choreoathetosis syndrome. Am J Hum Genet 68: 788–794

Carlsson M, Hagberg G, Olsson I (2003) Clinical and aetiological aspects of epilepsy in children with cerebral palsy. Dev Med Child Neurol 45: 371–376

Carpay HA, Vermeulen J, Stroink H, et al. (1997) Disability due to restrictions in childhood epilepsy. Dev Med Child Neurol 39: 521–526

Carrazana EJ, Lombroso CT, Mikati M, et al. (1993) Facilitation of infantile spasms by partial seizures. Epilepsia 34: 97–109

Carson BS, Javedan SP, Freeman JM, et al. (1996) Hemispherectomy: a hemidecortication approach and review of 52 cases. J Neurosurg 84: 903–911

Caruso PA, Johnson J, Thibert R et al. (2013) Rapalino O, Rincon S, Ratai EM. The use of magnetic resonance spectroscopy in the evaluation of epilepsy. Neuroimaging Clin N Am 23(3): 407–24

Carvill GL, Regan BM, Yendle SC et al. (2013) GRIN2A mutations cause epilepsy-aphasia spectrum disorders.Nat Genet 45(9): 1073–6

Carvill GL, Weckhuysen S, McMahon JM et al. (2014) GABRA1 and STXBP1: novel genetic causes of Dravet syndrome. Neurology 82(14):1245–53

Casas-Fernández C, Martínez-Bermejo A, Rufo-Campos M et al. (2012) Efficacy and tolerability of lacosamide in the concomitant treatment of 130 patients under 16 years of age with refractory epilepsy: a prospective, open-label, observational, multicenter study in Spain. Drugs RD 12(4): 187–97

Cascino GD (1990) Epilepsy and brain tumours: implications for treatment. Epilepsia 31 (Suppl. 3): S37–S44

Cascino GD (2001) Advances in neuroimaging: surgical localization. Epilepsia 42: 3–12

Casteels-Van Daele M, Van Geet C, Wouters C, Eggermont E (2000) Reye syndrome revisited: a descriptive term covering a group of heterogeneous disorders. Eur J Pediatr 159: 641–648

Cavazzuti GB, Capella L, Nalin A (1980) Longitudinal study of epileptiform EEG patterns in normal children. Epilepsia 21: 43–55

Cavazzuti GB, Ferrari P, Lalla M (1984) Follow-up study of 482 cases with convulsive disorders in the first year of life. Dev Med Child Neurol 26: 425–437

Cavazzuti GB, Nalin A, Ferrari F, et al. (1978) Encefalopatia epilettica ad insorgenza neonatale. Clin Pediatr 60: 239–246

Caviedes BE, Herranz JL (1998) Seizure recurrence and risk factors after withdrawal of chronic antiepileptic therapy in children. Seizure 7: 107–114

Cendez F, Lopez-Cendes I, Andermann E, Andermann F (1998) Familial temporal lobe epilepsy: a clinically heterogeneous syndrome. Neurology 50: 554–557

Cerminara C, Coniglio A, El-Malhany N, Casarelli L, Curatolo P (2012) Two epileptic syndromes, one brain: childhood absence epilepsy and benign childhood epilepsy with centrotemporal spikes.Seizure 21(1): 70–4

Chahine L, Abou-Khalil B, Siren A et al. (2013) A new locus for familial temporal lobe epilepsy on chromosome 3q. Epilepsy Res 106(3): 338–44

Chahine LM, Mikati MA (2006) Benign pediatric localization-related epilepsies. Part I. Syndromes in infancy. Epileptic Disord 8(3): 169–83

Chahine LM, Mikati MA (2006a) Benign pediatric localization-related epilepsies. Part I. Syndromes in infancy. Epileptic Disord 8: 169–183

Chahine LM, Mikati MA (2006b) Benign pediatric localization-related epilepsies. Part II. Syndromes in childhood. Epileptic Disord 8: 243–258

Chaix Y, Daquin G, Monteiro F, et al. (2003) Absence epilepsy with onset before age three years: a heterogeneous and often severe condition. Epilepsia 44: 944–949

Chan S, Chin SS, Kartha K, et al. (1996) Reversible signal abnormalities in the hippocampus and neocortex after prolonged seizures. Am J Neuroradiol 17: 1725–1731

Chan SC, Lee WT (2011). Benign epilepsy in children. J Formos Med Assoc 110(3): 134–44

Chang YC, Guo NW, Wang ST, et al. (2001) Working memory of school-aged children with a history of febrile convulsions. Neurology 57: 37–42

Chaplin JE, Yepez R, Shorvon S, Floyd M (1990) A quantitative approach to measuring the social effects of epilepsy. Neuroepidemiol 9: 151–158

Chaves J, Sander JW (2005) Seizure aggravation in idiopathic generalized epilepsies. Epilepsia 46 (Suppl. 9): 133–139

Chaves-Vischer V, Picard F, Andermann F, et al. (2001) Benign nocturnal alternating hemiplegia of childhood: six patients and long-term follow-up: Neurology 57: 1491–1493

Chen DK, So YT, Fisher RS (2005) Use of serum prolactin in diagnosing epileptic seizures. Report of the Therapeutics and Technology Assessment Subcommittee of the American Academy of Neurology. Neurology 65: 668–675

Chen SY, Tsai CN, Lai MW et al. (2009) Norovirus infection as a cause of diarrhea-associated benign infantile seizures. Clin Infect Dis 48(7): 849–55

Chen YJ, Chow JC, Lee IC (2001) Comparison the cognitive effect of anti-epileptic drugs in seizure-free children with epilepsy before and after drug withdrawal. Epilepsy Res 44: 65–70

Chevrie JJ, Aicardi J (1972) Childhood epileptic encephalography with slow spike wave. A statistical study of 80 cases. Epilepsia 13: 259–271

Chiron (2007) Stiripentol. Neurotherapeutics 4: 123–125

Chiron C, Dulac O, Beaumont D, et al. (1991) Therapeutic trial of vigabatrin in refractory infantile spasms. J Child Neurol 6 (Suppl 2): 2S52–2S59

Chiron C, Dumas C, Jambaqué I, et al. (1997) Randomized trial comparing vigabatrin and hydrocortisone in infantile spasms due to tuberous sclerosis. Epilepsy Res 26: 389–395

Chiron C, Marchand MC, Tran A, et al. (2000) Stiripentol in severe myoclonic epilepsy in infancy: a randomized placebo-controlled syndrome-dedicated trial. Lancet 356: 1638–1642

Chou IJ, Wang HS, Lin JJ et al. (2013) Limbic encephalitis in Taiwanese children and adolescence: a single center study. Pediatr Neonatol 54(4):246–53

Chugani HT, Conti JR (1996) Etiologic classification of infantile spasms in 140 cases: role of positron emission tomography. J Child Neurol 11: 44–48

Churchyard A, Khangure M, Grainger K (1992) Cerebral cavernous angioma: a potentially benign condition? Successful treatment in 16 cases. J Neurol Neurosurg Psychiat 55: 1040–1045

Claassen J, Hirsch LJ, Emerson RG, Mayer SA (2002) Treatment of refractory status epilepticus with pentobarbital, propofol, or midazolam: a systemic review. Epilepsia 43: 146–153

Claes S, Devriendt K, Lagae L, et al. (1997) The X-linked infantile spasms syndrome (MIM 308350) maps to Xp11.4-Xpter in two pedigrees. Ann Neurol 42: 360–364

Clancy RR, Legido A (1991) Postnatal epilepsy after EEG-confirmed neonatal seizures. Epilepsia 32: 69–76

Clardy SL, Lennon VA, Dalmau J et al. (2013) Childhood onset of stiff-man syndrome. JAMA Neurol 70(12): 1531–6

Cloud LJ, Rosenblatt A, Margolis RL, Ross CA et al. (2012) Seizures in juvenile Huntington's disease: frequency and characterization in a multicenter cohort. Mov Disord 27(14): 1797–800

Cobos JE (1987) High-dose phenytoin in the treatment of refractory epilepsy. Epilepsia 28: 111–114

Cochius J, Figlewicz D, Kalviainen R et al. (1993) Unverricht-Lundborg disease: absence of nonallelic genetic heterogeneity. Ann Neurol 34: 739–741

Cockerell O, Johnson AL, Goodridge DGM, et al. (1994) The mortality of epilepsy: Results from the National General Practice Study of Epilepsy. Lancet 344: 918–921

Cockerell O, Johnson AL, Sander WAS, Shorvon SD (1997) Prognosis of epilepsy: A review and further analysis of the first nine years of the British National General Practice Study of Epilepsy, a prospective population-based study. Epilepsia 38: 31–46

Cockerell OC, Rothwell J, Thompson PD, et al. (1996) Clinical and physiological features of epilepsia partialis continua. Cases ascertained in the UK. Brain 119: 393–407

Combi R, Dalprà L, Tenchini ML, Ferini-Strambi L (2004) Autosomal dominant nocturnal frontal lobe epilepsy. A critical overview. J Neurol 251: 923–934

Commission of Pediatrics of the ILAE (1997) Restrictions for children with epilepsy. Epilepsia 39: 1054–1056

Commission on Classification and Terminology of the International League Against Epilepsy (1981) Proposals for revised clinical and electroencephalographic classification of epileptic seizures. Epilepsia 22: 489–501

Commission on Classification and Terminology of the International League Against Epilepsy (1989) Proposals for revised classification of epilepsies and epileptic syndromes. Epilepsia 30: 389–399

Commission on Epidemiology and Prognosis, ILAE (1993). Guidelines for epidemiologic studies on epilepsy. Epilepsia 34: 592–596

Commission on Neuroimaging of the International League Against Epilepsy (1998) Guidelines for neuroimaging evaluation of patients with uncontrolled epilepsy considered for surgery. Epilepsia 39: 1375–1376

Commission on Pediatric Epilepsy of the International League Against Epilepsy (1997) Myoclonus and epilepsy. Epilepsia 38: 1251–1254

Conry JA (2002) Progressive myoclonic epilepsies. J Child Neurol 17: S80–S84

Coppola G, Auricchio G, Federico R, et al. (2004) Lamotrigine versus valproic acid as first-line monotherapy in newly diagnosed typical absence seizures: an open-label, randomized, parallel-group study. Epilepsia 45: 1049–1053

Coppola G, Plouin P, Chiron C, et al. (1995) Migrating partial seizures in infancy: a malignant disorder with developmental arrest. Epilepsia 36: 1017–1024

Corbett JA, Trimble MR, Nichol TC (1985) Behavioral and cognitive impairments in children with epilepsy: the long term effects of anticonvulsant therapy. J Am Acad Child Psychiatry 24: 17–23

Cordelli DM, Aldrovandi A, Gentile V et al. (2012) Fever as a seizure precipitant factor in Panayiotopoulos syndrome: a clinical and genetic study. Seizure 21(2):141–3

Cornaggia CM, Gobbi G (2001) Learning disability in epilepsy: definitions and classification. Epilepsia 42 (Suppl. 1): 2–5

Cossu M, Fuschillo D, Cardinale F et al. (2014) Stereo-EEG-guided radio-frequency thermocoagulations of epileptogenic grey-matter nodular heterotopy. J Neurol Neurosurg Psychiatry 85(6): 611–7

Covanis A (2005) Photosensitivity in idiopathic generalized epilepsies. Epilepsia 46 (Suppl. 9): 67–72

Covanis A, Ferri CD, Koutroumanidis M, et al. (2005) Panayiotopoulos syndrome and Gastaut type idiopathic childhood occipital epilepsy. In: RogerJ, Bureau M, Dravet C, Genton P, Tassinari CA, Wolf P (eds) Epileptic syndromes in infancy, childhood and adolescence, 4th edition. John Libbey, London, pp 227–253

Covanis A, Gupta AK, Jeavons PM (1982) Sodium valproate: monotherapy and polytherapy. Epilepsia 23: 693–720

Covanis A. (2012) Epileptic encephalopathies (including severe epilepsy syndromes). Epilepsia 53 Suppl 4: 114–26

Craig JJ, Hunt SJ (2009) Treating women with juvenile myoclonic epilepsy.Pract Neurol 9(5): 268–77

Cramer JA, Gordon J, Schachter S, Devinsky O (2007) Women with epilepsy: Hormonal issues from menarche through menopause. Epilepsy Behav 11: 160–178

Cramer JA, Mattson RH, Bennett DM, Swick CT (1986) Variable free and total valproic acid concentrations in sole- and multi-drug therapy. Ther Drug Monit 8: 11–15

Craven I, Griffiths PD, Hoggard N (2011) Magnetic resonance imaging of epilepsy at 3 Tesla. Clin Radiol 66(3): 278–86

Crawford P, Appleton R, Betts T, et al. (1999) Best practice guidelines for the management of women with epilepsy. Seizure 8: 201–217

Crawford TO, Mitchell WG, Fishman LS, Snodgrass SR (1988) Very-high-dose phenobarbital for refractory status epilepticus in children. Neurology 38: 1035–1040

Critchley M (1937) Musicogenic epilepsy. Brain 60: 13–27

Croona C, Kihlgren M, Lundberg S, et al. (1999) Neuropsychological findings in children with benign childhood epilepsy with centrotemporal spikes. Dev Med Child Neurol 41: 813–818

Cross JH, Jayakar P, Nordli D, et al. (2006) Proposed criteria for referral and evaluation of children for epilepsy surgery: Recommendations of the subcommission for pediatric epilepsy surgery. Epilepsia 47: 952–959

Cross JH, Kahane P, Wyllie E: Surgery for focal epilepsy – why and when? In: Duchowny M, Cross JH, Arzimanoglou A: Pediatric Epilepsy, McGraw-Hill, 2013

Crumrine PK (2011) Management of seizures in Lennox-Gastaut syndrome. Paediatr Drugs 13(2): 107–18

Cunnington M, Tennis P (2005) Lamotrigene and the risk of malformations in pregnancy. Neurology 64: 955–960

Curatolo P, Arpino C, Stazi MA, Medda E (1995) Risk factors for the co-occurrence of partial epilepsy, cerebral palsy and mental retardation. Dev Med Child Neurol 27: 776–782

Curatolo P, Verdecchia M, Bombardieri R (2002) Tuberous sclerosis complex: a review of neurological aspects. Eur J Pediatr Neurol 6: 15–23

Cusmai R, Martinelli D, Moavero R et al. (2012) Ketogenic diet in early myoclonic encephalopathy due to non ketotic hyperglycinemia. Eur J Paediatr Neurol 16(5): 509–13

Cuvellier JC, Lamblin MD, Cuisset JM, et al. (1997) Benign reflex myoclonic epilepsy in infants. Arch Pediatr 4: 755–758

Czeizel AE, Didas I (1992) Prevention of the first occurrence of neural tube defects by periconceptual multivitamin supplementation. N Engl J Med 327: 1832–1835

Czucwar SJ, Borowitz KK (2002) Polytherapy in epilepsy: the experimental evidence. Epilepsy Res 52: 15–23

Daber RD, Conlin LK, Leonard LD, Canevini MP, Vignoli A, Hosain S, Brown LW, Spinner NB Ring chromosome 20. Eur J Med Genet. 2012 May;55(5): 381–7.

Dahl J, Melin L, Brorson LO, Schollin J (1985) Effects of a broad-spectrum behavior modification treatment program on children with refractory epileptic seizures. Epilepsia 26: 303–309

Dalla Bernadina B, Dulac O, Bureau M, et al. (1983) Early myoclonic epileptic encephalopathy (E. M.E. E.). Eur J Pediatr 140: 248–252

Dan B, Boyd SG (1997) Dacrystic seizures reconsidered. Neuropediatrics 29: 326–327

Danielsson S, Gillberg IC, Billststedt E, et al. (2005) Epilepsy in young adults with autism: a prospective population-based follow-up study of 120 individuals diagnosed in childhood. Epilepsia 46: 918–923

Danner R, Shewmon DA, Sherman MP (1985) Seizures in the atelencephalic infant. Is the cortex essential for neonatal seizures? Arch Neurol 42: 1014–1016

Daoud AS, Batieha A, Al-Sheyyab M, et al. (1997) Effectiveness of iron therapy on breath-holding spells. J Pediatr 130: 547–550

Dauvilliers Y, Siegel JM, Lopez R (2014) Cataplexy-clinical aspects, pathophysiology and management strategy. Nat Rev Neurol 10(7): 386–95

Davey D, Thompson D (1991) Interictal language functioning in chronic epilepsy. J Neurolinguistics 6: 381–399

Davis AS, Hintz SR, Van Meurs KP et al. (2010) Seizures in extremely low birth weight infants are associated with adverse outcome. J Pediatr 157(5): 720–5.e1–2

de Silva M, MacArdle B, McGowan M, et al. (1996) Randomized comparative monotherapy trial of phenobarbitone, phenytoin, carbamazepine, or sodium valproate for newly diagnosed childhood epilepsy. Lancet 347: 709–713

De Vivo DC, Bohan TP, Coulter DL, et al. (1998) L-Carnitin supplementation in childhood epilepsy: current perspectives. Epilepsia 39: 1216–1225

De Vivo DC, Trifletti RR, Jacobson RI, et al. (1991) Defective glucose transport across the blood-brain barrier as a cause of persistent hypoglycorrhachia, seizures, and developmental delay. New Engl J Med 325: 703–709

Dean JC, Penry JK (1988) Carbamazepine/valproate therapy in 100 patients with partial seizures failing carbamazepine monotherapy: long-term follow up. Epilepsia 29: 687

Debus OM, Kurlemann G. (2004) Sulthiame in the primary therapy of West syndrome: a ranbdomized double-blind placebo-controlled add-on trial on baseline pyridoxine medication. Epilepsia 45: 103–108

Deckers CLP, Czuczwar SJ, Hekster YA, et al. (2000) Selection of antiepileptic drug polytherapy based on mechanisms of action: the evidence reviewed. Epilepsia 41: 1364–1374

Degen R, Rodin RE (1991) Epilepsy, sleep and sleep deprivation – Proceedings of a symposium. Epilepsy Res, pp 1–285

Dehan M. Quilleron D, Navelet Y, et al. (1977) Les convulsions du cinqième jour de vie: un nouveau syndrome? Arch Fr Ped 34: 730–742

Delanty N, Frech J (1998) Treatment of Lennox-Gastaut syndrome. CNS Drugs 10: 181–188

Delgado-Escueta AV, Koeleman BP, Bailey JN, Medina MT, Durón RM (2013) The quest for juvenile myoclonic epilepsy genes.Epilepsy Behav 28 (Suppl 1): S52–7

DeLorenzo RJ, GarnettL, Towne AR, et al. (1999) Comparison of status epilepticus with prolonges seizure episodes lasting from 10 to 29 minutes. Epilpsia 40: 164–169

DeLorenzo RJ, Hauser WA, Towne AR, et al. (1996) A prospective, population-based epidemiologic study of status epilepticus in Richmond, Virginia. Neurology 46: 1029–1035

DeLorenzo RJ, Pellock JM, Towne AR, Boggs JG (1995) Epidemiology of status epilepticus. J Clin Neurophysiol 12: 316–325

DeLorenzo RJ, Towne AR, Pellock JM, Ko D (1992) Status epilepticus in children, adults and the elderly. Epilepsia 33 (Suppl.4): S15–S25

Denis D, Chateil JF, Brun M, et al. (2000) Schizencephaly: clinical and imaging features in 30 infantile cases. Brain Dev 22: 475–483

Deonna T (1998) Reflex seizures with somatosensory precipitation. Clinical and electroencephalographic patterns and differential diagnosis, with emphasis of reflex myoclonic epilepsy of infancy. In: Zifkin BG, Andermann F, Andermann E, Beaumanoir A, Rowan AJ (eds) Reflex epilepsies and reflex seizures. Advances in Neurology. Vol. 75. Philadelphia, Lippincott-Raven Press, pp 193–206

Dericioglu N, Oguz KK, Ergun EL et al. (2008) Ictal/interictal EEG patterns and functional neuroimaging findings in subcortical band heterotopia: report of three cases and review of the literature. Clin EEG Neurosci 39(1): 43–9

de Siqueira LF. Progressive myoclonic epilepsies: review of clinical, molecular and therapeutic aspects. J Neurol. 2010 Oct;257(10): 1612–9. doi: 10.1007/s00415-010-5641-1. Epub 2010 Jul 1. Review.

Deutsche Gesellschaft für Kinder- und Jugendpsychiatrie und Psychotherapie (2000) Leitlinien zu Diagnostik und Therapie von psychischen Störungen im Säuglings-, Kindes- und Jugendalter. Deutscher Ärzte-Verlag, Köln, S 65–75

Devinsky O, Gershengorn J, Brown E, et al. (1997) Frontal functions in juvenile myoclonic epilepsy. Neuropsychiatry Neuropsychol Behav Neurol 10: 243–246

Devous MD, Thisted RA, Morgan GF, et al. (1998) SPECT brain imaging in epilepsy: a meta-analysis. J Nucl Med 39: 285–293

Dhiman V, Rao S, Sinha S, Arimappamagan A, Mahadevan A, Bharath RD, Saini J, Jamuna R, Keshav Kumar J, Rao SL, Chandramouli BA, Satishchandra P, Shankar SK. Outcome of lesionectomy in medically refractory epilepsy due to non-mesial temporal sclerosis (non-MTS) lesions. Clin Neurol Neurosurg. 2013 Dec;115(12): 2445–53.

Di Martino A, Tuchman RF (2001) Antiepileptic drugs: affective use in autism spectrum disorders. Pediatr Neurol 25: 199–207

Diamantopoulos N, Crumrine PK (1986) The effect of puberty on the course of epilepsy. Arch Neurol 43: 873–876

Dibbens LM, de Vries B, Donatello S et al. (2013) Mutations in DEPDC5 cause familial focal epilepsy with variable foci. Nat Genet 45(5): 546–51

Diekman EF, de Koning TJ, Verhoeven-Duif NM et al. (2014) Survival and psychomotor development with early betaine treatment in patients with severe methylenetetrahydrofolate reductase deficiency. JAMA Neurol 71(2): 188–94

Diener W, Mayer H, Kruse R (1994) Brom als Antiepileptikum. Epilepsie-Blätter 7: 47–52

Diener W, Sorni M, Ruile S et al. (1998) Panniculitis due to potassium bromide. Brain Dev 20(2): 83–7

DiMario FJ (2006) Paroxysmal nonepileptic events of childhood. Sem Pediatr Neurol 13: 208–221

Distelmaier F, Huppke P, Pieperhoff P et al. (2014) Biotin-responsive Basal Ganglia disease: a treatable differential diagnosis of leigh syndrome. JIMD Rep 13: 53–7

Dittrich S, Laser KT, Deisenhofer I et al. (2014) S2 Leitlinie Synkope. Deutsche Gesellschaft für Pädiatrische Kardiologie. http://www.kinderkardiologie.org/Leitlinien/LL%20Synkope%20final%20nach%20Frankfurt%2016.05.2014.pdf

Dlugos DJ, Sammel MD, Strom BL, Farrar JT (2001) Response to first drug trial predicts outcome in childhood temporal lobe epilepsy. Neurology 57: 2259–2264

Dodrill CB (1986) Correlates of generalized tonic-clonic seizures with intellectual, neuropsychological, emotional and social function in patients with epilepsy. Epilepsia 27: 399–411

Dodrill CB, Batzel LW (1986) Interictal behaviour features of patients with epilepsy. Epilepsia 27 (Suppl. 2): S64–S76

Dodrill CB, Wilensky AJ (1990) Intellectual impairment as an outcome of status epilepticus. Neurology 40 (Suppl. 2): 23–27

Dodson WE (1993) Felbamate in the treatment of Lennox-Gastaut syndrome: results of a 12-month open label study following a randomized clinical trial. Epilepsia 34 (Suppl. 7): S18–S24

Dodson WE (2008a) Carbamzepine and oxcarbazepine. In: Pellock JM, Bourgeois BDF, Dodson WE (eds) Pediatric epilepsy. Third edition. Demos, New York, pp 567–578

Dodson WE (2008b) Phenytoin and related drugs. In: Pellock JM, Bourgeois BDF, Dodson WE (eds) Pediatric epilepsy. Third edition. Demos, New York, pp 639–651

Dolce A, Ben-Zeev B, Naidu S et al. (2013) Rett syndrome and epilepsy: an update for child neurologists Pediatr Neurol 48(5): 337–45

Donat JF, Wright FS (1992) Clinical imitators of infantile spasms. J Child Neurol 7: 395–399

Donati F, Gobbi G, Campistol J et al. (2007) The cognitive effects of oxcarbazepine versus carbamazepine or valproate in newly diagnosed children with partial seizures. Seizure 16(8):670–9

Donner EJ, Smith CR, Snead OC (2001) Sudden unexplained death in children with epilepsy. Neurology 57: 430–434

Dooley JM (1998) Rectal use of diazepam. Epilepsia 39 (Suppl. 1): S24–S27

Dooley JM, Gordon KE, Camfield PR, et al. (1993) Discontinuation of anticonvulsant therapy in children free of seizures for 1 year: a prospective study. Neurology 46: 969–974

Doose H (1992) Myoclonic astatic epilepsy of early childhood. In: Roger J, Bureau M, Dravet C, et al. (eds) Epileptic syndromes in infancy, childhood and adolescence (2nd edition). John Libbey, London, pp 103–114

Doose H (1993) Genetische Beratung in der Epilepsie-Sprechstunde. Epilepsie-Blätter 6: 71–76

Doose H (1998) Epilepsien im Kindes- und Jugendalter. Desitin, Hamburg

Doose H, Baier WK (1987) Epilepsy with primarily generalized myoclonic-astatic seizures: a genetically determined disease. Eur J Pediatr 146: 550–554

Doose H, Baier WK, Ernst JP, et al. (1988) Benign partial epilepsy: Treatment with sulthiame. Dev Med Child Neurol 30: 683–684

Doose H, Gerken H, Leonhardt R, et al. (1970) Centrencephalic myoclonic-astatic petit mal. Neuropädiatrie 2: 59–78

Doose H, Lunau H, Castiglione E, Waltz S (1998) Severe idiopathic generalized epilepsy of infancy with generalized tonic-clonic seizures. Neuropediatrics 29: 229–238

Doose H, Ritter K, Völske E (1983) EEG longitudinal studies in febrile convulsions. Genetic aspects. Neuropediatrics 14: 81–87

Doose H, Völske E, Scheffner D (1965) Verlaufsformen kindlicher Epilepsien mit spike wave-Absencen. Arch Psychiatr Nervenkr 207: 394–415

Doose H, Waltz St (1993) Photosensitivity-Genetics and clinical significance. Neuropediatrics 24: 249–255

Dravet C, Bureau M (1981) L'épilepsies myocloniques bénigne du nourrisson. Rev EEG Neurophysiol 11 : 438–444

Dravet C, Bureau M (2005) Benign myoclonic epilepsy in infancy. In: Roger J, Bureau M, Dravet, et al. (eds) Epileptic syndromes in infancy, childhood and adolescence, (4th edition). John Libbey Eurotext, Montrouge, pp 77–88

Dravet C, Bureau M, Guerrini R, et al. (1992) Severe myoclonic epilepsy in infants. In: Roger J, Bureau M, Dravet C, et al. (eds) Epileptic syndromes in infancy, childhood and adolescence (2nd edition). John Libbey, London, pp 75–88

Dravet C, Bureau M, Oguni H, et al. (2005) Severe myoclonic epilepsy in infancy (Dravet syndrome. In: Roger J, Bureau M, Dravet, et al. (eds) Epileptic syndromes in infancy, childhood and adolescence, (4th edition). John Libbey Eurotext, Montrouge, pp 89–113

Dravet C, Guerrini R (2011) Dravet Syndrome. Èditions John Libbey Eurotext ltd., Montrouge/France

Dravet C, Roger J, Bureau M, Dalla Bernardina B (1982) Myoclonic epilepsies in childhood. In: Akimoto H, et al. (eds) Advances in epileptology. XIIIth EIS, Raven Press, New York, pp 135–140

Dreifuss F, Farwell J, Holmes G, et al. (1986) Infantile spasms. Comparative trial of nitrazepam and corticotropin. Arch Neurol 43: 1107–1110

Dreifuss FE (1987) Goals of surgery for epilepsy. In: Engel J Jr (ed): Surgical treatment of the epilepsies. Raven Press, New York, pp 31–49

Dreifuss FE, Langer DH, Moline KA, Maxwell JE (1989) Valproic acid hepatic fatilities. II. US experience since 1984. Neurology 39: 201–207

Dreifuss FE, Santili N, Langer DH, et al. (1987) Valproic acid hepatic fatilities: a retrospective review. Neurology 37: 379–385

Driscoll SM, Towne AR, Pellock LM, DeLorenzo RJ (1990) Recurrent status epilepticus in children (Abstract). Neurology 40 (Suppl 1): 297

Drislane FW (2000) Presentation, evaluation, and treatment of nonconvulsive status epilepticus. Epilepsy Behav 1: 301–314

Dube C, Chen K, Eghbal-Ahmadi M, et al. (2000) Prolonged febrile seizures in the immature rat model enhance hippocampal excitability long term. Ann Neurol 47: 336–344

Duchowny M, Cross JH, Arzimanoglou A (Eds.) (2013) Pediatric Epilepsy. The McGraw-Hill Companies, New York, Chicago, San Francisco.

Duchowny MS, Harvey S, Jayakar P, et al. (1997) The preoperative evaluation of pediatric temporal lobe epilepsy. In: Tuxhorn I, Holthausen H, Boenigk H (eds) Pediatric epilepsy syndromes and their surgical treatment. John Libbey, London, pp 263–271

Duchowny MS, Levin B, Jayakar P, et al. (1992) Temporal lobectomy in early childhood. Epilepsia 33: 298–303

Dulac O, Aicardi J, Rey E, Olive G (1978) Blood levels of diazepam after single rectal administration in infants and children. J Pediatr 93: 1039–1041

Dulac O, Plouin P, Shewmon A, et al. (1998) Myoclonus and epilepsy in childhood – 1996 Royaumont meeting. Epilepsy Res 30: 91–106

Dulac O, Steru D, Rey E, Arthius M (1982) Monothérapie par le valproate de sodium dans les épilepsies de l'enfant. Arch Fr Pediatr 39: 47–52

Dulac O, Tuxhorn I (2005) Infantile spasms and West syndrome. In: Roger J, Bureau M, Dravet, et al. (eds) Epileptic syndromes in infancy, childhood and adolescence, (4th edition). John Libbey Eurotext, Montrouge, pp 53–72

Duncan JS (1997) Positron emission tomography studies of cerebral blood flow and glucose metabolism. Epilepsia 38 (Suppl. 10): S42–S47

Duncan JS, Panayiotopoulos CP (1995) Juvenile absence epilepsy: an alternative view. In: Duncan JS, Panayiotopoulos CP (eds) Typical absences and related epileptic syndromes. Churchill Communications Europe, London, pp 161–167

Dunn WD (1988) Status epilepticus in children: etiology, clinical features and outcome. J Child Neurol 3: 167–173

Dunn WD, Austin JK, Harezlak J, Ambrosius WT (2003) ADHD and epilepsy in childhood. Dev Med Child Neurol 45: 50–54

Dyken PR, DuRant RH, Minden DB, King DW (1985) Short term effects of valproate on infantile spasms. Ped Neurol 1: 34–37

Ebersole JS (1997) Magnetencephalography/magnetic source imaging in the assessment of patients with epilepsy. Epilepsia 38 (Suppl. 4): S1–S5

Ebner A, Kerdar MS (2000) Olfactory and gustatory auras. In: Lüders HO, Noachtar S (eds) Epileptic seizures. Pathophysiology and clinical semiology. Churchill Livingstone, New York, pp 313–319

Ebus SC, Overvliet GM, Arends JB, Aldenkamp AP. Reading performance in children with rolandic epilepsy correlates with nocturnal epileptiform activity, but not with epileptiform activity while awake. Epilepsy Behav 2011 Nov; 22(3):518–22

Eckhaus J, Lawrence KM, Helbig I et al. (2013) Genetics of febrile seizure subtypes and syndromes: a twin study. Epilepsy Res 105(1–2): 103–9

Edelberg JS (1989) Alcohol consumption in new-onset seizures. New Engl J Med 320: 596–597

Eeg-Olofsson O, Peterson L, Selleden U (1971) The development of the electroencephalogram in normal children from the age of 1 to 15 years. Neuropädiatrie 2: 375–404

Egli M, Mothersill I, O'Kane M, O'Kane F (1985) The axial spasm – The predominant type of drop seizure in patients with secondary generalized epilepsy. Epilepsia 26: 401–415

Eisensehr I, Parrino L, Noachtar S, et al. (2001) Sleep in Lennox-Gastaut syndrome: the role of the cyclic altenating pattern (CAP) in the gate control of clinical seizures and generalized polyspikes. Epilepsy Res 46: 241–250

Eksioglu YZ, Scheffer IE, Cardenas P, et al. (1996) Periventricular heterotopia: an x-linked dominant epilepsy locus causing aberrant cerebral cortical development. Neuron 16: 77–87

Elger CE, Brockhaus A, Lendt M, et al. (1997) Behaviour and cognition in children with temporal lobe epilepsy. In: Tuxhorn I, Holthausen H, Boenigk H (eds) Pediatric epilepsy syndromes and their surgical treatment. John Libbey, London, pp 311–325

Elkis LC, Bourgeois FD, Wyllie E et al. (1993) Efficacy of second antiepileptic drug after failure of one drug in children with partial epilepsy. American Epilepsy Society (poster handout)

Ellenberg JH, Hirtz DG, Nelson KB (1984) Age at onset of seizures in young children. Ann Neurol 15: 127–134

Ellenberg JH, Hirtz DG, Nelson KB (1986)Do seizures cause intellectual deterioration? New Engl J Med 314: 1085–1088

Ellenberg JH, Nelson KB (1978) Febrile seizures and later intellectual performance. Arch Neurol 35: 17–21

Elliott IM, Lach L, Smith ML (2005) I just want to be normal: a qualitative study exploring how children and adolescents view the impact of intractable epilepsy on their quality of life. Epilepsy Behav 7(4): 664–78

Elliott RE, Morsi A, Tanweer O (2011) et al. Efficacy of vagus nerve stimulation over time: review of 65 consecutive patients with treatment-resistant epilepsy treated with VNS > 10 years. Epilepsy Behav 20(3):478–83

Ellrich J (2011) Transcutaneous Vagus Nerve Stimulation. European Neurological Review 6(4): 254–256

Elterman RD, Glauser TA, Wyllie E, et al. (1999) A double-blind, randomized trial of topiramate as adjunctive therapy for partial-onset seizures in children. Neurology 52: 1338–1344

Elwes RDC, Johnson AL, Reynolds EH (1988) The course of untreated epilepsy. Br Med J 297: 948–950

Elwes RDC, Johnson Al, Shorvon SD, Reynolds EH (1984) The prognosis for seizure control in newly diagnosed epilepsy. N Engl J Med 311: 944–947

Emerson R, D'Souza BJ, Vining EP, et al. (1981) Stopping medication in children with epilepsy. N Engl J Med 304: 1125–1129

Empfehlungen zur Bildgebung bei Patienten mit Epilepsie. Bericht der Bildgebungskommission der Deutschen Sektion der Internationalen Liga gegen Epilepsie (2000) Epilepsieblätter 13: 92–94

Endo A, Fuchigami T, Hasegawa M (2012) Posterior reversible encephalopathy syndrome in childhood: report of four cases and review of the literature. Pediatr Emerg Care 28(2): 153–7

Engel GL (1962) Fainting, 2nd ed. Charles C Thomas, Springfield, Illinois

Engel J (1996) Surgery for seizures. New Engl J Med 334: 647–652

Engel J (2001) A proposed diagnostic scheme for people with epileptic seizures and with epilepsy: Report of the ILAE Task Force on Classification and Terminology. Epilepsia 42: 796–803

Engel J (2006) Report of the ILAE classification core group. Epilepsia 47: 1558–1568

Engel J Jr, International League Against Epilepsy (ILAE) (2001) A proposed diagnostic scheme for people with epileptic seizures and with epilepsy: report of the ILAE Task Force on Classification and Terminology. Epilepsia 42(6): 796–803

Engel J Jr, Pitkänen A, Loeb JA, Dudek FE, Bertram EH 3rd, Cole AJ, Moshé SL, Wiebe S, Jensen FE, Mody I, Nehlig A, Vezzani A. Epilepsy biomarkers. Epilepsia. 2013 Aug;54 Suppl 4: 61–9.

Engel J, Bandler R, Griffith NC, Caldecott-Hazard S (1991) Neurobiological evidence for epilepsy-induced interiktal disturbances. In: Smith D, Treiman D, Trimble M (eds) Advances in neurology. Vol 55. Raven Press, New York, pp 97–111

Engel J, van Ness PC, Rasmussen TB, Ojeman LM (1993) Outcome with respect to epileptic seizures. In: Engel J (ed) Surgical treatment of epilepsies. Raven Press, New York, pp 609–622

Engel J, Williamson PD, Wieser HG (1997) Mesial temporal lobe epilepsy. In: Engel J, Pedley TA (eds) Epilepsy: A comprehensive textbook. Lippincott-Raven Publishers, Philadelphia, pp 2417–2426

Engler F, Maeder-Ingvar M, Roulet E, Deonna T (2003) Treatment with sulthiame (Ospolot) in benign partial epilepsy of childhood and related syndromes: an open clinical and EEG study. Neuropediatrics 34: 105–109

Englot DJ (2013) Vagus nerve stimulation versus "best drug therapy" in epilepsy patients who have failed best drug therapy. Seizure 2013 22(5):409–10

Englot DJ, Berger MS, Barbaro NM, Chang EF. Factors associated with seizure freedom in the surgical resection of glioneuronal tumors. Epilepsia. 2012 Jan; 53(1): 51–7.

Ergene E, Shih JJ, Blum DE, So NK (2000) Frequency of bitemporal independent interictal epileptiform discharges in temporal lobe epilepsy. Epilepsia 41: 213–218

Eriksson K, Keränen T, Kälviäinen R (2009) Fosphenytoin. Expert Opin Drug Metab Toxicol 5(6): 695–701

Eriksson KJ, Koivikko MJ (1997) Prevalence, classification, and severity of epilepsy and epileptic syndromes in children. Epilepsia 38: 1275–1282

Fairgrieve SD, Jackson M, Jonas P, et al. (2000) Population based, prospective study of the care of women with epilepsy in pregnancy. Br Med J 321: 674–675

Falconer MA, Serafetinidis EA, Corsellis JAN (1964) Etiology and pathogenesis of temporal lobe epilepsy. Arch Neurol 10: 233–248

Farrell K, Michoulas A (2008) Benzodiazepines. In: Pellock JM, Bourgeois BDF, Dodson WE (eds) Pediatric epilepsy. Third edition. Demos, New York, pp 557–566

Farwell JR, Dodrill CB, Batzel LW (1985) Neuropsychological abilities of children with epilepsy. Epilepsia 26: 395–400

Farwell JR, Lee YJ, Hirtz DG, et al. (1990) Phenobarbital for febrile seizures: effects on intelligence and on seizure recurrence. N Engl J Med: 322: 364–369

Fastenau PS, Johnson CS, Perkins SM et al. (2009) Neuropsychological status at seizure onset in children: risk factors for early cognitive deficits. Neurology 73(7): 526–34

Faulkner MA, Singh SP (2013) Neurogenetic disorders and treatment of associated seizures. Pharmacotherapy 33(3): 330–43

Fazekas K, Kapeller P, Schmidt R, et al. (1995) Magnetic resonance imaging and spectroscopy findings after focal status epilepticus. Epilepsia 36: 946–949

Fazzi E, Cattalini M, Orcesi S (2013) Aicardi-Goutieres syndrome, a rare neurological disease in children: a new autoimmune disorder? Autoimmun Rev 12(4): 506–9

Feksi AT, Kaamugisha J, Sander JWAS, et al. (1991) Comprehensive primary health care antiepileptic drug treatment programme in rural and semi urban Kenya. Lancet 337: 406–409

Felbamate Study Group in Lennox-Gastaut Syndrome (1993) Efficacy of felbamate in childhood epileptic encephalopathy (Lennox-Gastaut syndrome) New Engl J Med 328: 29–33

Fenwick P (1991) Evocation and inhibition of seizures: behavioural treatment. In: Smith D, Treiman D, Trimble M (eds) Advances in neurology. Vol 55, Raven Press, New York, pp 163–183

Ferini-Strambi L, Sansoni V, Combi R (2012) Nocturnal frontal lobe epilepsy and the acetylcholine receptor. Neurologist 18(6): 343–9

Ferlazzo E, Zifkin BG, Andermann E, Andermann F (2005) Cortical triggers in generalized reflex seizures and epilepsies. Brain 128: 700–710

Ferrie CD, Maisey MN, Cox T (1996) Focal abnormalities detected by 18FDG PET in epileptic encephalopathies. Arch Dis Child 75: 102–107

Ferrie CD, Patel A (2009) Treatment of Lennox-Gastaut Syndrome (LGS). Eur J Paediatr Neurol 13(6): 493–504

Ficicioglu C, Bearden D (2011) Isolated neonatal seizures: when to suspect inborn errors of metabolism. Pediatr Neurol 45(5): 283–91

Fiol ME, Leppik IE, Pretzel KL (1986) Eating epilepsy: electroencephalographic and clinical study. Epilepsia 27: 441–445

FIRST SEIZURE TRIAL GROUP (1993) Randomized clinical trial on the efficacy of antiepileptic drugs in reducing the risk of relapse after a first unprovoked tonic-clonic seizure. Neurology 43: 478–483

Fish DR, Quirk JA, Smith SJM, et al. (1993) National survey of photosensitivity and seizures induced by electronic screen games (video games, console games, computer games). Interim findings 1993. London, Department of Trade and Industry

Fish DR, Smith SJ, Quesney LF, et al. (1993) Surgical treatment of children with medically intractable frontal or temporal lobe epilepsy: results and highlights of 40 years' experience. Epilepsia 34: 244–247

Fisher RS, Harding G, Erba G, et al. (2005a) Photic- and pattern-induced seizures: a review for the Epilepsy Foundation of America Working Group. Epilepsia 46: 1426–1441

Fisher RS, van Emde Boas W, Blume W, et al. (2005b) Epileptic seizures and epilepsy: definitions proposed by the International Leage Against Epilepsy (ILAE) and the International Bureau for Epilepsy (IBE). Epilepsia 46: 470–472

Fogarasi A, Janszky J, Faveret E, et al. (2001) A detailed analysis of frontal lobe seizure semiology in children younger than 7 years. Epilepsia 42: 80–85

Fogarasi A, Jokeit H, Faveret E, et al. (2002) The effect of age on seizure semiology in childhood temporal lobe epilepsy. Epilepsia 43: 638–643

Fogarasi A, Tuxhorn I, Janszky J, Janszky I, Rásonyi G, Kelemen A, Halász P. Age-dependent seizure semiology in temporal lobe epilepsy. Epilepsia. 2007 Sep;48(9): 1697–702.

Foldvary N, Acharya V, Lüders HO (2000) Auditory auras. In: Lüders HO, Noachtar S (eds) Epileptic seizures. Pathophysiology and clinical semiology. Churchill Livingstone, New York, pp 304–312

Foldvary N, Klem G, Hammel J, et al. (2001) The localizing value of ictal EEG in focal epilepsy. Neurology 57: 2022–2028

Fong CY, Mallick AA, Burren CP, Patel JS. Evaluation and management of bone health in children with epilepsy on long-term antiepileptic drugs: United Kingdom survey of paediatric neurologists. Eur J Paediatr Neurol 2011 Sep; 15(5):417–23

Fong CY, Riney CJ (2014) Vitamin D deficiency among children with epilepsy in South Queensland. J Child Neurol 29(3): 368–73

Franceschetti S, Michelucci R, Canafoglia L et al. (2014) Progressive myoclonic epilepsies: definitive and still undetermined causes. Neurology 82(5):405–11

Francis P, Baker GA (1999) Non-epileptic attack disorder (NEAD): a comprehensive review. Seizure 8: 53–61

Frantzen E, Lennox-Buchtal M, Nygaard A, Stene J (1968) Longitudinal EEG and clinical study of children with febrile convulsions. Electroencephalogr Clin Neurophysiol 24: 197–212

Frantzen E, Lennox-Buchtal M, Nygaard A, Stene J (1970) A genetic study of febrile convulsions. Neurology 20: 909–917

Freeman J, Veggiotti P, Lanzi G, et al. (2006) The ketogenic diet: from molecular mechanisms to clinical effects. Epilepsy Res 68: 145–180

Freeman JL, Coleman LT, Smith LJ, Shield LK (2002) Hemiconvulsion-hemiplegia-epilepsy syndrome: characteristic early magnetic resonance imaging findings. J Child Neurol 17: 10–16

Freeman JM, Kossoff EH, Hartman AL (2007) The ketogenic diet: one decade later. Pediatrics 119(3): 535–43

Freeman JM, Vining EP, Pillas DJ et al. (1998) The efficacy of the ketogenic diet-1998: a prospective evaluation of intervention in 150 children. Pediatrics 102(6): 1358–63

Freeman JM, Vining EPG (1999) Seizures decrease rapidly after fasting. Preliminary studies of the ketogenic diet. Arch Pediatr Adolesc Med 153: 946–949

Freitag CM, May TW, Pfäfflin M, König S, Rating D.Incidence of epilepsies and epileptic syndromes in children and adolescents: a population-based prospective study in Germany. Epilepsia. 2001 Aug; 42(8): 979–85.

Freitag H, Tuxhorn I.Cognitive function in preschool children after epilepsy surgery: rationale for early intervention. Epilepsia. 2005 Apr;46(4): 561–7.

Freitas J, Kaur G, Fernandez GB, Tatsuoka C et al. (2013) Age-specific periictal electroclinical features of generalized tonic-clonic seizures and potential risk of sudden unexpected death in epilepsy (SUDEP). Epilepsy Behav 29(2): 289–94

French JA (2007) Refractory epilepsy: clinical overview. Epilepsia 48: 3–7

French JA, Kanner AM, Bautista J, et al. (2004a) Efficacy and tolerability of the new antiepileptic drugs.I: Treatment of new onset epilepsy. Neurology 62: 1252–1260

French JA, Kanner AM, Bautista J, et al. (2004b) Efficacy and tolerability of the new antiepileptic drugs.II: Treatment of refractory epilepsy. Neurology 62: 1261–1273

French JA, Williamson PD, Thadani VM, et al. (1993) Characteristics of medial temporal lobe epilepsy. I. Results of history and physical examination. Ann Neurol 34: 774–780

Fried S, Kozer E, Nuhman I, et al. (2004) Malformation rates in children of women with untreated epilepsy: a meta-analysis. Drug Saf 27: 197–202

Friis ML (1990) Stress convulsions. In: Dam M, Gram L (eds) Comprehensive epileptology. Raven Press, New York, pp 247–250

Friis ML, Lund M (1974) Stress convulsions. Arch Neurol 31: 155–159

Frost M, Gates J, Helmers SL, et al. (2001) Vagus nerve stimulation in children with refractory seizures associated with Lennox-Gastaut syndrome. Epilepsia 42: 1148–1152

Frucht MM, Quigg, M, Schwaner C, Fountain NB (2000) Distribution of seizure precipitants among epilepsy syndromes. Epilepsia 41: 1534–1539

Fujii A, Oguni H, Hirano Y, Osawa M (2010) Atypical benign partial epilepsy: recognition can prevent pseudocatastrophe. Pediatr Neurol 43(6): 411–9

Fukuyama Y, Kagawa K, Tanaka K (1979) A genetic study of febrile convulsions. Europ Neurol 18: 166–182

Fusco L, Vigevano F (1993) Ictal clinical electroencephalographic findings of spasms in West syndrome. Epilepsia 34: 671–678

Gadoth N (2012) Subacute sclerosing panencephalitis (SSPE) the story of a vanishing disease. Brain Dev 34(9): 705–11

Gaillard WD, Chiron C, Cross JH et al. (2009) Guidelines for imaging infants and children with recent-onset epilepsy. Epilepsia 50(9):2147–53

Gaillard WD, Chiron C, Cross JH, Harvey AS, Kuzniecky R, Hertz-Pannier L, Vezina LG; ILAE, Committee for Neuroimaging, Subcommittee for Pediatric. Guidelines for imaging infants and children with recent-onset epilepsy. Epilepsia 2009 Sep; 50(9): 2147–53

Galanopoulou AS, Bojko A, Lado F et al. (2000) The spectrum of neuropsychiatric abnormalities associated with electrical status epilepticus in sleep.Brain Dev 22(5): 279–95

Galimberti CA, Manni R, Parietti L, et al. (1993) Drug withdrawal in patients with epilepsy: prognostic value of the EEG. Seizure 2: 213–220

Galvan-Manso M, Campistol J, Conill J, Sanmarti FX (2005) Analysis of the characteristics of epilepsy in 37 patients with the molecular diagnosis of Angelman syndrome. Epileptic Disord 7: 19–25

García C, Rubio G (2009) Efficacy and safety of levetiracetam in the treatment of Panayiotopoulos syndrome. Epilepsy Res 85(2–3): 318–20

Garcin B, Houdart E, Porcher R (2012) Epileptic seizures at initial presentation in patients with brain arteriovenous malformation. Neurology 78(9): 626–31

Garg RK (2008) Subacute sclerosing panencephalitis. J Neurol 255(12):1861–71

Gastaut H, Dravet C, Loubier D, et al. (1973) Évolution clinique et prognostic du syndrome de Lennox-Gastaut. In: Lugaresi E, Pazzaglia P, Tassinari C (eds) Evolution and prognosis of epilepsies. Aulo Gaggi, Bologna, pp 133–154

Gastaut H, Gastaut JL (1976) Computerized transverse axial tomography in epilepsy. Epilepsia 17: 325–336

Gastaut H, Roger J, Ouahchi S, et al. (1963) An electro-clinical study of generalized epileptic seizures of tonic expression, Epilepsia 4: 15–44

Gastaut H, Roger J, Soulayol R, et al. (1966) Childhood epileptic encephalopathy with diffuse slow spike-waves (otherwise known as «petit mal variant») or Lennox-Gastaut syndrome. Epilepsia 7: 139–179

Gastaut H, Vigoroux M, Trevisan C, Regis H (1957) Le syndrome hemiconvulsion-hemiplegie-epilepsie (syndrome HHE). Rev Neurol 97: 37–52

Gastaut H, Zifkin B (1988) Secondary bilateral synchrony and Lennox-Gastaut syndrome. In: Niedermeyer E, Degen R (eds) The Lennox-Gastaut syndrome. Alan Liss, New York, pp 221–242

Geier S, Bancaud J, Talairach L, et al. (1977) The seizures of frontal lobe epilepsy. A study of clinical manifestations. Neurology 27: 951–958

Gelisse P, Genton P, Bureau M et al. (1999) Are there generalised spike waves and typical absences in benign rolandic epilepsy? Brain Dev 21(6): 390–6

Genton P (2000) When antiepileptic drugs aggravate epilepsy. Brain Dev 22: 75–80

Genton P (2008) Severe myoclonic epilepy in infancy (Dravet syndrome). In: Pellock JM, Bourgeois BFD, Dodson WE (eds) Pediatric epilepsy. Diagnosis and Ttherapy. Third Edition. Demos, New York, pp 273-281

Genton P, Gelisse P, Thomas P, Dravet C (2000) Do carbamazepine and phenytoin aggravate juvenile myoclonic epilepsy? Neurology: 55: 1106–1109

Genton P, McMenanim J (1998) Aggravation of seizures by antiepileptic drugs: what to do in clinical practice. Epilepsia 39 (Suppl. 3) S26–S29

Georgakoulias N, Vize C, Jenkins A, Singounas E (1998) Hypothalamic hamartomas causing gelastic epilepsy: Two cases and a review of the literature. Seizure 7: 167–171

Germano E, Gagliano A, Magazu A, et al. (2005) Benign childhood epilepsy with occipital paroxysms: neuropsychological findings. Epilepsy Res 64: 137–150

Geschwind N, Sherwin I (1967) Language-induced epilepsy. Arch Neurol 16: 25–31

Gibbs FA, Gibbs EL (1952) Atlas of electroencephalography: Epilepsy. Vol II. Addison and Wesley, Cambridge MA

Gilbert DL, Gartside PS, Glauser TA (1999) Efficacy and mortality in treatment of refractory generalized convulsive status epilepticus in children: a meta-analysis. J Child Neurol 14: 602–609

Gillham RA, Read CL, McKee PJW, et al. (1991) Cognitive function in adult epileptic patients on long-term valproate. J Epilepsy 4: 205–210

Gilliatt RW, Roberts RC (1986) Syncope and non-epileptic seizures. In: Ashbury AK, McKhann GM, McDonald WI (eds) Diseases of the nervous system. Clinical neurobiology. Heinemann Medical Books, London, pp 1033–1043

Gilman JT (2000) Drug treatment: Children. In: Oxbury JM, Polkey CE, Duchowny M (eds) Intractable focal epilepsy. Saunders, London, pp 491–504

Gilman JT, Duchowny M, Jayakar P, Resnick TJ (1994) Medical intractability in children evaluated for epilepsy surgery. Neurology 44: 1341–1343

Giordano L, Vignoli A, Cusmai R et al. (2013) Early onset absence epilepsy with onset in the first year of life: a multicenter cohort study. Epilepsia 54 Suppl 7: 66–9

Giovanardi-Rossi P, Parmeggiani A, Posar A, et al. (1997) Benign myoclonic epilepsy: long-term follow-up of 11 new cases. Brain Dev 19: 473–479

Giovannini S, Marangio L, Fusco C et al. (2013) Epilepsy in ring 14 syndrome: a clinical and EEG study of 22 patients. Epilepsia 54(12): 2204–13

Glauser T, Ben-Machem E, Bourgeois B, et al. (2006) ILAE treatment guidelines: evidence-based analysis of antiepileptic drug efficacy and effectiveness as initial monotherapy for epileptic seizures and syndromes. Epilepsia 47: 1094–1120

Glauser T, Kluger G, Sachdeo R, et al. (2005) Efficacy and safety of rufinamide adjunctive therapy in patients with Lennox-Gastaut Syndrome (LGS): a multicenter, randomized, double-blind, placebo-controlled, parallel trial. Neurology 64: 1826

Glauser T, Kluger G, Sachdeo R, et al. (2008) Rufinamide for generalized seizures associated with Lennox-Gastaut syndrome. Neurology 70: 1950–1958

Glauser TA (2000) Idiosyncratic reactions: new methods of identifying high-risk patients. Epilepsia 41 (Suppl. 8): S16–S29

Glauser TA (2001) Advancing the medical management of epilepsy: disease modification and pharmacogenetics. J Child Neurol 17: S85–S93

Glauser TA (2004) Behavioral and psychiatric adverse events associated with antiepileptic drugs commonly used in pediatrics patients. J Child Neurol 19 (Suppl. 1): S25–S38

Glauser TA (2008) Topiramate. In: Pellock JM, Bourgeois BFD, Dodson WE (eds) Pediatric epilepsy. Diagnosis and Therapy. Third Edition. Demos, New York, pp 671–683

Glauser TA, Clark PO, Strawsbury R (1998) A pilot study of topiramate in the treatment of infantile spasms. Epilepsia 39: 1324–1328

Glauser TA, Cnaan A, Shinnar S et al. (2010) Ethosuximide, valproic acid, and lamotrigine in childhood absence epilepsy. N Engl J Med 362(9): 790–9

Glauser T, Ben-Menachem E, Bourgeois B, Cnaan A, Guerreiro C, Kälviäinen R, Mattson R, French JA, Perucca E, Tomson T; ILAE Subcommission on AED Guidelines: Updated ILAE evidence review of antiepileptic drug efficacy and effectiveness as initial monotherapy for epileptic seizures and syndromes. Epilepsia. 2013 Mar; 54(3): 551–63.

Glaze DG, Percy AK, Skinner S et al. (2010) Epilepsy and the natural history of Rett syndrome. Neurology 74(11): 909–12

Gloor P (1990) Experiential phenomena of temporal lobe epilepsy. Facts and Hypotheses. Brain 113: 1673–1694

Gloss D, Vickrey B (2014) Cannabinoids for epilepsy. Cochrane Database Syst Rev 3:CD009270

Glosser G, Cole I, French AA, et al. (1997) Predictors of intellectual performance in adults with intractable temporal lobe epilepsy. J Internat Neuropsychol Soc 3: 252–259

Gobbi G, Bouquet F, Greco L, et al. (1992) Coeliac disease, epilepsy, and cerebral calcifications. Lancet 340: 439–443

Golden GS (1979) The Alice in Wonderland syndrome in juvenile migraine. Pediatrics 63: 517–519

Gomez MR (1979) Clinical experience at Mayo Clinic. In: Gomez MR (ed) Tuberous sclerosis. New York, Raven Press, pp 11–26

Gonzales-Heydrich J, Dodds A, Whitney J, et al. (2007) Psychiatric disorders and behavioral characteristics of pediatric patients with both epilepsy and attention-deficit hyperactivity disorder. Epilepsy Behav 10: 384–388

Gonzalez-Duarte A, Norcliffe-Kaufmann L, Martinez J et al. (2011) Cardiovascular and neuroendocrine features of Panayiotopoulos syndrome in three siblings.Epilepsy Behav 21(3): 296–300

Gonzalez-Duarte A, Norcliffe-Kaufmann L, Martinez J, Rodriguez AJ, Kuzniecky R, Axelrod F, Kaufmann H. Cardiovascular and neuroendocrine features of Panayiotopoulos syndrome in three siblings. Epilepsy Behav. 2011 Jul;21(3):296–300

Goossens LA, Andermann F, Andermann E et al. (1990) Reflex seizures induced by calculation, card or board games, and spatial tasks: a review of 25 patients and delineation of the epileptic syndrome. Neurology 40: 1176

Gordon K, Bawden H, Camfield P, et al. (1996b) Valproic acid treatment of learning disorder and severely epileptiform EEG without clinical seizures. J Child Neurol 11: 41–43

Gordon K, MacSween J, Dooley, et al. (1996a) Families are content to discontinue antiepileptic drugs at different risks than their physicians. Epilepsia 37: 557–562

Gordon N (1999) Episodic dyscontrol syndrome. Dev Med Child Neurol 41: 786–788

Gordon N (2000) Cognitive functions and epileptic activity. Seizure 9: 184–188

Gordon N (2006) Alpers syndrome: progressive neuronal degeneration of children with liver disease. Dev Med Child Neurol 48: 1001–1003

GosalakkalJA (2002) Intracranial archnoid cysts in children: a review of pathogenesis, clinical features, and management. Pediatr Neurol 26: 93–98

Gospe SM (1998) Current perspectives on pyridoxine-dependent seizures. J Pediatr 132: 919–923

Gotman J. Interhemispheric relations during bilateral spike-and-wave activity. Epilepsia. 1981 Aug;22(4): 453–66

Goutières F, Aicardi J (1985) Atypical presentations of pyridoxine-dependent seizures: a treatable cause of intractable epilepsy in infants. Ann Neurol 17: 117–120

Gowers WR (1881) Epilepsy and other chronic convulsive diseases: their causes, symptoms, and treatment. Churchill, London

Graf WD, Chatrian GE, Glass ST, et al. (1994) Video game-related seizures: a report on 10 patients and a review of the literature. Pediatrics 93: 551–556

Graham P, Rutter M (1968) Organic brain dysfunction and child psychiatric disorder. BMJ 3: 695–700

Granata T (2003) Rasmussen's syndrome. Neurol Sci 24: S239–S243

Granata T, Battaglia G, D'Incerti L, et al. (1996) Schizencephaly: neuroradiologic and epileptogenic findings. Epilepsia 37: 1185–1193

Granata T, Cross H, Theodore W et al. (2011) Immune-mediated epilepsies. Epilepsia 52 (Suppl) 3:5–11

Graves RC, Oehler K, Tingle LE (2012) Febrile seizures: risks, evaluation, and prognosis. Am Fam Physician 85(2): 149–53

Greiner HM, Horn PS, Arya R, Holland K, Turner M, Alsaidi MH Leach JL, Mangano FT. Acute postoperative seizures and long-term outcome following pediatric epilepsy surgery. Seizure. 2014 Jun; 23(6): 483–6.

Grill MF, Ng YT (2013) "Simple febrile seizures plus (SFS+)": more than one febrile seizure within 24 hours is usually okay. Epilepsy Behav 27(3): 472–6

Gross-Tsur V, Banain E, Shahar E, et al. (2000) Visual impairment in children with epilepsy treated with vigabatrin. Ann Neurol 48: 60–64

Gross-Tsur V, Shinnar S (1993) Convulsive status epilepticus in children. Epilepsia 34 (Suppl. 1): S12–S20

Grote CL, Van Slyke, Hoeppner JA (1999) Language outcome following multiple subpial transection for Landau-Kleffner syndrome. Brain 122: 561–566

Grünewald RA, Chroni E, Panayiotopoulos CP (1992) Delayed diagnosis of juvenile myoclonic epilepsy. J Neurol Neurosurg Psychiatry 55: 497–499

Gu YH, Kodama H, Ogawa E, Izumi Y (2014) Lactate and pyruvate levels in blood and cerebrospinal fluid in patients with Menkes disease. J Pediatr 164(4): 890–4

Gudmundsson O, Prendergast M, Foreman D, Cowley S (2001) Outcome of pseudoseizures in children and adolescents: a 6-year symptom survival analysis. Dev Med Child Neurol 43: 547–551

Guerrini R, Barkovic J, Sztriha L, Dobyns WB (2000) Bilateral frontal polymicrogyria. A newly recognized brain malformation syndrome. Neurology 54: 909–913

Guerrini R, Belmonte A, Genton P (1998a) Antiepileptic drug-induced worsening of seizures in children. Epilepsia 39 (Suppl. 3): S2–S10

Guerrini R, C Dravet, Genton P (1998b) Lamotrigine and seizure aggravation in severe myoclonic epilepsy. Epilepsia 39: 508–512

Guerrini R, Dravet A, Genton P, et al. (1995) Idiopathic photosensitive occipital lobe epilepsy. Epilepsia 36: 883–891

Guerrini R, Dubeau F, Dolac O, et al. (1997) Bilateral parasagittal parietooccipital polymicrogyria and epilepsy. Ann Neurol 41: 65–73

Guerrini R, Parmeggiani L, Bonnani P, et al. (2005) In: Roger J, Bureau M, Dravet, et al. (eds) Epileptic syndromes in infancy, childhood and adolescence, (4th edition). John Libbey Eurotext, Montrouge, pp 115–124

Guerrini R, ParmeggianiL, Kaminska A, Dulac O (2002) Myoclonic astatic epilepsy. In: In: Roger J, Bureau M, Dravet C, et al. (eds) Epileptic syndromes in infancy, childhood and adolescence (3nd edition). John Libbey, London, pp 105–112

Guerrini R, Parrini E (2012) Epilepsy in Rett syndrome, and CDKL5- and FOXG1-gene-related encephalopathies. Epilepsia 53(12): 2067–78

Guerrini R, Parrini E (2012) Epilepsy in Rett syndrome, and CDKL5- and FOXG1-gene-related encephalopathies. Epilepsia 53(12): 2067–78

Guilliams K, Rosen M, Buttram S (2013) Hypothermia for pediatric refractory status epilepticus. Epilepsia 54(9): 1586–94

Guipponi M, Rivier F, Vigevano F, et al. (1997) Linkage mapping of benign familial infantile convulsions (BIFC) to chromosome 19q. Hum Mol Genet 6: 473–477

Gul Mert G, Horoz OO, Herguner MO (2014) Hashimoto's encephalopathy: four cases and review of literature. Int J Neurosci 124(4): 302–6

Gülgönen S, Demirbilek V, Korkmaz B, et al. (2000) Neuropsychological functions in idiopathic occipital lobe epilepsy. Epilepsia 41: 405–411

Gulick TA, Spinks IP, King DW (1982) Pseudoseizures: Ictal phenomena. Neurology 32: 24–30

Gupta M, Aneja S, Kohli K (2005) Add-on melatonin improves sleep behavior in children with epilepsy: randomized, double-blind, placebo-controlled trial. J Child Neurol 20: 112–115

Gutierrez J, Issacson RS, Koppel BS (2010) Subacute sclerosing panencephalitis: an update. Dev Med Child Neurol 52(10): 901–7

Gutierrez J, Issacson RS, Koppel BS (2010) Subacute sclerosing panencephalitis: an update.Dev Med Child Neurol 52(10): 901–7

Haag A, Knake S, Hamer HM, et al. (2008) The Wada test in Austrian, Dutch, German, and Swiss epilepsy centers from 2000 to 20005: a review of 1421 procedures. Epilepsy Behav 13: 83–89

Hacohen Y, Wright S, Waters P, Agrawal S, Carr L, Cross H, De Sousa C, Devile C, Fallon P, Gupta R, Hedderly T, Hughes E, Kerr T,Lascelles K, Lin JP, Philip S, Pohl K, Prabahkar P, Smith M, Williams R, Clarke A, Hemingway C, Wassmer E, Vincent A, Lim MJ. Paediatric autoimmune encephalopathies: clinical features, laboratory investigations and outcomes in patients with or without antibodies to known central nervous system autoantigens. J Neurol Neurosurg Psychiatry. 2013 Jul;84(7): 748–55.

Hagberg B (1993) Rett-Syndrome – Clinical and biological aspects. Clinics in Developmental Medicine No 127. Cambridge, University Press

Hahn CD (2011) Nonconvulsive seizures among critically ill children: look and you shall find. Neurology 76(12): 1036–7

Hakkarainen H (1980) Carbamazepin vs diphenylhydantoin vs their combination in adult epilepsy (Abstract). Neurology 30: 354

Hamer HM, Morris HH, Mascha EJ, Karafa MT, Bingaman WE, Bej MD, Burgess RC, Dinner DS, Foldvary NR, Hahn JF, Kotagal P, Najm I, Wyllie E, Lüders HO. Complications of invasive video-EEG monitoring with subdural grid electrodes. Neurology. 2002 Jan 8;58(1): 97–103.

Hamiwka LD, Singh N, Niosi J et al.(2007) Diagnostic inaccuracy in children referred with "first seizure": role for a first seizure clinic. Epilepsia 48(6):1062–6

Hancock E, Cross H (2003) Treatment of Lennox-Gastaut syndrome. Cochrane Database Syst Rev 3: CD003277

Hancock E, Osborne JP (1999) Vigabatrin in the treatment of infantile spasms in tuberous sclerosis: literature review. J Child Neurol 14: 71–74

Hancock EC, Cross JH (2013) Treatment of Lennox-Gastaut syndrome. Cochrane Database Syst Rev 2:CD003277

Hancock EC, Cross JH (2013) Treatment of Lennox-Gastaut syndrome.Cochrane Database Syst Rev 2: CD003277

Hancock EC, Osborne JP, Edwards SW (2013) Treatment of infantile spasms. Cochrane Database of Systematic Reviews Issue 6. Art. No.: CD001770

Hansotia P, Broste SK (1993) Epilepsy and traffic safety. Epilepsia 34: 852–858

Hao X, Goldberg D, Kelly K, Stephen L, Kwan P, Brodie MJ. Uncontrolled epilepsy is not necessarily the same as drug-resistant epilepsy: differences between populations with newly diagnosed epilepsy and chronic epilepsy. Epilepsy Behav. 2013 Oct;29(1): 4–6

Harding BN, Egger J, Portmann B, Erdohazi M (1986) Progressive neuronal degeneration of childhood with liver disease. Brain 109: 181–06

Harding GFA, Edson A, Jeavons PM (1997) Persistence of photosensitivity. Epilepsia 38: 663–669

Harding GFA, Fylan F (1999) Two visual mechanisms of photosensitivity. Epilepsia 40: 1446–1451

Harding GFA, Jeavons PM (1994) Photosensitive Epilepsy. New Edition. Clinics in Developmental Medicine No 133. Mac Keath Press, London

Harding GFA, Wilkins AJ, Erba G, et al. (2005) Photic- and pattern-induced seizures: expert consensus of the Epilepsy Foundation of America Working Group. Epilepsia 46: 1423–1425

Harris PE, Cooper KL, Relton C et al. (2012) Thomas KJ. Prevalence of complementary and alternative medicine (CAM) use by the general population: a systematic review and update. Int J Clin Pract 66(10):924–39

Harrison RM, Taylor DC (1976) Childhood seizures: A 25-year-follow-up. Social and medical prognosis. Lancet I: 948–951

Hart Y (2004) Rasmussen's encephalitis. Epileptic Disord 6: 133–144

Hart YM, Sander JWAS, Johnson AL, Shorvon SD (1990) National general practice study of epilepsy: recurrence after a first seizure. Lancet 2, 336: 1271–1274

Hartmann AL, Gasior M, Vining EPG, Rogawski MA (2007) The neuropharmacology of the ketogenic diet. Pediatr Neurol 36: 281–292

Harvey AS, Berkovic SF, Wrennall JA, et al. (1997) Temporal lobe epilepsy in childhood: clinical, EEG, and neuroimaging findings and syndrome classification in a cohort with new-onset seizures. Neurology 49: 960–968

Harvey S, Cross H, Shinnar S, et al. (2008) Defining the spectrum of international practice in pediatric epilepsy surgery patients. Epilepsia 49: 146–155

Hasbani DM, Topjian AA, Friess SH (2013) Nonconvulsive electrographic seizures are common in children with abusive head trauma*. Pediatr Crit Care Med 14(7): 709–15

Hauser WA (1990) Status epilepticus: epidemiologic considerations. Neurology 40 (Suppl. 2): 9–13

Hauser WA (1994) The prevalence and incidence of convulsive disorders in children. Epilepsia 35: 1–6

Hauser WA (1995a) Epidemiology of epilepsy in children. Neurosurgery Clinics of North America. Vol 6, No 3, 419–429

Hauser WA (1995b) Recent developments in the epidemiology of epilepsy. Acta Neurol Scand. Suppl. 162: 17 21

Hauser WA, Annegers JF, Anderson VE, Kurland LT (1985) The risk of seizure disorders among relatives of children with febrile convulsions. Neurology 35: 1268–1273

Hauser WA, Annegers JF, Elveback LR (1980) Mortality in patients with epilepsy. Epilepsia 21: 399–412

Hauser WA, Annegers JF, Kurland LT (1993) Incidence of epilepsy and unprovoked seizures in Rochester, Minnesota: 1935–1984. Epilepsia 34: 453–468

Hauser WA, Beghi E (2008) First seizure definitions and worldwide incidence and motality. Epilepsia 49 (Suppl. 1): 8–12

Hauser WA, Rich SS, Annegers JF, Anderson VE (1990b) Seizure recurrence after a 1st unprovoked seizure. An extended follow-up. Neurology 40: 1163–1170

Hauser WA, Rich SS, Lee J, et al. (1998) Risk of recurrent seizures after two unprovoked seizures. N Engl J Med 338: 429–434

Hayashi K, Osawa M, Aihara M, et al. (2007) Efficacy of intravenous midazolam for status epilepticus in childhood. Pediatr Neurol 36: 366–372

Heijbel J, Blom S, Rasmuson M (1975) Benign epilepsy of childhood with centro-temporal EEG foci. A genetic study. Epilepsia 16: 285–293

Hellstrom-Westas L, Blennow G, Lindroth, et al. (1995) Low risk of seizure recurrence after early withdrawal of antiepileptic treatment in the neonatal period. Arch Dis Child 72: F97–F101

Helmers SL, Duh MS, Guérin A (2012) Clinical outcomes, quality of life, and costs associated with implantation of vagus nerve stimulation therapy in pediatric patients with drug-resistant epilepsy. Eur J Paediatr Neurol 16(5): 449–58

Helmers SL, Wheless JW, Frost M, et al. (2001) Vagus nerve stimulation therapy in pädiatric patients with refractory epilepsy: retrospective study. J Child Neurol 16: 843–848

Helmstaedter C (2002) Effects of chronic epilepsy on declarative memory systems. Progr Brain Res 153: 439–453

Helmstaedter C, Elger (1999) The phantom of progressive dementia in epilepsy. Lancet 354: 2133–2134

Helmstaedter C, Elger CE. Chronic temporal lobe epilepsy: a neurodevelopmental or progressively dementing disease? Brain. 2009 Oct;132(Pt 10): 2822–30.

Helmstaedter C, Witt JA (2010) Cognitive outcome of antiepileptic treatment with levetiracetam versus carbamazepine monotherapy: a non-interventional surveillance trial. Epilepsy Behav 18(1–2):74–80

Hennermann JB, Berger JM, Grieben U et al. (2012) Prediction of long-term outcome in glycine encephalopathy: a clinical survey. J Inherit Metab Dis 35(2): 253–61

Henry TR (2002) Therapeutic mechanisms of vagus nerve stimulation. Neurology 59 (Suppl. 4): S3–S14

Herlitz G (1941) Initial fever convulsions in children. Acta Paediatr (Suppl.1): 29: 1–142

Hermann BP (1982) Neuropsychological functioning and psychopathology in children with epilepsy. Epilepsia 23: 545–554

Hermann BP (1992) Quality of life in epilepsy. J Epilepsy 5: 153 165

Hermann BP, Jones JE, Jackson DC et al. (2012) Starting at the beginning: the neuropsychological status of children with new-onset epilepsies. Epileptic Disord 14(1): 12–21

Hermann BP, Schoenfeld J, Davies K (1997) Neuropsychological characteristics of the syndrome of mesial temporal lobe epilepsy. Arch Neurol 54: 369–376

Hermann BP, Seidenberg M, Bell B (2002) The neurodevelopmental impact of childhood onset temporal lobe epilepsy on brain structure and function and the risk of progressive cognitive effects. Pogr Brain Res 135: 429–428

Hermann BP, Seidenberg M, Haltiner A, et al. (1992) Adequacy of language function and verbal memory performance in unilateral temporal lobe epilepsy. Cortex 28: 423–433

Hermann BP, Seidenberg M, Haltiner A, Wyler AR (1995) Relationship of age at onset, chronological age and adequacy of preoperative performance to verbal memory change after anterior temporal lobectomy. Epilepsia 36: 137–145

Hernàndez MA, Colina G, Ortigosa L (1998) Epilepsy, cerebral calcifications and clinical or subclinical coeliac disease. Course and follow up with gluten-free diet. Seizure 7: 49–54

Hero B, Schleiermacher G (2013) Update on pediatric opsoclonus myoclonus syndrome. Neuropediatrics 44(6): 324–9

Heron SE, Grinton BE, Kivity S et al. (2012) PRRT2 mutations cause benign familial infantile epilepsy and infantile convulsions with choreoathetosis syndrome. Am J Hum Genet 90(1): 152–60

Herpin TH (1867) Des accès incompletes d'épilepsie. Baillière, Paris

Herranz JL, Armijo JA, Arteaga R (1988) Clinical side effects of phenobarbital, primidone, phenytoin, carbamazepine, and valproate during monotherapy in children. Epilepsia 29: 794–804

Herranz JL, Armijo JA, Artega R (1984) Effectiveness and toxicity of phenobarbital, primidone, and sodium valproate in the prevention of febrile convulsions, controlled by plasma levels. Epilepsia 25: 89–95

Herskowitz J, Rosman NP, Geschwind N (1984) Seizures induced by singing and recitation. A unique form of reflex epilepsy in childhood. Arch Neurol 41: 1102–1103

Herzog AG, Klein P, Ransil B (1997) Three patterns of catamenial epilepsy. Epilepsia 38: 1082–1088

Hesdorffer DC, Logroscino G, Cascino G, et al. (1998) Incidence of status epilepticus in Rochester, Minnesota, 1965–1984. Neurology 50: 735–741

Hesdorffer DC, Shinnar S, Lewis DV et al. (2013) Consequences of Prolonged Febrile Seizures in Childhood (FEBSTAT) Study Team.Risk factors for febrile status epilepticus: a case-control study. J Pediatr 163(4): 1147–51.e1

Hess R (1981) Enzephalographische Aspekte posttraumatischer Epilepsien. In: Remschmidt H, Rentz R, Jungmann J (Hrsg) Epilepsie 80. Thieme Verlag, Stuttgart New York, S 106–113

Higurashi N, Nakamura M, Sugai M et al. (2013) PCDH19-related female-limited epilepsy: further details regarding early clinical features and therapeutic efficacy. Epilepsy Res 106(1–2): 191–9

Hirsch E, Marescaux C, Maquet P, et al. (1990) Landau-Kleffner syndrome: a clinical and EEG study of five cases. Epilepsia 31: 756–767

Hirsch E, Panayiotopoulos C (2005) Childhood absence epilepsy and related syndromes. In: Roger J, Bureau M, Dravet, et al. (eds) Epileptic syndromes in infancy, childhood and adolescence, (4th edition). John Libbey Eurotext, Montrouge, pp 315–335

Hirsch E, Sellal F, Maton B, et al. (1994) Nocturnal paroxysmal dystonia: a clinical form of focal epilepsy. Neurophysiol Clin 24: 207–217

Hirsch E, Valenti MP, Rudolf G, et al. (2006) Landau-Kleffner syndrome is not an eponymic badge of ignorance. Epilepsy Res 70S: S239–S247

Hirtz D, Ashwal S, Berg A, Bettis D, Camfield C, Camfield P, Crumrine P, Elterman R, Schneider S, Shinnar S. Practice parameter: evaluating a first nonfebrile seizure in children: report of the quality standards subcommittee of the American Academy of Neurology, The Child Neurology Society, and The American Epilepsy Society. Neurology 2000 Sep 12; 55(5): 616–23

Hirtz D, Berg A, Bettis D et al. (2003) Practice parameter: treatment of the child with a first unprovoked seizure: Report of the Quality Standards Subcommittee of the American Academy of Neurology and the Practice Committee of the Child Neurology Society. Neurology 60(2):166–75

Hirtz D, Berg A, Bettis D, et al. (2003) Practice parameter: treatment of the child with a first unprovoked seizure: Report of the Quality Standards Subcommittee of the American Academy of Neurology and the Practice Committee of the Child Neurology Society. Neurology 60: 166–175

Hirtz DG, Ellenberg JH, Nelson KB (1984) The risk of recurrence of nonfebrile seizure in children. Neurology 34: 637–641

Hitiris N Brodie MJ (2005) Evidence-based treatment of idiopathic generalized epilepsies with older antiepileptic drugs. Epilepsia 46 (Suppl. 9): 149–153

Ho SS, Kuzniecky RI, Gilliam F, et al. (1998) Temporal lobe developmental malformations and epilepsy: dual pathology and bilateral hippocampal abnormalities. Neurology 50: 748–754

Hoare P (1984) The development of psychiatric disorder among school children with epilepsy. Dev Med Child Neurol 26: 3–13

Hoepner R, Labudda K, May TW, Schoendienst M, Woermann FG, Bien CG, Brandt C. Ictal autoscopic phenomena and near death experiences: a study of five patients with ictal autoscopies. J Neurol. 2013 Mar;260(3): 742–9

Hollway JA, Aman MG (2011) Pharmacological treatment of sleep disturbance in developmental disabilities: a review of the literature. Res Dev Disabil 32(3): 939–62

Holmes GL (1997) Temporal lobe epilepsy in childhood. In: Tuxhorn I, Holthausen H, Boenigk H (eds) Pediatric epilepsy syndromes and their surgical treatment. John Libbey, London, pp 251–260

Holmes GL (2013) EEG abnormalities as a biomarker for cognitive comorbidities in pharmacoresistant epilepsy. Epilepsia 54 Suppl 2: 60–2. Review

Holmes GL, Frank LM, Sheth RD, et al. (2008) Lamotrigine monotherapy for newly diagnosed typical absence seizures in children. Epilepsy Res 82: 124–132

Holmes GL, Lenck-Santini PP (2006) Role of interictal epileptiform abnormalities in cognitive impairment. Epilepsy Behav 8(3): 504–15

Holmes GL, Pearl PL (2008) Gabapentin and progabalin. In: Pellock JM, Bourgeois BDF, Dodson WE (eds) Pediatric epilepsy. Third edition. Demos, New York, pp 593–602

Holmes GL, Riviello JJ (1999) Midazolam and pentobarbital for refractory status epilepticus. Pediatr Neurol 20: 259–264

Holmes GL, Russman BS (1986) Shuddering attacks. Evaluation using electroencephalography frequency modulation radiotelemetry and videotape monitoring. A J Dis Child 140: 72–73

Holmes LB, Harvey EA, Coull BA, et al. (2001) The teratogenicity of anticonvulsant drugs. N Engl J Med 344: 1132–1138

Holowach-Thurston J, Thurston DL, Hixon BB, et al. (1982) Prognosis in childhood epilepsy: additional follow-up of 148 children 15 to23 years after withdrawal of anticonvulsant therapy. New Engl J Med 306: 831–836

Holthausen H (1997) Seizures post hemispherectomy. In: Tuxhorn I, Holthausen H, Boenigk H (eds) Paediatric epilepsy syndromes and their surgical treatment. John Libbey, London, pp 749–773

Hopkins A (1995a) Epilepsy, menstruation, oral contraception and pregnancy. In: Hopkins A, Shorvon S, Cascino G (eds) Epilepsy. Second edition. Chapman & Hall, London, pp 521–533

Hopkins A (1995b) The causes of epilepsy, the risk factors for epilepsy and the precipitation of seizures. In: Hopkins A, Shorvon S, Cascino G (eds) Epilepsy. Second edition. Chapman & Hall, London, pp 59–85

Hoppe C, Poepel A, Sassen R, Elger CE.Discontinuation of anticonvulsant medication after epilepsy surgery in children. Epilepsia. 2006 Mar;47(3): 580–3.

Horrocks IA, Nechay A, Stephenson JBP, Zuberi SM (2005) Anoxic-epileptic seizures: observational study of epileptic seizures induced by syncopes. Arch Dis Child 90: 1283–1287

Howell KB, Katanyuwong K, Mackay MT et al. (2012) Long-term follow-up of febrile infection-related epilepsy syndrome. Epilepsia 53(1): 101–10

Hrachovy RA, Frost JD (2008) Severe encephalopathic epilepsy in infants: infantile spasms (West syndrome). In: Pellock JM, Bourgeois BFD, Dodson WE (eds) Pediatric epilepsy. Diagnosis and Therapy. Third Edition. Demos, New York, pp 249–268

Hrachovy RA, Frost JD, Kellaway P (1981) Sleep characteristics in infantile spasms. Neurology 31: 688–694

Hrachovy RA, Frost JD, Kellaway P (1984) Hypsarrhythmia: variations on the theme. Epilepsia 25: 317–325

Hrachovy RA, Glaze DG, Frost JD (1991) A retrospective study of spontaneous remission and long-term outcome in patients with infantile spasms. Epilepsia 32: 212–214

Hu WH, Zhang C, Zhang K, Meng FG, Chen N, Zhang JG. Selective amygdalohippocampectomy versus anterior temporal lobectomy in the management of mesial temporal lobe epilepsy: a meta-analysis of comparative studies. J Neurosurg. 2013 Nov; 119(5): 1089–97.

Hubert P, Parain D, Vallée L (2009) Management of convulsive status epilepticus in infants and children. Rev Neurol (Paris) 165(4): 390–7

Hufnagel A, Ben-Menachem E, Gabbai AA et al. (2013) Long-term safety and efficacy of eslicarbazepine acetate as adjunctive therapy in the treatment of partial-onset seizures in adults with epilepsy: results of a 1-year open-label extension study. Epilepsy Res 103(2–3): 262–9

Hughes JR (2009) Absence seizures: a review of recent reports with new concepts. Epilepsy Behav 15(4):404–12

Hughes JR (2011) A review of the relationships between Landau-Kleffner syndrome, electrical status epilepticus during sleep, and continuous spike-waves during sleep. Epilepsy Behav 20(2): 247–53

Hunt A, Dennis J (1987) Psychiatric disorder among children with tuberous sclerosis. Dev Med Child Neurol 29: 190–198

Hunter MF, Peters H, Salemi R et al (2011) Alpers syndrome with mutations in POLG: clinical and investigative features. Pediatr Neurol 45(5): 311–8

Huttenlocher PR (1994) When does childhood epilepsy become intractable? Indications and contraindications for epilepsy surgery. Semin Pediatr Neurol 1: 118–126

Huttenlocher PR, Hapke RJ (1990) A follow-up study of intractable seizures in childhood. Ann Neurol 28: 699–705

Huttenlocher PR, Solitare GB, Adams (1976) Infantile diffuse cerebral degeneration with hepatic cirrhosis. Arch Neurol 33: 186–192

Igarashi K, Oguni H, Uehara T, et al. (1995) Neuropsychological study of localization-related epilepsy in children. Psychiat Clin Neurosci 49 (Suppl.): 270–272

Ijff DM, Aldenkamp AP (2013) Cognitive side-effects of antiepileptic drugs in children. Handb Clin Neurol 111: 707–18

Ikeno T, Shigematsu H, Miyakoshi M, et al. (1985) An analytic study of epileptic falls. Epilepsia 26: 612–621

ILAE Commission Report (1997) The epidemiology of the epilepsies: Future directions. Epilepsia 38: 614–618

ILAE Commission Report (2001) A proposed diagnostic scheme for people with epileptic seizures and with epilepsy: Report of the ILAE Task Force on Classification and Terminology. Epilepsia 42: 796–803

ILAE Neuroimaging Commission (1997) ILAE neuroimaging commission recommendations for neuroimaging of patients with epilepsy. Epilepsia 38 (Suppl. 10): 1–2

ILAE Subcommission on Outcome Measurement in Epilepsy (2002) Principles of health-related quality of life: assessment in clinical trials. Epilepsia 42: 1084–1095

Incorpora G, Sofia V, Pavone P, et al. (2002) Clinical heterogeneity in eyelid myoclonia, with absences, and epilepsy. Eur J Pediatr 161: 175–177

Inoue T, Ihara Y, Tomonoh Y et al. (2014) Early onset and focal spike discharges as indicators of poor prognosis for myoclonic-astatic epilepsy. Brain Dev 36(7): 613–9

Inoue Y, Fujiwara T, Matsuda K, et al. (1997) Ring chromome 20 and nonconvulsive status epilepticus. A new epileptic syndrome. Brain 120: 939–953

Irwin K, Lees J, Polkey C, et al. (2001) Multiple subpial transection in Landau-Kleffner syndrome. Dev Med Child Neurol 43: 248–252

Ishii A, Miyajima T, Kurahashi H, Wang JW, Yasumoto S, Kaneko S, Hirose S (2012) KCNQ2 abnormality in BECTS:

benign childhood epilepsy with centrotemporal spikes following benign neonatal seizures resulting from a mutation of KCNQ2. Epilepsy Res102(1–2): 122–5

Ito M, Mikawa H, Tanaguchi T (1984) Cerebrospinal fluid GABA levels in children with infantile spasms. Neurology 34: 235–238

Itoh M, Hanaoka S, Sasaki M et al. (2001) Neuropathology of early-infantile encephalopathy with suppression-bursts; comparison with those of early myoclonic encephalopathy and West syndrome. Brain Dev 23: 721–726

Iyer A, Appleton R (2013) Management of reflex anoxic seizures in children. Arch Dis Child 98(9): 714–7

Jackson JH (1931) Selected wrightings of John Hughlings Jackson. Staples Press, London

Jacobs W, Ramsay RE, SlaterJD, et al. (1993) Contribution of family patterns to unsuccessful medical treatment of epilepsy. Epilepsia 34 (Suppl. 6): 10

Jacoby A (2002) Stigma, epilepsy and quality of life. Epilepsy Behav 3: S10–S20

Jacoby A, Austin JK (2007) Social stigma for adults and children with epilepsy. Epilepsia 48 (Suppl. 9): 6–9

Jähn J, Caliebe A, von Spiczak S et al. (2013) CDKL5 mutations as a cause of severe epilepsy in infancy: clinical and electroencephalographic long-term course in 4 patients. J Child Neurol 28(7): 937–41

Jakobi G (1992) Posttraumatische Epilepsien. Monatsschr Kinderheilkd 140: 619–623

Jalava M, Sillanpää M (1996) Concurrent illnesses in adults with childhood-onset epilepsy: a population-based 35-year follow-up study. Epilepsia 37: 1155–1163

Jalava M, Sillanpää M, Camfield C, Camfield P (1997) Social adjustment and competence 35 years after onset of childhood epilepsy: a prospective controlled study. Epilepsia 38: 708–715

Jallon P, Latour P (2005) Epidemiology of idiopathic generalized epilepsies. Epilepsia 46 (Suppl 9):10–4

Jallon P, Latour P (2005) Epidemiology of idiopathic generalized epilepsies. Epilepsia 46 (Suppl. 9): 10–14

Janszky J, Fogarasi A, Jokeit H, Ebner A (2001) Lateralizing value of unilateral motor and somatosensory manifestations in frontal lobe seizures. Epilepsy Res 43: 125–133

Janz D (1953) Aufwach-Epilepsien. Arch Psychiat Nervenkr 191: 73–91

Janz D (1962) The grand mal epilepsies and the sleep-waking cycle. Epilepsia 3: 69–109

Janz D (1969) Die Epilepsien. Thieme, Stuttgart

Janz D (1997) The idiopathic generalized epilepsies of adolescence with childhood and juvenile age of onset. Epilepsia 38: 4–11

Janz D, Christian W (1957) Impulsiv-Petit mal. J Neurol 176: 346–386

Janz D, Durner M, Beck-Mannagetta G, Pantazis G (1989) Family studies of the genetics of juvenile myoclonic epilepsy (epilepsy with impulsive petit mal) In: Beck-Mannagetta G, Anderson VE, Doose H, Janz D (eds) Genetics of the epilepsies. Berlin, Springer, pp 43–53

Javed S, Safdar A, Forster A et al. (2003) Refractory coeliac disease associated with late onset epilepsy, ataxia, tremor and progressive myoclonus with giant cortical evoked potentials — a case report and review of literature. Seizure 21(6): 482–5

Jeavons PM (1977) Nosological problems of myoclonic epilepsies in childhood and adolescence. Dev Med Child Neurol 19: 3–8

Jeavons PM, Harding GF (1975) Photosensitive epilepsy: a review of the literature and a study of 460 patients In: Clinics in Developmental Medicine. No 56. William Heinemann Medical Books, London, pp 1–121

Jervell A, Lange-Nielsen F (1957) Congenital deaf mutism, functional heart disease with prolongation of the QT interval, and sudden death. Am Heart J 54: 59–68

Jette N, Claassen J, Emerson RG, et al. (2006) Frequency and predictors of nonconvulsive seizures during continuous electroencephalographic monitoring in critically ill children. Arch Neurol 63: 1750–1755

Johannson P, Christensen JEJ, Goldstein H, et al. (1996) Epilepsy in Down syndrome-prevalence in three age groups. Seizure 5: 121–125

Johnson AM, Dale RC, Wienholt L, Hadjivassiliou M, Aeschlimann D, Lawson JA (2013). Coeliac disease, epilepsy, and cerebral calcifications: association with TG6 autoantibodies. Dev Med Child Neurol. Jan;55(1): 90–93

Jokeit H, Ebner A (1999a) Allgemein-kognitive Beeinträchtigungen bei Patienten mit therapieresistenter Temporallappenepilepsie. Epilepsieblätter 12: 44–48

Jokeit H, Ebner A (1999b) Long term effects of refractory temporal lobe epilepsy on cognitive abilities: a cross sectional study. J Neurol Neurosurg Psychiatry 67: 44–5

Jokeit H, Ebner A. Effects of chronic epilepsy on intellectual functions. Prog Brain Res. 2002;135: 455–63.

Josephson CB, Dykeman J, Fiest KM, Liu X, Sadler RM, Jette N, Wiebe S. Systematic review and meta-analysis of standard vs selective temporal lobe epilepsy surgery. Neurology. 2013 Apr 30; 80(18): 1669–76.

Judice A, Murri L (2000) Pharmacological prophylaxis of post-traumatic epilepsy. Drugs 59: 1091–1099

Juntunen A, Herrgård E, Mannonen L, et al. (2001) A major role of viruses in convulsive status epilepticus in children: a prospective study of 22 children. Eur J Pediatr 160: 37–42

Kaler SG, Holmes CS (2013) Catecholamine metabolites affected by the copper-dependent enzyme dopamine-beta-hydroxylase provide sensitive biomarkers for early diagnosis of menkes disease and viral-mediated ATP7A gene therapy. Adv Pharmacol 68: 223–33

Kaler SG, Liew CJ, Donsante A et al. (2010) Molecular correlates of epilepsy in early diagnosed and treated Menkes disease. J Inherit Metab Dis 33(5):583–9

Kälviäinen R (2007) Status epilepticus treatment guidelines. Epilepsia 48 (Suppl. 8): 99–102

Kälviäinen R, Nousiainen I (2001) Visual field defects with vigabatrin. Epidemiology and therapeutic implications. CNS Drugs 15: 217–230

Kälviäinen R, Salmenpera T, Partanen K, et al. (1998) Recurrent seizures may cause hippocampal damage in temporal lobe epilepsy. Neurology 50: 1377–1382

Kanabar G, Boyd S, Schugal A et al. (2012) Multiple causes of apnea in 1p36 deletion syndrome include seizures. Seizure 21(5): 402–6

Kanemoto K, Takuji N, Kawasaki J, Kawai I (1998) Characteristics and treatment of temporal lobe epilepsy with a histiory of complicated febrile convulsion. J Neurol Neurosurg Psychiatry 64: 245–248

Karlovassitou-Koniari A, Alexiou D, Angelopoulos P, et al. (2002) Low dose sodium valproate in the treatment of juvenile myoclonic epilepsy. J Neurol 249: 396–399

Kasai K, Watanabe K, Negoro T, et al. (1995) Delayed myelination in West syndrome. Psychiatr Clin Neurosci 49: S265–S266

Kasai-Yoshida E, Ogihara M, Ozawa M et al. (2013) Temporal lobe epilepsy with hippocampal sclerosis in acute lymphoblastic leukemia. Pediatrics 132(1):e252–6

Kasteleijn-Nolst Trenité DG (2012) Provoked and reflex seizures: surprising or common? Epilepsia 53 (Suppl 4): 105–13

Kasteleijn-Nolst Trenité DGA, Bakker DJ, Binnie CD, et al. (1988) Psychological effects of subclinical epileptiform EEG discharges. I. Scholastic skills. Epilepsy Res 2: 111–116

Kasteleijn-Nolst Trenité DGA, Riemersma JBJ, Binnie CD, et al. (1987) The influence of subclinical epileptiform EEG discharges on driving behaviour. Electroencephalogr Clin Neurophysiol 67: 167–170

Kaur M, Marawar R, Ritaccio A (2014) Postictal psychosis in a 3-year-old child. J Child Neurol 27(10): 1326–30

Kavros PM, Clarke T, Strug LJ et al. (2008) Attention impairment in rolandic epilepsy: systematic review.Epilepsia 49(9): 1570–80

Kellaway P, Hrachovy RA, Frost JD, et al. (1979) Precise characterization and quantification of infantile spasms. Ann Neurol 6: 214–218

Kelley SA, Kossoff EH (2010) Doose syndrome (myoclonic-astatic epilepsy): 40 years of progress. Dev Med Child Neurol 52(11):988–93

Kellinghaus C, Dziewas R, Lüdemann P (2002) Tiagabin-related non-convulsive status epilepticus in partial epilepsy: three case reports and a review of the literature. Seizure 11: 243–249

Kemp AM, Sibert JR (1993) Epilepsy in children and risk of drowning. Arch Dis Child 68: 684–685

Kent L, Blake A, Whitehouse W (1998) Eyelid myoclonia with absences: phenomenology in children. Seizure 7: 193–199

Keränen T, Rickkinen PJ (1993) Remission of seizures in untreated epilepsy. Br Med J 307: 483

Kerrigan JF, Pellock JM (2008) Zonisamide. In: Pellock JM, Bourgeois BDF, Dodson WE (eds) Pediatric epilepsy. Third edition. Demos, New York, pp 727–738

Ketter TA, Post RM, Theodore MH (1999) Positive and negative psychiatric effects of antiepileptic drugs in patients with seizure disorders. Neurology 53 (Suppl. 2): S53–S67

Khan A, Baheerathan A (2013) Electroencephalogram after first unprovoked seizure in children: Routine, unnecessary or case specific. J Pediatr Neurosci 8(1): 1–4

Khan RB, Morris EB, Pui CH et al. (2013) Long-Term Outcome and Risk Factors for Uncontrolled Seizures After a First Seizure in Children With Hematological Malignancies. J Child Neurol 29(6): 774–78

Khatami R (2001) Epilepsien und Schlaf. Z Epileptol 14: 3–13

Kidd SA, Lachiewicz A, Barbouth D, Blitz RK, Delahunty C, McBrien D6, Visootsak J, Berry-Kravis E. Fragile X syndrome: a review of associated medical problems. Pediatrics. 2014 Nov;134(5): 995–1005.

Kim JH, Kraemer DL, Spencer DD (1995) The neuropathology of epilepsy. In: Hopkins A, Shorvon S, Cascino G (eds) Epilepsy. Second edition. Chapman and Hall Medical London, pp 243–267

Kimia A, Ben-Joseph EP, Rudloe T, Capraro A, Sarco D, Hummel D, Johnston P, Harper MB. Yield of lumbar puncture among children who present with their first complex febrile seizure. Pediatrics. 2010 Jul;126(1): 62–9.

Kimia A, Brownstein JS, Olson KL et al. (2006) Lumbar puncture ordering and results in the pediatric population: a promising data source for surveillance systems. Acad Emerg Med 13(7): 767–73

King D, Spencer S (1995) Invasive electroencephalography in mesial temporal sclerosis. J Clin Neurophysiol 12: 32–45

King MA, Newton MR, Berkovic SF (1999) Benign partial seizures of adolescence. Epilepsia 40: 1244–1247

Kinsman SL, Vining EPG, Quaskey SA, Mellits D, Freeman JM (1992) Efficacy of the ketogenic diet for intractable seizure disorders: Review of 58 Cases. Epilepsia 33: 1132–1136

Kirman B (1987) Self injury and mental handicap. Br Med J 295: 1085–1086

Klackenberg G (1982) Somnambulism in childhood – prevalence, course and behavioral correlations. Acta Paediatr 71: 495–499

Klein P, Herzog AG (1999) Hormonal effects on epilepsy in women. Epilepsia 39 (Suppl. 8): S9–S16

Klepper J, Ecker D, Burkart P, et al. (2001) Indikation und Anwendung der ketogenen Diät im Kindesalter. Monatsschr Kinderheilkd 149: 1383–1390

Knudsen FU (1979) Rectal administration of diazepam in solution in the acute treatment of convulsions in infants and children. Arch Dis Child 54: 855–857

Knudsen FU (1985a) Effective short-term diazepam prophylaxis in febrile convulsions. J Pediatr 106: 487–490

Knudsen FU (1985b) Recurrence risk after first febrile seizure and effect of short-term diazepam prophylaxis. Arch Dis Child 60: 1045–1049

Knudsen FU, Paerregaard A, Andersen R, Anresen J (1996) Long term outcome of prophylaxis for febrile convulsions. Arch Dis Child 74: 13–18

Knudsen FU, Verstermark S (1978) Prophylactic diazepam or phenobarbitone in febrile conulsions: a prospective, controlled study. Arch Dis Child 53: 660–663

Kobayashi E, Lopes-Cendes I, Guerreiro CAM, et al. (2001) Seizure outcome and hippocampal atrophy in familial mesial temporal lobe epilepsy. Neurology 56: 166–172

Koch S, Titze K, Zimmermann RB, et al. (1999) Long-term neuropsychological consequences of maternal epilepsy and anticonvulsant treatment during pregnancy for school-age children and adolescents. Epilepsia 40: 1237–1243

Kobow K, Auvin S, Jensen F, Löscher W, Mody I, Potschka H, Prince D, Sierra A, Simonato M, Pitkänen A, Nehlig A, Rho JM. Finding a better drug for epilepsy: antiepileptogenesis targets. Epilepsia. 2012 Nov;53(11): 1868–76.

Koepp MJ, Woermann FG (2005) Imaging structure and function in refractory focal epilepsy. Lancet Neurol 4: 42–53

Koh S, Nguyen S, Asarnow RF, LoPresti C, Yudovin S, Shields WD, Vinters HV, Mathern GW. Five or more acute postoperative seizures predict hospital course and long-term seizure control after hemispherectomy. Epilepsia. 2004 May;45(5): 527–33.

Koh S, Ward S, Lin M, Chen LS (2000) Sleep apnea treatment improves seizure control in children with neurodevelopmental disorders. Pediatr Neurol 22: 36–39

Köhler B (1990) Gelegenheitsanfälle bei metabolischen Störungen im Kindesalter. Teil I. EEG-Labor 12: 191–201

Kokkinos V, Koutroumanidis M, Tsatsou K et al. (2010) Multifocal spatiotemporal distribution of interictal spikes in Panayiotopoulos syndrome. Clin Neurophysiol 121(6): 859–69

Kölker S, Pawlak V, Ahlemeyer B et al. (2002) NMDA receptor activation and respiratory chain complex V inhibition contribute to neurodegeneration in d-2-hydroxyglutaric aciduria. Eur J Neurosci 16(1): 21–8

Koneski JA, Casella EB, Agertt F et al. (2011) Efficacy and safety of methylphenidate in treating ADHD symptoms in children and adolescents with uncontrolled seizures: a Brazilian sample study and literature review. Epilepsy Behav 21(3): 228–32

Koneski JA, Casella EB, Agertt F, Ferreira MG (2011) Efficacy and safety of methylphenidate in treating ADHD symptoms in children and adolescents with uncontrolled seizures: a Brazilian sample study and literature review. Epilepsy Behav 21(3): 228–32

König SA, Elger CE, Vasella F, et al. (1999) Empfehlungen zu Blutuntersuchungen und der klinischen Überwachung zur Früherkennung des Valproat-assoziierten Leberversagens. Monatsschr Kinderheilkd 147: 718–723

Korczyn AD, Schachter SC, Brodie MJ et al. (2013) Epilepsy, cognition, and neuropsychiatry (Epilepsy, Brain, and Mind, part 2). Epilepsy Behav 28(2): 283–302

Korenke GC, Brockmann K, von Moers, A, et al. (1999) Epilepsy with preprandial seizures in glucose transport 1 deficiency. Neuropediatrics 30: A9

Kossoff EH, Buck C, Freeman JM (2002a) Outcomes of 32 hemispherectomies for Sturge-Weber syndrome. Neurology 59: 1735–1738

Kossoff EH, Laux LC, Blackford R et al. (2008) When do seizures usually improve with the ketogenic diet? Epilepsia 49(2): 329–33

Kossoff EH, Pyzik PL, McGrogan JR, et al. (2002b) Efficacy of the ketogenic diet for infantile spasms. Pediatrics 109: 780–783

Kostov K, Kostov H, Taubøll E (2009) Long-term vagus nerve stimulation in the treatment of Lennox-Gastaut syndrome. Epilepsy Behav16(2):321–4

Kotagal F (1996) Complex partial seizures with automatisms. In: Wyllie E (ed) The treatment of epilepsy: Principles and practice, 2nd edition. Williams and Wilkins, Baltimore, pp 385–400

Kotagal F, Lüders HO (1994) Recent advances in childhood epilepsy. Brain Develop 16: 1–15

Kotlarek F, Rübenstrunk U, Raemakers V, et al. (1989) A study of valproate in infants with West syndrome. In: Chadwick D (ed) Fourth international symposium on sodium valproate and epilepsy. Royal Scociety of Medicine Services, London, pp 87–90

Kotloski R, Lynch M, Lauersdorf S, Sutula T (2002) Repeated brief seizures induce progressive hippocampal neuron los and memory defizits. Prog Brain Res 135: 95–110

Koul R, Koul S, Razdan S. Eating epilepsy. Acta Neurol Scand 80: 78–80

Koutroumanidis M, Binnie CD, Elwes RD (1998b) Interictal regional activity in temporal lobe epilepsy correlates with lateral temporal hypometabolism as imaged with 18FDG PET: neurophysiological and metabolic implications. J Neurol Neurosurg Psychiatry 65: 170–176

Koutroumanidis M, Smith S (2005) Use and abuse of EEG in the diagnosis of idiopathic generalized epilepsies. Epilepsia 46 (Suppl. 9): 96–107

Kozhevnikov AI (1895) Eine besondere Form von corticaler Epilepsie. Neurol Zentralbl 14: 47–48

Krämer G (1995) Posttraumatische Epilepsien. Epilepsie-Blätter 8: 12–17

Krämer G, Wieser HG, Tuxhorn I, et al. (2007) Plötzlicher unerwarteter Tod bei Epilepsie. Z Epileptol 20: 72–75

Krämer G, Wohlrab G (2008) Vigabatrin. In: Pellock JM, Bourgeois BDF, Dodson WE (eds) Pediatric epilepsy. Third edition. Demos, New York, pp 699–710

Kramer RE, Bracht KA (2000) Abdominal auras. In: Lüders HO, Noachtar S (eds) Epileptic seizures. Pathophysiology and clinical semiology. Churchill Livingstone, New York, pp 329–335

Kramer U, Chi CS, Lin KL et al. (2011) Febrile infection-related epilepsy syndrome (FIRES): does duration of anesthesia affect outcome? Epilepsia 52 (Suppl 8): 28–30

Kramer U, Fattal A, Nevo Y, et al. (2000) Mental retardation subsequent to refractory partial seizures in infancy. Brain Dev 22: 31–34

Kramer U, Kahana E, Shorer Z, Ben-Zeev B (2000) Outcome of infants with unilateral Sturge-Weber syndrome and early onset seizures. Dev Med Child Neurol 42: 756–759

Kramer U, Nevo Y, Neufeld MY, et al. (1998) Epidemiology of epilepsy in childhood: a cohort of 440 consecutive patients. Pediatr Neurol 18: 46–50

Kramer U, Nevo Y, Yael L, Harel S (1998) Generalized tonic and tonic-clonic seizures of childhood. J Child Neurol 13: 221–223

Kramer U, Shorer Z, Ben-Zeev B, et al. (2005) Severe refractory status epilepticus owing to presumed encephalitis. J Child Neurol 20: 184–187

Krasowski MD1, McMillin GA (2014) Advances in anti-epileptic drug testing. Clin Chim Acta 436C: 224–236

Krishnamoorthy ES, Trimble MR, Blumer D (2007) The classification of neuropsychiatric disorders in epilepsy: A proposal by the ILAE Commission on Psychobiology of Epilepsy. Epilepsy Behav 10: 349–353

Kruse R (1968) Das myoklonisch-astatische Petit mal. Springer, Berlin

Krynauw RA (1950) Infantile hemiplegia treated by removing one cerebral hemisphere. J Neurol Neurosurg Psychiatry 13: 243–267

Kuang Y, Yang T, Gu J, Kong B, Cheng L. Comparison of therapeutic effects between selective amygdalohippocampectomy and anterior temporal lobectomy for the treatment of temporal lobe epilepsy: a meta-analysis. Br J Neurosurg. 2014 Jun;28(3): 374–7.

Kudrjavcev T, Schoenberg BS, Kurland LT, Groover RV (1985) Cerebral palsy: survival rates, associated handicaps, and distribution by clinical subtype (Rochester, MN, 1950–1976) Neurology 35: 900–903

Kugler SL, Bali B, Lieberman P, Strug L, Gagnon B, Murphy PL, Clarke T, Greenberg DA, Pal DK. An autosomal dominant genetically heterogeneous variant of rolandic epilepsy and speech disorder. Epilepsia 2008 Jun; 49(6): 1086–90

Kuhle S, Tiefenthaler M, Seidl R, et al. (2000) Prolonged generalized epileptic seizures triggered by breath-holding spells. Pediatr Neurol 23: 271–273

Kuijlen JM, Teernstra OP, Kessels AG, et al. (1996) Effectiveness of antiepileptic prophylaxis used with supratentorial craniotomies: a meta-analysis. Seizure 5: 291–298

Kupferberg H (2001) Animal models used in the screening of antiepileptic drugs. Epilepsia 42 (Suppl. 4): 7–12

Kurtz Z, Tookey P, Ross E (1998) Epilepsy in young people: 23 year follow up of the British national child development study. BMJ 316: 339–342

Kuzniecky R, Andermann F, Guerrini R et al. (1994) The epileptic spectrum in the congenital bilateral perisylvian syndrome. Neurology 44: 379–385

Kwan P, Arzimanoglou A, Berg AT, Brodie MJ, Allen Hauser W, Mathern G, Moshé SL, Perucca E, Wiebe S, French J. Definition of drug resistant epilepsy: consensus proposal by the ad hoc Task Force of the ILAE Commission on Therapeutic Strategies. Epilepsia. 2010 Jun;51(6): 1069–77

Kwan P, Brodie MJ.Early identification of refractory epilepsy. N Engl J Med. 2000 Feb 3; 342(5): 314–9.

Kwan P, Brodie M (2000) Epilepsy after the first drug fails: substitution or add-on? Seizure 9: 464–468

Kwan P, Brodie M (2001) Effectiveness of first antiepileptic drug. Epilepsia 42: 1255–1260

Kwan P, Brodie M (2001a) Neuropsychological effects of epilepsy and antiepileptic drugs. Lancet 357: 216–222

Kwan P, Brodie M (2004) Phenobarbital for the treatment of epilepsy in the 21st century: a critical review. Epilepsia 45: 1141–1149

Laan LAE, Renier WO, Arts WFM, et al. (1997) Evolution of epilepsy and EEG findings in Angelman syndrome. Epilepsia 38: 195–199

Labar D (2000) Vagus nerve stimulation for intractable epilepsy in children. Dev Med Child Neurol 42: 496–499

Laberge L, Tremblay RE, Vitaro F, Montplaisir J (2000) Development of parasomnias from childhood to early adolescence. Pediatrics 106: 67–74

Lachhwani DK, Loddenkemper T, Holland KD, et al. (2008) Discontinuation of medications after successful epilepsy surgery in children. Pediatr Neurol 38: 340–344

Ladd S, Pryor V (1999) Seizure-related drowning deaths in Florida. Epilepsia 40 (Suppl. 7): 61

Lagae L (2008) What's new in: genetics in childhood epilepsy. Eur J Pediatr 167: 715–722

Lambert MV (2001) Seizures, hormones and sexuality. Seizure 10: 319–340

Landau WM, Kleffner FR (1957) Syndrome of aquired aphasia with convulsive disorder in children. Neurology 7: 523–530

Landolt H (1958) Serial EEG investigations during psychotic episodes in epileptic patients and during schizophrenic attacks. In: Lorentz De Haas (ed) Lectures on epilepsy. Amsterdam, Elsevier, pp 91–133

Landy HJ, Curless RG, Ramsey RE, et al. (1993) Corpus callosotomy for seizures associated with band heterotopia. Epilepsia 34: 79–83

Langan Y, Nashef L, Sander JW (2000) Sudden unexpected death in epilepsy: A series of witnessed deaths. J Neurol Neurosurg Psychiatry 68: 211–213

Lansberg MG, O'Brien MW, Norbash AM, et al. (1999) MRT abnormalities associated with partial status epilepticus. Neurology 23: 1021–1027

Lanska MJ Lanska DJ, Baumann RJ, et al. (1995) A population-based study of neonatal seizures in Fayette County, Kentucky. Neurology 45: 724–732

Lanzi G, Fazzi E, D'Arrigo S (2002) Aicardi-Goutière syndrome: a description of 21 new cases and a comparison with the literature. Eur J Pedatr Neurol 6 (Suppl. A): A9–A22

Lassonde M, Sauerwein H, Geoffroy G, Decarie M (1990) Long-term neuropsychological effects of corpus callosotomy in children. J Epilepsy 3 (Suppl. 1): 279–281

Lawden M (1986) Gilles de la Tourette syndrome: a review. J Royal Soc Med 79: 282–288

Leach JP, Mohanraj R, Borland W (2012) Alcohol and drugs in epilepsy: Pathophysiology, presentation, possibilities, and prevention. Epilepsia, 53 (Suppl. 4): 48–57

Leaffer EB, Hinton VJ, Hesdorffer DC (2013) Longitudinal assessment of skill development in children with first febrile seizure. Epilepsy Behav 28(1): 83–7

Leal AJ, Lopes R, Ferreira JC (2013) Origin and dynamics of epileptic activity in a symptomatic case of Panayiotopoulos syndrome: correlation with clinical manifestations. Clin Neurophysiol 124(1): 20–6

Lee JW, Andermann F, Dubeau F, et al. (1998) Morphometric analysis of the temporal lobe epilepsy. Epilepsia 39: 727–736

Lee N, Radtke RA, Gray L et al. (1994) Neuronal migration disorders: positron emission tomography correlations. Ann Neurol 35: 290–297

Lee SW, Chung SS (2010) A review of the effects of vitamins and other dietary supplements on seizure activity. Epilepsy Behav 18(3):139–50

Lehesjoki AE, Kokiniemi M, Norio R, et al. (1993) Localization of the EPM1 gene for progressive myoclonus epilepsy on chromosome 21: linkage disequilibrium allows high resolution mapping. Hum Mol Genet 3: 1229–1234

Lemke JR, Lal D, Reinthaler EM et al. (2013) Mutations in GRIN2A cause idiopathic focal epilepsy with rolandic spikes.Nat Genet 45(9): 1067–72

Lempert T, Bauer M, Schmidt D (1994) Syncope: a videometric analysis of 56 episodes of transient cerebral hypoxia. Ann Neurol 36: 233–237

Lendt M, Helmstaedter C, Kuczaty S, et al. (2000) Behavioural disorders in children with epilepsy: early improvement after surgery. J Neurol Neurosurg Psychatry 69: 739–744

Lendt M, Helmstaedter CH, Kuczaty S, et al. (2000) Behavioural disorders in children with epilepsy: early improvement after surgery. J Neurol Neurosurg Psychiatry 69: 739–744

Lennox WG (1942) Mental defect in epilepsy and the influence of heredity. Am J Psychiatry 98: 733–739

Lennox WG, Davis JP (1950) Clinical correlates of the fast and slow spike-wave electroencephalogram. Pediatrics 5: 626–644

Lennox WG, Lennox MA (1960) Epilepsy and related disorders. Vol. 2. Little, Brown and Co., Boston

Lennox-Buchthal M (1973) Febrile convulsions: a reappraisal. Electroencephalogr Clin Neurophysiol 32 (Suppl.): 1–132

Lerman P, Lerman-Sagie T, Kivity S (1991) Effect of early corticosteroid therapy for Landau-Kleffner syndrome. Dev Med Child Neurol 33: 257–260

Lerman P, Lerman-Sagie T, Kivity S (1991) Effect of early corticosteroid therapy for Landau-Kleffner syndrome. Dev Med Child Neurol 33: 257–260

Lesca G, Rudolf G, Labalme A et al. (2012) Epileptic encephalopathies of the Landau-Kleffner and continuous spike and waves during slow-wave sleep types: genomic dissection makes the link with autism. Epilepsia 53(9): 1526–38

Lesser RP, Pippenger CE, Lüders H, et al. (1984) High-dose monotherapy in treatment of intractable seizures. Neurology 34: 707–711

Leszczyszyn DJ, Pellock JM (2008) Status epilepticus and acute seizures. In: Pellock JM, Bourgeois BDF, Dodson WE (eds) Pediatric epilepsy. Third edition. Demos, New York, pp 461–476

Leth H, Toft PB, Herning M, et al. (1997) Neonatal seizures associated with cerebral lesions shown by magnetic resonance imaging. Arch Dis Child 77: F105–F110

Leung HT, Ring H (2013) Epilepsy in four genetically determined syndromes of intellectual disability. J Intellect Disabil Res 57(1):3–20

Leutmezer F, Serles W, Bacher J, et al. (1999) Genital automatisms in complex partial seizures. Neurology 52: 1188–1191

Leventer RJ, Guerrini R, Dobyns WB (2008) Malformations of cortical development and epilepsy. Dialogues Clin Neurosci 10(1): 47–62

Levey EB, Stashinko E, Clegg NJ et al. (2010) Management of children with holoprosencephaly. Am J Med Genet C Semin Med Genet 154C(1): 183–90

Levin M, Pincott JR, Hjelm M, et al. (1989) Haemorrhagic shock and encephalopathy: clinical, pathologic, and biochemical features. J Pediatr 114: 194–203

Levy RG, Cooper PN, Giri P (2012) Ketogenic diet and other dietary treatments for epilepsy. Cochrane Database Syst Rev 3:CD001903

Lewis DV (2005) Losing neurons: selective vulnerability and mesial temporal sclerosis. Epilepsia 46 (Suppl. 7): 39–44

Leyser M, Penna PS, de Almeida AC at al. (2014) Vasconcelos MM, Nascimento OJ. Revisiting epilepsy and the electroencephalogram patterns in Angelman syndrome. Neurol Sci 35(5):701–5.

Li LM, Fish DR, Sisodiya SM et al. (1995) High resolution magnetic resonance imaging in adults with partial or secondary generalized epilepsy attending a tertiary referral unit. J Neurol Neurosurg Psychiatry 59: 384–387

Liava A, Mai R, Tassi L, Cossu M, Sartori I, Nobili L, Lo Russo G, Francione S.Paediatric epilepsy surgery in the posterior cortex: a study of 62 cases. Epileptic Disord. 2014 Jun 1; 16(2): 141–73

Lin YP, Itomi K, Takada H, et al. (1998) Benign myoclonic epilepsy in infants: video-EEG features and long-term follow-up. Neuropediatrics 29: 268–271

Lindsay J, Glass G, Richards P, et al. (1984) Developmental aspects of focal epilepsies of childhood treated by neurosurgery. Dev Med Child Neurol 26: 574–587

Lipinski CG (2004) Berufsvorbereitung, Berufsfindung, Berufsausbildung. In: Fröscher W, Vasella F, Hufnagel A (Hrg.) Die Epilepsien. Grundlagen-Klinik-Behandlung. Schattauer-Verlag, Stuttgart, S. 714–718

Littner M, Johnson SF, McCall WV, et al. (2001) Standards of Practice Committee. Practice parameters for the treatment of narcoliepsy: An update for 2000. Sleep 24: 451–456

Liu XR, Wu M, He N et al. (2013) Novel PRRT2 mutations in paroxysmal dyskinesia patients with variant inheritance and phenotypes. Genes Brain Behav 12(2): 234–40

Liu XY, Wong V (2000) Spectrum of epileptic syndromes with electrical status epilepticus during sleep in children. Pediatric Neurol 22: 371–379

Livingston S (1972) Dietary management in epilepsy. In: Livingston S. Comprehensive management of epilepsy in infancy, childhood and adolescence. Thomas, Springfield, pp 378–405

Loddenkemper T, Holland KD, Stanford LD, et al. (2007) Developmental outcome after epilepsy surgery in infancy. Pediatrics 119: 930–935

Loddenkemper T, Syed TU, Ramgopal S et al. (2012) Risk factors associated with death in in-hospital pediatric convulsive status epilepticus. PLoS One 7(10): e47474

Loddenkemper T, Wyllie E, Neme S, Kotagal P, Lüders HO. Lateralizing signs during seizures in infants. J Neurol. 2004 Sep; 251(9): 1075–9.

Logroscino G, Hesdorffer DC, Cascino G, et al. (1997) Short-term mortality after a first episode of status epilepticus. Epilepsia 38: 1344–1349

Logroscino G, Hesdorffer DC, Cascino GD et al. (2002) Long-term mortality after a first episode of status epilepticus. Neurology 58(4): 537–41

Loiseau J, Picot C, Jallon P, et al. (1998) Classification and incidence of epileptic syndromes in a prospective study: reliability and causes of change. Epilepsia 39 (Suppl. 6): 181

Loiseau P (1992) Childhood absence epilepsy. In: Roger J, Bureau M, Dravet C, et al. (eds) Epileptic syndromes in infancy, childhood and adolescence (2nd edition). John Libbey, London, pp 153–150

Loiseau P (1999) Review of controlled trials of Gabitril (tiagabine): a clinician's viewpoint. Epilepsia 40 (Suppl. 9): S14–S19

Loiseau P, Struber E, Brouset D, et al. (1983b) Learning impairment in epileptic patients. Epilepsia 34: 183–192

Lombroso CT, Lerman P (1967) Breathholding spells (cyanotic and pallid infantile syncope) Pediatrics 39: 563–581

Löscher W (2007) Drug transporters in the epileptic brain. Epilepsia 48 (Suppl. 1): 8–13

Löscher W, Siemes H (1985) Cerebrospinal fluid y-aminobutyric acid levels in children with different types of epilepsy: effect of anticonvulsant treatment. Epilepsia 26: 314–319

Louis EKS, Gidal BE, Henry TR, et al. (2007) Conversions between monotherapies in epilepsy: Expert consensus. Epilepsy Behav 12: 222–234

Lowenstein DH, Bleck T, Macdonald RL (1999) It's time to revise the defintion of status epilepticus. Epilepsia 40: 120–122

Lüders HO, Acharya J, Baumgartner C, et al. (1998) Semiological seizure classification Epilepsia 39: 1006–1013

Lüders HO, Noachtar S, Burgess RC (2000) Semiologic classification of epileptic seizures. In: Lüders HO, Noachtar S (eds) Epileptic seizures. Pathophysiology and clinical semiology. Churchill Livingstone, New York, pp 263–285

Lund C, Brodtkorb E, Øye AM et al. (2014) CHD2 mutations in Lennox-Gastaut syndrome. Epilepsy Behav 33: 18–21

Lux AL (2010) Treatment of febrile seizures: historical perspective, current opinions, and potential future directions. Brain Dev 32(1): 42–50

Lux AL (2013) Latest American and European Updates on Infantile Spasms. Curr Neurol Neurosci Rep 13: 334

Lux AL, Edwards SW, Hancock E, et al. (2004) The United Kingdom infantile spasms study comparing vigabatrin with prednisone or tetracosactide at 14 days: a multicentre, randomized controlled trial. Lancet 364: 1773–1778

Lyczkowski DA, Pfeiffer HH, Ghosh S, Thiele EA (2005) Safety and tolerability of the ketogenic diet in pediatric epilepsy: effects of valproate combination therapy. Epilepsia 46: 1533–1538

Machado R, Woodley FW, Skaggs B et al. (2013) Gastro esophageal reflux causing sleep interruptions in infants. J Pediatr Gastroenterol Nutr 56(4): 431–5

Mackay MT, Weiss SK, Adams-Webber T, et al. (2004) Practice parameter: medical treatment of infantile spasms. Neurology 62: 1668–1681

Maganti R, Gerber P, Drees C, Chung S (2008) Nonconvulsive status epilepticus. Epilepsy Behav 12: 572–586

Magun JG, Laub MC (1992) Posttraumatische Epilepsie. Epilepsie-Blätter 5: 90–93

Mahmoud AA, Rizk TM, Mansy AA et al. (2013) Ineffectiveness of topiramate and levetiracetam in infantile spasms non-responsive to steroids. Open labeled randomized prospective study.Neurosciences (Riyadh) 18(2):143–6

Majewski F, Goecke T (1982) Alcohol embryopathy. In: Abel EL (ed) Fetal Alcohol Syndrome. Vol II, Human Studies. CRC Press, Boca Raton, Florida, USA, pp 65–88

Malacarne M, Gennaro E, Madia F, et al. (2001) Benign infantile convulsions: mapping of a novel locus on chromosome 2q24 and evidence for genetic heterogeneity. Am J Hum Genet 68: 1521–1526

Malafosse A, Beck C, Bellet H, et al. (1994) Benign infantile familial convulsions are not an allelic form of the benign familial neonatal convulsions gene. Ann Neurol 35: 479–482

Malinger G, Werner H, Rodriguez Leonel JC et al. (2011) Prenatal brain imaging in congenital toxoplasmosis. Prenat Diagn 31(9): 881–6

Mandelbaum DE, Brurack GD (1997) The effect of seizure type and medication on cognitive and behavioral functioning in children with idiopathic epilepsy. Dev Med Child Neurol 39: 731–735

Manford M, Fish DR, Shorvon SD (1996) An analysis of clinical seizure patterns and their localizing value in frontal and temporal lobe epilepsies. Brain 119: 17–40

Manford M, Hart YM, Sander JWAS, Shorvon SD (1992) The National General Practice Study of Epilepsy. The syndromic classification of the International Leage Against Epilepsy applied to epilepsy in a general population. Arch Neurol 49: 801–808

Mani J, Gupta A, Mascha E, Lachhwani D, Prakash K, Bingaman W, Wyllie E. Postoperative seizures after extratemporal resections and hemispherectomy in pediatric epilepsy. Neurology. 2006 Apr 11;66(7): 1038–43.

Maquet P, Hirsch E, et al. (1990) Cerebral glucose utilization during sleep in Landau-Kleffner syndrome: a PET study. Epilepsia 31: 778–783

Maquet P, Hirsch E, Metz-Lutz N, et al. (1995) Regional cerebral glucose metabolism in children with deterioration of one or more cognitive functions and continuous spike-and-wave discharges during sleep. Brain 118: 1497–1520

Marescaux C, Hirsch E, Finck S, et al. (1990) Landau-Kleffner syndrome: a pharmacologic study of five cases. Epilepsia 31: 768–777

Markand ON (2003) Lennox-Gastaut syndrome (Childhood epileptic encephalopathy) J Clin Neurophysiol 20: 426–441

Marsh E, Melamed SE, Barron T, Clancy RR (2005) Migrating partial seizures in infancy: expanding the phenotype of a rare seizure syndrome. Epilepsia 46: 568–572

Marson AG, Al-Kharusi AM, Alwaidh M, et al. (2007a) The SANAD study of effectiveness of carbamazepine, gabapentin, lamotrigine, oxcarbazepine, or topiramate for treatment of partial epilepsy: an unblinded randomized controlled trial. Lancet 369: 1000–1015

Marson AG, Al-Kharusi AM, Alwaidh M, et al. (2007b) The SANAD study of effectiveness of valproate, lamotrigine, or topiramate for generalized and unclassifiable epilepsy: an unblinded randomized controlled trial. Lancet 369: 1016–1026

Marson AG, Williamsson PR, Clough H, et al. (2002) Carbamazepine versus valproate monotherapy for epilepsy: a meta-analysis. Epilepsia 43: 505–513

Martin HJ, Deroubaix-Tela P, Thelliez P (1981) Encéphalopathie épileptique néonatale à bouffées périodiques. Rev EEG Neurophysiol 11: 397–403

Martín Miguel Mdel C, García Seoane JJ, Valentín A et al. (2011) EEG latency analysis for hemispheric lateralisation in Landau-Kleffner syndrome.Clin Neurophysiol 122(2): 244–52

Martin R, Kuzniecky R, Ho S, et al. (1999) Cognitive effects of topiramate, gabapentin, and lamotrigine in healthy young adults. Neurology 52: 321–327

Martinocić Ž (2001) Adjunctive behavioural treatment in adolescents and young adults with juvenile myoclonic epilepsy. Seizure 10: 42–47

Martins Da Silva A (1995) Neuropsychological aspects of epilepsy in children and adolescents. In: Aldenkamp AP, Dreifuss F, Renier WO (eds) Epilepsy in children and adolescents. CRC-Press, New York, pp 83–101

Mastrangelo M, Leuzzi V (2012) Genes of early-onset epileptic encephalopathies: from genotype to phenotype. Pediatr Neurol 46(1): 24–31

Mathern GW, Delalande O (2008). Surgical treatment of therapy-resistant epilepsy in children. In: Pellock JM, Bourgeois BDF, Dodson WE (eds) Pediatric epilepsy. Third edition. Demos, New York, pp 791–800

Mathern, GW, Pretorius JK, Babb TL (1995) Influence of the type of initial precipitating injury and at what age it occurs on course and outcome in patients with temporal lobe epilepsy. J Neurosurg 82: 220–227

Mathews MS, Linskey ME, Binder DK.William P. van Wagenen and the first corpus callosotomies for epilepsy. J Neurosurg. 2008 Mar; 108(3): 608–13.

Maton B, Jayakar P, Resnick T, et al. (2008) Surgery for medically intractable temporal lobe epilepsy during early life. Epilepsia 49: 80–87

Matsumoto A, Watanabe K, Negoro T, et al. (1981) Long-term prognosis after infantile spasms: a statistical study of prognostic factors in 200 cases. Dev Med Child Neurol 23: 51–65

Matthews WB, Klove H (1967) Differential psychological performances in major motor, psychomotor and mixed seizure classification of known and unknown aetiology. Epilepsia 8: 117–128

Matthews WB, Wright FK (1975) Hereditary primary reading epilepsy. Neurology 25: 1051–1054

Mattson RH (1991) Emotional effects on seizure occurrence. In: Smith D, Treiman D, Trimble M (eds): Advances in Neurology. Raven Press, New York, pp 453–460

Mattson RH, Cramer JA (1985) Epilepsy, sex hormones, and antiepileptic drugs. Epilepsia 26 (Suppl. 1): S40–S51

Mattson RH, Cramer JA (1988) Crossover from polytherapy to monotherapy in primary generalized epilepsy. Amer L Med 84 (Suppl 1A): 23–28

Mattson RH, Cramer JA, Collins JF, and the VA Epilepsy Cooperative Study Group (1985) Comparison of carbamazepine, phenobarbital, phenytoin, and primidone in partial and secondarily generalized tonic-clonic seizures. New Engl J Med 313: 145–151

Mattson RH, Cramer JA, Collins JF, et al. (1996) Prognosis for total control of complex partial and secondarily generalized tonic clonic seizures. Neurology 47: 68–76

Mattson RH, Lerner E, Dix G (1974) Precipitating and inhibiting factors in epilepsy: a statistical study. Epilepsia 15: 271–272

May TW, Korn-Merker E, Rambeck B (2003) Clinical pharmacokinetics of oxcarbazepine. Clin Pharmacokinet 42: 1023–1042

May TW, Pfäfflin M (2002) The efficacy of an educational treatment program for patients with epilepsy (MOSES): results of a controlled, randomized study. Epilepsia 43: 539–549

Maydell BV, Berenson F, Rothner AD et al. (2001) Benign myoclonus of early infancy: an imitator of West's syndrome. J Child Neurol 16(2):109–12

Maydell BV, Berenson F, Rothner AD, et al. (2001) Benign myoclonus of early infancy: an imitator of West's syndrome. J Child Neurol 16: 109–112

Mayer G (2014) Narcolepsy. Nervenarzt 85(1): 26, 28–34

Mayer H (1999) Teilleistungsstörungen bei Kindern und Jugendlichen mit Epilepsie-Anmerkungen zu einem neuropsychologischen Konstrukt. Epilepsie-Blätter 12: 21–31

Mayer TA, Schroeder F, May TW (2006) Perioral reflex myoclonias: a controlled study in patients with JME and focal epilepsies. Epilepsia 47(6): 1059–67

Maytal J, Kraus JM, Novak G, et al. (2000) The role of brain computed tomography in evaluating children with new onset of seizures in the emergency department. Epilepsia 41: 950–954

Maytal J, Shinnar S, Moshe SL, Alvarez LA (1989) Low morbidity and mortality of status epilepticus in children. Pediatrics 83: 323–331

Mazurkiewicz-Bełdzińska M, Szmuda M, Matheisel A (2010) Long-term efficacy of valproate versus lamotrigine in treatment of idiopathic generalized epilepsies in children and adolescents.Seizure 19(3): 195–7

McBridge M, Dooling E, Oppenheimer E (1981) Complex partial status epilepticus in young children. Ann Neurol 9: 526–530

McClelland S, Dubé CM, Yang J et al. (2011) Epileptogenesis after prolonged febrile seizures: mechanisms, biomarkers and therapeutic opportunities. Neurosci Lett 497(3): 155–62

McCoy B, Akiyama T, Widjaja E, Go C (2011). Autoimmune limbic encephalitis as an emerging pediatric condition: case report and review of the literature. J Child Neurol 26(2): 218–22

McCoy B, Sharma R, Ochi A et al. (2011) Predictors of nonconvulsive seizures among critically ill children. Epilepsia 52(11): 1973–8

McCrory PR, Bladin PF, Berkovic SF (1997) Retrospective study of concussive convulsions in elite Australien rules and rugby league footballers: phenomenology, aetiology and outcome. BMJ 314: 171–174

McDermott S, Mani S, Krishnaswami S (1995) A population-based analysis of specific behavior problems associated with childhood seizures. J Epilepsy 8: 110–118

McElroy-Cox C (2009) Alternative approaches to epilepsy treatment. Curr Neurol Neurosci Rep 9(4):3138

McIntyre J, Robertson S, Norris E, et al. (2005) Safety and efficacy of buccal midazolam versus rectal diazepam for emergency treatment of seizures in children: a randomized controlled trial. Lancet 366: 205–210

McIntyre S, Taitz D, Keogh J et al. (2013) A systematic review of risk factors for cerebral palsy in children born at term in developed countries. Dev Med Child Neurol 55(6): 499–508

McKenny-Fick NM, Ferrie CD, Livingston JH (2009) Prolonged recovery of consciousness in children following symptomatic epileptic seizures.Seizure 18(3): 180–3

McKinleyI, Newtin R (1989) Intention to treat febrile convulsions with rectal diazepam, valproate or phenobarbitone. Dev Med Child Neurol 31: 617–625

McKinney JL (2013) Large arteriovenous malformation in an adolescent presenting with first seizure. JAMA Neurol 70(6): 798–9

McMullan J, Sasson C, Pancioli A et al. (2010) Midazolam versus diazepam for the treatment of status epilepticus in children and young adults: a meta-analysis. Acad Emerg Med 17(6): 575–82

McTague A, Cross JH (2013) Treatment of epileptic encephalopathies.CNS Drugs 27(3): 175–84

Meador KJ, Gilliam FG, Kanner AM, Pellock JM (2001) Cognitive and behavioral effects of antiepileptic drugs. Epilepsy Behav 2 SS1–SS17

Meador KJ, Loring DW, Ray PG et al. (1999) Differential cognitive effects of carbamazepine and gabapentin. Epilepsia. 1999 Sep;40(9): 1279–85

Meador KJ, Loring DW, Ray PG, et al. (2001a) Differential cognitive and behavioural effects of carbamazepine and lamotrigine. Neurology 56: 1177–1182

Meadow R (1984) Fictitious epilepsy. Lancet 2: 25–28

Meadow R (1985) Management of Munchhausen syndrome by proxy. Arch Dis Childh 60: 385–393

Meencke HJ, Veith G (1991) Hippocampal sclerosis in epilepsy. In: Lüders H (ed) Epilepsy Surgery. Raven Press, New York, pp 705–715

Meierkord H, Boon P, Engelsen B (2010) EFNS guideline on the management of status epilepticus in adults. Eur J Neurol 17(3): 348–55

Meierkord H, Grünig F, Gutschmidt U, et al. (2000) Sodium bromide: effects on different patterns of epileptiform activity, extracellular pH changes and GABAergic inhibition. Naunyn-Schmiedeberg's Arch Pharmacol 361: 25–32

Meierkord H, Holtkamp M (2007) Non-convulsive status epilepticus in adults: clinical forms and treatment. Lancet Neurol 6: 329–329

Meinck HM (2006) Startle and its disorders. Neurophysiol Clinique 36: 357–364

Meiners LC, Valk J, Hansen GH, van Veelen CWM (1999) MR contribution in surgery of epilepsy. Eur Radiol 9: 493–507

Meldrum BS, Brierley JB (1973b) Prolonged epileptic seizures in primates. Ischemic cell change and its relation to ictal physiological events. Arch Neurol 28: 10–17

Meldrum BS, Horton RW (1973a) Physiology of status epilepticus in primates. Arch Neurol 28: 1–9

Menezes AV, MacGregorDI, BuncicJR (1994) Aicardi syndrome: Natural history and and possible predictors of severity.Pediatr Neurol 11: 313–318

Mercier S, Dubourg C, Belleguic M et al. (2010). Genetic counseling and "molecular" prenatal diagnosis of holoprosencephaly (HPE). Am J Med Genet C Semin Med Genet 154C(1): 191–6

Merhar SL, Schibler KR, Sherwin CM et al. (2011) Pharmacokinetics of levetiracetam in neonates with seizures. J Pediatr 159(1): 152–154.e3

Merwick A, O'Brien M, Delanty N (2012) Complex single gene disorders and epilepsy. Epilepsia 53 Suppl 4: 81–91

Messing RO, Closson RG, Simon RP (1984) Drug induced seizures: a 10 year experience. Neurology 34: 1582–1586

Metcalfe A, Williams J, McChesney J et al. (2010) Use of complementary and alternative medicine by those with a chronic disease and the general population — results of a national population based survey. BMC Complement Altern Med 10: 58

Metrakos K, Metrakos JD (1961) Genetics of convulsive disorders. II. Genetic and electroencephalographic studies in centrencephalic epilepsy. Neurology 11: 474–483

Metz-Lutz MN, de Saint Martin A, Hirsch E, Maquet P (1996) Auditory verbal processing following Landau and Kleffner syndrome. Brain language 55: 147–150

Meuwissen ME, Mancini GM (2012) Neurological findings in incontinentia pigmenti; a review. Eur J Med Genet 55(5): 323–31

Meyer S, Shamdeen MG, Gottschling S et al. (2011) Sudden unexpected death in epilepsy in children. J Paediatr Child Health 47(6): 326–31

Michael M, Tsatsou K, Ferrie CD (2010) Panayiotopoulos syndrome: an important childhood autonomic epilepsy to be differentiated from occipital epilepsy and acute non-epileptic disorders. Brain Dev 32(1): 4–9

Mignot C, Moutard ML, Trouillard O et al. (2011) STXBP1-related encephalopathy presenting as infantile spasms and generalized tremor in three patients. Epilepsia 52(10): 1820–7

Mikaeloff Y, Jambaque L, Hertz-Pannier L, et al. (2006) Devastating epileptic encephalopathy in school-aged children (DESC): a pseudo encephalitis. Epilepsy Res 69: 67–79

Mikati M, Holmes G (1996) Temporal lobe epilepsy. In: Wyllie E (ed) The treatment of epilepsy: Principles and practice, 2nd edition. Williams and Wilkins, Baltimore, pp 401–414

Mikati M, Kramer U, Zupank ML, et al. (2000) Alternating hemiplegia of childhood: clinical manifestations and long-term outcome. Pediatr Neurol 23: 134–141

Mikati M, Saab R (2000) Successful use of intravenous immunoglobulin as initial monotherapy in Landau-Kleffner syndrome. Epilepsia 41: 880–886

Mikati MA, Shamseddine AN (2005) Management of Landau-Kleffner syndrome. Pediatr Drugs 7: 377–389

Milburn-McNulty P, Powell G, Sills GJ et al. (2013) Sulthiame add-on therapy for epilepsy. Cochrane Database Syst Rev 3: CD009472

Minić S, Trpinac D, Obradović M (2013) Systematic review of central nervous system anomalies in incontinentia pigmenti. Orphanet J Rare Dis 8: 25

Miranda MJ, Turner Z, Magrath G (2012) Alternative diets to the classical ketogenic diet — can we be more liberal? Epilepsy Res 100(3): 278–85

Mirza W, Credeur LJ, Penry JK (1993) Results of antiepileptic drug reduction in patients with multiple handicaps and epilepsy. Drug Invest 5: 320–326

Mitchell WG (2002) Status epilepticus and acute serial seizures in children. J Child Neurol 17: S36–S43

Mitchell WG, Chavez JM, Lee H, Guzman BL (1991a) Academic underachievement in children with epilepsy. J Child Neurol 6: 65–72

Mitchell WG, Zhou Y, Chavez JM, Guzman BL (1991b) Reaction time, attention, and impulsivity in epilepsy. Pediatr Neurol 8: 19–24

Miyajima T, Ito M, Fuji T, Okuno T (2001) Seizure and developmental prognosis of West syndrome - combination therapy with high-dose vitamin B6, valproate and low-dose ACTH. No To Hattatsu 33: 498–504

Mizrahi EM (2008) Neonatal seizures. In:Pellock JM, Bourgeois BDF, Dodson WE (eds) Pediatric epilepsy. Third edition. Demos, New York, pp 226–247

Mizrahi EM, Clancy RR (2000) Neonatal seizures: early-onset seizure syndromes and their consequences for development. Ment Retard Dev Disabil Res Rev 6: 229–241

Mizrahi EM, Hrachovy RA, Kellaway P et al. (2003) Atlas of Neonatal Electroencephalography. 3. Aufl. Philadelphia, PA: Lippincott Williams and Wilkins

Mizrahi EM, Kellaway P (1987) Characterization and classification of neonatal seizures. Neurology 37: 1837–1844

Mizrahi EM, Kellaway P (1998) Diagnosis and management of neonatal seizures. Philadelphia, Lippincott-Raven

Morand R, Todesco L, Donzelli M et al. (2000) Effect of short- and long-term treatment with valproate on carnitine homeostasis in humans.Ther Drug Monit 34(4): 406–14

Mori K, Hashimoto T, Tayama M et al. (1994) Serial EEG and sleep polygraphic studies on lissencephaly (agyria-pachygyria). Brain Dev 16(5): 365–73.

Morikawa T, Seino M, Watanabe M (1995) Long-term outcome of CSWS syndrome. In: Beaumanoir A, Bureau M, Deonna T, et al. (eds). Continuous spikes and waves during slow sleep. John Libbey, London, pp 27–36

Morita DA, Glauser TA (2008) Lennox-Gastaut syndrome. In: Pellock JM, Bourgeois BDF, Dodson WE (eds) Pediatric epilepsy. Third edition. Demos, New York, pp 307–322

Morrell F, Whisler WW, Smith MC, Hoeppner TJ, et al. (1995) Landau-Kleffner syndrome. Treatment with subpial intracortical transection. Brain 118: 1529–1546

Morrell MJ (1998) Effects of epilepsy on women's reproductive health: Epilepsia 39 (Suppl. 8): S32–S37

Morrell MJ, Hamdy S, Seale CG, Springer EA (1998) Self-reported reproductive history in women with epilepsy: puberty onset and effects of menarche and menstrual cycle on seizures. Neurology 50: A 448

Morris RG, Cowey CM (2000) Neuropsychologic deficits in frontal lobe epilepsy. In: Oxbury JM, Polkey CE, Duchowny M (eds): Intractable focal epilepsy. Saunders, London, pp 393–403

Morriss GL, Mueller WM, and The Vagus Nerve Stimulation Study Group E01-E05 (1999) Long-term treatment with vagus nerve stimulation in patients with refractory epilepsy. Neurology 53: 1731–1735

Moseley BD, Dhamija R, Wirrell EC et al. (2012) Historic, clinical, and prognostic features of epileptic encephalopathies caused by CDKL5 mutations. Pediatr Neurol 46(2): 101–5

Motte J, Billard C, Fejerman N, et al. (1993) Neurofibromatosis type one and West syndrome: a relative benign association. Epilepsia 34: 723–726

Motte J, Trevathan E, Arvidsson JFV, et al. (1997) Lamotrigine for generalized seizures associated with the Lennox-Gastaut syndrome. New Engl J Med 337: 1807–1812

MRC Vitamin Study Research Group. Prevention of neural tube defects; results of the Medical Research Council vitamin study. Lancet 338: 132–137

Murray J (1993) Coping with the uncertainty of uncontrolled epilepsy. Seizure 2: 167–178

Musicco M, Beghi E, Solari A, Viani F (1997) Treatment of the first tonic-clonic seizure does not improve the prognosis of epilepsy. First Seizure Trial Group (FIRST Group). Neurology 49: 991–998

Musumeci SA, Hagerman RJ, Ferri R, et al. (1999) Epilepsy and EEG findings in males with fragile X syndrome. Epilepsia 40: 1092–1099

Nabbout R (2001) A risk-benefit assessment of treatments for infantile spasms. Drug Saf 24: 813–828

Nabbout R (2013) FIRES and IHHE: Delineation of the syndromes. Epilepsia 54 Suppl 6: 54–6

Nabbout R, Chemaly N, Chipaux M et al. (2013) Encephalopathy in children with Dravet syndrome is not a pure consequence of epilepsy. Orphanet J Rare Dis 8: 176

Nabbout R, Melki I, Gerbaka B, et al. (2001) Infantile spasms in Down syndrome: good response to a short course of vigabatrin. Epilepsia 42: 1580–1583

Nabulsi M, Mikati MA (2013) Clinical trials versus anecdotal reports. In: Duchowny M, Cross JH, Arzimanoglou A (Eds.) Pediatric Epilepsy. The McGraw-Hill Companies, New York, Chicago, San Francisco.

Najaf-Zadeh A, Dubos F, Hue V et al. (2013) Risk of bacterial meningitis in young children with a first seizure in the context of fever: a systematic review and meta-analysis. 8(1): e55270

Nakayama J, Arinami T (2006) Melecular genetics of febrile seizures. Epilepsy Res 70 (Suppl. 1): S190–S198

Nakken KO (1999) Physical exercise in outpatients with epilepsy. Epilepsia 40: 643–651

Nakken KO, Bjorholt PG, Johannessen SI, et al. (1990) Effect of physical training on aerobic capacity, seizure occurrence, and serum level of antiepileptic drugs in adults with epilepsy. Epilepsia 31: 88–94

Nakken KO, Loyning A, Loyning T, et al. (1997) Does physical exercise influence the occurrence of epileptiform EEG discharges in children? Epilepsia 38: 279–284

Nashef L (1996) The definitions, aetiologies and diagnosis of epilepsy. In: Shorvon S, Dreifuss F, Fish D, Thomas D (eds) The treatment of epilepsy. Blackwell Science, Oxford, pp 66–96

Nashef L, Fish DR, Garner S, et al. (1995) Sudden death in epilepsy: a study of incidence in a young cohort wirh epilepsy and learning difficulty. Epilepsia 36: 1187–1194

Nashef L, So EL, Ryvlin P, Tomson T (2012) Unifying the definitions of sudden unexpected death in epilepsy. Epilepsia 53(2): 227–33

Natume J, Bernasconi N, Miyauchi M, et al. (2007) Hippocampal volumes and diffusion-weighted image findings in children with prologed febrile seizures. Acta Neurol Scand 115 (Suppl. 186): 25–28

Neligan A, Bell GS, Giavasi C et al. (2012) Long-term risk of developing epilepsy after febrile seizures: a prospective cohort study. Neurology 78(15): 1166–70

Nelson KB, Ellenberg JH (1976) Predictors of epilepsy in children who have experienced febrile seizures. N Engl J Med 295: 1029–1033

Nelson KB, Ellenberg JH (1978) Prognosis in children with febrile seizures. Pediatrics 61: 720–727

Neubauer BA, Hahn A, Doose H, Tuxhorn I (2005) Myoclonic-astatic epilepsy of erarly childhood-definitons, course, nosography, and genetics. Adv Neurol 95: 147–155

Neubauer BA, Waldegger S, Heinzinger J (2008) KCNQ2 and KCNQ3 mutations contribute to different idiopathic epilepsy syndromes. Neurology 71(3):177–83

Neugebauer R, Paik M, Hauser WA et al. (1994) Stressful life events and seizure frequency in patients with epilepsy. Epilepsia 35: 336–343

Neville BGR (1999) Reversible disability associated with epilepsy. Brain Develop 21: 82–85

Neville BGR, Chin RFM, Scott RC (2007) Childhood convulsive status epilepticus: epidemiology, management and outcome. Acta Neurol Scand 115 (Suppl. 186): 21–24

Newton MR, Berkovic SF, Austin MC, et al. (1995) SPECT in the localization of extratemporal and temporal seizure foci. J Neurol Neurosurg Psychiatry 59: 339–377

Newton RW (1988) Randomized controlled trials of phenobarbitone and valproate in febrile convulsions. Arch Dis Child 63: 1189–1191

Newton RW, McKinlay I (1988) Subsequent management of children with febrile convulsions. Devel Med Child Neurol 30: 391–406

Ng Y, Collins SD (2007) Clobazam. Neurotherapeutics 4: 138–144

Ngwane E, Bower B (1980) Continuous sodium valproate or phenobarbitone in the prevention of simple febrile convulsions. Arch Dis Child 55: 171–174

Nicita F, Spalice A, Papetti L et al. (2014) Efficacy of verapamil as an adjunctive treatment in children with drug-resistant epilepsy: a pilot study. Seizure 23(1):36–40

Nicolson A, Appleton RE, Chadwick DW et al. (2004) The relationship between treatment with valproate, lamotrigine, and topiramate and the prognosis of the idiopathic generalised epilepsies. J Neurol Neurosurg Psychiatry 75(1): 75–9

Nicolson A, Appleton RE, Chadwick DW, Smith DF (2004) The relationship between treatment with valproate, lamotrigine, and topiramate and the prognosis of the idiopathic generalized epilepsies. Neurol Neurosurg Psychiatry 75: 75–79

Niedermeyer E (1998a) Frontal lobe functions and dysfunctions. Clin Electroencephalogr 29: 79–90

Niedermeyer E (1998b) Frontal lobe epilepsy: the next frontier. Clin Electroencephalogr 29: 163–169

Nieto-Barrera M, Candau R, Nieto-Jeminez M, et al. (2000) Topiramate in the treatment of severe myoclonic epilepsy in infancy. Seizure 9: 590–594

Niijima S, Wallace SJ (1989) Effects of puberty on seizure frequency. Dev Med Child Neurol 31: 174–180

Nilsson L, Farahmand BY, Persson PG, et al. (1999) Risk factors for sudden unexpected death in epilepsy: a case-control study. Lancet 353: 888–893

Noachtar, S, Rosenow F, Arnold S, et al. (1998) Die semiologische Klassifikation epileptischer Anfälle. Nervenarzt 69: 117–126

Noh GJ, Tavyev J, Asher Y et al. (2012) Clinical review of genetic epileptic encephalopathies. Eur J Med Genet 55(5): 281–98

Nolan SJ, Tudur Smith C, Pulman J et al. (2013) Phenobarbitone versus phenytoin monotherapy for partial onset seizures and generalised onset tonic-clonic seizures. Cochrane Database Syst Rev 1: CD002217

Nordli DR (2002) Diagnostic difficulty in infants and children. J Child Neurol 17: S28–S35

Nordli DR, Kuroda MM, Carroll J, et al. (2001) Experience with ketogenic diet in infants. Pediatrics 108: 129–133

Norrby U, Carlsson J, Beckung E, Nordholm L (1999) Self-assessment of well-being in a group of children with epilepsy. Seizure 8: 228–234

Novak I, Hines M, Goldsmith S, Barclay R. Clinical prognostic messages from a systematic review on cerebral palsy. Pediatrics 2012 Nov;130(5):e1285–312

Numis AL, Angriman M, Sullivan JE, Lewis AJ, Striano P, Nabbout R, Cilio MR. KCNQ2 encephalopathy: delineation of the electroclinical phenotype and treatment response. Neurology. 2014 Jan 28;82(4): 368–70.

O'Brien DF, Farrell M, Delanty N, Traunecker H, Perrin R, Smyth MD, Park TS; Children's Cancer and Leukaemia Group The Children's Cancer and Leukaemia Group guidelines for the diagnosis and management of dysembryoplastic neuroepithelial tumours. Br J Neurosurg. 2007 Dec; 21(6): 539–49.

O'Brien TJ, Mosewich RK, Britton JW, et al. (1998) The accuracy of seizure semiology in localizing and lateralizing frontal and temporal lobe seizures. Epilepsia 39 (Suppl. 6): 113

O'Brien TJ, So EL, Mullan BP, et al. (1998 Duncan JS (1997) Positron emission tomography studies of cerebral blood flow and glucose metabolism. Epilepsia 38 (Suppl. 10): S42–S47

O'Donohoe NV (1995) The EEG and neuroimaging in the management of the epilepsies. Arch Dis Child 73: 552–562

O'Donovan CA, Burgess RC, Lüders HO (2000) Autonomic auras. In: Lüders HO, Noachtar S (eds) Epileptic seizures. Pathophysiology and clinical semiology. Churchill Livingstone, New York, pp 320–328

O'Donovan CA, Burgess RC, Lüders HO (2000) Autonomic auras. In: Lüders HO, Noachtar S (eds) Epileptic seizures. Pathophysiology and clinical semiology. Churchill Livingstone, New York, pp 320–328

Obeid T (1994) Clinical and genetic aspects of juvenile absence epilepsy. J Neurol 241: 487–491

Offringa M, Bossuyt PM, Lubsen J, et al. (1994) Risk factors for seizure recurrence in children with febrile seizures: a pooled analysis of individual patient data from five studies. J Pediatr 124: 574–584

Oguni H (2011) Treatment of benign focal epilepsies in children: when and how should be treated? Brain Dev 33(3): 207–12

Oguni H, Andermann F, Rasmussen TB (1991) The natural history of the syndrome of chronic encephalitis and epilepsy: a study of the MNI series of forty-eight cases. In: Andermann F (ed) Chronic encephalitis and epilepsy. Rasmussen's syndrome. Boston, Butterworth-Heinemann, pp 7–25

Oguni H, Hayashi K, Imai k, et al. (2005) Idiopathic myoclonic astatic epilepsy of early childhood-nosology based on electrophysiologic and long-term follow-up study of patients. Adv Neurol 95: 157–174

Oguni H, Kitami H, Imai K, et al. (2005) Idiopathic myoclonic-astatic epilepsy of early childhood-nosology based on electrophysiologic and long-term follow-up study of patients. Adv Neurol 95: 157–174

Oguni H, Uehara T, Imai K, Osawa M (1997) Atonic epileptic drop attacks associated with generalized spike-and-slow wave complexes: video-polygraphic study in two patients. Epilepsia 38: 813–818

Ohno M, Shimotsuji Y, Abe J, et al. (2000) Zonisamide treatment of early infantile epileptic encephalopathy. Pediatr Neurol 23: 341–344

Ohtahara S (1992) Early-infantile epileptic encephalopathy with suppression-bursts. In: Roger J, Bureau M, Dravet C, et al. (eds) Epileptic syndromes in infancy, childhood and adolescence (2nd edition). John Libbey, London, pp 25–34

Ohtahara S, Ishida T, Oka E, et al. (1976) On the age-dependent epileptic syndrome. The early-infantile epileptic encephalopathy with suppression-burst. No ToHattatsu (Tokio) 8: 270–280

Ohtahara S, Ohtsuka Y (1997): Myoclonic status epilepticus. In: Engel J, Pedley TA (eds) Epilepsy: A comprehensive textbook. Lippincott-Raven Publishers, Philadelphia, pp 725–729

Ohtahara S, Ohtsuka Y, Kobayashi K (1995) Lennox-Gastaut syndrome: a new vista. Psychiatry Clin Neurosci 49: S179–S183

Ohtahara S, Yamatogi Y, Ohtsuka Y (2011) Vitamin B6 treatment of intractable seizures. Brain Dev 33(9): 783–9

OhtaharaS, YamatogiY (2003) Epileptic encephalopathies in early infancy with suppression-burst. J Clin Neurophysiol 20: 398–407

Ohtsuka Y, Amano R, Mizukawa M, et al. (1992) Treatment of intractable childhood epilepsy with high-dose valproate. Epilepsia 33: 158–164

Ohtsuka Y, Kobayashi K Ogino T, Oka E (2001) Spasms in clusters in epilepsies other than typical West syndrome. Brain Dev 23: 473–481

Ohtsuka Y, Matsuda M, Ogina T, et al. (1987) Treatment of the West syndrome with high-dose pyridoxal phosphate. Brain Dev 9: 418–421

Ohtsuka Y, Murashima I, Asano T, et al. (1996) Partial seizures in West syndrome. Epilepsia 37: 1060–1067

Ohtsuka Y, Ohmori I, Oka E (1998) Long-term follow-up of childhood epilepsy associated with tuberous sclerosis. Epilepsia 39: 1158–1163

Okubo Y, Matsuura M, Asai T, et al. (1994) Epileptiform EEG discharges in healthy children: Prevalence, emotional and behavioral correlates, and genetic influences. Epilepsia 35: 832–841

Okuda K, Yasuhara A, Kamei A, et al. (2000) Successful control with bromide of two patients with malignant migrating partial seizures in infancy. Brain Dev 22: 56–59

Okumura A, Hayakawa F, Kato T et al. (2011) Ictal electroencephalographic findings of neonatal seizures in preterm infants. Brain Dev 30(4): 261–8

Okumura A, Kato T, Hayakawa F et al. (2006) Antiepileptic treatment against clustered seizures in benign partial epilepsy in infancy. Brain Dev 28(9): 582–5

Okumura A, Uematsu M, Imataka G et al. (2012) Acute encephalopathy in children with Dravet syndrome. Epilepsia 53(1):79–86

Okumura A, Watanabe K, Negoro T (2006) Benign partial epilepsy in infancy long-term outcome and marginal syndromes. Epilepsy Res 70 (Suppl 1): S168–73

Okuno T (1994) Acute hemiplegia syndrome in childhood. Brain Dev 16: 16–22

Olafsson E, Hauser WA, Gudmundsson G (1998) Long-term survival of people with unprovoked seizures: a population based study. Epilepsia 39: 89–92

Oldani A, Zucconi M, Asselta R, et al. (1998) Autosomal dominant nocturnal frontal lobe epilepsy. A video-polysomnographic and genetic appraisal of 40 patients and delinetion of the epileptic syndrome. Brain 121: 205–223

Oller-Daurella L, Oller LF (1989) Partial epilepsy with seizures appearing in the first three years of life. Epilepsia 30: 820–826

Olsson I, Campenhausen G (1993) Social adjustment in young adults with absence epilepsies. Epilepsia 34: 846–851

Olsson I, Steffenburg S, Gillberg C (1988) Epilepsy in autism and autistic-like conditions. A population-based study. Arch Neurol 45: 666–668

Onal C, Otsubo H, Araki T, Chitoku S, Ochi A, Weiss S, Elliott I, Snead OC 3rd, Rutka JT, Logan W. Complications of invasive subdural grid monitoring in children with epilepsy. J Neurosurg. 2003 May; 98(5): 1017–26.

Ortibus EL, Sum JM, Hahn JS (1996) Predictive value of EEG for outcome and epilepsy following neonatal seizures. Electroencephalogr Clin Neurophysiol 98: 175–185

Osorio I, Reed RC, Peltzer JN (2000) Refractory idiopathic absence status epilepticus: a probale paradoxical effect of phenytoin and carbamazepine. Epilepsia 41: 887–894

Ostergard JR, Balsev T (2001) Efficacy of different antiepileptic drugs in children with Angelman syndrome associated with 15q11-13 deletion: the Danish experience. Dev Med Child Neurol 43: 718–719

Otsubo H, Hwang PA, Jay V et al. (1993) Focal cortical dysplasia in children with localization-related epilepsy: EEG, MRI, and SPECT findings. Pediatr Neurol 9: 101–107

Ottman R, Hirose S, Jain S (2010) Genetic testing in the epilepsies — report of the ILAE Genetics Commission. Epilepsia 51(4): 655–70

Ottman R, Risch N, Hauser WA, et al. (1995) Localization of a gene for partial epilepsy to chromosome 10q. Nat Genet 10: 56–60

Ounsted C, Lindsay J, Norman R (1966) Biological factors in temporal lobe epilepsy. Lavenham Press, Suffolk, England

Overvliet GM, Aldenkamp AP, Klinkenberg S et al. (2011) Correlation between language impairment and problems in motor development in children with rolandic epilepsy. Epilepsy Behav 22(3): 527–31

Oxbury JM, Duchowny M (2000) Diagnosis and classification, In: Oxbury JM, Polkey CE, Duchowny M (eds) Intractable focal epilepsy. Saunders, London, pp 11–23

Oxbury S (1997) Neuropsychological evaluation – children. In: Engel J, Pedley TA (eds) Epilepsy: A comprehensive textbook. Lippincott-Raven, Philadelphia, pp 989–999

Oyegbile TO, Dow C, Jones J, et al. (2004) The nature and course of neuropsychological morbidity in chronic temporal lobe epilepsy. Neurology 62: 1736–1742

Ozawa H, Kawada Y, Noma S, Sugai K (2002) Oral high-dose phenobarbital therapy for early infantile epileptic encephalopathy. Pediatr Neurol 26: 222–224

Ozbay OE (2012) Idiopathic paroxysmal tonic upward gaze. Pediatr Neurol 47(4): 306–8

Pachatz C, Fusco L, Vigevano F (1999) Benign myoclonus of early infancy. Epileptic Disorders 1: 57–61

Pacia SV, Devinsky O, Luciano D, Vazques B (1994) The prolonged QT syndrome presenting as epilepsy: A report of two cases and literature review. Neurology 44: 1408–1410

Pack AM (2011) Treatment of epilepsy to optimize bone health. Curr Treat Options Neurol 13(4): 346–54

Palmini A, Andermann E, Andermann F (1994) Prenatal events and genetic factors in epileptic patients with neuronal migration disorders. Epilepsia 35: 965–973

Palmini A, Andermann F, Aicardie J, et al. (1991) Diffuse cortical dysplasia, or the «double cortex» syndrome: the clinical and epileptic spectrum in 10 Patients. Neurology 41: 1656–1662

Palmini A, Gloor P, Jones-Gotman M (1992) Pure amnestic seizures in temporal lobe epilepsy. Definition, clinical symptomatology and functional anatomical considerations. Brain 115: 749–769

Panayiotopoulos CP (1989b) Benign nocturnal childhood epilepsy: a new syndrome with nocturnal seizures, tonic deviation of the eyes, and vomiting. J Child Neurol 4: 43–48

Panayiotopoulos CP (1999) Early-onset benign childhood occipital seizure susceptibility syndrome: a syndrome to recognize. Epilepsia 40: 612–630

Panayiotopoulos CP (1999). Benign Childhood Partial Seizures and Related Epileptic Syndromes. London: John Libbey.

Panayiotopoulos CP (2001) Treatment of typical absence seizures and related epileptic syndromes. Paediatr Drugs 3: 379–403

Panayiotopoulos CP (2005) Syndromes of idiopathic generalized epilepsies not recognized by the International League Against Epilepsy. Epilepsia 46 (Suppl. 9): 57–66

Panayiotopoulos CP (2007a) Hot water epilepsy. In: Panayiotopoulos CP (ed) A Clinical Guide to Epileptic Syndromes and their Treatment. Second edition. Springer, London, pp 466–467

Panayiotopoulos CP (2007b) Symptomatic and cryptogenic (probably symptomatic) focal epilepsies. In: Panayiotopoulos CP (ed) A Clinical Guide to Epileptic Syndromes and their Treatment. Second edition. Springer, London, pp 375–436

Panayiotopoulos CP (2007c) Epileptic seizures and their classification, In: Panayiotopoulos CP (ed) A Clinical Guide to Epileptic Syndromes and their Treatment. Second edition. Springer, London, pp 17–55

Panayiotopoulos CP (2007d) Idiopathic generalisized epilepsies. In: Panayiotopoulos CP (ed) A Clinical Guide to Epileptic Syndromes and their Treatment. Second edition. Springer, London, pp 319–362

Panayiotopoulos CP (2007e) West syndrome. In: Panayiotopoulos CP (ed) A Clinical Guide to Epileptic Syndromes and their Treatment. Second edition. Springer, London, pp 224–230

Panayiotopoulos CP (2007f) Reflex seizures and reflex epilepsies. In: Panayiotopoulos CP (ed) A Clinical Guide to Epileptic Syndromes and their Treatment. Second edition. Springer, London, pp 319–362

Panayiotopoulos CP, Michael M, Sanders S, Valeta T, Koutroumanidis M (2008) Benign childhood focal epilepsies: assessment of established and newly recognized syndromes. Brain 131(Pt 9): 2264–86

Panayiotopoulos CP, Obeid T, Tahan AR (1994) Juvenile myoclonic epilepsy: a 5-year prospective study. Epilepsia 35: 285–296

Paolicchi JM, Jayakar P, Dean P, et al. (2000) Predictors of outcome in pediatric epilepsy surgery. Neurology 54: 612–617

Parisi P, Moavero R, Verrotti A (2010). Attention deficit hyperactivity disorder in children with epilepsy. Brain Dev 32 (1): 10–6

Park K, Buchhalter J, McClelland R, Raffel C.Frequency and significance of acute postoperative seizures following epilepsy surgery in children and adolescents. Epilepsia. 2002 Aug; 43(8): 874–81.

Pass RF, Stagnos S, Myers GJ, et al. (1980) Outcome of cytomegalovirus infection: Results of long-term longitudinal follow-up. Pediatrics 66: 758–762

Patry G, Lyagoubi L, Tassinari CA (1971) Subclinical ‹electrical status epilepticus› induced by sleep in children. Arch Neurol 4: 242–252

Patsalos PN, Perucca E (2003a) Clinically important drug intractions in epilepsy: general features and interactions between antiepileptic drugs. Lancet Neurol 2: 347–356

Patsalos PN, Perucca E (2003b) Clinically important drug intractions in epilepsy: Interactions between antiepileptic drugs and other drugs. Lancet Neurol 2: 473–481

Pavone L, Incorpora G, La Rosa M, et al. (1981) Treatment of infantile spasms with sodium dipropylacetic acid. Dev Med Child Neurol 23: 454–461

Pavone P, Bianchini R, Trifiletti, et al. (2001) Neuropsychological assessment in children with absence epilepsy. Neurology 56: 1047–1051

Peacock WJ, Wehby-Grant MC, Shields WD, et al. (1996) Hemispherectomy for intractable seizures in children: a report of 58 cases. Childs Nerv Syst 12: 376–384

Pearson TS, Akman C, Hinton VJ et al. (2013) Phenotypic spectrum of glucose transporter type 1 deficiency syndrome (Glut1 DS). Curr Neurol Neurosci Rep 13(4): 342

Peckham CS (1972) Clinical and laboratory study of children exposed in utero to maternal rubella. Arch Dis Child 47: 571–577

Pedley TA (1983) Differential diagnosis of episodic syndromes. Epilepsia 24 (Suppl. 1): S31–S44

Pedley TA, Hauser WA (2002) Sudden death in epilepsy: a wake-up call for management. Lancet 359: 1790–1791

Pelekanos JT, Dooley JM, Camfield PR, Finley J (1990) Stretch syncope in adolescence. Neurology 40: 705–707

Pellock JM (1999) Felbamate in epilepsy therapy: evaluating the risks. Drug Saf 21: 225–239

Pellock JM (1999) Felbamate in epilepsy therapy: evaluating the risks.Drug Saf 21(3):225–39

Pellock JM (2008) Lamotrigine. In: Pellock JM, Bourgeois BDF, Dodson WE (eds) Pediatric epilepsy. Third edition. Demos, New York, pp 603–610

Pellock JM, Appleton R (1999) Use of new antiepileptic drugs in the teatment of childhood epilepsy. Epilepsia 40 (Suppl. 6): S29–S38

Pellock JM, Appleton R (1999) Use of new antiepileptic drugs in the teatment of childhood epilepsy. Epilepsia 40 (Suppl. 6): S29–S38

Pellock JM, Carman WJ, Thyagarajan V et al. (2012) Efficacy of antiepileptic drugs in adults predicts efficacy in children: a systematic review. Neurology 79(14): 1482–9

Pellock JM, Wilder BJ, Deaton R, Sommerville KW (2002) Acute pancreatitis coincident with valproate use: a critical review. Epilepsia 43: 1421–1424

Penfield W, Jasper HH (1954) Epilepsy and the functional anatomy of the human brain. Little Brown, Boston

Penry JK, Dean JC (1988) Prevention of intractable partial seizures by intermittent vagal nerve stimulation in humans: preliminary results. Epilepsia 31 (Suppl. 2): S40–S43

Penry JK, Porter RJ, Dreifuss (1975) Simultaneous recording of absence seizures with video tape and electroencephalography. A study of 374 seizures in 48 patients. Brain 98: 427–440

Pereira A, Valente KD.Severity of depressive symptomatology and functional impairment in children and adolescents with temporal lobe epilepsy. Seizure. 2013 Nov; 22(9): 708–12

Perez ER, Davidodoff V, Morel B, et al. (2001) Sign language in childhood epileptic aphasia (Landau-Kleffner syndrome) Dev Med Child Neurol 43: 739–744

Perez J, Chiron C, Musial C (1999) Stiripentol: efficacy and tolerability in children with epilepsy. Epilepsia 40: 1618–1626

Perrott J, Murphy NG, Zed PJ (2010) L-carnitine for acute valproic acid overdose: a systematic review of published cases. Ann Pharmacother 44(7–8):1287–93

Perucca E, Beghi E, Dulac O, et al. (2000) Assessing risk to benefit ratio in antiepileptic drug therapy. Epilepsy Res 41: 107–139

Perucca E, Beghi E, Dulac O, et al. (2000) Assessing risk to benefit ratio in antiepileptic drug therapy. Epilepsy Res 41: 107–139

Perucca E, Gram L, Avanzini G, Dulac O (1998) Antiepileptic drugs as a cause of worsening seizures. Epilepsia 39: 5–17

Perucca P, Mula M (2013) Antiepileptic drug effects on mood and behavior: molecular targets. Epilepsy Behav 26(3): 440–9

Peters AC, Brouwer OF, Geerts AT, et al. (1998) Randomized prospective study of early discontinuation of antiepileptic drugs in children with epilepsy. Neurology 50: 724–730

Petrou M, Foerster B, Maly PV et al. (2007) Added utility of gadolinium in the magnetic resonance imaging (MRI) workup of seizures in children younger than 2 years. J Child Neurol 22(2):200–3

Phillips SA, Shanahan RJ (1989) Etiology and mortality of status epilepticus in children. A recent update. Arch Neurol 46: 74–76

Piazzini A, Turner K, Chifari R, et al. (2006) Attention and psychomotor speed decline in patients with temporal lobe epilepsy: a longitudinal study. Epilepsy Res 72: 89–96

Picard F, Scheffer IE (2005) Recently defined genetic epilepsy syndromes. In: Roger J, Bureau M, Dravet, et al. (eds) Epileptic syndromes in infancy, childhood and adolescence, (4th edition). John Libbey Eurotext, Montrouge, pp 519–336

Piepgras D, Sundt T, Ragowansi A, Stevens L (1993) Seizure outcome in patients with surgically treated cerebral arteriovenous malformations. J Neurosurg 79: 5–11

Pisani F, Oteri G, Russo MF, et al. (1999) The efficacy of valproate-lamotrigine comedication in refractory complex partial seizures: evidence for a pharmacodynamic interaction. Epilepsia 40: 1141–1146

Placencia M, Sander JWAS, Shorvon SD, et al. (1993) Antiepileptic drug treatment in a community health-care setting in northern Ecuador: a prospective 12-month assessment. Epilepsy Res 14: 237–244

Plecko B (2013) Epilepsie bei metabolischen Enzephalopathien. Epileptologie 30

Pliophys S (2003) Depression in children and adolescents with epilepsy. Epilepsy Behav 4 (Suppl. 3): S39–S45

Plouin P, Anderson VE (2002) Benign familial and non-familial neonatal seizures. In: Roger J, Bureau M, Dravet Ch, et al. (eds) Epileptic syndromes in infancy, childhood and adolescence (3rd edition). John Libbey, London, pp 3–13

Poduri A, Sheidley BR, Shostak S et al. (2014) Genetic testing in the epilepsies-developments and dilemmas. Nat Rev Neurol 10(5): 293–9

Pohlmann-Eden B, Beghi E, Camfield C, Camfield D (2006) The first seizure and its management in adults and children. BMJ 332: 339–342

Polat M, Gokben S, Tosun A (2012) Neurocognitive evaluation in children with occipital lobe epilepsy.Seizure 21(4): 241–4

Porter BE, Jacobson C (2013) Report of a parent survey of cannabidiol-enriched cannabis use in pediatric treatment-resistant epilepsy. Epilepsy Behav 29(3):574–7

Porter RJ, Mattson RH (1997) Alcohol and drug abuse. In: Engel J, Pedley TA (eds) Epilepsy: A comprehensive textbook. Lippincott-Raven Publishers, Philadelphia, pp 2629–2634

Pradilla G, Jallo G (2007) Arachnoid cysts: case series and review of the literature.Neurosurg Focus 22(2): E7

Praline J, Hommet C, Barthez MA (2003) Outcome at adulthood of the cintinuous spike-waves during slow sleep and Landau-Kleffner syndrome. Epilepsia 44: 1434–1440

Prasad AN, Prasad C (2008) Genetic influences on the risk of epilepsy. In: Pellock JM, Bourgeois BFD, Dodson WE (eds) Pediatric epilepsy. Diagnosis and Therapy. Third Edition. Demos, New York, pp 117–134

Prasad AN, Prasad C, Stafstrom CE (1999) Recent advances in the genetics of epilepsy: Insights from human and animal studies. Epilepsia 40: 1329–1352

Prasad AN, Rupar CA, Prasad C (2011) Methylenetetrahydrofolate reductase (MTHFR) deficiency and infantile epilepsy. Brain Dev;33(9):758–69

Prasad AN, Stafstrom CF, Holmes GL (1996) Alternative epilepsy therapies: the ketogenic diet, immunoglobulins, and steroids. Epilepsia 37 (Suppl. 1): S81–S95

Prats JM, Garaizar C, Rua MJ, et al. (1991) Infantile spasms treated with high doses of sodium valproate: Initial response and follow-up. Devel Med Child Neurol 33: 617–625

Pratt KL, Mattson RH, Weikers NJ, Williams R (1968) EEG activation of epileptics following sleep deprivation: a prospective study of 114 cases. Electroencephalogr Clin Neurophysiol 24: 11–15

Pressler RM, Binnie CD, Coleshill SG et al. (2006) Effect of lamotrigine on cognition in children with epilepsy. Neurology 66(10):1495–9

Principi N, Esposito S (2013) Vaccines and febrile seizures. Expert Rev Vaccines. 12(8):885–92

Pringle CE, Blume WT, Munoz DG, Leung LS (1993) Pathogenesis of mesial temporal sclerosis. Can J Neurol Sci 20: 184–193

Privitera MD, Brodie MJ, Mattson RH, et al. (2003) Topiramate, carbamazepine and valproate monotherapy: double-blind comparison in newly diagnosed epilepsy. Acta Neurol Scand 107: 165–175

Provini F, Plazzi G, Tinuper P et al. (1999) Nocturnal frontal lobe epilepsy. A clinical and polygraphic overview of 100 consecutive cases. Brain 122 (Pt 6): 1017–31

Provisional Committee on Quality Improvement, Subcommittee on Febrile Convulsions (1996) Practice parameter: the neurodiagnostic evaluation of the child with a first simple febrile seizure. Pediatrics 97: 769–772

Pruna D, Balestri P, Zamponi N et al. (2013) Epilepsy and vaccinations: Italian guidelines. Epilepsia 54 Suppl 7:13–22

Pulman J, Hutton JL, Marson AG (2014) Tiagabine add-on for drug-resistant partial epilepsy. Cochrane Database Syst Rev 2:CD001908

Puskarich CA, Whitman S, Dell J, et al. (1992) Controlled examination of effects of progressive relaxation training on seizure reduction. Epilepsia 33: 675–680

Quirk JA, Fish DR, Smith SJ, et al. (1995) First seizure associated with playing electronic screen games: a community-based study in Great Britain. Ann Neurol 37: 733–737

Quirk JA, Kendall B, Kingsley DPE, et al. (1993) EEG features of cortical dysplasia in children. Neuropediatrics 24: 193–199

Radovici MMA, Misrliou VL, Gluckman M (1932) Reflex epilepsie réflexe provoquée par excitation potiques des rayons solaires. Rev Neurol 1: 1305–08

Rajna P, Lona C (1989) Sensory stimulation for inhibition of epileptic seizures. Epilepsia 30: 168–172

Raju GP, Sarco DP, Poduri A, et al. (2007) Oxcarbazepine in children with nocturnal frontal-lobe epilepsy. Pediatr Neurol 37: 345–349

RamachandranNair R, Snead OC (2008) ACTH and steroids. In: Pellock JM, BFD Bourgeois, Dodson WE (eds) Pediatric epilepsy. Diagnosis and therapy. Third edition. Demos, New York, pp 543–556

Ramanantsoa N, Gallego J (2013). Congenital central hypoventilation syndrome. Respir Physiol Neurobiol 189(2): 272–9

Ramani V (1998) Reading epilepsy. In: Zifkin BG, Andermann F, Andermann E, Beaumanoir A, Rowan AJ (eds) Reflex epilepsies and reflex seizures. Advances in Neurology. Vol. 75. Philadelphia, Lippincott-Raven Press, pp 241–262

Ranganathan LN, Ramaratnam S (2005) Vitamins for epilepsy.Cochrane Database Syst Rev (2): CD004304

Rantala H, Ingalsuo H (1999b) Occurrence and outcome of epilepsy in children younger than 2 years. J Pediatr 135: 761–764

Rantala H, Putkonen T (1999b) Occurrence, outcome, and prognostic factors of infantile spasms and Lennox-Gastaut syndrome. Epilepsia 40: 286–289

Raskind JY, El-Chaar GM (2000) The role of carnitine supplementation during valproic acid therapy. Ann Pharmacother 34(5): 630–8

Rasmussen T, Olszwesk J, Lloyd-Smith DK (1958) Focal seizures due to chronic localized encephalitis. Neurology 8: 435–455

Raspall-Chaure M, Chin RFM, Neville BG (2006) Outcome of paediatric convulsive status epilepticus. Lancet Neurol 5: 769–779

Raspall-Chaure M, Chin RFM, Neville BG, et al. (2007) The epidemiology of convulsive status epilepticus in children: a critical review. Epilepsia 48: 1652–1663

Rating D, Wolf N, Bast T (2008) Sulthiame. In: Pellock JM, Bourgeois BDF, Dodson WE (eds) Pediatric epilepsy. Third edition. Demos, New York, pp 653–660

Ray A, Kotagal P (2005) Temporal lobe epilepsy in children: overview of clnical semiology. Epileptic Disord 7: 299–307

Raybaud C, Shroff M, Rutka JT, et al. (2006) Imaging surgical epilepy in children. Childs Nerv Syst 22: 786–809

Raymond AA, Fish DR, Sisodiya SM, et al. (1995) Abnormalities of gyration, heterotopias, tuberous sclerosis, focal cortical dysplasia, microdysgenesis, dysembryoplastic neuroepithelial tumour and dysgenesis of the archicortex in epilepsy. Clinical, electroencephalographic and neuroimaging features in 100 adult patients. Brain 118: 629–660

Raymond AA, Fish DR, Sisodiya SM, Shorvon SD (1996) The developmental basis of epilepsy. In: Shorvon S, Dreifuss F, Fish D, Thomas D (eds) The treatment of epilepsy. Blackwell Science, Oxford, pp 20–54

Reid AY, Galic MA, Teskey GC et al. (2009) Febrile seizures: current views and investigations. Can J Neurol Sci 36(6): 679–86. Review.

Reilly C, Agnew R, Neville BG. Depression and anxiety in childhood epilepsy: a review. Seizure 2011 Oct;20(8): 589–97

Reimão RN, Lefévre AB (1980) Prevalence of sleep-talking in childhood. Brain Dev 2: 353–357

Reiss-Zimmermann M, Weber D, Sorge I et al. (2010) Developmental malformations of the cerebral cortex. Rofo 182(6): 472–8

Reith W, Shamdeen MG (2003) Vascular malformations in newborn infants, infants and children. Radiologe 43(11): 934–47

Remington JS, Desmonts G (1983) Toxoplasmosis. In: Remington JS, Klein JO (eds) Infectious diseases of the fetus and newborn Infant. Saunders, Philadelphia, pp 143–263

Remy S, Beck H. Molecular and cellular mechanisms of pharmacoresistance in epilepsy. Brain. 2006 Jan; 129 (Pt 1): 18–35

Rett A, Teubel R (1964) Neugeborenenkrämpfe im Rahmen einer epileptisch belasteten Familie. Wiener Klin Wochenschr 76: 609–613

Reuber M (2008) Psychogenic nonepileptic seizures: Answers and Questions. Epilepsy Behav 12: 622–635

Reye RDK, Morgan G, Baral J (1963) Encephalopathy and fatty degeneration of the viscera, a disease entity in childhood. Lancet II: 749–752

Reynolds EH (1987) Early treatment and prognosis of epilepsy. Epilepsia 28: 97–106

Rho JM, Chugani HT (1998) Alternating hemiplegia of childhood: Insights into its pathophysiology. J Child Neurol 13: 39–45

Rho JM, Sankar R (1999) The pharmacologic basis of antiepileptic drug action. Epilepsia 40: 1471–1483

Ribacoba R, Salas-Puig J, Solar DM, et al. (1997) The efficacy of the valproic acid-ethosuximide combination in the continuous slow-wave syndrome during sleep. Neurologia 12: 335–338

Ricci S, Cusmai R, Fusco I, Vigevano F (1995) Reflex myoclonic epilepsy in infancy: a new age-dependent idiopathic epileptic syndrome related to startle reaction. Epilepsia 36: 342–348

Richens A, Andrews C (2003) Epilepsy Research Foundation. Clinical practice: antimalarial prophylaxis in patients with epilepsy [corrected]. Epilepsy Res 51(1–2):1–4. Review. No abstract available. Erratum in: Epilepsy Res 2003 Mar; 53(3): 265

Ried S, Beck G, Rating D et al. (2001) Epilepsie und Kinderwunsch. 2., aktualisierte und erweiterte Auflage. Blackwell Wissenschaftsverlag, Berlin

Ried S, Siemes H (1997) Tagebuch E. Blackwell Wissenschafts-Verlag, Berlin

Riikonen R (1982) A long-term follow-up study of 214 children with the syndrome of infantile spasms. Neuropediatrics 13: 14–23

Riikonen R (1993) Infantile spasms: infectious disorders. Neuropediatrics 24: 274–280

Riikonen R (1996) Long-term outcome of West syndrome: a study of adults with a history of infantile spasms. Epilepsia 37: 367–372

Riikonen R (2001) The PEHO-syndrome. Brain Dev 23: 765–769

Riikonen R, Amnell G (1981) Psychiatric disorders in children with earlier infantile spasms. Dev Med Child Neurol 23: 747–760

Ristić AJ, Alexopoulos AV, So N, Wong C, Najm IM. Parietal lobe epilepsy: the great imitator among focal epilepsies. Epileptic Disord. 2012 Mar; 14(1): 22–31

Riva D, Devoti M (1996) Discontinuation of phenobarbital in children: effects on neurocognitive behavior. Pediatr Neurol 14: 36–40

Riva D, Vago C, Franceschetti S et al. (2007) Intellectual and language findings and their relationship to EEG characteristics in benign childhood epilepsy with centrotemporal spikes. Epilepsy Behav 10(2): 278–85

Riviello JJ Jr, Ashwal S, Hirtz D et al. (2006) Practice parameter: diagnostic assessment of the child with status epilepticus (an evidence-based review): report of the Quality Standards Subcommittee of the American Academy of Neurology and the Practice Committee of the Child Neurology Society. Neurology 67(9): 1542–50

Riviello JJ, Ashwal S, Hirtz D, et al. (2006) Practice Parameter: Diagnostic assessment of the child with staus epilepticus (an evidence-based review): Report of the Qualitiy Standards Subcommittee of the American Academy of Neurology and the Practice Committee of the Child Neurology Society. Neurology 67: 1542–1550

Riviello JJ, Hadjiloizou S (2008) The Landau-Kleffner syndrome and epilepsy with continuous spike-waves during sleep. In: Pellock JM, Bourgeois BDF, Dodson WE (eds) Pediatric epilepsy. Third edition. Demos, New York, pp 351–358

Robertson J (2013) Commentary on ‹prophylactic drug management for febrile seizures in children›. Evid Based Child Health 8(4): 1486–7

Robinson RO, Baird G, Robinson G, Simonoff E (2001) Landau-Kleffner syndrome: course and correlates with outcome. Dev Med Child Neurol 43: 243–247

Robinson RO, Ferrie CD, Maisey MN (1999) Positron emission tomography and the central nervous system. Arch Dis Child 81: 263–270

Rocca WA, Sharbrough FW, Hauser WA, et al. (1987a) Risk factors for absence seizure: a population-based case-control study in Rochester, Minnesota. Neurology 37: 1309–1314

Rockstroh B, Elbert T, Birbaumer N, et al. (1993) Cortical self-regulation in patients with epilepsies. Epilepsy Res 14: 63–72

Rodenburg R, Stams GJ, Meijer AM et al. (2005) Psychopathology in children with epilepsy: a meta-analysis. J Pediatr Psychol 30(6):453–68

Rodenburg R, Stams GJ, Meijer AM et al. (2005) Psychopathology in children with epilepsy: a meta-analysis. J Pediatr Psychol 30(6):453–68

Rodin EA, Schmaltz S, Twitty G (1986) Intellectual functions of patients with childhood-onset epilepsy. Dev Med Child Neurol 28: 25–33

Rogawski MA, Johnson MR. Intrinsic severity as a determinant of antiepileptic drug refractoriness. Epilepsy Curr. 2008 Sep-Oct; 8(5): 127–30

Roger J, Remy C, Bureau M, et al. (1987) Le syndrome de Lennox-Gastaut de l'adult. Rev Neurol (Paris) 143: 401–405

Rogers SW, Andrews PI, Gahring LC, et al. (1994) Autoantibodies to glutamate receptor GluR3 in Rasmussen's encephalitis. Science 265: 648–651

Roizen NJ, Magyar CI, Kuschner ES et al. (2014) A community cross-sectional survey of medical problems in 440 children with Down syndrome in New York State. J Pediatr 164(4): 871–5

Romano C, Gemme G, Pongiglione R (1963) Aritmie cardiache rare dell'eta pediatrica. Clin Pediatr 45: 656–683

Ronen GM, Buckley D, Penney S et al. (2007) Long-term prognosis in children with neonatal seizures: a population-based study. Neurology 69(19): 1816–22.

Ronen GM, Penney S, Andrews W (1999) The epidemiology of clinical neonatal seizures in Newfoundland: a population-based study. J Pediatr 134: 71–75

Ronen GM, Richards JE, Cunningham C, et al. (2000) Can sodium valproate improve learning in children with epileptiform bursts but without clinical seizures? Dev Med Child Neurol 42: 751–755

Rosati A, L'Erario M, Ilvento L et al. (2012) Efficacy and safety of ketamine in refractory status epilepticus in children. Neurology 79(24): 2355–8

Rościszewska D, Horwat-Kaczmarek M (1987) Change of epilepsy course in girls during puberty. In: Wolf P, et al. (eds) Advances in epileptology (16th Epilepsy International Symposium) Raven Press, New York

Rosenberg DA (1987) Web of deceit: A literature review of Munchhausen syndrome by proxy. Child Abuse Neglect 11: 547–563

Rosenfeld WE, Benbadis S, Edrich P et al. (2009) Levetiracetam as add-on therapy for idiopathic generalized epilepsy syndromes with onset during adolescence: analysis of two randomized, double-blind, placebo-controlled studies. Epilepsy Res 85(1): 72–80

Rosenow F, Hamer HM, Knake S, Katsarou N, Fritsch B, Oertel WH, Shiratori K, Lüders HO. Lateralisierende und lokalisierende Anfallssymptome Bedeutung und Anwendung in der klinischen Praxis. Nervenarzt. 2001 Oct; 72(10): 743–9

Rosenow F, Lüders H (2001) Presurgical evaluation of epilepsy. Brain 124: 1683–1700

Rosewich H, Thiele H, Ohlenbusch A et al. (2012) Heterozygous de-novo mutations in ATP1A3 in patients with alternating hemiplegia of childhood: a whole-exome sequencing gene-identification study. Lancet Neurol 11(9): 764–73

Rosman NP, Colton T, Labazzo J, et al. (1993) A controlled trial of diazepam administered during febrile illnessis to prevent recurrence of febrile seizures. New Engl J Med 329: 79–84

Ross EM, Peckham CS, West PB, Butler NR (1980) Epilepsy in childhood: findings from the National Child Development Study. Br Med J 280: 207–210

Rots ML, De Vos CC, Smeets-Schouten JS et al. (2012) Suppressors of interictal discharges in idiopathic childhood occipital epilepsy of Gastaut. Epilepsy Behav 25(2): 189–91

Rots ML, De Vos CC, Smeets-Schouten JS et al. (2012) Suppressors of interictal discharges in idiopathic childhood occipital epilepsy of Gastaut. Epilepsy Behav 25(2):189–91

Rowan AJ, Meijer JW, de Beer-Pawlikowski N, et al. (1983) Valproate-ethosuximide combination therapy for refractory absence seizures. Arch Neurol 40: 797–802

Rowe JC, Holmes GL, Hafford J, et al. (1985) Prognostic value of the electroencephalogram in term and preterm infants following neonatal seizures. Electrencephalogr Clin Neurophysiol 60: 183–196

Rubboli G, Gardella E, Capovilla G (2009) Idiopathic generalized epilepsy (IGE) syndromes in development: IGE with absences of early childhood, IGE with phantom absences, and perioral myoclonia with absences. Epilepsia 50 Suppl 5: 24–8

Russell-Eggitt IM, Mackey DA, Faylor DS, et al. (2000) Vigabatrin-associated visual field defechts in children. Eye 14: 334–339

Rust R (2008) Barbiturates and primidone. In: Pellock JM, Bourgeois BDF, Dodson WE (eds) Pediatric epilepsy Third edition. Demos, New York, pp 621–637

Rutter M, Graham P, Yule W (1970) A neuropsychiatric study in childhood. Lippincott, Philadelphia

Ryan M, Baumann RJ (1999) Use and monitoring of bromides in epilepsy treatment. Pediatr Neurol 21: 523–528

Rzezak P, Valente KD, Duchowny MS.Temporal lobe epilepsy in children: executive and mnestic impairments. Epilepsy Behav. 2014 Feb; 31: 117–22.

Sachdeo RC, Glauser TA, Ritter F, et al. (1999) A double-blind, randomzed trial of topiramate in Lennox-Gastaut syndrome. Neurology 52: 1882–1887

Sadleir LG, Scheffer IE (2007) Febrile seizures. BMJ 334(7588): 307–11. Review

Sadleir LG, Scheffer IE, Smith S et al. (2009) EEG features of absence seizures in idiopathic generalized epilepsy: impact of syndrome, age, and state. Epilepsia; 50(6): 1572–8

Sadleir LG1, Scheffer IE, Smith S et al. (2009) Automatisms in absence seizures in children with idiopathic generalized epilepsy. Arch Neurol 66(6):729–34

Saenz-Lope E, Herranz-Tnarro FJ, Masdeu JC (1985) Primary reading epilepsy. Epilepsia 26: 649–656

Salanova V. Parietal lobe epilepsy. J Clin Neurophysiol. 2012 Oct; 29(5): 392–6.

Salanova V, Morris HH, Van Ness, et al. (1995) Frontal lobe seizures: electroclinical syndromes. Epilepsia 36: 16–24

Salanova V, Van Ness PC, Andermann F (1996) Frontal, parietal, and occipital epilepsies. In: Wyllie E (ed) The treatment of epilepsy: Principles and practice, 2nd edition. Williams and Wilkins, Baltimore, pp 423–431

Sälke-Kellermann RA (1998b) Lennox-Gastaut-Syndrom und psychosoziale Probleme der Familie. In: Fröscher W, Krämer G, Ried S, Vasella F (Hrsg) Das Lennox-Gastaut-Syndrom. Epilepsie-Berichte 5. Blackwell Wissenschaft, Berlin, pp 115–126

Sallustro F, Atwell CW (1978) Body rocking, head banging, and head rolling in normal children. J Pediatr 93: 704–708

Salmenpera T, Kälviäinen, Partanen K, Pitkänen A (2001) Hippocampal and amygdaloid damage in partial epilepsy. A cross-sectional MRI study of 241 patients. Epilepsy Res 46: 69–82

Salonen R, Somer M, Haltia M, et al. (1991) Progressive encephalopathy with edema, hypsarrythmia, and optic atrophy (PEHO syndrome) Clin Genet 39: 287–293

Saltik S, Uluduz D, Cokar O et al. (2005) A clinical and EEG study on idiopathic partial epilepsies with evolution into ESES spectrum disorders. Epilepsia 46(4):524–33

Samoil D, Grubb BP, Kip K, et al. (1993) Head-up tilt table testing in children with unexplained syncope. Pediatrics 92: 426–430

Samrén EB, van Duijn CM, Christiaens L, et al. (1999) Antiepileptic drug regimens and major congenital abnormalities in the offspring. Ann Neurol 46: 739–746

Sánchez Fernández I, Abend NS, Agadi S et al. (2014) Gaps and opportunities in refractory status epilepticus research in children: a multi-center approach by the Pediatric Status Epilepticus Research Group (pSERG). Seizure 23(2): 87–97

Sánchez Fernández I, Abend NS, Arndt DH et al. (2014) Electrographic seizures after convulsive status epilepticus in children and young adults: a retrospective multicenter study. J Pediatr 164(2): 339–46.e1–2

Sander JWAS, Hart YM, Johnson AL, Shorvon SD (1990) National General Practice Study of Epilepsy: newly diagnosed epileptic seizures in a general population. Lancet 336: 1267–1271

Sander JWAS, Shorvon SD (1996) Epidemiology of epilepsy. J Neurol Neurosurg Psychiatry 61: 433–443

Sander T, Neubauer B, Steinlein O (1998) Genetik der Epilepsie. Med Gen 10: 383–386

Sankar R, Shields WD (2008) Levetiracetam. In: Pellock JM, Bourgeois BDF, Dodson WE (eds) Pediatric epilepsy. Third edition. Demos, New York, pp 611–619

Saravanan K, Acomb B, Beirne M, Appleton R (2001) An audit of ambulatory cassette EEG monitoring in children. Seizure 10: 579–582

Sarco DP, Boyer K, Lundy-Krigbaum SM et al. (2011) Benign rolandic epileptiform discharges are associated with mood and behavior problems.Epilepsy Behav 22(2): 298–303

Sarco DP, Burke JF, Madson JR (2006) Electroencephalography in epilepsy surgery planning. Childs Nerv Syst 22: 706–765

Sarkis RA, Loddenkemper T, Burgess RC et al. (2009) Childhood absence epilepsy in patients with benign focal epileptiform discharges. Pediatr Neurol 41(6):428–34

Sarnat HB (1991) Cerebral dysplasias as expressions of altered maturational processes. Can J Neurol Sci 18: 196–204

Sasaki M, Sakuragawa N, Osawa M (2001) Long-term effect of flunarizine on patients with alternating hemiplegia of childhood in Japan. Brain Devel 23: 303–305

Satishchandra P, Sinha S. Progressive myoclonic epilepsy. Neurol India. 2010 Jul-Aug; 58(4): 514–22.

Sato S, Malow BA (1995) Benzodiazepines. In: Levy RH, Mattson RH, Meldrum BS (eds) Antiepileptic Drugs, Fourth Edition, Raven Press, New York, pp 725–790

Sato S, White BG, Penry JK, et al. (1982) Valproic acid versus ethosuximide in the treatment of absence seizures. Neurology 32: 157–163

Scammell TE (2002) The neurobiology, diagnosis, and treatment of narcolepsy. Ann Neurol 53: 154–166

Schachter SC (2002) Vagus nerve stimulation therapy summary. Five years after FDA approval. Neurology 59 (Suppl. 4): S15–S20

Schachter SC (2009) Botanicals and herbs: a traditional approach to treating epilepsy. Neurotherapeutics 6(2): 415–20

Schärer K, Banning C, Hermann A, Rasher W (1993) Involvement of the central nervous system in renal hypertension. Euro J Pediatr 152: 59–63

Scheffer IE, Berkovic SF (1997) Generalized epilepsy with febrile seizures plus. A genetic disorder with heterogeneous clinical phenotypes. Brain 120: 479–490

Scheffer IE, Bhatia KP, Lopes-Cendes I, et al. (1994) Autosomal dominant frontal epilepsy misdiagnosed as sleep disorder. Lancet 343: 515–517

Scheffer IE, Bhatia KP, Lopes-Cendes I, et al. (1995a) Autosomal dominant nocturnal frontal lobe epilepsy. A distinctive clinical disorder. Brain 118: 61–73

Scheffer IE, Grinton BE, Heron SE et al. (2012) PRRT2 phenotypic spectrum includes sporadic and fever-related infantile seizures. Neurology 79(21): 2104–8

Scheffer IE, Harkin LA, Grinton BE, Dibbens LM, Turner SJ, Zielinski MA, Xu R, Jackson G, Adams J, Connellan M, Petrou S, Wellard RM, Briellmann RS, Wallace RH, Mulley JC, Berkovic SF. Temporal lobe epilepsy and GEFS+ phenotypes associated with SCN1B mutations. Brain. 2007 Jan;130(Pt 1): 100–9

Scheffer IE, Jones L, Pozzebon M, et al. (1995b) Autosomal dominant rolandic epilepsy and speech dyspraxia: a new syndrome with anticipation. Ann Neurol 38: 633–642

Scheffer IE, Phillips HA, O'Brien CE, et al. (1998) Familial partial epilepsy with variable foci: a new partial epilepsy with suggestion of linkage to chromosome 2. Ann Neurol 44: 890–899

Scher MS, Aso K, Beggarly M, et al. (1993) Electrographic seizures in preterm and full-term neonates: clinical correlates, associated brain lesions, and risk for neurologic sequelae. Pediatrics 91: 128–134

Schiller Y, Najjar Y. Quantifying the response to antiepileptic drugs: effect of past treatment history. Neurology. 2008 Jan 1; 70(1): 54–65.

Schmidt D, Elger C, Holmes GL (2002) Pharmacological overtreatment in epilepsy. Mechanisms and management. Epilepsy Res 52: 3–14

Schmidt D, Elger CE (1999) Praktische Epilepsiebehandlung. Thieme, Stuttgart

Schmidt D, Elger CE (2004) Worin unterscheidet sich Oxcarbazepin von Carbamazepin? Nervenarzt 75: 153–160

Schmitt B (1998) EEG-Befunde beim Lennox-Gastaut-Syndrom. In: Fröscher W, Krämer G, Ried S, Vasella F (Hrsg) Das Lennox-Gastaut-Syndrom. Epilepsie-Berichte 5. Blackwell Wissenschaft, Berlin, pp 53–63

Schmitz B (2000) Depressive Störungen bei Epilepsie. Epilepsieblätter 13: 71–76

Schoenfeld J, Seidenberg M, Woosard A, et al. (1999) Neuropsychological and behavioral status of children with complex partial seizures. Dev Med Child Neurol 41: 724–731

Schouten A, Oostrom KJ, Jennekens-Schinkel A, Peters ACB (2001) School career of children is at risk before diagnosis of epilepsy only. Dev Med Child Neurol 43: 575–576

Schouten A, Oostrom KJ, Pestman WR, et al. (2002) Learning and memory of school children with epilepsy: a prospective controlled longitudinal study. Dev Med Child Neurol 44: 803–811

Schuchmann S, Hauck S, Henning S et al. (2011) Respiratory alkalosis in children with febrile seizures. Epilepsia 52(11): 1949–55

Schütze M Dauch WA, Guttinger M, et al. (1999) Risikofaktoren für posttraumatische Anfälle und Epilepsie. Zentralbl Neurochir 60: 163–167

Schwartz RM, Boyes S, Aynsley-Green A (1989) Metabolic effects of three ketogenic diets in the treatment of severe epilepsy. Dev Med Child Neurol 31: 152–160

Scollo-Lavizzarri G, Pralle W, Radue EW (1977) Comparative study of efficacy of waking and sleep recordings following sleep deprivation as an activation method in the diagnosis of epilepsy. Eur Neurol 15: 121–123

Scott RC (2009) Status epilepticus in the developing brain: Long-term effects seen in humans. Epilepsia 50 (Suppl 12): 32–3

Scott RC, Gadian DG, King MD, et al. (2002) Magnetic resonance imaging findings within 5 days of status epilepticus in childhood. Brain 125: 1951–1959

Scott RC, King Md, Gadian DG, et al. (2003) Hippocampal abnormalities after prolonges febrile convulsion: a longitudinal MRI study. Brain 126: 2551–2552

Scott RC, Surtees RAH, Neville BGR (1998) Status epilepticus: pathophysiology, epidemiology, and outcomes. Arch Dis Child 79: 73–79

Seidenberg M (1989) Neuropsychological functioning of children with epilepsy. In: Herman BP, Seidenberg M (eds) Childhood epilepsies: Neuropsychological, psychosocial and intervention aspects. Wiley, Chicester, pp 71–81

Seidenberg M, Beck N, Geisser M, et al. (1986) Academic achievement of children with epilepsy. Epilepsia 27: 753–759

Seidenberg M, O'Leary DS, Giordani B (1981) Test-retest changes of epilepsy patients: assessing the influence of practice effects. J Clin Neuropsychol 3: 237–255

Seifer G, Blenkmann A, Princich JP et al. (2012) Noninvasive approach to focal cortical dysplasias: clinical, EEG, and neuroimaging features.Epilepsy Res Treat 2012: 736784

Semrud-Clikeman M, Wical B (1999) Components of attention in children with complex partial seizures with and without ADHD. Epilepsia 40: 211–215

Semrud-Clikeman M, Wical B (1999) Components of attention in children with complex partial seizures with and without ADHD. Epilepsia 40(2): 211–5

Seneviratne U, Cook M, D'Souza W (2012) The electroencephalogram of idiopathic generalized epilepsy. Epilepsia 53(2): 234–48

Seneviratne U, Cook M, D'Souza W (2012b) The prognosis of idiopathic generalized epilepsy. Epilepsia 53(12): 2079–90

Shafer SQ, Hauser WA, Annegers JF, Klass DW (1988) EEG and other predictors of epilepsy remission: A community study. Epilepsia 29: 590–600

Shafrir Y, Prensky AL (1995) Acquired epileptiform opercular syndrome: a second case report, review of the literature, and comparison to the Landau-Kleffner syndrome. Epilepsia 36: 1050–1057

Shain C, Ramgopal S, Fallil Z et al. (2013) Polymicrogyria-associated epilepsy: a multicenter phenotypic study from the Epilepsy Phenome/Genome Project. Epilepsia 54(8): 1368–75

Shear NH, Spielberg SP (1988) Anticonvulsant hypersensitivity syndrome: in vitro assessment of risk. J Clin Invest 82: 1826–1832

Shearer P, Riviello J (2011). Generalized convulsive status epilepticus in adults and children: treatment guidelines and protocols. Emerg Med Clin North Am 29(1): 51–64

Shinnar S, Babb TL (1997) Long-term sequelae of status epilepticus. In: Engel J, Pedley TA (eds) Epilepsy: A comprehensive textbook. Lippincott-Raven Publishers, Philadelphia, pp 755–763

Shinnar S, Berg AT, Moshé SL, et al. (1994a) Discontinuing antiepileptic drugs in children with epilepsy: a propective study. Ann Neurol 35: 534–545

Shinnar S, Berg AT, Moshé SL, et al. (1996) The risk of seizure recurrence after a first unprovoked afebrile seizure in childhood: an extended follow-up. Pediatrics 98: 216–225

Shinnar S, Berg AT, Moshe SL, Shinnar R (2001) How long do new-onset seizures in children last? Ann Neurol 49: 59–64

Shinnar S, Berg AT, O'Dell C, et al. (2000) Predictors of multiple seizures in a cohort of children prospectively followed from the time of their first unprovoked seizure. Ann Neurol 48: 140–147

Shinnar S, Civil R, Sommervile KW (2008) Tiagabine. In: Pellock JM, Bourgeois BDF, Dodson WE (eds) Pediatric epilepsy. Third edition. Demos, New York, pp 661–669

Shinnar S, Kang H, Berg AT, et al. (1994) EEG abnormalities in children with a first unprovoked seizure. Epilepsia 35: 471–476

Shinnar S, Maytal J, Krasnoff L, Moshé SL (1992) Recurrent status epilepticus in children. Ann Neurol 31: 598–604

Shinnar S, O'Dell C, Mitnick R, et al. (2001a) Neuroimaging abnormalities in children with an apparent first unprovoked seizure. Epilepsy Res 43: 261–269

Shinnar S, Pellock JM (2002) Update on the epidemiology and prognosis of pediatric epilepsy. J Child Neurol 17: S4–S17

Shinnar S, Pellock JM, Berg AT, et al. (2001b) Short-term outcomes of children with febrile status epilepticus. Epilepsia 42: 47–53

Shinnar S, Pellock JM, Conry JA (2009) Open-label, long-term safety study of zonisamide administered to children and adolescents with epilepsy. Eur J Paediatr Neurol 13(1): 3–9

Shinnar S, Pellock JM, Moshé SL, et al. (1997) In whom does status epilepticus occur: age-related differences in children. Epilepsia 38: 907–914

Shinnar S, Vining EPG, Mellitis ED, et al. (1985) Discontinuing antiepileptic medication in children with epilepsy after two years without seizures. A prospective study. New Engl J Med 313: 976–980

Shorvon S (1994) Status epilepticus: Its clinical features and treatment in children and adults. Cambridge University Press, Cambridge

Shorvon S (1997) MRI of cortical dysgenesis. Epilepsia 38 (Suppl. 10): 13–18

Shorvon S, Tomson T (2011) Sudden unexpected death in epilepsy. Lancet 378(9808): 2028–38

Shorvon SD (2011) The etiologic classification of epilepsy. Epilepsia 52(6):1052–7

Shorvon SD, Reynolds EH (1982) Early prognosis of epilepsy. BMJ 285: 1699–1701

Shouse MN, da Silva AM, Sammaritano M (1996) Circadian rhythm, sleep, and epilepsy. J Clin Neurophysiol 13: 32–50

Shulman MB (2000) The frontal lobes, epilepsy, and behavior. Epilepsy Behav 1: 384–395

Sidenvall R, Forsgren L, Blomquist HK, Heijbel (1993) A community based prospective incidence study of epileptic seizures in children. Acta Paediatr 82: 60–65

Siegel AM, Williamson PD, Roberts DW, et al. (1999) Localized pain associated with seizures originating in the parietal lobe. Epilepsia 40: 845–855

Siegler RS (1990) The administration of rectal diazepam for acute management of seizures. J Emerg Med 8: 155–159

Siemes H (1995a) Epileptische Gelegenheitsanfälle im Kindes- und Jugendalter. Springer-Verlag, Heidelberg

Siemes H (1995b) West-Syndrom – Diagnose, Therapie und Prognose. In: Gross-Selbeck G (Hrsg): Das anfallskranke Kind. Band 10. Rudat, Hamburg, S 59–71

Siemes H (1997) Die neuen Antiepileptika. Anwendung bei Erwachsenen und Kindern. 2. Aufl., Blackwell Verlag, Berlin

Siemes H, Bourgeois FD (2001) Anfälle und Epilepsien bei Kindern und Jugendlichen. Thieme-Verlag, Stuttgart

Siemes H, Ried S (1997) Jugend-Tagebuch E. Blackwell Wissenschafts-Verlag, Berlin

Siemes H, Spohr HL, Michael T, Nau H (1988) Therapy of infantile spasms: results of a prospective study. Epilepsia 29: 553–560

Sillanpää M (1992) Epilepsy in children: prevalence, disability, and handicap. Epilepsia 33: 444–449

Sillanpää M, Helen Cross J. The psychosocial impact of epilepsy in childhood. Epilepsy Behav. 2009 Jun; 15 Suppl 1: S5–10.

Sillanpää M, Jalava M, Kaleva O, Shinnar S (1998) Long-term prognosis of seizures with onset in childhood. N Engl J Med 338: 1715–1722

Sillanpää M, Schmidt D (2006) Natural history of treated childhood-onset epilepsy: prospective, long-term population-based study. Brain 129: 617–624

Sillanpää M, Schmidt D (2008) Seizure clustering during drug treatment affects seizure outcome and mortality of childhood-onset epilepsy. Brain 2008 Apr;131(Pt 4): 938–44

Sillanpää M, Shinnar S (2002) Status epilepticus in a population-based cohort with childhood-onset in Finland. Ann Neurol 52: 303–310

Sillanpää M, Shinnar S (2010) Long-term mortality in childhood-onset epilepsy. N Engl J Med 363(26): 2522–9

Sillanpää M, Shinnar S (2013) SUDEP and other causes of mortality in childhood-onset epilepsy. Epilepsy Behav 28(2): 249–55

Sillanpää M, Suominen S, Rautava P et al. (2011) Academic and social success in adolescents with previous febrile seizures. Seizure 20(4): 326–30

Silverstein FS, Jensen FE (2007) Neonatal seizures. Ann Neurol 62: 112–120

Sinclair DB, Snyder TJ (2005) Corticosteroids for the treatment of Landau-Kleffner syndrome and continuous spike-wave discharge during sleep. Pediatr Neurol 32: 300–306

Singh R, Gardner RJ, Crossland KM, et al. (2002) Chromosomal abnormalities and epilepsy: a review for clinicians and gene hunters. Epilepsia 43: 127–140

Singh RK, Stephens S, Berl MM (2010) Prospective study of new-onset seizures presenting as status epilepticus in childhood. Neurology 23;74(8): 636–42

Singh RK, Zecavati N, Singh J et al. (2013) Seizures in acute childhood stroke. J Pediatr 160(2): 291–6

Siren A, Eriksson K, Jalava H et al. (2002) Idiopathic generalised epilepsies with 3 Hz and faster spike wave discharges: a population-based study with evaluation and long-term follow-up in 71 patients. Epileptic Disord 4(3): 209–16

Siren A, Kylliainen A, Tenhunen M, et al. (2007) Beneficial effects of antiepileptic medication on absence seizures and cognitive functioning in children. Epilepsy Behav 11: 85–91

Sirven J, Whedon B, Caplan D, et al. (1999) The ketogenic diet for intractable epilepsy in adults: preliminary results. Epilepsia 40: 1721–1726

Skirrow C, Cross JH, Cormack F, Harkness W, Vargha-Khadem F, Baldeweg T. Long-term intellectual outcome after temporal lobe surgery in childhood. Neurology. 2011 Apr 12; 76(15): 1330–7.

Slaughter LA, Patel AD, Slaughter JL (2013) Pharmacological treatment of neonatal seizures: a systematic review. J Child Neurol 28(3): 351–64

Sloviter RS, Kudrimoti HS, Laxer KD, et al. (2004) Tectonic hippocampal malformations in patients with temporal lobe epilepsy. Epilepsy Res 59: 123–153

Smith DF (1991) Cognitive effects of antiepileptic drugs. Adv Neurol 55: 197–212

Smith DF (1997) Landau-Kleffner syndrome and continuous spikes and waves during slow sleep. In: Engel J, Pedley TA (eds) Epilepsy: A comprehensive textbook. Lippincott-Raven Publishers, Philadelphia, pp 2367–2377

Smith MC, Hoeppner TJ (2003) Epileptic encephalopathy of late childhood. Landau-Kleffner syndrome and the syndrome of continuous spikes and waves during slow-wave sleep. J Clin Neurophys 20: 462–472

Snead OC (1987) The neuropharmacology of epileptic falling spells. Clin Neuropharmacol 10: 205–214

Snead OC, Dean JC, Penry JK (1997) Absence status epilepticus. In: Engel J, Pedley TA (eds) Epilepsy: A comprehensive textbook. Lippincott-Raven Publishers, Philadelphia, pp 701–707

Sofijanov NG (1982) Clinical evolution and prognosis of childhood epilepsies. Epilepsia 23: 61–69

Sogawa Y, Masur D, O'Dell C et al. (2010) Cognitive outcomes in children who present with a first unprovoked seizure. Epilepsia 51(12): 2432–9

Solomon LM, Esterly NB (1975) Epidermal and other congenital organoid nevi. Curr Probl Pediatr 6: 1–56

Somer M (1993) Diagnostic criteria and genetics of the PEHO syndrome. J Med Genet 30: 932–936

Soni S, Skeens M, Termuhlen AM et al. (2012) Levetiracetam for busulfan-induced seizure prophylaxis in children undergoing hematopoietic stem cell transplantation.Pediatr Blood Cancer 59(4):762–4

Sorel L, Dusaucy-Bauloye A (1958) A propos de 21 cas d'hypsarrhythmia de Gibbs. Son traitement spectaculaire par l'A. C.T. H. Acta Neurol Psychiat Belg 58: 130–141

Specchio N, Vigevano F (2006) The spectrum of benign infantile seizures. Epilepsy Res 70: S156–S167

Specht U (1998) Lennox-Gastaut-Syndrom bei Erwachsenen. In: Fröscher W, Krämer G, Ried S, Vasella F (Hrsg) Das Lennox-Gastaut-Syndrom. Epilepsie-Berichte 5. Blackwell Wissenschaft, Berlin, S 103–112

Spencer S, Huh (2008) Outcome of epilepsy surgery in adults and children. Lancet Neurol 7: 525–537

Spencer SS, Schramm J, Wyler A, et al. (2002) Multiple subpial transection for intractable partial epilepsy: an international meta-analysis. Epilepsia 43: 141–145

Spohr HL, Steinhausen HC (1987) Follow-up studies of children with fetal alcohol syndrome. Neuropediatrics 18(1): 13–7

Spooner CG, Berkovic SF, Mitchell LA, Wrennall JA, Harvey AS.New-onset temporal lobe epilepsy in children: lesion on MRI predicts poor seizure outcome.Neurology. 2006 Dec 26; 67(12): 2147–53

Spranger L (1996) Der Syndrom-Begriff. In: Adler G, Burg G, Kunze J, et al. (eds) Leiber – Die klinischen Syndrome. Urban und Schwarzenberg, München, S. XXV–XXXI

Staba RJ, Stead M, Worrell GA. Electrophysiological biomarkers of epilepsy. Neurotherapeutics. 2014 Apr; 11(2): 334–46.

Stafstrom CE (2004) Dietary approaches to epilepsy treatment: old and new options on the menu. Epilepsy Curr 4: 215–222

Stafstrom CE (2010) Mechanisms of action of antiepileptic drugs: the search for synergy. Curr Opin Neurol 23(2): 157–63

Stafstrom CE, Konkol RJ (1994) Infantile spasms in children with Down syndrome. Dev Med Child Neurol 36: 576–585

Stafstrom CE, Lynch M, Sutula TP (2000) Consequences of epilepsy in the developing brain: implications for surgical management. In: Bodensteiner JB (ed) Pediatric epilepsy surgery. Seminars in pediatric neurology Vol. 7: 147–157

Staley KJ, White A, Dudek FE (2011) Interictal spikes: harbingers or causes of epilepsy? Neurosci Lett 497(3): 247–50

Steele SU, Cheah SM, Veerapandiyan A et al. (2012) Electroencephalographic and seizure manifestations in two patients with folate receptor autoimmune antibody-mediated primary cerebral folate deficiency.Epilepsy Behav 24(4): 507–12

Stefan H, Hummel C, Scheler G, et al. (2003) Magnetic brain source imaging of focal epileptic activity: a synopsis of 455 cases. Brain 126: 2396–2405

Steffenburg U, Hagberg G, Hagberg B (2001) Epilepsy in a representative series of Rett syndrome. Acta Paediatr 90: 34–39

Steinberg A, Frank Y (1993a) Neurological complications of cardiac diseases. In: Steinberg A, Frank Y (eds) Neurological manifestations of systemic diseases in children. The international review of child neurology series. Raven Press, New York, pp 280–314

Steinberg A, Frank Y (1993b) Neurological manifestations of renal diseases. In: Steinberg A, Frank Y (eds) Neurological manifestations of systemic diseases in children. The international review of child neurology series. Raven Press, New York, pp 242–279

Steinlein O (1999) Die Genetik der idiopathischen Epilepsien. Dt Ärztebl 96: A-1346–1350

Steinlin M (2012) A clinical approach to arterial ischemic childhood stroke: increasing knowledge over the last decade. Neuropediatrics 43(1):1–9

Stenzel E, Boenigk HE, Rambeck B (1977) Methsuximid in der Epilepsiebehandlung. Nervenarzt 48: 377–382

Stephani U (2006) The natural history of myoclonic astatic epilepsy (Doose syndrome) and Lennox-Gastaut syndrome. Epilepsia 47 (Suppl 2): 53–5

Stephani U, Tauer U, Koeleman B (2004) Genetics of photosensitivity (photoparoxysmal response): a review. Epilepsia 45 (Suppl 1): 19–23. Review

Stephen LJ, Brodie MJ (2002) Seizure freedom with more than one antiepileptic drug. Seizure 11: 349–351

Stephenson JB (2013) Syncopes and other paroxysmal events. Handb Clin Neurol 112: 861–6

Stephenson JBP (1980) Reflex anoxic seizures and ocular compression. Develop Med Child Neurol 22: 380–386

Stores G (1991) When does an EEG contribute to the management of febrile seizures? Arch Dis Child 66: 554–557

Stores G, Hart J, Piran N (1978) Inattentiveness in school children with epilepsy. Epilepsia 19: 169–175

Stores G, Williams PL, Styles E, Zaiwalla Z (1992) Psychological effects of sodium valproate and carbamazepine in epilepsy. Arch Dis Child 67: 1330–1337

Stores G, Zaiwalla Z, Styles E, Hoshika A (1995) Non-convulsive status epilepticus. Arch Dis Child 73: 106–111

Stöwsand D, Bues E (1970) Frühanfälle und ihre Verläufe im Kindesalter. Z Neurol 198: 201–211

Strawsburg R, Goldberg-Stern H, de Grauw TJ, et al. (1997) Seizures in patients with Down-Syndrome. Epilepsia 38 (Suppl. 8): 188

Strengell T, Uhari M, Tarkka R et al. (2009) Antipyretic agents for preventing recurrences of febrile seizures: randomized controlled trial. Arch Pediatr Adolesc Med 163(9): 799–804

Striano S, Capovilla G, Sofia V et al. (2009) Eyelid myoclonia with absences (Jeavons syndrome): a well-defined idiopathic generalized epilepsy syndrome or a spectrum of photosensitive conditions? Epilepsia 50 Suppl 5: 15–9

Striano S, Meo R, Bilo L, et al. (1999) Gelastic epilepsy: symptomatic or cryptogenic cases. Epilepsia 40: 294–302

Sturniolo MG, Galetti F (1994) Idiopathic epilepsy and school achievement. Arch Dis Child 70: 424–428

Sturzenegger M, Newell DW, Douville CM, et al. (1995) Transcranial Doppler and angiographic findings in adolescent stretch syncope. J Neurol Neurosurg Psychiatry 58: 367–370

Subcommittee on Febrile Seizures; American Academy of Pediatrics (2011) Neurodiagnostic evaluation of the child with a simple febrile seizure. Pediatrics127(2):389–94.

Suga S, Suzuki K, Ihira M, et al. (2000) Clinical characteristics of febrile convulsions during primary HHV-6 infection. Arch Dis Child 82: 62–66

Sugiura C, Ogura K, Ueno M, et al. (2001) High-dose ethosuximide for epilepsy in Angelman syndrome: implication of GABAA receptor subunit. Neurology 57: 1518–1519

Suleiman J, Brilot F, Lang B, Vincent A, Dale RC (2013) Autoimmune epilepsy in children: case series and proposed guidelines for identification. Epilepsia 54(6): 1036–45

Suleiman J, Wright S, Gill D et al. (2013) Autoantibodies to neuronal antigens in children with new-onset seizures classified according to the revised ILAE organization of seizures and epilepsies. Epilepsia 54(12): 2091–100

Sulzbacher S, Farwell JR, Temkin N et al. (1999) Late cognitive effects of early treatment with phenobarbital.Clin Pediatr (Phila) 38(7): 387–94

Sulzbacher S, Farwell JR, Temkin N, et al. (1999) Late cognitive effects of early treatment with phenobarbital. Clin Pediatr 38: 387–394

Surges R, Scott CA, Walker MC (2010) Enhanced QT shortening and persistent tachycardia after generalized seizures. Neurology 74(5):421–6

Sutter R, Kaplan PW (2013) The neurophysiologic types of nonconvulsive status epilepticus: EEG patterns of different phenotypes. Epilepsia 54 Suppl 6: 23–7

Suzuki Y, Toribe Y, Mogami Y et al. (2008) Epilepsy in patients with congenital cytomegalovirus infection. Brain Dev 30(6): 420–4

Synowiec AS, Singh DS, Yenugadhati V et al. (2013) Ketamine use in the treatment of refractory status epilepticus. Epilepsy Res 105(1–2): 183–8

Syska J, Wagner G, Konzag I, et al. (1998) Synkopale Anfälle im Kindes- und Jugendalter. päd prax 54: 189–200

Szabo CA, Wyllie E, Stanford LD, et al. (1998) Neuropsychological effect of temporal lobe resection in preadolescent children with epilepsy. Epilepsia 39: 814–819

Tachikawa E, Oguni H, Shirakawa S, et al. (2001) Acquired epileptiform opercular syndrome: a case report and results of single photon emission computed tomography and computer-assisted electroencephalographic analysis. Brain Devel 23: 246–250

Takei K, Miura H, Takanashi S, et al. (1997) Long-term outcome of epilepsy in children with tonic-clonic seizures on awakening treated with valproate monotherapy. Epilepsia 38 (Suppl. 6): 73

Tang S, Pal DK (2012) Dissecting the genetic basis of myoclonic-astatic epilepsy. Epilepsia 53(8): 1303–13

Tarkka R, Paakko E, Pyhtinen J, et al. (2003) Febrile seizures and mesial temporal sclerosis: No association in a long-term follow-up study. Neurology 60: 215–218

Tarter RE (1972) Intellectual and adaptive functioning in epilepsy: a review of 50 years of research. Dis Nerv Syst 33: 763–770

Tasch E, Cendes F, Li LM, et al. (1999) Neuroimaging evidence of progressive neuronal loss and dysfunction in temporal lobe epilepsy. Ann Neurol 45: 568–576

Tasker RC (1998) Emergency treatment of acute seizures and status epilepticus. Arch Dis Child 79: 78–83

Tassinari CA (1992) Epilepsy with continuous spikes and waves during slow sleep-otherwise described as ESES (epilepsy with electrical status epilepticus during slow sleep). In: Roger J, Bureau M, Dravet Ch, et al. (eds) Epileptic syndromes in infancy, childhood and adolescence (2nd edition). John Libbey, London, pp 245–256

Tassinari CA, Lyagoubi S, Gambarelli F, et al. (1965) Etude des décharges de pointes ondes chez l'homme II: Le aspects cliniques et électroencéphalographiques des absences myocloniques. Rev Neurol 121: 379–383

Tassinari CA, Michelucci R (1994) Epilepsy with myoclonic absences: a reappraisal. In: Wolf P (ed) Epileptic seizures and syndromes. John Libbey, London, pp 137–141

Tassinari CA, Michelucci R (1998) The use of diazepam and clonazepam in epilepsy. Epilepsia 39 (Suppl. 1): S7–S14

Tassinari CA, Rubboli G (2006) Cognition and paroxysmal EEG activities: from a single spike to electrical status epilepticus during sleep. Epilepsia 47 (Suppl 2):40–3. Review.

Tassinari CA, Rubboli G, Parmeggiani L, et al. (1995) Epileptic negative myoclonus. In: Fahn S, Hallett M, Lüders HO,

Marsden CD (eds) Negative Motor phenomena. Advances in Neurology, Vol 67. Lippincott-Raven, Philadelphia, pp 181–197

Tassinari CA, Rubboli G, Plasmati R, et al. (1989) Television-induced epilepsy with occipital seizures: a variety of idiopathic partial occipital epilepsy. In: Beaumanoir A, Gastaut H, Naques R (eds) Reflex seizures and reflex epilepsies. Éditions Médecine et Hygiène, Geneve, pp 241–243

Tassinari CA, RubboliG, Volpi L, et al. (2005) Electrical status epilepticus during slow sleep (ESES or CSWS) including aquired epileptic aphasia (Landau-Kleffner syndrome) In: Roger J, Bureau M, Dravet, et al. (eds) Epileptic syndromes in infancy, childhood and adolescence, (4th edition). John Libbey Eurotext, Montrouge, pp 295–314

Tatzer E, Groh C, Schubert T, Lischka A (1993) Struktur und Dynamik von Familien mit Kindern mit epileptischen und pseudoepileptischen Anfällen. In: Lischka A, Bernert G (Hrsg) Aktuelle Neuropädiatrie 1992. Ciba-Geigy Verlag, Wehr, S 258–263

Tay SK, Hirsch LJ, Leary L, et al. (2006) Nonconvulsive status epilepticus in children: clinical and EEG characteristics. Epilepsia 47: 1504–1509

Taylor I, Berkovic SF, Kivity S et al. (2008) Benign occipital epilepsies of childhood: clinical features and genetics. Brain 131(Pt 9): 2287–94

Temkin NR (2001) Antiepileptogenesis and seizure prevention trials with antiepileptic drugs: meta-analysis of controlled trials. Epilepsia 42: 515–524

Temkin NR, Davis GR (1984) Stress as a risk factor for seizures among adults with epilepsy. Epilepsia 24: 450–456

Temple CM, Dennis J, Carney R, Sharich J (1995) Neonatal seizures: long-term outcome and cognitive development among «normal» survivors. Dev Med Child Neurol 37: 109–118

Tenk H (2007) Soforthilfe mit Akupressur. 6. Aufl. Verlag Wilhelm Maudrich, Wien, München, Bern

Tennison M, Greenwood R, Lewis D, Thorn M (1994) Discontinuing antiepileptic drugs in children with epilepsy. A comparison of a six-week and a nine-month taper period. N Engl J Med 330: 1407–1410

Terzano MG, Parrino L, Spaggiari MC (1988) The cyclic alternating pattern sequences in the dynamic organization of sleep. Electroencephalogr Clin Neurophysiol 69: 437–447

The Status Epilepticus Working Party (2000) The treatment of convulsive status epilepticus in children. Arch Dis Child 83: 415–419

Theodore WH, Rose D, Patronas N, et al. (1987) Cerebral glucose metabolism in the Lennox-Gastaut syndrome. Ann Neurol 21: 14–21

Thibert RL, Larson AM, Hsieh DT et al. (2013) Neurologic manifestations of Angelman syndrome. Pediatr Neurol Apr; 48(4): 271–9

Thilothammal N, Banu K; Ratnam RS (1996) Comparison of phenobarbitone, phenytoin with sodium valproate: Randomized doule-blind study. Indian Pediatr 33: 549–555

Thomas P, Genton P, Gelisse P, Wolf P (2005). In: Roger J, Bureau M, Dravet, et al. (eds) Epileptic syndromes in infancy, childhood and adolescence, (4th edition). John Libbey Eurotext, Montrouge, pp 367–388

Thomas P, Valton L, Genton P (2006) Absence and myoclonic status epilepticus precipitated by antiepileptic drugs in idiopathic generalized epilepsy. Brain 129: 1281–1292

Thompson CD, Barthen MT, Hopper DW, et al. (1999) Quantification in patient urine samples of felbamate and three metabolites: acid carbamate and two mercapturic acids. Epilepsia 40: 769–776

Thompson CD, Barthen MT, Hopper DW, et al. (1999) Quantification in patient urine samples of felbamate and three metabolites: acid carbamate and two mercapturic acids. Epilepsia 40: 769–776

Thompson PJ, Baxendale SA, Duncan JS, Sander JWAS (2000) Effects of topiramate on cognitive function. J Neurol Neurosurg Psychiatry 69: 636–641

Thorbecke R (1998) Berufliche Integration. Epilepsie-Blätter 11: 66–68

Tinuper P, Provini F, Bisulli F, Vignatelli L, et al. (2007) Movement disorders in sleep: guidlines for differentiating epileptic from non-epileptic motor phenomena arising from sleep. Sleep Med Rev 11: 255–267

Tissot SA (1770) Traité de l'épilepsie, faisant le Tome Troisième du traité des nerfs et de leurs maladies. Didot Le Jeune, Paris

Tizard B, Margerison JH (1963) The relationship between generalized paroxysmal EEG discharges and various test situations in two epileptic patients. J Neurol Neurosurg Psychiat 26: 308–313

Todt H (1984) The late prognosis of epilepsy in childhood: result of a prospective follow-up study. Epilepsia 25: 137–144

Tomson T, Battino D (2008). Teratogenic effects of antiepileptic medications. In: Pellock JM, Bourgeois BFD, Dodson WE (eds) Pediatric epilepsy. Diagnosis and Therapy. Third Edition. Demos, New York, pp 489–502

Tomson T, Walcak T, et al. (2005) Sudden unexpected death in epilepsy: a review of incidence and risk factors. Epilepsia 46 (Suppl. 11): 54–61

Tonekaboni SH, Beyraghi N, Tahbaz HS, et al. (2006) Neurocognitive effects of phenobarbital discontinuation in epileptic children. Epilepsy Behav 8: 145–148

Toribe Y (2001) High-dose vitamin B6 treatment in West syndrome. Brain Dev 23: 654–657

Torres AR, Whitney J, Gonzales-Heydrich J (2008) Attention-deficit/hyperactivity disorder in pediatric patients with epilepsy: review of pharmacological treatment. Epilepsy Behav 12: 217–233

Torres AR, Whitney J, Gonzalez-Heydrich J (2008) Attention-deficit/hyperactivity disorder in pediatric patients with epilepsy: review of pharmacological treatment. Epilepsy Behav 12(2): 217–33

Toth Z, Yan XX, Haftoglou S, et al. (1998) Seizure-induced neuronal injury: vulnerability to febrile seizures in an immature rat model. J Neurosci 18: 4285–4294

Toufexis M, Gieron-Korthals M (2010) Early testing for Huntington disease in children: pros and cons. J Child Neurol 25(4): 482–4

Trauner DA (1992) Reye syndrome. In: Berg BO (ed) Neurologic aspects of pediatrics. Butterworth-Heinemann, Boston, pp 309–316

Treiman DM (1990) The role of benzodiazepines in the management of status epilepticus. Neurology 40 (Suppl. 2): 32–42

Treiman DM (2001) Therapy of status epilepticus in adults and children. Curr Opin Neurol 14: 203–210

Treiman DM, Meyers PD, Walton NY, et al. (1998) A comparison of four treatments for generalized convulsive status epilepticus. Veterans Affairs Status Epilepticus Cooperative Study Group. N Engl J Med 339: 792–798

Trevathan E, Murphy C, Yeargin-Allsopp M (1999) The descriptive epidemiology of infantile spasms among Atlanta children. Epilepsia 40: 748–751

Tribut O, Bentué-Ferrer D, Verdier MC; le groupe Suivi Thérapeutique Pharmacologique de la Société Française de Pharmacologie et de Thérapeutique (2010) Therapeutic drug monitoring of felbamate. Therapie 65(1): 35–8

Trimble MR (1990) Antiepileptic drugs, cognitive function, and behavior in children: evidence from recent studies. Epilepsia 31: 530–534

Trinka E, Baumgartner S, Unterberger I et al. (2004) Long-term prognosis for childhood and juvenile absence epilepsy. J Neurol 251(10): 1235–41.

Trojaborg W (1992) EEG abnormalities in 5893 jet pilot applicants registered in a 20-year period. Clin Electroencephalogr 23: 72–78

Tröster H (1997) Disclose or conceal? Strategies of information management in persons with epilepsy. Epilepsia 38: 1227–1237

Tsai MH, Vears DF, Turner SJ et al. (2013) Clinical genetic study of the epilepsy-aphasia spectrum. Epilepsia 54(2): 280–7

Tsuboi T (1977) Genetic aspects of febrile seizures. Hum Genet 38: 169–173

Tsuboi T (1989) Genetic risk in offspring of epileptic parents. In: Beck-Mannagetta G, Anderson VE, Doose H, Janz D (eds) Genetics of the epilepsies. Berlin, Springer, pp 111–118

Tsuru T, Mori M, Mizuguchi M, Momoi MY (2000) Effects of high-dose intravenous corticosteroid therapy in Landau-Kleffner syndrome. Pediatr Neurol 22: 145–147

Tuchman R. Autism and social cognition in epilepsy: implications for comprehensive epilepsy care. Curr Opin Neurol 2013 Apr;26(2): 214–8

Tümer Z (2013) An overview and update of ATP7A mutations leading to Menkes disease and occipital horn syndrome. Hum Mutat 34(3): 417–29

Tükel K, Jasper H (1952) The electroencephalogramm in parasagittal lesions. Electroencephalogr Clin Neurophysiol 4: 480–494

Tuxhorn I, Kerdar M (2000) Somatosensory Auras. In: Lüders HO, Noachtar S (eds) Epileptic seizures. Pathophysiology and clinical semiology. Churchill Livingstone, New York, pp 286–297

Tuxhorn I, Pieper T, Holthausen H, Pannek H (1997) Seizure outcome after temporal lobectomy in childhood. In: Tuxhorn I, Holthausen H, Boenigk H (eds) Pediatric epilepsy syndromes and their surgical treatment. John Libbey, London, pp 334–344

Überall MA, Trollmann R, Wunsiedler U, Wenzel D (2000) Intravenous valproate in pediatric epilepsy patients with refractory status epilepticus. Neurology 54: 2188–2189

Uddin MK, Rodnitzky RL (2003). Tremor in children. Semin Pediatr Neurol 10(1): 26–34

Uldall P, Alving J, Hansen LK, et al. (2006) The misdiagnosis of epilepsy in children admitted to a tertiary epilepsy centre with paroxysmal events. Arch Dis Child 91: 219–221

Urbain C, Di Vincenzo T, Peigneux P, Van Bogaert P (2011) Is sleep-related consolidation impaired in focal idiopathic epilepsies of childhood? A pilot study. Epilepsy Behav 22(2): 380–384

Uthman BM, Bazil CW, Beydoun A et al. (2010) Long-term add-on pregabalin treatment in patients with partial-onset epilepsy: pooled analysis of open-label clinical trials. Epilepsia 51(6): 968–78

Vachhrajani S, de Ribaupierre S, Otsubo H, Ochi A, Weiss SK, Donner EJ, Widjaja E, Kerr E, Smith ML, Drake J, Snead C 3rd, Rutka JT. Neurosurgical management of frontal lobe epilepsy in children. J Neurosurg Pediatr. 2012 Sep; 10(3): 206–16

Vajda FJ (2014) Effect of anti-epileptic drug therapy on the unborn child. J Clin Neurosci 21(5): 716–21

Valdueza JM, Critante L, Dammann O, et al. (1994) Hypothalamic hamartomas: With special reference to gelastic epilepsy and surgery. Neurosurg 34: 949–958

Valente KD, Koiffmann CP, Fridman C, et al. (2006) Epilepsy in patients with Angelman syndrome caused by deletion of the chromosome 15q11-13. Arch Neurol 63: 122–128

van Donselaar CA, Geerts AT, Brouwer OF, et al. (1996) Clinical course of untreated tonic-clonic seizures in childhood: prospective, hospital-based study. Br Med J 314: 401–404

Van Engelen BGM, Renier WO, Weemaes MR, et al. (1994b) High-dose intravenous immunoglobulin treatment in cryptogenic West and Lennox-Gastaut syndrome; an add-on study. Eur J Pediatr 153: 762–769

Van Engelen BGM, Renier WO, Weemaes MR, Gabreels FJM, Meinardi H (1994a) Immunoglobulin treatment in epilepsy, a review of the literature. Epilepsy Res 19: 181–190

Van Gestel JPJ, Blussé van Oud-Alblas HJ, Malingré M, et al. (2005) Propofol and thiopental for refractory status epilepticus in children. Neurology 65: 591–592

van Golde EG, Gutter T, de Weerd AW (2011) Sleep disturbances in people with epilepsy; prevalence, impact and treatment. Sleep Med Rev 15(6): 357–68

van Rooij LG, van den Broek MP, Rademaker CM, de Vries LS (2013) Clinical management of seizures in newborns : diagnosis and treatment. Paediatr Drugs 15(1): 9–1

VanStraten AF, Ng YT (2012) Update on the management of Lennox-Gastaut syndrome.Pediatr Neurol 47(3): 153–61

Vargha-Khadem F (2001) Generalized versus selective cognitive impairments resulting from brain damage sustained in childhood. Epilepsia 42 (suppl. 1): 37–40

Vargha-Khadem F, Isaacs E, van deer Wesf S, et al. (1992) Development of intelligence and memory in children with hemiplegic cerebral palsy: the deleterious consequences of early seizures. Brain 115: 315–329

Veggiotti P, Pera MC, Teutonico F et al. CA (2012) Therapy of encephalopathy with status epilepticus during sleep (ESES/CSWS syndrome): an update. Epileptic Disord 14(1): 1–11

Vegiotti P, Cieuta C, Rey E, Dulac O (1994) Lamotrigine in infantile spasms. Lancet 344: 1375–1376

Vela-Bueno A, Bixler EO, Dobladez-Blanco, et al. (1985) Prevalence of night terrors and nightmares in elementary school children: a pilot study. Res Commun Psychol Psychiatry Beh 10: 177–188

Velišek L, Shinnar S, Moshé S (2000) Age. Experimental studies of seizures in neonates. In: Lüders HO, Noachtar S (eds) Epileptic seizures. Pathophysiology and clinical semiology. Churchill Livingstone, New York, pp 509–524

Verduyn CM, Stores G, Missen A (1988) A survey of mothers' impressions of seizure precipitants in children with epilepsy. Epilepsia 29: 251–255

Verhey LH, Kulik DM, Ronen GM et al. (2009) Quality of life in childhood epilepsy: what is the level of agreement between youth and their parents? Epilepsy Behav 14(2): 407–10

Verity CM, Butler NR, Golding J (1985a) Febrile convulsions in a national cohort followed up from birth. I. Prevalence and recurrence in the first five years of life. Br Med J 290: 1307–1310

Verity CM, Butler NR, Golding J (1985b) Febrile convulsions in a national cohort followed up from birth. II. Medical history and intellectual ability at 5 years of age. Br Med J 290: 1311–1315

Verity CM, Golding J (1991) Risk of epilepsy after febrile convulsions: a national cohort study. Br Med J 303: 1373–1376

Verity CM, Hosking G, Easter DJ, et al. (1995) A multicentre comparative trial of sodium valproate and carbamazepine in pediatric epilepsy. Dev Med Child Neurol 37: 97–108

Verity CM, Ross EM, Golding J (1993) Outcome of childhood status epilepticus and lengthy febrile convulsions: findings of the national cohort study. Br Med J 307: 225–228

Verity CM, Strauss EH, Moyes PD, et al. (1982) Long term follow up after cerebral hemispherectomy: neuropsychologic, radiologic, and psychological findings. Neurology 32: 629–639

Vermeulen J, Aldenkamp (1995) Cognitive side-effects of chronic antiepileptic drug treatment: a review of 25 years of research. Epilepsy Res 22: 65–95

Vermeulen J, Aldenkamp (1995) Cognitive side-effects of chronic antiepileptic drug treatment: a review of 25 years of research. Epilepsy Res 22: 65–95

Verrotti A, Agostinelli S, Olivieri C et al. (2011) Early-onset pure absence epilepsy: a distinct epileptic syndrome. Acta Paediatr 100(5): 647–50

Verrotti A, Coppola G, D'Egidio C et al. (2010) Gastaut type-idiopathic childhood occipital epilepsy and childhood absence epilepsy: a clinically significant association? Seizure 19(6): 368–72

Verrotti A, Cusmai R, Nicita F et al. (2013) Electroclinical features and long-term outcome of cryptogenic epilepsy in children with Down syndrome. J Pediatr 163(6): 1754–8

Verrotti A, D'Egidio C, Agostinelli S et al. (2012) Diagnosis and management of catamenial seizures: a review. Int J Womens Health 4:535–41

Verrotti A, Loiacono G, Pizzolorusso A et al. (2013) Lacosamide in pediatric and adult patients: comparison of efficacy and safety. Seizure 22(3): 210–6

Verrotti A, Matricardi S, Pavone P, Marino R, Curatolo P (2013) Reflex myoclonic epilepsy in infancy: a critical review. Epileptic Disord 15(2): 114–22

Verrotti A, Morresi S, Basciani F, et al. (2000) Discontinuation of anticonvulsant therapy in children with partial epilepsy. Neurology 55: 1393–1395

Verrotti A, Soldani C, Laino D et al (2014) Epilepsy in Prader-Willi syndrome: clinical, diagnostic and treatment aspects.World J Pediatr10(2): 108–13

Vestergaard M, Pedersen MG, Ostergaard JR et al. (2008) Death in children with febrile seizures: a population-based cohort study. Lancet 372(9637): 457–63

Vigevano F (2005) Levetiracetam in pediatrics. J Child Neurol 20: 87–93

Vigevano F, Bosman C, Giscondi A, et al. (1981) Neonatal myclonic epileptic encephalopathy without hyperglycinemia. Elctroencephal Clin Neurophysiol 52: 52P–53P

Vigevano F, Di Rocco C (1990) Effectiveness of hemispherectomy in hemimegalencephaly with intractable seizures. Neuropediatrics 21: 222–223

Vigevano F, Fusco L, Di Capua M et al. (1992) Benign infantile familial convulsions. Eur J Pediatr 151: 608–612

Vining EPG, Mellitis ED, Dorsen MM, et al. (1987) Psychologic and behavioral effects of antiepileptic drugs in children: a double-blind comparison between phenobarbital and valproic acid. Pediatrics 80: 165–174

Vining EPG, Pyzak P, McGrogan J, et al. (2002) Groth of children on the ketogenic diet. Dev Med Child Neurol 44: 796–802

Volpe JJ (2001) Neurology of the Newborn. Saunders Company, Philadelphia

Walker JE, Koon R (1988) Carbamazepine versus valproate versus combined therapy for refractory partial complex seizueres with secondary generalization. Epilepsia 29: 693

Walker L, Pirmohamed M, Marson AG (2013) Immunomodulatory interventions for focal epilepsy syndromes. Cochrane Database Syst Rev 6:CD009945

Walker MC, White HS, Sander JWAS (2002) Disease modification in partial epilepsy. Brain 125: 1937–1950

Wallace SJ (1998) Myoclonus and epilepsy in childhood: a review of treatment with valproate, ethosuximide, lamotrigine and zonisamide. Epilepsy Res 29: 147–154

Wallace SJ (2001) Epilepsy in cerebral palsy. Dev Med Child Neurol 43: 713–717

Wallace SJ, Smith JA (1980) Successful prophylaxis against febrile convulsions with valproic acid or phenobarbitone. Br Med J 280: 353–354

Walleigh DJ, Legido A, Valencia I (2013) Ring chromosome 20: a pediatric potassium channelopathy responsive to treatment with ezogabine. Pediatr Neurol 49(5): 368–9

Wang C, Han G, You C (2013) Individual surgical treatment of intracranial arachnoid cyst in pediatric patients. Neurol India 61(4): 400–5

Wang HS, Kuo MF, Chou ML, et al. (2008) Pyridoxal phosphate is better than pyridoxine for controlling idiopathic intractable epilepsy. Arch Dis Child 90: 512–515

Wang HS, Pan Z, Shi W, et al. (1998) KCNQ2 and KVNQ3 potassium channels subunits: molecular correlates of the M-channel. Science 282: 1794–1795

Wang ZI, Ristic AJ, Wong CH, Jones SE, Najm IM, Schneider F, Wang S, Gonzalez-Martinez JA, Bingaman W, Alexopoulos AV.Neuroimaging characteristics of MRI-negative orbitofrontal epilepsy with focus on voxel-based morphometric MRI postprocessing. Epilepsia. 2013 Dec; 54(12): 2195–203

Ward OC (1964) New familial cardiac syndrome in children. J Ir Med Assoc 54: 103–106

Webb DW, Fryer AE, Osborne JP (1991) On the incidence of fits and mental retardation in tuberous sclerosis. J Med Genet 28: 395–397

Weber YG, Lerche H (2013) Genetik der idiopathischen Epilepsien. Nervenarzt 84:151–6

Webster A, Mawer G (1989) Seizure frequency and major life events in epilepsy. Epilepsia 30: 162–167

Weiergräber M, Stephani U, Köhling R (2010) Voltage-gated calcium channels in the etiopathogenesis and treatment of absence epilepsy. Brain Res Rev 62(2):245–71

Weng WC, Hirose S, Lee WT (2010) Benign convulsions with mild gastroenteritis: is it associated with sodium channel gene SCN1A mutation? J Child Neurol 25(12): 1521–4

Werhahn KJ, Noachtar S, Arnold ST, et al. (2000) Tonic seizures: their significance for lateralization and frequency in different focal epileptic syndromes. Epilepsia 41: 1153–1161

Werth R, Schädler G (2006) Visual field loss in young children and mentally handicapped adolescents receiving vigabatrin. Invest Ophthalmol Vis Sci 47(7): 3028–35

West WJ (1841) On a peculiar form of infantile convulsions. Lancet I: 724–725

Westbrook LE (1995) Adolescents with epilepsy: a psychological and social perspective. In: Shinnar S, Amir N, Branski D (eds) Childhood Seizures. Pediatr Adolesc Med. Vol 6. Basel, Karger, pp 179–186

Westbrook LE, Silver EJ, Coupey SM, Shinnar S (1991) Social characteristics of adolescents with idiopathic epilepsy: a comparison to chronically ill and non chronically ill peers. J Epilepsy 4: 87–94

Wheless JW, Clarke DF, Arzimanoglou A, Carpenter D (2007) Treatment of pediatric epilepsy: European expert opinion, 2007. Epileptic Disord 9: 353–412

White HS, Wilcox KS (2008) Comparative anticonvusant profile and proposed mechanisms of action of antiepileptic drugs. In: Pellock JM, Bourgeois BFD, Dodson WE (eds) Pediatric epilepsy. Diagnosis and Therapy. Third Edition. Demos, New York, pp 413–428

Wiebe S. Definition of drug-resistant epilepsy: is it evidence based? Epilepsia. 2013 May; 54 Suppl 2: 9–12.

Wiebe S, Blume WT, Girvin JP, Eliasziw M; Effectiveness and Efficiency of Surgery for Temporal Lobe Epilepsy Study Group. A randomized, controlled trial of surgery for temporal-lobe epilepsy. N Engl J Med. 2001 Aug 2; 345(5): 311–8.

Wiebe S, Téllez-Zenteno JF, Shapiro M (2008) An evidence-based approach to the first seizure.Epilepsia 49 (Suppl. 1): 50–57

Wiendl H, Bien CG, Bernasconi P, et al. (2001) GluR3 antibodies: Prevalence in focal epilepsy but no specifity for Rasmussen's encephalitis. Neurology 57: 1511–1514

Wieser HG (2004) Mesial temporal lobe epilepsy with hippocampal sclerosis. ILAE Commission Report. Epilepsia 45: 695–714

Wieser HG, Blume WT, Fish D, Goldensohn E, Hufnagel A, King D, Sperling MR, Lüders H, Pedley TA; Commission on Neurosurgery of the International League Against Epilepsy (ILAE). ILAE Commission Report. Proposal for a new classification of outcome with respect to epileptic seizures following epilepsy surgery. Epilepsia. 2001 Feb; 42(2): 282–6.

Wieser HG, Graf HP, Bernoulli C, Siegfried J (1978) Quantitative analysis of intracerebral recordings in epilepsia partialis continua. Electroencephalogr Clin Neurophysiol 44: 14–22

Wilder RM (1921) The effect of ketonemia on the course of epilepsy. Mayo Clin Proc 2: 307 308

Williams G, King J, CunninghamM, et al. (2001a) Fetal valproate syndrome and autism: additional evidence of an association. Dev Med Child Neurol 43: 202–206

Williams J, Griebel ML, Sharp GB, et al. (1998) Cognition and behavior after temporal lobectomy in pediatric patients with intractable epilepsy. Pediatr Neurol 19: 189–194

Williams J, Phillips T, Griebel ML, et al. (2001b) Factors associated with academic achievement in children with controlled epilepsy. Epilepsy Behav 2: 217–223

Williams J, Steeel C, Sharp GB, et al. (2003) Anxiety in children with epilepsy. Epilepsy Behav 4: 729–732

Williams J, Steel C, Sharp GB et al. (2003) Parental anxiety and quality of life in children with epilepsy. Epilepsy Behav 4(5): 483–6

Williamson PD (1997) Complex partial status epilepticus. In: Engel J, Pedley TA (eds) Epilepsy: A comprehensive textbook. Lippincott-Raven Publishers, Philadelphia, pp 681–699

Williamson PD, Engel J, Munari C (1997) Anatomic classification of localization-related epilepsies. In: Engel J, Pedley TA (eds) Epilepsy: A comprehensive textbook. Lippincott-Raven Publishers, Philadelphia, pp 2405–2416

Williamson PD, French JA, Thadani VM, et al. (1993) Characteristics of medial temporal lobe epilepsy. II. Interictal and ictal scalp electroencephalography, neuropsychological testing, neuroimaging, surgical results and pathology. Ann Neurol 34: 781–787

Williamson PD, Thadani VM, Darcey TM, et al. (1992) Occipital lobe epilepsy: clinical characteristics, seizure spread pattern and results of surgery. Ann Neurol 31: 3–13

Willmore LJ, Shu V, Wallin B, and the M88-194 Study Group (1996) Efficacy and safety of add-on divalproex sodium in the treatment of complex partial seizures. Neurology 46: 49–53

Winaver MR, Shinnar S (2005) Genetic epidemiology of epilepsy or what do we tell families? Epilepsia 46 (Suppl. 10): 24–30

Winawer MR, Ottman R, Hauser A, Pedley TA (2000) Autosomal dominant partial epilepsy with auditory features: Defining the phenotype. Neurology 54: 2173–2176

Winner P (2013) Migraine-related symptoms in childhood. Curr Pain Headache Rep 17(8): 339

Wioland N, Rudolf G, Metz-Lutz MN (2001) Electrophysiological evidence of persisting unilateral auditory cortex dysfunction in the late outcome of Landau and Kleffner syndrome. Clin Neurophysiol 112: 319–323

Wirrel E, Camfield CS, Camfield PR. Idiopathic and benign partial epilepsies of childhood. In: Wyllie E, Gupta A, Lachhwani D (eds) (2006) The treatment of epilepsy. 4th edition. Philadelphia: Lippincott Williams Wilkins. 373–389

Wirrell EC. Predicting pharmacoresistance in pediatric epilepsy. Epilepsia. 2013 May; 54 Suppl 2: 19–22

Wirrell EC, Camfield CS, Camfield PR et al. (1997) Long-term psychosocial outcome in typical absence epilepsy. Sometimes a wolf in sheeps' clothing. Arch Pediatr Adolesc Med 151(2): 152–8

Wirrell EC, Camfield CS, Camfield PR, et al. (1996a) Long-term prognosis of typical childhood absence epilepsy: remission or progression to juvenile myoclonic epilepsy. Neurology 47: 912–918

Wirrell EC, Camfield CS, Camfield PR, et al. (1997) Long-term psychosocial outcome in typical absence epilepsy. Arch Pediatr Adolesc 151: 152–158

Wirrell EC, Camfield PR, Camfield CS, et al. (1996b) Accidental injury is a serious risk in children with typical absence epilepsy. Arch Neurol 53: 929–932

Wirrell EC, Wong-Kisiel LC, Mandrekar J, Nickels KC.What predicts enduring intractability in children who appear medically intractable in the first 2 years after diagnosis? Epilepsia. 2013 Jun; 54(6): 1056–64

Wohlfarth R, Schneider D (2000) Psychoedukatives Training zur Verbesserung der Selbsthilfefähigkeiten von Menschen mit Epilepsie. dgvt-Verlag, Tübingen

Wohlrab G, Boltshauser E, Schmitt B, et al. (1999) Visual field constriction is not limited to children treated with vigabatrin. Neuropediatrics 30: 130–132

Wolf P (1992a) Juvenile myoclonic epilepsy. In: Roger J, Bureau M, Dravet C, et al. (eds) Epileptic syndromes in infancy, childhood and adolescence (2nd edition). John Libbey, London, pp 313–327

Wolf P (1992b) Epilepsy with grand mal on awakening. In: Roger J, Bureau M, Dravet Ch, et al. (eds) Epileptic syndromes in infancy, childhood and adolescence (2nd edition). John Libbey, London, pp 329–341

Wolf P, Goosses R (1986) Relation of photosensitivity to epileptic syndromes. J Neurol Neurosurg Psychiatry 49: 1386–1391

Wolf P, Inoue Y (2005) Juvenile absence epilepsy. In: Roger J, Bureau M, Dravet, et al. (eds) Epileptic syndromes in infancy, childhood and adolescence, (4th edition). John Libbey Eurotext, Montrouge, pp 363–366

Wolf SM, Forsythe A (1978) Behavior disturbance, phenobarbital and febrile seizure. Pediatrics 61: 728–731

Wood LJ, Sherman E, Hamiwka LD, et al. (2008) Depression, anxiety, and quality of life in siblings of children with intractable epilepsy. Epilepsy Behav 13: 144–148

Wusthoff CJ (2013) Diagnosing neonatal seizures and status epilepticus. J Clin Neurophysiol 30(2): 115–21

Wyllie E, Dobyns W (1999) Epidermal nevus syndrome. In: Kotagal P, Lüders HO (eds) The epilepsies. Academic Press, San Diego, pp 77–80

Xiao-Qiao Chen, Wei-Na Zhang, Zhi-Xian Yang et al. (2014) Efficacy of Levetiracetam in Electrical Status Epilepticus During Sleep of Children: A Multicenter Experience. Pediatric Neurology, 50 (3): 243–249

Xiong L, Labuda M, Li DS, et al. Mapping of a gene determinig familial partial epilepsy with variable foci to chromosome 22q11-q12. Am J Hum Genet 65: 1698–1710

Xu XJ, Zhang YH, Sun HH et al. (2012) Phenotype and SCN1A gene mutation screening in 39 families with generalized epilepsy with febrile seizures plus]. Zhonghua Er Ke Za Zhi 50(8): 580–6

Yamamoto H, Okumura A, Fukuda M (2011) Epilepsies and epileptic syndromes starting in the neonatal period. Brain Dev 33(3): 213–20

Yamamoto H, Yamano T, Niijima S, et al. (2004) Spontaneous improvement of intractable epileptic seizures following acute viral infections. Brain Dev 26: 377–379

Yanagaki S, Oguni H, Hyashi K, et al. (1999) A comparative study of high-dose and low-dose ACTH therapy for West syndrome. Brain Devel 21: 461–467

Yang Z, Liu X, Qin J et al. (2009) A study on epileptic negative myoclonus in atypical benign partial epilepsy of childhood. Brain Dev 31(4): 274–81

Yiş U, Hız S, Anal O et al. (2011) Progressive encephalopathy with edema, hypsarrhythmia, and optic atrophy and PEHO-like syndrome: Report of two cases. J Pediatr Neurosci 6(2): 165–8

Yoong M, Madari R, Martinos M et al. (2012) The role of magnetic resonance imaging in the follow-up of children with convulsive status epilepticus. Dev Med Child Neurol 54(4): 328–33

Yoshinaga H, Kobayashi K, Ohtsuka Y (2010) Characteristics of the synchronous occipital and frontopolar spike phenomenon in Panayiotopoulos syndrome. Brain Dev 32(8): 603–8

Yoshinaga H, Terasaki T, Ogino T, et al. (2001) Incidence of epileptic discharges in various epileptic syndromes. Pediatr Neurol 25: 38–42

You SJ, Kang HC, Ko TS, et al. (2008) Comparison of corpus callosotomy and vagus nerve stimualtion in children with Lennox-Gastaut syndrome. Brain Dev 30: 195–199

Yu HJ, Lee J, Seo DW, Lee M (2013) Clinical Manifestations and Treatment Response of Steroid in Pediatric Hashimoto Encephalopathy. J Child Neurol 29(7): 938–942

Yu KT, Milss S, Thompson N, Cunaman C (2003) Safety and efficacy of intravenous valproate in pediatric status epilepticus and acute repetitive seizures. Epilepsia 44: 724–726

Zaatreh M, Tennison M, Greenwood RS (2000) Successful treatment of hypothalamic seizures and precocious puberty with GnRH analogue. Neurology 55: 1908–1901

Zafar SN, Khan AA, Ghauri AA, Shamim MS. Phenytoin versus Leviteracetam for seizure prophylaxis after brain injury – a meta analysis. BMC Neurol. 2012 May 29; 12: 30. doi: 10.1186/1471-2377-12-30.b

Zamponi N, Rychlicki F, Corpaci L (2008) et al. Vagus nerve stimulation (VNS) is effective in treating catastrophic 1 epilepsy in very young children. Neurosurg Rev 31(3): 291–7

Zifkin BG, Andermann F (1997) Complex reflex epilepsies. In: Engel J, Pedley TA (eds) Epilepsy: A comprehensive textbook. Lippincott-Raven Publishers, Philadelphia, pp 2507–2513

Zou LP, Ding CH, Fang F, et al. (2006) Prospective study of first-choice topiramate therapy in newly diagnosed infantile spasms. Clin Neuropharmacol 29: 343–349

Zuberi SM, O'Reagan ME (2006) Developmental outcome in benign myoclonic epilepsy in infancy and reflex myoclonic epilepy in infancy: a literature review and six new cases. Epilepsy Res 70S: S110–S115

Zung A, Margalith D (1993) Ictal cortical blindness. A case report and review of the literature. Dev Med Child Neurol 35: 921–926

Abkürzungen

a.p. – anterior-posterior
ADHS – Aufmerksamkeitsdefizit-Hyperaktivitätsstörung
aEEG – amplitudenintegriertes EEG
AEP – akustisch evozierte Potenziale
AK – Antikörper
ALAT – Alanin-Aminotransferase
ALTE – acute life threatening event
aP – alkalische Phosphatase
ASAT – Aspartat-Aminotransferase
ASL – Antistreptolysin
ATNR – asymetrisch tonischer Nackenreflex
AV – atrioventrikulär
AZA – Azetazolamid
BGA – Blutgasanalyse
Bili – Bilirubin
BNS – Blitz – Nick – Salaam
BR – Bromid
BZ – Blutzucker
BZD – Benzodiazepine
Ca – Calzium
CAE – Absenceepilepsie des Kindesalters
Cave – Warnung
CBZ – Carbamazepin
cCT – kranielles Comutertomogramm
CDG – Congenital Disorder of Glykosylation
CGH -komparative genomische Hybridisierung
Cl – Chlorid
CLB – Clobazam
cMRT – kranielles Magnetresonanztomogramm
CMV – Zytomegalie-Virus
Cu – Kupfer
CSWS – Continuous Spike Waves during Slow Wave Sleep
CZP – Clonazepam
d – Tag
d.F. – der Fälle
DD – Differenzialdiagnose
DZP – Diazepam
EA – Eigenanamnese
EBM – evidenzbasierte Medizin
ECHO – Echokardiographie
ED – Einzeldosis
EEG – Elektroenzephalogramm
EKG – Elektrokardiographie
EMG – Elektromyogramm
ESL – Eslicarbazepin
ETE – extratemporale Epilepsie
FA – Familienanamnese
FBM – Felbamat
FCD – fokale kortikale Dysplasie
FG – Frühgeborenes
FK – Fieberkrampf
FLE – Frontallappenepilepsie
FS – Fotostimulation
GA – Grundaktivität
GABA – Gamma Amino-Buttersäure
GBP – Gabapentin
Glu – Glukose
GTKA – generalisiert tonisch-klonischer Anfall
h – Stunde
HIE – hypoxisch ischämische Enzephalopathie
HIV – humanes Immundefizienz-Virus
HSV – Herpes simplex-Virus
i.L. – im Liquor
i.P. – im Planma
i. S. – im Serum
i. S. – im Serum
i.U. – im Urin
i. v. – intravenös
ICISS – international collaborative infantile spasms study
IFE – idiopathisch foksale Epilepsie
IGE – idiopathisch generalisierte Epilepsie
ITS – Intensiv Station
JAE – juvenile Absenceepilepsie
JME – juvenile Moklonusepilepsie
K – Kalium
kap. – kapillär
KD – Ketogene Diät
KG – Körpergewicht
KI – Kontraindikation
KL – Körperlänge
KOF – Körperoberfläche
l – Liter
LCM – Lacosamid
LDH – Laktatdehydrogenase
LEV – Levetirazetam
LGS – Lennox–Gastaut-Sydrom
LJ – Lebensjahr
LKS – Landu-Kleffner-Syndrom
LM – Lebensmonat
LT – Lebenstag
LTG – Lamotrigin
LZP – Lorazepam

MAD - modifizierte Atkins Diät
MAE - myoklonisch-astatische Epilepsie
MEG - Magnetoenzephalographie
Mg - Magnesium
min - Minute
mmol - Millimol
Mo - Monat
MR - mentale Retardierung
ms- Millisekunde
MSM - Mesuximid
Na - Natrium
NCH - Neurochirurgie
NCL - neuronale Ceroidlipofuszinose
NF - Neurofibromatose
NH3 - Ammoniak
NICE - National
NICE - National Institute for Health and Care Excellence
NMDAR - N-Methyl-D-Aspartat-Rezeptor
nü - nüchtern
NW - Nebenwirkung
OAE - otoakustisch evozierte Potenziale
OSAS - obstruktives Schlaf-Apnoe-Syndrom
okz. - okzipital
Op. - Operation
p. o. - per os
Pb - Blei
PB - Phenobarbital
PEHO - progressive enzephalopathy withe peripheral edema, hypsarrhthmia and optic atrophy
PET - Positronen-Emissions-Tomographie
PGB - Pregabalin
Ph - Phosphat
PHT - Phenytoin
PME - progressive Myoklonusepilepsie
POLG - DNA Polymerase Gamma Gen
PPT- Palmitoyl-Protein Thioesterase
PRM - Primidon
PS - Polyspike
PSG - Polysomnographie
PSW - Polysike Wave
RG - Reifgeborenes
RUF - Rufinamid
s - Sekunde
S - Spike
s. o. - siehe oben
SBS - sekundäre bilaterale Synchronie
SCN1A - sodium chanal, neuronal type 1A
SEP - Sensorisch evozierte Potenziale
GTKA - sekundär generalisierter tonisch-klonischer Anfall
ShW - Sharp Wave
SIDS - sudden infant death syndrome
SMEI - severe myoclonic epiplepsy in infancy
SPECT - single photon emission computed tomography
SSPE - subakut sklerosierende Panenzephalitis
SSW - Schwangerschaftswoche
STM - Sultiam
STP - Stiripentol
SUDEP - sudden unexplained death in epilepsy
SW - Spike Wave
T - Tesla
TCI - transitory cognitive impairment
TGB - Tiagabin
TLE - Temporallappenepilepsie
TMS - Tandemmassenspektroskopie
TPM - Topiramat
TPP - Tripetidylpeptidase
TPT - Thiopental
TSC - Tuberöser Sklerose-Komplex
u. U. - unter Umständen
VEP - visuell evozierete Potenziale
VGB - Vigabatrin
Vit - Vitamin
VLCFA - sehr langkettige Fettsäuren
VPA - Valproat
VP-shunt - ventrikuloperitonealer Shunt
vs -versus
Wo - Woche
ZNS - Zonisamid
ZNS - Zentrales Nervensystem

Sachregister

1p36-Deletions-Syndrom 325
2B(PHOX2B)-Mutation 90
4p-(Wolf-Hirschhorn-)Syndrom 326

Absenceepilepsie
–, juvenile 249
–, Kindesalter 242
–, Kriterien 244
Absencen
–, atypische 110, 280
–, frühkindliche 240
–, juvenile 249
–, Kindesalter 242
–, Lidmyoklonien 110, 246
–, typische 107 ff.
–, typische/atypische, Differenzialdiagnose 109
Absencen, myoklonische 109, 248
–, perioral 249
Absencestatus 144
Absetzen von AEDs 459 ff.
–, EbM-Guidelines 462
Abwesenheitszustände 94
ACT 487
ACTH 267
ADHS 529
–, AED 530
–, Differenzialdiagnose 531
–, Prävalenz 529
–, Therapie 531
AED 132
–, Absetzen 459 ff.
–, Aggravation 409
–, Akuttherapie 440 ff.
–, Anfallrisiken 447
–, Behandlungsversuch 448
–, Darreichungsformen 391
–, EbM-Guidelines zum Absetzen 462
–, Embryopathie 576
–, endokrine Nebenwirkungen 399
–, Enzyminduktion 392
–, evidenzbasierte Medizin 393
–, fetale Fehlbildungen 407
–, gastrointestinale Nebenwirkungen 398
–, idiosynkratische Nebenwirkungen 399
–, Interaktionen 391 ff.
–, Kombinationstherapie 397, 451 ff.
–, Kontrolluntersuchungen 457
–, Laborkontrollen 458
–, Metabolisierung 392
–, Monotherapie 394
–, Nebenwirkungen hämatopoetisches System 398
–, Nebenwirkungen Haut 398
–, Nebenwirkungen durch Langzeiteinnahme 405
–, Nebenwirkungen Leber 398
–, Nebenwirkungen Niere 398
–, Nebenwirkungen ZNS 397
–, Neuentwicklungen 410
–, Off-Label-Use 411
–, Osteopathie 459
–, Pharmakokinetik 390
–, psychotrope Effekte 536
–, Rezidivrate nach Absetzen 460
– und Schlaf 541
–, Schwangerschaft 577
–, teratogene Nebenwirkungen 406
–, Teratogenität 578
–, Therapierichtlinien 395
–, Vitamin D 459
–, wichtige Anwendungsdaten 452
–, Wirkmechanismen 388
–, Wirksamkeitsstudien 393
AED-Hypersensitivitätssyndrom 400
AED-Syndrom, fetales 407
affektiver Anfall 120
Affektkrampf
–, Differenzialdiagnose 78
–, zyanotischer und blasser respiratorischer 77
Aggravation 408
AGS-1-5-Mutation 358
Agyrie 353
Aicardi-Goutieres-Syndrom 358
Aicardi-Syndrom 358
Akupressur 506
Akupunktur 505
akut symptomatischer Anfall 18, 148 ff.
akute dissoziative Reaktion 95
ALHD7A1-Mutation, 340
Alice-im-Wunderland-Syndrom 82
Alkohol 164, 377
Alkoholsyndrom, fetales 378
Alpers-Syndrom 345
Alpträume 92
alternierende Hemiplegie 83
Altersabhängigkeit der Ursachen 38
Aminozidopathie 335
Ammonshornsklerose 307
Anfall
–, Absencen 107 ff.
–, akut symptomatischer 18, 148 ff.
–, anoxisch-epileptischer 77
–, atonischer 111
–, Auslöser 163 ff.
–, autonomer 29
–, Bedarfsmedikation 442
–, benigner familiärer im Säuglingsalter 201
–, benigner fokaler in der Adoleszenz 161
– mit bilateralem Beginn 104 ff.
–, Biotin-responsiver 342
–, CSWS 287
–, dialeptischer 29
–, Differenzialdiagnose nicht epileptischer 93
–, dorsaler präfrontaler 318
–, einfach und komplex fokaler 114
–, epileptischer/psychogener, Differenzialdiagnose 97
–, fokal-motorischer 115 ff.
– mit fokalem Beginn 112 ff.
–, Folinsäure-responsiver 341
–, inhibitorischer motorischer 117
–, motorischer 29
–, myoklonisch-atonischer 111
–, myoklonischer 110, 238
–, negativ myoklonischer 111
–, nichtepileptischer, Definition nach ILAE 20
–, Phänomenologie 103
–, posttraumatischer 371
–, Provokation durch Drogen und Medikamente 164
–, Provokation durch Fernseher/Videospiele 173
–, Provokation durch Hormone 167
–, Provokation durch Hyperventilation 169
–, Provokation durch Infekte 167
–, Provokation durch Menarche 168
–, Provokation durch Schlaf 166
–, Provokation durch Sport 167
–, Provokation durch Stress 165
–, Pyridoxalphosphat-abhängiger 341
–, Risiken durch AED 447
–, selbstinduzierter 174
–, Synkopen, Differenzialdiagnose 76
–, ventraler präfrontaler 318
Anfall, epileptischer
–, Definition nach ILAE 19
–, Differenzialdiagnose 75 ff.
–, Häufigkeit 33
–, Klassifikation 23 f.
–, klinisches Spektrum 103 ff.
–, konzeptuelle/operationelle Definitionen 21 ff.

–, Netzwerkkonzept 23
–, Prognose 39 ff.
–, semiologische Klassifikation 30
Anfall, erster
–, Bildgebung 180
–, EEG-Diagnostik 179
–, Häufigkeit und Ursachen 177
–, Labordiagnostik 178
–, Neuropsychologie 180
–, Rezidivrisiko 181
– unprovozierter generalisierter tonisch-klonischer 177 ff.
Anfall, fokaler 24, 112 ff.
–, affektiver 120
–, auditorischer 118
–, dymnestischer 119
–, dysphasischer 119
–, gelastischer 122
–, gustatorischer 118
–, Klassifikation 25
–, kognitiver 120
–, olfaktorischer 118
–, sensorischer 117
–, szenischer 121
–, vertiginöser 118
–, visueller 118
Anfall, generalisierter 24, 104 ff.
– klonischer 106
– tonischer 107
– tonisch-klonischer 78, 106
Anfall, neonataler
–, Diagnostik 190
–, Kofaktoren 194
–, Prognose 196
–, Semiologie 187
–, Therapie 191 ff.
–, Ursachen 185
Anfall, psychogener
– nichtepileptischer 95 ff.
–, Definition nach ILAE 20
Anfallsanamnese 53
anfallsauslösender Faktor 503
Anfallsbeschreibung, Fragebogen 105
Anfallsformen, Verteilung 36
Anfallsfreiheit 455
–, anhaltende 464
Anfallsklassifikationen nach Lüders 26 ff.
Anfallskontrolle, postoperative 480
Anfallssemiologie
–, kortikale Zonen 113
–, Video-EEG 477
Anfallsvermeidung 502 ff.
angeborene Stoffwechselkrankheit 334 ff.
Angelman-Syndrom 329
Angstattacke 94
Angststörung 533
anhaltende Anfallsfreiheit 464
anoxisch-epileptischer Anfall 77
Antiepileptika-induzierte psychiatrische Auffälligkeiten 534
Antiepileptikum
–, Bestimmung der Serumkonzentration 55
–, Indikationen zur Messung der Serumkonzentration 57
–, Richtlinien zur Überprüfung der Serumkonzentration 56
Anti-NMDA-Rezeptor-Enzephalitis 367
Aphasie-Epilepsiesyndrom 290 ff.
Apnoe bei gastroösophagealem Reflux 78
Apraxie, okulometrische 89
Arcachnoidalzyste 359
ARFGEF2-Mutation 355
Arousal, paroxysmale 203
artifizielle Störung by Proxy 98
ARX-Mutation 328
asymmetrisch tonischer Frontallappenanfall 317
Ataxie, episodische 86
Ätiologie 41 ff.
–, erworbene 47
ätiologische Hauptgruppen 42
Atkins-Diät, modifizierte 498
atonischer Anfall 111
ATP1A3-Mutation 84
ATP7A-Mutation 349
atypische
– Absencen 110, 280
– idiopathische fokale Epilepsie 218
atypisches Rett-Syndrom 328
auditorischer Anfall 118
Auffälligkeiten, episodisch psychogene/psychiatrische 94
Aufwach-Epilepsie 254
Aufwach-Grand-Mal-Epilepsie 253
Aufwärtsblick, benigner paroxymaler tonischer 86
Augenlidmyoklonien mit Absencen 246
Aura 29, 113
– continua 145
–, visuelle 324
Autismus-Spektrum-Störung 538
autoimmun vermittelte Enzephalitis 367
Automatismen 116
autonomer Anfall 29
autosomal-dominante Rolandische Epilepsie 205
Azetazolamid (AZA) 411

Bade-Epilepsie 171
Bandheterotopie, subkortikale 354
Basilarismigräne 82
Bedarfsmedikation bei Anfällen 442
Befundkonstellationen, spezifische 27
Behandlungsprotokoll des konvulsiven SE 136
benigne nächtliche alternierende Hemiplegie 90
benigner
– fokaler Anfall der Adoleszenz 161
– frühinfantiler Myoklonus 86
– neonataler Schlafmyoklonus 91
– paroxysmaler Schwindel 82
benignes idiopathisches Grand-Mal-Syndrom des Kindesalters 241
Benzodiazepine (BZD) 131
–, Akuttherapie 440
Beratung, genetische 567
Beruf, Integration 554
Berufsausbildung 551
Berufstätigkeit, Prädiktoren 554
Betreuung 567 ff.
–, Begleitbogen Epilepsie 570
–, Elternfragebogen 568
Bewältigungsstrategien 502 ff.
Bewegungsstörung
–, episodische hyperkinetische 85
–, paroxymale dyskinetische 85
Bewusstsein 112
Bewusstseinsstörung, Frontallappenanfall 317
Bibbern 88
bildgebende Neurodiagnostik 65
Biofeedback 505
Biotinidasemangel 342
Biotin-responsiver Anfall 342
Biotin-Thiamin-responsive Erkrankung 343
Bloch-Sulzberger-Syndrom 363
BNS-Anfall 122
borderline severe myoclonic epilepsy of infancy (SMEIB) 275
Bromid (BR) 412
Burst-Suppression-Muster 259

CAC-Mutation 334
Cannabinoide 492
Carbamazepin (CBZ) 413
CBZ 413
–, HLA-B*1502 400
CDG-Syndrom 349
CDKL5 328
Chicago-Studie 560
Choreoathetose, paroxymale kinesiogene 85
chromosomale Defekte 325 ff.
CLC-Mutation 334
Clobazam (CLB) 414
Clonazepam (CZP) 133, 415
CMV 364
Compliance, mangelnde 163
Computertomographie (CT) 65

Congenital Disorders
of Glycosylation 349
CRN-Mutation 334
CSWS 286ff.
–, Anfälle 287
–, diagnostische Trias 288
–, Therapieschema 289

D-2-Hydroxyglutarazidurie 338
DCX-Gen 354
Defekt, chromosomaler 325ff.
Definition
- Epilepsie, Vorschlag der ILAE 17
- der epileptischen Anfälle
und Epilepsien 21ff.
- epileptologischer Begriffe
nach ILAE 19
–, konzeptuelle/operationelle 21ff.
Déjà-vu 119
Deletion 1p36 325
Depression 533
Dexamethason 488
Diagnostik 53ff.
–, Dokumentation 72
–, genetische 69ff.
–, genetische Tests 70
–, invasive 478
–, klinische 53
–, neuropsychologische 71
dialeptischer Anfall 29
Diät, ketogene 492ff.
–, Einführung und Verlauf 495
–, Kontraindikationen 495
–, Nebenwirkungen 497
–, Wirksamkeit 493
Diät, MCT-ketogene 498
Diazepam (DZP) 133, 416
–, Akuttherapie 441
DNT 374
Dokumentation der Diagnostik 72
Doose-Syndrom 236ff.
dorsaler präfrontaler Anfall 318
Down-Syndrom 327
Dravet-Syndrom 273ff.
–, diagnostische Kriterien 275
–, Impfung 277
–, Therapie 277
–, Triggerfaktoren 274
Drogen, Anfälle provozieren 164
Duplikation, invers 15 326
dymnestischer Anfall 119
dysembryoplastischer neuroepithelialer
Tumor (DNT) 374
Dysgenesie, kortikale 351
Dyskinesie, familiäre paroxysmale
nonkinesiogene 86
Dysmorphie, zerebrale 350
dysphasischer Anfall 119
Dysplasie, fokale kortikale 357
Dystonie
–, paroxysmale 203
–, transiente paroxysmale 86
DZP 416

EEG
–, Epilepsie, Therapiekontrolle 65
–, epileptiforme Aktivität 58, 63
–, Erkrankungen mit Epilepsie 61
–, Fieberkrampf 154
–, Grundaktivität 58
–, Herdbefunde 58
–, idiopathische generalisierte
Epilepsie 233
–, Neugeborenes 188
–, Photosensibilität 247
–, Provokationsmethoden 60
–, Status epilepticus 129
–, Verlaufsbeobachtung und
Therapiekontrolle 65
EEG-Muster
- bei Epilepsiesyndrom 59
–, spezifisches 60
einfach fokaler
- Anfall 114
- Status epilepticus 145
Einschlafmyoklonie 91
Elektroden, intrakranielle 478
Elektroenzephalographie (EEG) 57
elektroklinisches Syndrom 26f.
–, Definition nach ILAE 20
Elternfragebogen, Betreuung 568
Embryopathie, AED 576
Engel-Klassifikation 480
Enzephalitis
–, autoimmun vermittelte 367
–, limbische 368
Enzephalomyopathie, mitochon-
driale 345
Enzephalopathie
–, hypertensive 380
–, hypoxisch-ischämische 375
–, metabolische 337
–, metabolisch-toxische 376
–, myoklonische bei nichtprogre-
dienten Erkrankungen 278
–, neonatale 199
–, neonatale myoklonische 260
- mit Suppression-Burst-Muster,
frühinfantile epileptische 259
–, Vitamine 339
–, VPA 403
Enzephalopathie, epileptische 257ff.
- mit CSWS 286ff.
–, Definition nach ILAE 20
Epidemiologie 33ff.
Epilepsia partialis continua 141
Epilepsie
–, autosomal-dominante
Rolandische 205
–, Definition nach ILAE 17, 19
–, Diagnose 22
–, disponierende Krankheiten 42
- bei erworbenen systemischen
Erkrankungen 364ff.
–, familiäre autosomal-dominante 201ff.
–, Fieberkrampf 159
–, generalisierte tonisch-klonische
Anfälle 253
–, hereditäre, Einteilung 44
–, idiopathische 44
–, infantile fokale 210ff.
–, Inzidenz und Prävalenz 34ff.
–, juvenile myoklonische 251
–, katameniale 168
–, Klassifikation 25
–, Komorbidität 529ff.
–, konzeptuelle Definition 19
–, konzeptuelle/operationelle
Definitionen 21ff.
–, medikamentenresistente, Definition
nach ILAE 20
–, myoklonisch-astatische 236ff.
–, myoklonische des Kleinkindalters 234ff.
- mit myoklonischen Absencen 248
–, neurologische Krankheiten 325ff.
–, operationale Klassifikation
im Kindes- und Jugendalter 28
–, operationelle klinische
Definition 19
- bei onkologischen Erkrankungen 373
–, photosensible 173
–, postinfektiöse 365
–, posttraumatische 372
–, Prognose 39ff., 557ff.
–, provozierte 42
–, psychosoziale Langzeitauswirkungen 550
–, schwere frühkindliche myoklonische 273ff.
–, strukturelle mit fokalen
Anfällen 303ff.
–, strukturelle/metabolische
Ursachen 27
–, symptomatische, Definition nach
ILAE 20
–, Therapiekontrolle im EEG 65
–, Typ Gastaut 223
–, Typ Panayiotopoulos 220
–, Überlebensprognose 39
–, überwundene, Definition nach
ILAE 20
- unbekannter Ursache 26
–, Ursachen 38
–, variables Alter zu Beginn 27
–, Vererbung 43
- mit wandernden fokalen Anfällen,
Säuglingsalter 262

Epilepsie, fokale
- familiäre 204
–, lateralisierende Symptome und Zeichen 305
Epilepsie, idiopathische
–, Definition nach ILAE 20
–, genetische Befunde 45
Epilepsie, idiopathische fokale (IFE) 207 ff.
–, atypische 218
–, Frontallappen 229
–, infantile 210 ff.
–, komplex fokale Anfälle 226
–, Mittellinien-Spike-Waves 212
–, okzipitale 220 ff.
–, okzipitale, Differenzialdiagnose 223
–, okzipitale, early onset 220
–, okzipitale, late onset 223
–, psychomotorisch 227
–, zentrotemporale Spikes 213 ff.
Epilepsie, idiopathische generalisierte (IGE) 231 ff.
–, Ätiologie 232
–, EEG 233
–, Epidemiologie 232
–, Klassifikation 231
–, Klinik 233
–, MRT 234
–, Neuropsychologie 234
–, Prognose 234
–, Therapie 234
Epilepsiechirurgie 469 ff.
–, Kognition 519
–, Komplikationen 484
–, Leitsätze 471
–, Methoden und Ergebnisse 480 ff.
–, Outcome bei Kindern 484
Epilepsiediagnostik, genetische Tests 70
Epilepsierisiko nach Fieberkrampf 156
Epilepsiesprechstunde 567
Epilepsiesyndrome 26 f.
–, Definition nach ILAE 20
–, EEG-Muster 59
–, Häufigkeit 37
–, neonatale 197 ff.
–, Photosensibilität 173
epileptiforme Aktivität im EEG 58
epileptische Enzephalopathie 257 ff.
- mit CSWS 286 ff.
–, Definition nach ILAE 20
epileptische Spasmen 122
epileptischer Anfall
–, Definition nach ILAE 19
–, Differenzialdiagnose 75 ff.
–, Häufigkeit 33
–, Klassifikation 23 f.
–, klinisches Spektrum 103 ff.
–, konzeptuelle/operationelle Definitionen 21 ff.
–, Netzwerkkonzept 23
–, Prognose 39 ff.
–, semiologische Klassifikation 30
epileptischer Nystagmus 323
epileptogene
- Läsion 476
- Zone 474
Epileptogenese 50
epileptologische Terminologie 18
episodisch
- hyperkinetische Bewegungsstörungen im Schlaf 91
- psychogene/psychiatrische Auffälligkeiten 94
episodische
- Ataxie 86
- hyperkinetische Bewegungsstörung 85
episodischer
- Tremor 88
- Verlust von Muskeltonus/-kraft im Schlaf 90
- Wutanfall 94
Erbrechen, zyklisches 83
Erkrankung
–, Biotin-Thiamin-responsive 343
–, metabolisch identifizierbare 334 ff.
–, onkologische, Epilepsie 373
Ertrinkungsrisiko 564
Erwachsenenalter 27
ESES-Syndrom 286
Eslicarbazepin (ESL) 417
Ethosuximid (ESM) 418
Evidenzklassen 394
experimentelle Modelle 50

Faktor, anfallsauslösender 503
familiäre
- autosomal-dominante Epilepsie 201 ff.
- paroxysmale nonkinesiogene, Dyskinesie 86
FAMOSES 504
FAS 378
FBM-assoziierte Hepatotoxizität 402
FCD 357
Febrile Infection-Related Epilepsy Syndrome (FIRES) 141
febriler Status epilepticus 152
Feierabend-Epilepsie 254
Felbamat (FBM) 418
Feldstärke 67
fernseherinduzierter Reflexanfall 173
fetales
- AED-Syndrom 407
- Alkoholsyndrom (FAS) 378
Fieberanfall 34
Fieberkrampf (FK) 34, 150 ff.
–, Diagnostik 153
–, Differenzialdiagnose 155
–, EEG 154
–, Einteilung 151
–, Epilepsie 159
–, Epilepsierisiko 156
–, komplexer 151
–, Prognose 156
–, Prophylaxe 158
–, Risikofaktoren 151
–, Status epilepticus 152
–, Therapie 157
Finnland-Studie 561
FIRES 141
fith day fits 197
Fixation-off-Phänomen 247
FLNA-Mutation 355
FMB 418
fokale
- Epilepsie, lateralisierende Symptome und Zeichen 305
- familiäre Epilepsie 204
- kortikale Dysplasie (FCD) 357
fokaler Anfall 24, 112 ff.
–, Klassifikation 25
fokal-motorischer Anfall 115 ff.
fokal-sensorischer Anfall 117
Fokus, wandernd 262
Folinsäure-responsiver Anfall 341
FOLR1-Mutation 342
Folsäure 490
–, Schwangerschaft 578
Fosphenytoin 134
FOXG1-Mutation 330
Fragebogen für die Anfallsbeschreibung 105
Fragiles X-Syndrom 327
Frontallappenanfall 316
–, asymmetrisch tonischer 317
–, Bewusstseinsstörung 317
–, Differenzialdiagnose 320
–, Kindesalter 319
–, klonische motorische 316
Frontallappenepilepsie 314 ff.
–, autosomal-dominante 203
–, benigne 229
–, Differenzialdiagnose Temporallappenepilepsie 321
Frühanfall 372
Frühestanfall 371
frühinfantile epileptische Enzephalopathie mit Suppression-Burst-Muster 259
frühkindliche Absenceepilepsie 240
Fugue-Zustand 95
Führerschein 579 ff.
–, Begutachtungsleitlinien 580
funktionelle Magnetresonanztomographie 67
funktionelles Orthostasesyndrom 81

Gabapentin (GBP) 420
GABA-Transaminasemangel 348
GABRD -Mutation 334
GAMT-Defizienz 346
Gangliogliom 374
Gastaut 223
Gedächtnisstörung 512
GEFS+ 239
gelastischer Anfall 122
Gelegenheitsanfall 147 ff.
–, gastrointestinale Infektionen 160
–, symptomatischer 150
Gendefekt bei Kanalopathien 46
generalisierte Epilepsie mit Fieberanfällen plus (GEFS+) 239
generalisierter
- Anfall 24, 104 ff.
- klonischer Anfall 106
- tonischer Anfall 107
- tonischer Status epilepticus 140
generalisierter tonisch-klonischer Anfall (GTKA) 106
–, Differenzialdiagnose 78
generalisierter tonisch-klonischer Status epilepticus 127
Genetik 43 ff.
–, Epilepsierisiko 569
–, Fieberkrämpfe 574
–, idiopathische fokale Epilepsien 573
–, idiopathische generalisierte Epilepsien 573
–, kryptogene fokale Epilepsien 573
genetische
- Befunde bei idiopathischen Epilepsien 45
- Beratung 567
- Diagnostik 69 ff.
- Tests 47
- Varianten 71
Genmutation 328 ff.
Gilles-de-la-Tourette-Syndrom 88
GLRA1-Mutation 87
Glukosetransporter
–, Protein-Defizienz 347
–, Störung 347
Glut1-DS 347
Glutarazidurie 338
GM2-Gangliosidose 348
GNAQ-Mutation 362
GPR56-Mutation 355
Grand Mal
–, Kleinkind 241
–, Epilepsie, frühkindliche 258
Grundaktivität im EEG 58
GTKA 106
gustatorischer Anfall 118

halbseitiger tonisch-klonischer Status epilepticus 142
Haluzinationen 113
Hamartom 375
–, hypothalamisches 122
hämatologisches Malignom 375
hämolytisch-urämisches Syndrom 380
hämorrhagisches Schock- und Enzephalopathiesyndrom 377
Harnstoffzyklusdefekt 338
Hashimoto-Enzephalopathie 379
Häufigkeit
- der einzelnen Anfallsformen bei Kindern 35
- der einzelnen Epilepsien im Jugendalter 36
- der einzelnen Epilepsien im Kindesalter 36
- epileptiformer Aktivität 63
- von epileptischen Anfällen und Epilepsien 33 ff.
Häufigkeitsverteilung der Ursachen 37
Heißes-Wasser-Epilepsie 171
Hemikonvulsion-Hemiplegie-Epilepsiesyndrom (HHE-Syndrom) 370
Hemimegalenzephalie 352
Hemiplegie
–, alternierende 83
–, benigne nächtliche alternierende 90
hemiplegische Migräne 82
Hemispärektomie 482
Hepatotoxizität
–, FBM-assoziierte 402
–, VPA-assoziierte 402
Herdbefunde im EEG 58
hereditäre Epilepsie, Einteilung 44
Heterotopie 353
–, periventrikuläre noduläre 354
HHE-Syndrom 370
HIE 185, 375
Hippocampussklerose 306 ff.
–, Klassifikation 307
–, MRT-Kriterien 310
Hirnabszess 366
HIV-Infektion bei Kindern 365
Holocarboxylase-Mangel 343
Holoproenzephalie 356
Homocysteinämie 344
Homöopathie 506
Hormone 167
HSV-Enzephalitis 366
Huntington, Morbus 333
Hyperekplexie 87
Hyperglyzinämie, nichtketotische 336
hypertensive Enzephalopathie 380
Hyperventilation 62, 169
Hyperventilationssyndrom 94
Hypoglykämie 379
Hypokalzämie 379
Hypomagnesiämie 379
Hypomelanosis Ito 363
Hypoparathyreodismus 379
Hypotension, orthostatische 81
Hypoventilationssyndrom, kongenitales zentrales 90
hypoxisch-ischämische Enzephalopathie (HIE) 185, 375
Hypsarrhythmie 59, 264

idiopathische Epilepsie 44
–, Definition nach ILAE 20
–, genetische Befunde 45
idiopathische fokale Epilepsie (IFE) 207 ff.
–, atypische 218
–, Frontallappen 229
–, infantile 210 ff.
–, komplex fokale Anfälle 226
–, Mittellinien-Spike-Waves 212
–, okzipitale 220 ff.
–, okzipitale, Differenzialdiagnose 223
–, okzipitale, early onset 220
–, okzipitale, late onset 223
–, psychomotorische 227
–, zentrotemporale Spikes 213 ff.
idiopathische generalisierte Epilepsie (IGE) 231 ff.
–, Ätiologie 232
–, EEG 233
–, Epidemiologie 232
–, Klassifikation 231
–, Klinik 233
–, MRT 234
–, Neuropsychologie 234
–, Prognose 234
–, Therapie 234
ILAE 17 ff.
- Klassifikation der Epilepsien 25
ILAE-Kommissionen
–, Definition epileptische Anfälle und Epilepsie 19
–, Definition epileptologischer Begriffe 19
Illusionen 113
Immunglobulin G 488
immunmodulatorische Therapie 487
Impulsiv-Petit-Mal-Epilepsie 251
Incontinentia pigmenti 363
Indikation, MRT 66
infantile fokale Epilepsie 210 ff.
infantile Spasmen 122, 262 ff.
–, Procedere 271
Infektionen 167
–, kongenitale Zytomegalie 364
–, konnatale 364
–, perinatale 365
–, Toxoplasmose 365
–, ZNS 365
Informationsübertragung, neuronale 48
inhibitorischer motorischer Anfall 117

Insult, ischämischer 380
Integration in Kindergarten, Schule, Beruf 553 ff.
Internationale Liga gegen Epilepsie (ILAE), Definition von Epilepsie 17
Inverse-Duplikation-Chromosom-15-Syndrom 326
Inzidenz
- der Epilepsien 34
-, kumulative 33
irritative Zone 475
ischämischer Insult 380

Jackson-Anfall 115
Jeavons-Syndrom 246
JME 251
Jugendalter 27
-, benigne fokale Anfälle 161
-, Häufigkeit der einzelnen Epilepsien 36
-, operationale Klassifikation der Epilepsien 28
juvenile
- Absenceepilepsie 249
- myoklonische Epilepsie (JME) 251

Kallosotomie 483
Kanadische Studie 561
Kanalopathie 334
Kanalopathie, Gendefekte 46
kardiale Synkopen 79
kardiogene Synkopen 80
katameniale Epilepsie 168
Kataplexie 85
KCN-Mutation 334
KCNQ2-Mutation 199
KCNQ-Mutation 198
ketogene Diät (KD) 492 ff.
-, Einführung und Verlauf 495
-, Kontraindikationen 495
-, Nebenwirkungen 497
-, Wirksamkeit 493
Ketose 498
Kindergarten, Integration 553
Kindesalter 27
-, Absenceepilepsie 242
-, benigner paroxymaler tonischer Aufwärtsblick 86
-, Frontallappenanfall 319
-, Häufigkeit der einzelnen Anfallsformen 35
-, Häufigkeit der einzelnen Epilepsien 36
-, HIV-Infektion 365
-, idiopathische fokale Epilepsie 207 ff.
-, operationale Klassifikation der Epilepsien 28
-, Outcome der Epilepsiechirurgie 484
-, Verteilung der Ursachen 38
Klassifikation
- und Alltag 31
- der Epilepsien 25
- der epileptischen Anfälle 23 f.
- der fokalen Anfälle 25
-, operationale, Epilepsien im Kindes- und Jugendalter 28
-, semiologische, epileptische Anfälle 30
Kleinkindalter
-, benigner paroxysmaler Schwindel 82
-, Grand Mal 241
-, myoklonische Epilepsie 234 ff.
-, Temporallappenepilepsie 313
klinische
- Diagnostik 53
- Untersuchung 54
klonische motorische Frontallappenanfall 316
Kofaktorstörung 338
Koffein 164
Kognition 509 ff., 514 ff.
-, AEDs 517
-, Anfallshäufigkeit und -dauer 516
-, Anfallskontrolle 516
-, Anfallstyp 514
-, Ätiologie 514
-, Epilepsiechirurgie 519
-, epileptiforme Potenziale 520 ff.
-, Manifestationsalter 515
-, Progression 522
-, psychosoziale Faktoren 520
-, Status epilepticus 516
-, Syndromdiagnose 514
kognitiver Anfall 120
Kombinationstherapie 451 ff.
Komorbidität bei Epilepsien 529 ff.
Komplementärmedizin 504 ff.
komplex fokaler
- Anfall 114
- Status epilepticus 145
komplexer Fieberkrampf 151
konfusionelle Migräne 82
kongenitale Zytomegalie (CMV) 364
kongenitales zentrales Hypoventilationssyndrom 90
konnatale Infektion 364
Konstellationen 26
Kontrazeption 574
Kontrolluntersuchungen unter AED-Therapie 457
Konvulsion 126
konvulsive Synkopen 76, 79
konvulsiver Status epilepticus 127 ff.
-, Therapie 130
konzeptionelle Definition, Epilepsie 21 ff.
Kopfrollen 91
Kortex
-, primär motorischer 315
-, supplementär motorischer 315
kortikale
- Dysgenesie 351
- Zone, Modell 474
Kortikosteroide 487
Kozhevnikov-Syndrom 141
Krankheitsbilder 101 ff.
Krankheitsverarbeitung 546
Kreatin-
- Synthesedefekt 346
- Transporterdekt 346

Labordiagnostik 54
-, Prioritäten 55
Laborkontrollen bei AED-Dauertherapie 458
Laborparameter, Überwachung 55
Lacosamid (LCM) 421
Lähmung, postiktale 114
Laktatwert, Liquor 345
Laktatzidose 345
Lamotrigin (LTG) 421
Landauer-Kleffner-Syndrom (LKS) 290 ff.
Läsion, epileptogene 476
Läsionektomie, erweiterte 482
laterale Temporallappenepilepsie 313
Lavora-Körperchen-Krankheit 298
LCM 421
Lebensbedingungen, belastende 165
Lebensqualität
-, Dimensionen 547
-, elterliche Angst 550
-, Familie 548
-, Jugendliche 547
-, Kinder 546
- und psychosoziale Aspekte 545 ff.
-, Selbstwahrnehmung 548
-, Sorgen 548
-, soziales Stigma 549
Leberversagen 401
Lennox-Gastaut-Syndrom 279 ff.
-, Differenzialdiagnose 283
-, Klinik 279
-, Therapie 284
-, Varianten 281
Lernstörung 510
Leseepilepsie 175
Leukämie 375
Levetiracetam (LEV) 135, 423
Lidmyoklonien 247
limbische Enzephalitis 368
Liquor, Laktatwert 345
LIS1-Gen 354
Lissenzephalie 352
LKS 290 ff.
Lobektomie, temporale 482
Long-QT-Syndrom 80
Lorazepam (LZP) 133, 424

Low Glycaemic Index Treatment (LGIT) 499
LTG 421
Lüders, semiologische Anfallsklassifikationen 26 ff.
Lumbalpunktion 55
Lupus erythematodes 381
Lymphom 375
LZP 424

MAD 498
MAG12-Mutation 329
Magnetenzephalographie (MEG) 68
Magnetic Source Imaging (MSI) 69
Magnetresonanzspektroskopie 68
Magnetresonanztomographie (MRT) 65
–, funktionelle 67
Makropsie 118, 323
Malariaprophylaxe 583
Malformation, vaskuläre 359
Malignom, hämatologisches 375
Mangan 491
march of convulsion 115
Masern 366
Masturbation 88
MCT-ketogene Diät 498
MDZ 426
MECP2-Duplikation 330
MECP2-Mutation 332
mediale Temporallappenepilepsie 306
Medikamente, Anfälle provozieren 164
medikamentenresistente Epilepsie, Definition nach ILAE 20
MEF2C-Mutation 328
MELAS 345
Melatonin 491
Menarche 168
Menkes-Syndrom 349
mentale Retardierung 537
MERRF-Syndrom 298
Mesuximid (MSM) 424
metabolisch identifizierbare Erkrankung 334 ff.
metabolische Enzephalopathie 337
metabolisch-toxische Enzephalopathie 376
Methylentetrahydrofolat-Reduktase-Mangel 344
Midazolam (MDZ) 133, 426
–, Akuttherapie 441
Migräne 81
–, hemiplegische 82
–, konfusionelle 82
–, vertebrobasilare 82
Migränevarianten, komplexe 81
Mikropsie 118, 323
mitochondriale Enzephalomyopathie 345
Mitochondriopathie 344
Mittellinien-Spike-Waves 212
modifizierte Atkins-Diät (MAD) 498
Molybdänkofaktor-Mangel 343
Monotherapie 449
Morbus Huntington 333
Mortalität 563 ff.
–, Ertrinkungsrisiko 564
–, Populationsstudien 564
–, SUDEP 565
MOSES 504
motorischer Anfall 29
Mount-Reback 86
Mowat-Wilson-Syndrom 331
MRT
–, Indikation und Durchführung 66
–, prächirurgische Diagnostik 478
– und Reifung 67
MST 483
MTHFR-Mangel 344
multiple subpiale Transsektionen (MST) 483
Münchhausen-Syndrom-by-Proxy 98
muscle-eye-brain-disease 353
Muskeltonus/-kraft, episodischer Verlust im Schlaf 90
Mutation
–, AGS-1–5 358
–, ALHD7A1 340
–, ARFGEF2 355
–, ARX 328
–, ATP1A3 84
–, ATP7A 349
–, CAC 334
–, CLC 334
–, CRN 334
–, FLNA 355
–, FOLR1 342
–, FOXG1 330
–, GABRD 334
–, GLRA1 87
–, GNAQ 362
–, GPR56 355
–, KCN 334
–, KCNQ 198
–, KCNQ2 199
–, MAG12 329
–, MECP2 332
–, MEF2C 328
–, NEMO 363
–, PCDH19 332
–, PEX1 348
–, PLCB1 328
–, PNPO 341
–, PRRT2 85
–, SCN 334
–, SLC2A1 347
–, SLC6A5 87
–, STXBP1 328
–, TCF4 331
–, TSC1/2 361
–, ZEB2 331
–, 2B(PHOX2B) 90
Mutterschaft
–, Geburt 578
–, Neugeborenes 579
–, Stillen 579
myoklonisch-astatische Epilepsie 236 ff.
myoklonisch-atonischer Anfall 111
myoklonische
– Absencen 109
– Enzephalopathie bei nichtprogredienten Erkrankungen 278
– Epilepsie des Kleinkindalters 234 ff.
– Reflexepilepsie 170
myoklonischer
– Anfall 110
– Status epilepticus 140
Myoklonus
–, benigner frühinfantiler 86
–, paroxymaler 86
Myoklonusepilepsie
–, progressive 295 ff.
– mit ragged red fibres (MERRF) 298

Nachtterror 92
Narkolepsie 85, 90
NCL 299
negativ myoklonischer Anfall 111
Nekrolyse, toxisch epidermale 400
NEMO-Mutation 363
neonatale
– Enzephalopathie 199
– Epilepsiesyndrome 185 ff., 197 ff.
– myoklonische Enzephalopathie 260
neonataler Anfall
–, benigner 197
–, Diagnostik 190
–, Kofaktoren 194
–, Prognose 196
–, Semiologie 187
–, Therapie 191 ff.
–, Ursachen 185
Neonatalperiode 27
Netzwerkkonzept, epileptische Anfälle 23
Neugeborenenanfall 34, 185 ff.
–, benigner 197
–, benigner familiärer 198
Neugeborenes, EEG 188
Neurodiagnostik, bildgebende 65
Neurofibromatose 360
neurokutanes Syndrom 360
neuronale
– Informationsübertragung 48
– Netzwerke 49
– Zeroidlipofuszinosen (NCL) 299
neuropsychologische
– Diagnostik 71
– Untersuchung 509

Neurotransmitter 49
-, Defekt 347
nichtepileptischer Anfall, Definition nach ILAE 20
nichtketotische Hyperglyzinämie 336
Niemann-Pick-Erkrankung 85
nonkonvulsiver Status epilepticus 143 ff.
NREM-Parasomnie 542
Nystagmus, epileptischer 323

obstruktives Schlaf-Apnoe-Syndrom (OSAS) 542
Ohtara-Syndrom 259
okulometrische Apraxie 89
okzipitale idiopathische fokale Epilepsie 220 ff.
-, Differenzialdiagnose 223
-, early onset 220
-, late onset 223
Okzipitallappenepilepsie 323
olfaktorischer Anfall 118
Oligoepilepsie 161
Omega-3-Fettsäuren 491
onkologische Erkrankung, Epilepsie 373
operationale Klassifikation, Epilepsien im Kindes- und Jugendalter 28
operationelle Definition, Epilepsie 21 ff.
Opsoklonus-Myoklonus-Syndrom 87
Organoazidopathie 336
Orthostasesyndrom, funktionelles 81
orthostatische Hypotension 81
OSAS 542
Osteopathie, AED 459
Outcome
- der Epilepsiechirurgie bei Kindern 484
-, Klassifikation 480
out-of-body experience 322
OXC 426
Oxcarbazepin (OXC) 426

Pachygyrie 353
Panayiotopoulos-Syndrom 220
Panenzephalitis, subakut sklerosierende 366
Panikattacke 94
Pankreatitis, VPA-Therapie 402
Parasomnie 91
Parästhesie 322
Parietallappenepilepsie 322
paroxymale
- dyskinetische Bewegungsstörung 85
- kinesiogene, Choreoathetose, 85
- motorische Phänomene im Schlaf 89 ff.
paroxymaler
- Myoklonus 86
- Tortikollis 83, 85
Pathogenese 41 ff.
Pavor nocturnus 92
PB 428
PCDH19-Mutation 332
PEHO-Syndrom 350
perinatale
- Infektion 365
- Ursachen 47
periventrikuläre noduläre Heterotopie 354
peroxisomale Störung 348
PEX1-Mutation 348
PGB 430
Phakomatose 360
Phantom-Absencen 249, 251
Pharmakogenetik 388
Pharmakoresistenz 463 ff.
-, Definition 464
Pharmakotherapie 385 ff., 487 ff.
-, Absorption 385
-, Anfallsfreiheit 455
-, Beginn 446
-, Behandlungskonzept 443 ff.
-, Behandlungsversuch 448
-, Clearance 386
-, Distribution 385
-, Durchführung 449 ff.
-, Eiweißbindung 386
-, Elimination 385
-, Halbwertszeit 386
-, Kombinationstherapie 451 ff.
-, Monotherapie 449
-, Plasmakonzentration 387
-, Prädiktoren und Mechanismen 467
-, rationale 388
-, Risiken 448
-, Steady State 386
-, Überbehandlung 456
-, Ziele 387
Phenobarbital (PB) 134, 428
Phenytoin (PHT) 134, 429
Photosensibilität 171
- im EEG 247
-, Epilepsiesyndrome 173
photosensible Epilepsie 173
Photostimulation 62, 172
Pitt-Hopkins-Syndrom 331
PLCB1-Mutation 328
PME 295 ff.
PNPO-Mutation 341
Polymikrogyrie 355
Polysomnographie 166
Polytherapie 451
Positronenemissionstomographie (PET) 68
posterior reversible enzephalopathy-syndrome in childhood (PRES) 381
postiktale Lähmung 114
postinfektiöse Epilepsie 365
postnatale Ursachen 48
posttraumatische Epilepsie 372
posttraumatischer Anfall 371
prächirurgische Diagnostik
-, Indikation 470, 473
-, Methoden 477 ff.
-, MRT 478
-, MRT-Befunde 472
Prader-Willi-Syndrom 331
pränatale Ursachen 47
Prävalenz der Epilepsien 35
Prednisolon 267
Prednison 488
Pregabalin (PGB) 430
PRES 381
Primidon (PRM) 431
Prognose
-, AED 559
- der Epilepsien 557 ff.
-, Epilepsiesyndrome 559
- der epileptischen Anfälle und Epilepsien 39 ff.
-, Faktoren 558
-, Pharmakoresistenz 560
-, Status epilepticus 559
progressive Myoklonusepilepsie (PME) 295 ff.
-, Differenzialdiagnose 297
Prolaktzinbestimmung 57
Propofol 135
Provokationsmethoden im EEG 60
provozierte Epilepsie 42
PRRT2-Mutation 85
Pseudo-Lennox-Syndrom 218
psychiatrische Auffälligkeit, Antiepileptika-induzierte 534
psychogener
- Anfall, Definition nach ILAE 20
- nichtepileptischer Anfall 95 ff.
psychomotorische Epilepsie 227
Psychose
-, alternative 535
-, anfallsbezogene 535
Pulstherapie 488
Purpura Schönlein-Hennoch 381
Pyknolepsie 242
Pyridoxalphosphat-abhängiger Anfall 341
Pyridoxin
-, Abhängigkeit 338
-, hochdosiert 269
Pyruvatcarboxylasemangel 346

Radermecker-Komplexe 366
Rasmussen-Syndrom 368
Reflexanfall 169 ff.
-, fernseh- und videospielinduzierter 173
Reflexepilepsie 169 ff.
-, Definition nach ILAE 20

–, myoklonische 170
Reflexsynkopen 77
Reiki 506
Remission 18
–, globale 557
–, Populationsstudien 557
REM
–, Parasomnie 542
–, Schlaf-Verhaltensstörung 92
resektive Verfahren 481
resolved epilepsy 469
–, Definition nach ILAE 20
Restless-legs-Syndrom (RLS) 91, 542
Restriktionen 552 ff.
–, Kindergarten/Schule 552
–, Sport/Freizeitaktivitäten 553
–, zuhause 552
Retardierung, mentale 537
Rett-Syndrom 332
–, atypisches 328
–, Klinik 330
Reye-Syndrom 376
Rezidivrate nach Absetzen der AEDs 460
Rezidivrisiko 561
Ringchromosom-14-Syndrom 326
Ringchromosom-20-Syndrom 327
Risiken durch Anfälle und AED 447
Rolandischer zentrotemporaler ShW 217
Rolando-Epilepsie 213 ff.
Rötelnenzephalitis 366
RUF 432
Rufinamid (RUF) 432
Runs of Rapid Spikes 282

Sandifer-Syndrom 86
Säuglingsalter 27
–, benigner familiäre Anfälle 201
–, Epilepsie mit wandernden fokalen Anfällen 262
Schädel-Hirn-Trauma 371
Schauderattacken 88
Schizenzephalie 355
Schlaf 62
– und AED 541
–, Diagnostik und Therapie 543
–, episodisch hyperkinetische Bewegungsstörungen 91
–, episodischer Verlust von Muskeltonus/-kraft 90
–, NREM- und REM-Parasomnie 542
–, NREM-Parasomnie 542
–, OSAS 542
–, paroxymale motorische Phänomene 89 ff.
–, Restless-legs-Syndrom 542
Schlafmangel 166
Schlafmyoklonus, benigner neonataler 91
Schlafstörung 540
Schlafwandeln (Somnambulismus) 92
Schreckepilepsie 170
Schulbildung 551
Schule, Integration 553
Schulleistungsdefizite 510
Schutzimpfungen 583
Schwangerschaft 575
–, AED 577
–, Folsäure 578
–, Vitamine 578
Schwindel, benigner paroxysmaler 82
SCN1A-Mutation 45
SCN-Mutation 334
selbstinduzierter Anfall 174
Selbststimulation bei Säuglingen und Kleinkindern 88
Selbstverletzung 532
Semiologie
–, fokale 112 ff.
–, generalisierte 104 ff.
semiologische
– Anfallsklassifikationen nach Lüders 26 ff.
– Klassifikation, epileptische Anfälle 30
Serinbiosynthese, Defekte 336
Serumkonzentration der Antiepileptika
–, Bestimmung 55
–, Indikationen zur Messung 57
–, Richtlinien zur Überprüfung 56
severe myoclonic epilepsy of infancy (SMEI) 273
Sexualhormone 575
ShW, zentrotemporaler 217
Sialidosen 300
Single-Photon-Emissions-Computertomographie (SPECT) 68
SISCOM 69
Situationssynkopen 79
SLC2A1-Mutation 347
SLC6A5-Mutation 87
SMEI 273
SMEIB 275
Somnambulismus 92
Somniloquie 92
spannungsabhängige Ionenkanäle 49
Spasmen
–, epileptische 122
–, infantile 122, 262 ff.
Spasmus nutans 88
Spätanfall 371
Spike-Wave-Variant-Muster 281
Sport 167
–, Restriktionen 553
Sprachdyspraxie 205
Sprache 509 ff.
Sprachstörung 524 ff.
–, epileptiforme Potenziale 525
–, idiopathisch fokale Epilepsie 525
–, Schädigungszeitpunkt 524
–, Temporallappenepilepsie 525
Sprechen im Schlaf (Somniloquie) 92
SSPE 366
Startle-Epilepsie 170
Status epilepticus (SE) 50, 125 ff.
–, Absence 144
–, Ätiologie 127
–, Behandlungsprotokoll 136
–, Definitionen 125
–, Diagnostik 129
–, EEG 129
–, Epidemiologie 126
–, febriler 152
–, Fieberkrampf 152
–, halbseitiger tonisch-klonischer 142
–, Klassifikation 126
–, Klinik 127
–, myoklonischer 140
–, nonkonvulsiver 143 ff.
–, Pathophysiologie 128
–, subtiler 127
–, Therapie, AEDs 132
–, Therapie, BZD 131
–, Therapie, CZP 133
–, Therapie, DZP 133
–, Therapie, Erfassungsbogen 138
–, Therapie, Fosphenytoin 134
–, Therapie, LEV 135
–, Therapie, LZP 133
–, Therapie, MDZ 133
–, Therapie, PB 134
–, Therapie, PHT 134
–, Therapie, Propofol 135
–, Therapie, TPT 135
–, Therapie, VPA 134
Status epilepticus, fokaler
–, einfach 145
–, komplex 145
Status epilepticus, generalisierter
– tonischer 140
– tonisch-klonischer 127
Status epilepticus, konvulsiver 127 ff.
–, Prognose 137
–, Therapie 130
Stereotypie 89
Steroid-Pulstherapie 489
Stevens-Johnson-Syndrom 400
Stillen 579
Stiripentol (STP) 432
STM 433
Stoffwechselkrankheit, angeborene 334 ff.
Störung
–, externalisierende 529
–, internalisierende 532
–, peroxisomale 348
STP 432
Stress, emotionaler 165
Stroke-Like-Episodes 345

strukturelle Epilepsie mit fokalen Anfällen 303 ff.
Sturge-Weber-Syndrom 362
Sturzanfall 280
STXBP1-Mutation 328
subakut sklerosierende Panenzephalitis (SSPE) 366
subkortikale Bandheterotopie 354
Substanzen, anfallsauslösende 164
Substanzmissbrauch 165
subtiler Status epilepticus 127
Succinat-Semialdehyd-Dehydrogenase-Mangel 348
SUDEP 565
–, Prävention 566
Sultiam (STM) 433
Sultitoxidase-Mangel 343
Suppression-Burst 59
–, Muster 259
symptomatische Epilepsie, Definition nach ILAE 20
symptomatischer Gelegenheitsanfall 150
symptomatogene Zone 475
Symptome, lateralisierende 305
Symptomkonstellationen, spezifische 27
Synchronie, sekundäre bilaterale 233, 283
Syndrom
– der Augenlidmyoklonien mit Absencen 246
–, elektroklinisches 20, 26 f.
–, hämolytisch-urämisches 380
–, neurokutanes 360
– der perioralen Myoklonien mit Absencen 249
– der verlängerten QT-Zeit 80
Synkopen 75
–, Anfälle, Differenzialdiagnose 76
–, kardiale 79
–, kardiogene 80
–, konvulsive 76, 79
–, vasovagale 79
szenischer Anfall 121

Tagträume 94
Tay-Sachs 348
TCF4-Mutation 331
TCI 520
Teilleistungsstörung 512
Temporallappenautomatismen 116
Temporallappenepilepsie 306 ff.
–, Differenzialdiagnose Frontallappenepilepsie 321
–, familiäre 204
–, Kleinkindalter 313
–, laterale 313
–, mediale 306
Teratogenität, AED 578
Terminologie, epileptologische 18
Terror-Fits 228
Tests, genetische 47
Tetracosactide 267
TGB 434
Theophyllin 164
therapeutische Implikationen 71
Therapie, immunmodulatorische 487
Thiopental (TPT) 135
Tiagabin (TGB) 434
Tics 88
Todd'sche Lähmung 114
tonischer Anfall 107
Topiramat (TPM) 435
Tortikollis, paroxysmaler 83, 85
toxisch epidermale Nekrolyse 400
TPM 435
transiente paroxysmale Dystonie 86
Transitory Cognitive Impairment (TCI) 520
transkutane VNS 502
Tremor, episodischer 88
Trisomie 21 327
TSC 360
TSC1/2-Mutation 361
tuberöser Sklerose-Komplex (TSC) 360
Tumor, dysembryoplastischer neuroepithelialer 374

Überbehandlung 456
Überlebensprognose, Epilepsie 39
überwundene Epilepsie, Definition nach ILAE 20
Unfall und Verletzung 562
Untersuchung, neuropsychologische 509
Unverricht-Lundborg-Syndrom 296
Urämie 380

Vagusnervstimulation 499 ff.
Valproat (VPA) 134, 436
vaskuläre Malformation 359
vasovagale Synkope 79
ventraler präfrontaler Anfall 318
Vererbung der Epilepsie 43
Verfahren, resektive 481
Verhalten 509 ff.
–, aggressives 532
–, Selbstverletzungen 532
Verhaltensstörung 526
–, AED 526
–, Anfallsfrequenz 526
–, Epilepsiechirurgie 527
–, psychosoziale Faktoren 527
verhaltenstherapeutische Verfahren 503
Verletzung und Unfall 562
Versivanfall 115
vertebrobasilare Migräne 82
Verteilung der Ursachen im Kindesalter 38
vertiginöser Anfall 118
Verwirrtheitszustände 95
Video-EEG, Analyse der Anfallssemiologie 477
videospielinduzierter Reflexanfall 173
Vigabatrin (VGB) 438
visuelle Aura 324
visueller Anfall 118
Vitamin B6 490
Vitamin D, AED 459
Vitamin E 490
Vitamin-B6-Abhängigkeit 338
Vitamine 488 ff.
–, Schwangerschaft 578
VNS, transkutane 502
VNS-Generator, implantierter 500
Vorgeschichte 54
VPA 436
–, Medikationsmerkblatt für Eltern 403
–, toxische Pankreatitis 402
VPA-assoziierte Hepatotoxizität 402
VPA-Enzephalopathie 403
VPA-Hepatopathie, Vorgehen 404
VPA-Intoxikation, Vorgehen 404

Wada-Test 478
Walker-Warburg-Syndrom 353
Wanderung, epileptische 203
Watanabe-Syndrom 210 ff.
West-Syndrom 262 ff.
Wiederholungsrisiko 21
Wolf-Hirschhorn-Syndrom 326
Wutanfall, episodischer 94

Yoga 505

Zähneknirschen 91
ZEB2-Mutation 331
Zeichen, lateralisierende 305
Zellweger-Syndrom-Spektrum 348
zerebrale Dysmorphie 350
Zerebralparese 539
ZNS-Infektion 365
Zöliakie 381
Zone
–, epileptogene 474
–, irritative 475
–, kortikale, Modell 474
–, symptomatogene 475
Zonisamid 439
Zyanose bei gastroösophagealem Reflux 78
zyanotischer und blasser respiratorischer Affektkrampf 77
zyklisches Erbrechen 83
Zytomegalie, kongenitale 364

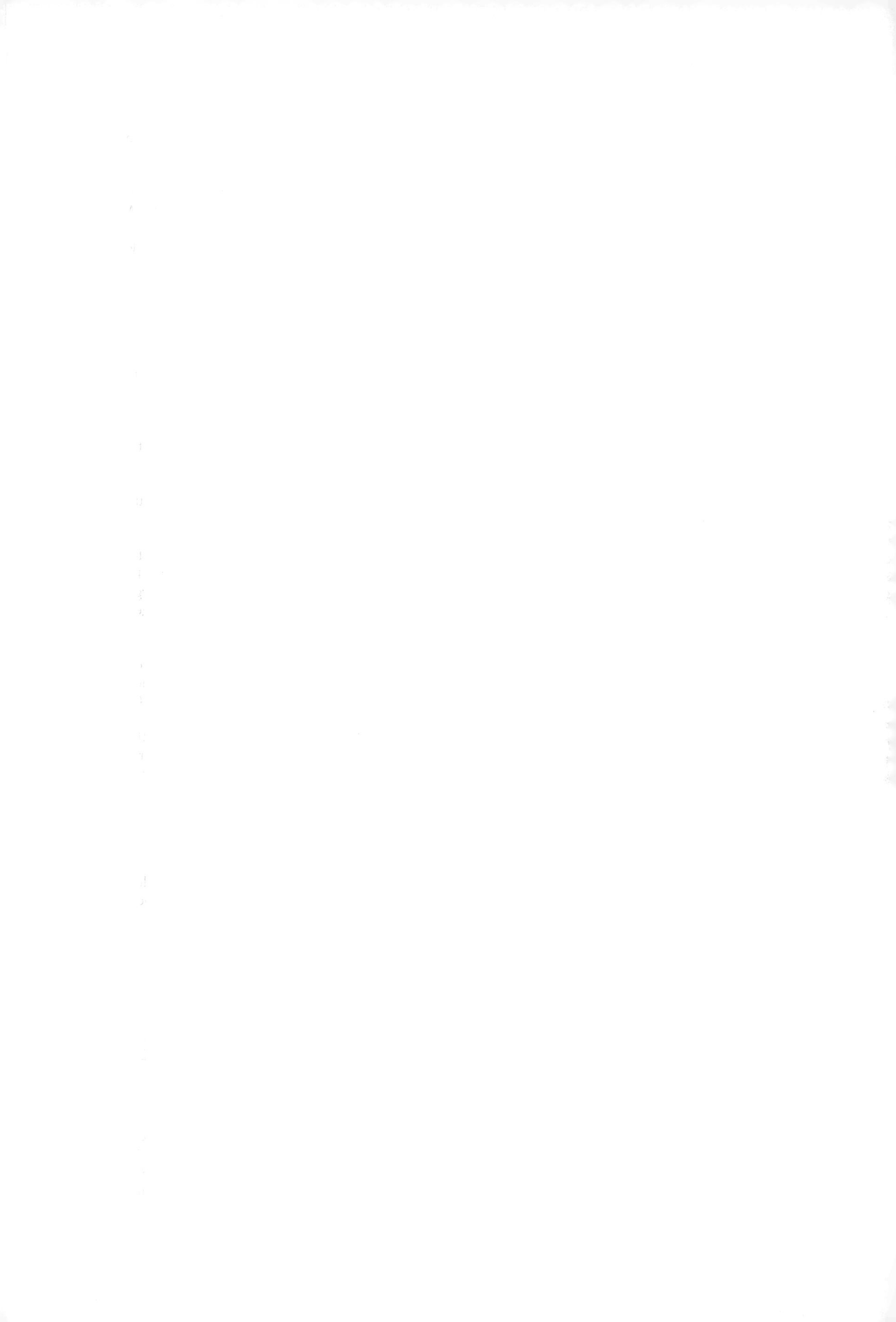